中药理性撰要

梁传亭　梁家胜　梁家汇　著

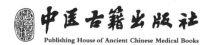
中医古籍出版社
Publishing House of Ancient Chinese Medical Books

图书在版编目（CIP）数据

中药理性撰要 / 梁传亭，梁家胜，梁家汇著 .—北京：
中医古籍出版社，2019.4
ISBN 978-7-5152-1591-4

Ⅰ.①中…　Ⅱ.①梁…②梁…③梁…　Ⅲ.①中药性
味　Ⅳ.①R285.1

中国版本图书馆 CIP 数据核字（2017）第 250220 号

中药理性撰要

梁传亭，梁家胜，梁家汇　著

责任编辑　梅剑
封面设计　映象视觉
出版发行　中医古籍出版社
社　　址　北京东直门内南小街 16 号（100700）
电　　话　010-64089446（总编室）010-64002949（发行部）
网　　址　www.zhongyiguji.com.cn
印　　刷　北京博图彩色印刷有限公司
开　　本　787mm×1092mm　1/16
印　　张　52.75
字　　数　1160 千字
版　　次　2019 年 4 月第 1 版　2019 年 4 月第 1 次印刷
书　　号　ISBN 978-7-5152-1591-4
定　　价　300.00 元

内容简介

　　本书搜集摘录了古今医药名家的上百种医药名著，针对中药性能理论部分的论述，参考现代药理研究，选择临床常用的 301 种中药，按药性分类顺序，分门别类地进行了性能归纳、性能应用及个人体会的纂写，用传统的中医理论指导药理性能，来增强对中药性能理论的认识。

　　本书可读性、实用性颇强，可作为学习、研究及临床用药之参考书、工具书，适用于中医临床、教学及中医药爱好者参考阅读。

前　言

世人皆说"行医难"，我却认为行医并不难，有多少人只识几个证、知道几个方子，特别是知道几个祖传方、验方，便开门行医，且治疗效果还都不错，往往还是什么名医、时医。在行医的路上，因为他们走的是捷径，可我却认为"行医难，难于上青天"，难在中医入门，因为中医的理学观念是承接了中国古代的一种唯心主义哲学，认为宇宙万物是由先于事物存在的"理"所决定的，而又结合了古代朴素的唯物论和辩证法的"阴阳、五行"之理学思想，确立了一种独特的理论体系，贯穿在中医的理、法、方、药之中，指导着辨证施治。近代人多受外环境（特别是西方唯物主义思潮）的影响，用唯物辩证的理论来认识和评论一切客观事物，对中医用那所谓的独特理论体系，来认识和论述人体、脏腑、经络、气血、理法方药和辨证施治，使初学者很难接受和理解，一时转不过这个弯来，而觉得是那么深不可测，不知所以。却不知道这是几千年中医理论和实践的结晶，亦是对客观事物本质和规律认识的唯物理论，是说理工具，是一种独特的说理工具。这道门槛一时跨不过来，就进不了门，故有"学医难"，难在中医入门。要论述中药的药性理论，同样也要靠这种独特的中医理论来完成，故亦要跨过这道门槛。

中药是中医治病的重要武器，"工欲善其事，必先利其器"。理法方药、辨证论治最终莫不落实到用药上。取其利器而善其事，就是用每味中药所具有的各种特殊资质，即性能，来达到预期的治疗效果而发挥作用。要论证其中道理，就要增加对每味中药的深刻认识，就要尽量从不同角度把所有能解释和说明每味中药所能发挥功效作用的特殊资质搜集出来，参与论述，从各个角度来论证其中所存在的道理。其参与论述的性能特质越多，每味中药的个性就越鲜明，对该药的认识就越清晰，就越能按理论要求准确选用。其性能特质的主要内容包括气味、归经、升降浮沉，及补泄、润燥、缓猛、动静、阴阳、走守、气血、上下、表里、内外等方面。这些所谓的性能特质，多是患者服药后，以药物对机体所发生的反应而概括虚构出来的，就连药中的五味也不一定表示药物的真实滋味，故《黄帝内经》有"所谓寒热温凉，反从其病也"，《神农本草经百种录》亦有"入腹则知其性"。除此以外，还有各种药材的天然物理特征，如产地、形态、颜色、滋味与质地，包括轻重、黏润、疏密、软硬、坚脆等，也是参与研究药性理论的重要依据。比如，长在高原山地，朝阳处的药材多温、燥，为阳；生于水中湿地，背阳处的药材多凉、润，为阴。一棵药用植物，其根植入土中，有向下生长之意，故多下行；其枝叶生于地上，性多生发向上，故多升散；其花轻浮在上，药性多升；其果实种子，成熟后落下，药性多降；气清味薄者，多升散；气浊味厚者，多沉降等。再结合质地、颜色、五味、归经来配合分析，更能切实地反映药的性能，这都是古今医家研究药性理论的经验总结，亦是理论与实践的结晶。现代药理研究，通过每味中药所含的各种化学成分，来分析研究其药理性能，虽不能体现中医的理论特点，但对研究药理性能和临床辨病选药，却起到了重要的参考作用。

以麻黄为例，麻黄生长于西北高原，其气温燥，为阳，其性彪悍，行动疾速，性温能祛寒邪，温而燥，可燥寒饮痰湿，是一味温燥效速之药。药用地上部分，体轻中空，与肺之轻虚之体类同，故入肺经，肺司呼吸，主皮毛，达腠理。气味俱薄，亦是升散透达之药，温且中空有节，又能通达内外上下，温通经络，温散寒凝。其味辛、苦，辛升苦降，正符肺之肃降之理，肃宣肺金，肃降肺气。肺为娇脏，最易受邪。当外感风寒束表，皮腠郁闭，恶寒发热，头身痛，无汗，脉浮紧；当外感风寒袭肺，肺失宣降，肺气壅实，喘急咳逆。麻黄外能通达皮毛，开腠理，发汗解表；内可降上逆之肺气，燥痰饮，通达肺气之壅遏，宣肺平喘。借其开腠发汗的同时，又能通调水道，下输膀胱，温化行水，起到上下同逐，内外合利而达到消除皮下水肿之功。又能温通经络，温散寒凝，用于风寒痹痛及阴疽漫肿。达皮毛，开腠理，祛风邪，用于风寒疮疹，皮肤瘙痒。以上所治诸证皆邪实所致，麻黄体轻能祛邪实，故为"轻可去实"之药。现代药理研究，麻黄所含麻黄碱、伪麻黄碱对神经中枢系统，特别是对呼吸中枢、血管和运动中枢皆有兴奋作用。其舒张支气管平滑肌，镇咳平喘，增强汗腺分泌，发汗解热，加快心跳，升高血压，强心利尿皆与兴奋有关，故它亦是一味兴奋药。由于是温热兴奋剂，故肝阳上亢、肝火上炎者忌服，心神悸动不安、睡眠欠佳者勿用。通过药理研究发现所含麻黄碱、伪麻黄碱和挥发油，其发汗作用并不强烈，如果处于高温环境中，人的汗腺分泌功能增强而发汗，故要发汗时须热服或温覆。我做过试验，在配制"拔寒散"时，内有麻黄，用醋调敷并不出汗，只有加上发热剂和热敷后，才汗出如涌。仲景之麻黄汤加桂枝，温热化气使散寒发汗，恐怕亦有此意。

再以海浮石为例，海浮石为水沫结成，生于海湾静水之域，色白、味咸、体润，故性寒凉。咸能软坚散结，润可化痰润燥。静水结成、随水而动，虽能走泄，其性亦缓。质疏多孔，体轻虚浮，又气薄味厚，能升浮沉降，通上达下，故入肺、膀胱经。其性寒润，能清金降火，润化老痰，善治热痰黏结难咯之证。咸能软坚，消痰散结，又治热痰郁结，阻滞经络之瘿瘤、痰核、瘰疬之证。肺为水之上源，肺肃则水道通利，下输膀胱，故治热淋。因其软坚散结且能润下，特别对砂石淋、尿道涩痛有效。其性静缓不峻，不堪重任，故多为辅助之药。

总之，《黄帝内经》总结了数千年中国人民同疾病作斗争的丰富经验，继承了中国古代的一种唯心主义哲学，又结合了古代的唯物论和辩证法的阴阳五行理学思想，为中医学确定了一种独特的理论体系，作为一种说"理"工具，千百年来古人先贤通过这一独特的理论体系对中药的药性理论探讨、实践做出了很大贡献，设定了中药性能特质的主要内容和对药材的各种天然的物理特征，用来解释和说明每味中药所能发挥的功效和作用，这种独特的中医理论体系就是理论依据。加上现代药理研究，对认识和使用中药亦起到了重要的参考作用。通过以上两个例子可以体会到，只有用这一套独特的理论体系，才能把每味中药从性能到应用阐释得清清楚楚，淋漓尽致，以达到应手取药、药到病除的境界。虽看似有些虚拟牵强之意，却是由这独特的理论体系决定的，因为它不过是用另一种说理方式而达到说理目的的说"理"工具，又不能代表理，故不必深究。

这只是我个人的见解认识，仅作参考，有不当之处请予以指正。谢谢！

梁传亭

自 序

我自幼跟爷爷梁洲学艺，十九岁那年，在自家村里开了一家中医诊所，从此一生同病痛患者打交道，看病疗伤，熬汤煎药，深知医之难，难在辨证识药。先人把中药形容成医生治疗疾病的重要武器，我深知"工欲善其事，必先利其器"，要想药之得力，必须熟读《本草》，勤学苦研，究其药性理论，留心观察用药效应，随时总结经验，才能达到屡用达药、应手取效、药到病除的境界，且究其药性理论，又是重中之重。"有理走遍天下，无理寸步难行"。所以中药的药理性能，既是中药性质理论的核心部分，又是在中医理论指导下认识和使用中药的重要依据。上至"神农尝百草，一日而遇七十毒"，中至李时珍之《本草纲目》，对中药的药性理论进行了全面、深入的总结发挥。姜春华在《朱良春用药经验》中作序："谈药性，述归经，阴阳升降，五行制化来解释药性，说明其功能。"可见，古今医家对中药的药理性能都是高度重视的。

要深究中药的药理性能，首先要知道什么是理、性、能。先说性，性乃人或世上一切事物，包括中药、器材它们各自所具备的特质。其具备的特质所产生的能力和作用以及作用后的结果，这是能、功能、效能。有其性则有其能，故性、能并称。性能即器材、物品，亦包括中药材的性质和功能。其理者，物质组成的条理、道理也，是一种自认科学，是对客观事物的本质和规律的认识。中国的理学观念，则是我国古代的一种唯心主义哲学，认为宇宙万物是由先于事物存在的"理"决定的。这唯心哲学亦好，唯物哲学也罢，而都是哲理，乃宇宙人生的原理，亦都是说理的工具，是人对于整个世界（包括自然界、社会、思维等）的根本观点和体系的认识，当然亦包括中医药学科。就是说，中医药理论，是自认科学，是对客观事物本质和规律的认识，是认识和解释中医药学科的一切内在因素说理的工具。在深究中药的药理性能方面，这"理"是基础，亦是关键与指导；这"性"是主导，亦是先决和条件；这"能"就是最终的结果，亦是功能和应用。如果"理、性"不通，但知功能和应用，就好比盲人骑瞎马，只能摸索着向前走，其结果是"药不能力，病罕能起色"。即便能对号入座，偶尔奏效，亦不知效从何来，不知其道理所在，到时只能凭经验方或成方取效来骗取患者的信任，实乃庸医也。

当时爷爷教我学医，无非就是死记硬背《脉诀》《三字经》《汤头歌》。可能是爷爷知道识药的重要性，天天叫我背《药性赋》，就是那"犀角解乎心热，羚羊清乎肺肝，泽泻利水通淋而补阴不足，海藻解瘿破气而治疝何难"。虽读得朗朗上口，所写的亦都是些功能和应用，问其为什么会有这些功能和作用，他却知道得很少。就连以后的《药性歌四百味》和《中药学讲义》，讲的亦多是功能和应用，所谓的药性部分，只是在总论和每味中药的性味归经中，以约定俗成的形式，寥寥几句而已，何况药理部分？当时我认为药性理论就是中医理论，是在中医理论指导下认识和使用中药的，故亦没多究。

当随着学习的深入，水平的提高，在处方用药时，我总认为在每味中药的理论认识上有点欠缺，常为临床应病选药或是精确用药而产生迷茫和困惑。中药的药性理论以特定的地域、质地、气味、颜色、归经等等为背景，来概括药物的性能，描述的特点越多，其个性特点就越鲜明，对该药的认识就越清晰，临床用药就能按药性理论的指导，准确选用、取长避短、提高疗效。时至今日，运用现代科学对中药材进行化学成分的研究，虽不能体现中医药的理论特点，但对辨证论治、指导选证用药，能起到一定的参考作用。

我已过古稀，早就想在有生之年，把我研习的中药理性心得和临床应用经验留给后人，为社会做点贡献。但到真正要写出来，却难上加难，没有专著参考，没有名师指点。要写的又是一些哲理性的东西，不能闭门造车，必须有理有据，只有在古今书海中漫游，一点一滴地搜寻采集，把自己认为在药性理论方面有搜集意义的章句摘录下来，整理成书。历代医家在中药理性方面各具匠心，各具心得，均积累了丰富的宝贵经验，但多散在于各家著作之中，医著浩繁，搜集摘录这些有意义的内容，着实获取不易，我可谓是有书必看，页页必翻，生怕错过悔之不及。有时翻遍一本书，只能摘取只言片语或一些断章绝句，亦算庆幸。我家藏书不少，为了搜集查找资料，我还是新华书店的常客，就这样，白天要应付门诊看病，多靠晚上整理编写，辗转八个年头，总算完成书稿。

本书搜集摘录了古今医家对部分中药的药理性能方面的论述精华，结合本人的心得体会，归纳总结，分门别类，编纂成书。其目的是以解众多医家临床及学习时对药理性能的渴欲之苦，漫游之累，此书作了点贡献而已。本人学识浅薄，况中医药专著浩如烟海，虽竭力搜索，收罗详尽，终未能止于尽善，心诚自至，望读者见谅，亦望有成之士予以釜正！

梁传亭

附第二、第三作者简介：

梁家胜：主任医师，从事肛肠科专业近 30 年；任肛肠科主任、梁大夫肛肠病专业治疗机构负责人、法人等职，山东省医学会肛肠病分会委员，普觉公益基金爱心委员；曾发表论文 10 余篇，参与《中药理性撰要》等著作的编写及后续出版工作，获国家专利 1 项。

梁家汇：主任医师，梁大夫肛肠病专业治疗机构所长，有近 20 年的临床实践经验，多次参加中药、妇科、检验科、心电图的进修培训，参与课题研究，技术全面、工作扎实，特别在中医、中药方面的学习钻研颇有造诣；曾多次在华夏中医论坛、万方医学网等专业网站发表论文，是梁氏改良疗法的参与者与实施者，现为中医科主任，山东省医学会委员、中国中医药学会会员、普觉公益基金爱心委员，参与了《中药理性撰要》《中药分类歌》《中药类比歌诀》《中药方药速查手册》《我的家春秋》《痔瘘之路》等著作的编写及后续出版工作。

凡 例

一、本书旨在搜集摘录古今医药名家上百部中医名著中，针对中药的性能理论部分，对每味中药之古今理性录、现代药理研究、性能归纳、性能应用、个人体会，进行了全面论述和编写。

二、在"古今理性录"中，按先古后今之顺序，以作者、书名、药理性能而搜集摘录，基本保持原作原貌，但为了保持全书体例统一，对个别字词进行了统一修改，如将"惟"改为"唯"，"甙"改为"苷"，"白芨"改为"白及"，"瓜蒌"改为"栝楼"，"头风眩运"改为"头风眩晕"，"口眼㖞斜"改为"口眼歪斜"，"隐疹"改为"瘾疹"，等等。

三、在"现代药理研究"中，只是简单地摘录每味中药所含成分及化学原理、功能、主治，虽不能体现中医药理性特点，但对研究药理性能可起到一定的参考价值。

四、在"性能归纳"中多根据古今名家药理性能之旨意，按中药性能学研究将中药质地、四气、五味、归经、毒性、升降、浮沉、补泻、润燥、走守、猛缓、动静、阴阳、气血、上下、内外、表里之性质、性能，按顺序归纳、编写而成，从而能更好地理解每味药的个性及性能。

五、在"性能应用"中，以中药学之应用部分与中药理性旨意相结合编写，如有超出中药学应用部分的功效，为保持中药学应用原意，多未被编入。

六、在"个人体会"中，主要依据作者多年的临床经验及学习心得，自行编写，其中有不少特殊见解及体会，敬请后习者参考、指正。

目 录

辛温解表药

麻　黄

古今理性录

李杲《药类法象》：轻可去实，麻黄、葛根之属是也。六淫有余之邪，客于阳分皮毛之间，腠理闭拒，营卫气血不行，故谓之实。二药轻清，故可去之。

缪希雍《本草经疏》：麻黄，轻可去实，故疗伤寒，为解肌第一。专主中风伤寒头痛，温疟，发表出汗，去邪热气者，盖以风寒湿之外邪，客于阳分皮毛之间，则腠理闭拒，荣卫气血不能行，故谓之实。此药清轻成象，故能去其壅实，使邪从表散也。咳逆上气者，风寒郁于手太阴也。寒热者，邪在表也。五脏邪气缓急者，五缓六急也。风胁痛者，风邪客于胁下也，斯皆卫实之病也。卫中风寒之邪既散，则上来诸证自除矣。其曰消赤黑斑毒者，若在春夏，非所宜也。破癥坚积聚，亦非发表所能。洁古云：去荣中寒邪，泄卫中风热，乃确论也。多服令人虚，走散真元之气故也。

张介宾《景岳全书》：麻黄以轻扬之味，而兼辛温之性，故善达肌表，走经络，大能表散风邪，祛除寒毒。一应温疫、疟疾、瘴气、山岚，凡足三阳表实之证，必宜用之。若寒邪深入少阴、厥阴筋骨之间，非用麻黄、官桂不能逐。但用此之法，自有微妙。则在佐使之间，或兼气药以助力，可得卫中之汗；或兼血药以助液，可得营中之汗；或兼温药以助阳，可逐阴凝之寒毒；或兼寒药以助阴，可解炎热之瘟邪。此实伤寒阴疟第一要药，故仲景诸方，以此为首，实千古之独得者也。今见后人多有畏之为毒药而不敢用，又有谓夏月不宜用麻黄者，皆不达。虽在李氏有云，若过发汗则汗多亡阳，若自汗表虚之人，用之则脱人元气，是皆过用及误用而然。若阴邪深入，则无论冬夏，皆所最宜，又何过之有？此外如手太阴之风寒咳嗽，手少阴之风热斑疹，足少阴之风水肿胀，足厥阴之风痛、目痛，凡宜用散者，唯斯为最。然柴胡、麻黄俱为散邪要药，但阳邪宜柴胡，阴邪宜麻黄，不可不察也。

李中梓《本草通玄》：麻黄轻可去实，为发表第一药，唯当冬令在表真有寒邪者，始为相宜。虽发热恶寒，苟不头疼、身痛、拘急、脉不浮紧者，不可用也。虽可汗之症，亦当察病之重轻，人之虚实，不得多服。盖汗乃心之液，若不可汗而误汗，虽可汗而过汗，则心血为之动摇，或亡阳，或血溢而成坏症，可不兢兢致谨哉。麻黄性质最轻，气味又淡，《本草》虽曰苦温，亦因其功用而悬拟之，不过言其温和升发之义耳。乃流俗畏之，几以为大温大热之药，则李濒湖《本草纲目》性热一言误之也。不知麻黄发汗，必热服温覆，乃始得汗，不加温覆，并不作汗，此则治验以来，凿凿可据者。且亦唯寒邪在表，乃宜少少取汗，以解表邪之寒热。若用以泄肺开喑，亦且无取乎得汗，而奏效甚捷，何况轻扬之性，一过无余，亦必不能大汗频仍，酿为巨患。

贾所学《药品化义》：麻黄，为发表散邪之药也。但元气虚及劳力感寒或表虚者，断不可用。若误用之，自汗不止，筋惕肉瞤，为亡阳证。至若春分前后，元府易开，如患足太阳经证，彼时寒变为温病，量为减用。若夏至前后，阳气浮于外，肤腠开泄，人皆气虚，如患足太阳经证，寒又变热证，不可太发汗，使其元气先泄，故少用。此二者乃刘河间《元机》之法，卓越千古。若四时感暴风寒，闭塞肺气，咳嗽声哑，或鼻塞胸满，或喘急痰多，用人三拗汤以发散肺邪，奏功甚捷。若小儿疹子，当解散热邪，以此同杏仁发表清肺，大有功效。

陆懋修《世补斋医书》：麻黄用数分，即可发汗。此以治南方之人则可，非所论于北方也。盖南方气暖，其人肌肤薄弱，汗最易出，故南方有麻黄不过钱之语。北方若至塞外，气候寒冷，其人之肌肤强厚，若更为出外劳碌，不避风霜之人，又当严寒之候，恒用七八钱始能汗者。夫用药之道，贵因时、因地、因人，活泼斟酌以胜病为主，不可拘于成见也。

张山雷《本草正义》：麻黄轻清上浮，专疏肺郁，宣泄气机，是为治感第一要药。虽曰解表，实为开肺；虽曰散寒，实为泄邪；风寒固得之而外散，即温热亦无不赖之以宣通。观于《本草经》主中风伤寒，祛邪热气，除寒热之说及后人并治风热斑疹，热痹不仁，温疟岚瘴，其旨可见。且仲景麻黄汤之专主太阳病寒伤营者，以麻黄与桂枝并行，乃为散寒之用，若不与桂枝并行，即不专主散寒发汗矣。抑麻黄之泄肺，亦不独疏散外来之邪也，苟为肺气郁窒，治节无权，即当借其轻扬以开痹着，如仲景甘草麻黄汤之治里水黄肿，《千金》麻黄醇酒汤之治表热黄疸，后人以麻黄治水肿气喘，小便不利诸法，虽曰皆取解表，然以开在内之闭塞，非以逐在外之感邪也。又凡寒邪郁肺，而鼻塞音哑；热邪窒肺，而为浊涕鼻渊；水饮渍肺，而为面浮喘促；火气灼肺，而为气热息粗以及燥火内燔，新凉外束，干咳嗌燥等证，无不恃以为疏达肺金，保全清肃之要务，较之杏、贝苦降，桑皮、杷叶等之遏抑闭塞者，功罪大是不侔。

施今墨《施今墨对药临床经验集》：本品中空而浮，长于升散，既能发汗散寒而解表，用于治疗外感风寒以致恶寒发热、头痛鼻塞、无汗、脉浮紧等表实证，又能散风止痒，散邪透疹，用于治疗麻疹透发不畅，以及风疹身痒等。还能宣肺平喘，利尿消肿，用于治疗风寒外束，肺气壅闭以致咳嗽气喘、胸闷不舒，以及水肿兼见表证者。另外，还可温散寒邪，以治风湿痹痛，阴疽痰核诸证。

焦树德《用药心得十讲》：麻黄配熟地黄、白芥子、当归等可以散阴疽，消癥结。麻黄温通发散，气味轻清，外可宣透皮毛腠理，内可深入积痰凝血，《神农本草经》有破癥坚积聚的记载。《外科全生集》的阳和汤，就是把麻黄、熟地同用来消散阴疽、痰核、流注结块的最好例子，并得出了"麻黄得熟地而不表，熟地见麻黄而不腻"的经验。

黄煌《方药心悟》：麻黄味辛微苦，性温，尚有抗过敏的作用。外邪侵袭，肺气失宣，表卫失和，又肺合皮毛，司呼吸，开窍于鼻。过敏性疾病多从肺论治，如过敏性哮喘、鼻炎、瘾疹等。

胡爱萍《病证通用中药》：麻黄辛散苦泄，温通宣畅，主归肺经，善能宣肺气。肺开窍于鼻，肺气和，呼吸利，则嗅觉才能灵敏。尤宜于外感风寒，邪气郁肺之鼻塞，鼻流清涕。麻黄发汗力强，凡表虚自汗，阴虚盗汗者当慎用，阴虚阳亢之高血压忌用。

黄和《中药重剂证治录》：麻黄不仅能发散在表之风寒，宣肺平喘，利水消肿，尤善治腰以上之浮肿，且辛温宣散，活络解痉，行血止痛。开腠理，通毛窍，祛风化湿，通络行瘀，破结消癥，擅除肌表之邪。

现代药理研究

本品含麻黄碱、伪麻黄碱等十余种生物碱，另含挥发油、黄酮类化合物、麻黄多糖及有机酸等成分。麻黄碱能使处于高温环境中的人体汗腺分泌增强，挥发油有轻微的发汗作用，具有发汗解热、抗病原微生物、抗菌、抗病毒、抗炎、抗过敏等作用；舒张支气管平滑肌，有镇咳、祛痰、平喘等作用；松弛胃肠平滑肌，抑制胃肠蠕动，抑制子宫收缩，抗疲劳，散瞳，利尿及缩尿，利胆；兴奋中枢神经系统，包括呼吸中枢、血管运动中枢，中枢性镇痛，加快心率，升高血压，提高纤溶功能，抗凝血，降低尿毒症毒素，降血糖，抑制氧自由基，等等。还能收缩鼻腔黏膜血管，减轻充血引起的鼻塞。

性能归纳

麻黄，味辛，微苦，性温，归肺、膀胱经，有小毒。为麻黄科小灌木草麻黄、木贼麻黄或中麻黄的草质茎。中空质轻，气味皆薄，为宣、散、通、利之剂。升、浮，亦降，泄、燥、峻、动，走而不守，阳也，入气分，亦入血分，走上下，达内外，通里，达表之性能。发汗解表，平喘，利尿。

性能应用

麻黄辛温，发汗解表，用于风寒表证。本品辛温升散之性较强，能开泄腠理，透发毛窍，以祛侵袭肌表的风寒邪气。在发散风寒药中，其发汗作用最为明显，为重要的发汗解表药。宜用于风寒外郁、腠理闭密无汗的外感风寒表实证。治疗此证，麻黄与桂枝相须为用，更能增强发汗、散寒解表之力。又因其兼有平喘的功效，对风寒表实而有喘逆咳嗽者，尤为适宜，如《伤寒论》之麻黄汤。本品亦可与其他发散风寒药同用，如《和剂局方》之十神汤，以其与紫苏等药配伍。

麻黄，辛苦性温，入肺经，有止咳平喘的功效，用于喘咳证。本品辛散而微兼苦降之性，可外开皮毛的郁闭，以使肺气宣畅；内降上逆之气，以复肺司肃降之常，故善平喘，为主治肺气壅遏所致喘咳的要药，并常以杏仁等止咳平喘药为辅助。对于风寒外束，肺失宣降之喘急咳逆，最宜使用本品，其发散风寒与平喘的功效，能全面针对该证的病因病理，如《和剂局方》之三拗汤。对肺热壅盛而肺气上逆之喘咳，本品仍可宣降肺气以收平喘之效，但须配伍清泄肺热之药以治本，并制约其温散发汗之性，使全方成为清肺平喘之剂，如《伤寒论》之麻黄杏仁甘草石膏汤。喘咳而痰多者，尚须配伍化痰之药，如《摄生众妙方》之定喘汤，以其与款冬花、半夏、苏子等药同用。

麻黄辛散，发汗利尿，用于水肿证。本品利尿退肿，可用于水肿小便不利之证。因其上宣肺气，发汗解表，可使肌肤的水湿从毛窍外散，并通调水道，下输膀胱以助利尿之功，故宜于水肿而有表证者。《金匮要略》之甘草麻黄汤，以其与甘草同用，即可获效。如再配伍其他发汗解表药和利水退肿药，则疗效更佳，如《金匮要略》之越婢加术汤，以其与生姜、白术等药同用。

此外，本品以宣肺走表，发散风寒的作用，还可用以治疗风寒所致之疮疹或皮肤瘙痒，鼻渊、鼻窒之鼻塞不通或流涕不止。其散寒通滞之效，尚可用于风寒痹痛及阴疽漫肿无头、皮色不变等。

个人体会

《神农本草经》谓：麻黄轻可去实，故疗伤寒，为解肌第一。《黄帝内经》谓："实则，邪气实。"盖以风寒湿之外邪，客于阳分皮毛之间，则腠理拒闭；或阴寒邪毒，深藏于阴分、筋骨之间，经络滞塞不通，荣卫气血不能畅行，郁而壅实者，为邪实也。若风热之邪，郁遏于卫分，拒闭不通，为卫气分中实；若阴寒之邪，深藏营分，凝结不行，为营血分中实。此邪实之证，非苦寒攻逐、吐下之药所能为，故张洁古在《珍珠囊》中有："泄卫中实，去营中寒，发太阳、少阴之汗，大能表散风寒，祛除寒毒也。"麻黄轻清，能使邪从表散，故为首选。

麻黄，体轻中空，辛苦微温，以轻清之体，辛温之性，故善达肌表，走经络，发汗解表祛风邪，温通经络散寒凝，"轻可去实"也。主入肺经，外可达皮毛腠理，开郁闭，内可复肺金清肃，降壅实，温通外散，宣降肺气，有较强的发汗解表、散寒热、止痛之功，又有很好的宣肺平喘、开鼻窍、止咳嗽之能。外治外感风寒，恶寒无汗，发热头痛，身痛拘急，脉浮紧；内治痰热壅肺，肺气上逆，咳嗽喘急，胸闷，咽痒，鼻塞流涕，为发汗解表第一要药，亦为宣肺平喘第一要药。又可开腠发汗，温化行水以消肿。又能散郁闭，透麻疹而止痒。祛风寒，通经络而通痹，皆"轻可去实"，去卫分中邪实也。麻黄以轻清之质，辛温之性，又善能温腠理，通筋脉，除阴寒，散寒毒，《本草经疏》谓"消赤黑斑毒者"。本品能深入积痰瘀血之内，散阴疽痰核，流注癥结，治阴寒肿疡，漫肿无头，皮色不变，此亦谓"轻可去实"，去营中寒实也。《景岳全书》曰：若寒邪深入少阴、厥阴筋骨之间，非用麻黄、官桂不能逐也，可逐阴凝之寒毒，此实伤寒阴疟第一要药。

麻黄辛温，虽曰解表，实为去实。其性峻烈，皆指辛温散寒，宣肺去壅，温通脏腑经脉，祛寒凝而言，"轻可去实"也。其单用发汗作用不显，虽含挥发油，亦只有轻微的发汗作用，麻黄碱及伪麻黄碱亦能使处于高温环境中人的汗腺分泌增强，因而麻黄发汗必须热服温覆，始能发汗，不加温覆并不作汗。仲景之麻黄汤必与桂枝同行，得桂枝温阳化气为使，方能散寒发汗矣。麻黄含有抗过敏物质，对人体的过敏性疾病有抑制作用，如过敏性鼻炎、过敏性皮炎、荨麻疹等。又能舒张支气管平滑肌，兴奋呼吸中枢，故对过敏性咳喘有特效。古有"夏不用麻黄"之说，恐汗多亡阳，皆系过用及误用而言。若阴邪深入则无论冬夏，皆所宜也。总之发汗之虞，有耗气之弊，凡气虚自汗，阴虚盗汗者，当慎用。麻黄乃温热兴奋之品，能升高血压，加快心率，故肝阳上亢、肝火上炎者忌服，心神悸动不安、睡眠欠佳者勿用。

桂　枝

古今理性录

朱震亨《本草衍义补遗》：桂枝气味俱轻，故能上行发散于表。仲景治表用桂枝，非表有虚以桂补之；卫有风邪，故病自汗，以桂枝发其邪，卫和则表密，汗自止，非桂枝能收汗而治之。

王好古《汤液本草》：或问《本草》言桂能止烦出汗，而仲景治伤寒有"当发汗"。一药二用，与《本草》之义相通与否？曰：《本草》言桂辛甘大热，能宣导百药，通血脉，止烦出汗，是调其血而汗自出也。仲景云太阳中风阴弱者，汗自出，卫实营虚，故发热汗出。此乃调其营气，则卫气自和，风邪无所容，遂自汗而解，非桂枝能开腠理、发出其汗也；汗多用桂枝者，以之调和营卫，则邪从汗出而汗自止，非桂枝能闭汗孔也。昧者不知出汗、闭汗之意，遇伤寒无汗者亦用桂枝，误之甚矣。

李时珍《本草纲目》：桂枝透达营卫，故能解肌而风邪去，脾主营，肺主卫，甘走脾，辛走肺也。

缪希雍《本草经疏》：凡药须究其体用，桂枝色赤，条理纵横，宛如经脉系络，色赤属心，纵横通脉络，故能利关节，温经通脉，此其体也。气薄轻扬，上浮达表，故桂枝治邪客表分之为病。其用之道有六：曰和营，曰通阳，曰利水，曰下气，曰行瘀，曰补中。

倪朱谟《本草汇言》：桂枝散风寒，逐表邪，发邪汗，止咳嗽，去肢节间风痛之药也。气味虽不离乎辛热，但体属枝条，仅可发散皮毛肌腠之间，游行臂膝肢节之处。

刘若金《本草述》：世医不悟桂枝实表之精义，似以此味能补卫而密腠理……唯桂枝辛甘，能散肌表寒风，又通血脉，故合于白芍，由卫之固以达营，使其相和而肌解汗止也。

张璐《本经逢原》：桂枝上行而散表，透达营卫，故能解肌。世俗以伤寒无汗不得用桂枝者，非也。桂枝辛甘发散为阳，寒伤营血，亦不可少之药，麻黄汤、葛根汤未尝缺此。

黄元御《长沙药解》：桂枝入肝家而行血分，走经络而达荣郁，善解风邪，最调木气，升清阳脱陷，降浊阴冲逆，舒筋脉之急挛，利关节之壅阻，入肝胆而散遏抑，极止痛楚，通经络而开痹涩，甚去湿寒，能止奔豚，更安惊悸。

邹澍《本经疏证》：凡药须究其体用，桂枝能利关节，温经通脉，此其体也。《素问·阴阳应象大论》曰：味厚则泄，气厚则发热。辛以散结，甘可补虚。故能调和腠理，下气散逆，止痛除烦，此其用也。

张山雷《本草正义》：桂枝即肉桂之枝，柔嫩细条，芬芳馥郁，轻扬升散，味辛气温。祛营卫之风寒，主太阳中风而头痛。立中州之阳气，疗脾胃虚馁而腹疼。通宣经络，上达肩臂。温辛胜水，则抑降肾气，下定奔豚，开肾家之痹着，若是阳微溲短，斯为通溺良材。唯在燥咳气升，妄用即教血溢，抑或阴亏液耗，误投必致病加。

施今墨《施今墨对药临床经验集》：体轻色赤，有升无降，其功用解肌发表，调和营卫，温阳化气，利水消肿。治心脾阳虚，又横行手臂，温通经脉，祛风除湿，宣通闭阻，散寒止痛。

曹仁伯《过庭录存》：寒湿凝结于肌肉，阳气不达于外，仲师因立桂枝汤方，以扶脾阳而达营分之郁。盖孙络满布腠理，寒郁于肌，孙络为之不通，非得阳气以通之，营分中余液必不能蒸化而成汗，桂枝之开发脾阳其本能也。但失此不治，湿邪内窜关节，则病历节；或窜入孙络而为痛，按之不知其处，俗名寒湿流筋。其郁塞牵涉肝脏，二证皆宜桂枝。

焦树德《用药心得十讲》：常配麻黄治疗无汗的感冒，有助麻黄发汗解表的作用；配合白芍治疗有汗的风寒感冒，有调和营卫、解肌止汗的作用。桂枝有横行肢节的特点，能引诸药横行手臂、手指，故又为上肢病的引经药。

胡心藻《中药类比歌诀》：桂枝温煦，发汗之力和缓，入于营分，出于血分，引营分之邪达于肌表，透达营卫，无论有汗无汗的表证均可应用。又长于温通经脉，温阳止痛，故为风湿痹痛、胸痹绞痛、中寒腹痛、血寒经闭等证常用。桂枝入肝家而行肝血，走经络而达营分，善解风邪，最调木气，升清阳之脱陷，降浊阴之冲逆。大抵杂病百出，非缘肺胃之逆，则因肝脾之陷。桂枝既宜于逆，又宜于陷，左之、右之无不宜。其量小能温阳，通脉和营；量大则下气行瘀，补中之效。

谭同来《常用中药配对与禁忌》：本品辛温浮散，透达于肌腠之间，长于宣阳气于卫分，畅阴营于肌表，合汗液蒸化有源。辛温发散，甘温助阳，走里达表，和营解肌，气薄升浮，通阳气而入卫祛邪，性散主行，祛风寒，为太阳中风证之要药。走里又能温煦心脾，用于脾阳不运，痰饮内停，心阳不振，胸痹心痛诸证。其走表温经散寒，以祛表邪；入里则温阳散结，以暖脾胃。桂枝并非有沉降之性，直接降敛冲逆，实因其通阳化气，温经散寒，使阳气充、阴气散，而冲气自然下藏，为温经助阳之间接之功效也。桂枝辛温助热，容易伤阴。前人曾提出"桂枝下咽，阳热立毙"之告诫，故外感热病，里热内盛及阴虚火旺者忌用。又善入血分而通血动血，故血热妄行、月经过多及孕妇忌用或慎用。

胡爱萍《病证通用中药》：桂枝辛散温通，行里达表，能祛皮肤、筋骨之风湿，散寒止痛，而且善于上行，通肢节，用于风寒湿痹，肩臂疼痛。桂枝辛甘温煦，具有温补脾肾、助阳化气之功，以助水液运行。桂枝本无利水之能，重在温阳化气，通过温脾肾以助膀胱气化。

黄煌《方药心悟》丁光迪说：桂枝是气分药，又是血分药，作用广泛，既能解表，又能和营；既能化气通阳，又能活血通络，并能降气平冲，但用量要大。

黄和《中药重剂证治录》：桂枝通阳补阳，行滞化瘀，疏活经络，通调气道、水道、血道，故非外感之要药，亦是内伤杂病之良剂也。桂枝辛甘性温，通补之剂也，以助阳温散通利为特点，所治病性为寒、湿、风、郁、瘀，虚、实两证皆宜，以温经通脉、助阳化气为用也。桂枝，辛温宣通而性较和缓，能补能行，可升可降，虽散亦敛，疏柔两兼，行气血，疏经络，利水气，降逆气，温通脏腑，温以通补之特点。调血脉，通经络，通痹寒止痛。

现代药理研究

本品含挥发油，其中主要成分为桂皮醛等，另外尚含有酚类、有机酸、多糖、苷类、香豆精及鞣质等，能使周围血管扩张，能发汗、解热、抗炎、抗变态反应、免疫调节、镇痛、镇静、抗惊厥、抗菌、抗病毒、祛痰、止咳、健胃、促进胃肠蠕动、增加冠脉血流量、扩张皮肤血管、改善外周循环，有强心、利尿、抗肿瘤等作用。

性能归纳

桂枝，味辛、甘，性温，归肺、心、肾、肝经，无毒，为樟科乔木肉桂之嫩枝，色赤质轻而疏，为宣、散、通、调之剂。升、浮能降，缓、动、燥、补，阳也，入气分，亦入血分，走而不守，走上下，达内外，行表入里之性能。发汗解表，温经通脉，温助阳气。

性能应用

桂枝辛温，气薄轻扬，发汗解表，用于风寒表证。本品开腠发汗之力较麻黄温和，但不专于辛温发散，而兼能宣阳气于卫分，畅营血于肌表，用治外感风寒，不论表实无汗、表虚有汗及阳虚受寒者，均宜使用。治风寒表实证，桂枝与麻黄相须为用，既助其发汗解表，散寒宣肺，又通阳气，畅血脉，以缓和头身疼痛。治风寒表虚证，营卫不和而自汗出，脉浮缓者，桂枝宜与白芍配伍。本品辛甘通阳，解肌表之风寒以调卫；白芍酸寒敛阴，固外泄之阴液以护营，共收调和营卫之效，如《伤寒论》之桂枝汤。治阳虚感寒，本品既发散风寒，又温助阳气，邪正兼治，甚为适合，多与附子等药同用。

桂枝辛温，有辛散温通之性，温经通脉，用于寒凝血瘀及风寒痹证。本品可温散经脉寒邪，有利于寒凝血瘀及风寒痹证等里寒证的治疗。治疗寒凝血瘀证，本品善于入血分，以温散脉中之寒凝，又可宣导活血药物，以增强化瘀止痛之效，故妇女经脉受寒、月经不调、痛经、癥瘕、产后腹痛，外伤受寒，肿痛不消，以及其他瘀滞而有寒之证，均可与相应的活血化瘀药同用。治风寒痹证，本品与祛风湿药同用，亦有助于通痹止痛之效。因其性升浮，又以上肢及肩背痹痛多用。本品对经脉受寒之头痛、腹痛、疝痛及阴疽等，均用之有效。

　　桂枝辛温，可温助阳气，用于阳虚证。本品甘温，可助心、肾、脾之阳气，唯其性温煦而力缓和，论温养虽不及肉桂，但仍常用于以上三脏的阳虚证。治心阳不振，心脉瘀阻，胸痹疼痛，或心失温养，心动悸，脉结代之证。本品为温心通阳之要药，可分别对气滞、血瘀、痰凝及正气的虚衰，做相应的配伍。如《金匮要略》之枳实薤白桂枝汤，主治胸阳不振，气结痰阻之胸痹;《伤寒论》之桂枝甘草汤，主治心阳受伤之心悸者。治脾阳不运，水湿内停之痰饮、眩晕，本品常与补脾、除湿、化痰药同用，如《金匮要略》之苓桂术甘汤。治肾与膀胱阳虚寒凝，气化不行之小便不利、水肿，本品常与茯苓、猪苓等利尿药配伍，共收温阳化气、行水利尿之效，如《伤寒论》之五苓散。

个人体会

　　热为阳盛所生，热之太过为火，热之不及为温，不少医家主张"热为温之渐，火为热之极"之说。温热为阳，其性升腾，外达、温煦、易动，气之象也，故亦为阳气。《素问·保命全形论》有"人以天地之气生，四时之法成"，故阳气为维持人体生命活动之原源。热为心之属，心为五脏之首，君主之官，阴中有阳，能接续命门一点真火，温煦一身之阳气。心主血脉，受阳气鼓动而振奋，以疏通全身之气血，通达营卫、筋骨关节，开发腠理也。

　　桂枝乃肉桂之柔嫩枝条，色赤轻扬，辛甘气温，主入心经，温助心阳，以致温煦一身之阳气。《素问》曰："寒者热之，清者温之。"凡脏腑间之沉寒痼冷，寒饮内停，寒湿不化，以及阳气衰微之证，均可借其温之、煦之也。温心阳，故能安心悸，治心阳不振，或心失所温养之心悸、脉结代。又能振奋胸阳，治气结痰阻之胸痹憋闷。温脾阳，助脾运，通阳化气，以助水液运行，治脾阳不足，气化不利，水液内停之痰饮、头痛，并能温阳化气，以助膀胱之气化，治下焦虚寒，气化不行之小便不利，水肿。温其阳则阳升，清阳升则浊阴必降，故亦治阴气上冲，气冲咽喉之奔豚气也。

　　桂枝辛温，借其枝条之体，条理纵横，色赤归心，宛如经脉流通，故能温通血脉，宣通痹阻，去血脉中之寒凝，温阳散寒，通经止痛，治心脉瘀阻之胸痹心痛，及妇人经脉受寒、月经不调、痛经、癥瘕、产后腹痛及外伤受寒，肿痛不消。又借其体轻性浮，横行肢节行经脉中之寒凝，有通痹止痛之功，治上肢及肩背痹痛。《药品化义》曰："桂枝专行上部肩臂，能领药到病处，以解肢节间痰凝血滞。"能引诸药横行手臂，故又为上肢病引经之药。对经脉受寒之头痛、腹痛、疝痛及阴疽等，亦有一定疗效，亦赖去血脉中寒凝之功耶。

　　太阳经主一身之表。外感风寒，病邪入侵，受机体之差异，感邪之深浅，有风寒束表、无汗脉紧之伤寒表实证，及腠理不固、汗出脉缓之伤寒表虚证。桂枝辛温，气薄轻扬，上浮达表，虽为辛温解表之要药，但其发汗之力和缓，常借温热之气以助麻黄，解外感之风寒，温腠理之拒急，透表发汗以祛邪，治伤寒表实之无汗脉紧。《汤液本草》谓："此乃调其营气，则卫气自和，风邪无所容，遂自汗而解，非桂枝能开腠理、发出其汗也。"又借其温阳之力协同白芍，宣阳气于卫分，畅营气于肌表，透达营卫以固表，治伤寒表虚之脉缓汗出。《本草衍义补遗》曰："以桂枝发其邪，卫和则表密，汗自止，非桂枝能收汗而治之。"故用桂枝治外感风寒，不论表实无汗或表虚有汗及阳虚受寒者，均宜配伍使用。

总之：桂枝，辛温之药，体轻上浮，温阳通阳，为温、通之剂，故能温助阳气，温通经脉，宣卫气，畅营血，通调气道、水道、血道，故非辛温解表，治外感热病之要药，亦是内伤杂病之良剂也。所治之病性为寒、湿、风、郁、瘀，且虚实两证皆宜。总为辛温助热之药，容易伤阴。前人曾提出"桂枝下咽，阳热立毙"之告诫，故外感风热、里热内盛，及阴虚火旺者忌用。又善入血分而通血脉、动血，故血热妄行、月经过多，及孕妇忌用或慎用。

荆　芥

古今理性录

李时珍《本草纲目》：荆芥，入足厥阴经气分，其功长于祛风邪，散瘀血，破结气，消疮毒。盖厥阴乃风木也，主血，而相火寄之，故风病、血病、疮病为要药。其治风也，贾丞相称为再生丹，许学士谓有神圣功，戴院使许为产后要药，萧存敬呼为一捻金，陈无择隐以举卿古拜散，夫岂无故而得此隆誉哉？

倪朱谟《本草汇言》：荆芥，轻扬之剂，散风清血之药也。凡一切风毒之证，已出未出，欲散不散之际，以荆芥之生用，可以清之。凡一切失血之证，已止未止，欲行不行之势，以荆芥之炒黑，可以止之。大抵辛香可以散风，苦温可以清血，为血之风药也。

缪希雍《本草经疏》：假苏，入血分之风药也，故能发汗。其主寒热者，寒热必由邪盛而作，散邪解肌出汗，则寒热自愈。鼠瘘由热结于足少阳、阳明二经火热郁结而成，瘰疬为病亦属二经故也。生疮者，血热有湿也，凉血燥湿，疮自脱矣。破积聚气者，辛温解散之力也。下瘀血入血分，辛以散之，温以行气之功也。痹者，风寒湿三邪之所致也，祛风燥湿散寒，则湿痹除矣。荆芥，风药之辛温者也，主升，主散，不能降，亦不能收。

黄宫绣《本草求真》：荆芥，辛苦而温，芳香而散，气味轻扬，故能入肝经气分，驱散风邪。凡风在于皮里膜外，而见肌肤灼热、头目昏眩、咽喉不利、身背疼痛者，用此治无不效。不似防风气不轻扬，驱风之必入人骨肉也。是以宣散风邪，用以防风之必兼用荆芥者，以其能入肌肤宣散故耳。且既入于肝经风木之脏，则肝即属藏血之地，故又能以通利血脉，俾吐衄、肠风、崩、痢、产后血晕、疮毒痈肿血热等证，靡不藉其轻扬，以为宣泄之具，宁于风木之脏既于其气而理者，复不于血而治乎！玩古方产后血晕风起，血去过多则风自内生，故常有崩晕之患，不待外风袭之也。有用荆芥为末，同酒，及或童便调治；崩中不止，有用炒黑荆芥以治，于此可见其概矣。

汪昂《本草备要》：荆芥，功本治风，又兼治血者，以其入风木之脏，即是藏血之地也。李士材曰：风在皮里膜外，荆芥主之，非若防风能入骨肉也。

张山雷《本草正义》：荆芥，治风热在表在上诸证，能泄肺热而达皮毛，风热咳嗽宜之。风热外感头痛寒热，亦是主药。又入血分，清血热，能治咽喉口舌、发颐大头诸症。亦治疮疡、风疥、瘰疬、吐衄、下血、崩漏，能彻上彻下，散结导瘀，厥功甚多，而亦甚捷，诚风热血热之一大法门，不可以其微贱易得而忽视之。然古法每谓产后中风，口噤发痉，角弓反张，血晕不醒，意谓此是产后猝受外风，故宜风药酒服，往往称为大效。不知产后噤厥，角弓反张，纯是阴脱于下，阳浮于上，虽曰中风，明是内动之风，安得有效之理，此皆古人误认内风作外风之治法。唯荆芥炒黑，则轻扬疏散之性已失，而黑能入血，可以止血之妄行。若产后去血过多，阴不涵阳，晕厥昏聩者，用童便调灌，则又能立定其气血冲脑之变，是为一举两得，却是佳方矣。

谭同来《常用中药配对与禁忌》：荆芥味辛，芳香，性温不燥，气质轻扬，长于升散，入手太阴、足厥阴气分。其功长于发表散邪，祛风热。学者高学敏讲："虽然荆芥一直被认为主升、主散，不主收降，但历代名医，又多作治便秘、癃闭、咳喘等症，取其升清降浊也。"以辛为用，以散为功，偏于发散上焦风寒。又入血分，可发散血中郁热。性较平和，味苦性温，善祛血中之风。若炒炭入药，又具止血之功。

胡心藻《中药类比歌诀》：荆芥质轻透散，其散风之力胜，善去头面皮表之风，不论风寒风热感冒均可应用。又偏入血分，长于散血中风热，故对风邪化热，郁滞于上所致之头痛、目赤、咽喉肿痛等症尤为相宜。还兼宣透疹毒，散结消疮之效。凡一切风毒之证，未出已出，欲散不散之际，用荆芥清之；炒炭后止血，治诸般出血。为风病、血病、疮病之要药也。

刘典功《中药指征相类鉴别应用》：荆芥性温不强，外感风寒风热皆可应用。而辛散之力强，散风消疮，兼有祛风解痉之功，用治妇人产后冒风口噤发痉。外感病宜用荆芥穗，祛风宣毒宜用荆芥，止血则宜炒炭。表虚自汗，阴虚头痛忌服。因含挥发油，故不宜久煎。

黄煌《方药心悟》：学者陈功珊认为荆芥辛温，可祛风散寒，但其气味轻扬，不致助其热邪，起到曲达病所，分别寒热之功，所以不论风寒还是风热，用之都为相宜。总之，荆芥为清散之剂，以祛风清血为特点，解毒透疹，发散风寒、风热之药也。

现代药理研究

本品含挥发油，油中含右旋薄荷酮、消旋薄荷酮、胡椒酮等多种成分。另含荆芥苷、荆芥醇、黄酮类化合物等，具有解热、抗炎、镇痛作用，能促进皮肤血液循环，增加汗腺分泌，有微弱的发汗作用，对金黄色葡萄球菌、白喉杆菌等有较强的抗菌作用。炒炭用则能使出血时间缩短。

性能归纳

荆芥，味辛，性微温，归肺、肝经，无毒，为唇形科草本植物荆芥的地上部分。质轻体疏，味薄气香，为宣、散、清、透之剂。升、降，不沉，浮、动、燥、缓、泄，走而不守，阳也，入气分，亦入血分，走上下，达内外，行里走表之性能。祛风解表，清头目，利咽喉，止痒，透疹，炒炭止血。

性能应用

荆芥，味辛性微温，祛风解表，用于外感表证。本品长于辛散祛风，为发散风寒药中药性最平和之品，对于外感表证，不论属于风寒、风热，还是寒热不明显者，均可广泛使用。治风寒表证，常与防风、羌活等辛温解表药同用，如《摄生众妙方》之荆防败毒散；治风热表证，常与薄荷、金银花等辛凉解表药或清热药同用，如《温病条辨》之银翘散。

荆芥，芳香升散，气味轻扬，清利头目，祛风解毒，用于头昏头痛，目赤多泪，咽喉肿痛，皮肤瘙痒，麻疹透发不畅。对于风邪上扰清窍或郁滞肌肤所致的以上诸症，本品有祛风之功。除祛风解表之外，还有良好的清头目、利咽喉和止痒效果，风寒与风热者均宜。治头昏头痛，宜与祛风止痛药同用；治目赤多泪，宜与祛风、清热明目药同用；治咽喉痒痛，宜与祛风宣肺、清利咽喉药同用；治皮肤瘙痒，宜与祛风止痒药同用，亦可单味外用，如研末撒涂并揉搓患处。对于表邪外束，麻疹难于透发者，本品的透疹作用，可促进疹点外透，其祛风之效，亦有助于透疹，故常与其他解毒透疹或清热解毒药同用。此外，本品入血分，有祛风解表及通利血脉之功能，还可促使疮肿消散，故又宜于疮肿初起而有表证者。

荆芥炒炭，其性味已由辛温变为苦涩平和，有止血作用，用于多种出血证，治疗吐血、衄血、便血、崩漏等失血证，但宜辨别证型的寒热虚实，做相应的配伍施治。

个人体会

荆芥，气味芳香，形似苏属，故古代中药常以"假苏"为名。本品体轻升散，入肺经，走表祛风。《本经》主寒热，《药性论》治恶风贼风，主辟邪毒气。由于性平和缓，气味轻扬，不致助其热邪，起到曲达病所，分别寒热之功，故用于祛风解表时，不论风寒、风热或寒热不明显者，均宜选用。本品除祛风解表以外，尤善祛风邪，透散头面皮表之风。常用于因风邪而致的头痛头昏、咽喉痛痒及皮肤瘙痒等症，亦皆祛风走表之功，宣散风邪之用矣。《本草求真》曰："凡风在于皮里膜外，而见肌肤灼热、头目昏眩、咽喉不利、身背疼痛者，用此治无不效。不似防风气不轻扬，驱风之必入人骨肉也。"

荆芥，芳香轻扬，入足厥阴经血分，且既入肝经风木之脏，则肝乃藏血之地。以其轻扬之性，疏散宣泄之具，长于祛风邪，散瘀血，破结气，消疮毒。故能通利血脉，散血中之风热，清血中之风毒，破结聚之气血，为散风清血之药，有抗炎镇痛之力。对风邪化热，结毒，郁滞于上所致的头痛目赤、咽喉肿痛等症尤为相宜。还兼有宣透疹毒、散结消疮之效。《本经》主鼠瘘、瘰疬，亦为火热郁结之候也。《本草汇言》曰："凡一切风毒之证，已出未出，欲散不散之际，以荆芥之生用，可以清之。"荆芥炒黑，则轻扬疏散之性已失，则入血分，能使出血时间缩短，有止血之功效。治诸般出血，如吐血、衄血、崩漏下血、产后血晕等。若以童便调服，又能立定其气血冲脑之变，是为一举两得，却是佳方矣。《本草汇言》又曰："凡一切失血之证，已止未止，欲行不行之势，以荆芥之炒黑，可以止之。"

总之：荆芥芳香轻扬，为清、散之剂，以祛风、清血、解毒为特点，祛在表之风邪，清血中之风毒，消疮毒，透疹毒，兼能止血。《本草纲目》曰："荆芥，入足厥阴经气分，其功长于祛风邪，散瘀血，破结气，消疮毒……故风病、血病、疮病为要药。"轻扬透达之药，表虚自汗者忌之，阴虚火炎之头痛勿服。因含挥发油，故不宜久煎。

羌　活

古今理性录

杜文燮《药鉴》：气微温，味苦甘辛，气味俱薄，无毒，升也，阳也，足太阳之君药也。乃拨乱反正之主，大有作为者也。故小无不入，大无不通，能散肌表八风之邪，善理周身百节之痛。排巨阳肉腐之疽，除新旧风湿之症。与独活不分二种，然羌活则气雄，独活则气细，雄者入足太阳，细者入足少阴。有问治头疼者曷故？盖巨阳从头走，唯厥阴与督脉会于巅顶，逆而上行，诸阳不得下，故令头疼也。痘家用之以散肌表风热，解百节疼痛，此亦发毒追脓之要药也。气虚则勿用。

李时珍《本草纲目》：恭曰：疗风宜用独活，兼水宜用羌活。刘完素曰：独活不摇风而治风，浮萍不沉水而利水，因其所胜而为制也。张元素曰：风能胜湿，故羌活能治水湿。独活与细辛同用，治少阴头痛，头晕目眩，非此不能除；羌活与川芎同用，治太阳、少阴头痛，透关利节，治督脉为病，脊强而厥。好古曰：羌活乃足太阳、厥阴、少阴药，与独活不分二种。后人因羌活气雄，独活气细。故雄者治足太阳风湿相搏，头痛、肢节痛、一身尽痛者，非此不能除，乃却乱反正之主君药也。细者治足少阴伏风，头痛、两足湿痹、不能动止者，非此不能治，而不治太阳之证。时珍曰：羌活、独活皆能逐风胜湿，透关利节，但气有刚劣不同尔。

李中梓《雷公炮制药性解》：羌活气清属阳，善行气分，舒而不敛，升而能沉，雄而善散，可发表邪，故入手太阳小肠、足太阳膀胱，以理游风。其功用与独活虽不同，实互相表里，用者审之。

倪朱谟《本草汇言》：羌活，功能条达肢体，通畅血脉，攻彻邪气，发散风寒风湿。故疡证以之能排脓托毒，发溃生肌；目证以之治羞明隐涩，肿痛难开；风证以之治痿、痉、癫痫、麻痹厥逆。盖其体轻而不重，气清而不浊，味辛而解散，性行而不止，故上行于头，下行于足，遍达肢体，以清气分之邪也。

卢之颐《本草乘雅半偈》：动摇万物者莫疾乎风。故万物莫不因风以为动摇，唯独活不然。有风，独立不动；无风，独能自摇。在蜀名蜀活，在羌名羌活，随地以名，亦随地有差等。但可互为兄弟，不可强别雌雄，其从治不能独立不动，而为风寒刀刃之所击，及奔豚痫痉之因风以为动摇，复因风而反乎上下开阖者。若女子疝瘕，此不能自摇耳。不能自摇，则阖而不开，不能独立不动，即开而不阖。唯独活则阖而能开，开而能阖，当入肝之经，厥阴之阖，具血风木化气之体用者欤。

张璐《本经逢原》：羌活乃却乱反正之主帅。风能胜湿，故羌活能治水湿。与川芎同用，治太阳厥阴头痛，发汗散表，透关利节，非时感冒之仙药也。昔人治劳力感寒，于补中益气汤中用之，深得补中寓泻之意。

张山雷《本草正义》：羌、独二活，古皆不分，《本经》且谓独活一名羌活，所以《本经》《别录》止有独活而无羌活，李氏《本草纲目》尚沿其旧。然二者形色既异，气味亦有浓淡之殊，虽皆以气胜，以疏导血气为用，通利机关，宣行脉络，其功若一。而羌活之气尤胜，则能直上顶巅，横行肢臂，以尽其搜风通痹之职，而独活止能通行胸腹腰膝耳。寿颐师门，恒以羌活专主上部之风寒湿邪，显与独活之专主身半以下者截然分用，其功尤捷。而外疡之一切风湿寒邪，着于肌肉筋骨者，亦分别身半以上、身半以下，而以羌、独各为主治。若在腰脊背臂之部，或肢节牵掣，手足上下交痛，则竟合而用之，宣通络脉，更为神应。固不仅内科着痹应手辄效，而外科之风寒湿邪亦莫不投剂立验。寿颐又按：羌活本含辛温之质，其治疗宜于风寒风湿，而独不宜湿热。以湿邪化热即为温病，似无再用辛温之理，然此唯内科证治为然。若外疡之属于湿热者，苟肿势延蔓，引及骨节筋肉伸缩不利，非以羌、独之善走宣通为治，则效力必缓，故虽热病，亦不避用，但仅以为向导而任佐使之职，则分量甚轻。其主任之君药，固犹是利湿清热之正剂，此亦发表不远热之大旨，非抱薪救火者所得以为借口也。

施今墨《施今墨对药临床经验集》：本品气雄而散，味薄上升，既能发汗解表，散足太阳膀胱经游风、头风，用于治疗外感风寒所引起的发热恶寒、头痛、身痛等症；又能祛风湿、利关节、止疼痛，用以治疗风寒湿邪侵袭机体所引起的肢节疼痛、肩背酸痛，尤其善治上半身的疼痛等症。

焦树德《用药心得十讲》：由于羌活兼有胜湿的作用，所以对挟有湿邪的感冒具有特效。羌活除用为辛温解表药外，祛风湿亦是它的一大特点，对治疗风湿相搏而致的全身骨节疼痛、颈项疼痛、脊背强痛、脊柱骨节疼痛等，有良好作用。根据这种经验，近些年来多用它治疗风湿性关节炎、风湿热、类风湿关节炎等，取得一定的效果。羌活祛风湿与独活不同，羌活偏于祛上半身的风湿，善治脊、项、头、背的疼痛。独活偏于祛下半身的风湿，善治腰、腿、足、胫的疼痛。羌活又常用于治疗下半身疼痛和后头痛的引经药。

胡爱萍《病证通用中药》：羌活味苦性燥，气雄升散，一般单纯外感风寒证较少应用，多在外感风寒挟湿，恶寒发热，无汗头痛，身痛较重时选用。羌活辛苦而温，主入太阳膀胱经，主散肌表之游风，及太阳经湿邪风寒，为治太阳经头痛之要药，尤以风寒挟湿之头痛项强最为适宜。羌活乃香燥之品，阴血亏虚者慎用。用量不宜过大，否则易致呕吐。脾胃虚弱者不宜服用。

谭同来《常用中药配对与禁忌》：羌活主产于羌地而得名。本品辛散祛风，温通血脉，苦燥胜湿，且善止痛。《本草品汇精要》谓：主遍身百节疼痛，肌表八风贼邪，除新旧风湿，常为治疗风寒湿痹之主药。用治痹证，前人言其善理游风，以尽搜风通痹之职，故以行痹。风邪偏盛，或痹证初起，兼有表证者为宜。对于风寒湿邪外郁肌肤引起的瘾疹，及其他皮肤瘙痒，本品具有祛风除湿的作用，条达肢体，畅通血脉，辛以散风，轻清上扬，直达头面，祛风邪，止头痛，善疏而不敛，祛肌表风寒湿邪而通郁痹之阳。入肝肾，宣督脉，促后天之孕，有通阳助孕的作用，值得临床借鉴。

现代药理研究

本品含挥发油，油中有蒎烯、柠檬烯等多种成分，另含香豆素类化合物、酚类化合物、胡萝卜苷、有机酸等，对皮肤真菌、布氏杆菌等有抑制作用，有抗心律失常的作用。本品具有抗炎、抗过敏、解热、镇痛、抗休克、抗菌、改善心肌缺血、抗心律失常、扩张脑血管、增加脑血流量、抗癫痫、抗脂质过氧化、抗肿瘤等作用。

性能归纳

羌活，味辛，微苦，性温，归肺、膀胱经，无毒。为伞形科草本植物羌活及宽叶羌活的根茎和根。质地轻清，气薄而疏，为通散之剂。升、浮亦降，燥、动、峻、泄，走而不守，入气分，阳也，走上下，达内外，行里走表之性能。散风寒，祛风湿，止痛。

性能应用

羌活，辛苦性温，解表散风寒，用于风寒表证。本品辛温雄烈，有较强的发散风寒作用，各种风寒表证均常选用。因其又能胜湿、止痛，对外感风寒挟湿、恶寒、发热、头项强痛、肢体酸楚较重者，尤为适宜，并常与防风、细辛、川芎等祛风止痛药相须为用，如《此事难知》之九味羌活汤。对于外感风热，表邪较甚，而恶寒发热及头身酸痛较剧者，于发散风热方中酌加本品，亦有较好的疗效，如《经验方》之羌蒡蒲薄汤。

羌活，辛能散风，苦能燥湿，温能散寒，祛风胜湿而止痛，用于风寒湿痹。本品辛苦性温，具有较强的祛风湿作用，常与其他祛风湿药配伍，主治风寒湿痹、关节疼痛。因其善入足太阳膀胱经，以除头项背脊之痛见长，故上半身风寒湿痹尤为多用。如《百一选方》之蠲痹汤，以其与防风、姜黄等药同用，主治风痹项背拘挛、肩肘臂痛、举动艰难等。治风寒头痛亦常配伍本品，如《审视瑶函》之羌活芎藁汤，以其与川芎、白芷、藁本等祛风止痛药同用。

个人体会

羌、独二活，皆辛苦性温，气味芳香，散风寒、祛风湿、止痛，其功用基本相同，故古人混用不分。《本经》且谓独活，一名羌活，所以《本经》《别录》只有独活，而无羌活，连《本草纲目》亦沿其用，未予区别，其实两者在植物属、性、形、态并不相同。独活系伞形科重齿毛当归之根，羌活则为伞形科植物羌活之根及根茎入药，实为两种药物，功用相近而已。羌活因主产于羌地而得名，而非产于羌地为羌活，产于他处为独活耶。羌、独二活，形色既异，气味亦有浓淡之殊，虽皆以气胜而祛风胜湿，疏导气血，通利机关，宣行经络，止痛，多在祛风湿药中论述，但在气血、归经、表里、上下各有所长，应加以区别，细审而用矣。

羌活，燥烈气雄，其升散之力、胜湿之功尤甚。虽为辛温解表之药，因有较强的发散风寒、胜湿止痛作用，一般纯外感风寒者少用，只有在外感风寒挟湿时，或表邪较甚而恶寒发热，头项强痛，头身肢体酸楚痛甚时选用，其功峻效速。《药鉴》谓："足太阳之君药。乃拨乱反正之主，大有作为者也。故小无不入，大无不通，能散肌表八风之邪，善理周身百节之痛。"对挟有湿邪的感冒风寒，而头身疼痛者具有特效。

羌活辛温，主入太阳膀胱，走肾经，畅督脉，轻清上行，直达巅顶，舒筋脉，通行气血，散肌表之游风，祛太阳经之湿邪风寒，为通痹止痛之要药。治太阳经脉风寒痹着之头痛，尤以风寒挟湿之头痛、项强、一身尽痛，最为适宜。治疗风寒湿痹，取其善散、善行、善理游风之特点，以尽搜风胜湿通痹之职，遍达肢体，横行手臂，功彻邪气，祛内湿，利关节，理周身百节之痛。对风湿相搏而致的全身骨节酸痛，颈项肩背疼痛，腰脊关节强痛，获有良效。与独活相对而言，羌活燥烈气雄，轻清上扬，偏于祛上半身之风寒湿邪，治上半身之风湿痹痛。独活温和气细，重浊下行，偏于祛下半身之风寒湿邪，治下半身之风湿痹痛。《本草求真》云："羌活疗水湿游风，而独活则疗水湿伏风也。羌之气香，行气则发散营卫之邪；独之气浊，行血则温养营卫之气；羌有发表之功，独有助表之力。羌行上焦而上理，则游风头痛、风湿骨节疼痛可治；独行下焦而下理，则伏风头痛、两足湿痹疼痛可医。二活虽属治风而各自有别，不可不细审耳。"

羌活善行能散，理游风，功彻邪气，对风邪郁阻肌表而引起的瘾疹、疮痘，及皮肤瘙痒，有条达肌肤、畅通血脉、祛风胜湿、疏而不敛之特点，此亦发毒追脓、祛风止痒之要药也。《本草汇言》云："故疡证以之能排脓托毒，发溃生肌。"

总之：羌活辛苦温燥，祛风胜湿，以胜湿为主，又能止痛，为通、散之剂。燥烈气雄，散在肌表之游风，为拨乱反正之主帅，足太阳经之君药。又通行气血，理上半身之风湿，为风湿痹痛之要药，项背强痛之良剂。《药鉴》云："小无不入，大无不通，能散肌表八风之邪，善理周身百节之痛……除新旧风湿之证。"羌活乃香燥之品，阴血亏虚，血虚痹痛，全身空痛，虚弱无力者，慎用或禁用。用量亦不宜过大，否则易致呕吐。脾胃虚弱者不宜。

白　芷

古今理性录

李时珍《本草纲目》：白芷色白味辛，行手阳明庚金；性温气厚，行足阳明戊土；芳香上达，入手太阴肺经。肺者，庚之弟，戊之子也。故所主病不离三经。如头目眉齿诸病，三经之风热也，辛以散之；如漏带痈疽诸病，三经之湿热也，温以除之。为阳明主药，故又能治血病、胎病，而排脓生肌止痛。戴元礼亦云：头痛挟热，项生磊块者，服之甚宜。

倪朱谟《本草汇言》：白芷，上行头目，下抵肠胃，中达肢体，遍通肌肤以至毛窍，而利泄邪气。第性味辛散，如头痛、麻痹、眼目、漏带、痈疡诸症，不因于风湿寒邪，而因于阴虚气弱及阴虚火炽者，俱禁用之。

缪希雍《本草经疏》：白芷，味辛气温无毒，其气香烈，亦芳草也。入手足阳明，足太阴。走气分，亦走血分，升多于降，阳也。性善祛风，能蚀脓，故主妇人漏下赤白。辛以散之，温以和之，香气入脾，故主血闭阴肿，寒热，头风侵目泪出。辛香散结而入血止痛，故长肌肤。芬芳而辛，故能润泽。辛香温散，得金气，故疗风邪久泻，风能胜湿也。香入脾，所以止呕吐。疗两胁风痛、头眩目痒，祛风之效也。

黄宫绣《本草求真》：白芷，气温力厚，通窍行表，为足阳明经祛风散湿主药。故能治阳明一切头面诸疾。且其风热乘肺，上烁于脑，渗为渊涕；移于大肠，变为血崩血闭，肠风痔瘘痈疽；风与湿热，发于皮肤，变疮疡燥痒，皆能温散解托，而使腠理之风悉去，留结之痈肿潜消，诚祛风上达散湿之要剂也。

张元素《珍珠囊》：《经》曰：能蚀脓。今人用治带下，肠有败脓，淋露不已，腥秽殊甚，遂至脐腹更增冷痛。此盖为败脓血所致，卒无已期，须以此排脓。俟脓尽，仍别以他药补之。

李杲《药类法象》：白芷，疗风通用，其气芳香，能通九窍，表汗不可缺也。

王好古《汤液本草》：白芷同辛夷、细辛用治鼻病，入内托散，用长肌肉，则入阳明可知矣。

徐大椿《神农本草经百种录》：凡祛风之药，未有不枯耗精液者，白芷极香，能祛风燥湿，其质又极滑润，能和利血脉而不枯耗，用之则有利无害者也。盖古人用药，既知药性之所长，又度药性之所短，故能有显效而无隐害。此学者之所当殚心也。

张山雷《本草正义》：白芷，气味辛温，芳香特甚，最能燥湿。《本经》所谓长肌肤而润泽颜色者，以温养为义，初非谓通治外疡，可以生肌长肉。濒湖且谓色白味辛，性温气厚，阳明主药，痈疽为阳明湿热，湿热者温以除之，故排脓生肌止痛。颐谓辛温上升之品，可治寒湿，必不可治湿热，而溃疡为病，湿热者十之九而有余，寒湿者十之一而不及，胡可以统治痈疡，抱薪救火。《日华子》排脓止痛一句，实是无中生有，大乖医药原理。若消肿敷药之如意金黄散中有此，则取其辛以散结耳。白芷辛温，芳香燥烈，疏风散寒，上行头目清窍，亦能燥湿升阳，外达肌肤，内提清气。《本经》治女人漏下赤白，血闭阴肿，皆其清阳下陷，寒湿伤于中下之证，温升燥湿始为合宜。若阴虚不摄，湿热浸淫，非可概治。

施今墨《施今墨对药临床经验集》：色白气香，升多于降，善走气分，又走血分，有祛风、燥湿、消肿止痛之功，用于治疗眉棱骨痛、齿痛、鼻渊、寒湿腹痛、肠风痔瘘、赤白带下、痈疽疮疡、皮肤瘙痒、疥癣等。

胡心藻《中药类比歌诀》：白芷气味浓烈，气温力厚，辛香走窜。其性上行，入气分，走血分，祛风寒行气止痛，治各种头痛，以散阳明经风湿之邪见长。白芷芳香走窜，散风邪，升清阳，上行头目，下抵胃肠，中达肢体，遍通肌肤以至皮毛，而利泄邪气，主散肺胃大肠三经风热、湿热之邪。偏入足阳明胃经，善治头面皮肤之风，除脾胃肌肉之湿。常用治眉棱骨痛、寒湿带下、皮肤瘙痒，又可活血排脓、消肿生肌，所以亦为乳痈肿痛、肠风脏毒及其他疮肿的常用药。白芷炒黄能燥湿，敛疮，止带。炒黑又可止血。

胡爱萍《病证通用中药》：白芷，辛散温通，既能祛风解表散寒，又长于止痛，故适用于外感风寒之头痛。因本品善入足阳明胃经，能升阳明之清阳，散阳明之风，祛阳明之湿，故善治阳明经头痛，尤以外感风寒之阳明经头痛最宜。又善于宣肺气，通鼻窍，故也可用于鼻渊、鼻塞不通、前额头痛，无论偏寒、偏热皆可。白芷辛散芳香，温燥除湿，既可辛香以散外侵之风湿，又能温燥以除脾胃之寒湿。白芷辛香温燥，除湿之中，尤善除阳明经湿邪而燥湿止带，故适用于寒湿下注，白带过多，又善入足阳明胃经而止齿痛及牙龈肿痛，更为多用。无论风寒、风热之牙痛，皆有良效。外用可治皮肤瘙痒及虫蛇咬伤。白芷辛温香燥，阴虚血热者忌服。病因火热者不宜单用，血虚气虚者不宜久服。

黄和《中药重剂证治录》：白芷芳香，温而不燥，辛而不窜，散寒祛风，化湿消肿，通经止痛。白芷辛温有毒，归肺、大肠、胃经，通、散之剂，主风、湿、寒、肿、毒、痛，具有祛风燥湿、散寒走表、除秽辟浊、排脓消痈、通利诸窍、解痉定痛之功。

现代药理研究

白芷，主要含挥发油，并含欧前胡内酯、白当归素等多种香豆素类化合物。另含白芷毒素、花椒毒素、甾醇、硬脂酸等。水煎剂对大肠杆菌、痢疾杆菌等均有抑制作用；可明显提高实验动物的痛阈值。异欧前胡素有降压作用。呋喃香豆素类化合物，可用治白癜风及银屑病。本品能对抗蛇毒所致的中枢神经系统抑制，具有镇痛、镇静、解热、抗炎、抗过敏、平喘、解痉、抗菌、扩张冠脉、降血压、止血、保肝、抑制脂肪合成、兴奋中枢神经、抗肿瘤等作用。少量白芷毒素有兴奋中枢神经，升高血压的作用。大剂量应用能引起强直性痉挛，继之全身麻痹等。

性能归纳

白芷，味辛，性温，归肺、胃经，无毒，为伞形科草本植物白芷或杭白芷的根。色白芳香，气烈味厚，为宣、散、通、利之剂。升、浮，少降，燥、泄、动、缓，走而不守，入气分，亦入血分，阳也，走上下，达内外，行表走里之性能。祛风解表，止痛，通鼻窍，燥湿。

性能应用

白芷辛温，祛风解表，用于风寒表证。本品发散风寒之力比较温和，而以止痛和通鼻窍见长，宜于外感风寒之头痛、鼻塞、流涕之症。治头痛者，如《此事难知》之九味羌活汤，以其与羌活、防风、川芎等祛风、散寒、止痛药同用。治鼻塞流涕者，如《证治准绳》之白芷丸，以其与葱白同用。

白芷，辛温气香，祛风止痛，用于头痛、牙龈肿痛等多种疼痛证。本品长于止痛，且善入足阳明胃经，故为头额痛及牙龈肿痛多用。属风寒者，单用有效，如《百一选方》之都梁丸；配伍细辛、川芎等祛风止痛药，其效更佳。属风热者，须与疏风清热药同用。治痹痛、外伤及胃脘痛，本品亦可协助相应的对症药以增强止痛之效。

白芷，辛温芳香，利肺气开鼻窍，用于鼻渊。本品祛风、散寒、燥湿，可宣利肺气，升阳明清气，使上养鼻窍，以针对鼻渊于风寒湿邪之病因，通其鼻窍，止疼痛，可改善该病鼻塞不通、浊涕不止、前额疼痛等主要症状。可以内服，亦可嗅鼻外用。常与苍耳子、辛夷花等药同用，如《济生方》之苍耳子散。

白芷辛温燥湿，用于带下证。本品辛香而性偏温燥，治寒湿下注，白带过多，可以散寒燥湿，并能升举阳明清气以止带下，须与温阳祛寒及健脾除湿药同用。湿热内盛，带下黄赤者，宜与清热燥湿或清热利湿药同用。对于湿浊吐泻、湿疹、疮疡脓湿不止者，本品亦有燥湿之效。

此外，本品辛散、祛风止痒，可用于皮肤瘙痒。其辛散邪毒和温通血脉之力，疮痈初起时助清热解毒药以消疮肿，痈疡脓成后，可助补气养血药以托毒排脓。

个人体会

白芷，辛温气香，辛散温通，气香走窜，通鼻窍。入肺经，虽为辛温解表之药，但其发散风寒之力较温和，常伍其他发散风寒药以成辛温解表之功，治风寒表实之证。其温通走窜之性而以止痛和通鼻窍见长，多用于外感风寒之头痛、眉棱骨疼痛及鼻塞流涕之症。《本草纲目》治鼻渊，《本草汇言》祛头风。《药类法象》云："白芷，疗风通用，其气芳香，能通九窍，表汗不可缺也。"本品辛散温通，气香走窜，善于祛风止痛，为足阳明胃经之药，治阳明经头痛、眉棱骨痛、牙痛及牙龈肿痛等多种痛证。风寒风热皆可配伍使用，尤以外感风寒、鼻塞不通之前额头痛，最为适宜。

白芷辛温芳香，主入足阳明胃经。胃者，水谷之海，主升清降浊。《素问》云："食气入胃，浊气归心，淫精于脉。清阳出上窍，浊阴出下窍；清阳发腠理，浊阴走五脏；清阳实四肢，浊阴归六腑。"升清降浊，是相对而言。清者为阳，为气，为动力，主升；浊者为阴，为血，为物质，主降，此乃胃之正常生理功能矣。若胃气本虚，外邪所干，升降失常，湿与热结。混沌不清之气，蒸郁于上，清窍为之壅塞，为浊邪害清也，而现鼻渊流涕，侵目泪出诸症；浊而不清之物，流注于下，清阳亦随之下陷，为浊邪蔽阳也，而现带下赤白，血闭阴肿诸症；浊而不洁之物，滞于经脉，肌腠，郁而化火，腐肉蚀肌，为浊邪化毒也，而现痈疽疮痘，脓水淋漓之症。此皆脾胃阳气不足，升清降浊之功能障碍所致。然白芷芳香浓烈，气温味厚，专入足阳明胃经，温升清阳，芳香化浊。《本草乘雅半偈》云："以芳草比君子，白芷也。对待污浊者，剂之以洁，如女子漏下赤白，血闭阴肿寒热。此一阴之下，血浊及气浊也。如风头侵目泪出，此清阳之上，气浊及血浊也。"古人谓：白芷禀阳明之盛气，故凡阴蚀之邪干于阳明者，自能除也，在物类之气化相应，固如是尔。可见，白芷性温能助胃之阳气以升清，芳香能化污浊为洁净而降浊，为阳明本经之药，治阳明本经之病，故不论寒湿、湿热或温热之证，凡胃失升降，污浊为病者，皆可用之。

总之：白芷性温，而对鼻渊、鼻炎、鼻流浊涕黄臭、风火牙龈肿痛、湿热带下黄赤、肠炎便下脓血、痈疽疮疡肿痛等风火、湿热证的药理性能及病理机制相搏，古今医家论述颇少。据本人理解以上诸证，按经络走向属足阳明胃经循环部位；按六经辨证，又属阳明里证；按病理机制，属气血不调。湿浊之邪，郁而不行，郁久化火生风，而致风火，湿热诸证。白芷归属足阳明胃经，又善于走表达里，利泄邪气，助阳明经升清气而降浊阴，温气分，调血脉，气血通利，风火湿热之邪焉能久留。况白芷有抗菌、抗炎的作用，其性能综合为祛风、燥湿、消肿、止痛，故其性温之药能治湿热、风火之证也，亦有润肤泽肌之功矣。总为辛温香燥之品，阴虚火旺、血热者忌用，气虚、血虚者慎用或不宜用。炒黄能燥湿、敛疮、止带下，炒黑又可止血。

防　风

古今理性录

李杲《药类法象》：防风治一身尽痛，随所引而至，乃风药中润剂也，凡补脾胃，非此引用不能行。凡脊痛项强，不可回顾，腰似折，项似拔者，乃手足太阳证，正当用防风。凡疮在胸膈以上，虽无手足太阳证亦当用之，为能散结去上部风。病人身体拘倦者风也，诸疮见此证，亦须用之。钱仲阳泻黄散中倍用防风者，乃于土中泻木也。防风能制黄芪，黄芪得防风其功愈大，乃相畏而相使也。纯阳，性温，味甘辛。疗风通用，泻肺实如神，散头目中滞气，除上焦风邪之仙药也。误服泻人上焦元气。

杜文燮《药鉴》：气温，味甘辛，无毒，气味俱薄，升也，阳也，行周身骨节疼痛之要药也。以气味能泻气，以体用能疗风，何者？盖此剂气温而浮，故能祛在表之风热，亦能疗肢节拘疼。治风通用，散湿亦宜。能祛眩晕头颅，更开目盲无见。续命汤用之，以除口眼歪斜。通圣散用之，以去周身湿热。与条芩同用，能解大肠之风热；与杏仁同用，能散肺经之风邪。佐甘菊，善清头目之风热；臣羌活，善解巨阳之风寒。

倪朱谟《本草汇言》：防风，散风寒湿痹之药也，故主诸风周身不遂，骨节酸痛，四肢挛急，痿躄痫痉等。防风辛温轻散，润泽不燥，能发邪从毛窍出，故外科痈疮肿毒，疮痍风癞诸证，亦必需也。又伤寒初病太阳经，头痛发热，身痛无汗，或伤风咳嗽，鼻塞咽干，或痘瘄将出，根点未透。为卒伍之职，随引而效，如无引经之药，亦不能独奏其功，故与芎、芷上行，治头目之风；与羌、独下行，治腰膝之风；与当归治血风，与白术治脾风，与苏、麻治寒风，与芩、连治热风，与荆、柏治肠风，与乳、桂治痛风，及大人中风、小儿惊风，防风尽能去之。若入大风厉风药中，须加杀虫活血药乃可。

缪希雍《本草经疏》：防风，治风通用，升发而能散，故主大风，头眩痛，恶风风邪，周身骨节疼痹，胁痛胁风，头面去来，四肢挛急，下乳，金疮因伤于风内痉。其云主目无所见者，因中风邪，故不见也。烦满者，亦风邪客于胸中，故烦满也。风、寒、湿三者合而成痹，祛风燥湿，故主痹也。发散之药，焉可久服，其曰轻身，亦湿去耳。《别录》云：

又头者，令人发狂，叉尾者，发痼疾。子似胡荽而大，调食用之香，而疗风更优也。

张介宾《景岳全书》：防风，用此者用其气平散风，虽膀胱脾胃经药，然随诸经之药，各经皆至。气味俱轻，故散风邪治一身之痛，疗风眼，止冷泪。风能胜湿，故亦祛湿，除遍体湿疮。若随实表补气诸药，亦能收汗，升举阳气，止肠风下血、崩漏。然此风药中之润剂，亦能走散上焦元气，误服久服，反能伤人。

张山雷《本草正义》：防风通治一切风邪，故《本经》以"主大风"三字为提纲。头痛恶风，及风邪而目盲无所见，其外感风邪之盛可知。风行周身而骨节为之疼痹，亦风邪之深且重者。而防风皆治之，诚风药中之首屈一指者矣。《别录》主烦满胁痛，亦风淫于外而遏抑其清阳之气，不得宣布也。防风为风病之主药。《本经》所主皆风门重证，故首以"主大风"一句表扬其功用，则驱除外风，兼能通痹起废，其效最弘。《本经》列为上品，正以其足当大任而推重之，非无故也。后人但以为感冒风寒轻疏发散之用，未免视之太浅。防风为泄风之上剂，然以走窜宣散成功，必其人气血充足，体重坚实，猝为外邪所乘，乃能任此辛温宣泄而无流弊。凡古人治风诸方，皆不能轻用于今时东南之人者，以质脆阴薄，不能胜此燥烈之性也。而肝阳之动风，血虚之风痉，又必柔润息风，方为正治。散风诸剂，非徒无益，而又害之。

焦树德《用药心得十讲》：防风是最常用的辛温发汗剂。治疗感冒风寒，有祛风解表治全身疼痛的效果。又有祛经络筋骨中风湿的作用，可用治风寒湿痹、全身骨节疼痛、四肢挛急等。

谭同来《常用中药配对与禁忌》：气味俱升，性温而润，善走上焦，治上焦之风邪。又能走气分，偏于祛周身之风，且胜湿舒脾。其祛风止痛作用优。防风为治风之仙药，上清头面七窍，内除骨节疼痛，外解四肢挛急。防风辛甘微温，升发而能散，而无疏散辛燥之弊。祛风于肌腠之间，为风中润剂。其味辛，能解郁舒肝，甘能和中理脾。辛以条达气机，既祛外风，又息内风，为止痛之良药。至于说防风有止泻作用，是言其防风燥湿，升清兼可舒肝，治疗湿浊内盛，脾虚失运，清阳不升，木乘侮土之泄泻，有间接止泻效果，决非有收涩之性。其气薄，性升，不缓，不燥，为风药中润剂是也。

胡心藻《中药类比歌诀》：防风质轻而润，性浮升散，善行全身，为治风通用之品，善于祛肌肉、筋骨、脏腑之风，且有祛风止痒之功，祛风解痉之效。又长于胜湿止痛。外可去肌腠筋骨之湿，内可胜脾胃大肠之湿，治一身之痛，疗半身之风，散上下之湿，祛阴阳之火。防风气薄，性上行，祛一身之风，尤以在外、在上之力强。但防风散而不收，攻而不补，可暂时少用成功，而不可经年频用以助虐。炒炭可止血。

刘典功《中药指征相类鉴别应用》：防风为风中润剂，擅长祛风止痉，胜湿止痛。治疗风寒湿痹，祛外风，息内风，尤善治外风引动内风的破伤风。阴虚火动之头痛不用，肝阳上亢之头痛眩晕、肝阳化火之中风禁用。

现代药理研究

本品含挥发油、脂肪酸、β-谷甾醇、胡萝卜苷、多糖等成分。其水煎剂对痢疾杆菌、溶血性链球菌等有不同程度的抑制作用，具有抗菌、抗炎、抗病毒、解热、镇痛、镇静、抗惊厥、抗变态反应、抗过敏作用。能增强巨噬细胞吞噬功能，增强非特异性免疫功能，能抑制阵挛性收缩疼痛，对寒冷引起的血管、肌肉收缩疼痛亦有较好的抑制作用，并有抗溃疡、抑制胃肠蠕动、抗凝血、抗肿瘤等作用。

性能归纳

防风，味辛，微甘，性微温，归肺、膀胱、肝经，无毒，为伞形科草本植物防风的根。质轻而疏，味薄气平，为通、散之剂。升、浮，亦降，泄、缓、润、动，阳也，走而不守，入气分，走上下，达内外，行表达里之性能。祛风解表，祛风湿，止痛，止痉。

性能应用

防风，气薄而浮，味辛性温，祛风解表，用于风寒表证。本品药性微温，以辛散风邪为主，虽不长于祛寒，但兼能胜湿，止痛。治疗风寒表证，恶寒发热，头身疼痛者，常与荆芥、羌活等药同用，以增强发散风寒之功，如《摄生众妙方》之荆防败毒散。因其发散作用温和，对卫气不足，肌表不固，而感冒风邪者，本品与黄芪等益卫固表药同用，相反相成，祛邪而不伤正，固表而不留邪，共奏扶正祛邪之效，如《丹溪心法》之玉屏风散。本品甘缓微温不峻烈，经与发散风热药配伍，亦可用于风热表证。

防风，辛甘微温，祛周身之风，散上下之湿，祛风胜湿，用于风湿痹证。本品是较常用的祛风湿、止痹痛之药，治风寒湿痹，宜与羌活、独活、秦艽等作用较强的祛风湿药同用，如《医学心悟》之蠲痹汤。

防风祛风，有祛风止痉之功，用于破伤风。破伤风因外伤受邪，风毒内侵经络，引发内风而致的肌肉痉挛，四肢抽搐，项背强急，角弓反张。本品既辛散外风，又息内风以止痉，治疗本病常与天南星、天麻等祛风止痉药同用，如《外科正宗》之玉真散。

防风祛风，有祛风止痒之功，可用于皮肤瘙痒。以其升清燥湿之性，亦可用于脾虚湿胜、清阳不升所致的泄泻等证。

个人体会

防风祛风。《本经》以"主大风"三字为提纲，祛恶风、风邪。《素问》云"风邪者，百病之长也""风为六淫之首""伤于风者，上先受之"，故治头痛、眩晕、目无所见。"风行周身"，故治一身尽痛，骨节痛痹。"风行而数变"，"风气藏于皮肤之内间，腠理开则洒然寒"，故治外感风邪、寒热。"闭则热而闷"，故治胸膈烦满也。又辛温轻散，"润而不燥"，亦为风药中润剂也。"疗风通用"，故《本经》列为上品，正以其足以当大任而推重之，非无故也。散头目滞气，发散风邪从毛窍而出，泻肺实如神。清上焦之风，治一身之痛，为除上焦风邪之仙药矣。既能祛外风，又能息内风而止痉，用于外伤受邪，风毒内侵经络，为治破伤风、四肢痉挛之要药也。风能胜湿，祛周身之风，散上下之湿，胜湿止痛，透发肌腠筋骨间之风邪、湿气，为行周身骨节疼痛之要药，亦为祛风湿痹之圣剂也。风能胜湿，亦能祛湿，除遍体之风疹、湿疮，亦为外科痈疮湿毒，疮痍风癞诸证所常用耶。

防风祛风，甘缓而不峻，微温而不燥，性缓气平，为风药中润剂。虽不长于散寒，但兼能胜湿止痛，为祛风胜湿止痛之常用，其使用频率颇高。但其性能随和，不可为君王之主，只可为辅佐之臣，常以卒伍为用，随其所引而至。《本草汇言》谓："如无引经之药，亦不能独奏其功，故与芎、芷上行，治头目之风；与羌、独下行，治腰膝之风；与当归治血风，与白术治脾风，与苏、麻治寒风，与芩、连治热风，与荆、柏治肠风，与乳、桂治痛风，及大人中风、小儿惊风，防风尽能去之。若入大风厉风药中，须加杀虫活血药乃可。"《药鉴》亦云："与条芩同用，能解大肠之风热；与杏仁同用，能散肺经之风邪。佐甘菊，善清头目之风热；臣羌活，善解巨阳之风寒。"若与黄芪同用，防风能制黄芪，黄芪得防风其功愈大，乃相畏相使，相反相成矣。防风辛温，气味俱薄，升也，阳也。善走上焦，祛上焦之风邪；辛以条达气机，升举清阳，于土中泄木，非此引用而不能上行，故又为上行之引经之药也。

总之：防风祛风，主治大风所致之病。风能胜湿，又为祛风胜湿之要药。甘缓性平，为风药中润剂。其药性随和，常随其所引而奏功。亦能升举清阳，为引经之药，引其所至而获效也。质地柔和，故无论风寒、风湿、风热，上下内外，虚证实证，皆可配伍使用，为祛风之要药矣。终为通、散之剂，其性散而不收，攻而无补，又能走散上焦元气，误服、久服多能伤人。其性偏温，阴虚火旺、热病动风者不宜。肝阳上亢、肝阳化火者禁用。

紫　苏（附苏子）

古今理性录

李时珍《本草纲目》：紫苏，近世要药也。其味辛，入气分，其色紫，入血分，故同橘皮、砂仁，则行气安胎；同藿香、乌药，则温中止痛；同香附、麻黄，则发汗解肌；同川芎、当归，则和血散血；同木瓜、厚朴，则散湿解暑，治霍乱脚气；同桔梗、枳壳，则利膈宽肠；同杏仁、莱菔子，则消痰定喘。苏子与叶同功，发散风气宜用叶，清利上下则宜用子也。

李中梓《雷公炮制药性解》：叶能发汗散表，温胃和中，除头痛肢节痛。双面紫者佳，不敢用麻黄者，以此代之。梗能顺气安胎，子能开郁下气，定喘消痰。

倪朱谟《本草汇言》：紫苏散寒气，清肺气，宽中气，安胎气，下结气，化痰气，乃治气之神药也。一物有三用焉，如伤风伤寒，头疼骨痛，恶寒发热，肢节不利，或脚气疝气，邪在表者，苏叶可以散邪而解表。气郁结而中满痞塞，胸膈不利，或胎气上逼，腹胁胀痛者，苏梗可以顺气而宽中。设或上气喘逆，苏子可以定喘而下气。三者所用不同，法当详之。

贾所学《药品化义》：紫苏叶，为发生之物。辛温能散，气薄能通，味薄发泄，专解肌发表，疗伤风伤寒。凡属表证，放邪气出路之要药也。紫苏梗，能使郁滞上下宣行，凡顺气诸品唯此纯良。取其辛香，以治抑郁之气停滞胸膈，开心胸郁热神妙。病之虚者，疏气而不迅下。入安胎饮，顺气养阴；入消胀汤，散虚肿满。苏子主降，味辛气香主散，降而且散，故专利郁痰。咳逆则气升，喘急则肺胀，以此下气定喘。膈热则痰壅，痰结则闷痛，以此豁痰散结。如气郁不舒，乃风寒客犯肺经，久遏不散，则邪气与真气相持，致饮食不进，痰嗽发热，似弱非弱，以此清气开郁，大为有效。

卢之颐《本草乘雅半偈》：致新推陈之宣剂，轻剂也。故主气下者，可使之宣发；气上者，可使之宣摄。

郭佩兰《本草汇》：苏子，散气甚捷，最能清利上下诸气，定喘痰有功，并能通二便，除风湿痹痛。若气虚而胸满者，不可用也，或同补剂兼施亦可。

刘若金《本草述》：每言苏子下气之功胜于叶者。盖叶、茎、子俱能和气，但叶则和而散，茎则和而通，子乃和而降，用者其细审之。

张璐《本经逢原》：诸香皆燥，唯苏子独润，为虚劳咳嗽之专药。性能下气，故胸膈不利者宜之，与橘红同为除喘定嗽、消痰顺气之良剂。但性主疏泄，气虚久逆、阴虚喘逆者，皆不可用。

黄元御《长沙药解》：苏叶辛散之性，善破凝寒而下冲逆，扩胸腹而消胀满，故能治胸中瘀结之证而通经达脉，发散风寒，双解中外之药也。

张山雷《本草正义》：紫苏，芳香气烈，茎干中空，故能彻上彻下，外开皮毛，泄肺气而通腠理，上则通鼻塞，清头目，为风寒外感灵药；中则开胸膈，醒脾胃，宣化痰饮，解郁结而利气滞。《方言》云：舒，苏也，楚通语也。是苏子有疏散之义，气疏以达，苏之得名以此。今人恒以茎、叶、子三者分主各证。盖此物产地不同，形状亦别。多叶者其茎颇细，而茎干大者叶又少，故分析辨治，尤为精切。叶本轻扬，则风寒外感用之，疏散肺闭，宣通肌表，泄风化邪，最为敏捷。茎则质坚，虽曰中空，近根处伟大丰厚，巨者径寸，则开泄里气用之，解结止痛，降逆定喘，开胃醒脾，固与开泄外感之旨不同。而子则滑利直下，降气消痰，止嗽润肺，又是别有意味。此今人选药之密，已与宋、金、元、明不同，不可谓非药物学之进步者。唯其子多油，能泄真气，石顽谓气虚久嗽，阴虚喘逆，脾虚滑者，皆不可用，最是确论。

胡爱萍《病证通用中药》：紫苏，辛温芳香，辛能行散，温可祛寒，功能发汗解表，散寒。其药力较为缓和，在外可解表散寒，在内可行气宽中，并略兼化痰止咳之功。故外感风寒，内有气滞，胸脘满闷者宜选用。苏子性润下降，长于降肺气，化痰涎，气降痰消则咳喘自平。又能润肠而通便，故肺气不降，痰壅气逆，咳嗽痰多而肠燥便秘者，最为适宜。

谭同来《常用中药配对与禁忌》：苏叶芳香，通降顺气宽中，化浊醒脾而止呕，尤其辛通肺胃之气郁。苏子性润下降，善于下气开郁，消痰利胸膈，以治气壅痰滞之咳喘。又善走太阴，质重润下，下气降逆，利膈宽肠，故兼可通便。

胡心藻《中药类比歌诀》：紫苏，芳香气烈，有宣肺散寒之力，多用治外感风寒之寒热无汗、气喘咳嗽之轻证。又偏行气分，长于理气宽中，顺气安胎，还可解鱼蟹之毒。苏叶升散，疏肺气而散表邪，外感兼脾胃气滞者，尤为适宜。

现代药理研究

本品含挥发油，其中有紫苏醛、柠檬烯、白芷烯酮等成分。水煎剂及浸出剂有缓和的解热作用，有发汗、解热、抑菌、抗真菌等作用，还有促进消化液分泌，促进胃肠蠕动的作用；能减少气管分泌，缓解支气管痉挛；缩短血凝时间、血浆复钙时间，能扩张血管，促进血液循环，有一定的强心镇痛作用。紫苏子，又含脂肪油、维生素 B_1 及氨基酸等。紫苏油有升高血浆胆固醇的作用，苏子有抗癌作用。紫苏油尚能增强记忆。

性能归纳

紫苏，味辛，性温，归肺、脾、胃经，无毒，为唇形科草本植物紫苏的叶、茎和子。色紫轻扬，芳香，为通、散之剂。升、浮，能降、燥、动、泄、缓，走而不守，入气分，亦入血分，阳也，行内外，走表里，通上达下之性能。发散风寒，行气宽中。

性能应用

紫苏，辛温，发散风寒，用于风寒表证。其发散之性较为和缓，轻证可以单用，重证须与其他发散风寒药合用。因其能理脾胃之气，又略兼化痰止咳之效，对风寒表证而兼气滞，胸脘满闷，恶心呕逆，或咳嗽痰多者，较为适宜。治前者，如《和剂局方》之香苏散，本品与香附等行气药同用；后者，如《温病条辨》之杏苏散，以之与杏仁、半夏、桔梗等化痰、止咳药同用。

紫苏梗，能行气以宽中除胀、和胃止呕，用于脾胃气滞证，治疗中焦气机郁滞之胸脘胀满、恶心呕吐。偏寒者，常与砂仁、丁香等温中止呕药同用；偏热者，常与黄连、芦根等清胃、止呕药同用；痰湿甚者，常与半夏、橘皮等同用。妊娠胎气上逆、脘闷、食少、呕吐、胎动不安者，亦宜与其他安胎药配伍应用。

紫苏子，能化痰，又可止咳平喘，宜于痰浊阻肺而咳喘者，用于咳喘痰多证。治痰壅气逆，咳喘胸闷者，常与行气、化痰之品配伍，如《韩氏医通》之三子养亲汤，以之与白芥子、莱菔子同用。咳喘痰多而有外感风寒者，宜与发散风寒药物配伍，如《摄生众妙方》之定喘汤，以之与麻黄等同用。若治久咳痰喘，宜与行气化痰、止咳平喘药物配伍，如《和剂局方》之苏子降气汤，以之与橘皮、半夏、厚朴等同用。本品富含油脂，能润肠道而通便秘。用治肠燥便秘，常与润肠通便之火麻仁配伍，如《济生方》之紫苏麻仁粥。尤宜于咳喘有痰而兼大便秘结者，常与化痰、止咳平喘而又能润肠通便之杏仁、栝楼仁等同用。

此外，本品对食鱼蟹中毒而腹痛吐泻者，具有和中解毒之效，可单用煎服，或配伍生姜、橘皮等。

个人体会

紫苏，色紫，气芳香。庭院多有栽培，以供观赏，或为菜肴。全株入药，茎、叶同功。《本草纲目》曰：子、叶同功，发散风气，清利上下，近世要药也。苏、疏谐音，气疏以达，有疏散之义。善和且降，为和降之剂。归肺、胃二经，又为表里双解之药也。紫苏，味辛性温，气味皆薄，轻扬生发，主入肺经气分，辛温解表，发散风寒，温肺下气，发汗解肌，主治感冒初起，发烧咳嗽，鼻塞头痛，肢体酸痛。《药品化义》谓："为发生之物，辛温能散，气薄能通，味薄发泄，专解肌发表，疗伤风伤寒。凡属表证，放邪气出路之要药也。"又宣发肃降，开泄肺气，降气定喘，通达经脉，利胸膈，解结止痛而疏理气机。《本草汇言》曰："紫苏散寒气，清肺气，宽中气，安胎气，下结气，化痰气，乃治气之神药也。"此皆疏散之功矣。紫苏，辛而不热，温而不燥，能升能降，双入气血，通上下，达内外，行走表里，和缓且降，为和、降之剂。和中气，醒脾开胃，降逆止呕。亦治妊娠呕吐，又和肺气，主升降。肃降肺气则大肠通利，秘结行则肺气清肃，咳嗽喘满自除；和气血，通经达脉，行气散瘀，可解胸痹心痛；和内外，开通腠理，发汗解肌，开放邪气之出路。刘若金有"和而散，和而通，和而降"之说，此皆和降之剂，用者宜审之。紫苏，归肺经，入阳明，通降肺胃之气，化痰饮，止咳嗽，行气开郁，和脾胃，止呕逆，开胃进食。又轻扬发生，宣散肺气，辛温解表，发散风寒，发汗解肌，治感冒初起，发热咳嗽。可见其能通里，又可解表，为表里双解之药也。

总之：紫苏为"通、散"之剂，以疏散和降为特点，表散风寒，行气开郁，和降脾胃，开胸气，止咳喘，为表里双解之剂。虽同株入药，子、茎、叶同功，皆因部位不同，一物亦有三用。《本草正义》曰："恒以茎、叶、子三者分主各证……故分析辨治，尤为精切。"苏叶轻扬，则风寒外感用之，疏散肺气，宣通肌表，泄风化邪，最为敏捷。苏梗质坚中空，通达上下，则开泄里气用之，解结止痛，降气平喘，开胃进食，和降止呕。苏子滑利直下，降气消痰，止咳润肺。又肃降通利，润肠通便。三者各有所主而别有意味也。总为和缓轻灵之剂，感冒初起，气郁轻证，可单用有效，否则多配伍相应药物，以资助其药力为妥。其子多油，能泄真气，脾虚滑泻者勿用。

细　辛

古今理性录

成无己《注解伤寒论》：水停心下而不行，则肾气燥。《黄帝内经》云，肾苦燥，急食辛以润之。干姜、细辛、半夏之辛，以行水气而润肾。咳逆而喘，则肺气逆。《黄帝内经》曰：肺欲收，急食酸以收之。芍药，五味子之酸，以收逆气而安肺。

李杲《药类法象》：细辛，治邪在里之表，故仲景少阴证用麻黄附子细辛汤也。

张元素《医学启源》：治头痛，太阳则羌活，少阴则细辛，阳明则白芷，厥阴则川芎、吴茱萸，少阳则柴胡，用者随经不可差。细辛香味俱细而缓，故入少阴，与独活颇相类。

李时珍《本草纲目》：细辛，辛温能散，故诸风寒风湿头痛、痰饮、胸中滞气、惊痫者，宜用之。口疮、喉痹、齄齿诸病用之者，取其能散浮热，亦火郁则发之之义也。辛能泄肺，故风寒咳嗽上气者宜用之。辛能补肝，故胆气不足、惊痫、眼目诸病宜用之。辛能润燥，故通少阴及耳窍，便涩者宜用之。

缪希雍《本草经疏》：细辛，风药也。风性升，升则上行，辛则横走，温则发散，故主咳逆，头痛脑动，百节拘挛，风湿痹痛，死肌。盖痹及死肌，皆是感地之湿气，或兼风寒所成，风能除湿，温能散寒，辛能开窍，故疗如上诸风寒湿疾也。《别录》又谓温中下气，破痰开胸中，除喉痹齇鼻，下乳结，汗不出，血不行，益肝胆，通精气，皆升发辛散，开通诸窍之功也。其曰久服明目，利九窍，必无是理，盖辛散升发之药，岂可久服哉。细辛，其性辛燥发散，即入风药，亦不可过五分，以其气味俱厚而性过烈耳。

贾所学《药品化义》：细辛，若寒邪入里，而在阴经者，以此从内托出。因其气味辛香，故能上升。佐九味羌活汤，发散寒邪快捷。入芎辛汤，疗目痛后羞明畏日，隐涩难开。合通窍汤，散肺气而通鼻窍。佐清胃汤，祛胃热而止牙疼。此热药入寒剂，盖取反以佐之之义也。

陈士铎《本草新编》：细辛，只可少用，而不可多用，亦只可共用，而不能独用。多用则气耗而病增，独用则气尽而命丧。细辛阳药也，升而不沉，虽下而温肾中之火，而非温肾中之水也。火之性炎上，细辛温火，而即引火上升，此所以不可多用耳。或问：细辛散人真气，何以头痛能取效？盖头为六阳之首，清气升而浊气降，则头目清爽。唯浊气升而清气降，则头目沉沉欲痛矣。细辛气清而不浊，故善降浊气而升清气，所以治头痛如神也。但味辛而性散，必须佐之以补血之药，使气得血而不散也。

黄元御《长沙药解》：细辛，敛降冲逆而止咳，驱寒湿而荡浊，最清气道，兼通水源，温燥开通，利肺胃之壅阻，驱水饮而逐湿寒，润大肠而行小便，善降冲逆，专主咳嗽。其诸主治，收眼泪，利鼻壅，去口臭，除齿痛，通经脉，皆其行瘀散结，下冲降逆之功也。

徐大椿《神农本草经百种录》：细辛以气为治也，凡药香者，皆能疏散风邪。细辛气盛而味烈，其疏散之力更大。且风必挟寒以来，而又本热而标寒。细辛性温，又能驱逐寒气，故其疏散上下之风邪，能无微不入，无处不到也。

邹澍《本经疏证》：细辛，凡风气寒气依于精血津液便溺涕唾以为患者，并能曳而出之，使相离而不相附，则精血津液便溺涕唾各复其常，风气寒气自无所容。如《本经》所载主治咳逆者，风寒依于胸中之饮；头痛脑动者，风寒依于脑中之髓；百节拘挛者，风寒依于骨节屈伸泄泽之液；风湿痹痛死肌者，风寒依于肌肉中之津。推而广之，随地皆有津液，有津液处，风寒皆能依附焉。此《别录》之与《本经》一贯不异者也。

张山雷《本草正义》：细辛，芳香最烈，故善开结气，宣泄郁滞，而能上达巅顶，通利耳目，旁达百骸，无微不至。内之宣络脉而疏通百节，外之行孔窍而直透肌肤。细辛辛温，少少引经以通阳气，虽无不可，然竟以辛之一字谓润肝燥，而视为此症主药，其弊何如，学者当自知之。石顽谓辛温能散，凡风寒风湿，头痛口疮，喉痹齄齿诸病用之，取其能散浮热，亦火郁发之之义。按：所谓火郁者，有火郁结于内而外寒束之，不能透泄，则升阳所以散火，其郁得泄，而表邪自解。若本是气火上浮，而亦误投温散，则教猱升木，为祸尤烈。

施今墨《施今墨对药临床经验集》：细辛不仅有发散风寒之功，同时又有较强的止痛作用，可用于治多种原因引起的头痛、牙痛、骨节疼痛等。另外，它还能温肺化饮，镇咳祛痰，用于治疗肺寒咳喘、痰白清稀，或风寒咳嗽、痰液稀薄等。

焦树德《用药心得十讲》：细辛的主要特点是窜透、开滞的效能。味辛能开通，可用它开胸中滞气，通肺窍，疏通关节。细辛可入心肾肝肺四经，善搜肝肾血分风寒。

胡心藻《中药类比歌诀》：细辛辛温香窜、气盛味烈，其疏散上下之风邪，能无微不入，无处不到；主入肺肾经，入肺经散在表之风寒，入肾经除在里之痼冷；偏于宣降肺气，以化痰饮。又善于宣络脉而疏通百节，行孔窍而直透肌肤。细辛升浮，辛香浓烈，外散风寒，内化痰饮，上疏头风，下通肾气，善于通利，开结，祛风散寒止痛。细辛，辛通走窜，清而不浊，能通全身阳气，宣泄郁滞而通诸窍，偏入心肾二经，长于止痛。

黄和《中药重剂证治录》：陈乘有"细辛单用末，不可过一钱，多则气闭不通而死"之言。后嗣医家大都乘袭其论，即使为水煎剂，亦极尽约束其用量，逐令埋没，功德尽掩，令人叹之。细辛有一定毒性，但此种毒素与剂型有直接关系，一般水煎剂之毒性明显少于浸出剂和散剂。现代药理研究显示：细辛有毒，挥发油逸去而毒性下降。加大细辛剂量，对临床疗效至关重要，但亦不能随意妄用，总以安全有效为原则。常用之入煎剂，用量超过 10 克时，必须与甘草同煎，煎煮时间均不低于 40 分钟。另外尚注意，细辛可升高血压和血糖。对气虚多汗，阴虚阳亢之头痛，或无寒湿之痛证，阴虚咳喘等慎用。有糖尿病、高血压及肾功能不全病史者，亦当慎用，有助阳生火，伤阴，升高血糖、血压之虞。

现代药理研究

本品含挥发油，油中主要含甲基丁香酚、细辛醚、黄樟醚等多种成分，另含去甲乌药碱、谷甾醇、豆甾醇等，具有镇痛、镇静、麻醉、解热、抗炎、抑制变态反应、提高机体代谢等功能。其挥发油能松弛组胺、乙酰胆碱引起的离体气管痉挛，对气管有明显的松弛作用，及对肠道平滑肌的松弛作用。有祛痰、镇咳、扩张血管、增加冠脉血流量、增加心肌收缩力、增强心输出量、加快心律、升高血压、抗凝、增强脂质代谢、升高血糖、抗氧化、局部麻醉、抗菌、抗病毒等作用。

性能归纳

细辛，味辛，性温，归肺、肾经，有毒，为马兜铃科草本植物北细辛、汉细辛及华细辛的全草。质地轻疏，气味俱厚，为宣散、通散之剂。升、浮，不降，燥、泄、动、峻，走而不守，阳也，入气分，走上下，达内外，走表入里之性能。散风寒，通鼻窍，止痛，温肺止咳。

性能应用

细辛辛温，归肺经，散风寒，用于风寒表证。本品性温味辛烈，长于祛风散寒而止痛，宜于外感风寒且头身疼痛较甚者，常与羌活、川芎、白芷等祛风止痛药同用，如《此事难知》之九味羌活汤。本品外散表邪，开宣肺气，内降肺逆，止咳平喘，又宜于风寒表证而兼咳喘者。如《伤寒论》之小青龙汤，以其与麻黄、干姜等温肺止咳平喘药同用。本品还能通鼻窍，并宜于风寒感冒而见鼻塞流涕者；鼻渊头痛、浊涕不止者，尤为常用，如《济生方》之辛夷散；亦可外用。治阳虚感寒，本品外助发汗解表，内温经脉，助温阳药振奋阳气，表里兼顾，如《伤寒论》之麻黄附子细辛汤。

细辛辛温，散风寒有止痛之功，用于疼痛证。本品止痛之力颇强，因其辛温走窜而祛风散寒，尤宜于风寒性头痛、牙痛、痹痛等多种寒痛证，常与羌活、川芎、白芷等药相须为用。对于热痛者，本品须与疏散风热或清热药配伍。阴寒凝滞之胸痹、痛经、外伤疼痛等，本品亦可与活血化瘀药同用。

细辛辛温，温肺止咳喘，用于肺寒咳喘证。本品散风寒以利肺气，降肺逆而止咳喘，常与散寒宣肺、温化痰饮药同用，以主治寒饮咳喘证，或风寒咳喘证。如《伤寒论》之小青龙汤，《金匮要略》之苓甘五味姜辛汤。

此外，细辛辛温，温阳通窍，还可用于心窍闭阻，卒然昏厥，牙关紧闭等。单用研末鼻嗅取嚏，或与皂角、麝香、冰片等同用，可急救昏厥。

个人体会

《本经》谓细辛："主咳逆，头痛动脑，百节拘挛，风湿痹痛，死肌，明目，利九窍。"盖细辛辛温，气烈性窜，疏散升发之药，且能止痛，风药也。风性上升，升则上行巅顶，头痛脑动可除。辛温横解，风能胜湿，散风除湿，百节拘挛，风湿痹痛可去，死肌痹着亦缓也。温则散寒，温阳化饮，水饮心下不行之寒饮咳喘能平。辛又能开窍通鼻塞，清涕能止，故祛风寒湿邪，能托邪外出，治邪在里之表证也。《别录》主："温中下气，破痰，利水道，开胸中，除喉痹，下乳，汗不出，血不行，益肝通精气。"亦皆疏散升发，开通诸窍之功也。此《本经》与《别录》之论，一贯不异者也，概括了细辛的性能功用。然口疮口臭、喉痹牙痛等火郁证，乃取其疏散之功除浮热，亦火郁发之意也。《本草正义》按："所谓火郁者，有火郁结于内而外寒束之，不能透泄，则升阳所以散火，其郁得泄，而表邪自解。"将热药入寒剂，乃取其反佐之义也。

细辛，辛温之药，温热之用，宣散通利，温助阳气。故温能宣透，温能疏散，温散在表之风寒；温能祛阴寒，温能散寒凝，温散在里之痼冷。温性通利，温行气血，温通经脉，温通其窍闭也。温能助阳，温肾阳，温心阳，温通全身之阳气。温散肝寒，温肺化饮止咳喘，皆取温阳之功也。温能升，温能走，温能入内达表，温能横行肢节。《神农本草经百种录》曰："细辛性温，又能驱逐寒气，故其疏散上下之风邪，能无微不入，无处不到也。"细辛辛温，不仅能温散风寒、寒凝，温通气血、经脉，温助阳气，通诸窍，同时又有较强的止痛功效，用治风冷头痛，风寒痹痛，龋齿牙痛，骨节疼痛之症。亦治阴寒凝滞之胸痹心痛、痛经，及外伤疼痛等诸多痛证，为温经止痛之要药。

细辛辛温，温散之药，虽气味俱厚能入肾经，但只能温助肾经之火，不能温暖肾经之水。火性炎上，属阳也，助火即温阳，阳气上升，浊阴必降，有善降冲逆之功，止咳喘。升清降浊，清头目，所以治头痛如神。阳气善行能通，"通则不痛，痛则不通"，故能止诸痛也。此皆温阳之义，为温阳散寒之要药也。但细辛辛温，气烈走窜，升发之药，多用能散人真气，唯祸亦烈。况细辛富含挥发油，能使随意运动及呼吸运动减退呈麻醉状态，同时反射消失，终以呼吸麻痹而死亡，为有毒之药。故古今医家多极约束其用量，有"细辛单用不过钱"之说，使其功德尽掩，令人叹之。既然细辛有毒成分在挥发油，逸去挥发油其毒性将下降至消失，故水煎剂对加大细辛用量，在临床治疗显效至关重要。"细辛单用不过钱"是指单用其末，非水煎剂也。总为有毒之药，不能随意妄用，以安全有效为原则，如用量超过 10 克时，必与甘草同煎，煎煮时间亦不能少于 40 分钟为妥。细辛辛温，通散之剂，又可温阳，有助阳生火、伤阴之弊，有升高血压、血糖之虞。对于气虚多汗，阴虚阳亢之头痛、高血压、糖尿病及肾功能不全者慎用，对无寒湿之邪的痛证不用。阴虚燥咳、痰火扰心之窍闭神昏者忌服。

藁 本

古今理性录

张元素《医学启源》：藁本，乃太阳经风药，其气雄壮，寒气郁于本经头痛必用之药，巅顶痛，非此不能治。与木香同用，治雾露之清邪中于上焦；与白芷同作面脂，既治风，又治湿，亦各从其类也。

李杲《药类法象》：此太阳经风药也，治寒气郁结于本经，治头痛、脑痛，大寒犯脑，令人脑痛，齿亦痛之药。亦治风通用，气力雄壮也。

倪朱谟《本草汇言》：藁本，升阳而发散风湿，上通巅顶，下达肠胃之药也。其气辛香雄烈，能清上焦之邪，辟雾露之气，故治风头痛，寒气犯脑以连齿痛。又能利下焦之湿，消阴障之气，故兼治妇人阴中作痛、腹中急疾、疝瘕淋带，及老人风客于胃，久痢不止。大抵辛温升散，祛风寒湿气于巨阳之经为专功，若利下焦寒湿之证，必兼下行之药为善。

卢之颐《本草乘雅半偈》：藁本，芳草也。为藁悴之本，故悦颜色，长肌肤，与白芷功用相符。宣发藏阴，精明形色，洁剂生物者也。如一阳之上，气浊及血浊而至风头痛；一阴之下，血浊及气浊而致疝瘕，阴中寒肿痛，腹中急者，咸可剂之以洁也。

张璐《本经逢原》：今人只知藁本为治巅顶头脑之药，而《本经》治妇人疝瘕，腹中急，阴中寒等证，皆太阳经寒湿为病，亦属客邪内犯之候，故用藁本祛风除湿，则中外之疾皆瘳，岂特除风头痛而已哉！

黄宫绣《本草求真》：藁本，书言能治胃风泄泻。又治粉刺酒齇。亦是风干太阳连累而及，治则与之俱治，岂但治风头痛而已哉。或谓其性颇有类于川芎，皆能以治头痛，然一主于肝胆，虽行头目而不及于巅顶；一主太阳及督，虽其上下皆通，而不兼及肝胆之为异耳。

张山雷《本草正义》：藁本味辛气温，上行升散，专主太阳太阴之寒风寒湿，而能疏达厥阴郁滞，功与细辛、川芎、羌活近似。《本经》主妇人疝瘕、阴中寒、肿痛、腹中急，皆清阳不振，厥阴之气郁窒不伸为病。温以和之，升以举之，解结除寒，斯急痛可已，疝瘕可除。而阴虚内热，肝络结滞之疝瘕急痛，非其治也。《别录》谓辟雾露润泽者，温升助阳，能胜寒湿，此即仲景所谓清邪中上之病，亦即《经》言阳中雾露之气也。又谓疗风邪嚲曳，则风寒袭络，而经挛不仁，步履无力之症，庶几近之。亦有阴虚无力，痿躄不用，而肢体嚲曳者，则更非风药所可妄试。

焦树德《用药心得十讲》：藁本亦有辛温发散作用，主用于治疗风寒感冒引起的头顶疼痛。头巅顶处于督脉所过之处，藁本散督脉经风寒，善治头顶痛。藁本能直走头顶部，故又为治头顶部疾病的引经药。但又因督脉经与肾经相连，故本品亦能治风寒侵入腰部而致的腰脊冷痛。

胡心藻《中药类比歌诀》：藁本，辛香雄烈，上行升散，善散督脉之风寒，能辟秽恶之气，长于升清阳，上巅顶，故项后巅顶风寒头痛多选用。

胡爱萍《病证通用中药》：藁本，辛温升散，归膀胱经，善达头之巅顶，以发散太阳经风湿风寒，以风寒湿邪见长，且止痛力强，常用治太阳经风寒循经上犯之头痛，尤其巅顶痛甚者。本品为辛温香燥之品，故阴血亏虚、肝阳上亢、火热内盛之头痛均当忌服。

现代药理研究

本品含挥发油、生物碱、棕榈酸等成分。其中挥发油有解热、抗炎、镇静、镇痛作用，并有轻度的降压作用。对流感病毒亦有抑制作用，并对肠和子宫平滑肌有抑制作用。藁本内脂有平喘作用，水煎剂对革兰氏毛癣菌及皮肤癣菌等皮肤真菌有较强的抑制作用。

性能归纳

藁本，味辛，性温，归膀胱、肺经，无毒。为伞形科草本植物藁本和辽藁本的根茎。气香味烈，为通、散之剂。升、浮，亦降、燥、动、泄、峻，走而不守，入气分，阳也，走上下，达内外，行里走表之性能。发散风寒，祛风湿，止痛。

性能应用

藁本，辛温雄烈，发散风寒作用较强，用于风寒表证。因其能胜湿、止痛，对外感风寒挟湿之恶寒、发热、头项强痛、肢体酸痛有效，常与羌活、桂枝等药同用。本品独入膀胱经，为太阳经风药，故能循经上行，直达巅顶而止痛。常用于治疗因外感风寒所致的头痛、巅顶剧痛连及齿颊，及偏头痛等症。常与白芷、川芎、细辛等药同用，以增强散寒止痛作用，如《和剂局方》之神术散。

藁本辛温，有祛风散寒胜湿之功效，用于风寒袭络、经挛不仁之风寒湿痹、肢节冷痛。本品走膀胱，循督脉，下连肾经，故能治风寒入侵腰脊部而致的腰脊冷痛。常与祛风胜湿之羌活、独活、威灵仙等药相须为用，疗效更好。

个人体会

藁者，禾本之茎，有脉络纵行，象征人之督脉，能引经气上行，直达巅顶也。藁本，辛温气香，入足太阳膀胱经。《本经》主风头痛，故为太阳经风药，发散太阳经之风寒。因能胜湿止痛，性同羌活，对外感风寒挟湿之恶寒、发热、头项强痛、肢体酸痛有效。本品芳香气雄，升散上行之力颇强。循太阳、沿督脉直达巅顶，升阳散风，治风寒之邪郁于本经所致的头痛，及寒气犯脑所致的头痛、巅顶剧痛，痛连齿颊者。《药类法象》云："此太阳经风药也，治寒气郁结于本经，治头痛、脑痛、大寒犯脑，令人脑痛，齿亦痛之药。亦治风通用，气力雄壮也。"为寒气郁于本经头痛必用之药。又能引诸药直达巅顶，为头顶引经药，因而凡巅顶头，非此不能治也。本品辛温能行，且走而不守，性同羌活、独活，有祛风散寒、胜湿止痛之功，用于风寒袭络、经挛不仁所致的风湿痹痛，肢节疼痛，步履不行等。本品循膀胱，走督脉，下连肾经，能治风寒湿邪，侵入腰脊部而致的腰脊冷痛，有祛风寒湿气郁于巨阳之功。《汤液本草》主治督脉为病，脊强而厥。《别录》疗风邪弹曳之证也。

藁本，芳草也，味辛性温，气香雄烈。辛温上行，阳也，升也，故能升清阳；芳香化湿，阴也，浊也，故能化阴浊，升清化浊之药也。升清阳而发散风湿，上通巅顶，清邪中于上焦，即《黄帝内经》言："阳中雾露之气也。"故能清上焦之邪，辟雾露之气，治风邪头痛，寒气犯脑以连齿颊。化阴浊则以洁秽浊，下达胃肠，利下焦之湿，消阴障之气，兼治妇人阴中之痛，腹中急疾，疝瘕淋带及老人风客于胃之久痢不止也。卢氏之颐谓："洁剂生物者也。如一阳之上，气浊及血浊而至风头痛；一阴之下，血浊及气浊而致疝瘕，阴中寒肿痛，腹中急者，咸可剂之以洁也。"《本经》谓"主妇人疝瘕，阴中寒，肿痛，腹中急"，皆清阳不振，厥阴之气郁窒不伸为病，取藁本，温以和之，升以举之，升清阳，化浊阴，解结除寒，巅顶头痛连及齿颊者可解，疝瘕腹急，阴中寒痛者可除也。今人只知藁本为巅顶头痛之药者，识之浅也。辛温香燥之品，故阴血亏虚，肝阳上亢，及火热内盛之头痛者，均当忌之。

辛凉解表药

菊　花

古今理性录

李时珍《本草纲目》：昔人谓其能除风热，益肝补阴，盖不知其得金水之精英，尤多能益金、水二脏也。补水所以制火，益金所以平木，木平则风息，火降则热除。用治诸风头目，其旨深微。

杜文燮《药鉴》：主明目聪耳，除胸中烦热，又治头眩头痛。此数证者，皆由水不足，而风火上盛，得补阴之剂，则水盛而火自息矣。抑且肾窍通耳目，肾气盛则窍通精明，清气升则头目爽快，此烦热除而眩痛止也。利一身之气，逐四肢游风。

缪希雍《本草经疏》：独禀金精，专制风木，故为祛风之要药。苦可泄热，甘能益血，甘可解毒，平则兼辛，故亦散结。苦入心、小肠，甘入脾胃，平辛走肝胆，兼入肺与大肠。其主风头眩肿痛。诸风掉眩皆属肝木，风药先入肝，肝开窍于目，风为阳邪，势必走上，血虚则热，热则生风，风火相搏故也。苦以泄滞结，甘以益血脉，辛平以散虚热也。血益则阴生，阴生则烦止。苦辛能泄热，故烦热并解，即除热祛风益血，入心、入脾、入肝之验也。

张介宾《景岳全书》：味甘色黄者，能养血散风，去头目风热、眩晕疼痛、目中翳膜及遍身游风风疹。作枕明目，叶亦可用。味苦者性凉，能解血中郁热，清头目，去风热眼目肿痛流泪；根叶辛香，能消痈毒，止疼痛……野菊花根、叶、茎、花皆可同用，味苦辛，大能散火散气，消痈毒疔肿瘰疬，眼目热痛，亦破妇人瘀血。

陈士铎《本草新编》：能除大热，止头痛晕眩，收眼泪翳膜，明目有神，黑须鬓颇验，亦散湿去痹，除烦解燥。但气味轻清，功亦甚缓，必宜久服始效，不可责以近功。唯目痛骤用之，成功甚速，余则俱迁缓始能取效也。甘菊花不但明目，可以大用之者，全在退阳明之胃火。

张璐《本经逢原》：为祛风之要药。《本经》专主头目风热诸病，取其味甘气清，有补阴养目之功。盖益金则肝木平而风自息，补水则心火制而热自除矣。其治恶风湿痹者，以其能清利血脉之邪，而痹湿得以开泄也。

徐大椿《神农本草经百种录》：凡芳香之物，皆能治头目肌表之疾。但香则无不辛燥者，唯菊花不甚燥烈，故于头目风火之疾，尤宜焉。

贾所学《药品化义》：甘菊，取白色者，其体轻，味微苦，其性平和，至清之品，《经》曰：治温以清。是以肺气虚，须用白甘菊。如色黄者，其味苦重，清香气散，主清肺火，且清金则肝木有制。又治暴赤眼肿、目痛泪出，是以清肺热须用黄甘菊。

张秉成《本草便读》：甘菊之用，可一言敝之，曰疏风而已。然虽系疏风之品，而性甘寒，与羌、麻等辛燥者不同，故补肝肾药中可相须而用也。

张山雷《本草正义》：凡花皆主宣扬疏泄，独菊花摄纳下降，能平肝火息内风，抑木气之横逆。凡是头风作痛，无非内火内风振撼不愈，而菊花能治之，非肃降镇静、回异寻常者，殆难有此力量。清苦泄降，能收摄虚阳而归纳于下，故为目科要药。菊花苦辛宣络，能理血中热毒，则污浊去而痹着之死肌可愈。

谭同来《常用中药配对与禁忌》：本品味辛芳香，轻清发散，入肺而疏风热，为风热表证常用药。又因其性苦寒，走肝而清泻肝火，清理头目，为治风之要药。甘寒清润，清泄肺肝之热，且抑木气之横逆，以平肝清肝之力为优。辛甘微寒，凡阳虚，或头痛恶寒者忌用。

胡爱萍《病证通用中药》：菊花主入肺肝二经，气味清香而质轻，味辛甘苦，性微寒，升中有降，泄中有补。既能升散肺经风热，又能清泄肝经火热，并能平抑肝阳，养益肝阴，故尤宜于肝阳上亢、肝火上攻之眩晕。菊花药性平和，兼能养益肝阴，虚证、实证之眩晕皆可。菊花甘寒，脾胃虚寒，食少便溏者慎服。治疗肝阳上亢、肝火上攻之眩晕，宜选白菊花。

黄煌《方药心悟》：野菊花，苦辛微寒，清热解毒，广泛用于疮疡诸证，有清轻灵动之妙。野菊花又入精室，为男科专用药之一，内服外用治精浊，其效尤彰。

胡心藻《中药类比歌诀》：菊花轻清凉散，偏入肝经，长于清泄肝热，兼能益金水二脏之阴，平肝潜阳息风之力强，为治头痛眩晕之常用。还能清热解毒，消肿，善疗疔疮疖肿。且有升散不增燥热，苦凉不碍脾胃，能散能补，可外可内之特点。

黄和《中药重剂证治录》：菊花，辛甘苦，微寒，归肺、肝经，清、散之剂，兼可益阴、宁神、止血，入脑清窍。以清解疏散通降为特点，主风热邪毒，络阻血瘀。具有疏散风热，平肝解郁，清头目，清胃火，消疮肿，清热解毒，通利气血，解痉止痛，益阴止血的功效。主治外感风热，发热头痛，风热风痰上扰之头痛头昏目眩、目赤昏花、翳膜内障、睑缘赤烂、眩晕惊风、油风脱发、头面游风、风癣、疔疮肿毒等。

现代药理研究

本品含挥发油、腺嘌呤、菊苷、黄酮、维生素E等成分。其水煎剂体外实验，对多种细菌、流感病毒及钩端螺旋体有抑制作用，具有扩张冠脉、增加冠脉血流量、改善心肌缺血状态、降低血压、降血脂、镇静、解热、抗炎、抗菌、抗病毒、抗疲劳、抗衰老、抗突变、抗染色体畸形、缩短凝血时间等作用。

性能归纳

菊花，味辛、苦、甘，性寒，归肺、肝经，无毒，为菊科草本植物菊的头状花序。花色白、黄，体轻而疏，味清香。为清、散之剂。升、浮，能降、缓、润、静、泄，亦动，走而不守，阴也，阳也，入气分，亦入血分，走上下，达内外，入里走表之性能。疏散风热，清肺热，清肝平肝。

性能应用

菊花，味辛苦，性寒，能疏散风热，清肺热，用于风热表证及温热犯肺。本品苦辛微寒，既能外散风热，又能内清肺热，然发散表邪之力不强。其性能及功用均与桑叶相似，且多同用，具有相须的配伍关系。主要用于风热外感或温热犯肺之发热，头痛而兼有咳嗽者，如《温病条辨》之桑菊饮。

菊花，苦寒，入肝经，清肝热，有清肝明目的作用，用于肝热目疾。其功用与桑叶相似，且较多用。可用以治疗肝经实热上攻的肝热目赤、红肿、涩痛、流泪等症，以及精血亏虚之视物昏暗。其配伍原则亦与桑叶相同，如《和剂局方》之菊花散，以其与蝉蜕、木贼等清肝明目药配伍，用于肝热而眼目赤肿、怕光多泪。《医级》之杞菊地黄丸，用于肝肾阴虚而视物不清。

菊花，苦甘性寒，入肝经，清肝平肝，用于肝阳或肝热上攻之眩晕头痛。本品能平抑肝阳，并清肝火。治阴虚肝阳上亢而眩晕头痛者，可与滋阴及平肝潜阳药同用。治肝火上攻而致头痛、眩晕者，可与清肝热药或疏风止痛药同用，如《通俗伤寒论》之羚角钩藤汤。

菊花，苦寒，有清热解毒作用，因其清热解毒作用不及野菊，故较为少用。治疗疮痈疔疖、咽喉肿痛等热毒证，多用野菊花。多与紫花地丁、金银花、蒲公英等解毒消痈药同用，如《医宗金鉴》之五味消毒饮。亦可捣敷局部，鲜品更佳。治热毒咽喉肿痛，常与板蓝根、牛蒡子、山豆根等解毒利咽药同用。

个人体会

菊花，苦甘辛，性微寒。轻清凉散，入肺经，疏散一身游风，外散风热，内清肺热，用于风热表证及温热犯肺。疏风清热，但其发散表邪之力不强。轻清苦降，入肝经，清泄肝火，清肝平肝，泄热祛风，清头面之风热，清肝明目。益肝阴，平抑肝阳，收摄虚阳之上亢。又能入血分，清血中热毒，治疮肿死肌。《中药大辞典》：疏风清热、明目，治头痛眩晕目赤、心胸烦热、疗疮肿毒，亦皆清热疏风之功矣。

肝为风木，无风而动，有风则摇。热则生风，风为阳邪，风热相搏，肝木振撼而风愈甚，火欲炽，风阳愈亢，势必走上，血压升高，头为阳首，眩晕头痛无疑。肝开窍于目，头昏目赤，红肿涩痛必见。《药鉴》曰："此数证者，皆由水不足，而风火上盛，得补阴之剂，则水盛而火自息矣……清气升则头目爽快，此烦热除而眩痛止也。利一身之气，逐四肢游风。"菊花，深秋开放，禀金水之精气，甘寒气清。主入肝经，清热祛风，能摄纳下降，清肝平肝。清肝火，益肝阴，摄虚阳，息肝风，肝木不振撼也。《黄帝内经》有："诸风掉眩，皆属于肝。"《本经》主诸风头昏，目欲脱，泪出，故头晕头痛，胸中烦热，目赤昏花可愈也。《本草纲目》曰："昔人谓其能除风热，益肝补阴，盖不知其得金水之精英，尤多能益金、水二脏也。补水所以制火，益金所以平木，木平则风息，火降则热除。用治诸风头目，其旨深微。"风去火息，益金生水，肝木生发升平之故，非有补阴生血之功也。

菊花有地域之别，种类繁多。取其色白者，其性平和，至清之品，偏于益肝阴，制虚阳，清理头目，治头痛眩晕。取其色黄者，其味苦重，清香气散，偏于清肺火，抑肝火，泻火解毒，治目赤肿痛。另有野菊，为野生之品，全株入药，清热解毒。其花功用与黄菊花相似，可疏风清热，消肿解毒。更偏入血分，清血中之热毒，治痈疮疔肿。《本草汇言》曰："破血疏肝，解疔散毒。主妇人腹内宿血，解天行火毒丹疔，洗疮疥，又能祛风杀虫。"菊花甘寒，总为祛邪之药，头痛恶寒者忌用。脾胃虚寒，食少便溏者慎服。因含挥发油，故不宜久煎。

蔓荆子

古今理性录

李杲《药类法象》：治太阳经头痛，头昏闷，除头昏目暗，散风邪之药也。若胃气虚之人不可服，恐生痰疾。

李时珍《本草纲目》：蔓荆子实，气清味辛，体轻而浮，上行而散。故所主者，皆头面风虚之证。

缪希雍《本草经疏》：去关节间寒热与湿，一当使行，一当使散，蔓荆实盖均有焉。两者之所以然，尤在味苦而气微寒，苦主发，寒主泄。行其邪，散其邪，精神形质遂复其常，故在目曰明，在齿曰坚，目与齿即九窍之三，既利其三，遂推夫余，再合以《别录》之风头痛、脑鸣而利九窍之故，并可识矣。虽然尽蔓荆实所治之证，皆病形不病气，举蔓荆实之性情功用，皆在血不在气。是故气之虚者欲补，而此能清其气以达之；气之戾者欲散，而此能清其气以化之，既于气有造，谓为益气可也。不可云与气无涉也。

倪朱谟《本草汇言》：蔓荆子，主头面诸风疾之药也。前古主通利九窍，活利关节，明目坚齿，祛除风寒风热之邪。其辛温轻散，浮而上行。推其通九窍，利关节而言，又不拘于头面上部也。

张介宾《景岳全书》：味苦辛，气清性温，升也，阳也，入足太阳、阳明、厥阴经，主散风，利七窍，通关节，去诸风、头痛脑鸣，搜肝风，明目，坚齿，疗骨筋间寒热、湿痹拘挛。

陈士铎《本草新编》：蔓荆子，佐补药中以治头痛尤效，因其体轻力薄，藉之易于上升也。倘单恃一味，欲取胜于顷刻，则不能也。

施今墨《施今墨对药临床经验集》：本品轻浮升散，直奔头面，既能疏散风热，祛风止痛，通利九窍，又能搜风除湿，以治风湿痹痛、肢体挛急等症。

焦树德《用药心得十讲》：蔓荆子最大的特点是能散头部风热而治头痛，尤其是对发于头部两侧近太阳穴处的头痛、头沉昏闷。

胡心藻《中药类比歌诀》：蔓荆子，苦辛微寒，体轻而浮，上行而散，既能散风热通窍止痛，又疏风凉肝，清热明目。善于宣肺气，主散头面风热，治头沉昏闷，外感实邪头痛，病位近于颞侧，耳前为优。治疗目疾，无论内障、外障均可配伍使用，兼能祛风通痹止痛……《药品化义》曰："蔓荆子，能疏风凉血利窍，凡太阳头痛及偏头风、脑鸣、目泪、目昏，皆血热风淫所致，以此凉之，取其气薄主升。"

胡爱萍《病证通用中药》：蔓荆子，辛苦微寒，辛能散风，微寒清热，且体轻而浮，上行升散，善于升发。虽解表力弱，但长于清利头目，疏散头面风热，尤善治风热头痛及偏头痛。性质平和，发散力弱，凡风邪上攻之头痛皆可用之。尤多用于太阳穴周围之偏头痛。

刘典功《中药指征相类鉴别应用》：蔓荆子，辛能散风，微寒清热，轻浮上行，主散头面之邪，还可治中气不足，清阳不升，视物不清，耳鸣，耳聋。蔓荆子辛散，血虚有火之头痛及胃虚者慎服。

现代药理研究

本品含挥发油，并含蔓荆子黄素、脂肪油等。蔓荆子黄素有抗菌、抗病毒等作用。生蔓荆子醇总提出物有显著的镇痛作用，用于神经性头痛、高血压头痛，并有解热和镇静作用。

性能归纳

蔓荆子，味辛、苦，性微寒，归肝、胃经，无毒，为马鞭草科灌木单叶蔓荆或蔓荆之子。质轻气清，味薄，为清、散、通、降之剂。升、浮，亦降，润、缓、动、泄，走而不守，入气分，亦入血分，阳也，走上下，达内外，行表入里之性能。疏散风热，止痛。

性能应用

蔓荆子，辛苦微寒，疏散风热，用于风热表证。本品辛寒，能散风热，但不以解表见长，偏于清利头目，故风热表证而有头昏头痛，或目赤流泪者，较为多用，且多配伍薄荷、菊花等药。亦可用于风寒感冒，头身疼痛，如《医学心悟》之加味香苏散，以其与紫苏、防风等药同用。

蔓荆子，苦辛入肝经，有止痛之功，用于疼痛之证。用于治疗头风痛、痹痛、牙痛及胃脘痛等，常配伍祛风止痛药以增止痛之效，如《医学启蒙》之川芎羌活散，主治头风痛。

个人体会

蔓荆子，体轻质坚，味淡气清，辛苦微寒，性平和，故升而能降，能行且散，气血双入也。虽为辛凉解表之药，但其发散之力甚弱。借其轻清上浮，味淡清香之气，直奔头面，疏散头面风热，祛风止痛，治诸风头痛、目赤、耳鸣。借其质坚降下，苦寒清灵之性，清肝泻火，可利诸窍之闭塞，聪耳、明目、通脑窍、坚齿止痛。又借其行散之力，通利筋脉关节，祛风湿痹痛、拘挛，有通痹止痛之功。又双入气血，血分既清，诸窍通利，肤润肌泽；入气分，主升清，升清必降浊，头昏沉闷能除矣。《本经》主筋骨间寒热，湿痹拘挛，明目，坚齿，利九窍。《别录》主风头痛，脑鸣，目泪，益气令人光泽。故外来风邪，清而疏之，内风升腾，清而降之，行气血，通利筋骨关节，疏散风湿痹着。升清阳，降浊阴，通利诸窍闭塞。《经》云"通则不痛，痛则不通"，故能止诸痛也。

总之：蔓荆子，升清能降，为行散通利之药，入肝、胃二经，循经直奔头面，疏散头面之风热，利诸窍，祛风止痛。用治各种风热头痛及目赤流泪，耳鸣耳聋。尤其对偏头痛，耳前太阳穴处之头痛，更为适宜。亦能止痹痛、牙痛、胃脘痛，不独拘于头面上部，为祛风止痛之要药也。只是蔓荆子体轻力薄，性平和，常配伍他药以增疗效。多佐以补中药以治头痛最捷，借其轻清易于上升也。《本草经疏》云："是故气之虚者欲补，而此能清其气以达之；气之戾者欲散，而此能清其气以化之。"行散清降之药，血虚有火之头痛及脾胃虚弱者慎用。

薄　荷

古今理性录

李时珍《本草纲目》：薄荷，辛能发散，凉能清利，专于消风散热，故头痛头风、眼目、咽喉、口齿诸病，小儿惊热及瘰疬、疮疥为要药。

缪希雍《本草经疏》：薄荷，辛多于苦而无毒，辛合肺，肺主皮毛，苦合心，而从火化，主血脉，主热，皆阳脏也。贼风伤寒，其邪在表，故发汗则解。风药性升，又兼辛温，故能散邪辟恶。辛香通窍，故治腹胀满、霍乱。《食疗》以为能去心家热，故为小儿惊风、风热家引经要药。辛香走散，以通关节，故逐贼风、发汗者，风从汗解也。病人新瘥勿服，以其发汗虚表气也。血虚头痛，非同补血药不可用。

贾所学《药品化义》：薄荷，味辛能散，性凉而清，通利六阳之会首，祛除诸热之风邪。取其性锐而轻清，善行头面，用治失音，疗口齿，清咽喉。同川芎达巅顶，以导壅滞之热。取其气香而利窍，善走肌表，用消浮肌，散肌热，除背痛，引表药入营卫以疏结滞之气。

陈士铎《本草新编》：薄荷，入肺与包络二经，又能入肝、胆。下气冷胀满，解风邪郁结，善引药入营卫，又能退热。薄荷不特善解风邪，尤善解忧郁。

严洁《得配本草》：新病瘥人，服之令虚汗不止。瘦弱人，久服动消渴病。肺虚咳嗽，客寒无热，阳虚发热，痘后吐泻者，皆禁用。

黄宫绣《本草求真》：薄荷，气味辛凉，功专入肝与肺。故书载辛能发散，辛能通气，凉能清热。为开郁散气之具，为宣风向导之能，为疏气清利之法，然亦不敢多用，恐其有泄真元耳。

张锡纯《医学衷中参西录》：味辛，气清郁香窜，少用则凉，多用则热。其力能内透筋骨，外达肌表，宣通脏腑，贯串经络，服之能透发凉汗，为温病宜汗解者之要药。若少用之，亦善调和内伤，治肝气胆火郁结作疼，或肝风内动等一切风火郁热之疾，皆能治之。散外感之邪，即以清肠中之热，则其痢易愈。又善消毒菌，逐除恶气。为其味辛而凉，又善表疹瘾，愈皮肤瘙痒，为儿科常用之品。

施今墨《施今墨对药临床经验集》：本品辛能发散，功擅祛风清热，用于治疗风热感冒，温病初起。凉可清热，凉可清利，故能清利咽喉。还可散邪透疹，祛风止痒。另外薄荷性浮而上升，为药中春升之令，故能解郁散气，用于治疗肝气郁滞所致的胸痛、胁痛等症。

焦树德《用药心得十讲》：大家多注意使用它发散风热、清肝明目的作用，而不常注意它能消食下气消胀、除霍乱吐泻的作用。入气分，富有辛凉解散之作用。

胡爱萍《病证通用中药》：薄荷辛凉，质轻芳香，辛能发散，凉能清热，轻浮上升，故能疏散上焦之风热，且力量较强。为辛凉剂中最能宣散表邪之药，常用于风热感冒和温病初起而邪在卫分者。因其善疏散上焦风热而清利头目，故风热上攻、头痛眩晕可用。风热犯肺，常见咽喉肿痛，本品既能疏散风热之邪，又能利咽，故外感风热见咽喉肿痛者最宜选用。寒凉清热，芳香通窍，善入肺经，通鼻窍，尤以风热，肺热壅滞者更宜。薄荷辛行凉散，又入肝经，疏肝气，解肝郁，可用于肝郁气滞、胸胁胀痛之证。本品又具芳香发散之特点，故对胁痛而伴胸闷者用之尤佳。薄荷轻扬宣散，善走肌表，既能宣散风热，又能宣毒透疹，而且发汗力强，故尤宜于风热束表、麻疹不透者；体虚多汗者不宜使用。本品清凉辛散发汗力强，用于疏肝解郁时用量宜轻。含挥发油，煎药宜后下。

谭同来《常用中药配对与禁忌》：薄荷轻灵芳香，疏散风热，辟秽化浊，亦可疏肝理气解郁，"开外达内，病在中佳取。"

刘典功《中药指征相类鉴别应用》：薄荷味苦，兼入肝经，尚可宣散肝经风热，用治肝经风热上攻头目。薄荷清香，还可用治痧胀腹痛；阴虚血燥、肝阳偏亢者忌用。其叶长于发汗，其梗偏于理气，炒用则减少辛散之力，适用于有汗者。

现代药理研究

本品主含挥发油。薄荷油能兴奋中枢神经系统，扩张皮肤毛细血管，促进汗腺分泌，而起到发汗、解热作用。薄荷水煎剂有抗病毒作用，薄荷脑有很强的杀菌、抗刺激作用，可使气管黏膜产生新的分泌物，使稠厚的黏液易于排出，故有祛痰作用，并有良好的止咳作用。薄荷油能抑制胃肠平滑肌收缩，有解痉作用；薄荷醇有明显的利胆作用，能刺激末梢神经的冷感受器而产生凉感，并显现镇痛、止痒、局部麻醉和抗刺激等作用。

性能归纳

薄荷，味辛，性凉，归肺、肝经，无毒，为唇形科草本植物薄荷的叶和茎。体轻，气清，芳香，为清、散、通、透之剂。升、浮，不降，动、泄、润、峻，走而不守，入气分，阳也，走上焦，开内外，走里达表之性能。散风热，清头目，利咽喉，止痒，透疹。

性能应用

薄荷，辛凉，归肺经，散风热，用于风热表证或温病卫分证。本品辛散之性较强，在辛凉解表药中最能宣散表邪，且有一定发汗作用，故风热感冒和温病卫分证十分常用。多与其他疏散风热药配伍，以增强解表之力，尤其是与荆芥相须为用，如《温病条辨》之银翘散。本品重在辛散表邪，亦可与发散风寒药同用，如《小儿药证直诀》之败毒散，以其与羌活等药配伍。

薄荷，辛凉，清头目，利咽喉和止痒之功效，用于头昏头痛、目赤多泪、咽喉痒痛及皮肤瘙痒。本品不仅长于发散风热以解表，而且还有良好的清头目、利咽喉和止痒功效。治风热上攻之头痛、眩晕等，宜与祛风、清热、止痛药同用，如《丹溪心法》之上清散，以其与川芎、石膏、白芷等药配伍。治肝热目赤多泪，宜与清肝明目药同用，如《银海精微》之川芎茶调散，以其与菊花、木贼、石决明等配伍。治咽喉肿痛，如《喉科秘旨》之六味汤，以其与桔梗、僵蚕等药同用。治风疹瘙痒，常与荆芥、防风、僵蚕等祛风止痒药同用。

薄荷，辛凉，清凉透散，消风散热，透麻疹，用于麻疹初起，疹出不畅。治疗风热外束，热毒内盛而疹出不畅者，本品既能透疹，又可辛散风热之邪以利疹毒外透，常与其他疏风热、解热毒之药同用，如《先醒斋医学广笔记》之竹叶柳蒡汤，以其与蝉蜕、牛蒡子、柽柳等药配伍。

薄荷，辛散，归肝经，有疏肝行气、化湿和中的功效，可用于肝郁气滞、胸胁胀痛，以及感受暑湿秽浊之气、脘腹胀满、吐泻等。前者，如《和剂局方》之逍遥散，以其与柴胡、白芍等药同用；后者，如《痧胀玉衡》之薄荷汤，以其与香薷、厚朴、金银花等药同用。

个人体会

薄荷，体轻质疏，味辛性凉，气芳香，辛能发散，凉能清利。专能消风清热，其风热伤寒，邪在表者，宜从汗解，薄荷辛散，发汗之力强。发汗者，邪从汗解也。辛凉透散，专能清利头目，通脑窍。古有用薄荷叶敷小儿囟门，治小儿风温，可见其清凉透散、疏风清热、清利头目之功强。《药品化义》云："辛凉透散，能通利六阳之会首，祛除诸热之风邪。"实为辛凉解表发汗、疏散风热止痛之良药也。药理研究：本品主含薄荷油，能兴奋中枢神经系统，扩张皮肤毛细血管，促进汗腺分泌，而起到发汗解热作用。薄荷油外用，能刺激末梢神经的冷感受器而产生凉感，并显现镇痛、止痒、局部麻醉和抗刺激作用，其清凉透散之功可知。《医学衷中参西录》曰："其力能内透筋骨，外达肌表，宣通脏腑，贯串经络，服之能透发凉汗，为温病宜汗解者之要药。"本品味辛性凉，气芳香，辛能通气，芳香辟秽化湿和中，消食下气消胀，除霍乱。又能利咽、透疹，亦皆疏散风热，清凉透散之功也。

薄荷，体轻气浮，清凉透散。取春升之令，生发之性，入肝经气分，能疏散肝经风热，逆动之郁热而清利头目。辛能散气，少用能调和内伤，去肝气胆火郁结之痛，及一切风火郁热之疾。《本草求真》曰："为开郁散气之具，为宣风向导之能，为疏气清利之法。"故能疏解肝经风火邪气之郁。在《和剂局方》之逍遥散的服用中加少许，（细查：逍遥散之正方中无薄荷，只是在煎药时，或服用时加烧姜一块，薄荷少许为引。）其意是取薄荷搜肝、泻肺、消风、疏逆、疏散肝经风热郁火之性能，以助白芍、柴胡之疏肝之力。至于因情志不舒、肝郁气滞之疏肝解郁方剂中，亦仅为佐使之用，使用频率亦不多。故本品应为疏解肝经风火邪气之郁，而不能疏解肝郁气滞之郁，应细辨之。

薄荷为清凉透散发汗之剂，有泄真元之虞，虚汗不止、肺虚咳嗽、阴虚发热及痘后吐泻者，均宜慎用或忌服。因含挥发油，煎药时宜后下。

蝉　蜕

古今理性录

李时珍《本草纲目》：蝉，主疗一切风热之证。治头风眩晕，皮肤风热，痘疹作痒，破伤风及疔肿毒疮，大人失音，小儿噤风天吊，惊哭夜啼，阴肿。

陈士铎《本草新编》：蝉蜕，去目内翳膜，并侵睛胬肉。小儿痘疮用以护目，断不可少之药也。蝉蜕护目者，护痘疮未出之目，非护痘疮已坏之目也。蝉蜕消翳，古人盛称之，古人谓消翳，消凡目之翳，非消痘疮之翳也。

张锡纯《医学衷中参西录》：无气味，性微凉，能发汗，善解外感风热，为温病初得之要药。又善托瘾疹外出，有皮以达皮之力，故又为治瘾疹要药。与蛇蜕并用，善治周身癫癣瘙痒。为其不饮食而时有小便，故又善利小便；为其为蝉之蜕，故又能脱目翳也。蝉亦止小儿夜啼，又善医音哑。

张山雷《本草正义》：蝉蜕，主小儿惊痫，盖幼科惊痫内热为多，即《素问》之谓：血与气并，交走于上，则为薄厥，治以寒凉，降其火，使不上冲，此所以能治癫痫之真义也。

张璐《本经逢原》：蝉蜕去翳膜，取其蜕义也。治皮肤疮疡、风热破伤风者，炒研一钱，酒服神效。痘后目翳，羊肝汤服二钱，则翳渐退。更主痘疮发痒。小儿惊痫夜啼，痫病寒热，并用蝉腹，取其利窍通声，去风豁痰之义，较蜕更捷。

施今墨《施今墨对药临床经验集》：本品为土木余气所化。其体轻浮，其气轻虚，故能疏散风热，清热透疹。还治风邪束表，风热痒疹，皮肤瘙痒等。又善清肝经风热，以祛风解痉，镇静安神。

胡心藻《中药类比歌诀》：蝉蜕，甘寒质轻，轻清升散，长于明目退翳，凉肝息风止痉，用于肝经风热之目赤翳障，小儿惊哭夜啼，及破伤风症。

黄煌《方药心悟》：蝉蜕有散风宣肺、定痫止痉、透发麻疹的作用，是发散风热不可或缺之药也，用于惊风、癫痫，以研末服为佳。

王少华《中药临床求实》：蝉蜕，味咸甘，性寒，入肝、肺二经。吴鞠通："治上焦如羽，非轻不举。"本品以蜕为药，气禀清虚，其性轻扬，升多于降，外走皮肌，上行头脑，祛风宣肺，散肺经之郁气，祛痰止咳，利水消肿，皆系祛风宣肺之结果。

谭同来《常用中药配对与禁忌》：蝉蜕，味甘性寒，质轻，轻清升散，疏风透疹，散风热，利咽喉，宣肺窍，以增音。

现代药理研究

本品含大量甲壳质、异黄质蝶呤、蛋白质、氨基酸、酚类化合物。本品有镇静作用，能延长戊巴比妥钠的睡眠时间，对抗咖啡因的兴奋作用，有定惊、镇痉、抗惊厥的作用，对神经节有阻断作用，并有解热作用。

性能归纳

蝉蜕，味甘、辛，性微寒，归肺、肝经，无毒，为蝉科昆虫黑蚱之脱壳。轻疏气清，气味具薄，为清、宣、透、达之剂。升、浮、少降，动、缓、静、泄，走而不守，入气分，阴也，阳也，走上下，达内外，走肌表之性能。疏散风热，透疹，清肝明目，息风止痉。

性能应用

蝉蜕，甘辛微寒，疏散风热，用于风热表证及温病卫分证。本品之疏散风热，微有祛邪解表之效，治疗风热表证及温病卫分证发热、头痛者，宜与薄荷、菊花等同用。因其长于疏风热以宣肺利咽开音，对以上病证而兼风热郁肺、声音嘶哑或咽喉痒痛、咳嗽者，较为多用，常与薄荷、牛蒡子等同用，如《时病论》之辛凉解表法。本品疏风热又能止痒，可用于风邪外郁所致的多种皮肤瘙痒症，常与荆芥等祛风止痒药同用，如《外科正宗》之消风散，主治瘾疹瘙痒。

蝉蜕，体轻疏散，疏散风热而透疹，用于麻疹初起疹出不透。本品透疹而疏散风热，治疗风热外束而疹出难畅者，常与其他解表、透疹药同用，如《先醒斋医学广笔记》之竹叶柳蒡汤。

蝉蜕，辛甘微寒，入肝经，疏散肝经风热，清肝明目，用于目赤翳障。本品善入肝经，能清肝热以明目退翳，故可用于治疗肝热上攻于目所致的目赤流泪、翳膜遮睛之症。常与清肝明目药同用，如《银海精微》之蝉花散，以其与菊花、决明子等药配伍。

蝉蜕，味辛性凉，清肝经风热，息风止痉，用于肝风内动之痉挛抽搐。本品能息肝风而止痉挛，可用于治疗小儿急慢惊风、破伤风等多种肝风内动证。因其性偏寒凉，能清泄肝火，更宜于肝热生风者。偏热者常与牛黄、钩藤等清肝息风药同用，偏寒者可与天南星、全蝎、天麻等止痉药同用，如五虎追风散。本品息风镇惊，又能镇静安神，还常用于治疗小儿夜啼不安。现代研究证明，该药能镇静安神，故用此有效。

个人体会

蝉虫，生于地下，吸食土木之余气所化成，一夜之间，破土而生，蜕去外壳而成蝉，饮风吸露，能飞且鸣也。所蜕之外壳入药，气禀清虚，其体轻扬，辛甘微寒，其气升浮，上行、外达，祛风宣肺，疏散风热。吴鞠通："治上焦如羽，非轻不举。"故能治风热表证，温病初起，邪在卫分，为疏散风热之良药也。因其以皮达皮之功，善托疹毒以外出，用治风邪外郁之瘾疹、癫癣、皮肤瘙痒，为祛风透疹之要药也。因其以脱医脱之义，又能明目退翳，祛肝经风热，治目赤翳障，胬肉侵睛，为去翳膜遮睛之要药也。因其能鸣，故能利咽、开音，疗风热郁肺之咳嗽、声音嘶哑之症，为治音哑及咽痒咳嗽之要药也。因能宣肺利窍，不食溺尿，故有通利小便，利水消肿之功也。一夜之间，破土而出，脱壳为蝉，即能飞善鸣，其变化之速，以应风性，以风制风，故能祛风。风者动摇，非惊即痉，蝉蜕清热祛风，止惊解痉之药也。治小儿急慢惊风、破伤风等肝风内动之证，亦治小儿夜啼。药理研究：本品主含甲壳质，有镇静、定惊、解痉、抗惊厥的作用，治小儿惊痫风证内热为多。《素问》之所谓血与气并，交走于上则为薄厥，治以寒凉，降其火，使不上冲，此所以能治惊痫、解痉、抗惊厥之真义也。

总之：蝉蜕体轻虚空，性寒凉，善升达表，祛风清热之药，以清、透、宣、达为特点。散风热、宣肺、定惊，治外感风热，咳嗽音哑，麻疹透发不畅，风疹瘙痒，小儿惊痫，目赤翳障，疗疮肿毒，破伤风。余用治咽痛咽痒，咽源性咳嗽，取效颇多。虽为辛凉解表之药，但其解表作用有限，其疏风宣肺，清肝息风之力强，实为清热散风药也。孕妇忌服，亦取蜕退之义也。

桑　叶

古今理性录

陈嘉谟《本草蒙筌》：采经霜者煮汤，洗眼去风泪殊胜。消水肿脚浮，下气令关节利，除风痹疼。

缪希雍《本草经疏》：桑叶，甘所以益血，寒所以凉血，甘寒相合，故下气而益阴，是以能主阴虚寒热及因内热出汗。其性兼燥，故又能除脚气水肿，利大小肠，除风。经霜则兼得天地之清肃，故又能明目而止渴。发者，血之余也，益血故又能长发，凉血故又止吐血。

陈士铎《本草新编》：桑叶之功，最善补骨中之髓，添肾中之精，止身中之汗，填脑明目，活血生津，种子安胎，调和血脉，通利关节，止霍乱吐泻，除风湿寒痹，消水肿脚浮。老男人可以扶衰却老，老妇人可以还少生儿……桑叶采叶如茶，洗目。宜取老桑叶，自落者无用矣。

叶桂《本草经解》：桑叶气寒，秉天冬寒之水气，入足太阳寒水膀胱经。味苦甘有小毒，得地中南火土之味，而有燥湿之性，入手少阴心经、足太阴脾经。气味降多于升，阴也。桑叶入太阳，苦能清，甘能和，故降寒热。汗者，心之液，得膀胱气化而出者也，桑叶入膀胱而有燥湿之性，所以出汗也。

王孟英《重庆堂随笔》：桑叶，虽治盗汗，而风温暑热服之，肺气清肃，即能汗解。息内风而除头痛，止风行肠胃之泄泻，已肝热妄行之崩漏。胎前诸病，由肝热者尤为要药。

施今墨《施今墨对药临床经验集》：本品质轻气寒，轻扬发散，既能疏散在表之风热，又能清泄肺热，滋肺燥，止咳嗽。能散风热，清肝热，还可凉血止血，乌须黑发。

胡心藻《中药类比歌诀》：桑叶，轻清发散清肝平肝，偏入肺经，并走肺络，长于疏散风热。又入血分，兼能凉血，疏散解表之功强。又清润宣肃，润肺止咳，凉血止血，燥咳吐衄多用。《本草求真》云：桑叶"清肺泄胃，凉血燥湿，去风明目"。桑叶，甘寒清润，质轻疏散，清肝胆气分之火以利头目。

胡爱萍《病证通用中药》：桑叶，质地轻清，疏散风热，且性味甘苦而寒，主入肺经，苦寒清泄肺热，甘寒凉润肺燥，故能散风热，又能清肺热，润肺燥。常用于风热感冒，温病初起，温邪犯肺之发热、咽痒、咳嗽，及肺热或燥热伤肺之咳嗽。

谭同来《常用中药配对与禁忌》：桑叶，甘寒清润，轻清疏散，入肺经，苦寒清热，能疏散肺卫风热，清润肺燥而止咳。《丹溪心法》称之"焙干为末，空心饮调服，止盗汗"。

刘典功《中药指征相类鉴别应用》：桑叶苦甘性寒，归肺与肝经，有疏散风热，平肝明目之功效，其疏散之力强，又可润肺止咳，兼能凉血止血。咳嗽痰多以蜜制为佳。

黄和《中药重剂证治录》：桑叶，苦甘寒，归肺肝经，通散之剂，兼能益阴敛汗，其功效特点有七：升、降、通、散、敛、补、泻。苦寒不燥，甘寒益阴，理升降，调开阖，纵横上下，实为清散风热之要药，清肃肺肝之良剂也。

现代药理研究

桑叶含昆虫变态激素、桑苷等黄酮类化合物及挥发油、生物碱、氨基酸、有机酸等成分，有降低血压和利尿作用，可降低血糖，对伤寒杆菌、葡萄球菌有明显的抑制作用；对人体可促进蛋白质合成，排除体内胆固醇，降低血脂。本品具有降血糖，抗菌，抗炎，增加心肌收缩力和心输出量，扩张冠脉，改善心肌循环，降血压，抑制毛细血管通透性，抑制肠蠕动等作用。

性能归纳

桑叶，味苦、甘，性寒，归肺、肝经，无毒，为桑科乔木桑树的叶子。体轻而疏，气味俱薄，为清、散之剂。升、浮，多降，润、缓、静、泄，亦补，走而能守，入气分，亦入血分，阴也，走上下，达内外，行表走里之性能。疏散风热，清肺，润肺，清肝明目。

性能应用

桑叶，苦辛性寒，疏散风热，用于风热表证及温热犯肺。本品辛散表邪的作用较为缓和，用以解表，应与薄荷等疏散之力较强的药物同用。因其兼能清肺热，润肺燥，故多用于外感风热，内有肺热而发热、咽痒、咳嗽等症，常与菊花相须为用，共收外祛风热以解表，内清肺热以止咳的效果，如《温病条辨》之桑菊饮。

桑叶，苦甘而寒，入肺经，清肺润肺，用于肺热或燥热咳嗽。本品苦寒以清泄肺热，甘寒以凉润肺燥，可用于肺热或燥热伤肺，咳嗽痰少，色黄而黏稠，或干咳无痰，咽痒之症。症轻者，可与清肺、化痰、止咳药同用，如《温病条辨》之桑杏汤。燥热甚者，应配伍麦门冬等养阴润肺之药，如《医门法律》之清燥救肺汤。

桑叶，苦寒，入肝经，清肝平肝而明目，用于目疾及肝热头昏头痛。本品苦寒，入肝以清热，又甘润益阴以明目，故常用于肝火相攻所致的目赤、涩痛、多泪等肝热目疾，多与其他清肝明目药同用。对于肝肾精血不足、眼目昏花、视物不清者，又可与滋补精血药配伍，助其明目之效。对肝热引起的头昏、头痛，本品亦可与菊花、石决明等清肝药同用。

此外，本品入血分能凉血止血，尚可用于血热妄行之咳血、衄血、吐血等。

个人体会

桑叶，秋天经霜而采，故称霜桑叶或冬桑叶，体轻气清，味苦、甘，性寒，疏散风热，清凉润燥之力强。入肺经，清肺热，润肺燥，止咽痒，止咳嗽。用于外感风热，内有郁热之发热咳嗽、咽痒等症。润肺燥，益肺阴，用于肺热或燥热伤肺之咳嗽痰少，色黄黏稠或干咳无痰、咽痒咳嗽之症，为清热润肺止咳嗽之良药。入肝经，清肝热，益肝阴，清肝明目，用于肝火上炎、肝血不足之目赤肿痛、视物昏花之症。清肝胆气分之火热，火去阴复，故益肝阴；阴复阳平，故能平肝阳；肝阳平则风息，风热不上扰，故能清利头目，治眩晕头痛，为清肝、平肝、清利头目之要药。《本经》除寒热，《拾遗》去老风，热去风息，为清热祛风之品。经霜清肃，甘寒者益血，亦为润燥益阴之药也。

早春采来桑的幼芽或嫩叶，加工入药，借其春生升发之气，甘寒气清，清肝明目，养血益阴。《本草新编》云："最善补骨中之髓，添肾中之精……填脑明目，活血生津。"现代药理研究：本品含多种氨基酸、有机酸、胡萝卜素、维生素 B 等有益物质，能促进人体蛋白质合成，具有排除体内胆固醇、降血脂、降血压、降血糖的作用。或作茶饮，或入膏方，有抗衰却老、聪耳明目、乌须生发之功，为强身健体、保健去病之精品也。

霜桑叶，轻扬清散，辛凉解表，但其解散表邪之力弱而和缓。虽借其清肃肺气而发汗，然其发汗作用亦有限，单用桑叶起不到辛散表邪、发汗解表的作用。相反，桑叶润肺益阴能敛汗，治盗汗及内热汗出。《丹溪心法》有"焙干研末，空心饮调服，止盗汗"。《本草经解》谓：桑叶秉天冬寒之水气，得地中南火土之味。故阴中有阳，阳中有阴，故能发汗而又能止汗，以止内热汗出及止盗汗为多。又因入气分，亦入血分，能清热凉血而止血，益阴养血而安胎也。蜜制能增加润肺止咳作用，用于肺燥咳嗽为宜。

牛蒡子

古今理性录

李杲《药类法象》：其用有四：治风湿瘾疹，咽喉风热，散诸肿疮疡肿毒，利凝滞腰膝之气是也。

缪希雍《本草经疏》：恶实，为散风、除热、解毒之要药。辛能散结，苦能泄热，热结散则脏气清明，故明目而补中。风之所伤，卫气必壅，壅则发热，辛凉解散则表气和，风无所留矣。藏器主风毒肿，诸瘘。元素主润肺，散结气，利咽膈，去皮肤风，通十二经络者，悉此意耳。故用以治瘾疹、痘疮，尤获奇验。

张山雷《本草正义》：牛蒡之用，能疏散风热，起发痘疹，而善通大便，苟非热盛，或脾气不坚实者，投之辄有泄泻，则辛泄苦降，下行之力为多。《别录》称其明目，则风热泄而目自明。补中者，亦邪热去而正自安。除风伤者，以风热言之也。牛蒡则清泄之中，自能透发，故牛蒡最为麻疹之专药。此物外透其毒，内泄其热，表里兼顾，亦无疑忌。

贾所学《药品化义》：牛蒡子能升能降，力解热毒。味苦能清火，带辛能疏风，主治上部风痰，凡肺经邪火，肺经风热，悉宜用此。

张志聪《本草崇原》：牛蒡子专入肺，辛苦冷滑。今人止言解毒，凡遇疮疡痈肿痘疹等症，无不用此投治，然尤未绎其义。凡人毒气之结，多缘外感风寒，营气不从，逆于肉里，故生痈毒。牛蒡味辛且苦，既能降气下行，复能散风除热。深得表里两解之义，但性冷滑利，多服则中气有损，且更令表益虚矣。至于脾虚泄泻，为尤忌焉。

张璐《本经逢原》：鼠粘子，肺经药也，治风湿瘾疹、咽喉风热，散诸肿疮疡之毒，痘疹之仙药也。

严洁《得配本草》：入手太阴经。降肺气而不燥，祛滞气以利腰。疗疮疡，以其解热之功；消风毒，以其辛散之力。泄泻、痘证虚寒、气血虚弱，三者禁用。

黄宫绣《本草求真》：牛蒡味辛且苦，既能降气下行，复能散风除热，是以感受风邪热毒而见面目浮肿，无不借此表解里清。但性冷滑利，多服则中气有损，且更令表益虚矣。

施今墨《施今墨对药临床经验集》：本品辛寒宣散，辛寒泄热。既能疏散风热，清热解毒，利咽消肿，又能散风热，透疹毒，治麻疹透发不畅。

胡爱萍《病证通用中药》：牛蒡子，辛苦寒，辛能发散，苦能降泄，寒能清热。功能疏散风热，清热解毒，利咽消肿。因其性寒滑利，且富含油脂，能滑肠通便。又治火毒郁结，痈肿疮毒，兼便秘者，可一举两得。为表里双解之品，并能宣肺祛痰，用于痰热互结、咽喉干痒。牛蒡子辛散苦泄，性寒清热，透散之中又具清泄之力，既能疏散风热，又能清解热毒而透疹。用于风热外束，热毒内盛，麻疹不透，或透而复隐者。本品性寒，滑肠通便，气虚便溏者慎用。炒用可使苦寒、滑肠之性略减。

胡心藻《中药类比歌诀》：牛蒡子，体滑气香，清宣透散，长于清肺祛痰，解毒消肿，润肠通便。有外解内清之效，大有通内达外之功，外而疏壅滞，祛皮肤中风湿，细者斑疹，大者痈毒，服之能清。内而上利咽喉，清风热，下利腰膝凝滞之气。为表里双解之品，入气分以疏散为用。能散能泄，为风热犯肺之要药。用治风热在上的咽痛、发颐，及疹出不畅、疮毒肿痛。牛蒡子入药略炒，以减寒滑之性，致无损中焦阳气，对年老体弱者较宜。

黄和《中药重剂证治录》：牛蒡子，辛苦寒，归肺、胃经，通散之剂，兼能解痉止痛，入肠通便。以清、散、通、利为特点，主治风热肿毒，阻络血瘀，痉挛疼痛。具有疏散风热，宣肺透疹，解毒利咽，消肿散结，通利经络，开痹行瘀，解痉止痛之功，所治病性为风、热、毒、痰、瘀等实证。可用于外感风热，疹出不透，痈肿疮毒，瘰疬痰核，咽喉肿痛，肺热咳嗽，痄腮，喉痹，大头瘟等。豁痰除风，消肿化毒，通行十二经，善治风邪痰毒郁滞经络之证。可疏活经络，利关节，通血脉，止疼痛。又常用于颈椎病、肩周炎、肢痛，及体表炎性肿块等痰热肿毒、阻络血瘀之证。

现代药理研究

本品含牛蒡子苷、脂肪油、生物碱等成分，对金黄色葡萄球菌、腹股沟皮肤癣菌等有抑制作用，并有解热、利尿、降血糖、降血压、扩张血管、抗肿瘤等作用；有抑制尿蛋白排泄、改善血清生化指标、抗肾病变、扩张子宫和肠管等作用，对运动神经和骨骼肌有麻痹作用。

性能归纳

牛蒡子，味辛苦，性寒，归肺、胃、大肠经，无毒。为菊科草本植物牛蒡的果实。黏润体滑，味厚气香，为清、散、通、利之剂。升、降、沉、浮、润、缓、动、泄，入气分，走而不守，阴也，走上下，达内外，行里走表之性能。疏散风热，透疹，清热解毒。

性能应用

牛蒡子，辛寒入肺经，疏风清热，用于风热表证及温病卫分证。本品味辛苦，升散之中又有清降之性，发散之力虽不及薄荷等药，但长于清利咽喉，既可以辅助解表，又能用以缓解咽喉不利，故风热表证而见咽喉红肿疼痛，或咳嗽痰多不利者，十分常用。治疗温病卫分证，本品辛散卫分之邪，又清热解毒，甚为适宜。常与薄荷、金银花等发散风热药和清热解毒药同用，如《温病条辨》之银翘散。

牛蒡子，升浮能散，宣散风热邪毒而透疹，用于麻疹初起疹出不透。该证多因风邪外束，热毒内盛所致。本品具有透疹作用，而且外解风热，内清热毒，故为透疹要药。常与其他透疹药同用，如《先醒斋医学广笔记》之竹叶柳蒡汤。

牛蒡子，苦寒，宣散泄热，清热解毒，用于热毒咽喉肿痛、疮痈及痄腮等。本品清热解毒而不凝滞，除用于温病卫分证及麻疹之外，还有较好的利咽喉、消痈肿之功效，又能主治咽喉肿痛、疮痈及痄腮等热毒病证。又因本品兼能滑肠，可使大便通畅而利于热毒清降，故上述病证有大便热结不通者，尤为适宜。治疗咽喉肿痛，不论风热或热毒证，皆较常用。前者配伍发散风热药，后者配伍清热解毒利咽药。治疮痈宜与清热解毒、消痈散结药同用。

个人体会

牛蒡子，《本草纲目》名恶实，状恶而多刺钩也，因其力大，人呼为牛，术人隐之，呼为大力也。体滑清香，清宣透达，外可疏散肺经风热，宣散壅滞，去皮肤中风邪；内可清泄肺经郁火，解毒散结，利咽喉之肿痛。《本草崇原》曰："凡人毒气之结，多缘外感风寒，营气不从，逆于肉里，故生痈毒。牛蒡味辛且苦，既能降气下行，复能散风除热。深得表里两解之义。"且能外解风热，内消热毒，有宣散风热毒邪之功，兼有滑肠通便之用，用于麻疹，风邪外束、热毒内盛所致的透发不畅。有外解内清之效，大有通内达外之功，内外兼顾，为表里双解之品。入气分，以疏散为用，能疏能泄，亦为风热犯肺之要药也。

牛蒡子，苦辛性寒，辛寒宣散肺经风热，苦寒清热解毒散结，治疗咽喉肿痛、齿龈红肿、痄腮、大头瘟、丹毒、诸痈疮肿疡。药理研究：本品含牛蒡子苷、脂肪油、生物碱等成分，具有抗菌、消炎、抗病毒及通大便的作用。宣散风热，清热解毒，为升、散、通、降之药也。还能清肺化痰，豁痰祛风，消肿化毒，治痰热毒气互结之瘰疬、痰核、淋巴结炎，及风邪痰毒、郁滞经络，能开痹行瘀，利腰膝凝滞之气。《本草经疏》："藏器主风毒肿，诸痿。元素主润肺，散结气，利咽膈，去皮肤风，通十二经络者，悉此意耳。"有消痰散结，行瘀通痹之功。

总之：牛蒡子，通散之剂，以清散通利为特点，能疏散风热，宣肺透疹，清热解毒，利咽喉，消痰散结，通利经络，开痹行瘀，兼能通利大便，治风、热、毒、痰、瘀之实证，有升散通降之功，为表里双解之药也。虽发散解表之力甚弱，但其透散通利、解毒散结之力强。苦寒之剂，通利之药，多服则中气有损，更能令表虚，故痘疹虚寒，气血虚弱者忌服，脾虚泄泻者尤为禁忌。炒用可减轻寒滑之性，无损中焦阳气，老年体弱者宜。

葛　根

古今理性录

甄权《药性论》：能治天行上气呕逆，开胃下食，主解酒毒，止烦渴。熬屑治金疮。治时疮，解热。

寇宗奭《本草衍义》：大治中热、酒、渴病，多食行小便，亦能使人利。病酒及渴者，得之甚良。

张元素《医学启源》：用此（葛根）以断太阳入阳明之路，即非太阳药也，故仲景治太阳阳明合病，是知葛根非太阳药，即阳明药。太阳初病，未入阳明、头痛者，不可便服葛根发之，若服之是引贼破家也，若头颅痛者可服之。

李杲《药类法象》：干葛，其气轻浮，鼓舞胃气上行，生津液，又解肌热，治脾胃虚弱泄泻圣药也。

李时珍《本草纲目》：本草十剂云：轻可去实，麻黄、葛根之属。盖麻黄乃太阳经药，兼入肺经，肺主皮毛；葛根乃阳明经药，兼入脾经，脾主肌肉。所以二味药皆轻扬发散，而所入迥然不同也。

缪希雍《本草经疏》：葛根，解散阳明温病热邪之要药也，故主消渴，身大热，热壅胸膈作呕吐。发散而升，风药之性也，故主诸痹。伤寒头痛兼项强腰脊痛，及遍身骨疼者，足太阳也，邪犹未入阳明，故无渴证，不宜服。

倪朱谟《本草汇言》：葛根，清风寒，净表邪，解肌热，止烦渴，泻胃火之药也。《神农本草经》谓起阴气，除消渴，身大热，明属三阳表热无寒之邪，能散之清之之意也。然而葛根之性专在解肌，解肌而热自退，渴自止，汗自收。而本草诸书又言能发汗者，实乃发三阳寒郁不解，郁极成热之汗也。

贾所学《药品化义》：葛根，根主上升，甘主散表，能理肌肉之邪，开发腠里而出汗，属足阳明胃经药，而葛根独能解肌耳。因其性味甘凉，能鼓舞胃气，治胃虚热渴，酒毒呕吐，胃中郁火，牙疼口臭。或佐健脾药，有醒脾之力，且脾主肌肉，又主四肢。痘疮难出，以此发之甚捷。

张介宾《景岳全书》：葛根，用此者，用其凉散，虽善达诸阳经，而阳明为最，以其气轻，故善解表发汗。凡解散之药多辛热，此独凉而甘，故解温热时行疫疾，凡热而兼渴者，此为最良，当以为君。

汪昂《本草备要》：风药多燥，葛根独能止渴者，以其能升胃气入肺而生津耳。兼入脾经，开腠发汗、解肌退热，脾主肌肉。因其体轻故解肌，因其气升故生津，而无复传之势矣。

张璐《本经逢原》：葛根轻浮，生用则升阳生津，熟用则鼓舞胃气，故治胃虚作渴。暑伤阳明，额颅必胀，非此不能开发也。

张山雷《本草正义》：葛根，气味皆薄，最能升发脾胃清阳之气。表寒过郁于外，胃家阳气不能散布，故以此轻扬升举之药，捷动清阳，捍御外寒，斯表邪解而胃阳舒展也。

施今墨《施今墨对药临床经验集》：本品轻扬升发，既能发散表邪，解肌退热，又能疏通足太阳膀胱经的经气，改善脑血液循环及外周血液循环。能疏表透疹，以升散清阳之气，引内陷之邪外出，故可透疹。还可以升发清阳，鼓舞脾胃阳气上升，而升清止泻，生津止渴。

胡爱萍《病证通用中药》：葛根，甘辛性凉，轻扬升散，具有发汗解表，解肌退热之功。故外感表证，无论风寒、风热所致之发热头痛皆可用之。尤以外感风热之阳明经头痛，用之最宜。

胡心藻《中药类比歌诀》：葛根，气质轻扬，具有升散之性。甘辛性平，气味俱薄，入肺脾胃经，能宣太阴肺经之风热，但擅长散阳明胃经之郁火，理肌肉之邪，治伤寒发热项强，解肌退热，发表透疹，又能鼓舞胃中清阳之气上升而行津液，升阳止泻。生用解肌透疹，生津止渴，煨后和胃止呕，炒后升阳止泻。

刘典功《中药指征相类鉴别应用》：葛根，甘凉，归脾与胃经。其升阳作用主要体现在煨葛根升清阳而止泻，很少用于中气下陷之脱肛、内脏下垂等症。葛花性甘平，轻清芳香，善解酒毒，醒脾和胃，用于饮酒过度、蕴而生湿、湿阻脾胃之证。

黄煌《方药心悟》：葛根治项强，用于颈椎病时，一取疏利太阳经脉，一取上行增加颈动脉血流量。用治阳痿者，取"前阴者，宗筋所聚也""阳明主宗筋""治痿独出阳明"等古训悟出，以鼓舞阳明津气以荣宗筋。

王超《临证用药心悟》：葛根专入胃，兼入脾，辛甘性平，轻扬升发，能入足阳明胃经，鼓舞其胃气上行生津止渴。故主消渴者，取葛根辛甘，升腾胃气，气上则津液生也。

黄和《中药重剂证治录》：葛根，辛甘而凉，归脾胃经，通散之剂。其气轻味薄，轻扬宣发，善升善散，善通善降，轻扬升散，又能开郁以通降气血。《本草新编》曰："葛根轻浮，少用则浮而外散，多用则沉而内降也。"故能扩张血管，有利于心、脑及外周血液循环，有降血压的作用。

现代药理研究

本品含多种黄酮类化合物，主要有大豆苷、大豆苷元、葛根素等，另外含尿囊素、胡萝卜苷、甾醇、羽扇豆酮、三萜皂苷等成分。葛根煎剂、醇浸剂、总黄酮、大豆苷、葛根素，均能对抗垂体后叶素引起的急性心肌缺血。总黄酮可使冠状动脉及脑血流量增加，血管阻力下降，心肌耗氧量下降。葛根素能改善微循环，提高局部微血流量，并抑制血小板聚集。具有扩张冠脉，改善心肌及脑血液循环，改善外周循环，抗心率失常，降血压，降血脂，降血糖，调节胃肠运动，解痉，解热，增强巨噬细胞吞噬功能，抗变态反应，抗氧化，抗癌，改善学习记忆功能等作用。据《神农本草经》《名医别录》等记载，葛根可主治"诸痹""金疮"等证。《本草拾遗》提出本品"生者破血"。现代临床用以治疗多种与瘀血有关的心脑血管疾病，疗效可靠，可见本品确有活血通脉的作用。

性能归纳

葛根，味辛、甘，性凉，归肺、脾、胃经，无毒，为豆科藤本植物野葛或甘葛的根。气轻味薄，为清、散、通、透之剂。升、浮不降，润、缓、动、泄，走而不守，入气分，阴也，亦阳，走上下，达内外，行表达里之性能。解肌退热，透疹，生津止渴，升阳。

性能应用

葛根，辛凉升散，能祛在表之风邪，发汗解表以退热，用于外感表证发热。外感表证发热，无论风寒与风热，均可选用。风寒表证，可与发散风寒药同用；风热表证，可与疏散风热药或清热药同用。本品既辛散在表之风，又清泄内入之热邪，前人称其为太阳、阳明"解肌"之药，故外感表证，邪郁化热初犯于里，而发热重、恶寒轻、口微渴等症者，较为多用，如《伤寒六书》之柴葛解肌汤。本品又长于缓解外邪郁阻、经气不利、筋脉失养所致的颈背强痛。该证多见于风寒表证，其表实无汗者，常与麻黄汤合用，如《伤寒论》之葛根汤；其表虚汗出者，常与桂枝汤合用，如《伤寒论》之桂枝加葛根汤。

葛根，辛凉，发散表邪，透发麻疹，用于麻疹初起疹出不透。用治此证，常与其他疏风热、解热毒又可透疹之药同用，如《麻科活人全书》之葛根解肌汤，以其与牛蒡子、连翘等药同用。

葛根，甘寒，能生津止渴，可用于多种病证之热病烦渴及消渴证。其性甘凉，较宜于热病伤津之口渴，常与知母、石膏等清热泻火药同用。阴虚内热之口渴，可与养胃生津药同用。其又升发脾胃清气，对脾虚气弱所致的消渴，又可与补气药同用，还有助于促进津液的化生和输布。

葛根升阳，还可用于脾虚泄泻。升阳，乃鼓舞脾胃清阳之气上升的简称。脾虚气陷，运化失司而便溏泄泻者，本品能升举脾胃清阳而收止泻之效，故常与益气健脾药同用，如《六科准绳》之七味白术散。痢疾初起而有发热者，本品主要用以解热，宜与黄连、黄芩等清热燥湿解毒药同用。

个人体会

葛根，味辛甘性微寒，体轻质疏，气味俱薄，升浮而散，能散在表之风邪，能清在里之邪热，轻清发汗，解肌退热，用于外感表证，邪郁化热，初犯于里而发热重，恶寒轻，头痛、项强、口微渴之症。《名医别录》云："疗伤寒中风头痛，解肌发表汗出，开腠理，疗消渴，伤寒壮热去也。"治外感表证，邪入阳明经证，无论外感风寒、外感风热，还是表虚有汗、表实无汗，皆可配伍选用，为外感表证常用之药。

葛根轻清凉散，气浮升发，既能疏散在表之风邪，又能鼓舞脾胃清阳之气上升。胃为"水谷气血之海""五脏之本始"。脾为胃行其津液，"散精"上输于肺，"通调水道"，布津于五脏，注精于髓窍，润泽于肌腠皮毛也。《临证指南》有："太阴湿土得阳始运，阳明燥土得阴自安也。"葛根，主入脾胃二经，以轻清升发之性，使精阳之气自下而上，以内而外，来激发、恢复人体的内在功能。又以轻清升发之性，使病邪自内而外，以里达表，引内陷之邪外出也。又以轻清升发之性，升腾胃气，促津液上行，以滋脏腑、经脉、筋骨、孔窍、肌腠、皮毛也。虽为凉散之药，实为轻清升发之剂也。故葛根借其轻清升发之性，鼓舞脾胃清阳之气上升，入肺生津而止渴；鼓舞脾胃清阳之气上升，输精微于肌肤津化汗出而解表；鼓舞脾胃清阳之气上升外达，润养肌肉，使腠理之邪外出而解肌退热；清阳之气上升，促胃气升腾，带动津液上行以滋心肝，木枯复生，虚阳有依，肝阳不亢，血压下降；清阳之气上升，能协助太阳经经气，缓解外邪郁阻经气之不利所致筋脉失养，项背强痛、头痛、头晕；清阳之气上升，可引水精上行，而升清止泻；清阳之气上升，可引内陷之邪外出而退在表之伏热而透发麻疹。《本经》谓"起阴气"即升腾胃气，气上则津液行也。《本草正义》曰："葛根，气味皆薄，最能升发脾胃清阳之气。表寒过郁于外，胃家阳气不能散布，故以此轻扬升举之药，捷动清阳，捍御外寒，斯表邪解而胃阳舒展也。"

总之：葛根体轻升散，清散通达之药也。辛凉解表，专用于外感表证，邪郁化热，初起于里之阳明经证。《医学启源》："太阳初病，未入阳明、头痛者，不可便服葛根发之，若服之是引贼破家也。"葛根体轻气浮，有轻清升发之性，专入脾胃，能鼓舞脾胃之清阳上升，来激发恢复人体的内在功能，引内陷之邪外出，促引津液上行，"起阴气"以滋脏腑、经脉、筋骨、孔窍、肌腠、皮毛也。虽能鼓舞脾胃清阳之气使之上升，为轻清升发之剂，而绝非升清举陷之药也，不能用于中气下陷、内脏下垂之证也。现代研究：葛根能使冠状动脉及脑血流量增加，血管阻力下降，心肌耗氧量下降，改善微循环，有降血压、降血脂、降血糖的作用。似有活血通脉之功，但葛根不入血分，只能用轻清升发"起阴气"来解释，此乃现代医学与传统医学之间理论认识上的差异，不可深究也。

升 麻

古今理性录

张元素《医学启源》：升麻，若补脾胃，非此为引不能补。若得葱白、白芷之类，亦能走手阳明、太阴。能解肌肉间热，此手足阳明伤风之的药也。《主治秘要》云，其用有四：手足阳明引经一也，升阳于至阴之下二也，阳明经分头痛三也，去皮肤风邪及至高之上四也。脾痹非升麻不能除。

李杲《药类法象》：升麻，发散阳明风邪，升胃中清气，又引甘温之药上升，以补卫气之散而实其表，故元气不足者，用此于阴中升阳。又缓带脉之缩急。

王好古《汤液本草》：东垣云，升麻入足阳明。若初病太阳证，便服升麻、葛根，发出阳明经汗，或失之过，阳明经燥，太阳经不可解，必传阳明矣，投汤不当，非徒无益，而又害之也。仲景云，太阳病，若发汗，若利小便，重亡津液，胃中干燥，因转属阳明，其害不可胜言。

朱震亨《本草衍义补遗》：阳中微阴，主脾胃，解肌肉间热。手足阳明伤风引用之药，及发解本经风邪。若元气不足者，用此于阴中升阳，气上行不可缺也。

李时珍《本草纲目》：升麻引阳明清气上升，柴胡引少阳清气上行，此乃禀赋素弱，元气虚馁，乃劳役饥饱生冷内伤，脾胃引经最要药也。《素问》：阴精所奉其人寿，阳精所降其人夭。千古之下，窥其奥而阐其微者，张洁古、李东垣二人而已。又升麻能解痘毒，唯初发热时，可用解毒。

杜文燮《药鉴》：气平，味苦甘，气味俱薄，无毒，升也，阴中之阳也。祛邪热从表而散，唯其能解脾胃肌肉间热，故能散手足阳明经邪。诸方书以为元气不足者用之，阴中升阳，则谬矣。盖阳气下陷者，可升提之。若元气不足者，升之则下益虚，则元气益不足矣。盐水浸炒，则提肾气。甘草汁制，则提脾胃之气。若痰壅气上有汗者，勿用。

倪朱谟《本草汇言》：升麻，散表升阳之剂也。疗伤寒，解阳明在表之邪，发痘疹于隐秘之时，化斑毒于延绵之际。但味苦寒平，所以风寒之邪，风热之邪，升麻并皆治之。

又如内伤元气，脾胃衰败，下陷至阴之分；或醉饱房劳，有损阳气，致陷至阴之中；或久病泻痢，阳气下陷，后重窘迫；或久病阴络受伤，或胎妇转胞下坠，或男子湿热下注，或疮毒内陷，或大肠气虚，或肛坠不收，升麻悉能疗之。此升解之药，故风可散，寒可驱，热可清，疮疹可解，下陷可举，内伏可托，诸毒可拔。又诸药不能上升者，唯升麻可升之。

陈士铎《本草新编》：升麻，疗肺痈有效，但必须同气血药共用。可佐使，而亦不可以为君臣。世人虑其散气，不敢多用是也，然而亦有多用之时。夫升麻之可多用者，发斑之症也。升麻原非退斑之药，欲退斑必须解其内热。解热之药，而不能外走，必借升麻以引诸药出于皮毛，而斑乃尽消。倘升麻少用，不能引之出外，势必热走于内而尽趋于大、小肠矣。此所以多用，火热之毒尽消化也。

张介宾《景岳全书》：若上实气壅，诸火炎上，及太阳表证皆不宜用。且其味苦气散，若气血太虚，及水失无根者，并不可用。

贾所学《药品化义》：升麻，善提清气。引胃气从右而上，使清阳之气上升，而浊阴之气下降。

施今墨《施今墨对药临床经验集》：本品体轻升散，能疏散风热，解毒透疹。能升阳散郁，清热解毒，引药上行。还能升举脾胃清阳之气。用于治疗中气下陷。

谭同来《常用中药配对与禁忌》：升麻，其叶似麻，其性上升，故名升麻。味辛甘，微苦，微寒，归肺、胃、脾经。本品辛而能散，气清味薄。入肺经，长于透解肌表风邪。"疗伤寒，为解肌第一品"。前人认为"透表发汗，其力颇大，唯表邪之郁遏者宜之"。又因其微寒，透表清热。入脾胃经，既能解阳明热毒，对肿毒之属殊效，为清热解毒之妙品，又能升脾胃清阳之气而举陷，为升提清阳之良药。升麻乃"脾胃引经最要药也"。升麻甘辛微寒，轻清升散透解，能疏散肌表风热，透疹解毒。入脾胃经，既能解阳明热毒，又能泄阳明胃火，升脾胃清阳之气，疏散风热。但其性升发，上实气壅，肝阳上亢，忌用。

胡爱萍《病证通用中药》：升麻，辛甘微寒，辛能升散，既能发表退热，又能清热解毒，为清热解毒之良药，且尤善清解阳明热毒。升麻，升散，阴虚火旺及阴虚阳亢者不宜用。用量不宜大，若用量过大，易致头痛、头晕、呕吐、震颤及四肢拘挛等副作用。

胡心藻《中药类比歌诀》：升麻，体质疏松，有清轻升透之性，既能宣肺经之邪，散肌表之风而透疹解毒，又能泄阳明胃火，更善举脾胃清阳之气，故能发表透疹，解毒升阳，通窍止痛。宣发肌肉腠理之阴阳而升举脾胃之郁结。

黄和《中药重剂证治录》：升麻，清热解毒，升举阳气，托毒外出，为疮家圣药。升麻，辛微苦，微甘，微寒，有小毒，归肺、脾、胃、大肠经，升、散之剂。证治主升阳，发表，解毒，引经，亦能疏肝，解痉，止痛。

现代药理研究

升麻，主要含升麻碱、升麻醇等多种甾萜类成分，有镇痛、解热、抗惊厥、镇静、抗菌、抗炎、解痉、保肝、升高白细胞、抑制血小板聚集及释放等作用，有抑制心脏减慢心律、降低血压及抑制肠管和妊娠子宫痉挛等作用。

性能归纳

升麻，味辛苦，性微寒，归肺、胃、脾、大肠经，有小毒，为毛茛科草本植物大三叶升麻或兴安升麻的根茎。轻疏漏空，气清味薄，为清、散、透、发之剂。升、浮不降，燥、缓、动、平，走而不守，入气分，阴也，亦阳，走上下，达内外，入里透表之性能。解表退热、透疹、清热解毒、升阳。

性能应用

升麻，辛甘微寒，解表退热，用于表证发热。本品能辛散风邪，解表退热。治风寒表证，须与辛温解表药同用，如《和剂局方》之十神汤，以其与麻黄、紫苏等药配伍。前人称本品为"阳明伤风之药"，故对风寒表证渐入阳明，身热渐盛者，较为适宜。治风热表证或温病初起，可与其他辛凉解表药同用，如《阎氏小儿方论》之升麻葛根汤。

升麻苦寒，归肺经，解毒透疹，用于麻疹初起疹发不畅。本品透发麻疹，且解表退热，清热解毒。因表邪外闭，或热毒内盛所致的麻疹初发难透者，均宜使用。如《痘疹仁端录》之宣毒发表汤，以其与牛蒡子、薄荷、葛根等解表透疹药配伍。

升麻苦寒，清热解毒，用于热毒病证。本品以清热解毒功效见长，可用于瘟疫、痄腮、发斑、咽喉及牙龈肿痛、疮肿等多种热毒病证。因其尤善于清解阳明热毒，故胃火炽盛成毒的牙龈肿痛、口舌生疮、咽喉肿痛以及皮肤疮毒等较为多用。治牙痛口疮，如《兰室秘藏》之清胃散，以其与黄连等清胃解毒药同用；治咽喉肿痛、痄腮等，如《东垣试效方》之普剂消毒饮，以其与牛蒡子、板蓝根、黄连、黄芩等解毒利咽、消肿药同用；治疮肿，如《医宗金鉴》之升麻消毒饮，以其与金银花、连翘、赤芍等药同用。

升麻，升阳举陷，用于中气下陷。本品能升举脾胃清阳之气，故常用于脾虚气陷所致的脘腹坠胀、久泻脱肛、子宫及内脏脱垂等症。本品的升阳功效与柴胡相似，且多同用以增强升陷作用；亦须与黄芪等补气药配伍，共收补中益气、升阳举陷之效，如《脾胃论》之补中益气汤。

个人体会

升麻，其叶似麻，性上升，故名升麻。轻清升散，能宣发腠理阴阳之气，透散邪热自表而出，透表发汗清热之药也。又宣散肺经之邪，解肌表之风，透疹解毒，托毒外出，为"疮家之圣药"也。又能升举脾胃清阳，清阳下陷者，能升之、举之，亦为"升阳举陷"之要药也。《中药大辞典》：升阳、发表、透疹、解毒。治时气疫疬、头痛、寒热、喉痛、口疮、斑疹不透、中气下陷、久泻久痢、脱肛、妇女崩带、子宫下垂、痈肿疮毒也。

升麻，升也。升提阳明经经气，从右而上，结合先天纯阳之气，化为清阳上升入中州，振奋中阳。再配合补益之品，中气得补，中阳更加振奋。中阳振奋，升腾胃气。《素问》：五脏六腑皆禀气于胃，胃气者，五脏之本也。人体内在的生理功能得以激发而旺盛，故能升清举陷，托毒外出也。阴气下陷者得以生之，阳气下陷者得以举之，脏气下陷者得以托之，中气不足者得以充之，诸劳伤之证得以治之也。《本草纲目》云："阴精所奉其人寿，阳精所降其人夭，千古之下，窥其奥而阐其微者，张洁古、李东垣二人而已。"脾主肌肉，胃主腠理，肌肉腠理之清阳得充，结合其疏散风热、清热解毒之功能，使邪热、毒气得以托散，外感寒热表证得解，疹毒内陷者得以透发，疮痘痈肿得以托散，为"疮家之要药"也。清阳之气上升而上踞首腑，浊阴之气必降，脑清、神清、眩晕头痛、目暗神昏皆无也，为"升清降浊"之首药。《本草汇言》云："此升解之药，故风可散，寒可驱，热可清，疮疹可解，下陷可举，内伏可托，诸毒可拔。又诸药不能升者，唯升麻可升之，为脾胃引经最要之药也。"

总之：升麻轻清善升，入脾胃经，升提托举脾胃之清阳，使内在生理功能恢复旺盛，病邪热毒可随升、托之功而排出体外，为升清举陷、托毒外出之要药也。升举提托，佐使之药，不可为君，须同气血药配伍以增托举之功。升麻辛、甘，微寒，阴中之阳药也。可升可提，若中气不足者，升则下愈甚虚，元气益不足矣，可酌情配伍补益之药，以成全效。入阳明胃经，透表发汗清热。若初病太阳证，发汗透表则阳明经燥，非徒无益则有害也，宜慎之。升举之药，上实气壅，肝阳上亢，阴虚火旺者，忌之。

柴 胡

古今理性录

寇宗奭《本草衍义》：柴胡，《本经》并无一字治劳，今人治劳方中鲜有不用者，呜呼！凡此误世甚多。尝原病劳，有一种真脏虚损，复受邪热，邪因虚而致劳，故曰劳者牢也。当须斟酌用之。若或无热，得此愈甚。若此等病，苟无实热，真医者执而用之，不死何待！盖万世之后，所误无穷，可不谨哉？

张元素《医学启源》：柴胡，少阳、厥阴引经药也。妇人产前、产后必用之药也。善除本经头痛，非此药不能止。治心下痞，胸膈中痛……此胃气上行，以发散表热。

王好古《汤液本草》：柴胡能去脏腑内外俱乏，既能引清气上行而顺阳道。又入足少阳，在经主气，在脏主血。证前行则恶热，却退则恶寒。唯气之微寒、味之薄者，故能行经。

兰茂《滇南本草》：伤寒发汗用柴胡，至四日后方可用；若用在先，阳证引入阴经，当忌用。

李时珍《本草纲目》：劳有五劳，病在五脏。若劳在肝、胆、心及包络有热，或少阳经寒热者，则柴胡乃手足厥阴、少阳必用之药；劳在脾胃有热，或阳气下陷，则柴胡乃引清气退热必用之药；唯劳在肺肾者不可用尔。然东垣言诸有热者宜加之，无热则不加。又言诸经之疟，皆以柴胡为君；十二经疮疽，须用柴胡以散结聚。但要用者精思病原，加减佐使可也。盖热有在皮肤、脏、骨髓，非柴胡不可。

缪希雍《本草经疏》：柴胡，为少阳经表药。足少阳胆也。胆为清净之腑，无出无入，不可汗，不可吐，不可下，其经在半表半里，故法从和解，小柴胡汤之属是也。其性升而散，属阳，故能达表散邪也。柴胡苦平而微寒，能除热散结而解表。湿痹拘挛者，柴胡为风药，风能胜湿故也。

张介宾《景岳全书》：柴胡，用此者，用其凉散，平肝之热。其性凉，故解寒热往来，肌表潮热，肝胆火炎，胸胁痛结，兼治疮疡，血室受热；其性散，故主伤寒邪热未解，温疟热盛，少阳头痛，肝经郁证。总之，邪实者可用，真虚者当酌其宜。虽引清气上升，然升中有散，中虚者不可散，虚热者不可寒，岂容误哉！柴胡之性，善泄善散，所以大能走汗，大能泄气，断非滋补之药，不可再损营气。

贾所学《药品化义》：柴胡，性轻清，主升散，味微苦，主疏肝。若多用二三钱，能祛散肌表。属足少阳胆经药，治寒热往来，疗疟疾，除潮热。若少用三四分，能升提下陷，佐补中益气汤，提元气而左旋，升达参芪以补中气。凡三焦胆热，用柴胡清肝散以疏肝胆之气，诸证悉愈。凡肝脾血虚，骨蒸发热，用逍遥散以此同白芍抑肝散火，恐柴胡性凉，制以酒拌，领入血分，以清抑郁之气，而血虚之热自退。内热用黄芩，外热用柴胡，为和解要剂。

叶桂《本草经解》：脏腑共十二经，凡十一脏皆取决于胆，柴胡轻清，升达胆气，胆气条达，则十一脏从之宣化，故心腹肠胃中，凡有结气，皆能散之也。柴胡升达胆气，则肝能散精，而饮食积聚自下矣。少阳经行半表半里，少阳受邪，邪并于阴则寒，邪并于阳则热，柴胡和解少阳，故主寒热之邪气也。

徐大椿《神农本草经百种录》：柴胡，肠胃之药也。观《经》中所言治效，皆主肠胃，以其气味轻清，能于顽土中疏理滞气，故其功如此。天下唯木能疏土，前人皆指为少阳之药，是知末而未知其本也。

黄宫绣《本草求真》：柴胡能治五痨，必其诸脏诸腑，其痨挟有实热者，暂可用其解散。真虚而挟实，亦当酌其所宜。虽引清阳之气左旋上行，然升中有散，若无归、芪同投，其散滋甚。虚热不可寒，血衰火毒者不可燥，岂容误哉？兼之性滑善通，凡溏泄大便者，当善用之。

吉益为则《药征》：其用柴胡也，无不有胸胁苦满之证。今乃施诸胸胁苦满，而往来寒热者，其应犹响之于声，非直疟也，百病皆然。无胸胁苦满证者，则用之无效焉。然则柴胡之所主治，不在彼而在此。

王士雄、王孟英《重庆堂随笔》：柴胡为正伤寒要药，不可以概治温热诸感；为少阳疟主药，不可以概治他经诸疟；为妇科妙药，不可以概治阴虚阳越之体，用者慎之。

张山雷《本草正义》：柴胡味苦，而专主寒热。《名医别录》称其微寒。然香气馥郁，而体质轻清，气味俱薄，与其他之苦寒泄降者，性情功用，大是不同。疏泄外邪，则寒郁解而肝胆之气亦舒，木既畅茂，斯诸证自已。

周岩《本草思辨录》：人身生发之气，全赖少阳，少阳属春，其时草木句萌以至茇茂，不少停驻。然当阴尽生阳之后，未离乎阴，易为寒气所郁，寒气郁之，则阳不得伸而与阴争，寒热始作。柴胡乃从阴出阳之药，香气彻霄，轻清疏达，以治伤寒寒热往来，正为符合，邹氏所谓鬯郁阳以化滞阴也。

施今墨《施今墨对药临床经验集》：本品味薄气升，功擅透表，泄热。为治邪入少阳，半表半里之证的要药。又能疏肝解郁，用于肝气郁结所引起的诸证。柴胡气升为阳，能引清气上行，故可升阳举陷。

焦树德《用药心得十讲》：柴胡，苦平入肝胆，条达疏解，畅郁阳，化滞阴，解心腹、胃肠间气结，推陈出新。

谭同来《常用中药配对与禁忌》：柴胡，味辛苦，微寒，轻清上升，宣透疏达之性。对于风湿痹证、疮疡、瘰疬、皮肤之疾，本品具有散邪，开结气，畅气血，宣郁滞之功。柴胡禀升发之性，善上行，既可散风邪，又可泄肝火而促其下潜，阻其上炎扰乱清空之害，或升举清阳，促浊阴下降。醋炒减低散性，酒炒增其升提，鳖血炒可退虚热。

胡爱萍《病证通用中药》：柴胡，苦泄辛散，微寒清热，芳香质轻，可升可散，尤善解表祛邪而退热。故外感风热表证，无论风寒、风热皆可选用。本品性善条达，善能疏泄升发，入足少阳胆经，故善疏散少阳半表半里之邪。长于疏肝气，散肝郁，为治肝郁气滞之主药，治内伤肝郁之胁痛，又治外伤跌扑之胁痛。又治疗肝郁气滞之月经失调。柴胡性升散，古人有"柴胡劫肝阴"之说。故阴虚阳亢，肝风内动，阴虚火旺，及气机上逆者忌用或慎用。解表退热宜生用，疏肝解郁宜醋制用。

胡心藻《中药类比歌诀》：柴胡芳香，轻清上升，宣透疏达之性。善升肝胆之清阳，疏达少阳气机，清泄肝胆之郁热。又具有疏通胃肠之功。柴胡入肝胆，先降后升，而主上升，宣气散结，而开郁调经。

黄煌《方药心悟》：丁光迪：柴胡，既能升清，又能和解，是气分药，又是血分药。和解清热常重用，余者用量较轻，用于解热量宜大，用于疏肝解郁量宜少。

黄和《中药重剂证治录》：柴胡味苦，微寒，归肝、胆经，通散之剂，以升、散、宣、疏为特点，兼能通降。朱良春认为：本品擅发表举陷，解郁通滞，能升能散，能通能降，唯在其用量之大小，用于升提量宜少，用其通降量宜大。

现代药理研究

柴胡含柴胡皂苷、挥发油及甾醇类化合物，对中枢神经有抑制作用，抗惊厥、镇痛、镇静，有一定的麻醉作用，还有解热，镇咳，抗病毒，抗炎，抗变态反应，促进细胞及体液免疫，抑制细胞增生，改善肾组织病理变化，保肝利胆，抗消化道溃疡，解痉，降血脂，抑制血小板聚集，升血糖，促进蛋白质合成，抑制尿蛋白排泄，抗肿瘤等作用。

性能归纳

柴胡，味辛苦，性微寒，归肺、肝、脾经，无毒，为伞形科草本植物柴胡或狭叶柴胡的根或全草。体轻质疏，味薄气香，为升、散、通、调之剂。升、浮亦降，缓、动、燥、泄，走而不守，入气分，亦入血分，阴也，亦阳，走上下，达内外，行表入里，半表半里之性能。解表退热，疏肝解郁，升阳。

性能应用

柴胡，辛散升浮，其性微寒，能祛邪解表退热，用于外感表证及少阳证。治外感表证发热，不论偏寒偏热，皆可使用，如《本事方》之柴胡散，以其与甘草同用。风寒表证，可与发散风寒药同用，如《症因脉治》之柴胡羌活汤；风热表证，可与发散风热药或清热药同用，如《伤寒六书》之柴葛解肌汤。本品还善入少阳，以辛散入于半表半里之邪，为治寒热往来胸胁苦满、口苦咽干等少阳证的要药，并常与黄芩配伍以清半表半里之热。二者共收和解少阳之效，如《伤寒论》之小柴胡汤。

柴胡，能条达疏解肝胆气机，疏肝解郁，用于肝郁气滞，为治疗肝失疏泄、气机郁阻所致的胸胁或少腹胀痛、情志抑郁、妇女月经失调等肝郁气滞证的要药。常与行气药和活血药同用，以行气疏肝，活血止痛，如《景岳全书》之柴胡疏肝散，以其与香附、川芎等药配伍。

柴胡气香入脾胃经，能升举其清阳之气，用于中气下陷。治疗脾气亏虚、升举无力、中气下陷所致的脘腹重坠作胀、久泻不止，甚至脱肛、子宫下垂等，须与黄芪等补脾益气药同用，共收补气升阳之效，如《脾胃论》之补中益气汤。

个人体会

柴胡，味苦性凉，质轻清散，气味俱薄，然香气馥郁，其性凉散，能透达肌表，退热发汗，用治外邪寒热之病，凡需退热者必用，用治各种外感热证及内伤热证，无论偏寒、偏热、偏虚、偏实皆可配伍选用，为治伤寒寒热，退热发汗之要药。又善入少阳，以轻清凉散之功，畅郁阳以化滞阴，以阴出阳，透发疏达，散半表半里之邪热；利枢机以和解表里，治寒热往来之病证，又为清解表里寒热之要药也。《本草正义》谓柴胡之轻清透达，独入少阳之功，与其他之苦寒泄降者，其性情功用大是不同也。

胆为六腑之首，奇恒之腑，足少阳经脉，少阳经在三阳经或三阳经与三阴经之间，皆为枢机，属半表半里之位也。《经》谓：十二经脉皆取决于胆，故凡人身生发之气亦全赖乎于少阳。《本草思辨录》云："少阳属春，其时草木句萌以至畼茂，不少停驻。然当阴尽生阳之后，未离乎阴，易为寒气所郁，寒气郁之，则阳不得伸而与阴争，寒热始作。"阴阳相争，阴胜则寒，阳胜则热，寒热往来也。柴胡木性，萌生于早春，乃以阴出阳之药，气味俱薄，香气馥郁，故入少阳，轻清疏达，功擅透表泄热，畅郁阳以化滞阴，透散半表半里之寒热。为治邪入少阳，半表半里，寒热往来之要药也。

《本经》主心腹，胃肠中结气，饮食积聚，寒热邪气。皆因少阳邪热滞壅，中气无权，不能宣散使然，或少阳邪入渐深，耗伤正气，清阳下陷之证，及邪入日久，邪热已衰而正气亦惫之脾阳不振之候。柴胡轻清升散，以阴出阳，引清阳之气左旋而上行，达表散邪除热，邪散则烦热邪气自散，热除则心腹胃肠中结气皆消。阳升则清气上行，助脾胃之气以行阳道，阳气下陷能升能举，饮食积聚亦解自散也。《本草纲目》云："劳在脾胃有热，或阳气下陷，则柴胡乃引清气退热必用之药。"

　　肝胆木属，主升主动，主疏泄，调畅气机，主升阳出入而疏散、畅达、生发也。或因肝胆之疏泄失常，复感外来之邪所乘，肝胆之阳遏郁不得宣布，失其调达之本性，而成气机不畅，气机郁结而出现胸胁、两乳、少腹之胀痛不适。或因肝木升发太过，木火上凌，因而攻动恣肆，横逆为患，而出现头目胀痛、面红目赤、呕逆、易怒等症。柴胡轻疏性散，能条达疏解肝胆之气机，畅肝阳，化积阴，解气分之结，疏肝解郁，清散热结，治肝失疏泄、气机郁阻之胸胁胀痛、情志抑郁、经脉失调，为治肝郁气滞之要药也。

　　总之：柴胡轻清上行，入肝胆脾胃经，升散之剂，清热之药也。因能以阴出阳，引清阳之气左旋上行，振奋脾胃中州之阳气，畅郁阳，化滞阴，透散邪热，郁热，祛邪外出以达表。《本草崇原》云："柴胡，乃从太阴地土、阳明中土而外达于太阳之药也。"而非少阳经之专药。至于和解少阳，治妇人热入血室之小柴胡汤，乃多药协调之功，非柴胡一药之力也。治中气下陷，劳热羸瘦，亦非为补益之药，只取升清之用耳。《本草纲目》曰："柴胡乃引清气退热必用之药……然东垣言诸有热者宜加之，无热则不加。"只是偏于肝胆二经，以清泄肝胆邪热而为已用也。用于清热用量宜大，用于升清用量宜少。清热宜生用，解郁宜醋制。然清中有散，大能走汗、泄气，有"劫阴之弊"，用者宜慎，真阴亏损，肝阳上亢者，忌服。

泻下药、润下药、峻下逐水药

大　黄

古今理性录

孙星衍《神农本草经》：主下瘀血，下闭，寒热，破癥瘕积聚，留饮宿食，荡涤肠胃，推陈致新，通利水谷道，调中化食，安和五脏。

张元素《医学启源》：大黄味苦气寒，其性走而不守，泻诸实热不通，下大便，荡涤肠胃中热，专治不大便。

寇宗奭《本草衍义》：大黄损益，前书已具。仲景治心气不足，吐血、衄血，而不用补心汤，更用泻心汤何也？答曰：若心气独不足，则不当须吐衄也。此乃邪热，因不足而客之，故吐衄，以苦泄其热，就以苦补其心，盖两全之。有是证者用之无不效，量虚实用药。

王好古《汤液本草》：大黄，阴中之阴药，泄满，推陈致新，去陈垢而安五脏。谓如戡定祸乱，以致太平无异，所以有将军之名。

李时珍《本草纲目》：大黄，乃足太阴、手足阳明、手足厥阴五经血分之药，凡病在五经血分者，宜用之。若在气分用之，是谓诛伐无过矣。病发于阴而反下之，则作痞满，乃寒伤营血，邪气乘虚结于上焦。胃之上脘在于心，故曰泻心，实泻脾也。病发于阳而反下之，则成结胸，乃热邪陷入血分，亦在上脘分野。仲景大陷胸汤丸皆用大黄，亦泻脾胃血分之邪，而降其浊气也。

杜文燮《药鉴》：导瘀血，除积气，能滚痰，能推陈。生用则通肠胃壅滞结热，熟用则治诸毒疮疡，久不收口。盖以诸毒疮疡，皆属心火，大黄熟用，则能泻心火，且宣气消肿，而除结热之在上者。其性沉而不浮，其用走而不守，有推陈致新之功，有斩关夺将之能，故名为将军。

缪希雍《本草经疏》：《经》曰：实则泻之。大黄气味大苦大寒，性禀直逐，长于下通，故为泻伤寒、温病、热病实热，热结中下二焦，二便不通，及湿热胶痰滞于中下二焦之要药。祛邪止暴，有拨乱反正之殊功。

张介宾《景岳全书》：大黄，欲速者生用，汤泡便吞；欲缓者熟用，和药煎服。气虚同以人参，血虚同以当归。佐以甘草、桔梗，可缓其行；佐以芒硝、厚朴，益助其锐。用之多寡，酌人实虚，假实误用，与鸩相类。

张志聪《本草崇原》：凡禀气厚实，积热留中，大黄能养阴而推陈致新，用之可也。

若素禀虚寒，虽据证当用大黄，亦宜量其人而酌减，此因禀质之有不同也。

刘若金《本草述》：大黄，《本经》首曰下瘀血、血闭，固谓厥功专于血分矣。阳邪伏于阴中，留而不去，是即血分之结热，唯兹可以逐之。《本草》所谓肠间结热，心腹胀满，亦指热之结于血中者而言。如仲景治痞满及结胸证，胥用大黄，乃时珍能晰其微，谓用之以泻脾邪，初不干于气分也，是非其一端可以类推者乎。

吉益为则《药征》：大黄主通利结毒也，故能治胸满、腹满、腹痛、便闭、小便不利，旁治发黄瘀血肿胀。历观诸方，张仲景氏用大黄者，特以利毒而已，故各陪其主药，而不单用焉。

张锡纯《医学衷中参西录》：大黄味苦气香性凉，能入血分破一切瘀血。为其气香，故兼入气分，少用之亦能调气，治气郁作疼。其力沉而不浮，以攻决为用，下一切癥瘕积聚。其香窜透窍之力，又兼利小便。性虽趋下，而又善清在上之热，故目疼齿疼，用之皆为要药。又善解疮疡热毒，治疗疔毒，尤为特效之药。其性能降胃热，并能引胃气下行，故善止吐衄。《本经》谓其能"推陈致新"，因有黄良之名。仲景治血痹虚劳，方中皆用大黄，是真能深悟"推陈致新"之旨者也。凡气味俱厚之药，皆忌久煎，而大黄尤甚，若单用之开水浸服即可。大黄之力虽猛，然有病则病当之，恒有多用不妨者。盖用药以胜病为准，不如此则不能胜病，不得不放胆多用也。

陈士铎《本草新编》：导瘀血，滚痰涎，破癥结，散积聚，止疼痛，败痈疽热毒，消肿胀，俱各如神。欲其上升，需加酒制；欲其下行，需入芒硝；欲其速弛，生用为佳；欲其平调，熟煎尤炒；欲其少留，用甘草能缓也。大黄过煮，则气味全散，攻毒不勇，攻邪不急，有用而化为无用矣。大黄之妙，全在生用为佳。将群药煎成，再投大黄，略煎一沸即服，功速而效大，正取其迅速之气而用之也。不可畏其猛烈，过煎煮以去其峻利也。

陈其瑞《本草撮要》：肥甘过度，胃火盛而大便结；纵饮太盛，脾火盛而大便结，必用苦寒，以大黄可也。

陈念祖《神农本草经读》：五脏皆秉气于胃，胃得大黄运化之功而安和，而五脏亦得安和矣，所以有黄良之名也。

张山雷《本草正义》：迅速善走，直达下焦，深入血分，无坚不破，荡涤积垢，有犁庭扫穴之功。

岳美中《岳美中医话集》：我认为无邪热者不用大黄，无坚积者不用芒硝。若属虚证，两者都宜慎用或不用，免生虚虚之弊。

谭同来《常用中药配对与禁忌》：本品大苦、大寒，其性沉而不浮，其用走而不守，其力猛而下行，能直达下焦。善能荡涤胃肠实热积滞而长驱直下，为苦寒攻下之要药。且入血分，既能清泄血分实热，凉血止血，又能通利血脉，以逐瘀通经。此外，大黄尚有利胆退黄之功，并可与热药同用，以下寒实积滞。借其入血降泄之功，又能活血行瘀。研末外敷，又有清火消肿解毒之功。对有形之邪，具有推陈致新的作用。小量大黄启脾开胃，安和五脏。酒制则增强活血行瘀之力。大黄主要围绕"泻热攻积，凉血解毒，逐瘀通经"三大功效，如剂量过少，又会引起便秘。大黄为峻烈之品，能伤正气，非邪实之证，不可妄用。又能促进子宫收缩，故胎前慎用。

胡爱萍《病证通用中药》：大黄苦寒沉降，力猛善走，能荡涤胃肠，推陈致新，有较强的泻下作用，为治疗积滞便秘的要药。还能荡涤胃肠湿热，使湿热去而痢自止，此即"通因通用"之义也。兼能利湿，通利前后二阴，排除湿邪而退黄，为治疗湿热黄疸的常用药。借其泻下之力，可荡涤大肠热毒，泻下血热瘀阻，热毒瘀阻得下，大肠腑气得通，则肠中痈肿消，腹中疼痛止，故可治肠痈。

马有度《方药妙用》：大黄味苦寒，其性刚烈，有将军之称，具有泻火攻下，破积消滞之力，主要用于阳明腑实，里热内盛诸证。可除胃火，导热下行。开痞满，开郁降气，和胃气，降逆止呕，消积滞，护胃健胃。治胃出血，生用为要。破癥积，用量宜大。《本草从新》曰："大黄泻血分实热，又活血通经，引血下行，主通女子经候。"

胡心藻《中药类比歌诀》：大黄，苦寒沉降，性禀有逐，为峻厉泻下之品，以清泻为功，长于下通，而利谷道，以破积滞，泻热毒。又偏于血分，治血分之实邪结滞，能凉血解毒，为治热毒疮疡之佳品。大黄力猛善走，能消除瘀滞恶血，攻破癥瘕积聚，为祛瘀生新之良品。由于大黄药效迅速，多在急性热病、急腹症等危急重症的救治中发挥重要作用，前人遂喻其有斩关夺门之力，勘定祸乱之功，雅称为"将军"。大黄生用，攻积导滞之势猛，泻火解毒之力强。以黄酒拌蒸成熟大黄，使寒性与致泻之力双减，具有清热化湿之功，体虚邪实而不耐攻伐者用之。酒洗大黄介入于生熟之间，可驱上部火热下行。醋拌入肝，破血而泻血分之实热，并可调经。大黄炒炭，泻火逐瘀之力大减，有止血而不留瘀之功。

黄煌《方药心悟》：何止湘：大黄，味苦性寒，实者用之，热者用之。气血在上不降者用之，闭塞者用之，因实致虚者用之，寒者配伍得当亦可用之。急症中病即止，慢性病小剂缓缓治之，并有促进代谢作用。先师讲："大黄虽泻，用之得当，补益胜于参芪。"

黄和《中药重剂证治录》：大黄苦寒，有小毒，归胃、大肠、肝、心经，攻泻之剂。凡属火热、积滞、瘀血、浊毒、郁闭皆大黄之证也。以其寒通之性，勘乘清热、泻火、解毒、荡涤积滞秽浊及散邪郁开闭，醒神宁心之重任，其通腑散积，通下开上，通调阴阳，通行气血之能，尤见其"将军"之宏效丰功也。

现代药理研究

大黄含蒽醌类衍生物，有泻下作用，还有抗多种细菌、真菌的作用；含大黄酸、大黄素等，有促进胆汁分泌、利胆、排石、促进消化的功能。本品对中枢神经系统有解热、镇痛作用，对心血管系统有降血压、改善微循环、降血脂、降低血清总胆固醇的作用；可改善肾功能，利尿，促进尿素氮肌酐的排泄，还有抗溃疡，保护胃黏膜，止血，抑制系膜细胞生长，抗肿瘤，抗衰老的作用。

性能归纳

大黄，味苦，性寒，归大肠、脾、胃、心、肝经，有小毒，为蓼科草本植物掌叶大黄或唐古特大黄，或药用大黄的根及根茎。气浊味厚，为清、泻、通、解之剂。沉、降、不升，峻、动、燥、泄，走而不守，入气分，亦入血分，阴也，走上下，达内外，行表入里之性能。泻下积滞，清热泻火，凉血止血，清热解毒，活血祛瘀，清泄湿热。

性能应用

大黄苦寒，泻下积滞，用于便秘及胃肠积滞。本品苦寒通降，为主治热结便秘、高热、烦躁、腹中胀满之要药，常与芒硝、枳实、厚朴配伍，以增强通便泄热作用，并行气以除胀满，如《伤寒论》之大承气汤。热结便秘而兼气、血、阴津亏耗者，须与益气、补血、养阴生津之药同用，以扶正祛邪。本品泻下通便之力较强，且不良反应相对较少，其他便秘证亦可常用，如治寒积便秘、腹痛，可与附子、干姜等温里药同用，以共收温下之效。习惯性便秘亦用之有效，唯其易引起继发性便秘，故不宜常服。本品又是通便以导行胃肠积滞的要药，如常与消食药配伍，用于饮食积滞；或与清热燥湿药配伍，用于湿热痢疾；或与驱虫药配伍，用以排出肠道寄生虫。用其导滞主要取其轻用而缓下之效。

大黄苦寒，清热泻火，用于温热病高热神昏或脏腑火热上炎之证。对于温热病热邪盛者，本品可清气分实热，清热解毒，又导热下行，无论有无便秘，均可与清热药同用。对于头痛、目赤、咽喉及牙龈肿痛等实火上攻之证，本品又能清肝、胃、心、肺之热，亦可导热下行，经合理配伍，可收到较好的疗效，如《小儿药证直诀》之泻青丸，《银海精微》之泻肺汤及泻脾汤等，均选用本品配伍。

大黄苦寒，入血分，凉血止血，用于血热妄行的出血证。本品具有良好的凉血止血作用，因其善清导脏腑之热下行，故宜于热邪上炎之吐血、咯血、衄血。因热所致的便血、尿血等症，亦可使用。常与相应的清热药和止血药配伍，如《十药神书》之十灰散，以其与侧柏叶、栀子等药同用。

大黄苦寒，清热解毒，用于热毒疮痈及烧烫伤。用于热毒疮痈，本品既能清热解毒，又能下泄热毒，同时又能活血，以助其消肿止痛，故皮肤痈肿疔疖及肠痈等内痈均可使用。治外痈可内服，亦可外用。常与解毒消痈和活血止痛药配伍，如《金匮要略》之大黄牡丹皮汤，主治肠痈腹痛。治烧烫伤，多研细末，麻油调敷患处。

大黄活血祛瘀，用于瘀血证。本品的活血祛瘀作用，主要用于腹内瘀血之癥积痞块，妇女血瘀所致的月经失调、痛经、经闭、产后腹痛、恶露不尽，跌打损伤，瘀肿疼痛等症。常与其他活血祛瘀药同用，如《金匮要略》之大黄䗪虫丸，主治腹中瘀块及妇女经闭等。

大黄苦寒清热，清泄湿热，用于湿热黄疸及湿热淋证。治疗湿热黄疸，常与茵陈、栀子同用，可明显增强其利湿退黄之功。治湿热淋证，常与利尿通淋药同用，尤宜于血淋，如《和剂局方》之八正散，以其与车前子、瞿麦等药配伍。

个人体会

大黄为中药四大主药之一，苦寒之性，厚浊之气。其性刚烈，功峻效速，应用范围广泛，疗效显著，列为中药四圣，实不为过。《神农本草经》云："主下瘀血，下闭，寒热，破癥瘕积聚，留饮宿食，荡涤肠胃，推陈致新，通利水谷道，调中化食，安和五脏。"概括了大黄的功用主治，常被誉为荡涤积滞之要药，清火热邪结之妙品，凉血止血之圣，活血消肿之殊，散热毒疮痈之佳品，祛瘀生新之良药；祛湿热利胆，利尿之功著；祛陈垢有犁庭扫穴之能；推陈致新之力，斩关夺将有功；授勘定祸乱之重任，雅称为"将军"也。去火热、积滞、瘀血、浊毒、郁闭之功速。以寒通之性，清热攻积，凉血解毒，逐瘀通经，荡涤积滞秽浊及散郁开闭，醒神宁心。其通腑散滞，通下开上，通调阴阳，通行气血之能，峻猛效捷，可见其"将军"之宏效丰功也。

大黄苦寒清热，大寒泻火解毒，含有蒽醌类衍生物，有泻下作用，又有广泛的抗菌、抗炎作用。对金黄色葡萄球菌、链球菌、肺炎双球菌、白喉杆菌、伤寒杆菌、痢疾杆菌、绿脓杆菌、大肠杆菌等多种致病菌及真菌都有抑制作用。对肝胆炎症、胃肠道炎症、心肺炎症、泌尿系炎症及尿毒症、痈疮疖肿、烫火伤，只要辨证为热证，实证者皆可配伍，可见大黄是一味广谱抗菌消炎药。临床常在抢救或治疗急症、重症过程中起主导作用。其中不少属于感染性疾病，有直接抗菌、抗病毒作用。有抑制多种炎症介质、抗炎、改善血液循环的作用。

大黄具有推陈致新之功，小量应用有启脾开胃，安和五脏之功用。《神农本草经读》曰："五脏皆秉气于胃，胃得大黄运化之功安和，而五脏亦得安和矣，所以有黄良之名也。"现代药理研究：大黄能改善微循环，降血脂，降胆固醇，降血压，改善肾功能，抗溃疡，保护胃黏膜，有护胃养胃、抗衰老等作用。先人有大黄虽为泻下之药，只要合理应用，用之得当，补益胜于参芪也；前贤亦有"病在脏，治在腑"，故通腑泄热，荡污排浊，胃肠清利，腑道通，五脏皆安矣，故又为强身健体、延年益寿之佳品也。仲景治血痹虚劳，方中皆用大黄，皆乃深悟"推陈致新"之旨者也。

大黄苦寒，峻下通利之药，走而不守，性禀直逐，长于下通，推陈致新，泻脾降浊，泻下通便之力强。虽不良反应较少，但总为峻烈之品，能伤正气，非邪实之证，不可妄用，脾胃虚弱者慎用。又能活血，促进子宫收缩，故孕妇、经期、哺乳期应慎用或忌用。本品气浊味厚，不宜久煎。

芒　硝

古今理性录

寇宗奭《本草衍义》：芒硝，性和缓，古今多用以治伤寒……朴消，以人乳汁调半钱，扫一切风热毒气攻注目睑外，及发于头面、四肢肿痛，应手神验。

成无己《伤寒明理论》：《黄帝内经》云咸味下泄为阴。又云：咸以软之，热淫于内，治以咸寒。气坚者以咸软之，热盛者以寒消之。用芒硝以软坚走实热。结不至坚者，不可用也。

王好古《汤液本草》:《本经》谓芒硝利小便而堕胎。伤寒妊娠可下者,用此兼以大黄引之,直入大肠,润燥软坚泻热,子母俱安。《经》云有故无殒,亦无殒也,此之谓欤。《经》云热淫于内,治以咸寒,佐以苦寒。故用芒硝、大黄,相须为使也。

陈士铎《本草新编》:大黄不得芒硝,则其势不速,非好用芒硝也。芒硝佐大黄,亦能制大黄之猛。盖大黄性速,而芒硝之性更紧于大黄。大黄转不敢恃其威,而过于逐北,反有彼此牵制之益,故功成更神也。

陈嘉谟《本草蒙筌》:甚消痰癖,更通月经。延发漆疮可敷,难产子胞可下。洗心肝明目,涤肠胃止痛。每用大黄、芒硝,相须而为使也。

李时珍《本草纲目》:朴硝可施于鲁莽之人,及敷涂之药。若汤、散服,必须芒硝为佳。后人制为玄明粉,煅炼多偏,佐以甘草,去其咸寒之毒。遇有三焦肠胃实热积滞,少年气壮者,量与服之,亦有速效。若脾胃虚冷,及虚火动者,服之是速其咎矣。朴硝属水,味咸而气寒,其性下走,不能上升,阴中之阴也。故唯荡涤肠胃积滞,折治三焦邪火。硝石属火,味辛苦微咸,而气大温,其性上升,水中之火也。故能破积散坚,治诸热病,升散三焦火郁,调和脏腑虚寒。

汪昂《本草备要》:朴硝酷涩性急,芒硝经炼稍缓。能荡涤三焦、肠胃实热,推陈致新。按致新则泻亦有补,与大黄同。盖邪气不除,则正气不能复也。

张璐《本经逢原》:热淫于内,治以咸寒。坚者以咸软之,热者以寒消之。若热结不至坚者,不可轻用。

姚澜《本草分经》:润燥软坚,下泄除热,能荡涤三焦、肠胃实热,推陈致新,治阳强之病,无坚不破,无热不除。又能消化金石。误用伐下焦真阴。

焦树德《用药心得十讲》:主用于治疗热邪炽盛所致的大便秘结。本品除泻下外,尚有软坚破血的作用。

胡爱萍《病证通用中药》:芒硝,咸苦而寒,咸能软坚,苦可降下,寒以清热,主入阳明,能荡涤胃肠实热而除燥屎,故为治疗实热积滞、大便秘结之要药。芒硝偏于软坚,主除燥屎,为治疗实热燥结之要药。

胡心藻《中药类比歌诀》:芒硝咸寒,走而不守,长于润燥、软坚、散结,能荡涤阳明实热积滞,攻坚破结,涤三焦胃肠实热,推陈致新,治六腑之邪热,涤肠中宿垢之要药。又能攻逐痰饮,故常用于治胃肠燥屎,亦治外感时疫,痰阻经络。

谭同来《常用中药配对与禁忌》:芒硝,咸寒软坚,润燥通便,清热泄火,荡涤内热实热及停痰、宿食。软化结石,以泻为要。

刘典功《中药指征相类鉴别与应用》:芒硝,咸、苦、寒而降泄,可润可软,为下燥结、攻燥屎之良药。在泻热通便中,长于清热消肿,无热邪结滞胃肠者以及年老体衰者忌用。

现代药理研究

本品含硫酸钠及小量的氯化钠、硫酸镁等。硫酸钠不易被肠壁吸收,口服后,在肠内形成高渗盐溶液，使肠道保持大量水分，肠内容积增大，刺激肠黏膜引起肠蠕动而致泻。

性能归纳

芒硝，咸、苦性寒，归大肠、胃经，无毒，为硫酸钠矿精制后的结晶体，经加工为朴硝—芒硝—玄明粉。气厚味重，为清、泻、通、散之剂。沉、降，不升，润、泄、猛、动，走而不守，入气分，亦入血分，阴也，下行，入内，走里之性能。软坚泻下。外用清热消疮肿。

性能应用

芒硝，苦咸性寒，软坚泻下，用于热积便秘。本品苦寒，既可清泄，又可通泄，亦有较强的通便泻热作用。更因其味咸，长于软化坚硬燥结之大便，故为"咸能软，能下"的代表药物。治疗实热积滞，大便燥结之症，常与大黄相须为用，以增强攻下热结之效，如《伤寒论》之大承气汤。

芒硝苦寒，清热下行，消肿止痛，用于咽痛、目赤及疮疡肿痛。本品局部外用，有清热消肿之效。常用以治疗咽喉肿痛、口舌生疮、目赤红肿、乳痈、痔疮肿痛及其他皮肤疮肿。单用或与清热解毒药同用，如《外科正宗》之冰硼散，主治咽喉及牙龈肿痛，口舌生疮。

个人体会

芒硝，苦咸而寒，泄下清热，润燥软坚，散结逐痰饮，治实热积滞，腹胀便秘，停痰积聚，目赤翳障，丹毒痈疮。《名医别录》云："主五脏积聚，久热胃闭，除邪气，破留血，腹中痰实结搏，通经脉，利大小便及月水，破五淋，推陈致新。"本品含硫酸钠、氯化钠、硫酸镁等成分，有高渗作用。在肠胃中，其高渗溶液可吸收肠壁水分，刺激肠黏膜，起到润燥软坚，散结通燥屎，泄下逐痰饮的作用，能荡阳明实热积滞，涤三焦胃肠热实，治六腑之邪热，为涤肠中宿垢之要药也。在体外，亦由于高渗盐的作用，吸收、消散水肿，起到了清热泄火，逐痰饮，通痰阻经络，软坚散结，使饮去肿消，热毒消散，治咽喉肿痛、口舌生疮、目赤红肿、乳痈、痔疮肿痛及皮肤疮肿。《本经逢原》云："热淫于内，治以咸寒。坚者以咸软之，热者以寒消之。"

芒硝，咸寒清热，通散之剂。入气分，亦入血分，清血分之热，通血分之结，软坚破血而通经脉。可通月经，下难产，治胞衣不下，消痰癖癥瘕。《药性论》云："通女子月闭癥瘕，下瘰疬、黄疸病，主堕胎。"又能荡涤内热积实，软坚散结化结石。《本草分经》有："无坚不破，无热不除，又能化结石。"治尿路结石及胆道结石，有化石通淋之效。亦以化痰癖，以通泄为用耳。泄下之剂，破血通经，能伐下焦真阴，脾胃虚弱及孕妇忌服，年老体弱者慎用。

芦 荟

古今理性录

姚澜《本草分经》：芦荟，大苦，大寒，凉肝镇心，功专清热，杀虫，治惊痫、湿癣。

李时珍《本草纲目》：其功专于杀虫、清热，以上诸病，皆热与虫所生故也。

李中梓《雷公炮制药性解》：解巴豆毒。在小儿惊疳诸热，尤为重药。

倪朱谟《本草汇言》：芦荟，凉肝杀虫之要药也，凡属肝脏为病有热者，用之必无疑也。但味极苦，气极寒，诸苦寒药无出其右者。其功力主消不主补，因内热气强者可用，内虚泄泻食少者禁用。

缪希雍《本草经疏》：芦荟禀天地阴寒之气，故其味苦，其气寒，其性无毒。寒能除热，苦能泄热燥湿，能杀虫，至苦至寒，故为除热杀虫之要药。其主热风烦闷，胸胁间热气，明目，镇心，小儿癫痫惊风，疗五疳，杀三虫者，热则生风，能使人烦闷，热除则风热烦闷及胸膈间热气自解。凉肝故明目，除烦故镇心。小儿癫痫惊风，热所化也，五疳同为内热脾胃停滞之证，三虫生于肠胃湿热，痔病疮瘘亦皆湿热下客肠脏，致血凝滞之所生，故悉主之。能解巴豆毒，亦除热之力也。

张璐《本经逢原》：芦荟，入厥阴肝经及冲脉。其功专于杀虫清热。冲脉为病，逆气里急及经事不调，腹中结块上冲，与小儿疳热积滞，非此不除。同甘草为末，治头项顽癣甚效。但大苦大寒，且气甚秽恶，若胃虚少食人得之，入口便大吐逆，每致夺食泄泻，而致羸瘦怯弱者多矣。

黄宫绣《本草求真》：功专杀蛊除疳，安心明目，最为小儿惊痫疳积上品。芦荟、使君子等分为末，米饮下。且能吹鼻杀脑疳，及除鼻痒。然苦虽能杀蛊，寒能疗热，而气甚秽恶。气血得香则顺，得臭则逆，所当慎投。

胡爱萍《病证通用中药》：芦荟，善泻下通便，又能清导实热，善治热结便秘。又入肝经清肝火，除烦热，故热结便秘，兼心肝火旺，烦躁失眠者用之更宜。

现代药理研究

本品主要含芦荟大黄素苷等多种羟基蒽醌衍生物、树脂类、芦荟多糖、有机酸、氨基酸、游离单糖、胆固醇、菜油甾醇、谷甾醇等成分，具有刺激性泻下作用，泻下成分主要为芦荟大黄素苷；对四氯化碳性小鼠肝损伤有保护作用，对实验性大鼠血液中的乙醇有迅速的清除作用。其提出物及芦荟素、芦荟苦素等有抗肿瘤作用。芦荟多糖具有免疫调节活性。其水浸液有抑菌作用。

性能归纳

芦荟，味苦，性寒，归大肠、肝经，无毒，为百合科草本植物库拉索芦荟或好望角芦荟的叶汁经浓缩后的干燥物。气味皆厚，为通、散之药。沉、降，不升，峻、润、动、泄，走而不守，入气分，亦入血分，阴也，走上下，达内外，入里之性能。泻下积滞，清肝热。外用清热解毒，杀虫止痒。

性能应用

芦荟苦寒，泻下积滞，用于便秘及胃肠积滞。本品苦寒降泄及泻下导滞，清导实热之功，亦与大黄相似，而宜于热结便秘及胃肠积滞之证。因其刺激性甚于大黄，故一般少作攻下药，多以少量内服，取其缓下通便，用于便秘证。对热结便秘，兼见肝火亢旺，烦躁失眠者，本品通便泄热，且清肝火，尤为适宜，如《先醒斋医学广笔记》之更衣丸，以其与朱砂同用。

芦荟，泻下导滞，又可用于小儿疳积证。因胃肠积滞所致的疳积，本品量少轻用，则缓下导滞，调理胃肠功能，且宜与健脾药同用。因蛔虫积滞之疳积，本品宜与驱蛔虫药同用，还有助于虫体的排出，如《医宗金鉴》之芦荟肥儿丸，以其与槟榔、神曲、山药等药同用。

芦荟苦寒，清肝泻火，用于肝经实火证。本品能清肝泻火，又能导肝火下行，可用于肝火炽盛而便秘尿赤，头昏头痛，烦躁易怒及小儿肝热惊风等，常与清肝火或清肝息风药同用，如《医学六书》之当归龙荟丸，以其与龙胆草、青黛等药配伍。

此外，本品苦寒，清热解毒，外用可用于痤疮、疮疖肿痛、痔疮肿痛及顽癣皮肤瘙痒等，有清热解毒、杀虫止痒之效。

个人体会

芦荟，禀天地阴寒之气，故味大苦，性大寒，入肝经，大苦泄热，大寒清热，故专泄肝经风热，清肝明目。苦又能杀虫，治小儿疳积惊痫。本品为清热、凉肝、杀虫之要药也。《开宝本草》云："主热风烦闷，胸膈间热气，明目镇心，小儿癫痫惊风，疗五疳，杀三虫及痔病疮瘘，解巴豆毒。"肝热则生风，热能使人烦闷，清泄肝经风热，热除则风热烦闷，胸胁间热气自解。肝主目，肝热清则目明，烦热除则心清，心清则不惊。小儿疳积，癫痫惊风亦皆风热所致。五疳同为湿热停滞之证，三虫亦生于肠胃湿热。痔病疮瘘，皆湿热下客大肠魄门，致郁瘀凝滞所生，芦荟清肝泻热杀三虫，故以上诸证悉解也。巴豆辛热有毒，解巴豆毒亦泻下除热之力也。《本草从新》曰："治肝火，镇肝风，清心热，除烦热，聪耳明目。"

芦荟苦寒，沉降不升，泻下通便之药，主含芦荟大黄素苷等多种蒽醌类衍生物，有刺激性泻下作用，虽能清泻导滞，治热结便秘及胃肠积滞之证，因其刺激性甚于大黄，故一般不作攻下导滞药使用，多以少剂量内服，取其缓下通便之功治热结便秘。由于能清热泻火，且能清泄肝火，对热结便秘兼见肝火亢旺，烦躁易怒，惊痫目赤者更为适宜。

总之：芦荟苦寒，攻下之药，有刺激性泻下作用，用量稍大，可引起泻下腹痛，盆腔充血，故多以少量配伍内服，取其清热泻火，缓下通便，调理胃肠，杀三虫之功能，使肝经火热下行、除烦、清心、明目，治小儿惊痫虫疳诸证。《本草求原》谓："大寒清热，专泄肝经风热，不使乘制脾胃以湿滞。"外用又能清热解毒，杀虫止痒，用于痔病疮瘘顽癣皮肤瘙痒。苦寒之药，力主清降，不为补益，每致夺食泄泻，而致羸瘦怯弱。故因内热气盛者可用，虚寒泄泻食少者禁之。孕妇忌用，妇女月经及哺乳期慎用。

郁 李 仁

古今理性录

孙星衍《神农本草经》：主大腹水肿，面目、四肢浮肿，利小便水道。

张介宾《景岳全书》：郁李仁，阴中有阳，性润而降，故能下气消食，利水道，消面目四肢大腹水气浮肿，开肠中结气滞气，关格燥涩，大便不通，破血积食癖。凡妇人、小儿实热结燥者，皆可用之。

缪希雍《本草经疏》：郁李仁，性专降下，善导大肠燥结，利周身水气。然下后多令人津液亏耗，燥结愈甚，乃治标救急之药。

徐大椿《药性切用》：郁李仁，辛苦甘平，入肝脾而散结润燥，下气行水。酒引入胆治胆横目胀不瞑，虚者忌用。

李时珍《本草纲目》：郁李仁甘苦而润，其性降，故能下气利水。所以然者，目系内连肝胆，恐则气结，胆横不下。郁李能去结，随酒入胆，结去胆下，则目能瞑矣。此盖得肯綮之妙者也。

陈士铎《本草新编》：郁李仁，入肝、胆二经，去头风之痛。又入肺，止鼻渊之流涕。消浮肿，利小便，通关格，破血润燥，又其余技。虽非常施之品，实为解急之需。关格之症，最难开关，郁李仁善入肝，以调逆气，故能达上下，不可不备也。

黄宫绣《本草求真》：郁李仁，以为润燥通便之需，其味辛甘与苦，而能入脾下气，行水破血之剂也。凡水肿癃急便闭，关格不通，得此体润则滑，味辛则散，味苦则降，与胡麻实异，而又可以相须为用。

谭同来《常用中药配对与禁忌》：郁李仁，体润滑降，下气利水，行气通便，滑肠泻下，善导大肠气滞便结，燥涩不通。

胡爱萍《病证通用中药》：郁李仁，质润多脂，善能润肠通便，治疗肠燥便秘。兼可行大肠气滞，适用于大肠气滞肠燥便秘。因无滋养补虚之力，且有利水消肿之功，故治疗津血不足之肠燥便秘时，为防津血亏损肠燥愈甚，多与滋养性润肠药同用。

胡心藻《中药类比歌诀》：郁李仁，辛散苦降，体润滑肠，滑肠通便作用颇强，且能开肺通闭，宣通下气，利尿消肿，偏入脾与大肠气分，通幽散结，导滞润肠，长于治气滞津枯，肠燥便秘及二便不通，阳水胸满，脚气肿满等。

现代药理研究

本品含油脂、李苷及苦杏仁苷、脂肪油、挥发性有机酸、皂苷、粗蛋白质、植物甾醇、维生素 B_1 等成分，能促进肠蠕动，明显缩短排便时间，对实验动物（犬）有显著的降血压作用，并有抗炎、镇痛作用。

性能归纳

郁李仁，味甘、苦，性平，归大肠、膀胱经，无毒，为蔷薇科灌木欧李或郁李的种仁。体润性滑，气薄味厚，为通、利之剂。沉、降，不升，润、泄、缓、动，走而不守，阴也，亦阳，入气分，走上下，达内，入里之性能，润肠通便，利水退肿。

性能应用

郁李仁，质润多脂，性滑降，用于肠燥便秘。本品富含油脂，润肠通便作用类似于火麻仁，且力量稍强。治肠燥便秘轻症，常与其他润下通便药同用，如《世医得效方》之五仁丸，以其与柏子仁、松子仁等药配伍。大肠燥热较重，便秘腹胀，食少者，可配伍熟大黄等药，共收清热润燥之效。

郁李仁，体滑性降，入膀胱经利水退肿，用于水肿胀满，脚气浮肿。本品略有利水退肿之功，治疗水肿、脚气浮肿而小便不利者，可与其他利水退肿药和行气药同用，如《圣济总录》之郁李汤，以其与桑白皮、橘皮等药配伍，治脚气浮肿。

个人体会

郁李仁，体润多脂，其所含油脂占百分之七十以上。性润降，散结润燥，通幽导滞，通关格燥涩，破气滞食癖。其润肠通便作用类似火麻仁。其降下作用颇强，且能开通肺气而下气，兼有利水之功。《药性论》治肠中结气，关格不通。《本草经》主大腹水肿，面目、四肢浮肿，利小便水道。开肠中滞气，通大便气滞，其理气作用甚微，是以泻下通便之同时，下行通气而已。润燥滑肠，下气利水，治大肠气滞，燥涩不通，小便不利，大腹水肿，脚气肿痛诸证。《景岳全书》云："郁李仁，阴中有阳，性润而降，故能下气消食，利水道，消面目四肢大腹水气浮肿，开肠中结气滞气，关格燥涩，大便不通。"

郁李仁，体润性滑，润燥滑肠，下气利水，为通、利之剂。性平力缓，故妇人产后，年老体弱之热结便燥者，亦可适用。但有通利降下之特点，绝无滋养补益之功力，乃治标之药也。然下后令人津液亏耗，燥结愈甚，治疗津血不足之便秘，常与滋养性润肠药及补气理气药配伍为妥。故体虚津亏者应慎用，孕妇忌服。

火 麻 仁

古今理性录

成无己《伤寒明理论》：《黄帝内经》曰：脾欲缓，急食甘以缓之。麻仁、杏仁润物也。《本草》曰：润可去枯，脾胃干燥，必以甘润之物为之主。

缪希雍《本草经疏》：麻子，性最滑利，甘能补中，中得补则气自益。甘能益血，血脉复则积血破，乳妇产后余疾皆除矣。《经》曰：阴弱者汗自出。麻仁益血补阴，使荣卫调和，风邪去而汗自止也。逐水利小便者，滑利下行，引水气从小便而出也。

贾所学《药品化义》：麻仁，能润肠，体润能去燥，专利大肠气结便闭。凡老年血液枯燥，产后气血不顺，病后元气未复，或禀弱不能运行皆治。大肠闭结不通，不宜推荡，亦不容久闭，滋其大肠，则便自利矣。

张介宾《景岳全书》：麻仁性滑利，能润心肺，滋五脏，利大肠风热结燥。行水气，通小便湿热，秘涩五淋。去积血，下气，除风湿顽痹，关节血燥拘挛。止消渴，通乳汁，产难催生，经脉阻滞。凡病多燥涩者宜之。若下元不固，及便溏阳痿，滑精多带者，皆所忌用。

刘若金《本草述》：麻子仁，非血药而有化血之液，不益气而有行气之用，故于大肠之风燥最宜。

周岩《本草思辨录》：麻仁甘平滑利，柔中有刚，能入脾滋其阴津，化其燥气。但脾至于约，其中之坚结可知，麻仁能扩之不能破之。

黄宫绣《本草求真》：火麻仁，按书载缓脾利肠润燥，盖以胃腑燥结，非此不解。汪昂曰：胃热汗多便难，三者皆燥也，汗出愈多，则津枯而大便愈燥。麻仁之甘以缓脾润燥。张子和曰：诸燥皆三阳病。更能止渴通乳，及妇人难产，老人血虚，产后便秘最宜。至于初服作泻，其说固是。久服令人肥健，有补中益气之功，亦是燥除血补而气自益之意。若云宽能益气，则又滋人岐惑矣！但性生走，熟守。入药微炒研用。

焦树德《用药心得十讲》：火麻仁偏入脾与大肠血分，生津润燥，增液缓脾而滑肠通便。

谭同来《常用中药配对与禁忌》：本品甘平质润多脂，善能润肠通便，且兼有滋养补虚作用，为润下之要药，常用于治疗邪热伤阴，或素体阴虚火旺，津枯肠燥，以及胃热肠燥引起的大便燥结症。因有一定的滋养补虚作用，故尤宜于老年人津枯，病后津亏，产后血虚所引起的肠燥便秘。因本品甘平益血，滋养补虚，故又可用于气血俱虚之心动悸，脉结代散。此外本品走而不守，滑利下行，引水从小便出而治风水、脚气等。能入脾，对脾虚而不能为胃行其津液者用之宜。又有养血润燥，祛风止痒疗疮之功，及缓慢持久的降血压作用。对老年高血压伴大便燥结者尤为适宜。

胡心藻《中药类比歌诀》：火麻仁，质润多脂，性味甘平，寒温适中，滑利下行，兼有补益脾胃，滋养肝肾之功。偏入脾与大肠血分，运脾、滋脾以濡泽大肠，并使脾气能为胃家行其水津，以滋润增液，缓脾滑肠通便。急下而不伤津，以治老人体虚之肠热便秘，及产妇之血虚津枯、肠燥便秘为佳。

刘典功《中药指征相类鉴别应用》：火麻仁，味甘性平，质润多脂，有润肠通便之功，兼能滋养补虚。本品滑利下行，能引水从小便出，故亦治风水、脚气。

现代药理研究

本品含脂肪油、蛋白质、维生素 B、卵磷酯等，其脂肪油中含有大麻酚。脂肪油在小肠中遇碱性肠液后产生脂肪酸，刺激肠壁蠕动促进排便；还有降血压，及阻止血脂上升的作用。有报道在妇人分娩时，子宫收缩力弱，服之可助产。

性能归纳

火麻仁，味甘，性平，归大肠、脾经，无毒，为桑科草本植物大麻的果实。质润多脂，味薄气厚，为通利之剂，沉、降不升，缓、润、静、泄，亦动，走而亦守，入血分，亦入气分，阴也，下行，入内达里之性能。润肠通便，利小便。

性能应用

火麻仁，甘平多脂，归大肠经，润肠通便，用于肠燥便秘证。本品质润多脂，性味甘平，能润肠燥，通便秘，且略兼滋养之力。适用于津血不足的肠燥便秘，宜与补血滋阴药及其他润下药同用，如《本事方》之麻子苏子粥。若兼燥热而便秘较甚者，亦可与大黄、厚朴等药同用，共收润肠清热、行气通便之效，如《伤寒论》之麻子仁丸。老人、妇人产后，及体弱之津枯血虚的肠燥便秘，常与当归、熟地黄、杏仁等养血润燥药同用。气虚不运而便秘者，常与黄芪、陈皮、蜂蜜等补气、行气、润燥药同用。此外，还可用于习惯性便秘和痔疮便秘。

个人体会

火麻仁，味甘性平，脂多质润，入脾经。《黄帝内经》曰：脾欲缓，急食甘以缓之。故能益脾、运脾为胃行其津液，生津增液润其燥。火麻仁，润物也。《本草》曰：润可去枯。脾胃干燥，必以甘润之物为之主。专利大肠风热燥结，润肠通便。凡老人血液枯燥，病后元气未复，产后气血不顺，大肠闭结又不宜推荡，亦不容久闭者，滋其大肠则便自利矣。火麻仁，润物也，又能润心肺、滋五脏，养血润燥。润心阴可去阴血不足之心悸、脉结代；润肺燥生津液，布阴津，止消渴；增液通乳，催生难产，通经脉阻滞，关节血燥之拘挛；祛血燥生风之疮痘瘾疹，皮肤瘙痒，皆养血润燥之功矣。《名医别录》：主中风、汗出，逐水利小便，破积血，复血脉，乳妇产后诸疾。《本草经疏》谓："甘能补中，中得补则气自益。甘能益血，血脉复则积血破。麻仁益阴补血，使荣卫调和，风邪去而汗自止也。逐水利小便，滑利下行，引水气从小便而出也。"火麻仁，润物也，故凡素体阴虚病多燥涩者，皆可用也。

火麻仁，味甘性平，富含蛋白质、维生素、卵磷脂等滋补强壮之物质，又脂多质润，能养阴生津，有滋养补虚之能。甘平而润，为养血润燥之佳品。至于久服令人肥健，有补中益气之功，实为燥除血益而气自益之意也，非能补气，实能益阴、润燥之药也。总为通利润滑之剂，故下元不固、便溏、精滑、带下者忌用。

牵牛子

古今理性录

李杲《药类法象》：《本草》名医续注云，味苦寒能除湿，利小水，治下疰脚气。凡药中用牵牛者，少则动大便，多则下水，此乃泻气之药。此物但能泻气中之湿热，不能泻血中之湿热。夫湿者水之别称，有形者也，若肺先受湿，则宜用之。今用药者不问有湿无湿，但伤食，或欲动大便，或有热服，或作常服，克化之药俱用牵牛，岂不误哉？殊不知牵牛辛烈，泻人元气，比诸辛药泻气尤甚，以其辛之雄烈故也。

王好古《汤液本草》：牵牛，以气药引之则入气，以大黄引之则入血。

李时珍《本草纲目》：牵牛治水气在肺，喘满肿胀，下焦郁遏，腰背胀肿，及大肠风秘气秘，卓有殊功。但病在血分及脾胃虚弱而痞满者，则不可取快一时及常服，暗伤元气也。盖牵牛能走气分，通三焦。气顺则痰逐饮消，上下通快矣。牵牛能达右肾命门，走精隧，人所不知，唯东垣李明之知之。又东垣治脾湿太过，通身浮肿，喘不得卧，腹如鼓，海金沙散，亦以牵牛为君，则东垣未尽弃牵牛不用，但贵施之得道耳。

张介宾《景岳全书》：一名黑丑，味苦辛热，气雄烈，性急疾，有毒。下气逐水，通大小便，善走气分，通水道，消气实气滞水肿，攻癥积，落胎杀虫，泻虫毒，去湿热痰饮，开气秘气结。然大泄元气，凡虚弱之人须忌之。

徐大椿《药性切用》：牵牛，性味辛热，入肺而兼入肾命，大泻水饮而走精髓，通下焦郁遏，大肠风秘、气秘。有黑白两种，黑者力速，又名黑白二丑，气虚者忌之。

张山雷《本草正义》：牵牛，善泄湿热，通利水道，亦走大便，故《别录》谓其苦寒。至李氏东垣，以其兼有辛苦气味，遂谓是辛热雄烈。按，此物甚滑，通泄是其专长，试细嚼之，唯其皮稍有辛味。古今主治，皆用之于湿热气滞，实肿胀满，二便不通，则东垣以为辛热，皆属不确，当以《别录》之苦寒为正。又苦气载入喉舌，细味之亦在皮中，所谓有毒，盖即在此。古方中凡用末子，只用头末，则弃其皮，而可无辛苦之毒，颇有意味可思。《别录》主治专破气分之壅滞，泄水湿之肿满，除风利便，固皆以实病而言之，此药功用，固已包举无遗。甄权申之，则曰治痃癖气块，利大小便。东垣谓除气分湿热，三焦壅结。濒湖谓逐痰饮，通大肠气秘、风秘、杀虫。亦皆主结滞壅塞立论。

叶橘泉《现代实用中药》：峻下利水药，泻下作用颇著。须注意，对腰部以下之水肿及尿闭证有效。

焦树德《用药心得十讲》：治腹水胀满，可通过泻下作用而逐水，下气，消肿胀。

胡爱萍《病证通用中药》：牵牛子苦寒，其性降泄，入肺、肾、大肠经。入肺能泄肺气而逐痰饮，归肾能通水道而排水液，走大肠能通大便而逐水湿。功能通二便以逐水，属峻下逐水药，故以水湿停滞，正气未衰者为宜。

胡心藻《中药类比歌诀》：牵牛子，善祛水湿之邪从二便出，偏走气分而消水肿，通三焦而祛痰饮，长于治水肿、水臌、癫痫，又可消积杀虫，治虫积腹痛。总而言之：牵牛子偏治气分之水湿壅结。

谭同来《常用中药配对与禁忌》：牵牛子，性辛寒，善祛水湿之邪从二便出，偏走气分而消水肿，治气分水湿之壅结。

现代药理研究

本品含牵牛子苷、麦角醇、蛋白质、甾醇类化合物等。牵牛子苷在肠内遇到胆汁及肠液分解出牵牛子素，刺激肠黏膜，促进肠蠕动，导致强烈泻下。又能加强肾脏活动，增加尿量，故有利尿作用。对绦虫、蛔虫有一定的杀灭效果，大量服用则可产生血尿，出现语言障碍和昏迷等中毒反应。

性能归纳

牵牛子，味苦，性寒，归大肠、肺、肾经，有毒，为旋花科草本植物牵牛花的种子。质滑气雄，为通利之剂。沉、降不升，峻、动、润、泄，走而不守，入气分，阴也，走上下，入内达里之性能。逐水退肿泻饮，攻积滞，利水，驱蛔虫。

性能应用

牵牛子，逐水退肿泻痰饮，用于水肿、臌胀及痰饮咳喘。本品的峻下作用及毒烈之性，在本类药中相对较缓和，但仍为有毒而峻下之品。其既泻下逐水，又通利小便，能从二便排泄水湿，而以逐水为主，故主要适用于水肿、臌胀、二便不利之水湿壅盛且正气未衰者。可单用，或与行气药，或与其他逐水药、利尿药同用。如刘河间方之舟车丸，以本品与甘遂、大黄、槟榔、木香等药配伍，主治水热内壅、气机阻滞之水肿。治痰饮咳喘，可与化痰、止咳平喘药同用。

牵牛子苦寒，峻下泻热，攻下积滞，用于热结便秘或胃肠积滞。本品气雄性疾，小剂量轻用，可收泻下通便或导行积滞之功，适用于热结便秘、湿热痢疾及饮食积滞等。应根据用药目的，确定剂量，并做相应的配伍。如《儒门事亲》之木香槟榔丸，主治痢疾、食积或便秘，即以本品为辅佐之药。

牵牛子，泻下攻积，驱杀蛔虫，用于蛔虫病。但其驱虫作用不强，借其泻下之力，又可促进排虫，故常与其他驱蛔虫药同用治疗蛔虫腹痛，如《普济方》之牛榔丸。

个人体会

峻下逐水药，是以峻烈、急疾的药物，使体内水邪通过泻下，快速排出体外，从而减轻水肿、痰饮等水湿壅盛之证。牵牛子，《本草纲目》有田野人牵牛谢药，故以名之。丑，牛也，其子黑、白两色，亦名黑、白二丑也。其所含成分，能刺激肠道蠕动，导致强烈泻下，故为攻逐水饮、积滞之药也。牵牛子，在同类峻下逐水剂中，作用相对缓和，常随用药剂量大小而改变，峻下之力亦随之增减，少则动大便，多则泻水邪而成为"攻逐水饮……泻结通便……消积导滞矣"，其治疗范围亦相对广泛。《本草纲目》云："牵牛治水气在肺，喘满肿胀，下焦郁遏，腰背肿胀，及大肠风秘气秘，卓有殊功。""盖牵牛能走气分，通三焦，气顺则痰逐饮消，上下通快矣。""牵牛能达右肾命门，走精髓，人所不知。"《别录》专破气分之壅滞，泄水湿之肿满，除风利便。甄权：治疬癣气块；东垣：唯除气分湿热。现代研究：对绦虫、蛔虫有驱杀之功，借其泻下之力，促进虫体排出，起到杀虫、泻毒、攻癥积之功用。亦皆主通结滞壅塞之论也。

所谓剂量大小之改变，究其用量多少为宜？古有"方中不传之秘，秘在用量"，其用量要靠临床探索，因病、因人、因配伍方剂而定，自有神会矣。古今牵牛子，用于峻下逐水的方剂中，多为辅佐之品，其使用频率亦不多。而消积导滞、泄痰饮、通大便、消疳去积的方剂中，倒是常用之药也。余用"牛榔散"配伍，治以上诸证，亦算得心应手。本品为峻下之剂，大泄元气而走精髓，故应慎用。病在血分，脾胃弱而痞满者忌用。因其暗伤元气易落胎孕，故孕妇禁忌。

甘　遂

古今理性录

寇宗奭《本草衍义》：此药专于行水，攻决为用，入药须斟酌。

王缪《是斋百一选方》：脚气上攻，结成肿核，及一切肿毒，用甘遂末水调敷肿处，即浓煎甘草汁服，其肿即散，二物相反，其感应如此。

张元素《珍珠囊》：水结胸中，非此（甘遂）不能除。

王好古《汤液本草》：甘遂可以通水，而其气直透达所结处。

李时珍《本草纲目》：肾主水，凝则为痰饮，溢则为肿胀，甘遂能泄肾经湿气，治痰之本也，不可过服，但中病则止可也。

缪希雍《本草经疏》：甘遂，其味苦，其气寒而有毒，善逐水，其主大腹者，即世所谓水蛊也。又主疝瘕腹满，面目浮肿及留饮，利水道谷道，下五水，散膀胱留热，皮中痞气肿满者，谓诸病皆从湿水所生，水去饮消湿除，是拔其本也。甘遂性阴毒，虽善下水除湿，然能耗损真气，亏竭津液。

张志聪《本草崇原》：土气不和则大腹，隧道不利则疝瘕。甘遂治之，泄土气也。甘遂破之，行隧道也。甘遂行水气而通宿积，故利水谷道。

陈士铎《本草新编》：甘遂，破癥坚积聚如神，退面目浮肿，祛胃中水结，尤能利水。此物逐水湿而功缓，然而甘遂亦不可轻用也，甘遂只能利真湿之病，不能利假湿之症。水自下而侵上者，湿之真者也；水自上而侵下者，湿之假者也。真湿可用甘遂以开其水道，假湿不可用甘遂以决其上游。真湿为水邪之实，假湿乃元气之虚也。

徐大椿《药性切用》：甘遂入肾经，泻隧道水饮，直达水饮所结之处。面裹煨熟。非大水、大实，不可轻用。

张山雷《本草正义》：甘遂苦寒，攻水破血，《本经》《别录》主治腹满浮肿、下水、留饮、破癥坚积聚，与大戟主治大同小异，但兼能消食，通利谷道，则攻坚之力，殆尤为过之。此之能泄水肿，皆以湿热实证言，而脾肾虚寒，误用此药，实为鸩毒，从可知矣。

焦树德《用药心得十讲》：可用于重症腹腔积液、胸腔积液、水肿的实证。本品入肺脾肾三经，能逐泻上中下三焦之水邪痰饮，使水从大便泻出。

谭同来《常用中药配对与禁忌》：甘遂，苦寒降泄，通利二便，善通经隧之水湿，泻水逐饮之力峻猛，直达水气所结之处，以攻决为用，为下水之圣药。服后可致连续性泻下，同时小便量亦增，能使蓄留之水饮从二便排出体外。主十二种水肿，大腹肿满。外用又可以毒攻毒，消肿散结。用于水肿胀满，胸腹积水，痰饮积聚，气逆喘咳，二便不利，癫痫和痈肿疮疡等。若大便燥结过甚，必佐以甘遂以通腑气，因甘遂辛窜之性，最善行水，能引胃中之水直达燥结之处。破气行水，化痰开结，为利痰逐饮之第一要药。本品苦寒，性降逆，破气行水，善行肠间、经隧、经络之饮邪，对肠间留饮、腹结者尤为专长。为泻有形水饮之专药，且正气未衰者。

刘冠军《临证医方妙用》：甘遂，苦寒有毒，入归肺肾大肠经，有除痰浊、祛饮邪之力。张锡纯言："痰亦水也，故其行痰之力倍于他药。"用火煨之，能减毒性和攻痰之性。

胡心藻《中药类比歌诀》：甘遂，泻下逐饮，通利二便，泻下峻猛，破结通利，降泄清热。长于逐胸腹积水，用于水湿壅盛所致之水肿腹满，气急喘促，二便不利等。兼有消肿散结之功，外敷可治一切肿毒。

刘典功《中药指征相类鉴别应用》：甘遂，苦寒峻下，能荡涤痰涎蒙蔽清窍而致的癫痫发狂。还可清热解毒，消肿散结。本品有毒，宜先从小剂量开始，渐加量。

现代药理研究

甘遂含大戟苷、大戟甾醇、有机酸、鞣质等成分，能刺激肠黏膜，引起水肿充血，增加肠蠕动，造成峻泻使水液下行而消除水肿，并能抗早孕、引产、抑制免疫。经醋制后，泻下作用及毒性均降低。本品与甘草配伍，如甘草的用量等于或少于本品则无相反作用，有时能解除本品的副作用；如甘草用量大于本品时，则有相反作用。

性能归纳

甘遂，味苦、辛，性寒，归大肠、肺、肾经，有毒，为大戟科草本植物甘遂的根块。气味皆薄，为攻、逐、通、破之剂。沉、降、不浮，燥、泄、峻、动，走而不守，入气分，阴也，走上下，达内外，通里达外之性能。逐水退肿，泻饮，外用消疮肿。

性能应用

甘遂，苦辛性寒，逐水退肿泻饮，用于水肿、痰饮及臌胀。本品峻下逐水作用较强，服用后可引起多次如水下注样腹泻，使体内留滞的水湿迅速排出体外，从而缓解水肿胀满及痰饮的多种症状。可单用研末服，亦可与同类药物配伍，共奏逐水退肿泻饮之效。如《伤寒论》之十枣汤，以其与大戟、芫花等药同用。

甘遂有毒，外用以毒攻毒消疮肿，用于疮痈肿痛。生甘遂研末外用，能消疮肿。亦可配伍使用。

个人体会

甘遂，苦辛气寒，性峻猛，辛窜降下，攻决行水。现代药理研究：口服后，所含成分能刺激肠黏膜，引起水肿充血，从而导致肠管蠕动增快，造成连续性水泻样腹泻，使体内留潴的有形之水湿、痰饮，迅速从大便排出体外，从而缓解水肿胀满及痰饮留潴的多种病证，为峻下逐水之圣药。在逐饮泻下的同时，肠鸣雷动，其气亦开，故能通经隧，直达水气所结之处，以攻决为用，破气行水，开痰散结，破积聚，亦为利痰逐饮之要药也。《本经》：主大腹疝瘕胀满，面目浮肿，留饮，宿食。《别录》：下五水，散膀胱留热，皮中痞气肿满。皆为水湿所生诸证，水去饮消湿除，故能泻水饮，破积聚，通二便，治水肿胀满。《本草纲目》云：肾主水，凝则为痰饮，溢则为肿胀，甘遂能泄肾经湿气，治痰之本也。故又能去留饮结胸癫痫，噎膈，癥瘕积聚。其辛窜之性，攻决为用，若大便燥结过甚，可佐甘遂以通腑气，引胃中之水直达燥结之处而通利大便也。

总之：甘遂，峻下逐水，泻有形之水饮，消痰饮之臌胀，泻水通便，消肿散结，治水肿胀满，留饮结胸，癥瘕积聚，二便不通，癫痫痰盛，气逆咳喘，痈肿疮毒之证。特别以治疗胸胁停饮，胸腔积液之胸胁胀痛，气急喘促，及肠间留饮腹结，腹腔积液之水潴胀满之大腹臌癥。其效速功捷，被誉为泻下有形水饮之圣药也。总为峻下之剂，有大毒，去实邪，解病证而已，不是过服久用之药，但求中病则止可也。治病求本，辨证施治，峻下后应及时对原发之病辨证调养，以复正气为妥。峻下之药，可伤正气，非大实大水之证勿用。气虚、阴伤、脾胃虚弱及孕妇忌用。

大　戟

古今理性录

李时珍《本草纲目》：控涎丹，乃治痰之本。痰之本，水也，湿也，得气与火，则凝滞而为痰，为饮，为涎，为涕，为癖。大戟能泻脏腑之水湿，甘遂能行经隧之水湿，白芥子能散皮里膜外之痰气，唯善用者能收奇功也。此方绵大戟色白，甚峻利，能伤人。弱者服之，或至吐血，不可不知，得枣即不损脾。味苦涩，浸水色青绿，肝胆之药也。

缪希雍《本草经疏》：大戟，苦寒下泄，故能逐诸有余之水。苦辛甘寒，故散颈腋痈肿。又：大戟，阴寒善走而下泄，洁古谓其损真气，故凡水肿不由于受湿停水，而由于脾虚，土坚则水清，土虚则水泛滥，实脾则能制水，此必然之数也。今不补脾而复用疏泄追逐之药，是重虚其虚也。唯留饮，伏饮停滞中焦及元气壮实人患水湿乃可以暂施耳。

张山雷《本草正义》：此以辛苦泄破，通达下降，是以主之。《别录》：主颈腋痈肿，皆痰饮凝结之证治。头痛，亦指饮邪凝聚，水气上凌者而言，利大小便，固通泄攻破之专职矣。

张介宾《景岳全书》：反甘草。性峻烈，善逐水邪痰涎，泻湿热胀满，消急痛，破结，下恶血，攻积聚，通二便，杀虫毒药毒，疗天行瘟疟黄病，及颈腋痈肿。然大能泻肺损真气，非有大实坚者，不宜轻用。若中其毒，唯菖蒲可以解之。

张璐《本经逢原》：大戟性禀阴毒，峻利首推，苦寒下走肾阴，辛散止泻肺气，兼横行经脉，故治蛊毒十二水、腹满急痛等，皆浊阴填塞所致，然唯暴胀为宜。

严洁《得配本草》：泻外内上下之水溢。驱虫毒，破癥结，逐血瘀，除痰饮。妄用杀人。

蒋居祉《本草择要纲目》：大戟苦寒有小毒，阴中之微阳也。主治蛊毒十二水、腹满急痛，破癥结，并与甘遂同为泄水之重剂。然其性苦寒有毒，最损真气，须认证确审，方可言用。

黄宫绣《本草求真》：大戟入肺肾，旁行经络。气味苦寒，性秉纯阴，峻利居首，上泄肺气，下泄肾火，兼因味辛，旁行经脉，无处不到。浸水绿色，又入肝胆，故书载能治十二水毒，蛊结腹满急痛等。

张秉成《本草便读》：大戟通肠涤脏，味辛苦而沉寒，导水行瘀；入肝脾而达肾，亦能发汗，且可消痈。大戟禀天地阴毒之气，其根色紫黑里带黄，味辛苦而寒，服之戟入咽喉；入肝脾肾三经血分，功专泻水散结，通达脏腑，且能行瘀消肿，发汗治风，有毒而能攻毒，故又能治蛊毒疫毒等。

焦树德《用药心得十讲》：大戟能泻上、中、下三焦脏腑之水，还有消肿散结，治痈肿疮毒的作用。

胡心藻《中药类比歌诀》：大戟苦寒有毒，泻水逐饮，能上泄肺气，下走肾阴，长于泻脏腑之水湿，用于水湿泛溢所致之水肿喘满，胸腹积水，痰饮结聚等。其攻毒散结之力为胜，为外科消疮所常用。

刘典功《中药指征相类鉴别应用》：大戟，辛行苦燥，归大肠肺经，峻下逐水药，有毒，善泻脏腑之水湿，取泻水逐饮之功。用治痰湿水饮停滞胸膈而致胸胁隐痛、痰唾黏稠者。又能消肿散结，治热毒壅滞之痈疮，及痰火凝结的瘰疬痰核。

现代药理研究

京大戟含大戟苷、树脂等。红芽大戟含游离及结合性蒽醌类化合物，均有泻下作用。京大戟的毒性和泻下作用均比红芽大戟强，对妊娠子宫有兴奋作用，能扩张毛细血管，抑制肾上腺素的升压；有镇痛及对心脏的抑制作用。红芽大戟则对金黄色葡萄球菌、绿脓杆菌、痢疾杆菌、肺炎双球菌和溶血性链球菌均有抑制作用。

性能归纳

大戟，味苦、辛，性微寒，归大肠、肺、肾经，有毒，为大戟科草本植物大戟的根。气味皆薄，为攻、逐、通、破之剂。沉、降，不升，燥、烈、动、泄，走而不守，阴也，入气分，亦入血分，走上下，达内外，行里达表之性能。逐水退肿、泻饮，外用消疮肿。

性能应用

大戟，苦辛性寒，逐水退肿泻饮，用于水肿、痰饮及膨胀。本品性能和功用与甘遂相似，仅逐水之力稍逊，治水肿、痰饮、臌胀等证，常与甘遂同用。

大戟有毒，外用消疮肿以毒攻毒，用于疮痈肿痛。本品生用研末外敷，能消疮肿，以治疮痈肿痛，可单用或配伍解毒药和消痈散结药。亦可用于痰核、瘰疬。

个人体会

大戟，苦辛而寒，性禀天地阴毒之气，峻利居首。泻下逐水之药，专泻脏腑水湿，逐除水饮痰涎。痰饮者，水湿也。《本草纲目》云："肾主水，凝则为痰饮，溢则为肿胀。"或停饮胸胁，或饮留肠间，或溢肌肤，或阻经脉也。大戟，辛散上泻肺气，苦寒下走肾阴，兼能横行旁达走经脉，泻上下内外之水溢，除无处不到之痰饮，用治水湿泛滥，痰饮留滞，水肿胀满，胸腹积水，痰癖结聚之证。《本经》：主十二水毒，蛊结腹满急痛之症。性峻利，逐水邪痰涎，泻湿热胀满，峻下逐水之功用与甘遂无异，只是其力稍逊。亦常与甘遂相伍，用治水肿、痰饮、臌胀之证。唯治胸腹积液，其效速功捷，亦为泻下有形水饮之要药也。

大戟，苦辛而寒，禀阴毒之气，以毒攻毒，攻蛊毒疫毒，除痰涎，泻水散结。散痰饮结聚，通痰阻经脉，行瘀消肿，攻毒散结。治痰癖结聚化火，瘀阻经脉肌腠，结为痈阴疮毒；或痰饮流注颈项、腋下，凝为瘰疬、痰核。《本草正义》云："别录：主颈腋痈肿，皆痰饮凝结之证治。"亦总取大戟祛痰、消肿、散结之力，用治热毒壅滞之疮痈，及痰火凝结之瘰疬、痰核之候，为外科攻毒、消疮之药也。阴寒有毒之品，走而下泄，易损真气，体虚脾弱之人不宜。非大实大坚者不用，妄用杀人也。中毒石菖蒲可解。孕妇忌用。

芫 花

古今理性录

王好古《汤液本草》胡洽治痰癖、饮癖，用芫花、甘遂、大戟，加以大黄、甘草、五物同煎，以相反主之，欲其大吐也。治之大略，水者，肺、肾、胃三经所主，有五脏、六腑、十二经之部分，上而头、中而四肢，下而腰齐，外而皮毛，中而肌肉，内而筋骨，脉有尺寸之殊，浮沉之异，不可轻泻，当知病在何经、何脏，误用则害深，然大意泄湿。

李时珍《本草纲目》：盖小青龙治未发散表邪，使水气自毛窍而出，乃《黄帝内经》所谓开鬼门法也；十枣汤驱逐里邪，使水气自大小便而泄，乃《黄帝内经》所谓洁净腑、去陈挫法也。芫花、甘遂、大戟之性，逐水泄湿，能直达水饮窠囊隐僻之处，但可徐徐用之，取效甚捷，不可过剂，泄人真元也。《直指方》云：破癖须用芫花，行水后便养胃可也。

刘若金《本草述》：芫花所治，是其用在上焦以及中焦也。观《本经》于甘遂、大戟俱云苦寒，而兹物独言辛温，唯其气温，故不独去水气，并治寒毒寒痰。

张志聪《本草崇原》：芫花气味辛温，禀金、火之气化，主行心、肺之气下降，故治咳逆上气；禀火气，故治虫毒，鬼疟；禀金气，故治疝瘕、痈肿。辛温有毒，故杀虫鱼。

张璐《本经逢原》：芫花，消痰饮水肿，故《本经》治咳逆咽肿，疝瘕痈毒，皆是痰湿内壅之象。

吴仪洛《本草从新》：芫花大通，行水，去水饮痰癖，毒性至紧，取效最捷，稍涉虚者，多致夭折。陈旧者良。

黄宫绣《本草求真》：此味苦而辛，苦则内泄，辛则外搜，故凡水饮痰癖，皮肤胀满，喘急痛引胸胁，咳嗽，瘴疟，里外水闭，危迫殆甚者，用此，毒性至紧，无不立应。

陈其瑞《本草撮要》：芫花功专泄水，治心腹胀满，水气寒痰。

张秉成《本草便读》：芫花味苦辛，色黄赤，性温有毒，入肺、脾、肾三经血分，专泻上下水邪。以其为花也，故能泄而兼散。然有毒之品，不可轻投。

张山雷《本草正义》：芫花气味，《本经》虽称辛温，然所主诸病，皆湿热痰水为虐。功用专在破泄积水，而非可以治脾肾虚寒之水肿，则辛虽能散，必非温燥之药，故《别录》改作微温。李氏：大寒云云，似以李氏当之之说为允。《本经》：主咳逆上气，喉鸣及喘而短气，皆水饮停积上焦，气壅逆行，闭塞不降；咽肿亦热毒实痰，窒滞清窍，此等苦泄攻通猛将，均为湿热实闭，斩关夺门，冲锋陷阵，一击必中之利器，非为虚人设法可知。此乃寒泄之药，非其所主，岂浅者以《本经》气味有温之一说，而姑妄言之耶？

胡心藻《中药类比歌诀》：芫花体轻上扬，辛开温达，泄水逐饮，药性毒烈，善逐胸胁之水，用于饮停胸胁，咳唾引痛，心下痞硬，水肿胀满等证。又兼解毒杀虫之功，外用治白秃、顽癣等。芫花善逐上部之水。

刘典功《中药指征》：芫花，辛行苦燥，归大肠、肺经，为峻下逐水之药，有毒，泻胸肺之痰饮。又具祛痰止咳之功效，治胸胁停饮所致的痰饮咳喘。外用有杀虫疗癣止痒之作用。

现代药理研究

本品含芫花素、芹叶素、羟基芫花素、谷甾醇、苯甲酸和刺激性油状物，有兴奋离体肠管的作用，刺激肠黏膜，能使肠蠕动增加，引起剧烈腹泻及腹痛，加大剂量则呈抑制作用，对肺炎球菌、溶血性链球菌、流感杆菌及某些皮肤真菌有抑制作用，有利尿、镇咳、祛痰、收缩子宫、抗生育、抗菌等作用。

性能归纳

芫花，味辛、苦，性微温，归大肠、肺、肾经，有毒，为瑞香科灌木芫花的花蕾。体轻上扬，气味俱薄，为攻、逐、通、散之剂。升、降、浮、沉、燥、烈、动、泄，走而不守，阴也，亦阳，入气分，亦入血分，走上下，达内外，通里达表之性能。逐水退肿泻饮，祛痰止咳，外用杀虫疗疮。

性能应用

芫花，辛苦微温，逐水退肿泻饮，用于胸胁停饮及水肿、臌胀。本品亦为作用较为猛烈的峻下药，可以逐水泻饮退肿，但逐水之力稍弱于甘遂与大戟，且多同用。该药以泻胸胁水饮见长，又兼能祛痰止咳，故多用于饮停胁下、咳喘痰多、胸胁引痛等。但本品虽可祛痰止咳，因其泻下峻猛，毒性较强，故一般咳嗽咯痰者罕用。

芫花苦辛，杀虫疗疮，用于顽癣、疮肿。本品外用能杀虫、攻毒，适用于头癣、头疮及其他顽癣、疮痈疖肿。可单用研末，以猪脂或凡士林等调膏外涂；亦可与雄黄等攻毒、杀虫药同用。

个人体会

芫花，禀火金之气，故味苦辛，性微温。因其为花，故能泄而兼升。苦则内泄，辛则外搜，性大通，能行水气，消胸中痰癖、饮痰，皮肤水肿胀满，通里外水闭之证也。本品含有刺激性油状物，有兴奋离体肠管的作用，刺激肠黏膜，增强肠蠕动，可引起剧烈性腹泻、腹痛，有猛烈的峻下逐水作用。逐水泄湿能直达水饮窠囊隐僻之处，使水气自大小便排出，乃《黄帝内经》所谓"洁净腑，去陈挫"之法也。《中药辞典》：逐水，涤饮，治痰饮癖积、咳喘胸胁痛、心腹痞结胀满之证。因本品花属，体轻上扬，辛开温达，善逐上部水饮，故以泄胸胁水饮见长。兼能祛痰止咳，故多用于饮停胸胁之咳喘痰多，咳唾引痛，心下痞硬之证。《别录》：消胸中痰水，喜唾，亦此意也。

芫花，虽为花属，体轻上扬，而非升散之药也，上行外达，只是搜集水邪痰饮而为逐下，实为降泄之药也。《本经》：主咳逆上气，喉鸣喘促，咽肿短气。此乃气壅逆行，闭塞不降之证。《本草正义》形容曰："此等苦泄攻通之猛将，均为温热实闭，斩关夺门，冲锋陷阵，一击必中之利器。"故不论寒痰、热饮，凡属邪实闭塞不降之证，皆能随攻、逐、通、降而除也。《本经》称辛温，东垣谓大寒，何必深究也。外用攻毒杀虫，治疮痈、顽癣、头痛、头疮，亦乃"攻逐通降"，去邪实闭塞之功也。峻下之剂，毒性至紧，应徐徐用之，不可过剂。泄人真气，稍涉虚者，多致夭折，不可不慎。孕妇禁忌。

清热泻火药

石 膏

古今理性录

张元素《医学源流论》：石膏性寒，味辛而淡，气味俱薄，体重而沉，降也，阴也，乃阳明经大寒之药。然能寒胃，令人不食，非腹有极热者，不宜轻用。多有血虚发热，及脾胃虚劳，形体病证初得之时与此证同，医者不识而误用之，不可胜救也。

朱震亨《本草衍义补遗》：石膏甘辛，本阳明经药，阳明经主肌肉。其甘也，能缓脾益气，止渴去火；其辛也能解肌出汗。上行至头，又入手太阴、手太阳。

李杲《脾胃论》：如食少者，不可用石膏。石膏能去脉数，疾病退，脉数不退者，不可治也。

李时珍《本草纲目》：东垣李氏云：立夏前多服白虎汤者，令人小便不禁，此降令太过也，阳明津液不能上输入肺，肺之清气亦复下降故尔。甄立言《古今录验方》治诸蒸病有五蒸汤，王焘《外台秘要》治骨蒸劳热久嗽。言其无毒有大益，乃养命上药，不可忽其贱而疑其寒。愚谓此皆少壮肺热火盛，能食而病者言也。若衰暮及气虚、血虚、胃弱者，恐非所宜。此盖用药者之瞀瞀也，石膏何与焉。

缪希雍《本草经疏》：石膏，辛能解肌，甘能缓热，大寒而兼辛甘，则能除大热，故《本经》主中风寒热，热则生风故也。邪火上冲，则心下有逆气及惊喘；阳明之邪热甚，则口干舌焦不能息；邪热结于腹中，则腹中坚痛；邪热不散，则神昏谵语；肌解热散汗出，则诸证自退矣。此药能散阳明之邪热，降手太阴之痰热，故悉主之也。足阳明主肌肉，手太阴主皮毛，故又为发斑疹之要品。石膏本解实热，祛暑气，散邪热，止渴除烦之要药。温热二病，多兼阳明，邪在太阴，未传阳明不当用；往来寒热，宜下者勿用；暑气兼湿作泻，脾胃虚弱者勿用；疟邪不在阳明则不渴，亦不宜用，产后寒热，由于血虚或恶露未尽，骨蒸劳热，阴精不足而不由于外感者，更非其职，宜详察之，并勿误用。

张介宾《景岳全书》：用此者，用其寒散，清肃，善祛肺胃三焦之火，而尤为阳明经之主药。辛能出汗解肌，最逐温暑热证，而除头痛。甘能缓脾清气，极能生津止渴而去烦热，邪火胜者不食，胃火胜者多食，皆其所长。阳明实热牙痛，太阴火盛咳喘，及阳狂热结热毒，发斑发黄，火载血上，大吐大呕，大便热秘等，皆当速用。胃虚热者忌服，阴虚热者禁尝。若误用之，则败阳作泻，反必害人。

黄宫绣《本草求真》：石膏专入胃腑，兼入脾、肺。甘辛而淡，体重而降，其性大寒，功专入胃，清热解肌，发汗消郁。缘伤寒邪入阳明胃腑，内郁不解，皆当用此调治。

吉益为则《药征》：《名医别录》言石膏性大寒，自后医者怖之，逐至于置而不用焉。仲景氏举白虎汤之证曰，不以其性之寒热也可以见已。余也笃信而好古，于是乎为渴家而无热者，投以石膏，病已而没见其害也。石膏之治渴而不足怖也，斯可以知已。

余霖《疫疹一得》：石膏性寒，大清胃热，味淡气薄，能解肌热，体沉性降，能泄实热……非石膏不足以治热疫，遇有其证辄投之，无不心得应手。

王士雄、王孟英《重庆堂随笔》：暑热为病，暑为天气，即仲景所谓清邪中上之疫也。湿温为病，湿为地气，即仲圣所云浊邪中下之疫也，清邪乃无形之燥火，故宜清而不宜下；浊邪乃有形之湿秽，故宜下而不宜清。

张锡纯《医学衷中参西录》：石膏，凉而能散，有透表解肌之力，外感有实热者，放胆用之，直胜金丹。《神农本草经》谓其微寒，则性非大寒可知，且谓其宜于产乳，其性尤纯良可知。盖诸药之退热，以寒胜热也。而石膏之退热，逐热外出也。为清阳明胃腑实热之圣药也，清金而止燥渴，泄热而除烦躁也。

谭同来《常用中药配对与禁忌》：本品甘寒不峻，质重气浮，辛可发越郁滞而解肌；甘寒善清肺胃实热，清热透散，泻火除燥，外能辛散肌肤之热，且生津。清中有透达之性。刘绍勋认为，生石膏主要功能有三：辛散透达，解肌清热，发汗解表。故为外感热病，邪在气分之主药，清解肺胃气分实热的要药。又因甘可缓脾益气，调中除湿，清解伏火，常可配伍用于肌肤麻痹不仁，四肢拘挛不伸等。石膏上行至头，善清胃泻火，而多用于头面诸疾。若邪热波及营血，发斑发疹，亦可助血药凉血散瘀，化斑退疹。清透肺胃邪热，尤长于止胃火热痛。对湿疮痈疡、溃后不愈，本品煅后有收湿敛疮、生肌止血之功，为外科常用药。

胡心藻《中药类比歌诀》：石膏，辛甘大寒，质重沉降，气浮味薄，解肌达表，祛邪外透，长于清解肺胃实热。且清中有散，走内达外，开上泄下，上清肺热，中清胃火，外解肌热，能导营分邪热向气分透散，而清气分实热。《用药心发》云：石膏，胃经大寒药，清肺除热，发散阳邪，缓脾益气，退热生津，有除烦止渴之功，又有解肌达表，透散郁热之效。偏用于肺胃郁热所致的头痛如劈、肌热炙手和大汗烦渴等。热去津留而除烦，清热泻火以存阴，为清解肺胃二经气分实热之要药。

现代药理研究

石膏含水硫酸钙、硅酸、氢氧化铝等，可抑制体温调节中枢，减轻骨骼肌的兴奋性，降低毛细血管通透性，增强巨噬细胞吞噬能力，具有解热、镇痛、抗炎、抗病毒作用。增强细胞及体液免疫，抗过敏，降血糖，利尿，利胆，调节肌肉及外周神经兴奋性等。

性能归纳

石膏，味辛、甘，性大寒，归肺、胃经，无毒，为硫酸盐矿物硬石膏族之石膏，主含硫酸钙，体重而沉，气轻味薄，为清、解、透、散之剂。沉、降、升、浮，缓、静、燥、泄，守而不走，入气分，阴也，走上下，达内外，行表里之性能。清热泻火，清气分实热，除烦止渴。煅后外用：收湿敛疮。

性能应用

石膏，辛甘大寒，清泻火热，清气分实热，用于温热病气分热证。本品清热泻火，首先是清气分实热。其药性大寒，有较强的清泄热邪和抑制亢阳的作用，为治疗温热病气分证，症见高热、汗出、心烦、口渴、脉洪大有力等的要药。该证因温邪内传，里热壅盛而引起壮热不退，心烦口渴。本品善于清泄内入气分的邪热，并抑制亢奋阳气，以收退热、除烦、止渴之效，且常与知母相须为用，可明显增强清除气分实热的作用，如《伤寒论》之白虎汤。温热病又因邪毒内犯所致，再与金银花、连翘等长于治疗温热病的清热解毒药配伍，效果更佳。如热伤气津，烦渴不止者，应与人参、麦门冬等益气、养阴之药同用，祛邪不忘扶正。

石膏，清热泻火，入肺经，用于肺热喘咳证。本品清热泻火，又有清肺热的功效，治疗邪热郁肺、肺气上逆而气急喘促者。因其不足平喘之功，故须配伍平喘之药，共获清热平喘之效，如《伤寒论》之麻黄杏仁甘草石膏汤。治痰热咳嗽者，亦应配伍清热化痰药，或清肺止咳药。

石膏入胃经，清泻胃火，用于牙龈肿痛等胃热证。本品清热泻火，还有清胃热的功效。足阳明胃经，多气多血，胃中积热，循经上攻，易致牙龈红肿疼痛，或牙周出血，甚至腐臭溃烂。治疗此证，常与黄连、升麻等泻火解毒药同用，如《兰室秘藏》之清胃散，胃火上炎所致的头痛、咽肿、口疮及消渴，本品亦可配伍使用。

石膏煅后研末外用于疮疡不敛，有收湿敛疮的功效，故可用于疮疡溃烂而不敛者，湿疹浸淫水火烫伤等。可以单用，如与清热解毒药或其他收湿敛疮药同用，更为适宜。本品与不同比例的升药合用，主要用于调节升药拔脓去腐作用的强弱。

个人体会

火为六淫之首。火热为病阳热亢进也。凡以清泄气分热证，治疗各脏腑气分实热证者，为清热泻火药。石膏，辛甘大寒，有较强的清泄邪热和抑制阳亢之功，清热泻火，主入胃肺二经。常用于温热病气分高热，及肺胃气分实热证。能解实热，散邪热，祛暑热，辛散通达解肌清热，透散逐热，散邪热，清郁火，清中有散，发汗解表之功著效卓，为外感温热病的常用药，亦为肺胃气分实热证多用。味甘能缓脾生津而止渴，更宜高热烦渴之证，常有药到病除之效，古今医家多用，为中药中"四大主药"之一。《本经》：主中风寒热，心下逆气，惊喘，口干舌焦。《本草经疏》曰："石膏本解实热，清暑热，散邪热，止渴除烦之要药也。"

石膏辛寒，质虽沉重，但其气味皆薄，凉浮而散，透肌肤，能解肌，透散逐热，为外感热病热入气分之要药，并能导营血分之热向气分透散而发斑疹，透散气分邪热，热毒外出，治气血两燔之证。本品清中有散，走内达外，开上泄下，泻肺胃之实热。入肺经，清金泻肺，肃降肺热之逆，疗邪热郁肺，肺失肃降，肺气上逆之气急喘促，为邪热壅肺之咳喘所常用。虽无平喘之功，热去则肺清，肺复肃降之咳喘始愈也。入胃经，清胃腑邪热，去阳明伏热，清降胃火，治胃中积热之多食善饥，或胃热循经上攻之头面诸疾。甘能缓脾，热去津留，而去烦渴。《名医别录》云："除时气头痛身热，三焦大热，皮肤热，胃肠中膈热，解肌发汗，止消渴烦逆，腹胀暴气喘息，咽热。"

诸药退热，均以寒药胜热，"热者寒之"之意也。唯石膏退热，以性寒逐热外出也。在外能透肌肤之热，在内能逐肺胃之火，在上能清头面之郁热，清中有透，泄中有逐，走内达外，开上泄下，又能导营分邪热向气分透散，而清逐气分之实热，起到热去存阴，烦热去，热去津生消渴止，以收退热、除烦、止渴之功效。《名医别录》云："石膏大寒，以能寒胃，能令人不食。"自后医者怖之，遂至于置而不用，惜也。那知邪火胜者不食，胃火胜者多食也。胃为水谷之海，消食纳谷。邪火胜者，消水而燥，磨谷消食之力弱，故而不食。胃火胜者，阳亢而动，消食磨谷之力强，故而多食。石膏甘寒，寒清胃火，甘缓胃热，缓而气降，热去津留，胃中和，诸证去，故为清胃火之专用。若胃中无热，脾胃虚寒者实当忌之，若误投则必败阳作泻，反必害人也。医者明之。

知 母

古今理性录

张元素《医学启源》：知母，《主治秘要》云作利小便之佐使，肾中本药。上头、引经皆酒炒。

李杲《药类法象》：泻足阳明经火热圣药也，大寒，补益肾水膀胱之寒，主用如神。其用有四：泻无根之肾火，疗有汗之骨蒸，止虚劳之热，滋化源之阴。凡病小便闭塞而渴者，热在上焦气分，肺中伏热，不能生水，膀胱绝其化源，宜用气薄味薄的淡渗之药，以泻肺火，清肺金而滋水之化源。若热在下焦血分而不渴者，乃真水不足，膀胱干涸，乃无阴则阳无以化，法当用黄柏、知母大苦大寒之药，以补肾与膀胱，使阴气行而阳自化，小便自通。

李时珍《本草纲目》：肾苦燥，宜食辛以润之；肺苦逆，宜食苦以泻之。知母之辛苦寒凉，下则润肾燥而滋阴，上则清肺金而泻火，乃二经气分药也。黄柏则是肾经血分药，故二药必相须而行，昔人譬之虾与水母，必相依附。

李中梓《本草通玄》：知母气寒，气味俱厚，沉而下降，为肾经本药。兼能清肺者，为其肃清龙雷，勿使僭上，则手太阴无销烁之虞也。泻有余之相火，理消渴之烦蒸，凡止咳安胎，莫非清火之用。多服令人泄泻，亦令人减食，此唯实火燔灼者，方可暂用。若施于虚损之人，如水益深矣。盖苦寒之味，行天地肃杀之令，非长养万物者也。

张介宾《景岳全书》：知母能消肺金，制肾水化源之火，去火可以保阴，即是所谓滋阴也。故洁古、东垣皆以为滋阴降火之要药。继丹溪而后，则皆用以为补阴，诚大谬矣。

夫知母以沉寒之性，本无生气，用以清火则可，用以补阴，则何补之有。

贾所学《药品化义》：知母与黄柏并用，非为降火，实能助水；与贝母同行，非为清痰，专为滋阴。

张山雷《本草正义》：知母寒润，止治实火，泻肺以泄壅热，肺痈燥咳宜之，而虚热咳嗽大忌。清胃以救津液，消中瘅热宜之，而脾气不旺亦忌。通膀胱水道，疗淋浊初起之结热，伐相火之邪，主强阳不痿之标剂。

王士雄、王孟英《重庆堂随笔》：知母，清肺胃气分之热，则津液不耗而阴自潜滋暗长矣。然仲圣云：胃气生热，其阳则绝。盖胃热太盛，则阴不足以和阳，津液渐干，而成枯燥不能杀谷之病，其阳则绝者，即津液涸竭也。清其热，俾阳不绝，则救津液之药，虽谓之补阳也可。乃后人以为寒凉之品，非胃家所喜，谆谆戒勿轻用，辄从事于香燥温补之药者何哉！

陈士铎《本草新编》：知母未尝不入血分也，知母泻肾中之热，而亦泻胃中之热，胃为多气多血之腑，岂止入于气分，而不入于血分耶？

张璐《本经逢原》：知母沉降，入足少阴气分，及足阳明、手足太阴，能泻有余之相火，理消渴烦蒸，下则润肾燥而滋阴，上则泻肺热而除烦。近世误为滋阴上剂，劳瘵神丹，因而夭枉者多矣。《本经》言除邪气、肢体浮肿，是指湿热水气而言。故下文云：下水，补不足，益气。乃湿热相火有余，烁灼精气之候，故用此养阴，邪热去则正气复也。

邹澍《本经疏证》：知母能益阴清热止渴，人所共知，其能下水，则以古人用者甚罕，后学多不明其故。《本经》所著下水之效，见于除肢体浮肿。而知母所治之肢体浮肿，乃邪气致肢体浮肿，非泛常肢体浮肿比矣。正以寒热外盛，邪火内著，渴而引饮，火气不能化水，水遂泛滥四射，治以知母，是泄其火，使不作渴引饮，水遂无继，蓄者旋消，由此言之，乃是治渴，非治水也。于此，见凡肿在一处，他处反消瘦者，多是邪气勾留，水火相阻之候，《千金方》水肿腹大四肢细，亦其一也。

张锡纯《医学衷中参西录》：知母原不甚寒，亦不甚苦，寒苦皆非甚大，而又多液，是以能滋阴也。有谓知母但能退热，不能滋阴者，犹浅之乎视知母也。治热实脉数之证，必用知母。

谭同来《常用中药配对与禁忌》：知母苦寒，质润而不燥，既苦寒清热泻火，又甘寒养阴润燥，以清润为其专长。沉中有降，降中有升，气味俱厚。上可清肺火，肃肺气，降肺之气逆，用于痰热、肺燥咳嗽之症。中可凉胃热，泻火存阴，可治疗热郁阳明，高热烦躁之症；下可入肾经，泻有余之相火，滋肾水，益肺胃，用于阴虚发热、消渴、骨蒸劳热。凡是里热证，无论实证、虚证皆可实用，为苦润清热、滋阴要药。又入气分，清肺胃气分实热。盖苦寒之味，行天地肃杀之令，非常养万物者也。

胡心藻《中药类比歌诀》：知母苦寒，质润而不燥，沉中有浮，降中有升，长于清肺、胃、肾之火而滋阴，且清中有润，用于里热伤津、肺燥咳嗽、烦渴、消渴、骨蒸盗汗等，虚证、实证均可使用。泻有余之相火，理消渴之烦蒸。泻相火，滋肾为长。又长于清气分之实热，上行润肺泻火，下行补肾阴，泻虚火。中能清胃热，滋躁除烦，尤偏于泻下焦无根之虚火。但因苦寒滑降，多用可伤及胃肠引起泄泻。

胡爱萍《病证通用中药》：知母，苦甘寒，质柔润，入肺胃肾三经，苦寒可清热泻火，甘寒能滋阴退热，质柔可生津润燥，以清润为其特点。上能清肺热，滋肺阴；中能清胃热，滋胃阴；下能泻肾火，滋肾阴。无论虚热、实热，上中下三焦均可选用。

刘典功《中药指征相类鉴别应用》：知母，质柔性润，味甘性寒，走上彻下，清金泻火，润燥滋阴。兼入肾经，清中有润，长于滋阴降火。清热泻火，宜生用，滋阴降火，宜用盐水炮炙使用。

黄和《中药重剂证治录》：知母，苦甘寒，归肺胃肾经，清、泄之剂。主在清热泻火，兼能滋补阴津，以清泻、沉阳、滋补为特点。

现代药理研究

知母含知母皂苷、知母聚糖类、烟酸等成分，对痢疾杆菌、伤寒杆菌、肺炎双球菌等多种致病菌及皮肤癣菌有较强的抑制作用，并有解热、抗菌、调节血糖、降血压、抗血小板聚集、利胆、抗肿瘤、维持皮肤和神经健康、促进消化道等功能。

性能归纳

知母，味苦、甘，性寒，归肺、胃、肾经，无毒，为百合科草本植物知母的根茎。色白质润，气味俱厚，为清、泄之剂。沉、降亦升，静、缓、润、泄，守而不走，阴也，入气分，亦入血分，走上下，达内入里之性能。清热泻火，滋阴润燥。

性能应用

知母甘寒，清热泻火，用于温热病气分热证。本品甘寒滋润，亦善入肺胃经清热泻火。其清泻气分实热的功效与石膏相似，亦为治疗温热病气分热邪亢盛、高热不退、汗出、心烦、口渴、脉洪大有力等的要药，并常与石膏相须为用以增疗效，如《伤寒论》之白虎汤。因其能滋胃阴而生津止渴，故更能缓和热邪伤津之口渴多饮。

知母甘寒，入肺经，清肺热滋阴润燥，用于肺热咳嗽及阴虚燥咳。本品既能清肺热，又能滋肺阴而除燥热，对于肺热咳嗽及阴虚肺燥所致的燥热咳嗽，均可使用。治肺热咳嗽，痰黄黏稠，或肺有郁热、气逆不降而气急作喘者，常与清热化痰和止咳平喘药同用，如《症因脉治》之知母甘桔汤、知母泻白散。治肺阴不足而燥热内生、干咳少痰者，常与润燥化痰止咳药同用，如《症因脉治》之二冬二母汤。

知母苦寒，能清胃火，其甘寒之性，又可滋养胃阴，生津止渴，用于津伤口渴等胃热症。对津伤口渴之证，不论胃火内盛，或阴虚燥热所致者，皆可选用。治胃中火盛伤津之烦渴，宜与天花粉、葛根、石膏等清胃、生津药同用；治阴虚燥渴有热者，须与生地、麦冬等养阴生津药同用；治胃热所致的头痛、咽肿、牙龈肿痛及肠燥便秘，亦可使用本品。

知母甘寒，入肾经，滋阴泻火，用于肾阴不足所致的虚火亢旺证。本品既能滋肾阴，又能退虚热，故宜于肾阴不足、虚火内生，症见骨蒸潮热、虚烦盗汗、遗精等。本品虽能滋阴，但实以降火以坚阴为主，治疗该证，须与龟甲、熟地黄等滋补肾阴之药同用，如《丹溪心法》之大补阴丸。

个人体会

知母，苦甘而寒，清热泻火，清泻气分实热，用于温热病气分邪热亢盛，或六经伤寒，热入阳明经证，身热、汗出、烦躁、口渴、脉洪大有力，及脏腑气分实热证。知母苦寒，气味俱厚，沉中有降，降中有升，偏入肺胃肾经。清肺火，泄肺热，肃降肺气之逆，"肺苦逆，急食苦以泄之。"清金泻火，用于肺热咳嗽，或肺有郁热，气逆不降之咳嗽气急作喘者；清胃火，凉胃热，清泄胃中郁热，"胃欲缓，急食甘以缓之。"泻火存阴，用于胃火炽盛，热郁阳明，高热烦躁，或胃火郁热上攻之头痛咽肿、牙龈肿痛；泻肾中之火，相火之有余，滋肾阴不足，"肾欲坚，急食苦以坚之。"虚火内生，泄下焦无根之火，疗有汗骨蒸，止虚劳之热，滋化源之阴。《本经逢原》曰："能泻有余之火，理消渴烦蒸，下则润肾燥而滋阴，上则泻肺热而除烦。"凡里热之证，无论虚热、实热皆可实用，为温热病气分热证之要药，亦为脏腑气分热证之圣剂。

知母苦甘而寒，质地柔润能滋，清热泻火，使火热不再烁灼水液阴津，火去存阴，热去留津。津留则不渴，阴存则不燥，热去则不烦，燥、热、烦、渴除也。《本经》言："湿热相火有余，烁灼精气之候，故用此清热养阴，邪热去则正气复矣。"知母，肾之本药，益肾阴，润肾燥，滋肾水制化源之阴火，益肾阴泄相火之有余，降火坚阴，去虚劳之热，滋化源之阴，滋肾阴不足，疗有汗骨蒸。胃为水谷之海，生化阴津之根本，热灼阴津，气阴两伤，阴气不能上乘则烦热消渴，阴液不能下滋则肠燥便结，知母甘寒柔润，可濡养胃阴而生津液，去虚热伤津之烦渴，通阴液不足之肠燥。肺为华盖，布阴于下，为水之上源。肺又为娇脏，最易伤阴。知母甘寒而润，清肺金，润肺燥，滋养肺阴，治燥热咳嗽、痰中带血。《重庆堂随笔》有："清肺胃气分之热则津液不耗，而阴自潜滋暗长矣。"

总之：知母，苦甘性寒，为清热药。清热泻火，清泄气分之邪热而留津存阴，治烦、热、燥、渴之证。又质润善滋，偏入肺胃肾经，滋养阴液，治诸经阴液因火热烁灼所致的燥涸不润，为清热益阴之药。沉寒之药，本无生气，只有清热之功，而无补阴之力。清泻之药，清热泻火，火去阴复也。况又具甘寒滋润之质，阴复又得滋润之助而益阴也。《景岳全书》云："用以清火则可，用以补阴则何补之有。"苦寒之性，行天地肃杀之令，误以补阴，夭枉者多矣，非常养万物者也。《本草通玄》云："多服令人泄泻，亦令人减食，此唯实火烁灼者方可暂用，若施于虚损之人，如水益深矣。"故脾胃虚寒、大便溏泻者忌服。

栀 子

古今理性录

寇宗奭《本草衍义》：仲景治《伤寒》发汗吐下后，虚烦不得眠；若剧者，必反复颠倒，心中懊憹，栀子豉汤治之。栀子虽寒无毒，治胃中热气，既亡血，亡津液，脏腑无润养，内生虚热，非此不可去。又治心经留热，小便赤涩。

朱震亨《丹溪心法》：山栀子仁，大能降火，从小便泄去。其性能屈曲下降，人所不知。亦治疮块中火邪，若明知身受寒气，口吃寒物而得病者，于初得之时，当与温散或温利之药。若曰病得之稍久或成郁，久郁则蒸热，热久必生火，《原病式》中备言之矣，若欲行温散温利，宁无助火添病耶！古方中多以山栀子为热药之向导，则邪易伏，病易退，正易复而病安。

王好古《汤液本草》：或用栀子利小便，实非利小便，清肺也，肺气清而化，膀胱为津液之府，小便得此气化而出也。栀子豉汤治烦躁，烦者气也，躁者血也，气主肺，血主肾，故用栀子以治肺烦，用香豉以治肾躁。躁者，懊憹不得眠也。

缪希雍《本草经疏》：栀子感天之清气，得地之苦味，故其性无毒。气薄而味厚，气浮而味沉，阳中阴也。入手太阴、手少阴、足阳明经。手少阴为君主之官，邪热客之则五脏皆失所主，清少阴之热，则五内邪气自去，胃中热气亦除。面皆酒齄鼻者，肺热之候也，肺主清肃，酒热客之，即是见证，于开窍之所延及于面也。肺得苦寒之气则酒热自除，而面鼻赤色皆退矣。其主赤白癞疮疡者，即诸痛痒疮疡，皆属心火之谓。疗目赤热痛，及胸心大小肠大热，心中烦闷者，总除心肺二经之火热也。此药味苦气寒，泻一切有余之火，如能主如上诸证。

张介宾《景岳全书》：味苦，气寒，味厚，气薄，气浮味降，阴中有阳。因其气浮，故能清心肺之火。解消渴，除热郁，疗时疾躁烦，心中懊憹，热闷不得眠，热厥头疼，耳目风热赤肿疼痛，霍乱转筋。因其味降，故能泻肝肾膀胱之火，通五淋，治大小肠热秘热结，五种黄疸，三焦郁火，脐下热郁疝气，吐血衄血，血痢血淋，小腹损伤瘀血。若用佐使，治有不同；加茵陈，除湿热黄疸；加豆豉，除心火烦躁；加厚朴、枳实，可除烦满；加生姜、陈皮，可除呕哕；同玄胡索，破热滞瘀血腹痛。此外如面赤酒齄，热毒汤火，疮疡肿痛，皆所宜用。仲景因其气浮而苦，故用为吐药，以去上焦痰滞。丹溪为其解郁热，行结气。

黄宫绣《本草求真》：治上宜生，治下宜炒黑。虽其上下皆入，而究则由自肺达下，故能旁及而皆治者也。此唯实邪实热则宜，若使并非实热，概为通用，恐不免有损食泄泻之虞矣。生用泻火，炒黑止血，姜汁炒止烦呕，内热用仁，表热用皮。

周岩《本草思辨录》：苦寒涤热，而所涤为瘀郁之热，非浮散之热，亦非坚结之热。能解郁不能攻坚，亦不能平逆，故阳明之腹满有燥屎，肺病之表热咳逆，皆非其所司。独取其秉肃降之气以敷条达之用，盖治心烦与黄疸耳。心烦或懊憹或结痛，黄疸或寒热不食，或腹满便赤，皆郁也。心烦心下濡者为虚，胸中窒者为实。实与虚皆汗吐下后余邪留居，皆宜吐去其邪。栀子，其治在心、肝、胃者多，在肺者少。凡肝郁则火生，胆火外扬，肝火内伏，栀子解郁火，故不治胆而治肝。《本经》主胃中热气，朱丹溪谓最清胃脘之血，究栀子主治，气血皆有而血分为多，然不能逐瘀血与丹皮、桃仁分功；其解血中之郁热，只在上中焦而不在下焦；亦不入足太阳与手、足少阳，不入足太阳，故不利小便。

谭同来《常用中药配对与禁忌》：本品苦寒降泄，轻清上行，能解肌肤之热，入气分而泻火，能泻心、肺、胃火而除烦止呕，且善于清透疏解郁热。表里有热时，可起双解之效。入血分而凉血解毒，故可用于治血热迫血妄行的出血证。又固苦能燥湿，自上达下，便湿热从二便分消。消上、中、下三焦湿热，有清热利湿之功。取其解毒利尿效能，可治黄疸。以其凉血解毒作用，可治血淋、疮疡。体轻入气分，性阴入血分，既可清气分之热而利湿，又可清血分之热而止血。又能泻肺之实热，而除胸膈之烦。生栀子治出血作用较炒炭为佳，是因其清血热，凉血止血，而非单纯收敛止血。栀子苦寒性滑，伤胃滑肠，脾虚便溏者不宜用。

胡爱萍《病证通用中药》：栀子，苦寒清降，攻、散、清、泄三焦之火热，尤善清利下焦肝胆郁热，肝胆郁热得清，湿热随小便而去。外用又能消肿止痛，治跌打损伤，肿胀疼痛。

胡心藻《中药类比歌诀》：栀子，体轻气厚，性味苦寒，能行三焦，达内外，善泻三焦之火而除烦。外解肌肤之郁热，内泄湿热之壅滞，治湿热蕴结之证。

王超《临证用药心悟》：栀子苦寒，泻火解热，功似黄连而力逊，其上清肺火，清肌解热，透邪泻热以除烦。中泻心经客热，清泄肝胆，凉血，清热解毒。下则清热利湿，去中下焦湿热。尤能清利肝胆，增加胆汁分泌，降低血中胆红素，以奏利胆退黄之功。

现代药理研究

本品含栀子苷、栀子素、藏红花素等成分，具有保肝利胆作用，能促进胆汁分泌，降低血中胆红素，降低胰腺淀粉酶，促进胰腺分泌，抑制胃液分泌，能抗菌、抗炎、抗变态反应、解热、镇痛、镇静、降血压、抗动脉粥样硬化，有导泻作用。

性能归纳

栀子，味苦，性寒，归心、肝、胃经，无毒，为茜草科灌木栀子的果实。轻清，气薄味厚，为清、泄之剂。沉、降、升、浮、缓、静、润、泄，走而能守，阴也，亦阳，入气分，亦入血分，清上、利下，达内外，走表里之性能。泻火除烦，凉血止血，清热解毒，清利湿热。

性能应用

栀子苦寒，清热除烦，用于温热病气分热盛烦躁不安。本品清泄气分实热，可用于温热病气分热盛，高热不退。因其长于清心除烦，对邪郁心胸，心烦郁闷，躁扰不宁者，尤为多用。症轻者，可以本品为主而取效，如《伤寒论》栀子豉汤；症重者，可与石膏、知母或黄连等药同用，如《疫疹一得》之清瘟败毒饮。

栀子苦寒，清热泻火，用于心肝胃热诸证。本品虽能通泻三焦之火，但以心肝胃经为主，故常用于治疗心热、肝热及胃热诸证。如治热郁心胸，心烦不宁，甚至狂言乱语，《景岳全书》之清心汤，以其与黄连、连翘等药同用。治肝热目赤肿痛，烦躁易怒，或小儿肝热惊风，《小儿药证直诀》之泻青丸，以其与大黄等药同用。治胃中积热、咽喉和牙龈肿痛，《全国中药成药处方集》之清胃黄连丸，以其与黄连、石膏、知母等药同用。

栀子苦寒，凉血止血，用于血热出血证。本品既能清热凉血，又有止血之效，宜用于吐血、咳血、衄血、尿血等多种血热妄行之证，常与其他凉血止血药同用，《十药神书》之十灰散，以其与侧柏叶、茜草等药配伍。

栀子苦寒，清热解毒，可用于多种热毒病证。除温热病和咽喉肿痛外，还能主治热毒疮痈、红肿热痛。常与其他解毒消痈药同用，内服外用均可。

栀子苦寒，清热利湿，常用于湿热黄疸及淋证。本品有较强的清利肝胆湿热的作用，宜于肝胆湿热郁结所致的黄疸、小便短赤等，常与茵陈蒿等利湿退黄药同用，如《伤寒论》之茵陈蒿汤。本品亦可清利膀胱湿热，常与其他利尿通淋药配伍，用于湿热淋证，如《和剂局方》之八正散，《济生方》之小蓟饮子等。

此外，用生栀子为末以面粉或鸡蛋清，或韭菜捣烂，调敷局部，对外伤性肿痛有消肿止痛之效。

个人体会

栀子感天地之清气，得地之苦味，故气薄味厚，气浮味降，苦寒之药，且轻清上行。入心、胃二经，清温热病气分实热、邪热，清心胃经实热，清热除烦，且善清透疏解郁热，解肌肤之热而清解表里，为表里双解之药。入气分，清气分之热，除温热，解热毒，去脏腑内化之热，又入血分，清血分之热，凉血热，解血毒，解血中瘀郁之热，为气血两清之药。本品能升能降，走而能守，行内外，达表里，清实热、邪火，去虚热、烦渴。实乃阴中之阳，阳中有阴，阳明两兼之药。《景岳全书》云："因其气薄，故能清心肺之火，解消渴，除热郁，疗时疾躁烦，心中懊憹，烦闷不得眠；因其味降，故能泄肝肾膀胱之火，通五淋，治大小肠热秘热结，五种黄疸，三焦郁热。"

栀子苦寒，入心肝胃经，清三焦之火热，治实热郁热之证。入心经，清心热，泻心火，除烦闷，清心除烦，治热郁心胸，心烦郁闷，神昏谵语，甚至言语狂乱；入胃经，清胃热，除积热，解胃脘嘈杂，烦满结痛，及郁热上攻之咽喉肿痛、牙龈红肿；入肝经，清肝热，泻肝火，解郁热，去懊憹，治肝热目赤，烦躁易怒，或小儿肝热惊风。又能清利肝胆湿热，使湿热下行，有清肝利胆，退黄疸之功效。又能清血中之郁热，凉血解毒，治热毒疮痈，红肿热痛。《本经》谓主五内邪气，胃中热气。《本草经疏》曰："手少阴为君主之官，邪热客之则五脏皆失所主，清少阴之热则五内邪气自去，胃中热气亦除。泻一切有余之火，如能主如上诸证。"

《本经》：主胃中热气，仲景治虚烦不眠，热能生烦，烦从热来。栀子独取其肃降之气，以敷条达之用，清热除烦，治热郁心胸，去心烦郁闷，躁扰不宁，或懊憹，或结痛。丹溪谓能解血中郁热，久郁则蒸热，心中懊憹，六郁汤主之以解热郁。心烦心下濡者为虚，心烦胸中窒者为实，皆邪热留踞所致。仲景治《伤寒论》发汗吐下后，虚烦不得眠，若剧者，必反复颠倒，心中懊憹，栀子豉汤治之。故栀子又为解郁除烦之要药也。

总之：栀子苦寒，清、泄之剂，清热泻火，清泻表里、内外、气分、血分、三焦、脏腑之热，清郁热，解烦闷懊憹，为清热泻火之要药。清郁热，既清瘀郁之热，非外感表邪的浮散之热，因其不能解也；亦非阳明腹满积滞的坚结之热，因其不能攻坚也；虽能解湿热从小便出，皆因清肺热，肺气清而化，其怀屈曲下行，使小便得此气化而出，则火热、郁热、湿热、热毒皆随小便而出，亦非有通利小便之能也。苦寒性滑，易伤胃损食，故脾胃虚寒、便溏者，不宜。

淡 竹 叶

古今理性录

吴仪洛《本草从新》：甘淡寒，利小便。小便利则心火因之而清，故能兼除烦热，有走无守。

缪希雍《本草经疏》：阳明客热，则胸中生痰，痰热壅滞，则咳逆上气。竹叶辛寒能解阳明之热结，则痰自消，气自下，而咳逆止矣。仲景治伤寒发热大渴，有竹叶石膏汤，无非假其辛寒散阳明之邪热也。

贾所学《药品化义》：竹叶清香透心，微苦凉热，气味俱清。《经》曰，治温以清，专清心气，味淡利窍，使心经热血分解。主治暑热消渴，胸中热痰，伤寒虚烦，咳逆喘促，皆用为良剂也。又取气清入肺，是以清气分之热，非竹叶不能，凉血分之热，除柏叶不效。

黄宫绣《本草求真》：竹叶专入胃、心，体轻气薄，味甘而淡，气寒微毒。据书皆载凉心缓脾，清痰止渴，为治上焦风邪烦热，咳逆喘促，呕哕吐血，一切中风惊痫等证。杲曰：除新久风邪之烦热，止喘逆气胜之上冲。无非因轻能解上，辛能散郁，甘能缓脾，凉能入心，寒能疗热故耳。然大要总属清利之品，合以石膏同治，则是能解除胃热，而不致烦渴不止也。

邹澍《本经疏证》：竹叶所主之咳逆上气，非风寒闭塞之咳逆上气，亦非气不归根之咳逆上气，乃微阴累阳之咳逆上气。其所主溢筋急，非寒则收引之筋急。竹叶为物飘肃，轻举洒然，微阴正欲解散之余，取其阳遂透阴遂消，是故《金匮》竹叶汤，治产后中风发热面正赤，喘而头痛，乃阳无根而上泛，复为阴翳所累。《伤寒》竹叶石膏汤，治大病解后，虚羸少气，气逆欲吐，乃阳强既未全衰于中，微阴不能无扰于上。盖正旺之阳，与方衰之阳自有别，不如以柔润者和阳轻清者散阴之为愈，非若白虎汤证可轻清直行也。

叶橘泉《现代实用中药》：清凉解热，利尿。治热病口渴，小便涩痛，烦热不寐，牙龈肿痛。

谭同来《常用中药配对与禁忌》：竹叶，味甘性寒，气轻上浮，上能清心火而除烦，中能泻胃火，下能利小便而渗湿热，有清上导下之功。

刘典功《中药指征相类鉴别应用》：淡竹叶，甘淡而性寒，归心胃小肠经，清心除烦，通利小便，可使心火下行从小便出清，凡阴虚火旺、骨蒸潮热者忌用，孕妇勿服。

现代药理研究

本品含芦竹素、白茅素等三萜类及甾醇类、酚类、有机酸、氨基酸、糖类等成分。对实验动物有退热作用。有利尿作用，其作用虽弱，但能明显增加尿中氯化物的排出。还有抗菌和抗肿瘤等作用。

性能归纳

淡竹叶，味甘、淡、微苦，归心、胃、小肠经，无毒，为竹禾木科草本植物淡竹的茎叶。气味俱薄，为清利之剂。升、降、沉、浮，润、静、缓、泻，走而亦守，阴也，亦阳，入气分，走上下，达内外，入里之性能。清热除烦，利小便。

性能应用

淡竹叶，微苦性寒，清热除烦，用于温热病气分热证及表热证烦渴。本品清泻气分实热，有一定的解热作用。其又泻心火，可除热病热扰心神的心胸烦热，故宜于温热邪气入于气分的高热、汗出、烦渴等。因其作用缓和，多用于轻证；重证功力不济，则入复方使用。表热证而发热烦渴者，亦可使用，如《温病条辨》银翘散中的竹叶，目前实际多用本品。

淡竹叶，甘淡微苦性寒，清心利小便，用于心火亢盛及心热下移小肠之证。本品上清心火，下利小便，可使心与小肠之热从小便排出，故可治疗心火亢盛，心胸烦热，舌尖红赤，口舌生疮，或心热下移小肠，兼见小便赤涩，尿道灼痛等。常与其他清心热药和利尿通淋药同用。

个人体会

淡竹有节，清寒质洁。其鲜叶及嫩叶卷心入药，为物飘肃，轻举洒然，气味俱清，清香透心，故甘淡气寒，入心经，清心气，使心经热邪分解，清心除烦，又取其气清入肺清气分之热。《药类法象》有："除新久风邪之烦热，止喘逆气胜之上冲。"用于温热病气分热证之高热喘促，汗出烦渴。又因能清心火，故可除热病热扰心神的心胸烦热之证。竹叶轻清飘肃，柔润和缓，微寒欲散余火，故可用于温热病后之余热未清。《金匮》之竹叶汤，治产后中风发热；《伤寒》之竹叶石膏汤，治大病解后，虚羸少气。皆以柔润和阳，轻清散阴之功也。竹叶甘淡性寒，上清心火，下利小便。心与小肠相表里，故可用于心火亢盛及心热下移小肠，可使心与小肠之热从小便排出。《本草从新》曰："甘淡寒，利小便。小便利则心火因之而清，故能兼除烦热。"

总之：淡竹叶，体轻飘肃，清香透心，甘淡性寒，清热泻火。上清心经之热而除烦，下利小便而泻火，为清、利之剂。轻清和缓，药力有限，多用于温热轻证及温热病愈后余热未清之证，亦多配伍他药以成全效。甘淡苦寒，清热泻火，清气分之热。凡阴虚发热，骨蒸潮热者不宜。虚寒之证禁用。

夏枯草

古今理性录

朱震亨《本草衍义补遗》:《本草》言夏枯草大治瘰疬散结气,有补养厥阴血脉之功,而不言及。观其退寒热,虚者可使,若实者以行散之药佐之。外以艾灸,亦渐取效。

李时珍《本草纲目》:夏枯草治目痛,取其能解内热,缓肝火也。夏枯草纯阳之气,补厥阴血脉,故治此如神,以阳治阴也。

缪希雍《本草经疏》:夏枯草得金水之气,故其味苦辛,而性寒无毒,为治瘰疬、鼠瘘之要药,入足厥阴、少阳经。丹溪谓其补厥阴肝家之血,又辛能散结,苦寒能下泄降热,故治一切寒热,及消瘰疬鼠瘘,破癥散瘿结气。头疮皆由于热,脚肿湿痹无非湿热所成,热消结散湿去,则三证自除而身亦轻矣。

张介宾《景岳全书》:味微苦微辛,气浮而升,阴中阳也。善解肝气,养肝血,故能散结开郁,大治瘰疬鼠瘘、乳痈瘿气,并治头疮目疾。楼全善云:夏枯草治目珠痛,至夜则甚者,神效,或用苦药点眼反甚者,亦神效。

黄宫绣《本草求真》:夏枯草专入肝,辛苦微寒,按书所论治功,多言散结解热,能治一切瘿病湿痹、目珠夜痛等证,似得以寒清热之义。何书又言气禀纯阳,及补肝血,得毋自相矛盾乎?讵知气虽寒而味则辛,凡结得辛则散,其气虽寒犹温,故云能以补血也。是以一切热郁肝经等证,得此治无不效,以其得藉解散之力耳。若属内火,治不宜用。

张山雷《本草正义》:然此草夏至自枯,故得此名。丹溪谓其禀纯阳之气,得阴气而即死,观其主瘰疬,破癥散结,脚肿湿痹,皆以宣通泄化见长,必具有温和之气,方能消释坚凝,疏通窒滞,不当有寒凉之作用。石顽《逢原》改为苦辛温,自有至理,苦能泄降,辛能疏化,温能流通,善于宣泄肝胆木火之郁窒,而顺利气血之运行。凡凝痰结气,风寒痹着,皆其专职。

胡心藻《中药类比歌诀》:苦甘而寒,气禀纯阳,苦泄辛开,上清下补为其特点。本品善于泄肝火,消肿止痛。肝火得清则阴血上荣,故兼有养肝明目之效,以治肝火郁结的目赤肿痛为优。且又善解肝气之郁结,散痰火凝聚,治瘰疬、瘿瘤、乳痈等疾。

胡爱萍《病证通用中药》:夏枯草苦寒,主归肝经,善能清泄肝火以明目。主治肝火上攻之目赤肿痛。因本品清肝明目之中,兼有和阳养阴之功,故用治肝阴不足,目珠疼痛,至夜尤甚者,也有神效。夏枯草性苦寒,易伤脾胃,故脾胃虚弱者慎用。

现代药理研究

本品花穗含夏枯草苷,其苷元为齐墩果酸、胡萝卜素、乌索酸、矢车菊素等。种子含脂肪油及解脂酶。本品的水浸液、乙醇水浸液30%的乙醇浸液,均有降压作用,具有扩张血管、降血压、抗心肌缺血、降血糖、抗炎、增强巨噬细胞吞噬功能,增加溶菌酶含量,促进肾上腺皮质功能,抗变态反应,抑制细胞及体液免疫、抗菌、抗癌、利尿、收缩子宫等作用。长期或大量服用，应防止机体免疫功能受到抑制。

性能应用

夏枯草，味苦、辛，性寒，归肝经，无毒，为唇形科草本植物夏枯草的果穗。轻清味淡，为清、泄之剂，升、浮、亦降，缓、润、静、泄，走而不守，阴也，阳也，入气分，走上下，达内外，行表入里之性能，清肝火，解毒散结。

性能应用

夏枯草，苦寒，清肝泻火，用于肝火上炎。本品苦寒入肝，性能清降，宜用于肝火上炎、目赤肿痛、头痛眩晕等。治肝热目疾，可单用，但更常与其他清肝明目药同用。肝虚目珠疼痛，入夜加剧者，亦常可与滋养肝经的药物配伍，如《张氏医通》之夏枯草散，以其与生地黄、当归、白芍等同用。治肝火头痛、眩晕，可与其他清肝药同用。现代研究：本品有一定的降血压作用，故常用于肝热型高血压病，如头痛、眩晕、烦躁等；属阴虚阳亢者，亦可与滋阴潜阳药配伍。

夏枯草，辛寒能散，解毒散结，用于痰火郁结所致的瘰疬、瘿瘤、乳癖及热毒疮痈。本品清肝泻火的作用，还常用于治疗肝郁化火、灼津为痰、痰火郁结的瘰疬、瘿瘤、乳癖等病证。多与消痰散结药配伍，共收清肝火、散痰结之效，如《疡医大全》之内消瘰疬丸，以其与海藻、贝母、玄参等药同用。治热毒疮痈，宜与清热解毒药配伍。

个人体会

夏枯草，每到夏至自枯，故而得名。夏至乃阳极阴生之时，其气始降故气寒，其果穗体轻能散故味辛，为阴中有阳之药。味苦辛微寒，主入肝经，泻肝火，散郁结，又益肝阴。肝火炽盛，肝火上炎，目赤肿痛；肝火亢盛，虚火上亢，头痛眩晕，烦躁易怒，血压升高。肝火郁结，凝聚不散则乳癖结核，乳痈疮毒；郁火灼津，痰火郁结，瘰疬鼠瘘，痰核瘿瘤。肝血不足，眼珠疼痛，入夜尤甚也。《素问》云："肝气通于目，肝和则目能辨五色也。"

夏枯草得金水之气，苦辛而寒，气浮能升，阴中有阳也。苦泄辛开，清上泄下，清肝泻火，解肝郁，养肝血。郁解火不生，热散郁不结，火去郁散，阴阳调和，肝得以养而生血也。故肝火清则阴血上荣，有养肝明目之效，以治肝火郁结之目赤肿痛，或肝阴不足，眼珠痛入夜尤甚。且又善解肝气郁结，常用于肝郁化火、灼津为痰、痰火郁结凝聚之瘰疬瘿瘤、乳癖结核等。本品苦寒，性能清降，清肝泻火，治肝火上扰的头痛眩晕。现代研究：本品所含成分均含有一定的降血压作用，故常用于肝热型高血压病之头痛、眩晕、烦躁等。《本草纲目》谓："取其能解内热，缓肝火也。"

总之：夏枯草，苦寒之药，轻清升浮，阴中有阳。为清、散之剂，以清散通降为特点，清肝火，解肝郁，养肝阴。《本草求真》云："讵知气虽寒而味则辛，凡结得辛能散。其气虽寒犹温，故云能以补血也。是以一切热郁肝经等证，得此治无不效，以其得藉解散之功耳。"为清肝泻火，解郁散结之要药也。其性苦寒，易伤脾胃，故脾胃虚寒者慎用。

芦 根

古今理性录

缪希雍《本草经疏》：芦根禀土中之冲气，而有水中之阴气，故味甘气寒而无毒。消渴者，中焦有热则脾胃干燥，津液不生而然也。甘能益和中，寒能除热降火，热解胃和，则津液流通而渴止矣。客热者，邪热也，甘寒除邪热，则客热自解。肺为水之上源，脾气散精，上归于肺，始能通调水道，下输膀胱。肾为水脏而主二便，三家有热，则小便频数，甚至不能少忍，火性急速故也，肺肾脾三家热解，则小便复其常道矣。火升胃热，则反胃呕逆，不下食，及噎哕不止。伤寒时疾，热甚则烦闷，下多亡阴，故泻利人多渴。孕妇血不足则心热。甘寒除热安胃，亦能下气，故悉主之也。

张锡纯《医学衷中参西录》：芦与苇原系一物。其生于水边干地，小者为芦；生于水深之处，大者为苇。释者谓苇用茎而不用根者，而愚则以为不然。根居于水底，是以其性凉则善升，患大头瘟者，愚常用之为引经要药，是其上升之力可止脑部而况于肺乎？且其性凉能清肺热，中空能理肺气，而又味甘多液，更善滋阴养肺，则用根实胜于用茎明矣。其善发痘疹者，以其有振发之性也；其善利小便者，以其体中空且生水中自能行水也；其善止呕血衄血者，以其性凉能治血热妄行，且血亦水属，其性能引水下行，自善引血下行也。其性颇近茅根，凡当用茅根而无解者，皆可以鲜芦根代之也。

郭永来《杏林集叶》：《本草图经》谓芦根清肺热，兼能利尿，可导热毒从小便出，故可治肺热咳嗽痰稠，及肺痈咳吐脓血。

黄和《中药重剂证治录》：芦根甘寒，归肺、胃经，清、利之剂，兼能滋阴。药以清利通散为特点，兼能滋阴生津。芦根甘寒无毒，长于水而根于土，故禀土之冲和及水之阴冽清气，两入气血，升降通散，透达表里，纵行三焦，功擅清热泻火，消痈排浊，利水透疹，滋阴生津。宜大剂应用，可见殊功。

刘典功《中药指征相类鉴别应用》：芦根甘寒质轻，专入气分，能清透肺胃气分实热，并能养阴生津，止渴除烦。尚能清泄胃热而降逆止呕。又清透肺热，止咳祛痰。又能利尿，导热外出，治热淋涩痛，清泻肺热，透发麻疹。脾胃虚寒者忌服。

现代药理研究

本品含薏苡素、多糖类、咖啡酸、龙胆酸、甾醇、生育酚、天门冬酰胺等成分。具有解热、镇静、镇痛及轻度降压、降血糖、抗氧化和雌激素样作用，对溶血性链球菌有抑制作用。薏苡素对骨骼肌有抑制作用，所含苜蓿素对肠管有松弛作用，并具有抗肿瘤功能。

性能归纳

芦根，味甘，性寒，归肺胃经，无毒，为禾本科草本植物芦苇的地下根茎。味淡气薄，为清、散之剂。沉、降，亦升，润、缓、静、泄，走而亦守，阴也，亦阳，入气分，亦入血分，走上下，达内外，行表里之性能。清热泻火，生津，止呕，祛痰排脓。

性能应用

芦根甘寒，清热泻火，用于温热病气分证或表里热证烦渴。本品具有清气分热的功效，对热入气分，症见高热、汗出、烦渴者，亦有退热除烦止渴之效。因其作用和缓，宜作石膏、知母等药的辅助药。对热伤津液之心烦口渴，较为常用，如《温病条辨》之五汁饮。本品生津止渴，却无恋邪之弊，故温病邪在卫分，或风热感冒，而见烦渴者，亦常与疏风热药同用，如《温病条辨》之银翘散、桑菊饮，皆配伍本品。

芦根甘寒，入胃经，清胃热，用于胃热口渴、呕逆等证。本品清泄胃热，又可生津止渴、止呕逆，对于胃热伤津之口渴多饮，胃热上逆之呕逆，均可使用。治胃热口渴，常与其他清胃、生津药同用，如《圣惠方》之泄热芦根饮，以其与天花粉、知母等药配伍。治胃热呕逆，如《肘后方》单用本品煎浓汁频服；再与竹茹等清热止呕药同用，其效更佳，如《千金要方》之芦根饮。

芦根甘寒，入肺经，清肺热祛痰排脓，用于肺热咳嗽痰多或肺痈咳吐脓痰。本品可清肺热，且祛痰、排脓。治肺热咳嗽、咯痰黄稠，多与清化热痰药同用。桑菊饮中配伍本品，除生津止渴外，亦可用以清肺祛痰。治肺痈咳吐脓痰，常与薏苡仁、冬瓜仁等清肺排脓药配伍。

此外，本品略有利尿作用，还可用于温热淋证及湿热水肿，小便短赤，多与其他利水退肿药或利尿通淋药同用。

个人体会

芦根生于水而植于土，禀土中冲和之生气及水中阴洌之清气。其根茎入药，故味甘气寒。归肺、胃二经，甘能益胃和中而生津，寒能清热降火而益阴，故功擅清热泻火，益阴生津，止渴除烦。用于温热病气分证，或外感表热证之高热烦渴，有退热除烦止渴之功效。《日华子》：治寒热时疾，烦闷。《别录》：主消渴，客热。客热者，邪热也。甘寒除邪热，则客热自解，烦闷除。甘寒和胃阴，热解胃和则津液流通而消渴止，呕逆除。《药性论》：能解大热，开胃，治噎哕不止。用于胃热伤津之口渴多饮及胃热上逆之呕恶冲逆。又中空入肺，清肺热，理肺气而滋肺阴，祛痰排脓，用于肺热咳嗽痰多，或肺痈咳吐脓痰之症。《本草图经》曰："芦根清肺热，故可治肺热咳嗽痰稠，及肺痈咳吐脓血。"肺为水之上源，脾气散精，上归于肺，始能通调水道，下输膀胱，自能行水利小便，导热外出，治热淋涩痛。

总之，芦根甘寒，虽能清热泻火，清泻温热病气分之火热，只因功缓力薄，不胜重任，其清热生津液之力强，故多与其他清热泻火药，如石膏、知母等辅助之用。本品甘寒，汁多性润，禀土水之气，升阴通散，透达表里，纵行三焦。主入肺胃二经。肺为水之上源，胃为津液之根基，清肺胃之热，益肺胃之阴，润肺胃之燥，为清热益阴之上品，生津止渴除烦闷之要药，并能润肺祛痰排脓，治肺痈。又能通调水道，下输膀胱，治淋涩。以其有振发之性能透发痘疹。为清利通散之药，但作用和缓，宜大剂应用可见殊功。总为阴寒之药，脾胃虚寒者，忌服。

天花粉

古今理性录

成无己《伤寒明理论》：栝楼根，润枯燥者也。加之则津液通行，是为渴所宜也。津液不足而为渴，苦以坚之，栝楼根之苦，以生津液。

李时珍《本草纲目》：栝楼根，味甘微苦酸，酸能生津，故能止渴润枯，微苦降火，甘不伤胃，昔人只言其苦寒，似未深察。

倪朱谟《本草汇言》：天花粉，退五脏郁热，如心火盛而舌干口燥，肺火盛而咽肿喉痹，脾火盛而口舌齿肿，痰火盛而咳嗽不宁。若肝火之胁胀走注，肾火之骨蒸烦热，或痈疽已溃未溃，而热毒不散，或五疸身目俱黄，而小水若淋若涩，是皆火热郁结所致，唯此剂能开郁结，降痰火，并能治之。又其性甘寒，善能治渴，从补药而治虚渴，从凉药而治火渴，从气药而治郁渴，从血药而治烦渴，乃治渴之要药也。

张璐《本经逢原》：栝楼根，降膈上热痰，除心中烦渴，除时疾狂热，祛酒瘅湿黄，治痈疡解毒排脓。《本经》中有补虚安中续绝伤之称，以其有清胃祛热之功，火去则中气安，津液复则血气和而绝伤续矣。其性寒降，凡胃虚吐逆，阴虚劳嗽误用，反伤胃气，久必泄泻咳喘，病根愈固矣。

黄宫绣《本草求真》：天花粉，较之栝楼，其性稍平，不似蒌性急迫，而有推墙倒壁之功也。至《经》有言安中续绝，似非正说，不过云其热除自安之意。

张志聪《本草崇原》：主治消渴，身热者，谓启在下之水精上滋，此根之功能也。治烦渴大热者，谓降在上之火热下泄，此实之功能也。补虚安中，续绝伤，合根实而言也。

陈士铎《本草新编》：天花粉，即栝楼之根。盖栝楼实其性最悍，非比天花粉之缓。天花粉，亦消痰降气，润渴生津，清热除烦，排脓去毒，逐瘀定狂，利小便而通月水。虚人有痰者，亦可少用之以解燥而滋枯。

叶桂《本草经解》：栝楼根气寒，禀天冬寒之水气，入足少阴肾经，足太阳寒水膀胱经，味苦无毒，得地南方火味，入手少阴心经。气味俱降，阴也。膀胱者，津液之腑也。心火内烁，则津液枯而病消渴；膀胱主表，火盛则表亦热而身热也，其主之者，苦寒可以清火也。心为君火，火盛则烦满大热，其主之者，寒以清之，苦以泄之也。火盛则阴虚，补虚者，清润能补阴虚也。阴者中之守，安中者，苦寒益阴，阴充中有守也。其主续绝伤者，血为阴，阴虚则伤，阴枯则绝，栝楼根清润，则虚者滋，枯者润也。

邹澍《本草疏正》：栝楼根，禀天地清寒之气，故味苦气寒而无毒，能止渴清身热，烦满大热，热散则气复，故又主补虚安中。凉血则血和，故主续绝伤，并除肠胃中痼热。苦寒能除热，故主入疸身面黄，唇干口燥，短气。血凉则不瘀，故通月水。膀胱热解则小便不频，故能止小便利。而味苦性寒，恰有合于脾脏之德，而能为效其用。其止渴也，则所谓脾气散精，上归于肺者也，肠胃皆隶于脾，脾阴效用，则肠胃中痼热，又乌能留？黄疸者，脾津被热灼而不流，以致蒸盦而成者也，脾热既解，疸亦何能不除。短气，肺阴虚也，小便过利，肺火盛也，冲脉隶于阳明，为月水所从降，若因脾胃阴虚而血涸，或因热结而不流，得此凉润之剂，自然涸者滋，结者解，不通者转而能通。

周岩《本草思辨录》：草木之根茎，其性上升，实则性复下降，栝楼根能起阴气上滋，故主燥热之烦渴。

张锡纯《医学衷中参西录》：天花粉，为其能生津止渴，故能润肺，化肺中燥痰，宁肺止嗽。又善通行经络，解一切疮家热毒。更能生肌排脓，即溃烂至深，旁串他处，不能敷药者，亦可自内生长肌肉，徐徐将脓排出。

胡心藻《中药类比歌诀》：天花粉，甘微苦酸，偏入胃经，既走气分，又入血分，生津力强，善清胃热而养胃阴，又清肺热，润肺燥，治渴之神药也。而且无寒中，粘腻，滑泄之弊。对胃有益无损，兼能入血分消瘀血，散结热，以排脓消肿。故凡津伤口渴，消渴，及一切痈肿，属火热者皆可用之。

马有度《方药妙用》：天花粉，苦、甘、酸，性寒，入肺胃经。悟其精妙，其味苦性寒，为阴中之阴药，清热解毒之力强。其味酸微甘，甘能生津，清热而不伤正。治消渴身热，烦满大热。酸能生肌敛疮，通小肠，排脓，消肿毒，生肌长肉。消扑损瘀血，治时热狂病，乳痈发背，痔瘘疮疖。尚能治肺热咳嗽带血。结合归肺胃二经，肺主皮毛，阳明经上循于面，用于肺胃热盛，或热邪犯胃所致的面部皮肤病，如痤疮、雀斑、黄褐斑等。

胡爱萍《病证通用中药》：天花粉，苦泄而寒凉，既能清热泻火以解毒，又能消肿排脓而疗疮，对疮疡肿毒，热毒炽盛者，未成脓者可使之消散，已成脓者可使之溃疮排脓。既能清肺胃之火而解毒，又能除火热郁结而消肿，治火热郁结、毒邪凝聚之肿瘤。天花粉止口渴，但汗下液竭者，或阴虚火动而津液不能上乘作渴者，慎服。胃虚痰湿，脾虚滑泻者不用。孕妇忌服。

黄和《中药重剂证治录》：天花粉，甘苦微酸，微寒有小毒，归肺、胃经。清散之剂，且能滋阴，有清热解毒，消肿散结，化痰排脓，滋阴生津之功。甘寒平和，以清散、通降而兼滋润为特点。长于清五脏郁热，尤善退肺胃之烦热，且善滋阴生津以止渴，更能两入气血而通经络，消瘀血，散结热，消肿排脓。现代应用于中期妊娠流产、抗早孕、过期流产、死胎、宫外孕、葡萄胎、抗癌等，皆取较好效果。

现代药理研究

天花粉含天花粉蛋白、皂苷、多种氨基酸，及天花粉多糖等成分，具有增强非特异性免疫，调节体液和细胞免疫，诱生干扰素，抗肿瘤，抗艾滋病毒，抗菌，降血糖，抗早孕，致流产，抗溃疡，抑制蛋白质生物生成，凝血等作用。

性能归纳

天花粉，味甘，微苦，微酸，性微寒，归肺、胃经，有小毒。为葫芦科草本植物栝楼的根块。色白质润，气薄味厚，为清、散之剂。沉、降能升，润、缓、静、泄，入气分，亦入血分，阴也，守而能走，走上下，达内外，行表入里之性能。清热泻火，生津止渴，润燥化痰。

性能应用

天花粉，甘苦微寒，清热泻火，生津止渴，用于温热病气分热证或表热证烦渴。本品清泻气分实热之力稍弱，而较长于生津止渴，故温热病气分热盛伤津口渴者，常与石膏、知母等药同用，如《病证脉治》之栝楼根汤。表热证而见口渴者，亦可于银翘散等方中加入本品，以清热生津。

天花粉，甘寒入胃经，生津止渴，用于胃热口渴及消渴病。本品味甘，微苦而性微寒，可清泄胃热，生津止渴。治胃中积热而口渴者，可以单用，亦可配伍其他清胃生津之药。治消渴病，尤为多用。该病阴虚为本，燥热为标，故常与益气、养阴药同用，如《医学衷中参西录》之玉液汤，以其与黄芪、山药、五味子等药配伍。

天花粉苦寒，入肺经，能清肺热，润肺化痰，用于肺热燥咳，可收缓和燥热咳嗽之效。治疗燥热伤肺，干咳或痰少而黏，或痰中带血等症，常与清肺润燥及养肺阴药同用，如《温病条辨》之沙参麦冬汤。

此外，天花粉苦寒，清热泻火，兼有解热毒和活血之力，可收消肿排脓之效。热毒炽盛，疮痈红肿热痛者，宜与长于消痈肿的清热解毒药同用，以使其消散，内服与外用均可。脓成难溃者，可与黄芪、当归、穿山甲等益气、补血、活血药同用，以托毒排脓。

个人体会

天花粉，《本经》中主消渴，补虚安中，续绝伤。消渴者，消也。饮食劳伤，二阳结，肺胃郁热，烁灼膈上津液，津液耗竭则阴亏，血为阴，气为津。阴津两伤，气阴不复则五脏绝：心绝则烦渴，肝绝则目盲，脾绝则消肌，肺绝则肤溃，肾绝则尿崩。有消食、消水、消神、消瘦、消中及烦渴、燥渴、虚渴、火渴、郁渴之候也。本品味甘酸，性微寒，甘寒润燥止渴，甘酸敛阴生津，故能润枯滋燥也。归肺、胃二经，清肺胃之热，润肺胃之燥，热去则不再灼伤津液，燥润则烦渴自然而止矣。本品沉降能升，能开启在下之水精上滋脾肺，脾阴充则散精上归于肺。肺为华盖，布精五脏，则阴精复，绝伤续，气血平和。五脏绝伤得续则诸消能除，津液充气阴复则诸渴皆无。况天花粉又消胃中之涸热，润肺中之燥枯、烦渴、燥渴，消渴何有，为治消渴病之要药、良药也。《伤寒明理论》谓："栝楼根，润枯燥者也，加之则津液通行，是谓渴所宜也。"

天花粉，《日华子》谓消肿毒、排脓。治乳痈发背。本品苦泄寒凉，清泻气分实热之力稍弱，而清热泻火解毒之功胜。消肿排脓而疗疮，对疮疡肿毒、热毒炽盛者，未成脓者可使之消散，已成脓者可使之溃疮、排脓。《医学衷中参西录》云："解一切疮家热毒，更能生肌排脓。即溃烂至深，旁串他处，不能敷药者，亦可自内而生肌肉，徐徐将脓排出。"本品既能泻肺胃之火而解毒，又两入气血而通经络，消瘀血，散热结，治火热郁结之乳痈肿毒、发背恶疮，及热毒凝聚之肿毒癌瘤。

栝楼，又名天瓜，其根直下而生，深秋采者，结实有粉，故名天瓜粉，后世讹瓜为花，然相传已久，不可更改，故名天花粉。栝楼实为栝楼的成熟果实，性降急迫，降痰下气，有推墙倒壁之功。天花粉，消痰下气之力缓而平和，沉降能升，故能开启在下之水精，有启阴上滋之功，益阴润燥，生津止渴。《本经》之补虚安中，续绝伤，即有此义，非有补益之功耳。佐使之药，佐补药治虚，佐凉药泻火，佐气药解郁，佐血药治烦，润中心之燥渴也。天花粉，虽能止口渴，但汗下液竭之渴，或阴虚火动而津液不能上乘而作渴者，慎用。胃虚痰湿，脾虚泄泻者忌服。孕妇勿用。

决明子

古今理性录

缪希雍《本草经疏》：决明子，其味咸平，《别录》益以苦甘微寒而无毒。咸得水气，甘得土气，苦可泄热，平合胃气，寒能益阴泄热，足厥阴肝家正药也。亦入胆肾。肝开窍于目，瞳子神光属肾，故主青盲目淫，肤赤白膜，眼赤痛泪出。《别录》：兼疗唇口青。《本经》：久服益精光者，益阴泄热，大补肝肾之气所致也。

卢之颐《本草乘雅半偈》：决明禀阴精之体，具清阳之用，宜入肝肾，肝开窍于目，瞳子精光，肾所司也。故治眼疾，因名决明。味咸走血，气寒待热，故治青盲泪出，热伤血分者相宜；倘属气分，及风寒致目中诸证者，非所宜矣。味咸走血，故治目中诸眚之因血液凝滞者，罔不有功。

黄宫绣《本草求真》：决明子专入肝，气禀清阳，味咸苦甘，微寒无毒，能入肝经，除风散热，凡人目泪不收，眼痛不止，多属风热内淫，以致血不上行，治当即为驱逐；按此苦能泄热，咸能软坚，甘能补血，力薄气浮，又能升散风邪，故为治目收泪止痛要药，并可作枕以治头风。但此服之太过，搜风至甚，反招风害。谓之决明，即是此意。

刘若金《本草述》：决明子、青葙子，虽曰其治目同功，而决明子曰咸平，在《别录》又曰苦甘微寒，是固亦有别也。况嘉谟谓其除肝热，尤和肝气。又先哲谓其和肝气不损元气者，二说岂尽无据欤。

徐大椿《神农本草经百种录》：久服益精光，不但能治目邪，而且能补目之精也，皆咸降清火之功。轻身，火清则体健也。

张志聪《本草崇原》：目者肝之窍，决明气味咸平，叶司开合，子色紫黑而光亮，禀太阳寒水之气，而生厥阴之肝木，故主治青盲、目淫、肤赤。青盲则生白膜，肤赤乃眼肤之赤，目淫则多泪，故又曰白膜、眼赤、泪出也。

张山雷《本草正义》：决明子明目，乃滋益肝肾，以镇潜补阴之义，是培本之正治，非如温辛散风，寒凉降热之，止为标病立法者可比，最为有无弊。

胡心藻《中药类比歌诀》：决明子，甘苦微寒，气禀轻扬，疏外泄里，能升能降是其特点。本品长于疏散风热，清泄肝胆之火。兼益肝肾之阴，潜镇补阴，故为治头风目疾，肝阳上僭之要药。

胡爱萍《病证通用中药》：决明子，性味甘、苦、咸，而微寒，主归肝经。甘寒可益阴，苦寒以泄热，咸寒而质润，可升可降，既能疏散风热，又能清泄肝火，益肝阴。可用治风热、肝火及肝肾阴虚所致的多种目疾，故有决明之名，眼科要药之称。本品虚实目疾皆宜，但尤以实证目疾用之更多。因其兼入大肠，能清热润肠通便，故实证目赤肿痛兼见内热肠燥便秘者，用之更为适宜。决明子润肠，气虚便溏者不宜用。用于肠燥便秘，不宜久煎。

黄和《中药重剂证治录》：决明子，甘苦咸，性微寒，归肝、大肠经，清、利之剂。兼能滋肝肾之阴，以清、降、通、利为特点，清肝胆之火及腾逆之气，通散火热之郁结醒脑明目，通利血脉，润肠通便。气血两清，虚实皆宜，常用于治疗头痛、眩晕、失眠、脂肪肝、高脂血症等属肝胆郁热，及热结便秘等。

现代药理研究

决明子含蒽醌类物质、大黄酚等，有缓和泻下作用。浸出液有降血压、降低血浆总胆固醇和甘油三脂的作用。能降血压、降血脂、抗血小板聚集、抑制细胞免疫、增强巨噬细胞吞噬功能，具有抗菌、保护视力、促进胃液分泌、保肝、泻下、利尿、收缩子宫等作用。

性能归纳

决明子，味苦、甘、咸，性微寒，归肝、大肠经，无毒，为豆科植物决明的种子。气浮轻扬，为清、降、通、润之剂。升、降、浮、沉，润、静、缓、泄，阴也亦阳，入气分，亦入血分，走而亦守，走上下，达内外，行里之性能。清肝明目，润肠通便。

性能应用

决明子，苦甘微寒，入肝经，清肝明目，用于肝热目疾或视物昏暗。本品能入肝泻火以明目，其苦寒之性不甚，因兼甘润而无苦燥伤阴之弊，故为目疾之常用药物。除肝火上攻之目赤肿痛、羞明多泪，或生翳膜等证外，风热目疾与肝虚失养之视物昏暗等亦可使用。治肝热目赤，多与其他清肝明目药同用，如《医宗金鉴》之决明散，以其与车前子、青葙子等药配伍。治风热目疾，多与疏风清热药同用，如《银海精微》之决明子散，以其与菊花、蔓荆子等药配伍。治肝虚目暗，宜与滋补肝肾之药同用，如《证治准绳》之补肝丸，以其与枸杞子、菟丝子、五味子等药配伍，以助其明目之效。

决明子，甘润归大肠经，润肠通便，用于肠燥便秘。本品苦寒清降之性，故多用于内热肠燥、大便秘结不通之症。亦常与其他润下药同用。

此外，现代药理研究，本品有降血压、降血脂等药理作用，又常用以治疗高血压病、高脂血症等，均有一定疗效。

个人体会

决明子，味甘苦咸，性微寒，苦寒以泄热，甘寒可益阴，咸寒而质润，气轻味薄，可升可降，既能疏散风热，又能清泄肝火，益肝阴，主入肝经，清肝明目。用治风热、肝火及肝阴不足所致的多种目疾，故名决明，眼科要药也。《本经》曰："治青盲，目淫肤赤白膜，眼赤痛，泪出，久服益精光。"决明子，味甘滑润，苦寒清降，又入大肠，滑利润燥，通腑道，降泄壅滞，下便秘。《药性论》有："利五脏，除肝家热。"治湿热蕴结，肠道受阻之大便秘结，及肝阳上亢、阴血不足之便秘，特别对实证目赤肿痛兼见内热肠燥便秘者，更为适宜。为清、降、通、润之药也。

现今之人，禀气不足，环境勘忧，饮食所伤，劳伤脾肾者多矣。脾肾为人身之本，肾伤者，水不涵木，肝木失养，木枯火生，肝风内动，虚阳上亢，血压升高，上扰首府，失言偏枯，头痛眩晕者有之。脾伤者，运化失职，精气不能正常输布，水饮停滞，瘀而痰浊，上蒙清窍，中蔽清阳，血浊，脂稠者常见。决明子，苦甘性寒，阴精之质，气禀轻扬，又具清阳之用。入肝经，泻肝火，平肝阳，清头目，木静火清，有潜镇补阴之义，肝肾互滋，血压降，偏枯愈，头脑清醒，体能不健。决明子，咸寒滑润，入大肠，有滑利之性，通降之用，降泄壅滞，滑利润燥，通腑道，以清降通利为特点，痰饮祛，瘀浊通，血浊清，血脂降，身能不轻。决明子本无大补肝肾之功，清肝泻火，益肝阴，木静火清，肝肾互滋，以泄为滋也。决明子本无轻身健体之力，降泄通腑，痰浊祛，血脂降，瘀毒清，升降有序，以通为补也。现代药理研究：决明子的浸出液，有降血压，降低血浆胆固醇和甘油三脂的作用，具有降血压、降血脂、抗血小板聚集之功用，为老年人、"三高症"所常用。

决明子，苦寒滑利之剂，润肠通便，脾虚便溏，中气下陷，脾肾阳虚者忌服。

清热凉血药

犀角（水牛角）

古今理性录

朱震亨《本草衍义补遗》：属阳性走，比诸角犹甚，痘疮后用以散余毒，俗以为常，若非有余毒而血虚者，与以燥发热者用之，祸无极矣。

李时珍《本草纲目》：犀角，犀之精灵所聚，足阳明药也。胃为水谷之海，饮食药物必先受之，故犀角能解一切诸毒。五脏六腑，皆禀气于胃，风邪热毒，必先干之。故犀角能疗诸血，及惊狂斑痘之证。

缪希雍《本草经疏》：犀角，今人用之治吐血、衄血、下血、伤寒蓄血发狂谵语，发黄、发斑、疮痘稠密热极黑陷等症，皆取其入胃入心，散邪清热，凉血解毒之功耳。

张景岳《景岳全书》：犀角，性升而善散，故治伤寒热毒闭表，烦热昏闷而汗不得解者，磨尖搀入药中，取汗速如响应。仲景云：如无犀角，以升麻代之者，正以此两物俱入阳明，功皆升散，今人莫得其解，每致疑词，是单知犀角之解心热，而不知犀角之能升散，尤峻速于升麻也。

李中梓《雷公炮制药性解》：犀角苦寒，本入心家泻火，又入肝脏者，盖以火不妄炎，则金能制木也。丹溪曰：属阳性走，此诸角犹甚。痘疮后用以散余毒，而血虚者，与以燥发热者用之，祸无极矣……妇人有妊勿服，能消胎气，忌盐。

张志聪《本草崇原》：气味苦酸咸寒，无毒。主治百毒蛊疰，邪鬼瘴气，杀钩吻鸩羽蛇毒，除邪，不迷惑魇寐，久服轻身。犀禀水火相生之气化，故其角苦酸咸寒。犀为灵异之兽，角具阳刚之体，故主治百毒蛊疰，邪鬼瘴气。久服水火相济，故轻身。

黄宫绣《本草求真》：犀角，苦咸大寒，功专入胃清热，及入心凉血。盖胃为水谷之海，无物不受，口鼻为阳明之窍，凡毒邪必先由于口鼻而入，以至及于阳明胃腑，使之专入阳明，以清诸热百毒也。热邪既去，心经自明，所以狂言妄语，热毒痈肿，惊烦目赤，吐血衄血蓄血，时疫斑黄，痘疮黑陷等症，无不由于入胃入心，散邪清热，凉血解毒之功也。然痘疮心火，初用不无冰伏之虞，后用不无引毒入心之患，故必慎用，始无碍耳。

张锡纯《医学衷中参西录》：羚羊角与犀角，皆性凉而解毒。然犀禀水土之精气而生，为其禀土之精，故能入胃，以消胃腑之实热。为其禀水之精，故又能以水胜火兼入心中，以消心脏本体之热力。而疫邪之未深入者，转因服犀角后，心气虚冷，不能捍御外邪，致疫邪之恣横，竟犯君主之宫，此至紧要之关系，医者不可不知。瘟疫之毒未入心者，最忌用犀角。而既入心之后，犀角又为必需之药。

谭同来《常用中药配对与禁忌》：犀角，苦酸咸寒，入营入血，清心安神，清解血分热毒，且清透灵发，咸寒锐利。有损胎元，孕妇忌用。

刘冠军《临证医方妙用》：水牛角与犀角功同，但量须加。清热凉血，解毒疗斑疹，止出血。因含有钙质，能使凝血时间缩短，血小板数量增加，用量须加倍为宜。

刘典功《中药指征相类鉴别应用》：水牛角苦寒，入心与肝经血分，清心肝之火，凉血解毒，为解营分、血分热毒之品。用治热入营血，壮热不退，烦躁不眠，神昏谵语及血热妄行，斑疹吐衄等，常为犀角之代用品。因其气味俱薄，药力较弱，故用量要大，先煎三个小时以上。脾胃虚寒者忌用。

黄和《中药重剂证治录》：水牛角，苦咸性寒，归心肝胃经，清、散之剂，以清、散、通、降为特点，主血分之郁热毒蕴，具有清热凉血解毒之功，且善通脑络，醒脑窍，具泻火解毒，凉血止血之功。

现代药理研究

本品含有胆甾醇、多种氨基酸、肽类、胍类衍生物、蛋白质及钙、镁、锰等多种微量元素，对离体蛙心有加强收缩的作用。具有强心、降血压、兴奋垂体—肾上腺皮质系统、抗炎、增强单核巨噬细胞系统吞噬功能，抗感染、解热、镇静、抗惊厥、增加血小板数量、缩短凝血时间、降低毛细血管通透性等作用。

水牛角与犀角二药，均有很长的应用历史，主治温热病，多用犀角，而罕有用水牛角者。现代研究，二者在化学成分和主要药理方面，都是大同小异。自20世纪50年代以来，多将水牛角作为犀角的代用品，故古方所用的犀角，可改用水牛角。

性能应用

犀角，味苦、咸，性寒，归心、肝、胃经，无毒，为犀科动物印度犀、爪哇犀、苏门犀等的角。气味俱薄，为清、散之剂。沉、降、升、浮、润、静、峻、泄，守而亦走，阴也，入气分，亦入血分，走上下，达内外，行里达表之功能。清热凉血，泻火解毒。

性能应用

犀角，苦咸而寒，清热凉血，泻火解毒，用于温热病热入营血，斑疹吐衄，或壮热烦躁，神昏抽搐。本品性味苦咸而寒，对于温热病具有多方面的作用。其能清热解毒，可除温热疫毒；其入血分，长于清营凉血，并稍有止血之效，又可入肝胃经气分，以清热泻火。故温热病，血分热盛，斑疹吐衄，或壮热烦躁，神昏谵语及痉挛抽搐，不论邪在气、在营、在血者都可使用。治斑疹吐衄，主要取其凉血、解毒之功，多与生地黄、牡丹皮等凉血止血、活血化瘀药同用；治壮热神昏，主要取其清心、解毒之功，多与连翘、黄连等清心、解毒药同用；治高热抽搐，主要取其清肝、解毒之功，常与羚羊角、牛黄等清肝、息风药同用。

犀角苦咸而寒，清热凉血，用于血热妄行。本品的凉血功效，还可用以治疗血热妄行的吐血、衄血等，多与凉血止血药同用。现代还用于过敏性紫癜和血小板减少性紫癜而属血热者。

此外，本品配伍其他清热解毒药，亦可用于热毒疮痈和咽喉肿痛之症。

个人体会

犀牛，生相怪异，禀性精灵，神灵之兽也，性情凶猛，力大无穷，面门长角，食百草之毒，众木荆棘之精而生，其精所聚在角，所以犀角能解百毒。大凡蛊毒之乡，高贵之人，饮食之时，以此犀角搅而验之，有毒则生白沫涌起，无毒则否。如有毒之物取其角同煮，则毒可减也。凡中箭毒之人，以犀角刺入疮中，立愈。故锉末入药，能解百毒也。《本草崇原》云："主治百毒蛊疰，邪鬼瘴气，杀钩吻鸩羽，蛇毒，除邪，不迷惑魇寐，久服轻身。"足阳明药也，胃为水谷之海，饮食药物必先受之，风热邪毒亦必先干之，故犀角能解一切诸毒。疗诸血分热毒及惊狂斑痘之证也。

犀之角精灵所聚，刚阳之体，禀水土之精气以生成，苦咸性寒。禀土之精则能入胃经，以消胃腑之实热；禀水之精则又能以水胜火而入心经，以消本经之热势。故能清热凉血，泻火解毒，用于温热病，伤寒热毒闭表，而汗不得解者，出现壮热烦躁，神昏谵语，痉挛抽搐，或热入营血分，斑疹吐衄，血热妄行。《本草经疏》曰："今人用之治吐衄下血，伤寒蓄血发斑、谵语、发黄发斑、痘疮稠密、热极发斑等症。皆取其入胃、入心，散邪清热，凉血解毒之功耳。"对温热病具有多方面的作用，不论邪热在气分，或在营血分者都可使用。故为治疗温热病，清热凉血、泻火解毒之要药也。

总之：犀角苦咸性寒，入心胃二经，清散之剂。以清散通利为特点，清热泻火，凉血解毒，为治温热病之要药。《本草求真》曰："犀角，咸寒大苦，功专入胃清热及入心凉血，使之专入阳明，以清诸热毒也。热邪既去，心经自安，所以狂言妄语、热毒痈肿、惊烦目赤、吐血衄血、蓄血、时疫斑黄、痘疮黑陷等症，无不由入心、入胃，散邪清热，凉血解毒之功也。"犀角大寒，疫邪初发未深入者，服之可致心气虚冷，不能捍御外邪，以致疫邪恣横，故温疫之毒未入心者最忌，而入心之后，犀角又为必用之药。《本草求真》曰："然痘疮心火，初用不无冰伏之虞。"咸寒锐利，有损胎元，孕妇忌用。

犀角与水牛角，二者所含化学成分及主要药理性能，均大同小异，都有很长的应用历史。在治疗一切温热病，医家多用犀角而罕用水牛角者，皆因水牛角物廉低贱，作用稍逊，不被人所重视。现犀牛已成濒危物种，为世界一级保护动物，不能随意获取，多将水牛角作为犀角的代用品。故凡古方所用的犀角，皆可改为水牛角用之，只是用量倍之即可。

牛　黄

古今理性录

李时珍《本草纲目》：《别录》言牛黄恶龙胆，而钱乙治小儿急惊、疳病、凉惊丸、麝香丸皆两用之，何哉？龙胆治惊痫、解热、杀虫，与牛黄主治相近，亦肝经药也，不应相恶如此。

缪希雍《本草经疏》：牛为土畜，其性甘平，唯食百草，其精华凝结为黄，犹人身之有内丹也。故能解百毒而消痰热，散心火而疗惊痫，为世神物，诸药莫及也。入足厥阴、少阳、手少阴经。其主小儿惊痫寒热，热盛口不能开，及大人癫狂痫痓者，皆肝心二经邪热胶痰为病。心热则火自生焰，肝热则木自生风，风火相搏，故发如上等证。此药味苦气凉，入二经而能除热消痰，则风火息，神魂清，诸证自瘳矣。鬼邪侵着，因心虚所致，小儿百病多属胎热，入心养神清热，解毒，故悉主之也。性善通窍，故能堕胎，善除热益心，故能令人不忘。非久服多服之药。

倪朱谟《本草汇言》：牛黄为治心之药，必酌佐使得宜而后可。凡诸心痰，皆牛黄所宜也。

张志聪《本草崇原》：牛属坤土，胆具精汁，禀性皆阴，故气味苦平，而有阴寒之小毒。主治惊痫寒热者，得日月之精而通心主之神也。治热盛狂至者，禀中精之汁而清三阳之热也。

陈士铎《本草新编》：孕妇忌服，因堕胎元。盖性大寒，止可少服，不宜多用。宜与人参同用，以治小儿诸病，戒独用牛黄，反致误事耳。牛黄消痰开窍之物，非祛湿利水之药也。牛黄专能入于心胞，然心胞容水，久必化痰。牛黄化痰而不化水，是牛黄乃非利水之药，乃消痰之物耳。

徐大椿《神农本草经百种录》：凡治痰涎，皆以补脾为主，牛肉本能健脾化痰，而黄之功尤速。又黄必结于心下，故又能入手少阴、厥阴之分，以驱邪涤饮，而益其精气也。

严洁《得配本草》：人参为使。风中血脉及府者，用之引风入骨；脾胃虚寒者，易于作泻，并禁用。

黄宫绣《本草求真》：牛黄在于心肝胆之间，凝结成黄，故还以治心肝胆之病，取其长于清心化热，故尔用此以除惊痰之根耳。至于中风不语，必其邪已入脏，九窍多滞，方可投服。若使中腑而见四肢不着，中经而见口眼歪斜，不为开痰顺气，养血活血，便用此药投治，引邪深入，如油入面，莫之能出。小儿纯阳，病多胎热痰热，属于心肝二经之病，命在须臾者，用此多有回生之力。唯脾胃虚寒者，其切忌之。

姚澜《本草分经》：中风入脏者，用以入骨追风；若中腑、中经者，用之反引风入骨，莫之能出。

胡心藻《中药类比歌诀》：牛黄苦寒而气香，其性甚速，能清心解毒而安神，凉肝折火以定惊，气香开窍而定志，涤痰辟秽而醒神，为镇静抗惊、解热强心、消痰利胆之药。

为清热开窍，解毒定惊之要药。凡热陷心包或热极生风之高热神昏，谵语惊厥，抽搐，宜用之凉开。其清热解毒力强，一切疮痈肿毒初起，已成未溃，已溃而属热毒盛者，均可应用。

刘冠军《临证医方妙用》：牛黄味苦性凉，有清心热、消痈肿、涤痰热、安心神，散结消肿之功效。《本草从新》载："清心解热，利痰定惊，通窍碎邪。"

刘典功《中药指征相类鉴别应用》：牛黄寒凉，归心肝经，息风止痉，具有清热解毒之功效。解毒力强，重在治心，长于清心开窍，醒神祛痰，善治热入心包，中风惊风等热痰阻闭心窍之高热神昏、谵语、恶疮肿毒。孕妇慎用。

现代药理研究

本品含胆汁酸、胆汁色素、胆红素、胆甾醇、胆绿素、维生素 D 及多种氨基酸，亦含钠、钙、镁、铁、铜、磷及胡萝卜素等。此外，尚含黏蛋白、脂肪酸及肽类成分。牛黄有解热、镇静、抗惊厥、利胆、强心等作用，胆红素有明显的降压作用。牛黄酸能镇痛，促进大脑发育。此外，牛黄能促进红细胞生成，亦有抗炎、抗休克作用。人工牛黄有祛痰作用，对金黄色葡萄球菌有抑制作用。人工牛黄，其性能、功效与天然牛黄相似，并被广泛应用，但功力不及天然牛黄，多用于咽喉肿痛、痈肿疮毒等热毒病证。温热病高热、神昏、抽搐者，仍以天然牛黄为宜。

性能归纳

牛黄，味苦，性凉，归肝、心经，无毒，为牛科动物黄牛或水牛的胆结石。气清味厚，为清、解之剂。沉、降、升、浮，峻、静、润、泄，守而亦走，阴也，入气分，亦入血分，走上下，达内外，行表入里之性能。息风止痉，清心肝热，化痰开窍，清热解毒。

性能应用

牛黄苦凉，归心、肝二经，清心肝之热，息风止痉，用于肝风内动证。本品有较强的清心、凉肝、息风止痉作用，故宜于热盛惊厥、抽搐者。治温热病热邪亢盛，引动肝风之壮热、惊厥、抽搐者，常与清热解毒、息风止痉之品配伍，如《证治准绳》之牛黄散，以之与钩藤、全蝎等药同用。若小儿内热痰盛之急惊风，可与清热化痰、息风止痉药同用，如《古今医鉴》之牛黄抱龙丸，以之与天竺黄、胆南星等药配伍。

牛黄苦凉，清心火，化痰开窍，用于温热病热入心包、中风、癫狂、痫证等窍闭神昏证。本品既清心热，又可化痰，并能开窍醒神，故宜于热痰闭阻心窍所致的神昏、痰鸣者。治温热病，热陷心包之高热、神昏、谵语者，常与清泻心火，开窍醒神之品配伍，如《温病条辨》之安宫牛黄丸，以之与麝香、栀子、黄连等药同用。若中风昏迷，口噤不开者，宜与开窍类药物配伍，如《和剂局方》之至宝丹，以之与麝香、冰片等药同用。若痰火扰心，神志昏乱，躁狂谵语之癫狂者，常与清心安神，化痰开窍之品配伍，如《痘疹心法》之牛黄清心丸，以之与郁金、朱砂、黄连等药同用。痫证发作，神昏抽搐者，可与化痰开窍，息风止痉之品配伍，如《证治准绳》之化风锭，以之与全蝎、僵蚕等药同用。

牛黄苦寒，清热解毒，用于咽喉肿痛、外科疮痈等。本品有良好的清热解毒作用。治咽喉肿痛，口舌生疮，甚则溃烂者，常与其他泻火解毒之品配伍，如著名经验方六神丸，以之与珍珠、冰片等药同用。若治外科痈疽疔疮，宜与解毒、散结消肿之品同用，如《疮疡经验全书》之牛黄蟾酥丸，以之与麝香、蟾酥、雄黄等配伍，内服、外用均可。

个人体会

《灵枢》云"胆为中精之府"，内藏清精之液。《东医宝鉴》谓："肝之余，泄于胆，聚而成精。"故凡胆汁皆味苦，性寒凉，有清心腹之热，解热毒之功能。牛为坤土训养之兽，精灵之物，食百草以生，其胆中精汁之清热、解毒之功更优。《本草崇原》曰："禀中精之汁而清三阳之热也。"牛黄乃牛之肝胆疏泄失常，胆中精汁滞郁凝结而成之黄石。得肝胆之精，故能通神明，治热盛狂至。《本草经疏》曰："故能解百毒而消痰热，散心火而疗惊痫，为世之神物，诸药莫及也。"入心肝二经，清心肝之热。用于温热时疫，热入心包之高热神昏，谵语烦渴；热极生风之壮热惊厥，抽搐痉挛，小儿热惊；或热闭痰壅之癫狂惊痫，中风痰鸣，口吐白沫；热痰闭阻心窍之窍闭神昏，中风不语，口噤不开。又清其热解其毒，咽喉肿痛，口舌生疮，及痈疽疔疮生矣，此皆心肝二经之邪热胶痰为病。《本草经疏》云："心热者火自火焰，肝热则木自生风，风火相搏，故发以上诸证也。"牛黄是在于心肝胆之间，凝结胆中精汁而成。质疏体轻，禀性皆阴，苦寒且香，清热化痰，凉肝息风，气香开窍，其性甚速。故治心肝胆之热毒风痰之病，清热消痰，火息风定，神魂自清，热毒可消，诸证皆瘳矣。《类比歌诀》谓："能清心解毒而安神，凉肝折火以定惊，气香开窍以定志，涤痰辟秽而醒神，能镇静抗惊，解热强心，消痰利胆，为清热开窍、解毒定惊之要药也。"

总之：牛黄乃胆之精汁凝结而成，味苦性寒，清心肝之邪热，清热息风，清热止痉，清热化痰，清热开窍，清热解毒。皆以清热在先，热去则息风止痉，热去则化痰开窍，热去则毒亦解矣。《本草求真》曰："长于清心化热，故尔用此以除惊痰之根耳。"至于中风不语，其热痰必已入脏，九窍多滞，方可投服；至于中腑之四肢不着，中经之口眼歪斜，不为热痰而为风中血脉者勿用。《本草分经》云："中风入脏者用以入骨追风；若入腑、入经者，用之反引风入骨，莫之能出。"亦非久服多用之药，性善通窍，故孕妇忌服。脾胃虚寒者，易于作泻，亦并禁用。

牡丹皮

古今理性录

张元素《医学启源》：牡丹皮，治神志不足，神不足者手少阴，志不足者足少阴，故仲景八味丸用之，能泻阴中之火。

李杲《药类法象》：心虚肠胃积热，心火炽甚，心气不足者，以牡丹皮为君。

朱震亨《本草衍义补遗》：治肠胃积血及衄血、吐血之要药，及治无汗骨蒸。

李时珍《本草纲目》：牡丹皮，治手足少阴、厥阴四经血分伏火。盖伏火即阴火也，阴火即相火也。古方唯以此治相火，故仲景肾气丸用之。后人乃专以黄柏治相火，不知牡丹皮之功更胜也。赤花者利，白花者补，此乃千载必奥，人所不知，今为拈出，人亦罕悟，宜分别别之。和血生血凉血，治血中伏火，除烦热。

杜文燮《药鉴》：唯其苦也，故除癥坚瘀血舍于胃肠之中。唯其辛也，故散冷热血气收作于生产之后。月水欠匀者，服之即调。风痫时搐者，用之可定。痈疽用之，消肿住痛；痘家用之，行血排脓。为其养真血而攻坏血，固真气而行结气耳。又治手少阴神不足，足少阴志不足，故仲景八味丸用之。

缪希雍《本草经疏》：牡丹皮，其味苦而微辛，其气寒而无毒。辛以散结聚，苦以除血热，入血分，凉血药之要药也。寒热者，阴虚血热之候也。热去则血凉，凉则新血生，阴气复，阴气复则火不炎，而无因热生风之证矣。痈疮者，热壅血瘀而成也，凉血行血，故疗痈疮。辛能行血，苦能泄热，故能除血分邪气，及癥坚瘀血留舍肠胃。脏属阴而藏精，喜清而恶热，热除则五脏自安矣。牡丹皮，入血凉血之药，然能行血，凡妇人血崩，及经行过期不净，并忌与行血药同用。肠胃积热，心火炽甚，心气不足者，以牡丹皮为君，亦此意也。

倪朱谟《本草汇言》：牡丹皮，清心、养肾、和肝、利包络，并治四经血分伏火，血中气药也。善治女人经脉不通及产后恶血不止，又治衄血吐血，崩漏淋血，跌扑瘀血，凡一切血气为病，统能治之。盖其气香，香可以调气而行血；其味苦，苦可以下血而止血；其性凉，凉可以和血而生血；其味又辛，辛可以推陈血，而致新血也。又古方用此以治相火攻冲，阴虚发热。寒热又属少阳所主者也。

张介宾《景岳全书》：性味和缓，原无补性，但其微凉而辛，能和血凉血生血，除烦热，善行血滞，滞去而郁热自解，故亦退热，用此者，用其行血滞而不峻。

王士雄、王孟英《重庆堂随笔》：丹皮虽非热药，而气香味辛，为血中气药，专于行血破瘀，故能堕胎，消癖。所谓能止血者，瘀去则新血自安，非丹皮真能止血也。血虚而感风寒者，可用以发汗，若无瘀而血热妄行，及血虚而无外感者，皆不可用。唯入于养阴剂中，则阴药借以宣行而不滞，并可收其凉血之功，故阴虚热入血分而患赤痢者，最为妙品。然气香而浊，极易作呕，胃弱者服之即吐。

卢之颐《本草乘雅半偈》：主中风寒热，瘕疝惊痫，痈肿疮疡，谓外来风气使然亦可，谓身风大不及亦可。癥坚瘀血，留舍胃肠，故肝主藏血，坚瘀留碍，则非所应藏物矣。所当决而断之，安五脏，美颜色，十一脏皆取决于胆，安而后能虑，枢机其神乎。

汪昂《本草备要》：和血凉血而生血，血热则枯，凉则生。破积血，积瘀不走则新血不生。通经脉，为吐衄必用之药。血属阴本静，因相火所逼，故越出上窍。治中风五劳，惊痫瘛疭。皆阴虚血热，风火相搏，痰随火涌所致。

张璐《本经逢原》：癥坚瘀血留舍肠胃，及阴虚吐血、衄血必用之药，以能行瘀血，而又能安好血，有破积生新，引血归经之功。凡妇人血崩，及经行过期不净，属虚寒者不用。诸家言其性寒，安有辛香而寒者乎。

严洁《得配本草》：入辛凉药，领清气以达外窍。入滋肾药，使精神互藏其宅。胃气虚寒，相火衰者，勿用，以其凉少阴之火。牡丹皮清神中之火以凉心，治无汗之骨蒸，除水中之火，盖肾恶燥，燥则水不归元，宜用辛以润之，凉以清之，丹皮为力。

焦树德《用药心得十讲》：牡丹皮偏治无汗的骨蒸劳热，主泄血中伏火，辛润而凉，清肾中燥火。凉血止血时炒炭用，凉血清热、活血化瘀时生用。

谭同来《常用中药配对与禁忌》：牡丹皮，苦辛性寒，其气芳香，辛以散结聚，苦以除血热，凉血而不留瘀，行血而不致妄行。既入营分，又入血分，为清热凉血之要药。气清芳香，既入血分清热化滞，又能清透血中伏火。常用治热入营血分之斑疹、吐衄、阴虚发热等，且凉血行血，散瘀消痈，多用于火毒炽盛所致的痈肿疮毒、肠痈腹痛等。本品气香味辛，入肝经，可疏肝理气，为血中气药，解郁活血，祛瘀通经，用于妇人经闭、痛经、癥瘕、结聚、胎动不安、漏下不止等。

胡心藻《中药类比歌诀》：丹皮，辛苦性寒，其气清芳，清透和缓，既入血分，又走气分，古人称"血中气药"。善泻心经之火，除血中伏火，清中有散有透。既清营分、血分之实热，又清阴分之虚热、骨蒸；既能凉血止血，治斑疹吐衄，又能泄血中之瘀血，治经闭癥瘕，而且具有凉血不留瘀、活血不动血之特点。还能行血导滞，通血中结热，消肿排脓治痈疡。总之：牡丹皮，苦辛微寒，芳香清透，辛香外散，善清血分伏热，使热退而阴生。又入气分，为血中气药，长于凉血活血而生新。《本草汇言》曰：牡丹皮治四经血分伏火，血中气药也，善治女人经脉不通，及产后恶血不止。凡一切血气为病，统能治之。

刘冠军《临证医方妙用》：丹皮清血中伏热，凡热毒炽盛，所致的发斑、吐血，有清热凉血，泻火解毒之功效。

刘典功《中药指征相类鉴别应用》：牡丹皮，辛苦性寒，入心、肝、肾经，辛寒而入阴分，于清热凉血除蒸之中，兼有清透之力。故善清透阴分伏火，使热退而阴生。又入心肝经血分，具有凉血止血之功效。本品辛行而散，功能活血行瘀，通经消癥。血虚有寒，月经过多及孕妇不宜使用。

黄和《中药重剂证治录》：牡丹皮，苦辛微寒，归心肝肾经，清通之剂，兼能益阴。以清、散、通、利之特点，走里达表，能升能降，兼益肾阴。以治热、毒、风、郁、瘀等证，亦治虚火。

现代药理研究

本品含牡丹酚苷、挥发油、植物甾醇及多种糖类化学成分，具有增加冠脉血流量，降低心肌耗氧量，降低心输出量，抗心律失常，降血压，抗血小板聚集，抗凝，抗血栓形成，稳定红细胞膜，抗动脉粥样硬化，激活免疫系统，抗炎，抗变态反应，增强巨噬细胞功能，增强体液免疫，解热，清除自由基，抑制溶血反应，抗菌，镇痛，镇静，抗惊厥，解痉，利尿，抗早孕，抗癌等作用。

性能归纳

牡丹皮，味苦、辛，性微寒，归心、肝、肾经，无毒，为毛茛科植物牡丹之根皮。气香味浊，为清、散、通、透之剂。沉、降亦升，缓、润、静、泄，守而能走，阴也，入气分，亦入血分，走上下，达内外，行里走表之性能。清热凉血，活血化瘀，退虚热。

性能应用

牡丹皮，味苦性寒，清热凉血，用于温热病热入营血。本品苦寒能清血分邪热，性辛散能除血中瘀滞，并有凉血而不停瘀，活血而不妄行的特点，故常用于营分热证和血分热证。治疗温热之邪深入血分，灼伤血络，迫血妄行的各种出血证候，或出现斑疹者，多与生地黄、水牛角等凉血、解毒、止血药同用，既可增强清泻血中邪热之力，又可避免凉血止血药寒凝留瘀之弊。其对热灼营阴，或妄行之血留滞于内而兼血瘀者，更为适宜，如清热地黄汤。

牡丹皮，辛散，活血化瘀，用于瘀血证。本品的活血化瘀功效，还广泛用于妇女因瘀血所致的月经不调、痛经、经闭、腹内癥块，及跌打损伤等多种瘀血病证。其性微寒，较宜于瘀而有热之证，如《妇人良方》之丹栀逍遥散。又因其活血化瘀之力较佳，且寒而不甚，对寒凝血瘀之证，亦常与桂枝、当归等温经、活血药配伍使用，如《金匮要略》之桂枝茯苓丸。本品用于疮痈肿毒，肠痈腹痛，亦取其清热凉血和活血化瘀以达消肿止痛之效，但须与长于消痈散结的清热解毒药同用，如《金匮要略》中主治肠痈腹痛的大黄牡丹皮汤。

牡丹皮，苦辛微寒，可退虚热，用于阴虚内热证。本品又能入肝肾以退虚热，对温热病后期阴液受伤而邪热未尽，症见夜热早凉、热退无汗，或低热持久不退，以及肝肾阴亏，症见骨蒸潮热、五心烦热之证，均常与补阴药及退热药合用。治前者，如《温病条辨》之青蒿鳖甲汤。治后者，如《傅青主女科》之清骨滋肾汤，以其与生地黄、玄参等药同用，主治骨蒸夜热、口干舌燥等症。

个人体会

牡丹，花属，富贵之象征。其根皮入药，辛苦微寒，清热凉血药也。入手足少阴、厥阴经，寒以清热，辛以透散，清血分中邪热，透血分中伏火。常用于温热病，热入营血分，热灼营阴，伤及血络之癍疹吐衄，或妄行之血留滞于内而兼血瘀出血者，有清热凉血、行血止血之功。肝藏血，血中伏火即阴火，相火也。相火妄动，上扰心室，下乱肾庭，神志不定，寒热无汗，骨蒸烦热。寒热者，阴虚血热之候。热去则血凉，癍疹吐衄，血热妄行何有；热去则阴复，相火不炎，无汗之骨蒸除。用治温热病后期，热邪未尽，阴液受伤之夜热早凉，热退无汗，及肝肾阴亏，五心烦热，潮热骨蒸。《本草纲目》云："牡丹皮，治手足少阴、厥阴四经血分伏火。和血、生血、凉血，治血中伏火，除烦热。"为清热凉血，清虚热之要药也。

胃肠积血积热，热壅血瘀，郁而不行，火毒炽盛，坚结癥聚，痈疮肿毒，内痈腹痛也。牡丹皮清热凉血，辛散结聚，通血中热结，取其活血、和血、凉血、散瘀之功效。消痈散结，治腹内癥坚肿块，及肠痈腹痛，痈疽疮肿。又为血中气药，行气活血，解郁通经，广泛用于妇女因气滞血瘀所致的月经不调、痛经、经闭、产后恶露不行之腹痛，及跌打损伤等多种瘀血病证。《药鉴》曰："唯其苦也，故除癥坚瘀血舍于胃肠之中；唯其辛也，故散冷热血气收作于生产之后。调月水，散痈疽。为其养真血而攻坏血，固真气而行结气耳。"

总之：牡丹皮，苦辛微寒，入心肝肾经血分。祛血分中邪热，清热凉血，收癥疹吐衄；清血中之伏火，去烦热，除无汗之骨蒸。又清胃肠之积血积热，为血中气药，行气活血，解郁通经，散癥结，消肠痈，活血调经。《本草汇言》云："治手足少阴、厥阴四经血分伏火。血中气药也，凡一切气血为病，统能治之。"为清、散之剂，有凉血、活血、和血之功。凉血不留瘀，活血不致妄行。其气微寒味辛，凡气血瘀滞属寒凝者，亦可配伍应用。所谓能止血者，牡丹皮非止血药也，瘀去血自止，热清血自安也。所谓养阴者，牡丹皮能泻阴中之火也。然气香味浊，极易作呕，胃弱者不宜，属虚寒者不用。孕妇忌之。

赤　芍

古今理性录

陶弘景《名医别录》：芍药，赤者小利，俗方用以止痛，乃不减当归。

李时珍《本草纲目》：赤芍散邪，能行血中之滞，止下痢腹痛后重。同白术补脾，同川芎泻肝，同人参补气，同当归补血，以酒炒补阴，同甘草止腹痛，同黄连止泻痢，同防风发痘疹，同姜枣温经散湿。今人多生用，唯避中寒者以酒炒，入女人血药以醋炒。

李杲《药类法象》：赤芍药破瘀血而疗腹痛，烦热亦解，仲景方中多用之者，以其能定寒热，利小便也。

贾所学《药品化义》：赤芍，味苦能泻，带酸入肝，专泻肝火，盖肝藏血，用此清热凉血。以其能主降，善行血滞，调女人之经，消瘀通乳。以其性禀寒，能解烦热，祛内停之湿，利水通便。较白芍味苦重，但能泄而无补。

杜文燮《药鉴》：赤者能泻肝家之火，故暴赤眼洗与服同。妇人产后，及血虚之人，必须酒炒，但血寒痘不发者勿用。

缪希雍《本草经疏》：赤芍主破散，主通利，专入肝家血分，故主邪气腹痛。其主除血痹，破坚积者，血瘀则发寒热，行血则寒热自止。血痹疝瘕，皆血凝滞而成，破凝滞之血，则痹和而疝瘕自消，凉血故通顺血脉。肝主血，入肝行血，故散恶血，逐贼血。荣气不和则逆于肉里，结为痈肿，行血凉血则痈肿自消。妇人经行属于足厥阴肝经，入肝行血，故主经闭。肝开窍于目，目赤者肝热也，酸寒能凉肝，故主目赤。肠风下血者，湿热伤血也，血凉则肠风自止矣。赤芍药破血，故凡一切血虚病及泄泻，产后恶露已行，少腹痛已止，痛疽已溃，并不宜服。

张介宾《景岳全书》：赤者味苦，泻性多。生者更凉，酒炒微平。其性阴沉，故入血分，补血热之虚，泻肝火之实，固腠里，止热泻，消痈肿，利小便，除眼痛，退虚热，缓三消。诸证因于热而致者为宜，若脾气寒而痞满难化者忌用。

张璐《本经逢原》：赤芍药性专下气，故止痛。其主寒热疝瘕者，善行血中之滞也，故有瘀血留着作痛者宜之。

黄宫绣《本草求真》：赤芍专入肝，有散邪行血之意，于血中活滞，用此则能凉血逐瘀。

张山雷《本草正义》：逐血导瘀，破积泄降，活血行滞，宣化疡毒，皆用赤芍。仲圣以芍药治腹痛，一以益脾阴而收摄至阴耗散之气，一以养肝阴而和柔刚木鸷之威，与形气之药，直折肝家悍气者，截然两途，此泄肝与柔肝之辨，而芍药所以能治腹痛胀满、心胃刺痛、胸胁胀满者，其全体大用，皆是此旨，必不可与伐肝之剂，作一例观。

谭同来《常用中药配对与禁忌》：赤芍苦寒，入肝经，善走血分，性寒而泄，能清肝火，除血分郁热，散瘀消癥。多用于温热病热入营血，癍疹紫暗等证，且凉血止血，清散血分实热。用于热入血分，迫血妄行所致之吐、衄、肠风下血、崩漏下血。本品苦降，有活血通经、散瘀消癥、行滞止痛之效，常用于瘀血阻滞，经闭痛经，癥瘕积聚。对于痈疮肿毒，血痢腹痛，目赤肿痛，本品具有凉血消痈，散瘀解毒等作用。此外，本品苦寒降泄，能清热利尿通淋，治湿热下注，小便不利。本品逐血导瘀，破积泄降，活血行滞，以泻为用，具有清热凉血，祛瘀止痛之功。

胡心藻《中药类比歌诀》：赤芍药气性禀寒，苦主降泄，以泻为用，长于清热凉血，祛瘀止痛，用于热入营血，身热发斑，血热吐衄，跌打瘀痛等。总之：赤芍以泻火凉血、化瘀止痛为功，性散而泄，善治血瘀诸痛，为散血行血之品。又能下气行血，破瘀散癥，但以凉散瘀，消肿止痛为其长，只治血分实热证，行血中瘀滞，兼清泻肝经之火，用治肝热目赤，肝郁胁痛等症。

刘典功《中药指征相类鉴别应用》：赤芍药，味苦性寒，主入肝经，有清热凉血止血、活血散瘀止痛之功效。而凉血作用较弱，活血祛瘀之力较强，善于散瘀止痛，治疗血瘀经闭，瘀血疼痛等。腹中冷痛，腹泻及无瘀血者忌用。

黄和《中药重剂证治录》：赤芍苦微寒，归肝经，清、通之剂，以清散通利为特点，具有清热凉血、散瘀止痛之效。其用有五：清热解毒，行瘀凉血，宣通脏腑，解痉止痛，通痹消癥。

现代药理研究

赤芍药含芍药苷、牡丹酚、鞣质、挥发油、胡萝卜甾醇等化学成分，具有抗血小板聚集、抗血栓形成、抗凝、抗动脉粥样硬化、降血脂、增加冠脉血流量、抗心肌缺血、增加心排出量、扩张肺血管、改善肺血运动状态、改善心肺功能、抗炎、抗变态反应、增强巨噬细胞功能、增强细胞免疫、镇痛、镇静、抗惊厥、解热、抗肿瘤、抗溃疡、解痉、抗菌、抗病毒、保肝、抗衰老等作用。

性能归纳

赤芍药，味苦辛，微寒，归肝、心经，无毒，为毛茛科草本植物芍药的根。气厚味薄，为清、散之剂。沉、降、不升，缓、静、润、泄，守而亦走，阴也，入血分，亦入气分，走上下，达内外，行表走里之性能。清热凉血，活血化瘀。

性能应用

赤芍药，苦辛微寒，清热凉血，用于温热病热入营血。本品在性能和功用方面，与牡丹皮甚为相似，均有凉血而不留瘀滞，化瘀而不妄行的特点，亦为较常用的清热凉血药，唯其清泻血分热邪之力稍弱于牡丹皮，故用以治疗热入营血癍疹吐衄等，二药常相须为用，以增强凉血与化瘀之效。但均宜配伍清热解毒药和止血药，如清热地黄汤，以其与水牛角、生地黄、牡丹皮等药同用。

赤芍药辛行，有较好的活血化瘀作用，用于多种瘀血证，且更长于止痛，其治疗瘀血证的应用特点亦与牡丹皮相似，较宜于血热瘀滞之证。若与温经散寒药或性偏于温通的活血药配伍，亦常用于寒凝而瘀阻者。故瘀血所致的妇女月经失调、痛经、经闭、腹内癥瘕、跌打肿痛，及疮痈肿毒、痢疾腹痛等瘀血或兼有瘀滞的病证，均可使用。治瘀血证，常与相应的活血化瘀药配伍；治疮痈痢疾，须与清热解毒药配伍。此外，本品入肝清热之力优于牡丹皮，故治疗目赤肿痛、头昏头痛等肝热证，相对更为多用。

个人体会

《神农本草经》将赤芍与白芍统称芍药，自《本草经集注》始将二者加以区分，均为毛茛科草本植物芍药之根入药。现代药理研究，其所含化学成分及其功能亦多相似，只是白芍为栽培品种金芍药的根。夏秋采挖，去根须，刮去粗皮，入沸水中烫软，保浆晒干入药，增加了收敛肝阴之功效。赤芍药为木芍药、川芍药等野生品种之根，采集去根须生晒干燥入药，保持了其清凉通散之本性而已。《本草求真》云："赤芍与白芍主治略同，但白则有敛阴益营之力，赤则止有散邪行血之意；白则能于土中泻木，赤则能于血中行滞。"故凡腹痛坚积，血瘕疝痹，经闭目赤，因于积热而成者，用此能凉血逐瘀，与白芍主补无泻大相远耳。

赤芍药，味苦性微寒，苦能降泻，寒能清热，性散而泄，以泻为用，主入肝经，善治血瘀诸痛，为散血、行血之品，所以泻火凉血，有化瘀、止痛之功，能祛血滞经络痹着不通，能缓刚木桀骜之急，主邪气腹痛，除血痹，破坚积也。《本草经疏》谓："血瘀则发寒热，行血则寒热自止；血痹疝瘕皆血凝而成，破凝滞之血则痹和，疝瘕自消；凉血故能通血脉，肝主藏血，入肝行血，故能散恶血，逐贼血；荣气不和则逆于肉里，结为痈肿，行血凉血则痈肿自消；妇人经行属于足厥阴肝经，入肝行血，故主经闭；肝开窍于目，目赤者肝热也，酸寒能凉肝，故主目赤；肠风下血者，湿热伤血也，血凉则肠风自止矣。"为清热凉血，活血散瘀之要药也。

总之：赤芍、白芍同为芍药，功用相近，只是赤芍主破散，主通利，专入肝家血分，清热凉血，活血散瘀，止痛，较白芍味苦重，但能泻而无补也。虽有清热凉血之功，并有凉血而不留瘀滞，化瘀而不妄行之特点，因其味苦微寒，缓静柔润，清热凉血作用有限，活血散瘀，通经络，柔肝止痛之力颇强。总为寒凉通散之药，凡一切血虚、血寒、腹中冷痛泄泻，及痈疽已溃、无瘀血者忌服。孕妇慎用。

玄　参

古今理性录

朱震亨《本草衍义补遗》：治虚中氤氲之气，无根之火，以玄参为圣药也。

李时珍《本草纲目》：玄参与地黄同功。其消瘰疬亦是散火，刘河间言结核是火病，滋阴降火，解斑毒，利咽喉，通小便血滞。

李中梓《雷公炮制药性解》：玄参气轻清而苦，故能入心肺，以清上焦之火；体重浊而咸，故能入肾部，以滋少阴之水，所以积聚等证，靡不疗之。

缪希雍《本草经疏》：主腹中寒热积聚，女子产乳余疾。益阴除热，故定五脏，久服补虚强阴益精也。散结气而能软坚，故主瘰疬也。散结凉血降火，故解斑毒，利咽喉也。

张元素《医学启源》：玄参，乃枢机之剂，管领诸气上下，肃清而不浊，风药中多用之，故《活人书》玄参升麻汤，治汗下吐后毒不散，则知为肃清枢机之剂。以此论之，治空中氤氲之气，无根之火，以玄参为圣药。

贾所学《药品化义》：戴人谓肾本寒，虚则热，如纵欲耗精，真阴亏损，致虚火上炎，以玄参滋阴抑火，皆无根浮游之火为患，有此清上澈下之功。凡治肾虚，大有分别，肾气经虚则寒而湿，宜温补之；肾之脏虚则热而燥，宜凉补之。独此凉润滋肾，特为肾脏君药。

黄元御《玉楸药解》：玄参，清金补水，凡疮疡热痛，胸膈燥渴，溲红便涩，膀胱癃闭之证俱善。清肺与陈皮、杏仁同服，利水合茯苓、泽泻同服。

张璐《本经逢原》：咽喉肿痛之专药。又治伤寒阳毒，汗下不解，发斑咽痛，心下懊憹，烦不得眠，心神颠倒欲绝者俱用。玄参专清上焦氤氲之气，无根之火，但其性寒滑，脾虚泄泻者禁用。

张锡纯《医学衷中参西录》：玄参，味甘微苦，性凉多液，原为清补肾经之药。又能入肺以清肺家烁热，解毒消火，最宜于肺病结核，肺热咳嗽。《本经》谓其治产乳余疾，因其性凉而不寒，又善滋阴，且兼有补性，故产后血虚生热及产后寒温诸证，热入阳明者，用之最宜。又谓玄参能明目，诚以肝开窍于目，玄参能益水以滋肝木，治肝肾虚而生热，视物不了了者，恒有捷效。又外感大热已退，其人真阴亏损，用玄参加潞党参，连服数剂自愈。

张介宾《景岳全书》：本草言其唯入肾经，而不知其尤走肺脏，故能退无根浮游之火，散周身痰结热痛，逐颈项咽喉痹毒、瘰疬结核，驱男女传尸、烦躁骨蒸，解温疟寒热往来，治伤寒热斑支满，亦疗女人产乳余疾，或肠中血瘕热癥，并疗劳伤咳嗽热烦，补肾滋阴，明目解渴。

卢之颐《本草乘雅半偈》：玄参酝藉幽微，故主寒热积聚之欲成坚凝闭密，与产乳余疾之已出未净。补肾气者，补肾气方萌之机兆，非补肾藏欲藏之形质。体用周备，则精华上注，故令目明。

黄宫绣《本草求真》：玄参专入肾，书虽载能壮水，以制浮游无根之火，凡肾水虚损，相火上炎者，为肾水受伤，真阴失守，孤阳无根，发为火病，得此色赤性润微寒以为节制，则阳得阴归，而咽喉不致肿痛而莫已也。然此只可暂治，以息其火。玄参其性微寒，故止可以折火，不能以滋阴。若使病非火起，则服此寒滑之味，不更使病转剧乎。

张山雷《本草正义》：玄参禀至阴之性，专主热病。味苦则泄降下行，故能治脏腑热结等证。色黑入血，味又腥而微咸，故直走血分而通血瘀。亦能外行于经隧，而消散热结之痈肿。又黑色入肾，味苦归心，故上之则疗胸膈心肺之热邪，下之则清膀胱肝肾之热结。能治君相浮溢之火，疗风热之咽痛，泄肝阳之目赤，止自汗、盗汗，治吐衄血。寒而不峻，润而不腻，性情较为和缓，流弊差轻。

施今墨《施今墨对药临床经验集》：既能养阴凉血，又可清热泻火，除烦止渴，故热毒实火或阴虚内热，均可使用。

胡爱萍《病证通用中药》：玄参甘苦咸而微寒，甘寒可滋阴生津，苦寒以清热解毒，咸寒能泻火软坚，能清上下火热，散周身痰结。李时珍谓："其消瘰疬，亦是散火。"乃使火热上清下澈，不再灼痰动劫液，则郁结消，瘰疬散。因其清火散结之中，还能滋阴生津，对热盛伤阴，火灼津液，痰火凝结之瘰疬、结核，用之最宜。玄参凉润碍胃，若脾胃虚寒，食少便溏者，不宜服用。

胡心藻《中药类比歌诀》：玄参苦咸而寒，色黑，质润，禀赋阴寒降泄。入血分，能壮肾水以制浮游之火，具清上澈下之功。其泻火解毒之力优，且能利咽消肿，软坚散结，适用于阴虚上浮之火，故热毒发斑、瘰疬、结核、咽痛喉痹、脱疽及阴虚火旺之证用之。又有"玄参乃枢机之剂，管领诸气上下，清肃而不浊，风药中多用"之说。张锡纯曰："玄参味甘微苦，性凉多液，原为清补肾经之药。又能入肺以清肺家烁热，解毒消火，最宜于肺部结核、肺热咳嗽。"

刘冠军《临证医方妙用》：玄参有清热养阴、凉血解毒之功。《别录》言："主暴中风。"本品性咸寒，可养阴，益水以滋肝木。适用于中风之病萌动，下虚上实之疾。有滋水填补下虚，凉肝泻肝以去上实之效。又可清肺金，降火邪，利咽喉，散郁结。《品汇精要》载："消咽喉之肿，泻无根之火。"

刘典功《中药指征相类鉴别应用》：玄参味苦、甘、咸，性寒，归肾经，具有清热凉血之功，养阴生津之效。用于热入营血，邪陷心包，气血两燔证，其泻火解毒力强，且能软坚散结，故咽喉肿痛、瘰疬、痰核及痈肿疮毒等多用之。痰湿盛者忌用。

黄和《中药重剂证治录》：玄参甘苦咸寒，归肺胃肾经，清泻之剂，兼能益阴，其苦能泻火，甘能滋阴，咸能入肾。清上澈下，达里透外，两入气血，而主入营血。其功有七：泻实火，清虚热，清热毒，益五脏之阴，散结气，镇静安神，通痹止痛。

现代药理研究

本品含玄参素、生物碱、天门冬酰胺、胡萝卜素等化学成分，对多种致病性细菌及真菌有抑制作用；具有降血压，扩张冠脉，增加冠脉血流量，抗炎，增加巨噬细胞功能，增强体液免疫，破坏细菌毒素，保肝，抗菌，镇痛，镇静，抗惊厥，抗辐射等作用。

性能归纳

玄参，味苦、甘、咸，性寒，归心、肾、肺、胃经，无毒，为玄参科草本植物玄参之根。气清味浊，为清、泄之剂，沉、降，不升，缓、润、静、泄，守而不走，阴也，入气分，亦入血分，走上下，达内外，行里走表之性。清热凉血，泻火解毒，滋阴降火。

性能应用

玄参，苦甘而寒，清热凉血，用于温热病热入营血。本品清热凉血之功与生地黄相似而力稍逊，并略有养胃阴以生津润燥之效。虽无止血作用，但能泻火解毒，故亦常用于温热病热入营血之证。若营分热证，热伤营阴，可与生地黄同用，如清营汤。治温热之邪内陷心包，神昏谵语，其能清泻心经热毒，常与连翘、水牛角等清心解毒药同用，如《温病条辨》之清宫汤。《温病条辨》中主治气营两燔的玉女煎去牛膝熟地加细生地玄参方，主治气血两燔的化斑汤等，皆取本品凉血、解毒和养阴之功。治热病津液损伤，肠燥便秘。本品亦常与生地黄等药同用，如《温病条辨》之增液汤。

玄参，苦寒，泻火解毒，用于咽喉肿痛、痈肿疮毒及瘰疬痰核，具有泻火解毒及滋阴降火之功，有良好的利咽喉效果。治疗咽喉肿痛，无论热毒壅盛，还是虚火上炎所致者，均可选用。前者，常与黄芩、桔梗等药同用，解毒利咽，如《外科正宗》之玄参解毒汤。后者，常与麦门冬、生地黄等养阴药同用，如《重楼玉钥》之养阴清肺汤。本品泻火解毒的功效，还可用于痈肿疼痛等热毒证，并多与消痈肿的清热解毒药同用，如《验方新编》之四妙勇安汤，以其与金银花等药配伍。其滋阴降火的功效，还能用于阴虚火旺、痰热内结的瘰疬痰核，宜与消痰散结药配伍，如《医学心悟》之消瘰丸，以其与贝母等药同用。

玄参甘寒质润，滋阴降火，用于肺、肾、胃之阴虚证。本品略有滋养肺肾胃阴之功，尤长于降虚火。除主治阴虚火旺、咽喉疼痛及瘰疬痰核外，亦可用于肾阴不足之骨蒸潮热，肺阴不足之劳嗽咳血，及阴虚胃热之消渴多饮等，宜与相应的补阴药配伍。如《医方集解》之百合固金汤，以其与百合、麦冬等同用，主治肺肾阴虚之咳喘痰血、咽中干燥、午后潮热之症。

个人体会

《医学启源》云："治虚中氤氲之气，无根之火，以玄参为圣药也。"氤氲之气，烟云弥漫，混沌不清，火热之象生。无根之火，真阴亏损，虚火无根，浮游则上炎。肾者，阴阳之居，水火寄之，阴平阳秘，水火互制，安定五脏也。若温热病，大火已退，阴气未复而津伤者；纵欲伤精，肾水虚亏而火旺者；肝肾阴虚，水不涵木而虚火生者，而致上实下虚之候。下虚者阴虚也，真阴失守，孤阳浮游，无根之火上炎，波及上中二焦，则肺胃虚热，心阳虚亢，五心烦热，潮热骨蒸，头昏目眩，口燥舌干也。上实者火旺也，火热升腾，烟云混沌，氤氲之气弥漫心肺二经，气血两燔，火热为病也。偶遇寒热、火热、热邪交合，入营血，陷心包，斑疹吐衄，神昏谵语；火与气结，瘰疬结核；毒亦生于火热，火毒咽痛，痈疽疮肿也。《医学启源》云："玄参乃枢机之剂，管领诸气上下，肃清而不浊，风药中多用之；故《活人书》玄参升麻汤，治汗下吐后毒不散，则知为肃清枢机之剂。"

玄参禀性至阴，气轻清而苦，故能入心肺，清上焦之火热，清金而生津。体重浊而咸，故能入肾经，滋少阴之肾水，益阴而除热。《药品化义》言："肾之经虚则寒而湿，宜温补之；肾之脏虚则热而燥，宜凉补之。"今肾之本虚而生热，有此清上澈下之功，凉润滋肾之能，以为节制，直折其火，则阳得阴归，氤氲之气散，浮游之火下降归根，阴水静，相火伏，阴平阳秘，五脏复安矣。治伤寒热毒、汗下不解、发斑咽痛、心下懊憹、烦不能眠、心神颠倒欲绝者。玄参苦寒味咸，又能散结气，解热毒而软坚，凉血，降火，解毒，利咽，主瘰疬结核、痈疽疮肿、咽喉肿痛，又为治咽喉肿痛之要药也。

总之：玄参苦咸性寒，清热解毒药也。至于清热凉血，益阴降火，皆因能入少阴肾经，降无根之火，散氤氲之气，热去血自凉，火降阴亦益。凉润而滋亦非壮水制火之药，皆"热者寒之"之义也。玄参实非滋阴补益之剂，乃阳得阴归，火降阴复而滋益，实间接之功也。凉润碍胃，若脾胃虚寒，食少便溏者，不宜服用。痰湿盛者忌服。

紫　草

古今理性录

苏颂《本草图经》：今医家多用治伤寒时疫，发疮疹不出者，用此作药，使其发出。后人相承用之，其效尤速。

李时珍《本草纲目》：痘前欲出未出，血热毒盛，大便闭涩者，宜用之。已出而紫黑便闭者亦可用。若以出而红活，及白陷，大便利者，切宜忌之。紫草治痘，能导大便，使发出亦轻。紫草性寒，小儿脾气实者犹可用，脾气虚者反能作泻。古方唯用茸，取其初得阳气，以类触类，所以用发痘疮。今人不达此理，一概用之，非也。

杜文燮《药鉴》：大都血家药也，但见血紫血热，及热毒深者，俱宜用之，但泻痢则忌。

李中梓《雷公炮制药性解》：紫草主血热本入心经，而小肠者受盛而与心应者也，故并入之，邪气诸证，咸本于热，今清其心而自愈矣。

缪希雍《本草经疏》：五疸者，湿热在脾胃所成，祛湿热利窍，其疸自愈。邪热在内能损中气，邪热散即能补中益气矣。苦寒性滑，故利九窍而通利水道也。腹肿胀满者，湿热瘀滞于脾胃，则中焦受邪而为是病，湿热解而从小便出，则前证自除也。

张介宾《景岳全书》：又若古方唯用其茸，亦取其气轻味薄，而有清凉升发之功也。此外可用以解黄疸，消肿胀，及一切斑疹恶疮，亦以其能利九窍，通水道，祛湿凉血而然也。

卢之颐《本草乘雅半偈》：气寒味苦，臭芳性洁，禀水气澄清之体，捍格之用。主心腹浊邪热气，郁作五黄，损气闭窍者，力能捍格而澄湛之，若儿疮，即热浊于血；面魅，即热浊于气于色耳。脾实胁热者可用，脾虚胁寒者不可用。慎之，慎之。

黄宫绣《本草求真》：专入厥阴血分凉血，血凉则九窍通，二便利。故凡血热毒闭，而见心腹急痛，水肿不消，五疸痫癣恶疮，及痘疮血热毒盛，二便闭涩者，治当用此。泻者忌服。

赵其光《本草求原》：紫草，痘疮隐隐，欲出未出，色赤干枯，及已出而便闭，色紫黑者宜之，痘夹黑疔亦宜。若痘已齐布红活，二便通调，则改用紫草茸……于血热未清，用以活血而寓升发之义也。若红活，二便滑，及白陷者，忌之。至灰滞而便滑，而又宜虫部之紫草茸，宜参观之。

张山雷《本草正义》：紫草，气味苦寒，而色紫入血，故清理血分之热，古以治脏腑之热结，后人则专治痘疡而兼疗癍疹，皆凉血清热之正旨。杨仁斋以治痈疡之便秘，则凡外疡家血分实热者，皆可用之，且一切血热妄行之实火病，及血痢、血痔、淋血之气壮邪实者，皆在应用之例。而今人仅以痘家专经，其治血热及治疡者，皆不知有此，疏矣。

黄和《中药重剂证治录》：清通之剂，以清散通利为特点，清血热兼清气分之热，清血分之热毒、瘀毒、湿热之毒；通滞行瘀，通二便，通窍，通经络；散瘀，散热，散风热，散脏腑之热结，解毒透疹，治一切血热毒闭之证。

焦树德《用药心得十讲》：本品有凉血通便的作用，凡因血分毒热而致大便秘结者，皆可随证加用。无论斑疹、疮毒，凡兼大便悉泻者，皆不宜用。胃肠虚寒、大便溏泻者亦不宜用。

胡爱萍《病证通用中药》：紫草味甘而咸，性寒滑利，甘寒清热，咸味入血，专入心肝二经血分，长于凉血活血，解毒透疹。紫草透疹，虽不似其他透疹药，透散力强，但能入血分凉血分之热，清血分热毒，活血而祛瘀，并能清肠，使血热、瘀毒从大便而去，故尤善于血热毒盛、麻疹不透、疹色紫暗者。

刘典功《中药指征相类鉴别应用》：紫草味甘微苦，性寒，有清热、凉血、活血、解毒之功效。又能通便，用治于癍疹不透，痈疮疖肿，湿疹阴痒，水火烫伤，及大便干结不通。

现代药理研究

本品含紫草素等多种萘醌类色素，紫草多糖和鞣质等化学成分，具有抗菌、抗病毒、抗炎、抗变态反应、兴奋心肌、抗肿瘤、抗生育、抑制甲状腺功能、降血糖、解热等作用。

性能归纳

紫草，味甘，性寒，归心、肝经，无毒，为紫草科草本植物新疆紫草和蒙古紫草的根。质疏色紫，气清味厚，为清、利、透、散之剂。沉、降、升、浮，润、缓、动、泄，走而不守，阴也，亦阳，入血分，亦入气分，走上下，达内外，行表里之性能。清热凉血，解毒透疹。

性能应用

紫草，甘寒，清热凉血，用于温热病热入营血，斑疹紫暗；或血热妄行诸证。本品入血分，可清热凉血，且能清热解毒，故能主治温热病血分热毒壅盛、斑疹紫暗，常与其他凉血解毒和凉血化瘀药配伍，如《张氏医通》之紫草快斑汤、紫草消毒饮等，以其与连翘、牛蒡子、赤芍药等药同用。本品清热凉血的功效，还常用于血热妄行的吐血、衄血、便血、血淋及痔疮肿痛出血等，并多与凉血止血药同用。

紫草既有透疹之功，可促进麻疹透发，又能凉血、解毒，并微有畅旺血行之效。用于麻疹不透，为治疗麻疹初起，因热毒炽盛、血行瘀滞而疹点外发不透，其色紫暗而不红活的要药，可单用本品开水泡服或煎服。尤多与清热解毒药同用，如紫草快斑汤及紫草消毒饮，亦可主治此证。本品单用或配伍金银花、绿豆等药，对于预防麻疹有一定效果。

紫草，清热解毒，用于痈肿、疮疡、水火烫伤及湿疹等。本品主治这些外科及皮肤科病证，主要取其清热解毒作用，且多局部外用，可将本品放入芝麻油中微煎，适当浸泡后，滤出油液，外涂患处；或与解毒、敛疮药同用，如《直指方》之紫草膏，以其与黄连、黄柏等药同用。

个人体会

紫草，味甘性寒，入心肝二经血分，清热凉血，解毒，透疹，专解热入血分所化之毒，古有"火热不止便为毒"。治温热时疫，热入营血，热毒壅盛，血热毒闭之斑疹紫暗，欲出不畅，疹毒隐隐，色暗塌陷者；或热毒壅盛，迫血妄行之吐衄便血、血痢脏毒、痔血淋血者；或火热浊毒，郁滞于中焦，阻闭于九窍，脏腑热结，二便闭涩不通。为清解血分热毒之要药矣。

紫草色紫气寒，有清热凉血之功，活血止血之能，热清气固血不妄行也。《本草正义》云"皆凉血清热之旨，血分实热皆可用之"，且一切血热妄行之实热病也。本品又体轻气清，颇有升发之功，清血热，解热毒，并能通利二便，使热毒从二便排出，热毒下泻，疹毒透发，营血热清，斑毒不生矣。《本草图经》云："今医家用治伤寒时疫，发疮疹不出者，用此作药使之发出。后人相乘用之，其效尤捷。"本品甘寒气清，清理血分之热，又能祛脏腑之热结，热郁于脾胃则中焦受邪，湿热浊毒而为病也。《本草乘雅半偈》云："气寒味苦，臭芳性洁，禀水气澄清之体，捍格之用，主心腹浊邪热气，郁作五黄，损气闭窍者，力能捍格而澄湛之。"《本草求真》亦云："五疸痫癣，恶疮及疮痘血热毒盛，二便闭涩者治当用此。"

总之：紫草甘寒，性缓质润，体轻气清，清热凉血，解毒透疹，以清、散、通、利为特点，清热透散之功缓，透发麻疹之力弱，而清血凉血、清解血毒之功颇强，并有活血止血之功，清肠通便之能，活血不破血、止血不留瘀之特点。清理血分之热毒，用治脏腑之热结，凡营血壮邪实热者皆可用之。《本草正义》云："而今人仅以痘疹家要药，其治血热及疮痈皆不知有此，疏矣。"烧烫伤者，亦为火热之毒也，浸油涂之，特效也。能缓下通便，故大便溏泻者不用，胃肠虚寒者，忌之。

地 骨 皮

古今理性录

杜文燮《药鉴》：凉血之妙剂也。去皮肤上风邪，除骨节间劳热，又治足少阴、手少阳有汗而骨蒸者。表寒忌用。

李中梓《雷公炮制药性解》：疗在表无定之风邪，退传尸有汗之骨蒸，除热清肺，止嗽解，凉血凉骨，利二便。地骨皮，枸杞根也，故均入肾。又入肺者，盖以其质为皮，则其用在表，肺主皮毛，所以入之。

张介宾《景岳全书》：其性辛寒，善入血分肝肾三焦胆经，退阴虚血热，骨蒸有汗，止吐血衄血，解消渴，疗肺肾胞中阴虚伏火。凡不因风寒而热在精髓阴分者，最宜此物。凉而不峻，可理虚劳。气轻而辛，故亦清肺。假热者勿用。

李时珍《本草纲目》：枸杞子滋益不独子，而根亦不止于退热而已。不知枸杞、骨皮甘寒平补，使精气充而邪火自退之妙，惜哉！予尝以青蒿佐骨皮退热，屡有殊功，人所未喻者。

贾所学《药品化义》：地骨皮，外祛无定虚邪，内除有汗骨蒸，上理头风，中去胸胁气，下利大小肠，通能奏效。疗肺热有余咳嗽，强阴解肌，调疮痘不足之皮焦。以其性大寒，治湿热黄疸最为神效。地骨皮能去气中之热。

陈士铎《本草新编》：地骨皮虽入肾而不凉肾，止入肾而凉骨耳，凉肾必至泄肾而伤胃，凉骨反能益肾而生髓。欲退阴虚火动，骨蒸劳热之症，用补阴之药加地骨皮，始能凉骨中之髓，而去骨中之热也。

沈金鳌《要药分剂》：且骨皮入肾、三焦二经之外，不入肝，更不入肺，即肺中伏火亦能降泄，则不必疑于肝风之不能息也。总之，肾药兼治肝，乙癸同源也。肾药兼治肺，金水相涵也。

杨时泰《本草述钩元》：地骨皮，能裕真阴之化源，而不伤元阳，故与苦寒者特殊。凡人真阴中有火，自相蒸烁，而见有汗骨蒸，宜此对待之。须知此味不兼养血，却专以益阴为其功，虽能除热，却不以泻火尽其用，即曰益阴气者，便能泻火，但直以为泻火而用，则此味专以除热，不能治虚矣。不知益阴气以退三焦之虚阳，但令阴气得为阳守，所程治效，总完一个阴气耳。其有不病于阴弱阳盛，止由阴气不足而亦用此为滋益之元者。故于各证之治，须当识此义也。

汪昂《本草备要》：降肺中伏火，泻肝肾虚热，能凉血而补正气。故内治五内邪热，热淫于内，治以甘寒，咳嗽消渴，清肺。外治肌热虚汗，上除头风痛，能除风者，肝肾同治也。肝有热，则自生风，与外感之风不同，热退则风自息。中平胸胁痛，清肝。下利大小肠。疗在表无定之风邪，传尸，有汗之骨蒸。用地骨皮走表又走里之药，消其浮游之邪，服之未有不愈者，特表明之。

张璐《本经逢原》：三焦气分之药，下焦肝肾虚热，骨蒸自汗者宜之。热淫于内，泻以甘寒也。谓之补阴降火，不知地骨皮甘寒平补，有益精气，退邪火之妙。

严洁《得配本草》：降肺中伏火，泻肾虚热。上降风热头风，中平胸胁肝痛，肝火息，痛自止，下利大小肠闭，热清便自行。除无定之虚热，退有汗之骨蒸。

张锡纯《医学衷中参西录》：性凉长于退热。为其力优于下行，有收敛之力，是以治有汗骨蒸，能止吐血、衄血。更能下清肾热，通利二便，并治二便因热下血。且其收敛下行之力，能使上焦浮游之热因之清肃，而肺为热伤作嗽者，服之可愈。是以诸家本草，多谓其能治嗽也。唯肺有风邪作嗽者忌用，以其性能敛也。

谭同来《常用中药配对与禁忌》：地骨皮，甘寒清润，上行下达，走气分，味甘不伤阴。善清泄肺热，除肺中伏火，除热于内，则清肃之令自行。多用于肺火郁结，所致的咳嗽气喘、皮肤蒸热等。入肝肾，则清肝肾之虚热，除有汗之骨蒸，退虚热，疗骨蒸之佳品，多用于阴虚发热，骨蒸潮热，盗汗形瘦，五心烦热等。入血分，既能凉血止血，又善退血中之虚热，常用于血热妄行所致的吐血、衄血、尿血等证。对于消渴、目赤肿痛、口舌生疮、风虫牙痛，本品具有清热凉血、生津止渴、解毒等作用。刘绍勋："地骨皮甘淡不腻，淡凉不寒，滋肾阴而清肝火，走肌表而降肺热，用于阴虚火旺之证。"有两点体会：其一，运用地骨与清热养阴之品配伍十分重要。其二，用量是取得良好疗效的关键。（一般用量 15 ～ 30 克，刘氏经验，地骨皮的基本用量不得少于 50 克，否则疗效较差）《脏腑药式补正》云："杞根皮苦寒清肃，直入下焦肝肾，能疗骨蒸里热，而气味具清，尚不致铲灭真阳，损害元气。然终属清泄凉降之品，绝无滋养能力。"

胡心藻《中药类比歌诀》：地骨皮甘寒清润，不腻不滞，其性平和，凉血不峻，以育真阴之化源而不伤元阳见长。偏于清降肝肾之虚热，除阴分之伏火，退有汗之骨蒸劳热。又善清泄肺中伏火，使清肃之令自行而治咳喘，兼生津止渴。此外还能清热凉血，治吐衄尿血。总之：地骨皮甘寒，主在清降，善清阴中之虚热。

刘典功《中药指征相类鉴别应用》：地骨皮，甘淡寒，归肝肾经，质清润，不腻不滞，能泻肾火，去伏热，清骨中之热，为退虚热、疗骨蒸之佳品。本品以清泄凉降为主，又兼入肺经，能除肺中伏火。甘寒入血分，有清热凉血止血之功，又具生津止渴的作用。无血分热证，中焦虚寒，或虽血分有热而兼外感者，均不宜使用。

黄和《中药重剂证治录》：地骨皮甘寒，归肺肝肾经，清散之剂，兼能益阴，有凉血退蒸，清肺降火之功。善能入肺降火，入肝凉血，入肾凉骨，入脾凉肌，入心宁神，两清气血，达表走里，浮沉上下，消浮游之邪，清内伏之热。

现代药理研究

本品含地骨皮甲素、甜菜碱、亚油酸、谷甾醇等成分，具有解热、抗炎、降血糖、降血脂、降血压、减慢心率、抗菌等作用。

性能归纳

地骨皮，味甘，微苦，性微寒，归肾、肺、肝经，无毒，为茄科植物枸杞的根皮。轻清质润，为清、降、凉、解之剂。沉、降亦升，缓、润、静、补，守而亦走，入气分，亦入血分，阴也，走上下，达内外，走表入里之性能。退虚热，泻肺火，凉血。

性能应用

地骨皮，甘寒微苦，能退虚火而益阴，用于阴虚发热、消渴及虚火牙痛等。本品既不苦燥伤津，又不甘润滋腻，为治阴虚火旺、骨蒸潮热、盗汗、心烦口渴等症的常用退虚热佳品。因其专于降火，实无滋养之功，故宜与补阴药配伍，以收标本兼治之效，如《圣济总录》之地骨皮汤，以其与知母、鳖甲等药同用。治阴虚内热、津液亏耗、消渴多饮，烦热口燥，本品可与长于生津止渴的清热、养阴药配伍，如《圣济总录》之枸杞饮，以其与麦门冬、天花粉、芦根等药同用。治虚火上炎所致的牙痛，可单用煎汤漱口，亦可与滋阴、清胃药配伍内服。

地骨皮，甘苦微寒，入肺经泻肺火，用于肺热咳喘。本品能清泄肺热，故常用于肺中伏热、肺失清肃、气逆不降之咳嗽或气喘，多与其他清肺止咳药同用，如《小儿药证直诀》之泻白散，以其与桑白皮配伍；肺热咳喘而痰多者，宜再加入清化热痰的药物，如《症因脉治》之加味泻白汤，在原方中另配栝楼仁、桔梗等药。

地骨皮，甘寒，清热凉血，用于血热出血证。本品的凉血功效，可用于治疗血热妄行所致的吐血、衄血、咳血、血淋及妇女崩漏、月经先期而量多等。轻者可单用，但更宜与相应的凉血止血药同用。如《傅青主女科》之清经散，以其与白芍、熟地黄等药配伍，主治肝肾火旺、月经先期及血热崩漏。

个人体会

枸杞，狗奶子，甜菜也。禀天地土水而生发。根、茎、叶、子实皆能入药。《名医别录》谓："冬采根，春夏采叶，秋采茎、实，阴干。"《本草衍义》亦谓："枸杞当用梗皮，地骨当用根皮，枸杞子当用其红实，是一物三用。其皮寒，根皮大寒，子微寒，亦三等。"故枸杞，甘寒之物，能入肝肾，清热益阴也。其嫩采茎叶，甘寒可食，又名甜菜，有补虚益阴，清热解渴，祛风明目之功。其根地骨用皮，气大寒，清热凉血，清虚热益阴气，能祛有汗之骨蒸。其子实成熟入药，甘甜凉润，滋肾益精，补肝明目，为补肝肾益精血之良剂也。枸杞入药，全侏是宝，只是部位有别，性有偏差而已，须识之。

地骨皮，味甘微苦，至阴之物，凉润之体，善能清热益阴。入肝经血分，肝藏血，清热凉血，止血热妄行之吐衄咳血、淋血崩漏，及月经先期量多等血热不藏之证，又能清肝明目，为清热凉血之妙品。气轻而清，入肺经气分，清泻凉血之妙品。气轻而清，入肺经气分，清泻肺经之伏火，祛在表不定之风邪，能使清肃之令自行，而止肺热有余之咳喘，强阴解肌，能调疮痘气阴不足之证。《雷公炮制药性解》云："地骨皮，枸杞根也，盖其质地为皮，则用其在表，肺主皮毛，所以主之。"又能上理头风，中祛胸胁气，下利大小肠，治湿热黄疸，通能奏效，故又有祛三焦邪热之功。

地骨皮，性甘寒凉润，凉而不峻，味甘生发，可理虚热，能清浮游无根之虚火及肺肾阴亏之伏热，益真阴之化源而不伤元阳。凡肾中相火肆虐，蒸烁真阴而致的有汗骨蒸，及虚火上炎灼伤肺阴之潮热盗汗，能使阴得阳守，阳有阴抱，精气充而邪火自退，邪热去则骨蒸能除。骨蒸者，肾主骨，邪热至深也，欲除骨蒸之证，地骨皮能清肾阴之火，去骨中之热，热去骨不蒸也。《本草新编》云："地骨皮虽入肾而不凉肾，止入肾而凉骨耳，凉骨中之髓而去骨中之热也。"清虚热益阴，止有汗之骨蒸，为要药也。

总之：地骨皮，味甘性寒，至阴之品，清热之药，清热凉血，清肺及三焦之伏热。因其甘寒质润，润者不燥，寒亦不峻，甘不滞腻，体轻性降，两入气血，上行下达，走表入里，能裕真阴之化源，而不伤元阳，故与其他苦寒药不同。专以清降虚热，去有汗之骨蒸，为清热益阴之佳品。热淫于内，治以甘寒，热去阴自益。《本草述钩元》云："须知此味不兼养血，却专以益阴为其功，即曰益阴者，便能泻火。"故本品只有降火之功，绝无滋养之能也。治阴虚发热者，须与养阴药配伍，以收标本兼顾之效。甘寒之品，清热凉血，清降虚热，如血分无热者，或中焦虚寒，或血分有热而兼外感者，均不宜使用。

白　薇

古今理性录

李时珍《本草纲目》：治妇人产中虚烦呕逆，安中益气。云有热者，倍白薇，则白薇性寒，乃阳明经药也。治风温发汗后，身犹灼热自汗。

张志聪《本草崇原》：行于肌表，故主治暴中风。白薇禀秋金之气，故治诸风之变证。白薇禀寒水之气，上行外达，故治温疟。又得太阳之标阳，故治温疟之洗洗。

陈士铎《本草新编》：此佐使要药，非君臣主药也。然又不可出二钱之外，以其大寒损胃也。善能杀虫。用之于补阴之中，乃能杀劳瘵之虫也；用之健脾开胃之中，乃杀寸白蛔虫也。以酒敷之，可以愈疥而敛疮也。

缪希雍《本草经疏》：白薇，《本经》所主诸证，皆由热淫于内所发。《经》曰，热淫于内，治以咸寒。此药味苦咸而气大寒，宜其悉主也。《别录》疗伤中淋露者，女子荣气不足则血热，血热则伤中，淋露之候显矣，除热益阴，则血自凉，荣气调和而前证自瘳也。水气亦因于湿热，能除热则水道通利而下矣。终之以益精者，究其益阴除热功用之全耳。妇人调经种子方中往往用之，不孕缘于血少血热，其源必起于真阴不足，真阴不足则阳胜而内热，内热则荣血自枯，是以不孕也。益阴除热，则血自生旺，故令有孕也。凡温疟、瘅疟久而不解者，必属阴虚，除疟邪药中多加白薇主之，则易瘳。凡治似中风证，除热药中亦宜加而用之良。天行热病得愈，或愈后阴虚内热，其余热未除者，随证随经应投药中宜加之。

卢之颐《本草乘雅半偈》：主因于暴风，隐身而为身热肢满，忽忽不知人，狂惑邪气，寒热痠疼，此风气留其处，故隐身而尝在也。或隐身而行，而为温疟洒洒，发作有时，此风并卫居，随卫气之昼行于阳，夜行于阴，沉以内薄，故发有期，而时作时休也。此皆暴风数变之证，金以制之，制所胜也。

刘若金《本草述》：白薇，《别录》乃谓大寒，与《本经》气平悬殊，似有未当。盖治伤中淋露，非纯阴苦寒之味所能奏功也。试观治女子宫冷不孕，胎前遗尿，苦寒本能亡阴，是亦知其不然也。更以产后胃弱不食，脉微多汗，亡血发厥郁冒等证，犹得谓取其大寒乎？所云大寒，在《别录》亦为不察矣。

汪昂《本草备要》：调经种子，往往用之，盖不孕缘于血热血少，而其源于真阴不足，阳胜而内热，故营血日枯也。益阴清热，则血自生，旺而有子矣。

张山雷《本草正义》：白薇之寒凉，既不嫌其伤津，又不偏于浊腻，诚清热队中不可多得之品。凡阴虚有热者，自汗，盗汗者，久疟伤津者，病后阴液未复，余热未清者，皆为必不可少之药，而妇女血热又为恒用之品矣。

焦树德《用药心得十讲》：白薇清肌胃虚热，治原因不明的低热，兼清冲任血热。白薇除血热，偏用于退虚热，血分无热及胃肠虚寒、大便泄泻者勿用。

胡心藻《中药类比歌诀》：白薇苦寒，其性和缓，走阳明经兼入冲任，清血热，退虚热，味虽苦而不燥，气虽寒而不浊，清热而不伤阴液，凉血而不动精血。以治阴虚外感为主，且能清肌胃虚热，而又善于益阴除烦，透邪外出。治妇人产后阴虚烦热为宜，并能凉血，治外伤出血，还有利尿通淋之功。《本草备要》云："白薇，凡天行热病后，余热未清，及瘟疫、瘅疟，久而不解者，必属阴虚。除疟邪药中，类中风热药中，俱宜加之。"

谭同来《常用中药配对与禁忌》：白薇苦咸性寒，清退虚热。用于热病后期，余热未尽，阴虚发热。善入血分，有益阴除热之功，清透血分之热，兼能解毒利尿。苦寒泄热益阴，凉血除烦，善清解营血分热。走阳明经兼入冲任，偏清肌胃之热，透邪外出。

黄和《中药重剂证治录》：白薇苦咸寒，归胃、肝、肾经。清、散之剂，兼能益阴。白薇既能清实热，又能退虚热，兼有益阴之功，善入血分，而尤能清冲任之血热，专主肌热、肺胃之热与时邪温热，有清热凉血，利尿通淋，解毒疗疮之功效，主治邪热入营，阴虚发热，自汗盗汗，产后虚热，热淋血淋，痈疮肿毒等，而妇女血热，又为恒用之品矣。

现代药理研究

本品含多种低聚糖苷及白薇新苷等，具有解热、抗炎、祛痰、平喘、抑菌、增强心肌收缩力、减慢心率等作用。

性能归纳

白薇，味苦性寒，归肾、肺、肝、胃经，无毒，为萝藦科草本植物白薇的根及根须。气清味淡，为清、散之剂。沉、降不升，缓、润、静、泄，守而亦走，阴也，入血分，亦入气分，走上下，达内外，行表入里之性能，退虚热，除疳热，清湿热，泻火解毒。

性能应用

白薇，味苦性寒，能退虚热，用于阴虚发热证。本品的退虚热功效，可用于多种阴虚内热之证。治肝肾阴虚、虚火内扰的骨蒸潮热、盗汗等，可与生地等补阴药及地骨皮等退虚热药同用。治产后阴血不足，低热不退，可与补血益气药配伍，如《本事方》之白薇汤，以其与当归、人参等药同用。治温热病后期，余热未尽，阴液受伤，夜热早凉者，本品既退虚热，又可凉血泻热，宜与生地、青蒿等养阴、凉血及退虚热药同用。

白薇，苦寒入肺经，清肺热，用于肺热咳嗽。本品清泻肺热之功效，可以治疗肺热咳嗽，并宜与其他清肺化痰止咳药配伍，如《普济方》治此证，以其与川贝母、百部等药同用。《重订通俗伤寒论》中，主治素体阴虚而外感风温，咳嗽，烦热的加减葳蕤汤，亦主要取其清肺热之功，与解表的薄荷、补阴的玉竹等药共收滋阴解表和清肺止咳之功效。

白薇，苦寒凉血，可用于血热出血证及温热病热入营血。本品能清血分之热，具有凉血作用，可与凉血止血药同用，以治疗血热妄行的咳血、衄血等。温热病热入营血，高热烦躁，舌绛红者，可与生地、玄参等凉血药同用。

白薇，清热利尿通淋，用于热淋血淋。本品能清泻膀胱湿热，可收利尿通淋之效。因其兼能凉血，而以血淋小便热涩刺痛，尿中带血者更为适宜。

此外，本品清热解毒，又能凉血，尚可用于热毒疮肿、咽喉肿痛等，多与其他清热解毒药同用。

个人体会

白薇色白，根须细长，形似马尾，故亦称白尾。白薇苦寒，清热药也。清血分热，凉血止血；清肺经热，肃肺止咳；清温热病后期，阴液未复，余热未尽之虚热；清冲任之虚热，疗产后阴血亏虚之烦热；治荣气不足，血热伤中之淋露；清肌胃虚热之烦渴；清重症衰弱之消耗热；清虚火内扰之五心烦热；清肺肾阴虚，传尸痨瘵之骨蒸潮热；清各种原因不明之低热。《本经》谓："主暴中风，身热肢满，忽忽不知人，狂惑邪气，寒热酸疼，温疟洗洗，发作有时。"亦皆热淫于内所发之病。《黄帝内经》曰："热淫于内，治以咸寒。"白薇味苦咸而气大寒，专清热淫于内之血热、虚热，以其悉主之也。

白薇禀金秋之气，寒水之性，清热泻火之药，因其性和缓，味苦而不燥，气寒而不浊，清热而不伤阴液，凉血而不动精血，上行外达，守而亦走。走阳明，达冲任，直入肝肾，有清退虚热之功，疗阴虚内热之证。退骨蒸，除疳热，用于肝肾阴虚所致的虚热内扰，骨蒸潮热，五心烦热，夜热盗汗，舌红少津，脉细数，及妇人产后，冲任血少等阴液耗伤，虚热内生之证，有益阴除热，热除阴自复，火清血自生之功。对阴虚外感之证，能清肌胃虚热，而又善于益阴除烦，透邪外出。《本草正义》曰："白薇之寒凉，既不嫌其伤津，又不偏于浊腻，诚清热队中不可多得之品。"为清血热、退虚热之要药也。

总之：白薇苦咸而寒，清热凉血，清虚热。其性和缓，故而清热不伤阴液，凉血不动精血，常用于阴液不足，热淫于内，血分有热之虚热证。有清热益阴之功效，用于多种阴虚内热之证。总为清热之药，有清热益阴之功，不为补阴养血之用。为佐使之剂，非君臣之药，常须配伍补血养阴之药同用，以获全效矣。清血热，退虚热之药，血分无热及脾胃虚寒，大便溏泻者，勿用。

青 蒿

古今理性录

苏颂《本草图经》：青蒿治骨蒸劳热为最，古方单用之。

李时珍《本草纲目》：青蒿得春木少阳之气最早，故所主之证，皆少阳、厥阴血分之病也。

缪希雍《本草经疏》：疥瘙、痂痒、恶疮皆由于血热所致。留热在骨节间者，是热伏于阴分也。肝胃无热则目明，苦能泄热，苦能杀虫，寒能退热，热去则血分平和，阴气日长，前证自除，故悉主之也。诸苦寒药多与胃气不宜，唯青蒿之气芬芳可人，香气先入脾，故独宜于血虚有热之人，以其不犯胃气故尔。是以褥劳虚热，非此不除矣。产后气虚，内寒作泻，及饮食停滞泄泻者，勿用。凡产后脾胃薄弱，忌与当归、地黄同用。

张介宾《景岳全书》：疗阴火伏留骨节，故善治骨蒸劳热，尸疰鬼气，降火滋阴，润颜色，长毛发，治疟疾寒热，杀虫毒，及恶疮湿疥。生捣可敷金疮，止血止痛。

陈士铎《本草新编》：专解骨蒸劳热，尤能泻暑热之火，愈风瘙痒，止虚烦盗汗，开胃，安心痛，明目辟邪，养脾气，此药最佳。盖青蒿泻火热，又不耗伤气血，用之以佐气血之药，大建奇功。青蒿实有至补之功，以臭腐轻之惜矣。青蒿能引骨中之火行于皮肤能外泄也。

张璐《本经逢原》：其治骨蒸劳热，有杀虫之功，而不伤伐骨节中阳和之气者，以其得春升之令最早也。又能明目，善清在上之虚热，但性偏苦寒，脾胃虚寒泄泻者勿服。

黄宫绣《本草求真》：以疗阴火伏留骨节。故凡骨蒸劳热及风毒热黄，久疟久痢，瘙痒恶疮，鬼气盦痋等症，当须服此。以其苦有泄热杀盅之能，阴有退热除蒸之用，辛有升发舒脾之功，而又于胃中气不犯，以其得春升之令最早也。其形有类似茵陈，又能清上虚热，以治目疾。但性寒不温，虽曰于胃不犯，亦止就其血虚有热服之得宜而言，若使脾胃素虚及见泄泻，则于此终属有忌矣。

张山雷《本草正义》：清香之气，溢人眉宇，故能明目，亦散风热，不仅以苦寒清降为功，且苗生最早，得春令升发之气，故入肝胆两经而清血中之热。能治骨节留热者，深入血分而疏达郁火也。

施今墨《施今墨对药临床经验集》：青蒿、鳖甲伍用，治疟疾及温病之暮热早凉，汗解渴饮者，同时也治邪热留于阴分。邪热留阴，阴液已虚，但不可一味滋阴，滋阴则留邪。亦不能散邪，更不能用苦寒，因均可伤阴。只可以青蒿透热，以鳖甲养阴退热，使阴复则足以制火，邪热自除。

焦树德《用药心得十讲》：青蒿有清肝胆之热而明目和退黄疸的作用，可用于肝火上炎而致目昏、目赤、羞明等。青蒿清肝胆虚热，兼治温热流连，寒热交作，似表似里，类虚类实，或暮热早凉，久久不愈。

胡心藻《中药类比歌诀》：青蒿苦寒，芳香气清，入血分，清血热，退虚热，在清解中尚有透达、透散之性。长于清透伏热，清泻肝胆虚热，使邪热从阴分透出阳分。退无汗之骨蒸，或不明原因之低热，能使阴分或骨内之邪外泄。本品无滋阴之功，只有清虚热之能。

谭同来《常用中药配对与禁忌》：本品苦寒，为清虚热之要药，常用于温热病后期，余热未清，夜热早凉，热退无汗，或热病后期，低热不退等，又凉血退蒸。善于泄肝胆和血分之热，泄火热而不耗气血，苦寒而不伤脾胃，常用于骨蒸劳热，潮热盗汗，唇红、颧赤等。此外，又能清热解暑，善除疟疾寒热，对夏日伤暑及间日疟、恶性疟均有较好的疗效。又能透发肌间郁热，升发舒脾，舒肝解郁，泄热杀虫，故为女子淋带、小儿惊痫疳匿常用。

黄煌《方药心悟》：顾维超：青蒿，苦辛且寒，不仅能清虚热，还对外感风热，暑热，燥热，冬温发热，营分、血分实热，火毒均可清之。若邪在卫分，用之清热透发。若邪在营分，可引邪达表外出。

现代药理研究

本品含青蒿素、青蒿酸、青蒿醇等倍半萜类，并含多种黄酮类、香豆素类及挥发性成分，有显著的抗疟作用，并有抗菌、抗病毒、抗血吸虫及钩端螺旋体等作用。另有解热、降压、免疫调节、抗心律失常等作用。有抗肝损伤，调节吞噬功能。其挥发油能祛痰、平喘、镇咳。

性能归纳

青蒿，味苦、辛，性寒，归肝、胆、肾经，无毒，为菊科草本植物黄花蒿的地上部分。气清味厚，为清、散之剂。升、浮亦降，润、静、缓、泄，走而能守，两入气血，阴也，走上下，达内外，透表入里之性能。退虚热，解暑热，截疟。

性能应用

青蒿，苦辛性寒，退虚热，用于温热病后期，邪伏阴伤，夜热早凉，低热不退，或阴虚内热证。本品既退虚热，又略能凉血而清血分所伏邪热，能与热病后期余邪未尽、虚热内生的病机相宜，故治该证颇为常用，并多配伍凉血、解毒及滋阴退热药，共收清热祛邪、复阴退热之效，如《温病条辨》之青蒿鳖甲汤，以其与鳖甲、生地黄、牡丹皮等药同用。若治肝肾阴虚，阳气无制，虚火内扰，症见骨蒸潮热、手足心热、心烦颧红、盗汗遗精等，本品亦常用以退虚热，宜与滋阴补肝肾之阴的药物配伍，如《证治准绳》之清骨散，以其与鳖甲、知母、地骨皮等药同用。

青蒿，苦寒清香，有升发舒脾之功，能清解暑热，用于外感暑热及肝、胆、脾、胃湿热证。本品苦寒而辛香，外能解暑热，内可清泻湿热。治外感暑热、发热、头痛，可与连翘、西瓜翠衣等辛凉透表药及清暑热药同用，如《时病论》之清凉涤暑汤。治湿热郁于肝胆、脾胃，气机不利，寒热如疟，胸脘痞闷，呕恶口苦等症，可与清热除湿、行气和胃药同用，如《重订通俗伤寒论》之蒿芩清胆汤，以其与黄芩、茯苓、陈皮、枳壳等药配伍。

青蒿，苦辛，有截疟杀虫之功，用于疟疾。本品善除疟邪以截疟，又可解热以缓解疟疾发作时的寒战壮热，为治疗疟疾寒热的要药。单用较大量即可取效，如《肘后方》用本品一握，加水浸渍后绞取汁液服。现在以其提出物青蒿素制成片剂、胶囊等多种制剂内服，或作栓剂，塞入肛门，均有较好疗效。因能解暑热、除湿热，对疟疾兼有暑热或湿热者，更为适宜。

个人体会

青蒿得春木少阳之气最早，体轻气香，苦辛而寒，主入肝胆经。以苦寒清凉之气，能清热益阴。以体轻辛香之性，可透邪达表。《本经》有："去留热于骨节间。"清热益阴，透邪达表，为清、散之剂，退热之药。可清散外邪之热，风温之热，湿温之热，暑温之热，暑湿之热。入少阳：清往来寒热，清疟疾发作时寒战壮热。入肝胆：疏清肝胆火热，祛肝胆湿热，清肝胆虚热。入脾胃：舒脾，祛脾胃湿热，肌间余热。入血分：清血热，透营血入卫而散热，治血虚发热。入阴分：清透阴分伏热。入骨节间：清透骨内伏热，疗骨蒸劳热，祛潮热、暮热、五心烦热。清虚热：清病后余热，治温热病后期余热未尽，邪伏阴分，温热留恋，寒热交作，似表似里，类虚类实，夜热早凉，低热不退。去四时之热，去邪热，去留热，去不明原因之发热。

总之：青蒿苦辛而寒，清凉透散，去留热，透伏热，可透发邪热达表。《本草新编》曰："专解骨蒸劳热，尤能泻暑热之火，能引骨中之热，行于皮肤而外泄也。"为清散退热之良药也。以清暑湿之热，疟疾寒热，清血分虚热，清病后余热，及不明原因之发热见长。热去则血分平和，阴气日长，前证自除也。本品气香升发舒脾，能开胃气，养脾气，不耗伤气血，不伐伤骨间阳和之气。《本草经疏》曰："诸苦寒之药，多与胃气不宜，唯青蒿之气芬芳可入。香气先入脾，故独宜于血虚有热之人，以其不犯胃气故尔。是以褥劳虚热，非此不除矣。"以其药源充足，实为清热之佳品也。虽曰与胃不犯，若使脾胃虚寒及见泄泻者，则与此终属有忌矣。

生地黄

古今理性录

朱震亨《本草衍义补遗》：治妇人崩中血不止，及产后血上薄……皆可捣汁饮之。病人虚而多热者勿用，慎之！

杜文燮《药鉴》：性虽大寒，较熟地则犹宣通而不泥膈，故能凉心火之血热，泻脾土之湿热，止鼻中之衄热，除五心烦热。其或虚而生热者，不可多用，以性大寒故也。唯劳倦伤脾热者当用，以脾经大络之血损也。女子崩中血止，产后血上攻心，胎动下血，老人津液枯绝，大肠燥结不润者，皆当用之。又实脾药中用二三分，以固脾气，使脾家永不受邪，但不可多用，以大寒恐倒脾气也。痘家血热之证宜用之，以凉血解毒。便滑者禁用。

陈藏器《本草拾遗》：干地黄，《本经》不言生干及蒸干，方家所用二物别。蒸干即温补，生用即平宣，当依此以用之。

王好古《汤液本草》：生地黄，钱仲阳泻小肠火与木通同用，以导赤也。诸经之血热，与他药相随，亦能治之。溺血便血亦治之。

李时珍《本草纲目》：《本经》所谓干地黄者，乃阴干，日干，火干者，故又云生者尤良。《别录》复云生地黄者，乃新掘鲜者，故其性大寒。其熟地黄，乃后人复蒸晒者，诸家《本草》皆指干地黄为熟地黄，虽主治证同，而凉血补血之功稍异。干地黄，姜汁浸则不腻膈，酒制则不伤胃。

倪朱谟《本草汇言》：地黄，《本经》主治，首举伤中，逐血痹，即继填骨髓，长肌肉，续绝伤。夫痹者，闭而不通也，随其血之不通而为病，如在目则赤，在齿则痛，在肉则痛肿，在心则昏烦，在肺则咳血，壅遏而为身热，枯耗而为燥涩痿软，泛滥而为吐衄崩漏，血痹颇广，当各自类推之。逐者，俾其流通者也，性唯润下，功力到时，得二便通利，以为外候。《千金方》：黑膏，用治热积所成之斑。《肘后方》：拌鸡蒸汁，用治寒积所成之疝。咸从血痹所生耳，血中有痹，则骨髓不满，肌肉不长，筋脉断绝，均为伤中。若填满，若生长，若接续，皆克诚血液之流通者也。生地，为补肾要药，益阴上品，故凉血补血有功，血得补则筋受荣，肾得之而骨强力壮。又治胎产劳伤，皆血之愆，血得其养，则胎产获安。又肾开窍于二阴，而血主濡之，二便所以润也。

李中梓《雷公炮制药性解》：凉心火之烦热，泻脾土之湿热，止肺经之衄热，除肝木之血热。生地黄总是凉血之剂，故入四经以清诸热。老人津枯便结，妇人崩漏及产后血攻心者，尤为要药。血虚寒者忌之。

缪希雍《本草经疏》：干地黄，乃补肾家之要药，益阴血之上品。通血脉，益气力，利耳目者，皆脏安之验也，又主妇人崩中血不止……皆凉血行血之功也。久服轻身不老，则益阴填髓补五脏之能事毕也。

徐大椿《药性切用》：干地黄沉阴主降，入手足少阴、厥阴，兼手太阳经，滋阴退热，凉血生血，调经安胎，利大小便，为阴虚挟热之专药。

张介宾《景岳全书》：鲜者更凉，干者微凉。能生血补血，凉心火，退血热，去烦躁骨蒸。或妇人血热而经枯，或上下二焦而热渴。总之，其性颇凉，若脾有寒者，用宜斟酌。

张志聪《本草崇原》：主治伤中者，味甘质润，补中焦之精汁也。血痹，犹脉痹，逐血痹者，横纹似络脉，通周身血之经络也。得少阴寒水之精，故填骨髓。得太阴中土之精，故长肌肉。地黄性唯下行，故字从苄。藉汤饮，则上行外达，故曰作汤，除寒热积聚。除积聚，上行也，除寒热，外达也。又曰除痹，言不但逐血痹，更除皮肉筋骨之痹也。除皮肉筋骨之痹，则折跌绝筋，亦可疗矣。

陈士铎《本草新编》：其功专于凉血止血，又善疗金疮，安胎气，通经，止崩漏，俱有神功。但性寒，脾胃冷者不宜多用。夫生地既善凉血，热血妄行，宜用之为君，而加入荆芥以归其然。而此味可多用而不可频用，可暂用而不可久用也。今人不知其故，惊生地止血如神，视为灵丹妙药，日日煎服，久服脾胃太凉，必至泄泻，无气困顿，而血又重来。

张璐《本经逢原》：干地黄心紫通心，中黄入脾，皮黑归肾，味厚气薄，内专凉血滋阴，外润皮肤荣泽，有润燥之功，而无滋腻之患也。病人虚而有热者，宜加用之。戴元礼曰："阴微阳盛，相火炽强，来乘阴位，日渐煎熬，阴虚火旺之证，宜生地黄以滋阴退阳。"

严洁《得配本草》：生地通血脉之源。鲜用则寒，干用则凉。胃气虚寒，阳气衰少，胸腹痞闷，三者禁用。

张山雷《本草正义》：色黄而味甘，禀土之正气，质又厚重，味最浓郁，而多脂膏，故为补中补血良剂。凡津枯血少，脱汗失精及大脱血后，产后血虚未复等症，大剂频投，其功甚伟。然粘腻浊滞，如大虚之体服之，亦碍运化。故胃纳尚佳，形神未萎者，方能任受。

谭同来《常用中药配对与禁忌》：本品苦寒清热，入营分、血分，为清热凉血、养阴生津之要药。常用于治疗温热病热入营血，引起的壮热神昏、身热口干，及温病后期，余热未尽，阴液已伤，夜热早凉等。又因其甘寒质润，具有凉血止血之功效，常用于治疗热在血分，迫血妄行所致的吐血、衄血、崩漏下血等。此外，生地黄气味清凉，入胃经，能清胃热，养胃阴，益胃气；入肾经，滋阴降火，使阴生则热自退，取"滋即为清"之义。入心经，清热凉血，入肾养阴生津，肾阴充则心火得降，通心脉强心。本品甘寒微苦，质润清凉，还能滋阴润燥，凉血生津，清热养血，润肠通便，滋肾阴，益精血。生地性寒而滞，脾虚湿滞、腹满便溏、胸膈多痰者忌用。外感病邪者忌用。盖邪从外入者忌滋滞，"必兼疏拓之性者方可入剂"。

胡心藻《中药类比歌诀》：生地甘寒，气清平缓，质润多汁，清心养胃，滋阴救液，长于滋阴生津。还善于清热折火，以清泄心肝、营血实热为长，为清热凉血养阴之要药。能使阴生而热退，故凡温热病邪入营血，或热伤阴津及血热妄行之证均可应用。治热病出血，消渴，真阴亏耗之纯虚之证。生地黄，质润多汁，甘重于苦，长于滋阴养血，补肾水真阴之不足。治少阴血虚火旺，有水火交济之功，为补肾要药，益阴上品。《本草经疏》云："干地黄乃补肾家之要药，益阴血之上品。"生地黄补益五脏，入血分，通利血脉，有补虚宣邪并行之功效，为因虚致实之良药。生地滋腻，脾虚食少便溏、胸膈多痰者慎用。

为避其滋腻，缓其凉性，有以酒炒入药以补血，炒炭入药可止血。细小生地入药，其功效如生地而气味薄，养阴而不腻。

胡爱萍《病证通用中药》：生地甘苦寒，甘寒能养阴生津，苦寒可泻热降火，入营血分，为清热凉血止血之要药。可用于温热病，热入营血，热盛迫血妄行之多种出血证。取其养阴生津之功，还可用于热邪伤阴，阴虚血热之出血证。本品质地滋润，故能养阴清热，生津止渴，适用于热病伤津及阴虚内热之消渴证。还可用于热病伤阴，津伤便秘，可使邪热清，阴津生，肠道得以滋养，大便自然通畅，即"河水涨，船自行"之意。

刘冠军《临证医方妙用》：生地性味苦寒，入归心肝肾经，有凉血止血之功，兼可通血脉、补五脏、止鼻衄齿衄。又凉血滋阴，凡冲任气虚，经血虚损，月经绵绵不止者，有益冲任，摄经止血之效。

刘典功《中药指征相类鉴别应用》：生地甘寒质润，苦寒清热凉血，甘寒养阴生津，故热病出血，内热消渴之证多用之。生地滋阴降火，用治温热病后期，余热未清，邪伏阴分，可使阴生而热退。脾胃湿滞，腹满便溏，胸膈多痰者慎用。暑湿盛、胸闷者忌用。

黄和《中药重剂证治录》：生地甘苦寒，归心肝肾经。清补之剂，兼有通利之性，以清补通利为特点，主瘀、毒、虚、热，清热解毒，滋阴养血，凉血止血，对血分热毒之证有良效。大剂量则有散血、通络、除痹之功。寒润之剂，对阴虚血热、肠燥便秘有效。

现代药理研究

本品含玄参素、单萜苷类、甾醇、生物碱微量元素等多种化学成分，具有降血压，降血糖，止血，促进肾上腺皮质激素合成，防止肾上腺皮质萎缩，抗炎，抗过敏，免疫调节，增强骨髓造血功能，抗癌，抗衰老，镇静，保肝，缓泻，利尿等作用。

性能归纳

本品味苦，甘，性寒，归心、肝、胃、肾经，无毒，为玄参科草本植物地黄的块根。皮黑肉黄，味厚气薄，为清、补之剂。沉、降不升，润、缓、静、补，守而不走，阴也，入血分，亦入气分，走上下，达内外，入里之性能。清热凉血，止血，养阴。

性能应用

生地黄，苦甘而寒，清热凉血，止血，用于温热病热入营血。本品甘寒清热，具有凉血、止血、养阴等多种功效，能与温热病热入营血致使阴液受伤、血热动血的证候特点相应，故不论营分热证和血分热证，均十分常用。治疗营分热证，热伤营阴，身热夜甚，口渴，舌红无苔等，本品可以清营凉血，养阴生津，常与清气分热及清热解毒药同用，如《温病条辨》之清营汤。治疗血分热证，血热动血而吐、衄、便血或发斑者，本品除凉血、养阴之外，还可止血，常与活血化瘀及清热解毒药同用，如《千金要方》之清热地黄汤，以其与赤芍、牡丹皮等配伍。对热病后期，余热未尽，夜热早凉，舌红脉数者，本品清热凉血，可以除血中余热；其养阴之功，又可疗阴伤之内生虚热，如《温病条辨》之青蒿鳖甲汤。

生地黄寒凉，清热凉血，止血，用于血热妄行诸证。本品具有良好的清热凉血作用，且又能止血，故各脏腑血热内盛，迫血妄行的吐血、衄血、咳血、便血、尿血及崩漏下血等，均宜选用，并常与相应的凉血止血药配伍，如《妇人良方》之四生丸，以其与生侧柏叶、生荷叶等药同用，主治吐血、衄血、血色鲜红、口干咽燥等。

生地黄甘寒，养阴生津，用于津伤口渴等阴虚证。本品为常用的养阴药，可以滋养阴液以收降火、润燥、生津等功效，各脏腑的阴虚燥热证，皆多选用，而尤长于养胃阴以生津止渴，增液通便。故热灼胃阴，津伤口渴，内热消渴，或热病之后，肠燥便秘者多用，并常与其他滋养胃阴之药配伍，如《温病条辨》之益胃汤、增液汤，以其与麦门冬等药同用。本品亦可用于其他脏腑的阴虚证，如主治肝肾阴虚、津亏血燥的《柳氏医话》之一贯煎；主治肺肾阴虚、燥咳痰血的《医学心悟》之月华丸；主治心肾阴虚、阴亏血少、心烦不寐的《摄氏秘剖》之天王补心丹等，均取其养阴的功效。

个人体会

生地、熟地两者以生、熟相对而言。生地黄为鲜地黄焙干或晒干而成，《本经》称干地黄。《别录》复云生地黄者乃新掘鲜者，亦称鲜生地。鲜生地色淡黄，质润多汁，其性大寒，最长于清热凉血而止血，养阴生津，常用于血热妄行之吐衄、下血等急症，或阴伤烦渴。生地黄经日晒火焙，其寒性大减，除清热凉血止血外，更长于养阴，常用于温热病热入营血分，阴液受损，血热动血之证。更宜于温热病后期，阴液未复，余热未尽之夜热早凉等证。凉血止血，亦可用于各脏腑血热内盛，迫血妄行的各种出血证，有清热凉血，除血中余热，止血，养阴之功。《汤液本草》曰："诸经之血热，与他药相随亦能治之。"

干地黄经酒泡九蒸九晒而成熟地，纯黑质润，味甘性温，主入肾经，助阳补阴而生精血。鲜地黄干后则心赤肉黄，其皮色黑，可入心、胃、肝、肾经，较熟地黄则犹宣通而不甚腻隔，能清心经之血热，益阳明之胃阴，宣通血脉，益气力，有凉血行血之义，故《本经》有"主折跌绝筋，伤中，逐血痹，填骨髓，长肌肉"。痹者，闭而不通，随其血之不通而为病。逐者，使其流通者也。血在有痹则髓不满，肉不长，筋脉绝伤，均为伤中也。若髓满、肉生、筋脉接续，皆克诚血脉之流通者也。《本草经疏》曰："通血脉，益气力，利耳目者，皆安五脏之验也。"

干地黄，皮黑肉黄，得少阴寒水之精，获太阴中土之气，甘寒质润，以生真阴，降虚火。火降阴生，肾水真阴得复，五脏阴血得补，补阴生津，润燥解渴，用于各种脏腑的阴虚燥热之证。而尤长于养胃阴以生津止渴，增液通便，故热灼胃阴津伤之口渴，内热之消渴，或热病之后之肠燥便秘者，为必用之药。《药性切用》曰："干地黄，阴沉主降，滋阴退热，为阴虚挟热之专药。"干地黄得少阴寒水之精，补肾阴不足，填精补髓；得太阴中土之气，益生化之源，补血生血。能促进肾上腺皮质激素合成，调节免疫系统，增强骨髓造血功能。补肾中之精髓，益阴补血；补中焦之阴血，通周身之血脉。地黄补肾而滋脾，滋脾而助肾，生生息息，循环无端，精血旺，五脏安，为清补之品，强身之良剂也。《本草汇言》曰："生地，补肾要药，益阴上品，故凉血，补血有功。血得补则筋受荣，肾得之而骨强力壮。又治胎前劳伤，皆血之愆，血得其养则胎产获安。又肾开二阴，而血主濡之，二便所以润也。"总为寒凉之品，凉血补血，被视为灵丹妙药。但此味只可多用而不可频服，只可暂用而不可久服，因能凉胃也，而致泄泻，应慎之。脾胃虚寒，阳气衰少，胸腹痞闷三者禁用。

清热燥湿药

黄　柏

古今理性录

朱震亨《本草衍义补遗》：黄檗，走至阴，走手厥阴，而有泻火补阴之功，非阴中之火，不可用也。得知母滋阴降火，得苍术除湿清热。

李杲《药类法象》：治肾水膀胱不足，诸痿厥，腰膝无力，于黄芪汤中少加用之，使两足膝中气力如涌出，痿软即时去也，瘫痪必用之药也。

李时珍《本草纲目》：古书言黄柏佐知母滋阴降火，有金水相生之义，黄柏无知母，犹水母之无虾也。故洁古、东垣、丹溪皆以为滋阴降火要药，上古所未言也。盖气为阳，血为阴，邪火煎熬，则阴血渐枯，故阴虚火动之病须之。然必少壮气盛能食者，用之相宜，若中气不足而邪火炽盛者，久服则有寒中之变。盖不知此物，苦寒而滑渗，且苦味久服，有反从火化之害。

缪希雍《本草经疏》：黄柏，主五脏肠胃中结热。盖阴不足，则热始结于肠胃，湿热乘阴虚流客下部而成。至阴之气，补至阴之不足，虚者补之，以类相从，故阴回热解，湿燥而诸证自除矣。乃足少阴肾经之要药，专主阴虚生内热诸证，功烈甚伟，非常药可比也。

张志聪《本草崇原》：黄柏气味苦寒，冬不落叶，禀太阳寒水之精：皮厚色黄，质润稠黏，得太阴中土之化。故主治五脏肠胃中之结热，寒能清热，苦能胜湿也。热者寒之，强者泻之，各安其气，必清必静，则病气衰去，归其所宗，此黄柏之治皆有余之病也。如正气稍虚，饮食不强，便当禁用。

王好古《汤液本草》：黄柏，足少阴剂，肾苦燥，故肾停湿也。黄柏入肾，燥湿所归，各从其类也。《活人书》：解毒汤，上下内外通治之。

李梴《医学入门》：黄柏入肾，肾苦燥停湿，柏味微辛而能润燥，性利下而能除湿，故为肾经主药。然《本经》谓其主五脏热者，盖相火狂越上冲，肠胃干涸，五脏皆火，以上诸证，皆火之所谓，湿亦火之郁而成也，用以泻火则肾水自固，而无狂越漏泄之患，所谓补肾者，亦此意也。

贾所学《药品化义》：黄柏，味苦入肾，是以降火能自顶至踵，沦肤彻髓，无不周到，专泻肾与膀胱之火。若气从脐下起者，阴火也。《黄帝内经》曰："肾欲坚，以苦坚之，坚即为补。"

张介宾《景岳全书》：黄柏性寒润降，去火最速，丹溪言其制伏龙火，补肾强阴，然龙火岂沉寒可除，水枯岂苦劣可补，阴虚水竭，得降愈亡，扑灭元阳，莫此为甚，水未枯而火盛者，用于抽薪则可，水既竭而枯热者，用以补阴实难，当局者慎勿认为补剂。

黄宫绣《本草求真》：黄柏，谓其可滋真阴，此说一出，而天下翕然宗之，以至于今，牢不可破。讵知黄柏性禀至阴，味苦性寒，行隆冬肃杀之令，故独入少阴泻火，入膀胱泻热，使其湿热顺流而下，阴火因而潜伏，则阴不受煎熬，而阴乃得长矣，非谓真阴虚损，服此即有滋润之力也。故于实热实火则宜，而于虚热虚火，则徒有损而无益。元气既虚，又因苦寒，遏绝生机，莫此为甚。

黄元御《长沙药解》：黄柏，泄已土之湿热，清乙木之郁蒸。阳衰土湿，乙木不达，抑遏而生湿热。黄柏苦寒迅利，疏肝脾而泄湿热，清膀胱而排瘀浊，殊有捷效。最泻肝肾脾胃之阳，后人以此为滋阴补水之剂，误人多矣。

严洁《得配本草》：以黄柏补水，以其能清自下泛上之阴火，火清则水坚凝，不补而补也。盖阴中邪火，本非命门之真火，不妨用苦寒者除之。若肾中真水不足，水中之真火虚浮于上，宜用二地以滋之，水足火自归脏也。若误服知、柏，水愈燥而火愈炎，反成孤阳飞越，莫可救也。

陈念祖《神农本草经读》：黄柏气寒，秉天冬寒之水气；味苦无毒，得地南方之火味；皮厚色黄，得阴中土之化……然皆正气未伤，热毒内胜，有余之病，可以暂用，否则不可姑试也。凡药之燥者，未有不热，而寒者未有不湿，黄柏于清热之中，而兼燥湿之效。

邹澍《本经疏证》：皮色鲜黄，味苦气寒性燥，故其为治，能使在内之伏热得解，而肌肉九窍之病尽除。第本经主治所谓五脏肠胃中结热者，当作五脏之热结于阳胃中解，若谓五脏阴胃中结热偏能治之，其蘖之功，似宜更广，所治之证，必不若是之狭矣。

胡心藻《中药类比歌诀》：黄柏气味俱厚，性沉降，禀至阴，能走能守，能清泄肾间相火，以坚阴护阴，降泻肾中之阴火，虽无滋阴之力，然火清则水得坚凝，不补而补也。黄柏功擅清热燥湿，泻火解毒，尤长于清泄下焦有形之湿热，故凡湿热蕴结，发为黄疸、下痢、带下、脚肿或湿热疮毒等皆为要药。

谭同来《常用中药配对与禁忌》：本品甘寒降泄，清热燥湿，长于苦燥下焦及膀胱湿热，又长于清肾经相火，泻下焦湿热而坚肾阴。故凡湿热蕴结，发为黄疸、下痢、带下、淋证脚气。泻火解毒，用治热毒壅盛之痈疡肿毒，目赤疮疾，口舌生疮。去湿热毒邪，治疗湿毒所致的湿疹、湿疮、阴肿、阴痒，又去下焦湿热浸淫肝肾亏虚之筋脉弛缓、软弱无力等症。能降相火，退虚热，常用于阴虚发热，盗汗遗精。总之黄柏味苦，至阴之味，性寒润降，清热燥湿，泻火解毒，降阴火救肾水，去湿热坚阴。有六大功效：清热、泻火、解毒、清虚热、坚阴、治痿。

胡爱萍《病证通用中药》：黄柏苦寒沉降，主入肾与膀胱经，既善清泄下焦而除湿热，又善清泄肾火而存阴液，故适用于湿热下注，或肾阴虚而相火妄动之遗精、带下等证。本品苦寒，胃弱食少者慎服，脾虚泄泻及虚寒诸证忌服。

刘典功《中药指征相类鉴别应用》：黄柏苦寒，性主沉降，能走能守，长于清泄下焦湿热而复阴，泄肾中之相火而坚阴，取其以泄为补之意，但侧重走下，燥湿为主，对湿热下注之证较为适宜。无实热者慎用，脾胃虚寒者忌用。

黄和《中药重剂证治录》：黄柏苦寒，归肾、膀胱、大肠经，清泻之剂，具有清热燥湿、泻火解毒、退热除蒸之功。其功有七：清热、泻火、燥湿、解毒、坚肾、通痹、消肿、强健筋骨。

现代药理研究

黄柏含小檗碱、黄柏碱等生物碱，并含有黄柏酮、黄柏内脂、甾醇等成分，具有抗菌、抗真菌、抗滴虫、健胃、抗溃疡、抑制胃液分泌、抗心律失常、降血压、降血糖、镇静、催眠、祛痰、抗炎、解热、抗变态反应、抑制细胞免疫、抗肝炎、保护血小板、促进胰腺分泌、利尿等作用。

性能归纳

黄柏味苦，性寒，归肝、胆、大肠、胃、肾、膀胱经，无毒。为芸香科乔木黄檗及黄皮树的树皮，色黄，气味俱厚，质润稠黏，为清、解之剂。沉、降，不升，润、缓、静、泄，守而能走，阴也，入气分，亦入血分，走上下，达内外，走表入里之性能。清热燥湿，泻火解毒，退虚热。

性能应用

黄柏苦寒，清热燥湿，用于黄疸、痢疾、淋证、带下及湿疹、湿疮等多种湿热病证。本品与黄芩、黄连相似，亦有较强的清热燥湿作用，且经常相须为用。但本品主要入于肝、胆、大肠、膀胱经，以清除湿热邪气，故较多用于黄疸、痢疾、淋证、带下等下焦湿热证，亦常用于湿疹、湿疮以及湿热下注，足膝红肿热痛，下肢痿弱，或阴痒，阴肿等。治湿热黄疸，常与清热、利湿、退黄之药同用，如《伤寒论》之栀子柏皮汤；治湿热痢疾，常与黄连、白头翁等燥湿、解毒之药同用，如《伤寒论》之白头翁汤；治湿热淋证，常与利尿通淋药同用，如《医学心悟》之萆薢分清饮，以其与萆薢、车前子等配伍。本品与健脾燥湿的苍术同用，可增强除湿之效，此即《丹溪心法》的二妙散，为临床治疗多种湿热病证的基础方，广泛用于湿热下注所致的妇女带下黄浊臭秽、阴痒、阴肿；下部湿疹、湿疮，或足膝红肿热痛，下肢痿弱等。治湿疹、湿疮、带下、阴痒，本品亦常外用，可研末撒敷，作软膏外涂，或煎汤浸洗。

黄柏，味苦性寒，清热解毒，用于疮痈肿毒。本品清热解毒的功效与黄芩、黄连相似，主要用于皮肤及五官的疮痈疔疖、红肿疼痛。治疗该证，本品单用亦有较好疗效，内服或外用均可，但更宜与其他解毒消痈药同用，以增强疗效。其清解疮毒之力相似于黄连而稍逊，故常与黄连同用。如前述黄连的清热解毒的应用中，所列举内服的黄连解毒丸及外用的黄连膏，均有本品。治疗烧烫伤，本品亦常用。

黄柏，苦寒泻火清虚热，用于阴虚火旺证。本品有苦寒清降之功，还可用于退虚热，降火以坚阴，治疗肾阴不足、虚火上炎、五心烦热、潮热盗汗、遗精等。用于该证，本品常与知母在退虚热方面相须为用，但无知母甘润滋阴之功。阴虚火旺证为肾中真阴不足所致，故尚须再配补阴药以治其本，如《医宗金鉴》之知柏地黄丸。

此外，本品的清热泻火之功效，还可清泄肝、胆、胃经实火，能治疗肝热目赤肿痛、胃热消渴、口气热臭等脏腑热证。

个人体会

黄柏、黄芩、黄连，皆苦寒色黄，主入脾胃二经，清热燥湿，治湿热所致诸证。黄芩偏入上、中二焦，可清除湿热邪气，且安胎元；黄连能通达三焦，以治疗湿热泻痢，而止呕吐；黄柏下行，偏走中、下二焦，祛湿热流注之证，以坚肾阴。三者皆有较强的清热燥湿之功，故常相须为用，以获全效矣。

湿热者，始于脾胃，结于胃肠，有形之水湿，宜向低处流动，亦常乘下焦至阴空虚而流注之。至阴者，阴之至也，湿阴之性矣。如灌注下窍孔穴，则热痢脏毒，湿热淋浊，带下黄臭及阴肿、阴痒、阴道炎症。如渗沥筋骨经脉，则湿热痹着，足膝肿痛，下肢痿软，脚气痛风也。如流经体表肌腠，则湿热疮毒，湿疹湿疮，溃疡湿烂也。黄柏苦寒，冬不凋零，禀太阳寒水之精，皮厚色黄，质润稠黏，得太阴中土之化，寒能清热，苦能燥湿，其气下行，入中下二焦，清热燥湿，治肠胃中结热，湿气流注下焦所致诸证。《本草崇原》云："热者寒之，强者泻之，伏热得解，湿浊得泻，各安其气，必清必静，则病气衰去，归其所宗。"湿者燥之，热者清之，《丹溪心法》之二妙散，正合此意，临床常用，为清热燥湿祛湿浊之代表方剂。"痿者独取阳明"亦以此解也。

黄柏苦寒下行，直入少阴肾经。肾水、命门，水火互济，阴阳平衡，无疾也。肾者，至阴之地，常不足也。阴虚火旺，火亦虚火。虚火上炎，则五心烦热，劳热骨蒸。虚火自煎，水沸精走，梦遗精滑，潮热盗汗也。本口禀苦寒至阴之气，主补至阴之不足。苦寒清降，可退虚热，除骨蒸潮热，皆系能清泻胃火，及肾间伏火，使水得以清，无以消烁阴液，阴液可保，去火以存阴，乃正本清源之法。火清则水得坚凝，故有清热坚阴之功。《医学入门》曰："用以泻火则肾水自固，而无狂越漏泄之患。"坚阴降火，以降火为手段，以存阴为目的。黄柏苦寒清热，降阴中之火。若得知母苦润滋肾，滋肾中之水，水火相吸，滋阴降火，虽无补阴之功，不补则补也。《黄帝内经》云："肾欲坚，以苦坚之，坚而为补。"苦寒之药，胃弱食少者慎服，脾虚泄泻及虚寒诸证忌服。

黄 芩

古今理性录

苏颂《本草图经》：仲景治伤寒心下痞满，泻心汤，凡四方皆用黄芩，以其主诸热，利小肠故也。

张元素《医学启源》：黄芩治肺中湿热，疗上热目中肿赤，瘀血壅盛，必用之药。泄肺中火邪上逆于膈上，补膀胱之寒水不足，乃滋其化源。《主治秘诀》云，其用有九：泻肺经热，一也；夏月必用，二也；上焦及皮肤风热，三也；去诸热，四也；妇人产后，养阴退阳，五也；利胸中气，六也；清膈上痰，七也；除上焦热及脾湿，八也；安胎，九也。单制，二制，不制，分上中下也。酒炒上行，主上部积血，非此不能除，肺苦气上逆，急食苦以泄之，正谓此也。

朱震亨《本草衍义补遗》：黄芩安胎者乃上中二焦药，降火下行也。缩砂安胎者，治痛行气也。若血虚而治不安者，阿胶主之。治痰热者，假以此降其火也。坚实者名子芩，为胜。破者名宿芩，其腹中皆烂，名腐肠，可入肺经也。其坚实条芩入大肠，除热也。

李时珍《本草纲目》：盖黄芩气寒味苦，苦入心，寒胜热，泻心火，治脾之湿热。一则金不受刑，一则胃火不流入肺，即所以救肺也。肺虚不宜者，苦寒伤脾胃，损其母也。黄芩之退热，乃寒能胜热，折火之本也。

缪希雍《本草经疏》：黄芩，其性清肃，所以除邪。味苦所以燥湿，阴寒所以胜热，故主诸热。诸热者，邪热与湿热也，黄疸、肠癖、泄痢，皆湿热胜之病也，折其本，则诸病自瘳矣。苦寒能除湿热，所以小肠利而水自遂，源清则流洁也。血闭者，实热在血分，即热入血室，令人经闭不通，湿热解，则荣气清而自行也。恶疮疽蚀者，血热则留结，而为痈肿溃烂也。火疡者，火气伤血也，凉血除热，则自愈也。黄芩为苦寒清肃之药，功在除热邪，而非补益之品，当与黄连并列。虽能清热利湿消痰，然苦寒能损胃气而伤脾阴，脾肺虚热者忌之。

倪朱谟《本草汇言》：清肌退热，柴胡最佳，然无黄芩不能凉肌达表。上焦之火，山栀可降，然舍黄芩不能上清头目……所以方脉科以之清肌退热，疮疡科以之解毒生肌，光明科以之散热明目，妇女科以之安胎理经，此盖诸科半表半里之首剂也。

贾所学《药品化义》：黄芩中枯者名枯芩，条细者名条芩，一品直分两用。盖枯芩体轻主浮，专泻肺胃上焦之热，主治胸中逆气，膈上热痰，咳嗽喘急，目赤齿痛，吐衄失血，发斑发黄，痘疹疮毒，以其大能凉膈也。其条芩体重主降，专泻大肠下焦之火，主治大便闭结，小便淋浊，小腹急胀，肠红痢疾，血热崩中，挟热腹痛，谵语狂言，以其能清大肠也。

张志聪《本草崇原》：黄芩色黄内空，能清胃肠之热；外肌皮而性寒，能清肌表之热，乃手足阳明兼手太阴之药也。主治诸热黄疸，肠癖泄痢者，言诸经之热，归于胃土而为黄疸，归于大肠而为泄痢。黄芩中空，主清肠胃之热，故能治之。肠胃受浊，得肺气通调，则水津四布，血气运行。逐水下血闭者，黄芩外肌皮而清肌表，肌毒清，则肺气和，而留水可逐，血闭自下矣。火热之气留于肌肉皮肤，则为恶疮疽蚀。恶疮疽蚀名曰火疡，黄芩治之，清肌表也。

张璐《本经逢原》：黄芩专主阳明蒸热，阳明居中，非黄芩不能开泄蕴著。芩虽苦寒，毕竟治标之药，唯躯壳热者宜之，若阴虚浮热，虚阳发露，可轻试乎？其条实者兼行冲脉，治血热妄行，古方有一味子芩丸，治妇人血热，经水暴下不止者，最效。

邹澍《本经疏证》：仲景用黄芩有三耦焉，气血热结者，血分热者，湿热中阻者，故黄芩协柴胡，能清气分之热。协芍药，能泻迫血之热。协黄连，能解热生之湿也。

陈念祖《神农本草经读》：黄芩、黄连与黄柏，皆气寒味苦而色黄，主治大略相似，大抵气寒能除热，味苦能燥湿。色黄者，皆属于土，黄而明亮者，则属于金，金借土之色以为色，故五金以黄金为贵也。但黄芩中空似肠胃，肠主手阳明，胃为足阳明，其主诸热者，指肠胃诸热病而言也。黄疸在大肠经中之郁热，逐水者，逐肠中之水，下血闭者，攻肠中之蓄血。恶疮疽蚀疡者，为肌肉之热毒，阳明主肌肉，泻阳明之火，即所以解毒也。《本经》主治之言如此。

张锡纯《医学衷中参西录》：味苦，性凉，中空，最善清肺经气分之热，由脾而下通三焦，达于膀胱以利小便。又善入脾胃清热，由胃而下及于肠，以治肠澼下利脓血。又善入肝胆清热，治少阳寒热往来。兼能调气，无论何脏腑，其气郁而作热者，皆能宣通之。又善清躯壳之热，凡热之伏藏于经络，散漫于腠里者，皆能消除之。治肺病，肝胆病，躯壳病，宜用枯芩；治肠胃病宜用条芩。究之，皆为黄芩，其功用原无甚差池也。

谭同来《常用中药配对与禁忌》：黄芩性寒气薄，能除上中二焦火邪，清热折火，清肺胃之火，既清气分之实热，又能凉血止血。尤长于清肺火，行肌表，清大肠之热，还能上清头目而疗风热。常用于热病烦热不退，或肺热咳嗽，湿热泄痢，以及黄疸，目赤，胎热不安，及热盛迫血妄行的吐衄、便血、崩漏出血。苦能燥湿，能苦燥肠胃及肝胆湿热。又能解少阳，清大肠，泄血分之热而清胎火。

胡爱萍《病证通用中药》：黄芩性味苦寒，主入肺经，其不仅为清热燥湿之佳品，而且还尤善于清泻肺火，治疗肺热咳嗽。又能下行以除胞宫之热，清热凉血，有安胎之功。黄芩苦寒伤胃，脾胃虚寒者不宜使用。肺热咳嗽多选枯芩，胎动不安宜炒用。

胡心藻《中药类比歌诀》：黄芩气薄味苦，走表达里，善于泻上焦肺经气分之火热，除中焦脾胃之湿热，退肝胆少阳之邪热，常用于热病烦热不退，或肺热咳嗽，或湿热泄痢，及黄疸、目赤等。又善泄亢盛之火以凉血，清胞宫之热以安胎，且苦发之中能补脾气，故清泻而不损生机。除胎热亦不伤正气，为清热凉血安胎之圣药。并能调气，无论何脏腑，其气郁而作热者，皆能宣通之。《医学启源》云："黄芩治肺中湿热，疗上热目中肿赤，瘀血壅盛必用之药。"

刘典功《中药指征相类鉴别应用》：黄芩气薄味苦，走里达表，彻上彻下，能解肌热而除烦；清肺热而肃金，泻湿热以厚肠。侧重于清泻上焦之热，又去火安胎。清热多生用，安胎多炒用，止血多炒炭用，清上焦热多酒炙用。脾胃虚寒者禁用。

黄和《中药重剂证治录》：黄芩苦寒，归肺、胃、胆、大肠经。清、泻之剂，有清热燥湿、泻火解毒、止血安胎之功。清热泻火，可升可降，达里透外，然主在上中焦之气分。其用有十：清诸热，治诸湿火，消湿热之痰，清泻上下二焦之湿热痰火，利气消痞，治下痢脓血，消痈肿疮毒，安胎，止血，解毒。

现代药理研究

本品主要含黄酮类化合物，其中有黄芩苷、汉黄芩素等，并含苯甲酸、谷甾醇、氨基酸、糖类等成分。对多种致病菌有较强的抑制作用，对流感病毒、钩端螺旋体有较强的抑制作用。具有抗菌、抗真菌、抗病毒、抗炎、抗变态反应、解热、镇静、降血压、降血脂、保肝、利胆、解痉、抗氧化、抗血小板聚集、抗血栓、促进细胞免疫、抗皮内细胞损伤、抗肿瘤、抗放射损伤、止血、利尿等作用。

性能归纳

黄芩，味苦，性寒，归肺、脾、胃、肝、胆、大肠、膀胱经，无毒，为唇形科草本植物黄芩的根。色黄，气薄味厚，清、泻之剂。沉、降，亦升，静、猛、燥、泄，亦润，守而能走，阴也，入气分，亦入血分，走上下，达内外，走表入里之性能。清热燥湿，泻火解毒，凉血止血。

性能应用

黄芩苦寒，清热燥湿，用于湿温、暑湿及淋证、泻痢、黄疸等湿热病证。本品苦寒而燥，有较强的清热燥湿作用，能清泄脾、胃、肝、胆、大肠及膀胱诸经之湿热，常广泛用于多种湿热病证。因其既可清热燥湿，又善入肺、胃、胆经以清气分实热，并退壮热，故湿温及暑湿病，湿热郁阻气分，身热不扬，胸脘痞闷，恶心呕吐，舌苔黄腻等。本品较其他清热燥湿药多用，且常与化湿、行气药及利水渗湿药配伍，清热与除湿并施，两解胶结之湿热邪气。如《温病条辨》之黄芩滑石汤，治湿热蕴结中焦;《重订通俗伤寒论》之蒿芩清胆汤，治湿热郁阻少阳胆经。治湿热淋证，可与利水通淋药同用，如《本事方》之火府丹，以其与木通等药配伍;治湿热泻痢，可助黄连，以增强清热燥湿、解毒的效果，如《伤寒论》之葛根黄芩黄连汤;治湿热黄疸，可与茵陈等利湿退黄药配伍。

黄芩苦寒，清热泻火，用于肺热咳嗽及外感热病邪在少阳，寒热往来或气分壮热。本品能入肺、胃、肝、胆诸经以清热泄火，可用以治疗多种脏腑的实热病证。因其最善清肺火，尤常用于肺热壅遏、清肃失司、咳嗽痰黄等。单用有效，如《丹溪心法》以其为丸剂治疗此证，名为清金丸，但更宜与其他清泻肺热药或止咳、化痰药同用，以增强疗效。其治伤寒邪入少阳，寒热往来，本品长于清半表半里之热，常配伍柴胡以疏透外入少阳之邪，共收和解少阳之效，如《伤寒论》之小柴胡汤。治温热病中上焦气分热盛，壮热不退，可与其他清热泻火药同用，如《和剂局方》之凉膈散，以其与栀子、连翘、竹叶等药配用。

黄芩苦寒，清火热解毒，用于痈肿疮毒、咽喉肿痛等热毒证。本品的清热解毒功效，除主治温热病及痢疾等病证外，还常用于痈肿、咽痛，且多与解毒消痈或解毒利咽药同用，如《外台秘要》引崔氏方的黄连解毒汤，《普济方》的普济消毒饮子等。

黄芩苦寒，清热凉血而止血，用于出血证。本品既能清热凉血，又能止血，为较常用的凉血止血药，可用以治疗血热妄行所致的吐血、衄血、便血、尿血及崩漏等出血证，常与相应的凉血止血药同用，如《金匮要略》之黄土汤，主治虚寒性出血证，以其与灶心黄土、附子等药配伍，亦主要取其止血的功效，共成温脾止血之剂。

此外，本品还有清热安胎之效，可用于妊娠热盛，下扰血海，迫血妄行，或热伤胎气而胎漏下血、胎动不安者，如《揣摩有得集》之安胎饮，以其与白芍、沙参、地骨皮等药同用；血虚而有热者，如《寿世保元》之安胎丸，以其与当归、白芍、白术等药同用。

个人体会

湿邪为病，有外湿、内湿之分。内湿者亦有寒湿、湿热之别，亦常相互影响而致病者。脾失健运，水湿停滞；胃失和降，蕴而生热，湿与热合，湿热之病生矣。湿邪重着黏滞，故头身重痛，肢体困倦，口渴不欲饮，舌红苔黄腻；或湿热蕴结，气机不利，身热不扬，胸脘痞闷；或湿阻中焦，脘腹胀满，恶心呕吐，纳食不佳；或下迫大肠，传导失司，泄泻不爽，痢疾腹痛；或郁阻肝胆，肝失疏泄，胆汁外溢，胁肋胀痛，黄疸尿赤；或湿热下注，淋证，带下，阴部湿痒；或流注关节，红肿热痛；或浸淫肌肤、湿疹、湿疮……

黄芩、黄连、黄柏，其色皆黄，味苦性寒，沉降亦升，守而能走，入气分，亦入血分，走上下，达内外，为清、泻之药。黄者乃土之本色，主入脾胃二经，气寒主降，清热泻火，味苦性燥，亦有除湿之功，均为清热燥湿之药，治湿热所致诸病，乃清热燥湿之代表药也。清热泻火，泻火解毒，又均能清泻不同脏腑气分之实热壮火，及痈疮肿痛之热毒证，此乃黄芩、黄连、黄柏之共性也。

黄芩苦寒，清热泻火之药。其色黄者，皆属于土也。黄芩色黄，黄而明亮，金之色也。金借土之色黄为色也。金吏属于肺，土生金之意也。黄芩中空，肺之象也，因而入肺。《医学启源》云"泻肺中热"。清肺经气分之热，降肺火上逆于膈上，去肺热之壅遏，最善清肃肺气，为清泻上焦火邪实热之要药。黄芩之外肌皮，能清肌热，肺主肌表，两性相投也。外感邪热及内伏郁热于肌肤之热证可除。《本草汇言》云："清肌热，柴胡最捷，然无黄芩不能凉肌表也。"肺热除，肌热清，则肺气和也。又入肝胆，疗伤寒邪入少阳，寒热往来，清半表半里之热邪，清肌热，凉肌达表，少阳之邪解矣。又能清热以安胎，用于妊娠热盛，热伤胎元，漏血下血，胎动不安等。《本草衍义补遗》曰："黄芩安胎者，乃上中二焦药，降火下行也。"

黄芩苦寒，寒能清热，苦能燥湿，色黄入脾胃，善清脾、胃、胆、大肠之湿热，治湿热所致诸证。今黄芩清热燥湿解毒，亦借肺气清肃，水津四布，肺气通调，下输膀胱，水湿可逐。湿热黄疸清，肠澼下痢除，淋浊带下，湿疹湿疮愈也。黄芩本无利水之能，而水湿去，亦实为肺气通调之功也。古有治肺经病用枯芩，治胃肠病用条芩之说，细究之，皆为黄芩，其功无甚差池，况今市场多不分售，可一视同用也。

总之：黄芩苦寒，实为清热泻火药。善于清泻上焦肺经气分之火热，除中焦脾胃之湿热，退肝胆少阳之邪热。《中药指征相类鉴别应用》曰："能解肌热而除烦，清肺热而肃金，泻湿热以原肠，侧重清泻上焦之热，又去火安胎也。"清热多生用，安胎多炒用，止血炒炭用，清上焦热多酒炙用。黄芩苦寒，毕竟是治标之药，唯躯壳热者宜之，若阴虚浮热，虚阳显露，不可轻试。脾胃虚寒之寒湿证忌用。

黄　连

古今理性录

苏颂《本草图经》：今医家洗眼汤，以当归、芍药、黄连等分停细切，以雪水或甜水煎浓汁，乘热洗，冷即再温洗，甚益眼目，但是风毒赤目花臀等皆可用之。其说云：凡眼目之病，皆以血脉凝滞使然，故以行血药合黄连治之，血得热即行，故乘热洗之，用者无不效。

张元素《珍珠囊》：其用有六：泻心火，一也；去中焦湿热，二也；诸疮必用，三也；去风湿，四也；治赤眼暴发，五也；止中部见血，六也。

刘完素《伤寒标本心法类萃》：古方以黄连为治痢之最，盖治痢唯宜辛苦寒药，辛能发散，开通郁结，苦能燥湿，寒能胜热，使气宣平而已。诸苦寒药多泄，唯黄连性冷而燥，能降火除湿，而止泄痢，故治痢以之为君。

王好古《汤液本草》：黄连苦燥，故入心，火就燥也，然泻心，其实泻脾也，为子能令母实，实则泻其子。

陈嘉谟《本草蒙筌》：黄连久服之，反从火化，愈觉发热，有知有寒。故其功效，唯初病气实热盛者，服之最良。而久病气虚发热，服之又反助其火也。

李杲《药类法象》：泻心火，除脾胃中湿热，治烦躁恶心，郁热在中焦，兀兀欲吐，治心下痞满必用药也。仲景治九种心下痞，五等泻心汤皆用之。

韩懋《韩氏医通》：火分之病，黄连为主，五脏皆有火，平则治，病则乱，方书有君火、相火、邪火、龙火之论，其实一气而已，故丹溪云，气有余便是火。分为数类也。

倪朱谟《本草汇言》：黄连，解伤寒疫热，定阳明，少阴赫曦之传邪，退心脾郁热，祛下痢赤白后重之恶疾。又如惊悸、怔忡、烦乱、恍惚而神志不宁、痛痒、疮疡、癍毒、昔痘而邪热有余，黄连为必用也。若目赤肿痛，乃肝之邪热也；呕恶吞酸，乃脾之邪热也；舌烂口臭，乃心脾之邪热也；胁痛痞满，乃肝脾之邪热也。均属火热内甚，阳盛阴衰，非此不治。

张志聪《本草崇原》：黄连生于西蜀，味苦气寒，禀少阴水阴之真气，主治热气者，水滋其火，阴济其阳也。目痛，眦伤泣出者，火热上炎于目。明目者，申明治目痛，眦伤泣出，以其能明目也。肠澼者，火热内乘于阴，夫热淫于内，薄为肠澼，此热伤阴分也。腹痛下痢者，风寒暑湿之邪伤及经脉，不能从肌腠外出，则下行肠胃，致有肠痛下痢之症。黄连泻火热而养阴，故治肠澼下痢。妇人阴中肿痛者，心火协相火而交炽也。黄连苦寒，内清火热，故治妇人阴中肿痛。久服令人不忘者，水精上滋，泻心火而养神，则不忘也。大凡苦寒之药，多在中品下品，唯黄连列于上品者，阴中有阳，能济君火而养神也。

少阴主水而君火在上，起冬不落叶。

陈士铎《本草新编》：黄连，入心与心包络，最泻火，亦能入肝，大约同引经之药，俱能入之，而入心尤专任也。宜少用而不宜多用，可治实热而不可治虚热也。盖虚火宜补，而实火宜泻，以黄连泻火者正治也，以肉桂治火者从治也。盖黄连入心，肉桂入肾也。凡人日夜之间，必心肾两交，而后水火始得既济，水火两分，而心肾不交矣。心不交于肾，则日不能寐；肾不效入心，则夜不能寐矣。黄连与肉桂同用，则心肾交于顷刻，又何梦之不安乎？

吴仪络《本草从新》：黄连至苦，而反至寒，则得火之味与水之性者也，故能除水火相乱之病，水火相乱者，湿热是也。凡药能去湿者，必增热，能除热者，必不能去湿，唯黄连能以苦燥湿，以寒除热，一举两得，莫神如此。

徐大椿《神农本草百种录》：心属火，寒胜火，则黄连宜为泻心之药，而反能补心何也？盖苦为火之正味，乃以味补之也。若心家有邪火，则此亦能泻之，而真火反得宁，是泻之即所以补之也。

张山雷《本草正义》：黄连大苦大寒，苦燥湿，寒胜热，能泄降一切有余之湿火，而心、脾、肝、肾之热，胆、胃、大小肠之火，无不治之，上以清风火之目病，中以平肝胃之呕吐，下以通腹痛之滞下，皆燥湿清热之效也。又苦先入心，清涤血热，故血家诸病，及痈疡斑疹丹毒，并皆似给于此。但目疾须合泄风行血，滞下须兼行气导浊，呕吐须兼镇坠化痰，方有捷效，仅恃苦寒，亦不能操必胜之券。且连之苦寒，尤以苦胜，故燥湿之功独显。凡诸证之必须用连者，类皆湿热郁蒸，恃以为苦燥降泄之资，不仅以清热见长，凡非舌厚苔黄，腻浊满布者，亦不任此大苦大燥之品。即疮疡一科，世人几视为阳证通用之药，实则唯疔毒一证发于实火，需连最多，余唯湿热交结，亦所恒用。此外，血热血毒之不挟湿邪者，自有清血解毒之剂，也非专恃黄连可以通治也。

谭同来《常用中药配对与禁忌》：本品大苦大寒，苦能燥湿，寒能清热，又仅长于清中焦湿火郁结，而且尤善清心胃二经火热，消痞除烦，清肠止痢。因其味苦性燥，为泻实火、凉血、解热毒之要药。此外本品还有除疳杀蛔，燥湿健脾之功。黄连味苦性寒，坚阴止泻，可泻有余之实火，清肠中邪热。以升中焦气分之热结，守而不走。苦寒入上焦泻心火，制阳亢，驱心中之阳下降至肾，而不独盛于上。

胡心藻《中药类比歌诀》：黄连体阴质燥，至苦极寒，气味俱厚，守而不走。长于清中焦实火郁结，除脾胃大肠湿热，为清热燥湿之要药，善治脾湿中阻，泻痢呕吐等。本品又清上泻下，直折火势，尤善泻心经实火，清实热，解疔疮肿毒。还能清胃火，泻肝火，为清热泻火解毒之良药。黄连生用清心和大肠火，清炒缓其寒性，无伤中之弊。酒炒后减其寒，治上焦火证。姜汁炒能泻胃火，和胃止呕，治中焦诸疾。盐水炒下行，偏治下焦湿火。

胡爱萍《病证通用中药》：黄连大苦大寒，大苦能清热燥湿，大寒能泻火解毒，归经较广，作用全面。尤长于清中焦湿热，泻心胃之火，胃火降则气自降，气降则呕吐自止。还能祛脾胃大肠之湿热，为治泻痢之要药。治疗消渴，即取其善清胃火之功。又治心火上炎，胃火上攻之牙龈肿痛，口舌生疮。黄连苦寒，过量易致呕吐、恶心、气短等副作用。故不可过量久服，以防伤脾胃也。脾胃虚寒者忌用。苦寒伤津，阴虚津伤者慎服。

黄煌《方药心悟》：黄连苦寒，刘完素认为：黄连性寒味苦，气味俱厚，可升可降，阴中阳也。黄连用途广泛，不论实热证，或虚实互参，或寒热错杂，均可使用。

刘典功《中药指征相类鉴别应用》：黄连大苦大寒，清上泻下，能清泄心胃之实火，燥胃肠积滞之湿热，取其清心胃中焦之热，尤善清心经之实火，用治心火亢盛，扰及心神，烦躁失眠。还可解暑湿，治三焦热盛，尤长于清中焦湿热郁结，心下痞满。本品苦燥伤津，阴虚烦热，阴虚伤津者慎用。脾胃虚寒，气虚作泻者，均应忌用。

现代药理研究

本品含生物碱，主要有小檗碱、黄连碱、黄柏酮等，并含阿魏酸等成分，具有广谱抗菌作用，对痢疾杆菌的抑制作用尤强，对流感病毒、钩端螺旋体、阿米巴原虫、滴虫及多种致病性皮肤真菌，亦有抑制作用，并能抗炎，解热，抗腹泻及增强白细胞的吞噬能力。还有降血压、利胆、降血糖、降血脂、抗氧化、抗溃疡、抗肿瘤作用。此外，对血管平滑肌有松弛作用，对子宫、胃、肠、膀胱平滑肌有兴奋作用。

性能归纳

黄连，味苦，性寒，归心、胃、大肠、肝、胆经，无毒，为毛茛科植物黄连的根茎。色黄而赤，气味俱厚，为清、泄之剂。沉、降，亦升，燥、静、峻、泄，亦润，守而不走，阴也，入气分，亦入血分，走上下，达内外，行表走里之性能。清热燥湿，泻火解毒。

性能应用

黄连苦寒，清热燥湿，用于胃肠湿热、泻痢、呕吐等症。本品寒降苦燥之性较强，其清热燥湿之力胜于黄芩、黄柏等同类近似药物，尤长于入中焦与大肠以治泻痢、呕吐之症。治疗湿热及热毒蕴结大肠之泄泻、痢疾，其既除湿热又解热毒以收止痢之效，古今临床视为痢疾要药。症轻者，单用即可，但更常与黄芩、黄柏、白头翁等药配伍，以增强燥湿解毒、清热止痢作用。痢疾便下脓血黏液，里急后重，多因湿热壅盛，气血阻滞所致。本品又多与枳壳、木香、槟榔等行气药，或当归、赤芍等活血药同用，如《兵部手集方》之香连丸，以其与木香配伍。《素问病机气宜保命集》之导气汤，以其与黄芩、槟榔、当归等药同用，治痢之功尤为显著。治湿热蕴结脾胃，气机升降失常，脘腹痞闷，恶心呕吐，本品亦常与燥湿、化湿药和行气药同用，如《霍乱论》之连朴饮，《温热病篇》之黄连苏叶汤等。本品对肝、胆、膀胱等湿热亦有效，还可用于湿热引起的黄疸、淋证及湿疹、湿疮等病证。

黄连苦寒，清热泻火，用于心、胃热盛诸证。本品的清热泻火作用，可用以治疗多种脏腑的实热证，而尤以清泻心、胃二经实热见长。治外感热病心经热盛、壮热、烦躁，甚至神昏谵语，常与其他清心泻火药或清热解毒药同用，如《外台秘要》引崔氏方黄连解毒汤。治内科杂病心火亢盛，心烦不眠，或口舌生疮，或吐血衄血，本品均有较强的清心泻火功效，十分常用。如《景岳全书》之黄连安神丸，主治热扰心神，失眠多梦；《全国中药成药处方集》之黄连上清丸，主治心火上炎，口舌生疮等；《医宗金鉴》之清神导赤散，主治小儿心热、吐舌、烦热、小便赤涩；《金匮要略》之泻心汤，主治血热吐衄。治胃中积热，牙龈肿痛，或消谷善饥，呕吐等，本品亦有较强的清胃热作用，如《外科正宗》之清胃散，以其与石膏、升麻等药同用，主治胃火牙龈红肿、出血。治胃热消渴，多与养胃阴药同用，如《丹溪心法》之消渴方，以其与生地黄等配伍。

黄连苦寒，清热泻火解毒，用于痈疽疔疖。本品清热解毒的功力胜于黄芩、黄柏，为治疗皮肤疮痈及鼻疔、耳疔等外科热毒证的常用之品，可以内服，亦可局部外用，并多配伍其他清热解毒药，如《外科正宗》之黄连救苦汤，以其与金银花、黄芩、连翘等药同用，主治疮痈疔疖初起，热毒炽盛，红肿热痛；《医宗金鉴》之黄连膏，则与黄柏等药制为软膏，作为外用。本品的清热解毒功效，还可用于烧伤烫伤，红肿灼痛。本品善治痢疾，亦与这一功效相关。

个人体会

黄芩、黄连、黄柏皆苦寒，色黄，主入脾胃二经，清热燥湿，治脾胃湿热所致诸证，黄芩色黄，黄而明亮，金之色也，中空入肺，偏清肺经气分之热，除肌肤之邪热，解少阳之热邪，清热安胎。黄柏色黄，黄而娇嫩，嫩者阴也，专主湿热流注下焦至阴之处，泻火坚阴。黄连色黄，深黄近赤，赤者心之象也，故入心经，泻心火。心者，君主之官，火位踞之，得少阴相火辅佐，布阳于天下，五脏六腑受荫，生气昂然，阴阳协调，脏腑安宁矣。今遇邪热侵袭，直避心君、心包络代君受邪，而见壮热、烦躁，甚至神昏谵语。或五志化火，火热内乘，夫热淫于内，心火亢盛，心烦、燥渴；或热扰心神，心神不安，惊悸怔忡，失眠多梦；或心火上炎，上蒸清窍，头昏目赤，口舌生疮；或热入血分，血热妄行，或吐或衄；或热和胃中，脘腹痞闷、烦满，及疮痈、瘰毒、痛痒，均属火热内实，邪热有余，阳盛阴衰之候也。黄连苦寒体阴，主入心胃二经，清泻心胃之热。长于清中焦实热郁结，可升可降，清上泻下，直折火势。尤善泻心经之实火，清心胃之实热。《韩氏医通》曰："火分之病，黄连为主，五脏皆有火，平则治，病则乱。"清心泻火，乃正治也。可用于治疗多种脏腑的实热证，有较强的清热泻火之功效。心胃皆病，母子相乘，《汤液本草》云：然泻心，其实泻脾也，为子能令母实，实则泻其子。仲景五等泻心汤，皆此意也。清心泻火，中宫治，五脏六腑皆安矣。

心为君主之官，火位踞之。又禀少阴水阴之真气上滋，水火互济，君火得养而心安神明，阴济其阳也。《本草新编》曰："凡人日夜之间，必心肾两交，而后水火始得既济。心不交肾则日不能寐，肾不交心则夜不能眠。"黄连苦寒，入心经清心火而养阴，制阳亢，驱心中之阳下降至肾，而不独盛于上。佐肉桂入少阴，蒸阴液上腾，引水精上滋而清心安神。黄连泻心火，济肾阴，心肾两交，水火互济，阴阳调衡则心神安宁，失眠、多梦、健忘消除也。《本草新编》云："黄连与肉桂同用，则心肾交于顷刻，又何梦之不安乎？"

总之：黄连体阴质燥，至苦极寒，长于清中焦实火郁结，除脾胃大肠湿热，为清热燥湿之要药，善治脾湿中阻之泻痢、呕吐等。本品又能清上泻下，直折火势，尤善泻心经实火，清实热，解疔疮肿毒，还能清胃火，泻肝火，亦为清热、泻火、解毒之良药也。泻心火而养阴，驱心中之阳下降至肾而不独盛于上，又能引少阴水精上滋，而清心安神，亦为交通心肾之要药也。黄连之用途广泛，可君臣，亦可佐使，无论是实热证，或虚实互参，或寒热错杂，均可通过配伍使用。黄连苦寒，不可过量久服，以防伤脾胃也。脾胃虚寒者忌用。苦寒伤津，阴虚津伤者慎用。

苦　参

古今理性录

朱震亨《本草衍义补遗》：属水而有火，能峻补阴也。或得之而致腰重者，以其气降而不升也。升，伤肾之谓。治大风有功，况风热细疹乎。

李时珍《本草纲目》：子午乃少阴君火对化，故苦参、黄柏之苦寒，皆能补肾，盖取其苦燥湿，寒除热也。热生风，湿生虫，故又能治风杀虫。唯肾水弱而相火胜者，用之相宜。若火衰精冷，真元不足，及年高之人，不可用之。

缪希雍《本草经疏》：苦参禀天地阴寒之气而生，其味正苦，其气寒而沉，纯阴无毒，足少阴肾经君药也。苦以燥脾胃之湿，兼泄气分之热，寒以除血分之热。热则生风，风湿合则生虫，故主心腹结气，癥瘕积聚……胃家湿热盛则口淡不思食，食亦不生肌，肉湿热散则胃气平和而令人嗜食矣。其曰补中养肝胆气，安五脏、定志、益精、轻身者，通指热散湿除，则脏腑气血安和而致然也。

苏颂《本草图经》：古今之方用治风热疮疹最多。

倪朱谟《本草汇言》：苦参，祛风泻火，燥湿祛虫之药也。前人谓苦参补肾补阴，其论甚谬。盖此药味苦气腥，阴燥之物，秽恶难服，唯肾气实而湿火胜者宜之；若火衰精冷，元阳不足，及年高之人，胃虚气弱，非所宜也。况有久服而致腰重者，因其专降而不升，实伤肾之谓也，何有补肾补阴之功乎？

黄元御《长沙药解》：《金匮》苦参汤，治狐惑蚀于下部者，以肝主筋，前阴者宗筋之聚，土湿木陷，郁而为热，化生虫匿，蚀于前阴。苦参清热而去湿，疗疮而杀虫也。治妊娠小便难，以土湿木陷，郁而生热，不能泄水，热传膀胱，以致便难，苦参清湿热而通淋涩也。

徐大椿《神农本草经百种录》：主心腹结气。苦入心，以散热结之气，癥瘕积聚。苦极则能泄，黄疸，寒能除郁热。溺有余沥，心通于小肠，心火除则小肠郁塞之气通矣。逐水，水肠通则水去。除痈肿，诸疮皆属心火，心火清则痈肿自去也。补中，《黄帝内经》云脾苦湿，急食苦以燥之，即此义也。明目止泪，寒清肝火，苦除肝湿，此以味以治也。苦入心，寒除火，故苦参专治心经之火，与黄连功用相近。但黄连似去心脏之火为多，苦参似去心府小肠之火为多，则以黄连气味清，而苦参气味浊也。

邹澍《本经疏证》：苦参味苦气寒，正除火之附于水者，且复借肝之疏成土之防而为水之治，故美其功曰补中。非补中也。去中土所生之患，则中已受益也。然则苦参究竟为利水乎？为摄水乎？夫苦参非利水亦非摄水，而正与利水摄水同。使水不为患于他处，是功同摄；使水归脾统领，复其输泻之常，是功同利。在仲景书湿热生虫者，苦参汤洗之，亦系摄水之效。

张山雷《本草正义》：苦参，大苦大寒，退热泄降，荡涤湿火。而苦参之苦愈甚，其燥尤烈，故能杀湿热所生之虫。近有乃有敢以入煎剂，盖不特畏其苦味难服，亦嫌其峻厉而避之也。然毒风恶癞，非此不除，今人但以洗疮之用，恐未免因噎而废食耳。

胡爱萍《病证通用中药》：苦参苦寒，清热燥湿，又能杀虫止痒，为治湿热带下的常用药。湿热下注，熏蒸阴道，带下色黄臭秽，且湿热生虫，可见阴肿阴痒。既可内服，亦可外用，单用即效。又可用治湿热所致的多种皮肤病，为皮肤科常用药。因其清热燥湿之中又善杀虫止痒，故对皮肤病而瘙痒者用之更宜。外用还可治疗白秃疮、疥疮、脂溢性皮炎等湿邪浸淫痒多痛少者。

胡心藻《中药类比歌诀》：苦参大苦大寒，纯阴纯降，能除伏火，荡湿热，善清胃肠肝胆及下焦湿热。长于燥湿止痢，兼能清泄膀胱湿热以司气化。消中焦气滞而利尿窍，可通利小便，引湿热外出。本品味浓性燥，上清下泄，有良好的祛风解毒，杀虫止痒之功。又可入血分，有凉血止血之功，对血痢、痔血、肠道下血适宜。苦参炒后，缓其苦寒之性，对脾胃较弱者尤宜。

刘冠军《临证医方妙用》：苦参味苦燥烈性浓，祛风毒，清湿热，有祛风杀虫之功。适用于肝经郁热，或蕴毒客于肌腠所致之风疹，有利湿制浊，清热凉血通利小便之功效。

刘典功《中药指征相类鉴别应用》：苦参苦寒沉降，入大肠与膀胱经，既清下焦湿热，又能杀虫止痒。肝肾虚寒、阴虚伤津者慎用。

黄和《中药重剂证治录》：苦参苦寒，有小毒，归心、肝、肾、胃、大肠、小肠、膀胱经。清、泻之剂，具有清热燥湿、杀虫、利尿之功。苦寒而燥，有降泄通利之性。因其有抗炎、抗过敏、免疫抑制及抗心律失常，改善心肌缺血等作用，故临床常用治皮肤病、心肌炎和心律失常。

现代药理研究

本品含苦参碱等多种生物碱、苦参新醇等多种黄酮类化合物、大豆皂苷等成分，具有抗心肌缺血，抗心律失常，抗肿瘤，抗菌，升白细胞，平喘，祛痰，镇静，保肝，抗炎，镇痛，抗过敏，免疫抑制，解热，抗溃疡，利尿，抑制精子活性等作用。

性能归纳

苦参，味苦，性寒，归肝、胆、胃、大肠、膀胱经，有小毒，为豆科亚灌木苦参的根。气味俱厚，为清、解、泄、利之剂，沉、降，不升，峻、静、燥、泄，守而能走，阴也，入气分，亦入血分，走上下，达内外，走表入里之性能。清热燥湿，解毒，杀虫，利尿。

性能应用

苦参苦寒，清热燥湿，用于泻利、黄疸、带下阴痒、湿疹等湿热病证。本品苦寒之性较强，既能清热燥湿，又可通过兼有的利尿作用以使湿热之邪外出，故对湿热病证较为有效，且应用广泛。治湿热蕴结胃与大肠，下痢脓血，或泄泻腹痛，单用有效，但更宜与黄连等清热燥湿、解毒药或行气药同用，其配伍之理，同于黄连，如《种福堂公选良方》之香参丸，以其与木香配用。治湿热黄疸，临床可单用而获效；《肘后方》则与龙胆草、牛胆汁同用，亦宜配伍茵陈蒿等利湿退黄药。治湿热带下、湿疹湿疮，可配伍清热除湿药，如黄柏、地肤子等，内服与外用皆宜。对湿热下注所致的痔疮疼痛、大便下血、小便不利、阴囊湿肿等，亦多选用。

苦参苦寒，清热解毒，用于热毒疮痈等证。本品的清热解毒功效，可主治皮肤疮痈肿痛，如《证治准绳》之苦参丸，以其与黄连、大黄等药同用。对心、胃火毒上攻的咽部、牙龈红肿疼痛、口舌生疮及水火烫伤，本品可清解心、胃诸经之火毒而获效。《卫生宝鉴》之绿白散，又以香油调苦参末外涂烫火烧伤疼痛者。

苦参苦寒，解毒杀虫，可用于疥癣皮肤瘙痒、滴虫性阴痒带下。本品主治这两种疾病，主要取其局部处用有杀虫止痒之功。如《疡科心得集》之苦参汤，以其与蛇床子、石菖蒲、地肤子等药同用，煎汤外洗疥癣瘙痒；若与硫黄等药配伍，制成软膏外搽，则杀虫止痒之力更强。治滴虫性阴痒带下，多煎汤灌洗，或作栓剂外用。本品既能杀虫，又能清热燥湿，以收止痒止带之效。现代用以治疗滴虫性肠炎、蛲虫等肠道寄生虫病，本品单用，或配伍百部等杀虫药，经口服，或用煎液保留灌肠，亦有一定作用。

个人体会

苦参禀天地阴寒之气而生，大苦大寒。寒能清热，苦能燥湿。"苦愈甚而燥愈烈"，故清热燥湿之力强，治湿热所致之证。《黄帝内经》云："脾苦湿，急食苦以燥之。"苦参纯阴性降，降伏火，荡湿热，清热解毒。入心、胃经，能清心胃之火热，止热痢，与黄连功相近似。其味厚气浊，尤善去心府小肠结热而通利小便，引湿热之邪外出，故对湿热火毒所致病证较为有效，且应用广泛。《神农本草经百种录》曰："主心腹结气。苦入心，以散热结之气。"治心胃之实火热结。湿热蕴结肠胃之下痢脓血，凉血止血痢，或心胃火毒上攻之咽喉肿痛牙龈红肿，口舌生疮，及痈疮肿毒，水火烫伤。可清解心、胃诸经之湿热火毒，又清热利湿而退黄疸。湿热清，火毒去，上证皆愈也。

苦参苦寒，清热燥湿解毒，能清湿热之毒流注下阴，熏蒸阴道，带下色黄臭秽，阴毒，湿痒，湿疹，疮毒，及滴虫性阴道炎；或湿热之毒留结浸淫肌腠皮肤，而生疥癣、秃疮、湿疹、脂溢性皮炎等湿热浸淫、痒多痛少之证。有清热燥湿解毒，祛风杀虫止痒之功，专治湿热风毒之证。《本草纲目》曰："热生风，湿生虫，又能治风杀虫。"杀湿热所生之虫。《本草图经》云："古今之方用治风热疮疹最多。"内服外用皆可，治湿热所致的多种皮肤病，为皮肤外科所常用。

总之：苦参苦寒，清热燥湿，泻火解毒，廉价之药，与黄连功用相近。黄连味厚气清，去心经之火为主；苦参苦烈气浊，去心府小肠之热常用。由于其味甚苦，气浊味厚，性峻烈大寒，外用可致腰重，古今医家方药内服多避之，只作洗疮外用，淹没真材，其不可惜。现代药理研究，本品所含多种生物碱、黄酮类物质，对多种致病细菌、真菌有拮抗作用。能抗心肌缺血，具有抗心律失常、抗菌、抗炎、抗过敏、免疫抑制等作用，对冠心病、心肌炎、风心病等快速性心律失常有很好的抑制作用，亦与"除心经之火，散热结之气"之意相合也。苦寒之药，若火衰精冷，元阳不足，年高体弱之人，非所宜也。易败胃伤津，阴虚津伤者慎用。脾胃虚寒及一切虚寒证忌服。

龙胆草

古今理性录

李时珍《本草纲目》：相寄在肝胆，有泻无补，故龙胆之益肝胆之气，正以其能泻肝胆之邪热也。但大苦大寒，过服恐伤胃中生发之气，反助火邪，亦久服黄连反从火化之义。

缪希雍《本草经疏》：草龙胆禀天地纯阴之气以生，故其味大苦涩，其性大寒而无毒，足厥阴、足少阴、足阳明三经药。入足少阴除本经之热，肾主骨，故主骨间寒热，热极生风则发惊搐，重则变为痫病，湿热邪气之在中下二焦者，非此不去，热去则诸证自解。五脏有热则不安，热除则五脏自定。苦涩而寒，故杀蛊毒，大苦大寒，故能涤除胃中所伏实热，及时气温热，热清则肝胆之气亦清，故益肝胆气而止惊惕也。

张介宾《景岳全书》：龙胆草，乃足厥阴、少阳之正药，大能泻火，但引以佐使，则诸火皆治。凡肝肾有余之火，皆其所宜。

陈士铎《本草新编》：龙胆草，其功专于利水、消湿、除黄疸。或谓龙胆草治湿热，最利瘅病，正湿热之病也。然用龙胆草以治黄疸，多有不效者，何也？黄疸实不止湿热之一种也，有不热而成黄疸者，非龙胆草所能治也。龙胆草泻湿中之热，不能泻不热之湿也。

张山雷《本草正义》：龙胆草，大苦大寒，《本经》称其味涩，则其性能守而行之于内，故独以治骨热著；余则清泄肝胆有余之火，疏通下焦湿热之结，足以尽其能事。而霉疮之毒，疳疮之疡，皆属相火猖狂，非此等大苦大寒，不足以泻其烈焰，是又疏泄下焦之余义矣。

贾所学《药品化义》：胆草专泻肝胆之火，凡属肝经热邪为患，用之神妙。其气味厚重沉下，善清下焦湿热，皆苦寒胜热之力也。亦能除胃热，平蛔虫，盖蛔得苦即安耳。

张璐《本经逢原》：凡用勿空腹服，令人小便不禁……凡胃气虚人服之必呕，脾虚人服之必泻。虽有湿热，慎勿轻用。

邹澍《本经疏证》：龙胆至苦极寒，论其性体，定能逢热则清，遇火则折，宜乎降泄无余，堪与大黄争捷矣。乃其功效，不曰荡涤，不曰推逐，而曰主骨间寒热，惊痫邪气，续绝伤，定五脏，一若自内达外者何……龙胆之功，由浅及深，在浅者则去诸物之热，阴阳应象大论曰：阳化气，阴成形。此天地之规模，以生人生物者也，唯此能于阳分和化气之枢，于阴分去成形之累，犹不可谓钟生气于病中，化病气为生气也？本经列为上品，治非无由，而后人视为苦寒，峻失厥旨，故其续增主治，尽是有形间病，然能于水中求火之所在，则亦不能不服其苦思深得也。

张锡纯《医学衷中参西录》：龙胆草，味苦微酸，性寒，色黄属土，为胃家正药。其苦也，能降胃气，坚胃质，其酸也，能补益胃中酸汁，消化饮食，凡胃热气逆，胃汁短少，不能食者，服之可以开胃进食。为其微酸属木，故又能入肝胆，滋肝血，益胆汁，降肝胆之热使不上炎，因肝胆有热而致病者，皆能禽之。

胡爱萍《病证通用中药》：龙胆草大苦大寒，泻火力强，主入肝胆二经，善泻肝胆之实火，故主用于肝经实火，胁痛口苦之证。本品又善清下焦湿热，对肝经实火加湿热，或肝胆湿热所致的胁痛口苦，或肝胆湿热蕴结之黄疸，亦尤为适宜，还可清泻肝胆实火上炎之耳鸣、耳聋。龙胆草大苦大寒，用量不宜过大，脾胃虚寒者不宜用。阴虚津伤者慎用。

谭同来《常用中药配对与禁忌》：龙胆草苦寒，入肝胆经，清热燥湿，气味俱厚，沉降下行，既长于泻肝胆实火，又善于清泄肝胆及下焦湿热。能导热下行，为降泻肝胆实火之要药。

胡心藻《中药类比歌诀》：龙胆草大苦大寒，性苦沉降，性主守而行于内，主泻肝胆之实火，清肝胆之湿热，善治肝胆经湿热所致的黄疸，胁痛和肝火上炎之目赤。

黄煌《方药心悟》：龙胆草所治之病，不越三条：一是与肝经有关，二是相火过旺，三是湿热下注。龙胆草入肝，肝脉过阴器，故可治前阴疾病，且有引经之效。用于梦遗、早泄、阳痿、白带、淋病、阴茎中痛、阴部湿疹等。

刘典功《中药指征相类鉴别应用》：龙胆草，味苦性寒，入膀胱经，清热燥湿，能清下焦湿热，可用治湿热下注。又清肝胆实火而平息肝风，还具有清肝和胃之作用，用治肝胃不和。脾胃虚寒者禁用，阴虚津伤者慎用。

现代药理研究

本品含龙胆苦苷、龙胆碱、龙胆三糖、秦艽素等成分，对绿脓杆菌、变形枝菌、伤寒杆菌、金黄色葡萄杆菌有不同程度的抑制作用，能促进胃液分泌，有镇静、降压、抗炎、利胆、保肝、降低谷—丙转氨酶、利尿等作用。龙胆碱对中枢神经系统呈兴奋作用，但较大剂量时则出现麻醉作用。

性能归纳

龙胆草，味苦，性寒，归肝、胆、胃、膀胱经，无毒，为龙胆草科草本植物龙胆的根。气味俱厚，为清、泄、降、解之剂。沉、降不升，燥、峻、静、泄，守而不走，入气分，亦入血分，阴也，走上下，入里达内之性能。清热燥湿，泻肝胆火。

性能应用

龙胆草，苦寒，清热燥湿，用于湿热黄疸、带下、阴痒阴肿、淋证、湿疹等湿热病证。本品亦为苦寒性燥之药，可入肝胆、膀胱以清热燥湿，故主要用于黄疸、带下、阴痒阴肿、淋证等下焦湿热病证。治湿热黄疸，多与茵陈蒿、栀子等清热、利湿、退黄药同用；治湿热下注，阴痒阴肿，妇女带下黄臭，男子阴囊湿痒肿痛及湿疹瘙痒，常与黄柏、苦参等清热燥湿药同用，还可煎汤外洗。治湿热淋证，可与清热利尿通淋药同用，如《医方集解》之龙胆泻肝汤，以其与栀子、车前子等药同用。以上湿热病证及湿热所致的胁痛、耳肿流脓等症，俱可使用。

龙胆草苦寒，泻肝胆火热，用于肝胆热盛诸证。本品清泻肝胆实火之力较强，可用以治疗肝火上炎的头痛、头晕、目赤、耳肿，或肝火内盛的胁痛、口苦等症。如龙胆泻肝汤，《丹溪心法》之当归龙荟丸，均常用于以上诸证。肝经热盛，热极生风所致的小儿惊风，手足抽搐，用本品亦是以清泻肝火，宜与清肝息风药同用，共收热清风息之效，如《小儿药证直诀》之凉惊丸，以其与牛黄、钩藤等药配伍。本品还能清泻胃火，亦可用于治疗胃火壅盛所致的口疮及吐血、便血等，宜与相应的清热药或凉血止血药配伍使用。

此外，苦参苦寒，尚有一定的清热解毒功效，还能用于热毒痈肿，如《医宗金鉴》之龙胆丸，以其与黄连、升麻等同用，主治小儿疮肿。

个人体会

龙胆草，禀天地纯阴之气以生，味苦大寒，沉降下行，主入肝经，清泻肝经有余之火热。清上彻下，逢热则清，遇火则折，泻火之力强而峻。《药品化义》云："龙胆草，专泻肝胆之火，因而凡属肝经热邪为患，用之神妙，可用于肝火上炎所致的头痛、头晕、目赤、耳肿；肝火内盛之胁肋疼痛，口苦躁烦之肝火上逆之吐衄，咳血；肝火横犯胃中之伏火邪热，呕吐吞酸；肝经热盛，热极生风之小儿惊风，手足抽搐；肝阴不足虚火上炎或木枯火旺之虚阳上亢，血压升高，头目昏眩，偏废时发；相火旺，肾水竭，少阴骨间寒热也。"《景岳全书》谓："龙胆草，乃足厥阴、少阳之正药，大能泻火。但引以佐使，则诸火皆治，凡肝肾有余之火，皆其所宜。"龙胆草，苦寒纯阴，泻肝经实火有余。肝火清则相火必降，肝肾之阴复，肝胆之气清。肝经虚阳不亢，头目昏眩去；少阴无热入骨，骨间之热除。所谓益肝肾，定惊痫，续绝伤，安定五脏，皆因其性能守而行之于内，使邪热之气由深入浅，自内达外也。热去则诸证除，热去则五脏安。《本草纲目》曰："相火寄在肝胆，有泻无补，故龙胆之益肝胆之气，正以其能泻肝胆之邪热也。"

龙胆草，大苦大寒，寒能清热，苦能燥湿，"苦愈甚，燥愈烈"，清热燥湿，专清肝胆之湿热，去湿热蕴结肝胆之黄疸、目黄。热为阳，湿为阴，《黄帝内经》曰"阳化气，阴成形"，肝经之湿热有形，流注于下窍。肝主筋，前阴乃宗筋之聚，故最易受邪，故有湿热淋浊，带下黄臭，阴肿，阴疮，阴湿，阴痒也。《本草正义》云："清泻肝胆有余之火，疏通下焦湿热之结，足以尽其能事。而霉疮之毒，疳疮之疡，皆属相火猖狂，非此等大苦大寒，不足以泻其烈焰，是又疏泄下焦之余义矣。"本品清热燥湿，去肝胆湿热所致之证。又色黄属土，为胃家正药，清胃肠湿热，降胃气，坚胃质。亦去肝胆犯胃，胆汁随胃中湿热之气上逆而出现口苦之证。《本草新编》曰："龙胆草，治湿热，最利阐病，正湿热之病也。龙胆草泻湿中之热，不能泄不热之湿也。"大苦大寒之药，胃气虚者服之必吐，脾气弱者服之必泻，虽有湿热，亦应慎之，切勿轻用。《本草纲目》曰："大苦大寒，过服恐伤胃中生发之气，反助火邪。"脾胃虚寒者禁用，阴虚伤津者亦须慎用。

清热解毒药

金银花

古今理性录

李时珍《本草纲目》：忍藤，茎、叶同花，功用皆同。昔人称其治风除胀，解痢逐尸的要药，而后世不复知用。后世称其消肿散毒治疮为要药，而昔人并未言及。乃知古今之理，万变不同，未可一辙论也。陈自明《外科精要》云：治痈疽发背，初发便当服此，其效甚奇，胜于红内消。一切尸注鬼击，一切风湿气，及诸肿毒，痈疽疥癣，杨梅诸恶疮，散热解毒。

张介宾《景岳全书》：善于化毒，故治痈疽肿毒疮癣，杨梅风湿诸毒，诚为良药。毒未成者能散，毒已成者能溃。但其性缓，用须倍加。若治瘰疬，上部气分诸毒，用一两许，时常煎服，极效。

李中梓《本草通玄》：金银花，主胀满下痢，消痈散毒，补虚疗风。世人但知其消毒之功，昧其胀利虚风之用，余于诸证中用之，屡屡见效。

陈士铎《石室秘录》：欲消其火邪，唯金银花败毒而不伤气，去火而又能补阴，故必须此品为主。

张璐《本经逢原》：金银花，解毒去脓，泻中有补，痈疽溃后之圣药。但气虚脓清，食少便泻者勿用。

黄宫绣《本草求真》：金银花，经冬不凋，故又名忍冬。味甘性寒，无毒。诸书皆言补虚养血，又言入肺散热，能治恶疮肠痈，痈疽痔漏，为外科治毒通行要剂。按此似属两岐，殊不知书言能补虚者，因其芳香味甘，性虽入内逐热，而气不甚迅利伤损之意也。书言能养血者，因其毒结血凝，服此毒邪顿解，而血自尔克养之谓也。究之止属清热解毒之品耳，是以一切痈疽等病，无不借此内入，取其气寒解热，力主通利。至云能治五种尸疰，事亦不虚。如谓久服轻身，延年益寿，不无过诩。凡古人表著药功，类多如是，但在用药者审认明确，不尽为药治效所惑也。花与叶同功，其花尤妙。

谭同来《常用中药配对与禁忌》：金银花，甘寒，清热解毒，散痈消肿之力颇强，为治外痈内痈之要药。临床多用于疮痈初起，红肿热痛之乳痈及肺痈、肠痈等。因芳香疏散，善透肺经热邪，而透热达表，用于外感风热或温病初起，及麻疹、湿疹、皮炎、脚癣等，又解毒止痢，凉血利咽。此外，因其清热解毒之功，广泛用于呼吸道感染，肝胆炎性病证，皮肤病及泌尿生殖系统疾病。本品味甘性寒，气味芳香，既可清风温之热，又可解血中之毒，性平稳而功显著，偏于透上半身之热。岳美中谓："金银花，寒能解毒，甘不伤胃，宣通瘀血，疏散热毒。气虚脓清，食少便溏者勿用。"

胡爱萍《病证通用中药》：金银花味甘性寒，轻扬入肺，善散肺经热邪，透热达表，并有较好的清热解毒之功，故为治外感风热，温病初起的常用药。尤其是温病初起，邪在卫分者，用之既能清热透邪解表，又能芳香辟秽解毒，可使表邪得解，温毒能清。又能入心胃而清解心胃热毒，为清热解毒、消散痈肿之佳品，治疗一切阳证痈肿之要药。既可用于治外痈，又可用治内痈，尤以肺痈、肠痈更为多用，还能清热凉血，有治热毒泻痢之效。金银花，治一切阳证痈肿之要药，气虚疮疡脓清者忌服，脾胃虚寒者忌用。本品甘寒性缓，治疗热毒疮痈，用量宜重。

胡心藻《中药类比歌诀》：金银花，气味清香，轻扬入肺，清心胃之热，清热解毒力强，可清气分和血分中邪热火毒，并有宣散平和，清热不伤气，解表不伤阴，清热之中又有清透、疏解、宣散之力。有清热而不遏邪的特点，既可清风温之热，又可解血中之毒。偏于解表，散肺经热邪，清气分风热，并以透达营分热邪，由气分而解，有透营转气之功，升散透达作用强。本品最能清解火热之毒，而又不耗气血，且能补气，更善养阴，有补虚、养血、止渴之功。本品又清热解毒，消痈化疡则无经不入。亦善治肠痈肿毒。金银花，甘寒清香，宣散风热，清泄里热，以生用为佳。炒后减其寒性，无伤中阳。炒炭后擅入血分，既可清热解毒，又能凉血止血，但寒性较微，透泄之功已消失，常用治热毒血痢。

黄和《中药重剂证治录》：金银花，甘寒，归肺、心、胃经，清、泄之剂，兼能略滋阴血，以清、散、通、利为特点，主热、风、毒等实证。治热毒蕴结，具清热解毒，疏散风热之功效。忍冬藤，性同金银花，却有通经畅络止痛之功。可消除经络中之风热而止痹痛，用于风湿热痹，关节红肿热痛，关节肢体曲伸不利，及软组织炎症等。《本草正义》云：今人多用其花，实则花性轻扬，力量甚薄，不如枝蔓之气味俱厚。观《本草纲目》原附诸方，尚是藤叶为多，更是明证，足见藤代花用由来已久。

现代药理研究

本品含挥发油、绿原酸、黄酮类及咖啡酸、鞣质等多种成分，有广谱抗菌作用，对金黄色葡萄球菌、痢疾杆菌等有较强的抑制作用，对钩端螺旋体、流感病毒等病原微生物亦有抑制作用，具有抗菌、抗病毒、抗内毒素、抗炎、解热、促进白细胞吞噬功能，及兴奋中枢神经，增强免疫，抗变态反应，降血脂，保肝利胆，止血，促进胃液分泌，抑制肿瘤细胞，抗生育等药理作用。

性能归纳

金银花，味甘，微苦、辛，性寒，归肺、胃、心、大肠经，无毒，为忍冬科木质藤本植物忍冬的花蕾。黄白二色，质轻味厚，为清、散之剂。升、浮，亦降，润、缓、动、泄，走而不守，阴也，亦阳，入气分，亦入血分，走上下，达内外，入里，行表之性能。

清热解毒，疏风热，解暑热。

性能应用

金银花，清热解毒，能清解温热疫毒之邪，用于温热病及外感风热，可用于温热病的各个阶段。如温热病初起，邪在卫分，本品既能清热解毒，又能以其轻宣疏散之性，外透肺卫之邪，宜与发散风热药同用，如《温病条辨》之银翘散，以其与荆芥、薄荷、牛蒡子等药配伍。热入气分，或深入营血，本品除清热解毒之外，并兼有清泻肺胃及凉血之功。治气分热盛，壮热，烦渴，脉洪大者，可与石膏、知母等清热泻火药同用。治热入营血，高热神昏，斑疹吐衄等，可与生地黄、玄参等清热凉血药同用，如《温热经纬》之神犀丹，《温病条辨》之清营汤。本品性寒凉而味兼辛香，又为疏散风热之药，故亦常用以治疗外感风热证，如银翘散亦主治该证。

金银花，清热解毒之力较佳，用于热毒疮痈、咽痛、痢疾，且不易伤胃，为治疗热毒疮痈、咽喉肿痛的要药，热毒泻痢亦可使用。治疮痈红肿热痛，单用有效，内服外敷均可。若与其他清热解毒药，或活血散结等药共用，取效更捷。如《疡科心得集》之银花解毒汤，以其与连翘、紫花地丁、黄连等药配伍，主治痈疽疔毒；其与大黄、牡丹皮等药配伍，可治肠痈腹痛。若治疗咽喉肿痛，不论热毒内盛或风热外袭者，均宜选用。前者多与射干、马勃等解毒利咽药同用，如《温病条辨》之银翘马勃散。后者宜与薄荷、牛蒡子等疏风热利咽喉之药同用。若治热毒痢疾，可单用本品浓煎频服，亦可配伍黄连、白头翁等清热燥湿、解毒止痢之药以增强作用。

金银花，气香甘寒，有解暑热的功效，用于暑热证，可治暑热烦渴，如《温病条辨》之清络饮，以其与荷叶、西瓜翠衣、扁豆花等药同用。以蒸馏法将本品加制成金银花露，亦颇常用。

个人体会

用于治疗热毒病证的药物，称为清热解毒药。热者，火热也，"热为温之渐，火为热之极"，火热为阳邪，阳胜则为热，气余便是火。毒者，对生物体有害之物质也。大热不止便为毒，《素问》云"壮火食气"，发为温热病、疮痈、毒痢、咽喉肿痛也。《医宗金鉴》有"痈疽便是火毒生"，《灵枢》云："大热不止，热胜则肉腐，肉腐则为脓，故曰痈。"故毒者多有热，热极易生毒。烫火伤，毒虫伤人亦有此义也，另有疫毒、毒气等。《诸病源候论》曰"人感乖戾之气而生病"，故瘟疫发病多高热也。能清其热，解其毒，治疗热毒所生病证的药物，为清热解毒药。

金银花，经冬不凋，故又名忍冬。味甘辛微苦，性寒凉，有清泄、透散、疏解、通利之功能，为清热解毒的代表药、首选药，要药也。本品味微苦性寒凉，清热泻火，清外感之风热，清温热病热入营卫之邪热，清热入血分之热毒，外清风热之袭，内清热毒之结，气血两清也。泻心肺胃之火，可清热凉血止吐衄，又甘寒入胃，清泻胃火，兼养胃阴，生津止烦渴。本品轻宣性浮，透肺经邪热，透营卫之热邪，透上半身之风热而达表，起到宣透表里，透达上下，透邪外出而散之之功。清散、宣散、透散、疏散、消散也。清散在血之邪热，宣散在肺之浮热，透散营卫之热邪，消散初起之痈肿，疏散在表之风邪，疏散血脉之中之凝结瘀阻，疏解肺胃中伏热邪火，起到消散邪热之能。本品寒凉透散，重在清热解毒，可解火热之毒、温热之毒、风热之毒、血分之毒。最善治疮痈肿毒、咽喉肿痛，及热毒泻痢、疹毒杨梅，以解疮痈之毒为主。本品入血分，通瘀血，解血凝，凉血解毒。治热毒疮痈，红肿热痛，不论外痈、内痈。脓毒未成者能散，脓毒已成者能溃，解毒透脓。又治咽喉肿痛，亦不论热毒内盛或风热外袭均宜，为治热毒疮疡之要药也，为外科治毒通剂。其藤蔓柔长而坚，能宣通气血，通利经脉，浮沉上下，横行表里，无经不达，无处不至，通经络，利筋骨，疗气血痹阻、经脉不利及风热邪阻、筋脉不利之风热痹痛。

总之：金银花，味甘、辛、微苦，性寒凉，清热解毒，以清、散、透、解、通、利为特点，治热毒所致诸证。现代药理研究："本品所含的多种成分，有广谱抗菌作用，具有抗菌、抗病毒、抗内毒素、抗炎、解热等作用"。《中药大辞典》云："清热、解毒，治温病发热、热毒血痢、疮疡肿毒。"花、叶、藤蔓同功，其花尤妙，其藤蔓尤偏于通利筋脉而已。本品气味芳香，轻疏甘缓，寒凉性平和，去邪败毒不伤正气，清热泻火不伤胃阴，并能增加胃肠蠕动，促进胃液分泌，开胃进食。邪热去，胃火清，泄中不补而补也。金银花，治一切阳证痈肿之要药也。气虚而疮疡脓清者忌服，脾胃虚寒者慎用。

连　翘

古今理性录

徐彦纯《本草发挥》：洁古云：连翘性凉微苦，气味俱薄，轻清而浮，升阳也。其用有三：泻心经客热一也，去上焦诸热二也，疮疡须用三也。

李时珍《本草纲目》：连翘状似人心，两片合成，其有仁甚香，乃少阴心、厥阴包络气分主药也。诸痛痒疮疡皆心火，故为十二经疮家圣药，而兼治手足少阳手阳明三经气分之热也。翘根治伤寒瘀热欲发黄。

缪希雍《本草经疏》：此药正清胆经之热，其轻扬芬芳之气又以解足少阳之郁气，清其热，散其邪，靡不瘳矣。痈肿恶疮，无非荣气壅遏，卫气郁滞而成。清凉以除瘀热，芬芳轻扬以散郁结，则荣卫通和而疮肿消矣。蛊毒，非热非辛则不成，热解则蛊自消。湿热盛则生虫，清其热而苦能泄，虫得苦即伏，故去白虫。甄权用以通利五淋，小便不通，除心家客热。日华子用以通小肠，排脓治疮疖，止痛通月经。东垣用以散诸经血结气聚，消肿。丹溪用以泻心火，除脾胃湿热，及治中部血证以为使。海藏用以治气秘火炎之耳聋，一皆清热散结，下气燥湿之功也。

张璐《本经逢原》：连翘轻清而浮，本手少阴，厥阴气分药，泻心经客热，破血结，散气聚，消肿毒，利小便。诸痛痒疮，皆属心火，连翘泻心，为疮家圣药，十二经疮药中不可无比，乃结者散之之义。《本经》专主寒热鼠瘘、瘰疬瘿瘤结热等病，皆由足少阳胆经气郁而成，此药正清胆经郁热。痈疽恶疮，无非营卫壅遏，得清凉以散之。蛊毒所结，得辛香以解之。然苦寒之性，仅可以治热肿。故痈疽溃后，脓清色淡，及胃弱食少者禁用。

张志聪《本草崇原》：连翘味苦，其气芬香；能通经脉而利肌肉，故治痈肿恶疮，瘰疬结热也。受蛊毒者在腹，造毒者在心，苦寒泻心，治造毒之原，芳香醒脾，治受毒之腹，故又治蛊毒。

张锡纯《医学衷中参西录》：味淡微苦，性凉。具升浮宣散之力，流通气血，治十二经血凝气聚，为疮家要药。能透表解肌，清热逐风，又为治风热要药，且性能托毒外出，又为发表疹瘾要药。为其性凉而升浮，故又善治头目之疾。为其味淡能利小便，故又善治淋证，尿管生炎。连翘善理肝气，既能舒肝气之郁，又能平肝气之盛。

贾所学《药品化义》：连翘总治三焦诸经之火……一切血结气聚，无不调达而通畅也。连翘治血分功多，柴胡治气分功多。……除脾胃湿热……并能利水通经。

张山雷《本草正义》：近人有专用连翘心者，即其房中之实也，细而质轻，故性浮而专清上焦心肺之热，较之其壳在外，亦能通行经络，其用固自有别。虽然是心，而亦不坚实，若是竟谓能清心家实火，亦殊未必。

胡爱萍《病证通用中药》：连翘，味苦微寒，主归心经，苦可泻火，寒以清热，能清心经火热，解热毒疮肿，散血结气聚，具有清热解毒，消肿散结之功，为疮家圣药。又可用治痰火郁结，瘰疬痰核之证。然因其散结之力不强，故多作辅助之药。连翘苦寒，若脾胃虚寒及疮疡溃破，气虚脓清者不宜用。

黄煌《方药心悟》：于格谓："连翘性味苦寒无毒，具有升浮宣散之性，有凉血散结之功。外科列为消疮托毒良药，内科用于透肌解毒，清热驱风，凉血散结。"《黄星楼》谓："连翘配生地，可代犀角。"谢君仁谓："连翘解热圣药。风热外感，温病初起，四时发热。尤以小儿发热效果奇佳，其清热解毒作用亦大。"

胡心藻《中药类比歌诀》：连翘轻清上浮，有升浮宣散之力。能疏通气血，既透达表邪外出，又解在里之热，偏于清胸膈心经里热，治热陷心包、神昏谵语。又兼散血中郁火壅结，治十二经血凝气聚，消肿散结，治痈肿瘰疬之常用，为疮家要药。能透肌解表，清热逐风，又为风热要药，且能托毒外出，又为发表疹隐要药，其性凉而升浮，又善治头目之疾。

谭同来《常用中药配对与禁忌》：连翘味苦微寒，轻清而浮，能透达表里，长于清心火，解疮毒，又能凉解上焦之风热。

刘典功《中药指征相类鉴别与应用》：连翘，味苦性寒，主入心胃经，具有清热解毒，疏散风热之功效。苦能泻火，寒能清热。既能清心火，解疮毒，又能消散痈肿结聚，故有疮家圣药之称。亦治瘰疬结核，及热淋尿闭，肢体湿肿诸证。大肠有寒，大便溏泄及阴疽不红不痛者忌用。

现代药理研究

本品含多种酚类化合物、连翘苷、连翘醇苷ＣＤＥ、能果酸、咖啡酸、挥发油及维生素 P 等成分，具有广谱抗菌作用，对革兰氏阳性和阴性菌的作用均强，对流感病毒、白色念珠菌等亦有作用。可降低血管通透性及脆性，防止出血，并有解热、镇吐、降血压，使转氨酶下降，肝脂肪性变减少，坏死区得到恢复，及强心利尿作用。

性能归纳

连翘，味苦、微辛，性寒，归肺、胃、心、小肠经，无毒，为木犀科灌木连翘的果实。药用有青翘、黄翘、连翘心之分。质轻芬芳，气味俱薄，为清、散、透、利之剂。升、浮，能降、燥、缓、动、泄，走而能守，阴也，亦阳，入气分，亦入血分，走上下，达内外，入里走表之性能。清热解毒，疏风热，清心热。

性能应用

连翘，苦寒，功用与金银花相似，用于温热病及外感风热证。其外可疏散风热，内可清热解毒，故常用于温热病卫、气、营、血的多种证候，且多与金银花相须为用。如主治卫分证的银翘散，主治营分证的清营汤，主治血分证的神犀丹，均有此二者同用。本品轻宣疏散之力虽稍逊于金银花，但苦寒清降之性较强，尤长于清泻心火，治热邪内陷心包、高热、烦躁、神昏等较为多用，如《温病条辨》之清宫汤，以其与玄参、莲子心、竹叶卷心等药配伍。治外感风热，本品亦常与金银花同用，如银翘散。

连翘，苦寒，清热解毒，用于痈肿疮毒或咽喉肿痛，亦可收消疮肿、利咽喉之效。其消肿散结之力，胜于金银花，故为治疗热毒疮痈及咽喉肿痛的要药，甚至被前人誉为"疮家圣药"。治以上热毒证，本品亦常与金银花相须为用，如《温病条辨》之银翘马勃散，主治温病咽喉肿痛。《疡科心得集》之银花解毒汤，以其与金银花、紫花地丁等药同用，主治痈疽疔毒。本品的解毒散结功效，还可用于瘰疬痰核，多与浙贝母、牡蛎等消痰散结药同用。

此外，本品清热泻火，清泻心与小肠之火，尚可用于热淋、小便短赤、灼热涩痛，多与利尿通淋药同用。

个人体会

火热为病，亦有内外之分。属外者多是直接感受温热邪气之侵袭而发病，属内生者则常由脏腑阴阳、气血失调，阳气亢盛而成。《素问》有"阴虚生内热，阳盛生外热"之说，气有余便是火，五志过极亦会化火也。热属外淫者：风热、暑热、湿热、温热诸病耶。热邪致病，热在卫分者，发热、烦渴、汗出、脉洪数；热在营血则高热、神昏、谵语、躁动不已、烦乱失眠，甚者瘾疹癍瘰也。

火热为阳，与心相应，心为"君主之官，离火在位"主血脉。"火热不止便为毒"，火热之邪入于心经血分，荣气壅遏，卫气郁滞，气结血凝，热毒之气聚于局部，聚毒生火，腐蚀血肉，发为痈肿疮疡。《医宗金鉴》云："痈疽原是火毒生。"《素问》亦云："诸痛痒疮，皆属于心。"另有肝胆素郁，痰火气结，结为瘰疬、瘿瘤、复感火热之邪，郁热互结，邪毒凝滞，蕴而化脓，鼠瘘、疮疡，或扁桃腺肿大，化脓，咽喉肿痛也。王好古谓："气闭火炎"也。

连翘，味苦微辛，性寒凉，轻扬升浮，清散透达，入肺、胃经，清解在里之邪热，透肌达表，清热逐风，透邪外出。在外可疏散风热，在内可清热解毒，通常可用于温热病之卫气营血各个阶段之各种病证，为治温热病，清热解毒之要药。《医学衷中参西录》曰："能透表解肌，清热逐风，为治风热之要药。且能托毒外出，又为发表疹瘾之要药。为其性凉而升浮，故又善治头目之疾。"

连翘，状似人心，两片合成，其气芳香，苦寒清降，主入心经，泻心经之客热，清心经之内热，使心经之火热下移小肠，自小便排出，而通利小便。清热解毒，泻火毒之药也。《医宗金鉴》谓"痈疽便是火毒生，"治诸疮痈之要药也。《素问》云："诸痛痒疮，皆属于心。"本品主入心经，清心火，通热毒，通荣卫壅遏，消郁热，散结肿，通调营卫气血。营卫和则气血通畅，疮痈消矣。《本经逢原》曰："连翘，轻清而浮，本主少阴，厥阴气分药，清心经客热，破血结，散气聚，消肿毒，利小便。为疮家圣药，十二经疮药中不可无比，为结者散之义。"清肝胆经郁热结聚，亦清凉散之义也。

总之：连翘，寒凉气清，清热解毒，其功用与金银花相似，多相须为用。只是轻宣疏散之力稍逊于金银花，而苦寒清降之性较强，长于清泻心火，治热邪内陷心包。其解郁，消肿散结之力较胜，为治热毒疮痈及咽喉肿痛之要药，亦被誉为能通行十二经脉之"疮家圣药"也。苦寒之剂，脾胃虚寒，及疮疡破溃、气虚脓清者不宜。大肠有寒之溏泄，及阴疽不红肿热痛者忌用。

紫花地丁

古今理性录

兰茂《滇南本草》：破血，解诸疮毒，攻痈疽肿毒，治疔癞癣疮、九种痔疮，消肿。

李时珍《本草纲目》：治一切痈疽发背，疔肿瘰疬，无名肿毒恶疮。

李中梓《本草图解》：主一切痈疽发背、疔肿、瘰疬、无名肿毒恶疮。禀地之阴气，入肝胃经，为疡证散结泄热解毒之要药。痈疽已溃，及阴证平塌忌之。

张璐《本经逢原》：治疔肿恶疮，兼疗痈疽发背，无名肿毒，故可通治疔肿。但漫肿无头、不赤不肿者禁用，以其性寒，不利阴疽也。

严洁《得配本草》：治有名痈疽、无名肿毒，兼治乳疬痘疗。

张山雷《本草正义》：地丁，专为痈肿疔毒通用之药，濒湖《本草纲目》称其苦辛寒，治一切痈疽发背、疔肿瘰疬、无名肿毒、恶疮。然辛凉散肿，长于退热，唯血热壅滞，红肿焮发之外疡宜之，若谓通治阴疽寒凝之证，殊是不妥。又有以治黄疸者，亦利湿热之功用也。

施今墨《施今墨对药临床经验集》：能清热毒，散结消痈，治火毒疔疮、丹毒、乳痈、肠痈、目赤肿痛等一切化脓性炎证，又治黄疸、蜂窝组织炎、尿路感染。

焦树德《用药心得十讲》：凉血解毒的作用较好，善治疗毒；无热证的阴疮，不宜用。

胡爱萍《病证通用中药》：紫花地丁，苦辛而寒，苦泄壅滞，辛散痈结，寒能清热，入心肝血分，既能清热解毒，又能凉血消肿而消痈散结，故为治血热壅滞、痈肿疮毒、红肿热痛的常用药，治痈疽疔毒的通用品，且尤以治疗疗毒为特长。本品苦泄寒凉，阴疽寒凝之证及体质虚寒者忌用。

胡心藻《中药类比歌诀》：紫花地丁，苦泄辛散，寒能清热，入血分，善解血热壅滞，凉血解毒的作用大，为治痈肿疮毒的通用品。尤以治疗疗疮为其特点，又兼能解毒杀虫，用治疥癣。

刘典功《中药指征相类鉴别应用》：地丁，味苦性寒，苦泄辛散，寒能清热，主入肝经血分，为清热解毒之品。长于解毒凉血消肿，尤以治疗疔毒为优，又能解蛇毒。

现代药理研究

本品含苷类、黄酮类、虫蜡酸、地丁酰胺等成分，对绿脓杆菌、大肠杆菌、痢疾杆菌、伤寒杆菌、金黄色葡萄球菌、链球菌、肺炎球菌、结核杆菌等均有抑制作用。对钩端螺旋体、堇色毛癣菌亦有抑制作用，并有解热、抗炎、抗化脓性感染等作用。

性能归纳

紫花地丁，味苦、辛，性寒，归心、肝、胃经，无毒，为堇菜科草本植物紫花地丁的全草。质轻体疏，味薄气厚，为清、解、消、散之剂。升、浮、沉、降、燥、缓、静、泄，走而能守，入血分，亦入气分，阴也，走上下，达内外，走表入里之性能。清热解毒。

性能应用

紫花地丁，苦辛而寒，清热解毒，为常用的解疮毒药，用于疮痈疔疖。其清热解毒之功与蒲公英相似，且多配伍相须而用。对疮痈及热毒内盛而兼血热瘀滞之证，本品能入于营血分消散壅滞，被前人称为"苦泄辛散"之品，其消痈散结之效较佳，故用以主治疮疡，尤其以治疗疗毒肿痛为其特长。治疗外痈，常与其他解毒消痈药同用，可以内服，亦可以外用。如《惠直堂经验方》之地丁膏，以其与黄花地丁（蒲公英）共熬制成膏，外贴乳痈等疮痈肿痛；其内服者，如五味消毒饮，治肠痈等内痈，亦可选用。以其清热解毒的功效，还可用于咽喉肿痛、痢疾、丹毒、虫蛇咬伤等热毒病证。此外，本品尚有清肝胃实热之功，可用于肝热目赤、胃热口疮等。

个人体会

紫花地丁，禀地之阴以生，味苦辛，性寒凉，归心、肝、胃经血分。苦泄壅滞，辛能散结，寒解热毒，凉血破瘀，攻痈疽肿毒散结。本品既能清热解毒，又能凉血消肿，消痈散结，对疮痈及热毒内盛而兼血热瘀滞之证，能入营血，凉血解毒，消散壅滞。《本草纲目》曰："治一切痈疽发背、疔肿瘰疬、无名肿毒、恶疮。"《本草图经》曰："为疮疡证，散结泄热，解毒之要药。"为痈肿疔毒通用之药也。现代药理研究本品所含成分，对绿脓杆菌、大肠杆菌、金黄色葡萄球菌、链球菌等多种致病菌有不同程度的抑制作用，为广谱抗菌药，特别对绿脓杆菌最为敏感。

综上所述，紫花地丁，质地轻疏，沉降升浮，走而能守，性味苦寒，有清热解毒，凉血活血，消肿散结之功效，治一切痈疮疔肿。还能走表达外，治体表血分有热毒之疮疡，特别对绿脓杆菌感染的火疖、疔毒、疖子病、蜂窝组织炎更为有效。还能对血热壅滞，热毒鼎盛之丹毒、急性淋巴管炎均有一定的治疗作用。可内服，亦可外用。本品苦泄寒凉，辛散升浮，清热解毒。入肝胃二经，尚有清肝胃实热之功，可用于肝热目赤、胃热口疮及咽喉肿痛、痢疾、丹毒、尿路感染等热毒病证。其清热解毒之功用与蒲公英相似，常相须为用，只是紫花地丁偏入血分，解血热壅滞，凉血解毒。蒲公英则偏于疏肝解郁而已，为苦寒之品，阴疽寒凝之证及体质虚寒者忌服。

板蓝根

古今理性录

陈嘉谟《本草蒙筌》：蓝实，俗名板蓝根，杀虫痊鬼恶毒，驱五脏六腑热烦。益心力，填骨髓，补虚聪耳目，利关节通窍。久服勿厌，黑发轻身。散热风赤肿，愈疔毒，金疮。又止衄时来，天行瘟疫热狂。丹溪普济消毒饮中加板蓝根者，即此是也。亦入医方，火疹火丹，涂之即退。治小儿发热惊痫，调小儿疳积消瘦，泻肝止暴注，下毒杀恶虫。收五脏郁火有功，清上膈痰火最效。驱时疫头痛，敛伤寒赤斑。外科方中，亦每单用，敷恶疮经年不愈，贴灸疮出血难差。

卢之颐《本草乘雅半偈》：为肝之药，亦可为肝之肾药，以多汁而气寒也；亦可为肝之心药，以味苦而性通彻也。以色以味，及性与气，咸得东南巽木之作用，而能洁齐万物者也。久服则肝荣，肝荣则发华，动摇舒转，皆得所欲。

张璐《本经逢原》：性禀至阴，其味苦寒，故能入肝。《本经》取治蛊疰诸毒，专于清解温热诸邪也，阳毒发斑咽痛必用之药。而茎、叶性味不异，主治皆同。

杨时泰《本草述钩元》：治妇人败血，连根焙捣，酒服一钱匕。天行热毒，普济消毒饮用之以治大头温毒。中风方中类用之，如活命金丹亦取此以疗热毒之义。

张秉成《本草便读》：板蓝根即靛青根，其功用性味与靛青叶同，能入肝胃血分，不过清热、解毒、辟疫，杀虫四者而已。但叶主散，根主降，此又同中之异耳。

施今墨《施今墨药对临床经验集》：本品既能清热解毒、清热凉血，又能利咽消肿，用于治疗急性热性病，如时行感冒、痄腮、大头瘟毒、热毒斑疹、丹毒以及痈肿疮毒等火毒热证。又治血热妄行、吐血、衄血诸证，还治暴发火眼、目赤肿痛以及咽喉肿痛等。另外，还可治疗急、慢性肝炎，流行性脑脊髓膜炎，流行性乙型脑炎。

胡爱萍《病证通用中药》：板蓝根治疗感冒，虽无辛散之力、轻扬之性，但善于清解实热火毒，亦为治外感风热或温病初起之发热、头痛、咽痛的常用药，单用即可收效。

胡心藻《中药类比歌诀》：板蓝根功同大青叶，但长于散结消肿，清利咽喉，治温毒之力胜，为治疗大头瘟疫、痄腮、喉痹之要药。

刘典功《中药指征相类鉴别应用》：板蓝根，主入心、胃二经，苦寒之性，凉血利咽之功尤佳，应用范围广泛，如时行温病、痄腮肿痛等。脾胃虚寒者不宜用。

现代药理研究

菘蓝根含靛蓝、靛玉红、腺苷、谷甾醇、棕榈酸、精氨酸、谷氨酸等成分。马蓝根又含三萜类化合物，蒽醌类等成分。本品对多种革兰氏阳性菌、革兰氏阴性菌及病毒有抑制作用。板蓝根多糖可显著促进小鼠免疫功能及增强抗体形成细胞功能，增强小鼠静脉注射碳粒廓清速率。靛玉红有抗肿瘤、破坏白血病细胞等作用。本品还对血小板聚集有一定的抑制作用。

性能归纳

板蓝根，味苦，性寒，归肺、胃、心、肝经，无毒，为十字花科草本植物菘蓝的根，或爵床科草本植物马蓝的根茎及根。气薄味厚，为清、解、消、散之剂。沉、降、不升、燥、静、峻、泄，守而不走，阴也，入血分，亦入气分，走上下，达内外，行表入里之性能。清热解毒，凉血，利咽。

性能应用

板蓝根，性味苦寒，以清热解毒为主要功效，用于温热病及外感风热。尤长于解热毒以利咽喉，消肿痛，既入气分以清热泻火，又入血分以清热凉血，故可用于温热病的各个阶段。温毒所致的痄腮、大头瘟疫等病证，亦较多用。治温热病初起，或外感风热，宜于咽痛而热较甚者，且须与发散风热药同用，如《中华人民共和国药典》之感冒退热冲剂，以其与连翘等药同用。治气血两燔，或邪入营血，高热、发斑等症，本品有清热解毒，凉血消斑之功，常与其他解毒、凉血药配伍，如"神犀丹"以其与玄参、金银花、生地等药同用。

板蓝根，性苦寒，善清热解毒，清泻肺胃以利咽喉，用于喉痹、乳蛾等咽喉肿痛证。不论肺胃热毒内盛，或风热郁肺所致的咽喉红肿疼痛，均较常用，如《东垣试效方》之普济消毒饮，以其与玄参、牛蒡子、薄荷、桔梗等长于利咽喉的清热解毒药和发散风热药配伍，主治风热或疫毒之邪郁于上焦、咽喉不利诸证。

此外，本品的清热解毒和凉血功效，还可用于疮肿、目赤及血热吐血、衄血等。

（附）大青叶

古今理性录

李时珍《本草纲目》：大青气寒，味微苦咸，能解心胃热毒，不特治伤寒也。《活人书》治伤寒发斑烦痛，故《指掌赋》云：阳毒则狂斑烦乱，以大青升麻，可回困笃。主热毒痢、黄疸、喉痹、丹毒。

缪希雍《本草经疏》：大青叶禀至阴之气，故味苦，气大寒无毒。甄权云：大青味甘，能去大热，治温疫寒热。盖大寒兼苦，其能解散邪热明矣。经曰：大热之气，寒以取之，此之谓也。时行热毒头痛，大热口疮，为胃家实热之证，此药乃对病之良药也。大青乃阴寒之物，止用以祛除天行热病，而不可施之虚寒脾弱之人。

卢之颐《本草乘雅半偈》：味大苦，气大寒，虽阳为标，热为本，亦非阴凝走下之比，力使自外而内者，仍从自内而外也。读仲景先生大青龙汤两法，一主标阳本风之从化，一发标阳本寒之将隐，则得之矣。

张璐《本经逢原》：茎、叶性味不异，主治皆同。《日华子》曰治天行热狂，疗肿风疹。朱肱治发斑咽痛，皆取其叶，以治温热毒盛发斑之药，非正伤寒药也。盖大青泻肝胆之实火，正以祛心胃之邪热，所以小儿疳热，丹毒为要药。小青捣敷疔肿甚效，治血痢腹痛，杀百药毒。皆取苦寒以散蕴结之热毒也。其解诸毒，敷热疮之用则一；而杀虫之功更效，虫为下膈非此不除。性禀至阴，其味苦寒，故能入肝，专于清解温热诸邪也。阳毒发斑咽痛必用之药，而茎、叶性味不异，主治皆同。

严洁《得配本草》：降火解毒，能使败血分归经络。愈疔肿金疮，追鳖瘕胀痛，解百药诸毒，止瘟疫热狂，消赤眼暴发，退小儿壮热。

张山雷《本草正义》：大青能泻肝胆之实火，正以祛心胃之邪热，所以小儿疳热、丹毒皆为要药。凡以热兼毒者皆以蓝叶捣汁用之。蓝叶，味苦气寒，为清热解毒之上品，专主温邪热毒，实热蕴结，及肠痈肿痛诸证。

胡心藻《中药类比歌诀》：大青叶，性禀重阴，味苦大寒。既能清气分实热，又能清血分热毒。善泻肝胆实火以凉血，解心胃热毒以消斑。以治气血两燔之温毒发斑，高热神昏为主。

谭同来《常用中药配对与禁忌》：大青叶苦寒。走气分，清热解毒，尤以清心胃实热火毒见长。入血分，而凉血化斑。

刘典功《中药指征相类鉴别应用》：大青叶，苦咸性寒，入心、胃经，清热解毒，善解心胃之火毒。走气入血，凉血消斑，用治热入营血，心胃毒盛。

黄和《中药重剂证治录》：大青叶，苦寒，归心、胃经。清、泄之剂，有清热解毒，凉血消斑之功效。

现代药理研究

大青叶含菘蓝苷、靛玉红、色胺酮、吲哚醇、靛蓝等成分，有明显的抗炎作用，具有抗菌、抗病毒、抗炎、解热、增强巨噬细胞吞噬功能、增强细胞和体液免疫、抗肿瘤、保肝、利胆等作用。

性能归纳

大青叶，味苦，性寒，归肺、心、胃、肝经，无毒，为十字花科草本植物菘蓝的叶片。气薄味厚，为清、泄之剂。沉、降，亦升、燥、静、峻、泄，守而不走，入气分，亦入血分，阴也，走上下，达内外，行里走表之性能。清热解毒，凉血消斑。

性能应用

大青叶，苦寒，清热解毒，凉血消斑，用于温热病及外感风热。大青叶与板蓝根的主要品种来源于同一植物，仅入药部位有差异。二者性能及功用均十分相似，且常配伍使用。唯大青叶苦寒之性更甚，其解热及凉血之力尤强。本品亦常用于温热病的各个阶段和外感风热之发热、咽痛等。治温热病邪在卫分或外感风热，须与发散风热药同用，如感冒退热冲剂。治温热病邪入营血，或气血两燔，高热、神昏、发斑等，其凉血消斑之效胜于板蓝根，故较为常用，如《肘后方》以其为主，辅以甘草等药，主治温毒发斑。《证治准绳》之大青汤，以其与玄参、生地等凉血、解毒药配伍，主治小儿麻疹血热、疹色红紫。

大青叶，清热解毒，用于喉痹、乳蛾、咽喉肿痛。本品与板蓝根相似，亦能清泄肺胃热毒以利咽喉。治风热或热毒郁结所致的咽喉红肿热痛，二者可以同用。本品亦可与其他清热解毒药或疏散风热药配伍，如《圣惠方》之大青散，以其与栀子仁、黄芩等药同用。

此外，本品清热解毒与凉血之功，亦可用于疮痈肿毒，内服或外敷均可。其凉血之功，还可用于血热妄行之出血证。其清泻肺、胃、肝热之功，又可用于肺热咳嗽、肝热黄疸及热泻、痢疾等。

（附）青黛

古今理性录

杜文燮《药鉴》：驱时疫头痛，敛伤寒赤斑。能收五脏之郁火，能消膈上之热痰。泻肝火，止惊痫。消食积，杀诸恶虫尽化为水。又治小儿疳痢羸瘦，毛焦烦热，取效犹如服圣丹。

缪希雍《本草经疏》：青黛禀阴寒之气而生，解毒除热固其所长，古方多有用之于诸血证者。使非血分实热，而病生于阴虚内热，阳无所附，火气因之上炎，发为吐衄咯唾等证，用之非宜。血得寒则凝，凝则寒热交作，胸膈或痛，愈增其病矣，医师宜详辨之。

张介宾《景岳全书》：解诸热毒虫毒，金疮热疮，或干掺，或以水调敷。若治诸热疮毒，或用马齿苋加青黛同捣敷之；若治天行头痛，瘟疫热毒，及小儿诸热，惊痫发热，并水研服之。

陈士铎《本草新编》：杀虫除热，能消赤肿疔毒，兼疗金疮，余无功效。他书盛称之，皆不足信也。唯喉痹之证，倘系实火，可以内外兼治，而《本草》各书反不言及。大约此物，止可为佐使者也。唯杀虫可以多用，他病不必多用。盖青黛气寒，能败胃气，久服，则饮食不能消也。青黛至微，而能化斑者，以其盖凉肺金之气。肺主皮毛，皮肤之发斑，正肺之火也。然而发斑，又不止肺火，必夹胃火而同行，青黛又能清胃火，仲景公所以一物而两用之，退肺胃之火，自易解皮肤之斑矣。

黄宫绣《本草求真》：大泻肝经实火，及散肝经火郁。凡小儿风热惊痫，疳毒丹热痈疮、蛇犬等毒，金疮血出，噎膈虫食，并天行头痛，瘟疫热毒发斑，吐血咯血痢血等症，皆取苦寒之性，以散风郁燥结之义。即云功与蓝等，而止血拔毒之功与治膈化蛊之力，似较蓝而更胜也。

张山雷《本草正义》：今之青黛，只宜外敷，以为燥湿杀虫及金疮出血之用。

焦树德《用药心得十讲》：对肺热咳嗽，痰黏成块，不易咳出者，可用青黛消膈上热痰，常配蛤粉同用，随汤药冲服。大青叶清心胃毒，偏用于瘟疫热狂。青黛泻肝火，偏用于惊痫斑热。

胡心藻《中药类比歌诀》：青黛，味浓性寒，善泻肝肺之火，偏于凉血消斑，为解毒化斑之良品。又能祛暑热，定惊搐，常用治暑热惊痫斑热和肝火犯肺之咯血、吐血，及小儿肝热。《本经逢原》云：青黛，泻肝胆，散郁火，治温毒发斑及产后热痢下重，而止血、拔毒、杀虫之功优。

现代药理研究

由菘蓝叶制成的青黛含靛玉红、青黛酮、青黛素、吲哚醌、色胺酮等成分，具有抗肿瘤、保肝、破坏白血病细胞、提高机体免疫力、抗菌等作用。

性能归纳

青黛，味苦、咸，性寒，归肝、心、肺、胃经，无毒，为菘蓝、马蓝、蓼蓝、草大青等植物叶中之色素。气薄味厚，为清、解、敛、收之剂。沉、降亦升，燥、静、缓、泄，守而亦走，阴也，入血分，亦入气分，走上下，达内外，行表入里之性能。清热解毒，凉血，泻肝火。

性能应用

青黛主要为大青叶的加工品，具有与其相似的清热解毒和凉血之功效，用于温毒发斑。因本品解热之效相对较弱，故在温热病中的使用不如大青叶广泛。治温毒发斑，可与其他解毒药、凉血药同用，如《重订通俗伤寒论》之青黛石膏汤，以其与生地、升麻、黄芩等药配伍。用于热毒所致的咽喉肿痛、疳腮、痈肿疮疡等病证，亦取其清热解毒及凉血之功。可以内服，亦可调敷于局部，如《金匮翼》之锡类散，以其与牛黄、冰片等药同用，吹患处，主治咽喉、唇舌肿痛或腐烂。《岭南采药录》中单用本品调涂，以主治疳腮。《普济方》之青金散，以其与寒水石同用，外涂一切热毒及脓窝疮等证。

青黛苦寒，凉血止血，用于血热妄行。本品有凉血之功，可用于血热妄行的吐血、衄血、咳血等。常与凉血止血药同用，以增强疗效，如《丹溪心法》之咳血方，以其与栀子等配伍；治鼻衄，可用消毒棉球蘸本品，塞入鼻腔，压迫出血处。

青黛，苦寒，清热泻火。本品长于入肝泻火，又略有清肺热之效，用于肝火犯肺或肺热咳嗽及小儿肝热凉风。治肝火犯肺或肺热咳嗽，多与化痰止咳药配伍，如《卫生鸿宝》之青蛤丸，以其与蛤粉为蜜丸嚼化。治小儿肝热惊风，亦取其清肝热之效，故以肝热内盛者为宜，须与息风止痉药同用，如《小儿药证直诀》之凉惊丸，以其与牛黄、钩藤等药配伍。

个人体会

温热之病，为多种外感、急性病的总称。临床表现多是发病急，热性较盛，转变较快，容易化燥伤阴等特点。由于发病季节，四时之气，发病和流行特点的不同，有风温、温热、温疫、温毒、冬温、暑温、湿温、温疟等区别。同为温热之邪而致病，亦有邪轻，邪重，渐至，速发之别。其临床症状多见发烧、身痛、汗出、烦渴，甚则突然发病，寒战高热，头痛喘促，恶心呕吐，烦躁口渴，苔黄舌红绛，脉洪数，继而出现头面红肿或颐肿，咽喉肿痛或身发疱疹。可见于风温感冒、流行性感冒、流行性脑膜炎、乙型脑炎、病毒性肺炎，流行性腮腺炎、麻疹、猩红热、斑疹伤寒等传染性天行、温疫、热病，及病毒性肝炎、痢疾、眼炎、丹毒、带状疱疹等病毒传染及感染性疾病。《温疫论》云："疫者，感天地之疠气。"《素问》云："人感乖戾之气而生病。"现代人亦确认以上诸病皆由病毒感染或传染而发，治宜选择清热、抗病毒之药物。毒者多有热，热极易生毒。今肇病毒染至发为温热之病，免疫功能紊乱，有时亦会招致局部或全身细菌感染。《经》曰"发热不止便为毒""大热之气，寒以取之"。菘蓝、大青能清热解毒，最为适宜，应列为首选。

菘蓝、大青，皆是多年生草本植物，禀至阴之气以生，味苦性大寒，归肝、胃、心、肺经，无毒。阴寒之物，故能清热、泻火、凉血、解诸毒。药理研究其所含成分，对多种致病菌有抑制作用，为"广谱抗菌药"。因对多种致病之病毒有抵抗作用，又为"抗病毒药"。可治疗病毒性和流行性感冒、病毒性肺炎、病毒性脑膜炎、病毒性腮腺炎、病毒性肝炎，对斑疹伤寒、猩红热、麻疹之热狂毒盛、气血两燔、温毒发斑、高热神昏等多种病毒性、急性、传染性疾病，及病毒性痢疾、病毒性眼炎、颜面丹毒、带状疱疹等多种病毒性、感染性疾病，有较强的抗病毒作用。用于治疗天行热病时，既能清气分之实热，又能解血分之热毒，泻肝胆实火而凉血，解心胃热毒以消斑。《经》云："大热之气，寒以取之。"治气血两燔、温毒发斑、高热神昏。为清热解毒之品，专主温热邪毒，实热蕴结，温热病的各个阶段和外感风热之发热、身痛、汗出诸证，及疮痈肿痛、喉痹乳蛾、咽喉肿痛，或热毒郁结之口舌生疮，湿热疹毒糜烂。清热解毒，能使败血归经，热毒自内而外解，实为抗病毒、解热毒、祛温疫之良药也。《本经逢原》曰："治温热毒发斑之药，非正伤寒药也。能取苦寒以散蕴结之热毒也。"

菘蓝、大青或马蓝，靛青也，蓝色染料。性禀重阴，味苦大寒，全株入药。归肝、胃、心、肺经，清热、泻火、凉血、解毒，为治温热性疾病之要药。其叶，大青叶，生于地上，有升散达外之义。泻肝胆实火以凉血，解心胃热毒而消斑，偏用于温疫狂热，以治气血两燔之温毒发斑，高热神昏。能使败血归经，热毒自内而外解也。清热消斑之力胜。其根，板蓝根，生于地下，沉降，泻火行郁散结滞，消肿毒，清利咽喉，偏用于大头瘟疫、痄腮、喉痹。《药鉴》曰："能收五脏郁火有功，清膈上痰火最效。"其解毒散结之功优。青黛粉乃靛青加工时收集缸内漂浮之靛花晒干而成，其苦寒之性已减，升浮外达，反增敛收之功。偏于泻肝肺之火，凉血消斑，清暑热，定惊痫。亦多外用杀虫除热，用治痄腮、口腔炎、咽喉肿腐、黄水疮、湿疹等。《本草正义》曰："今之青黛，只宜外敷，以为燥湿杀虫及金疮出血之用。"

总之，菘蓝、靛蓝，不管是根，是叶，还是靛花，均禀阴寒之性，清热解毒，凉血消斑，用治温热之病，乃首选之药，要药，良药也。《本草经疏》曰："止可用于天行热病，而不可施于虚寒脾弱之人。而病生于阴虚内热，阳无所附，火气因之上炎，发为吐衄咯唾等证，用之亦非。"故脾胃虚寒，及阴虚火旺之人，忌之。

白鲜皮

古今理性录

李时珍《本草纲目》：白鲜皮气寒善行，味苦性燥，足太阴、阳明经去湿热药也。兼入手太阴、阳明，为诸黄风痹要药。世医止施之疮科，浅矣。

缪希雍《本草经疏》：白鲜皮禀天地清燥阴寒之气，其味苦寒，《别录》兼咸无毒。降多于升，阴也。入足太阴、阳明，兼入手太阳。苦能泄热，寒能除热，故主头风有火证。性寒而燥，能除湿热，故主五疸，咳逆者，实火上冲也，得寒而散，则咳逆止矣。淋沥及女子阴中肿痛，亦皆下部湿热乘虚客肾与膀胱所致也。湿痹死肌，不可屈伸起止行步者，地之湿气感则害人皮肉筋脉也。脾主四肢，恶湿而喜燥，今为湿邪所干，故四肢不安也。时行腹中大热，因而饮水。大呼欲走者，邪热盛也。小儿惊痫，亦热则生风之候也。散湿除热，蔑不济矣。妇人产后余痛，应是血虚而热，非所宜也。

张志聪《本草崇原》：白鲜皮臭腥色白，气味苦寒，禀金水之精，而治风热之证。主治头风，金能制风也，治黄疸，水能清热也。禀金气而益肺，故治咳逆。禀水气而益膀胱，故治男子淋沥，女子之阴中肿痛。燥气属金，故治湿痹死肌。水气主骨，故治骨属不可屈伸，及不可起止行步也。

张璐《本经逢原》：白鲜皮气寒善行，味苦性燥，足太阴、阳明经去风湿热药也。兼入手太阴、阳明，为诸黄风痹要药。《本经》中所主，皆风湿热邪蕴酿经中之病。《千金》中治婴儿风痫，取其善祛风热也。世医只施之于疮科，浅矣。下部虚寒之人，虽有湿证勿用。

黄宫绣《本草求真》：白鲜皮，阳明胃土，喜燥恶湿，一有邪入，则阳被郁不伸，而热生矣。有热自必有湿，湿淫则热益盛，而风更乘热至，相依为害。治宜用此苦泄寒咸之味，以为开关通窍，俾水行热除风息，而症自克平。奈世不察，猥以此为疮疡之外用，其亦未达主治之意耳。然此止可施于脾胃坚实之人，若使素属虚寒，切勿妄用。

周岩《本草思辨录》：白鲜皮之根作羊膻气，膻属风，宜治在下之风疾。且采于二月，风木司令，自于治头风极合。至味苦化燥，气寒已热，又能于湿热大展其用，治淋沥阴肿，根走极下之验也。治黄疸湿痹者，皮走肌肉之验也。治四肢不安，腹中大热饮水者，皮黄白入肺胃之验也。用于湿热，不必挟风，用之于风，不必挟湿而必挟热，否则于是物无当矣。

刘若金《本草述》：白鲜皮，如尝之，味微咸，后味辛，后即纯苦，苦中复有微辛。《本经》言其气寒，夫咸入血，苦寒之性，有辛而合之以入血，宜能清散血中之滞热矣。肝为风木，不独血虚能生风，即血滞者亦然。血之滞也，不独寒能涩之，即热而气伤者亦能涩之，此味于是有专功。因其通关节，利九窍及血脉者不谬也。虽肝肾属下，其奏功多在下部，如希雍所云，然肝肾之病，未有脾肺之气而能疗者也，明者审之。

张山雷《本草正义》：白鲜皮乃苦寒胜湿之药，又能通行经隧脉络。《本经》中主主头风者，风湿热之在上者也；黄疸咳逆，湿热之在中者也；湿痹死肌，不可屈伸、起止、行步，湿热之痹于关节，着于肌肉者也。白鲜皮气味甚烈，故能彻上彻下，通利关节，胜湿除热，无微不至也。

胡爱萍《病证通用中药》：白鲜皮，苦寒燥湿，又长于祛除蕴结于肌肤的湿热之邪，并有泻火解毒，祛风止痒之功。故可用治湿热疮毒，肌肤溃烂，黄水淋漓者。又疗风疹，疥癣。

胡心藻《中药类比歌诀》：白鲜皮，气味甚烈，能彻上彻下，走表入里，燥湿清热，祛风止痒，为治湿热郁滞所致疮疡的常用品。还长于治痫黄和产后中风，兼能祛风通络利关节，善治湿热引起的关节肿痛，故李时珍谓白鲜皮为诸黄、风、痹之要药。

刘冠军《临证医方妙用》：白鲜皮，气味甚烈，有祛风止痒之功。适用于风疹、湿疹、皮肤瘙痒之疾患。因本品含白鲜皮碱、白鲜皮内脂等，有解热、抑制皮肤真菌之作用。又能除湿止痒，疗阴部肿痛之疾。

刘典功《中药指征相类鉴别应用》：白鲜皮，味苦性寒，归胃及膀胱经，具有清热燥湿，止痒退黄之功。又祛风通痹，既治风湿热痹，又能通利关节。下部虚寒者不宜使用。

黄和《中药重剂证治录》：白鲜皮苦寒，归脾、胃、膀胱经。清、散之剂，清燥阴寒之气，善行善降，能升能散，入里走表。长于清郁热，散风热，除湿热，解毒消肿，通关开痹，兼利二便。

现代药理研究

本品含白鲜皮碱、茵芋碱、柠檬苦素、黄柏酮、谷甾醇、胡芦巴碱等成分，对毛癣菌、许兰氏黄癣菌等有抑制作用，具有抗菌、驱虫、兴奋心脏、抗心律失常、扩张冠脉、升血压、抗癌、收缩子宫平滑肌、抗炎、解热、促进巨噬细胞吞噬功能、耐缺氧、抗疲劳、升白细胞、止血等作用。

性能归纳

白鲜皮，味苦，微辛，性寒，归肝、胆、脾、胃、肺、膀胱经，无毒，为芸香科草本植物白鲜皮的根皮。皮黄色白，羊膻腥臭，气味苦烈。为清、散之剂，沉、降亦升，燥、峻、动、泄，走而亦守，阴也，入气分，亦入血分，走上下，达内外，行表走里之性能。清热燥湿，解毒，祛风。

性能应用

白鲜皮，苦寒，既能清热燥湿，又能清热解毒，用于湿疹、湿疮及热毒疮肿。治湿热郁阻肌肤所致的湿疹瘙痒，湿疮浸淫，脓水淋漓，或热毒壅盛所致的疮痈肿痛。常与清热解毒药同用，如《圣惠方》之白鲜皮散，以其与升麻、栀子、黄芩等药配伍。

白鲜皮，清热燥湿，又能祛风止痒，通痹，用于皮肤瘙痒及湿热痹证。对湿热或风热所致的疮癣、瘾疹、皮肤瘙痒，以及湿热痹证、关节红肿疼痛，亦可选用。前者，宜与祛风止痒药同用，如《揣摩有得集》之除湿饮，以其与防风、蝉蜕等药配伍。后者，宜与长于治疗热痹之祛风湿药同用。

白鲜皮，清热燥湿，用于黄疸、淋证、阴痒阴肿等湿热病证。对湿热黄疸、淋证、阴痒阴肿等亦有一定作用，并多与相应的清热除湿药配伍，如《沈氏尊生书》之白鲜皮汤，以其与茵陈蒿同用。

个人体会

脾胃者，中阳之土，喜燥恶湿。外邪所干，土阳被郁而不伸，郁而化热。湿与热合，热愈甚，热能生风，风乘热至，湿热风邪也，此乃由内而生。另有六淫之湿热风邪杂至，内外湿热风邪相合，走经络，达肌腠，走表入里。湿浸淫，风瘙痒，热极化毒，此乃常理耶，故能出现湿毒、湿疮、湿疹而致皮肤溃烂，脓水淋漓，女子阴湿、阴痒也。湿热与风杂合而为痹者，湿痹死肌，关节红肿热痛，屈伸不利也。亦有湿与热合，蕴郁肝胆则出现黄疸；湿与热合，客居下焦，膀胱湿热淋涩也。

白鲜皮，禀天地清燥阴寒，金水之精气以生，根皮入药，苦辛性寒，气味甚烈。苦能燥湿，寒可清热，气烈祛风邪。《经》谓："所主皆风湿热邪，蕴酿经中之病。"故能入脾、胃、肺经，祛风、燥湿、清热、解毒。能祛除蕴结于肌肤的湿热风邪，泻火解毒，祛风止痒。可用于热毒壅盛所致的痈疮肿痛，湿热疮毒，及湿热或风热所致的疥癣瘾疹、皮肤瘙痒。湿热所干，滞塞经隧络脉，害人皮肉筋骨，湿痹死肌，关节屈伸不利，以及湿热痹着，关节红肿热痛，起止步行艰难也。消黄疸，通淋涩亦皆祛湿热之功也。《本经》谓："主治头风、黄疸、咳逆、淋沥、女子阴中肿痛、湿痹死肌，不可屈伸，起止行步也。"

总之：白鲜皮，祛风、除湿、清热、解毒，为清、散、通、解之剂，清热之药。《本草思辨录》有："用于湿热不必挟风，用之于风不必挟湿，而必挟热，否则于是物不当矣。"故清其热，解其毒，清热解毒药也，祛风胜湿，为治疗湿热蕴结，积热生毒之痈疮肿痛、湿热疮毒、疥癞湿疹、脓水淋漓、皮肤瘙痒所常用，亦为治疗以上诸证之要药也。《本草求真》云："开关通窍，俾水行热除风息，而症自克平也。"《本草纲目》又曰："白鲜皮气寒善行，味苦性燥，足太阴、阳明经祛湿热药也。兼入手太阴、阳明，为诸黄、风、痹要药。世医止施之疮科，浅矣。"祛风胜湿，血虚发热，虽有风亦非所宜。下焦虚寒，虽有湿证亦应忌用。

射 干

古今理性录

朱震亨《本草衍义补遗》：行太阴、厥阴之积痰，使结核自消甚捷。

李时珍《本草纲目》：射干能降火，故古方治喉痹咽痛为要药。

李中梓《雷公炮制药性解》：主咳逆上气，咽喉诸证。开胃进食，镇肝明目，消痈毒，逐瘀血，通月经，行积痰，使结核自消。按：射干温能下气行血，宜入肺肝；苦能消痰，宜入脾经。久服令人虚。

缪希雍《本草经疏》：苦能下泄，故善降，兼辛故善散，故主咳逆上气，喉痹咽痛不得消息，散结气，胸中邪逆。既降且散，益以微寒，故主食饮大热。简误：射干虽能降手少阳、厥阴相火，泄热散结，消肿痛，然无益阴之性。

卢之颐《本草乘雅半偈》：主结气腹中邪逆，及饮食大热，此少阳不能转开与阖也。但气味苦平，君相二火为化者，莫不相宜，以苦待化，以平从枢故也。少阴枢化曰君火，少阳枢化曰相火，平固从枢，苦则待化。

陈士铎《本草新编》：此物治外感风火湿热痰证，可以为君，但可暂用，而不可久用者也。久用止可为佐使矣。

张璐《本经逢原》：痘中咽痛，随手取效，以其力能解散毒郁也。治腹中邪逆，食饮大热，是指宿血在内发热而言，以其性善降，服之必泻。虚人禁用。

严洁《得配本草》：利大肠，除疟母，捣汁疗喉痹不通，治阴疝刺痛。

黄宫绣《本草求真》：辛苦微寒。书载泻火解毒，散血消痰。然究血之所聚，痰之所积，又皆因火结聚而成，归到火处为重。射干苦能降火，寒能胜热，兼因味辛上散，俾火降热除，而血与痰与毒，无不因之而平矣。是以喉痹咽痛、结核疝瘕、便毒疟母等症，因于老血结于心脾，痰涎积于太阴、厥阴者，肺、脾、肝无不可以调治。治便毒之用射干同生姜煎服，皆取性主善降，功多于上，服则必泻之意。

邹澍《本经疏证》：肺痿有咳有涎沫，无上气喘逆，则凡遇上气喘逆及有臭痰者肺痈，无臭痰只水鸣声者为火性上行，火聚于上，气吸于下，势不容已，上气水声亦此理耳。此非泻肺，何以愈之，故治此病以加射干开结下水为上也。

张山雷《本草正义》：射干苦降，而能开泄顽痰瘀血，散结定逆，其功颇多，热痰寒饮，喘逆上气，皆能治之。且射干之主治，虽似不一，实则降逆开痰，破结泄热二语，足以概之。

焦树德《用药心得十讲》：射干泻胸中实热，消痰散结而利咽喉，偏用于热盛痰结而致的咳嗽、咽肿、喉中如水鸡声。用量不可过大。

谭同来《常用中药配对与禁忌》：射干苦寒，降逆祛痰，泄热破结。善于泻肺热，宜治痰热郁肺而致的咳嗽气喘，痰黄量多质黏稠者。又解毒消肿，消痰涎而利咽喉。

刘典功《中药指征相类鉴别应用》：射干苦寒，归肺经。除清热解毒之功效外，尚能消痰散结，偏治痰火互结的咽喉肿痛，及痰热咳喘等。脾虚便溏及孕妇，均宜慎用或忌用。

现代药理研究

本品亲脂中性成分中含有鸢尾黄素，次野鸢尾黄素等异黄酮及鸢尾苷等，具有抗炎、解热、抗病毒、镇痛、利尿等作用。体外试验对人子宫颈癌细胞有抑制作用。

性能归纳

射干，味苦，性寒，归肺经，无毒，为鸢尾科草本植物射干的根茎。气味俱厚，为清、散之剂。沉、降不升，燥、动、峻、泄，守而亦走，阴也，入气分，亦入血分，走上下，达内外，走表入里之性能。清热解毒，清肺祛痰。

性能应用

射干，苦寒，清热解毒，用于咽喉肿痛等症。本品苦寒清降之力虽不及山豆根，但亦为较常用的解毒利咽药。又因其具有祛痰作用，对热毒或肺热咽喉肿痛而痰浊阻滞者，尤为适宜。治热毒壅盛者，可与其他解毒利咽药配伍，如《幼幼新书》之射干汤，以其与升麻、马勃、芒硝等同用。治风热犯肺者，可与发散风热药配伍，如《张氏医通》之射干消毒饮，以其与牛蒡子、荆芥、连翘等药同用，共收疏散风热，清肺解毒，利咽止痛之效。清热解毒，亦可用于疮痈肿毒、痄腮等热毒病证。可内服，或捣敷局部。

射干，苦寒，归肺经，清肺祛痰，用于痰盛咳喘。本品能祛痰降逆，以止咳平喘，可用以治疗咳喘而痰涎壅滞，喉中痰鸣之症。又因其能清肺热，较宜于痰热所致的咳喘，多与清化热痰药和止咳平喘药配伍，如《痧胀玉衡》之射干兜铃汤，以其与桑白皮、贝母、马兜铃等药同用。若与温肺化痰，止咳平喘之药配伍，亦可用于寒痰冷饮所致的咳喘，如《金匮要略》之射干麻黄汤，以其与半夏、麻黄、细辛、紫菀等药同用。

此外，本品还略有活血、消痰之效，尚可用于妇女经闭、癥瘕积聚、疟母及瘰疬痰核等。

个人体会

火热刑金，肺失宣发肃降，气极不调，上气而逆。邪热灼痰，黄稠黏浊，壅滞气道，上结咽喉。"喉为肺之门"，故咳逆喘满，喉中如水鸡声声。《本草疏证》谓："火性上行，火聚于上，气吸于下，势不容已，上气水声也。"火与痰结，上结咽喉，喉痹咽肿，咽喉不利；或火热壅盛，郁而化毒，咽喉肿痛，甚则连及齿龈，肿痛化脓。火与气结，腹中邪逆，宿血热结，积瘀不行，女子经闭，癥瘕积聚，瘰疬痰核也。此皆火热痰结为患，治宜泄热降逆，开痰破结，方可随意取效，射干乃首选之药也。

射干，味苦寒，性降下，主入肺经，清泻肺中实火。火降则气息，热清则结散，降逆开痰，泄热破结，消痰散结而利咽喉。有清热解毒之功，清肺祛痰之用。治痰热郁肺，热盛痰结所致的咳嗽气喘、咽喉肿痛、喉中如有水鸡声者。清热破结，祛痰降逆，又有活血消痰之效，主结气腹中邪逆，治女子经闭、癥瘕积聚、瘰疬痰核。《本草求真》曰："射干，苦能降火，寒能胜热，兼因味辛上散，俾火降热除，而血与痰与毒，无不因之而平矣。皆取性主善降，功多于上，服则必泻之意。"

总之：射干，苦寒性降，清热解毒，清肺祛痰，用治咽喉肿痛。其苦寒清降之功，虽不及山豆根，但亦为较常用的解毒利咽要药。因其有祛痰作用，对热毒或肺热之咽喉肿痛兼有痰浊阻滞者尤宜。其性善降，服之必泻，久服令人虚，故只能暂服，不可久用。脾虚便溏及孕妇忌用。

山豆根

古今理性录

苏颂《本草图经》：含之咽汁，解咽喉肿痛，极妙。

李时珍《本草纲目》：研末汤服五分，治腹胀喘满。酒服三钱，治女人血气腹胀，又下寸白诸虫。丸服，止下痢。磨汁服，止卒患热厥心腹痛，五种痔痛。研汁，涂诸热肿秃疮，蛇狗蜘蛛伤。

缪希雍《本草经疏》：山豆根，甘所以和毒，寒所以除热，凡毒必热必辛，得清寒之气，甘苦之味，则诸毒自解，故为解毒清热之上药。凡痛必因于热，毒解热散，则痛自止，疮肿自消。急黄，乃血热极所发，故必发热，热气上熏则发咳嗽。诸虫亦湿热所化，故悉主之，而多获奇效也。入散乳毒药中，能消乳痈。

倪朱谟《本草汇言》：山豆根，苦寒清热，得降下之令，善除肺胃郁热，凡一切暴感疾，凉而解毒，表里上下，无不宜之。

张介宾《景岳全书》：解诸药热毒，消痈肿疮毒，杀寸白诸虫。

陈士铎《本草新编》：止咽喉肿痛要药，亦治蛇伤虫咬。然只能治肺经之火郁，止咽痛实神，故治实火之邪则可，治虚火之邪则不可也。

张璐《本经逢原》：能治咽喉诸疾，又解痘疹热毒，及喉痹药皆验。盖咽证皆属阴气上逆，故用苦寒以降之。总赖苦寒以散之，但脾胃虚寒作泻者禁用。

黄宫绣《本草求真》：功专泻心保肺，及降少阴经火逆，解咽喉肿痛第一要药。缘少阴之脉，上循咽喉，咽喉虽处肺上，而肺逼近于心，故凡咽喉肿痛，多因心火挟其相火交炽，以致逼迫不宁耳。治当用此以降上逆之邪，俾火自上达下，而心气因尔以除，且能以祛大肠风热，肺与大肠相表里，肺气清则大肠风热亦解。及解药毒，杀小虫，并腹胀喘满，热厥心痛，火不上逆，则心腹皆安。并疗人马急黄，热去血行。总赖苦以泄热，寒以胜热耳。

张山雷《本草正义》：盖凡药用根，多取其下行能降，而此又大寒大苦，则直折火毒之上炎，亦唯实热闭塞者，始为合适。而风邪外束之咽痛，尚需辛凉开泄者，则此不可早投，反恐遏抑不宜，重增其困。

胡心藻《中药类比歌诀》：山豆根，苦寒清肃，气味俱厚，有直折实热火毒之功。上清心肺，下泻胃火，其泄热解毒，降火消肿之力颇强，偏用于肺胃火盛、火毒上攻而致的肺热咳嗽、咽喉肿痛、鼻干咽燥、牙龈肿痛、口舌生疮，还可用于湿热黄疸、痈肿疮毒等证。近年来试用于治疗恶性肿瘤有一定疗效。

现代药理研究

本品含生物碱，主要有苦参碱、金雀花碱、氧化苦参碱、槐角碱；黄酮类化合物，主要有紫檀素、山豆根素、大豆素、槐多色烯、槐属黄酮；另含山豆根皂苷等成分。山豆根水提物、苦参碱、氧化苦参碱等均有抗肿瘤作用，对心血管系统有增加冠脉流量，抗心律失常等作用，并有抑制胃酸分泌、抗溃疡、抗菌、解热、升高白血球等作用。

性能归纳

山豆根，味苦，性寒，归肺、胃经，有小毒，为豆科蔓生灌木越南槐的根。气味俱厚，为清、解之剂。沉、降不升，燥、静、峻、泄，守而亦走，阴也，入气分，亦入血分，走上下，达内外，行表入里之性能。清热解毒，利咽消肿。

性能应用

山豆根苦寒，清热解毒，利咽消肿，用于热毒咽喉肿痛等症。本品苦寒之性较甚，长于清热解毒以利咽消肿，为治疗热毒壅盛、咽喉红肿疼痛的要药。凡火毒上攻之喉痹、乳蛾、喉痈等病证，均常选用，可单用本品煎汤含漱，或磨醋含咽。热毒盛者，宜与清解肺胃热毒之药配伍，如《直指方》之山豆根丸，以其与升麻、大黄等药同用。兼风热外束者，可与发散风热药配伍，如《万病回春》之清凉散，以其与连翘、牛蒡子等药同用。兼阴虚火旺者，可与滋阴降火药配伍，如《慈幼新书》之山豆根汤，以其与玄参、麦冬等药同用。本品清热解毒之功，还可用于热毒内盛所致的牙龈肿痛、痔疮肿痛、疮痈肿痛及毒虫螫伤等。可以单用本品煎汤，浸洗局部，或磨汁外涂。亦宜与相应的清热药配伍内服。

个人体会

不管是外来暴感风热，还是五志化为火热，侵袭机体而致病者，为火热邪气也。凡火热邪气袭人，肺先受之，"火热刑金"之义也。火热壅肺，气逆喘促，热嗽痰结也。少阴心经，五行属火，挟食道上循咽喉连于目系。咽喉位于肺之上，为肺之门户，火热灼肺，上出咽喉而先受之。胃处于咽喉之下，食道连通，胃内实热火气，顺食道直蒸咽喉也。肺、心、胃三经之火，合蕴郁遏在咽喉之间，化为火毒。《医宗金鉴》云："痈疽原是火毒生。"故喉痈、喉风、喉痹、咽喉肿痛也，或痈疽疮肿红肿热痛矣。

山豆根，苦寒清肃，气味俱厚，性沉降。得降下之令，清热泻火解毒，有直折实热火毒之功效。上清心肺，下泻胃火，清泻暴感风热，其泻热解毒，降火消肿之功颇强。清火、解毒、消肿、止痛、清肺胃郁热、解毒利咽消肿。偏用于肺胃火盛，火毒上攻所致的肺热咳喘，咽喉不利之喉痈、喉风、喉痹、咽喉肿痛、鼻咽干燥，或牙龈肿痛，口舌生疮，及痘疹热毒，痈肿疮疡。全赖其苦寒以降而泻火，苦寒以散而解毒，为解毒泻热之上品，治咽喉肿痛之要药也。《本草求真》曰："功专泻心保肺，及降阴经火逆，解咽喉肿痛第一要药。"还可用于湿热黄疸、痈疮肿毒等证。本品所含苦参碱等成分，有抗肿瘤作用，其副作用少，安全，且不使白细胞减少，近年来试用于治疗恶性肿瘤有一定疗效。

总之：山豆根，苦而大寒，入肺胃二经，直折肺胃二经实热火毒，清热解毒，利咽消肿，为清、散之剂，治咽喉肿痛，疮痈肿毒。凡红肿热痛者，必兼有火，解毒泻火则痛自止，疮痈自消矣。降肺胃二经实热火邪，止咽喉肿痛，实神效也。《本草图经》有："含之咽汁，解咽喉肿痛，极妙。"性味苦寒，祛实热火毒之药，体虚、虚火之人慎用。脾胃虚寒者忌服。本品大苦而性甚寒，大剂量服用出现副作用者甚多，故用量不可过大。

蒲 公 英

古今理性录

朱震亨《本草衍义补遗》：化热毒，消恶肿结核有奇功。解食毒、散滞气，同忍冬藤煎服汤，入少酒佐之，得治乳痈。治疗毒有奇功，故书之。

陈嘉谟《本草蒙筌》：煎汁同忍冬，临服加醇酒，溃痈肿、消结核屡著奇功，解食毒、散滞气每臻神效。

缪希雍《本草经疏》：蒲公英得水之冲气，故其味甘平，其性无毒，当是入肝、入胃、解热凉血之要药。乳痈属肝经，妇人经行后肝经主事，故主妇人乳痈肿、乳毒，并宜生啖之良。

张介宾《景岳全书》：用忍冬藤汁，少加酒服，溃坚消肿，散结核瘰疬最佳，破滞气，解食毒，出毒刺俱妙。若妇人乳痈，用水酒煮饮，以渣封之立消。

汪昂《本草备要》：化热毒，解食毒，消肿核，专治乳痈。

陈士铎《本草新编》：溃坚肿，消结核，解食毒，散滞气。至贱而有大功，惜世人不知用之。蒲公英，亦泻胃火之药，但其气甚平，既能泻火，又不损土，可以长服，久服无碍。夫蒲公英煎膏，实可出奇，尤胜于生用也，以治疮毒、火毒，尤妙。蒲公英妙在善能消疮毒，而又善于消火，故可两用之也。蒲公英虽非各经之药，而各经之火，见蒲公英则尽伏，即蒲公英能泻各经之火，亦无不可也。夫蒲公英止入阳明、太阴之二经，而金银花则无经不入，蒲公英不可与金银花同论功用也。然金银花得蒲公英，而其功更大。盖蒲公英攻多于补，非若金银花补多于攻也。

黄宫绣《本草求真》：能入阳明胃、厥阴肝凉血解热，故乳痈、乳岩为首重焉。且能通淋，淋证多属热结，用此可以通解。及解食毒疗毒，缘乳头属肝，乳房属胃，乳痈乳岩，多因热盛血滞，用此直入二经。外敷散肿臻效，同忍冬煎，入少酒服，捣敷亦良。

姚澜《本草分经》：泻热化毒，专治乳痈疗毒，亦为通淋妙品。

张山雷《本草正义》：其性清凉，治一切疗疮痈疡红肿热毒诸证，可服可敷，颇有应验。而治乳痈乳疖、红肿坚块，尤为捷效。

施今墨《施今墨对药临床经验集》：能清热解毒，散结消痈，治疗疮肿毒、乳痈、尿路感染、结核等，还能利胆去湿，可用以治疗湿热黄疸诸证，以及慢性胃炎等。

刘冠军《临证医方妙用》：蒲公英苦甘性寒，为治乳痈之要药，有解火毒，化热毒，通络脉，消痈肿之力。适用于乳痈初起，红肿坚硬，灼者疼痛者。

胡心藻《中药类比歌诀》：蒲公英，苦甘性寒，但其平和，有苦泄而不伤正，清热而不伤胃阴的特点，长期久服而无碍。其散结消肿的作用大，又兼入阳明经，能疏肝解郁通乳，治乳痈瘰疬。且又能清泄湿热，利尿通淋，治热淋、热痢、黄疸。还能凉血，养血以明目，治目赤肿痛。

胡爱萍《病证通用中药》：蒲公英，苦甘而寒，苦能泄降，寒能清热，故能清解火热毒邪，泄降疮痈滞气，为清热解毒、消痈散结之佳品，主治内外热毒疮痈诸证。本品解毒消痈之中，兼能疏肝解郁通乳，故尤为治乳痈的要药，亦用治肺痈、肠痈。用量过大可致缓泻。

黄煌《方药心悟》：李兰芳：蒲公英，甘寒微苦，善清肺胃之热。入肝胆，清热化湿，功效颇佳，用大剂量，无不良反应。

刘典功《中药指征相类鉴别应用》：蒲公英，味苦性寒，苦泄辛散，寒能清热，主入肝经血分，为清热解毒之品。治一切阳性疮疡，为善治乳痈之要药。本品苦寒，既能清热通淋，又能清肝明目。此外又可利湿，治湿热黄疸。用量过大，可致缓泻。

黄和《中药重剂证治录》：蒲公英，苦甘寒，归肝胃经，清泻之剂，以清散通利为特点。主热毒郁结。有清热解毒，消痈散结，利湿通淋之功。

现代药理研究

本品含蒲公英甾醇、胆碱、菊糖、和果胶及有机酸、叶酸、维生素 C、核黄素、胡萝卜素等成分。本品对金黄色葡萄球菌耐药菌株、溶血性链球菌有较强的杀菌作用，对其他多种致病菌、钩端螺旋体亦有抑制作用，并有疏通乳腺管阻塞，促进泌乳的作用，还有利胆、保肝、健胃、轻泻、抗肿瘤等作用。具有抗菌、消炎、降低毛细血管通透性，增强巨噬细胞吞噬功能，增强细胞和体液免疫，抗内毒素等作用。

性能归纳

蒲公英，味苦、甘，性寒，归肝、胃、肺经，无毒，为菊科草本植物蒲公英的全草。气味俱厚，为清、泄、通、散之剂。沉、降不升，缓、润、静、泄，守而亦走，阴也，入气分，亦入血分，走上下，达内外，行里达表之性能。清热解毒，清肝胃肺热，清利湿热。

性能应用

蒲公英，苦寒，清热解毒，用于痈疮疔毒。本品清热解毒的作用较强，又不伤脾胃。《本草新编》称其"至贱而有大功，既能泻火，又不损土，可以长期久服而无碍"。治疗痈肿疔毒，不论外痈或内痈，内服或外敷，单用或复方，俱可选用。又因本品长于入肝、胃二经以清热解毒，并兼通乳脉，而乳头属肝，乳房属胃，故对热毒壅盛结于肝胃而发为乳痈者，尤为多用，如《本草衍义补遗》治此证，以其与忍冬藤同用。《中华人民共和国药典》中乳癖消片，以其与红花、玄参等药同用。治其他皮肤疮痈疔疖红肿疼痛，常与解毒消痈的清热药配伍，如《医宗金鉴》之五味消毒饮，以其与金银花、野菊花、紫花地丁等药同用。治肺痈，本品可与鱼腥草、桔梗等药同用。治肠痈，可与大黄、红藤、败酱草等药同用。

蒲公英，清热解毒，又可用于咽喉肿痛、牙龈肿痛及目赤肿痛等症。本品清肝、清胃、清肺之功，可用以治疗肝热目赤、胃火牙龈肿痛、肺热咽喉不利及咳嗽等多种脏腑热证。治肝热目赤，常与清肝明目药同用；治牙龈肿痛，常与清胃解毒药同用；治咽喉肿痛，可根据风热、肺热等不同证候，常与解毒利咽的清肺解毒药物或发散风热药物同用。

蒲公英苦寒，清利肝胃湿热，还可用于湿热黄疸、胁痛、淋证、泻痢等。本品有较好的清利湿热作用，还常用于治疗以上多种湿热病证。治湿热黄疸、胁痛，多与茵陈、柴胡等利胆退黄药和疏肝行气药同用。治湿热淋证，多与利尿通淋药，如车前子、金钱草等药同用。治湿热泻痢，多与清热燥湿药，如黄连、黄柏等药同用。

个人体会

蒲公英，又名黄花地丁，田园路边皆有之，味苦甘，气清肃，人多采之以菜蔬而食矣。全草入药，清热泻火，清热解毒，用于治疗痈疮、疔毒、火肿，其清热解毒之功用颇强。其气甚平，不伤脾胃，故治疗痈疮火毒，不论外痈或内痈，内服、外敷，单用或配复方皆可。虽非各经之药，能泻各经之火，为治疮毒、火毒之妙药也。《本草新编》云："至贱而有大功，惜世人不知用之。"

蒲公英，味甘性寒，主入肝胃二经。有凉血解毒泻火之功，疏肝解郁通乳汁之能，善治因气血滞郁、热毒壅盛之乳痈、乳毒、乳岩、乳房结核。乳者属肝，肝主疏泄。气血畅，肝气舒，乳无疾也。如肝经疏泄失职，气血郁而不行，滞郁化热，结于乳中，恶肿结核生矣，此因内也。乳头肝木也，乳房胃土也。乳头畸形、缺陷、裂口、外伤、细菌感染，导致肝木疏泄受阻，胃土受累，乳房乳液通降，分泌失调，滞郁不行，腐败化脓，化火，结毒，坚结肿胀，红肿热痛，乳痈生矣，此因外也。本品入肝经血分，凉血，泻火毒，通络脉，清散热毒血滞；入胃经气分，清热散滞气，通乳汁，泻降郁滞乳毒。治乳痈初起，热毒炽盛，内服、外敷均能获效。《本草衍义补遗》云：化热毒，消恶肿，结核有奇效。解食毒，散滞气，开郁每臻神效。

肝木疏泄失职，肝气横犯胃土，兼之胃火炽盛，灼伤胃阴，通降失职，湿热食毒互结，久伏胃中，溃疡、胃炎生成也。本品苦甘而寒，入肝经，疏肝郁，散滞气；入胃经，清火热、解食毒。肝木疏，胃土清，滞气散，食毒解，各居正位，各复其职，肝胃自健，肝胃得和，溃疡、胃炎自愈也。《本草新编》谓：蒲公英，亦泻胃火之药，但其气甚平，既能泻火，又不伤土。

总之：蒲公英，清、散之剂，清热解毒痈肿，疏肝解郁消滞气。又治肝热目赤，湿热黄疸，通热淋，亦皆清泻肝胃火热之功也。本品苦寒，滑利，用量过大，可致缓泻，脾胃虚寒之便溏慎服。

鱼腥草

古今理性录

兰茂《滇南本草》：治肺痈咳嗽成痨带脓血者，痰有腥臭。亦治大肠热毒，疗痔疮、五痔皆瘥。治痔疮不论内外，鱼腥草煎汤点水酒服，连进三服，其渣薰洗患处，有脓者溃，无脓者自消。

李时珍《本草纲目》：背疮热肿，蕺菜捣汁涂之，留孔以泄热毒，冷即易之。疗毒疮作痛，鱼腥草捣烂敷之，痛一二时，不可去草，痛后一二日即愈。小儿脱肛，鱼腥草擂如泥，先以朴硝水洗之，用芭蕉叶托住药坐之，自入也。恶蛇虫伤，鱼腥草杵烂，敷之甚效。

蒋仪《药镜》：善理热痰壅于肺内，故与陈年芥菜卤，同奏肺痈之功；煎新茎叶洗薰，立止痔疮之痛。

张璐《本经逢原》：鱼腥草方药罕用，近世仅以煎汤薰涤痔疮，及敷恶疮白秃。又治咽痛乳蛾，捣取自然汁，灌吐顽痰殊效。

叶小峰《本草再新》：散热毒，消痈肿、痔疮脱肛，生捣治呕血尤妙。

胡心藻《中药类比歌诀》：鱼腥草，辛香气寒，长于外拔内攻，主清肺经热毒，善治肺痈。擅长泻火消痈，为内外疮痈要药。又能上宣肺气，通利水道，下能疏泄膀胱，清热利窍，治淋证；又有通大肠，止泻痢之功。

谭同来《常用中药配对与禁忌》：鱼腥草，辛散寒清，善解热毒，消痈肿，利尿通淋。

胡爱萍《病证通用中药》：鱼腥草味辛性寒，辛以散结，性寒降泻，具有清热解毒，消肿排脓之功，且主入肺经，尤以清解肺热见长，故为治疗肺痈之要药。鱼腥草含挥发油，不宜久煎。虚寒证及阴虚疮疡忌服。

刘典功《中药指征相类鉴别应用》：鱼腥草寒凉，归肺经，有清热解毒之功效。消肿排脓，为治肺痈之常用药。鱼腥草辛以散结，寒能泄降，以清肺见长。虚寒及阴性外疡忌用。

黄和《中药重剂证治录》：鱼腥草，辛微寒，有小毒，归肺经，清泻之剂。具有清热解毒，消肿排脓，利尿通淋之功。其用有五：清热解毒一也，尤清肺热；清利湿热二也；祛痰平喘三也；消痈去脓四也；消肿散结止痛五也。本品辛能通散，寒能清泄，为治痰热壅肺、肺痈吐脓之要药。

现代药理研究

鱼腥草含挥发油、鱼腥草素、月桂烯、甲基正任酮等多种成分，并含金丝桃苷、芦丁、槲皮苷、蕺菜碱、苯甲酰胺等。本品可以增强白细胞的吞噬能力，提高血清备解素，提高机体免疫力，具有广谱抗菌、抗病毒作用，抗钩端螺旋体、抗过敏、抗炎、平喘、祛痰、止咳、抗肿瘤、利尿、镇痛、止血、促进组织再生和伤口愈合、镇惊、健胃，抑制浆液分泌，抑制某些皮肤病及慢性前列腺炎的发展等作用。现代临床广泛用于感染性疾病，这主要与其抗感染免疫作用有关。

性能归纳

鱼腥草味辛，性寒，归肺、胃、肝、膀胱经，有小毒，为三白草科本草植物蕺菜的全草，质轻而疏，气薄味厚，为清散之剂。沉、降、升、浮、润、静、缓、泄，走而亦守，阴也，入气分，亦入血分，走上下，达内外，行表入里之性能。清热解毒，清泻肺热，清利湿热。

性能应用

鱼腥草，味辛性寒，清泻肺热，清热解毒，用于肺痈及肺热咳嗽。可清热解毒以排脓消痈，并清泻肺热以止咳嗽，治热毒壅滞于肺，发为肺痈，本品为常用之药，并多与金银花、连翘、黄芩等主入肺经的清热解毒药同用。其初起发热恶寒、咳嗽胸痛者，可与发散风热药配伍；其痈溃成脓、咳吐脓痰者，宜再与芦根、薏苡仁、桔梗等清热排脓之药配伍。治肺热咳嗽，本品又长于清肺止咳，单用有效，更宜与其他清肺、祛痰、止咳药同用，以增强效力。

鱼腥草，清热解毒，又可用于热毒疮肿。本品长于解毒排脓消痈，性寒而不伤正，不仅为肺痈等内痈之要药，且为皮肤热毒疮肿所常用，不论初起红肿热痛，或毒盛成脓，均可单服或入复方使用。单用其鲜品捣烂外敷，对疮肿未溃者亦较有效。

　　鱼腥草，苦寒，除清热解毒、清泻肺热外，还有清利湿热之功效，可用于湿热淋证、带下、黄疸、泻痢等多种湿热病证，宜分别配伍利尿通淋、利湿退黄或清热燥湿药等配合治疗。

个人体会

　　鱼腥草，蕺菜也，生于水边，有鱼腥气味故名鱼腥草。《别录》云：多用气喘，患脚气人无食。《千金》言：素有脚气人，食之一生不愈，故前人方药中罕用。《本草纲目》亦只用于外敷疮疡疔毒，熏洗脏毒脱肛，有祛湿毒之功效。现代药理研究鱼腥草的毒性很低，所含成分可以增强白细胞的吞噬能力，提高机体免疫力，并对多种致病菌和病毒有抑制作用，具有广谱抗菌、抗病毒的功能，有抗炎、抗过敏、祛痰、平喘、止咳嗽等作用。临床广泛用于抗感染性疾病。治疗肺炎、肺脓肿、气管炎、痈疽疮肿、热痢脱肛、湿疹疥癣等病，取其抗感染、抗免疫的作用。尚有较好的抗变态反应作用，临床可用于治疗过敏性支气管炎之顿咳、过敏性气管哮喘、荨麻疹等过敏性疾病。

　　鱼腥草，味辛性寒，辛能通散，寒能清热，有清热解毒、清泻肺热之功。主入肺经，清肺经热毒，排脓消痈，理肺中热痰以止咳，用于治疗热痰壅且之肺热咳嗽和热阻气逆之过敏性咳嗽及过敏性哮喘。尤宜治疗热毒壅肺，滞而化脓，痰带脓血之肺痈，为治肺中痈疡吐脓痰之要药。清热解毒，排脓消痈，不仅为治疗肺痈或内痈之要药，亦为治疗热毒疮肿所常用。《药镜》云："善理热痰壅于肺中，故与陈年芥菜卤，同奏肺痈之功。"用于热毒疮疡时，不论疮痈初起，红肿热痛，还是热毒成脓，未溃已溃，均可外敷、内服皆有良效，为外科治疗痈肿疮毒之要药也。

　　总之：鱼腥草，辛以消散，寒以降泄，具有清热解毒，消痈排脓之功，用以痈疮肿毒，有外拔内攻之功用。主入肺经，清肺经热毒，治肺中脓疡，为治内外疮痈之要药。又能清理肺中热痰，抗过敏以治咳喘，亦为治疗肺热咳嗽所常用。清散之剂，清散不伤正；寒泄不伐胃。内服、外敷、煎汤熏洗皆可，虚寒性及阴性疮疡勿用。因含挥发油，故不宜久煎。

土茯苓

古今理性录

　　张介宾《景岳全书》：能健脾胃，强筋骨，祛风湿，利关节，分水道，止泻痢，治拘挛骨痛，疗痈肿喉痹，除周身寒湿恶疮，尤解杨梅疮毒及轻粉留毒、溃烂疼痛诸症。凡治此者，须忌茶、酒、牛、羊、鸡、鹅，及一应发风动气等物。

　　汪昂《本草备要》：土茯苓能制轻粉之毒，去阳明湿热。瘰疬疮肿，湿郁而为热，营卫不和，则生疮肿。土茯苓淡能渗，甘能补，患脓疥者，煎汤代茶，甚妙。忌茶。

张璐《本经逢原》：清湿热，利关节，止拘挛，除骨痛，主杨梅疮，解汞粉毒。

严洁《得配本草》：理浊分清，去风除湿，专疗恶疮痈肿，解汞粉、银朱毒。（恶疮，即杨梅毒疮。）

黄宫绣《本草求真》：能除湿，去清分浊，然此尤解杨梅疮毒，盖杨梅疮多由岚瘴熏蒸，与淫秽湿热之邪交互而成。其证多属阳明胃、厥阴肝，而兼及他经。盖相火寄于厥阴，肌肉属于阳明故也。取其湿热斯除，而浊阴得解矣。

张山雷《本草正义》：土茯苓利湿祛热，能入络，搜剔湿热蕴毒。其解水银、轻粉毒者，彼以升提收毒上行。而此以渗利下导为务，故为专治杨梅毒疮，深入百络，关节疼痛，甚至腐烂及毒火上行，咽喉痛溃一切恶症。虽西学亦以为梅毒唯一良剂。

朱良春《朱良春用药经验集》：头痛病因纷繁。土茯苓所主之头痛，乃湿热蕴结，浊邪害清，清窍不利而作痛。至于痛风疾患，治此证以湿毒为主因，但往往兼挟风痰、死血为患。治此证，以土茯苓为主，参用虫蚁搜剔，化痰消瘀之品，屡收佳效。

胡心藻《中药类比歌诀》：土茯苓，气薄味浓，走表达里，能升提，搜毒外泄，渗湿利导，以攻毒邪。且能通利关节，善治梅毒，或因梅毒服汞剂而致肢体拘挛者，及湿热毒疮、带下淋浊等，功偏清热利湿解毒。

刘典功《中药指征相类鉴别应用》：土茯苓，味甘而淡，性平，入肝、胃经，具有清热利湿，凉血解毒之功，为治梅毒、疮毒之要药。亦治因梅毒服用汞剂中毒所致的筋骨拘挛，亦宜治热淋。近年有人用土茯苓治疗乙型肝炎，认为该药有祛湿、解毒、降酶的作用。

黄和《中药重剂证治录》：土茯苓，甘淡平，归肝胃经，清利之剂，有解毒除湿，通利关节之功效，用于湿壅、湿热、湿毒之证。内涤脏腑之郁浊，外祛肌肤之湿疮，上清脏腑之湿热，中健脾胃以化湿，下导周身之湿火、浊毒而去之。

现代药理研究

土茯苓含皂苷、鞣质、树脂、落新妇苷、琥珀酸、亚油酸等成分，能抑制钩端螺旋体生长，有利尿、镇痛、抗菌、抗癌、抗炎、抗变态反应，抑制细胞免疫，抗动脉硬化，β-受体阻滞，保护心肌等作用。还能解汞中毒。

性能归纳

土茯苓，味甘、淡，性微寒，归肝、胃、膀胱经，无毒，为百合科藤本植物光叶菝葜的块茎。气薄味厚，为清、利之剂。沉、降亦升、缓、润、静、泄，走而能守，阴也，入气分，亦入血分，走上下，达内外，行表入里之性能。清热解毒，清利湿热，解汞毒。

性能应用

土茯苓，甘淡微寒，清热解毒，对于梅毒有一定的治疗作用，用于梅毒及疮疡肿痛。本品曾是明、清时期治疗梅毒的重要药物，兼能解汞毒。对此类患者因服用汞剂中毒而见肢体拘挛、牙龈肿痛、口颊溃烂者，本品可收到治疗梅毒和缓解汞毒的双重功效，故颇常用。可单用较大剂量煎服，如《景岳全书》之土萆薢汤，以大剂量煎汤频服。以其与金银花、白鲜皮、薏苡仁等清热、解毒药合用，疗效更佳，如《医宗金鉴》之搜风解毒汤。各种慢性汞中毒者，可与金银花、绿豆、生甘草同用，水煎代茶饮。其清热解毒之功，亦可用于疮痈疔毒、咽喉、牙龈肿痛等。

土茯苓，甘淡性寒，清利湿热，常用于湿热淋证、痹证、带下、湿疹等。尤长于利湿，故常用于这些湿热病证。治湿热淋证，多与利尿通淋药同用。治疗湿热痹证，常与秦艽、防己、络石藤等长于治热痹的祛风湿药同用。治湿热带下、湿疹，常与黄柏、苦参等清热燥湿药同用。此外，湿温、泻痢等湿热病证，亦可选用本品。

个人体会

杨梅，大疮也，发由瘴岚戾毒与淫秽湿热，交互而成。湿热蕴郁疠烈，聚结而为浊毒，腐蚀前阴，溃疡糜烂，发为恶疮，溃烂疼痛或浊毒上攻头面，时发牙龈肿痛，口腔溃烂。自明代传入我国，给我国人民带来深重灾难。唯一的治疗药物，升丹、轻粉之类，均含汞毒。汞剂中毒，毒气熏蒸，窜入经络、筋骨，肢体拘挛、痈肿痔漏、手足皲裂、虫癣顽痹，终年不愈，其害无穷矣。

土茯苓，又名土萆薢、禹余粮。气薄味厚，甘淡微寒。甘淡渗利，微寒清热，清热解毒祛湿浊之药。能升提收毒上行，又能渗利湿热下导。入气血，调营卫，拔毒外泄，凉血解毒，解湿热之疮毒，为治疗杨梅毒疮所常用。又为解汞毒之要药，有治疗杨梅和缓解汞毒的双重功效。《景岳全书》云："尤解杨梅疮毒及轻粉留毒。"抗生素的诞生，为杨梅毒疮提供了更便捷，更有效的治疗途径，亦替代了升丹、轻粉及土茯苓的部分治疗使命，今已少用。

湿浊者，发于阳明。湿邪郁蕴，热而化生的一种混浊不清的致病物质，包括痰浊、淋浊、带浊、浊气、浊毒等。湿浊流注下阴，则淋浊带下，宫颈糜烂，阴恶湿疮，湿疹瘙痒。湿浊郁蕴肌腠、阻滞经络，则痛风湿痹、关节肿痛、筋骨不利。阳明湿热，郁蕴熏蒸，浊气上升，蒙蔽清窍，清窍不利，头痛头昏，耳目不聪也。土茯苓，体轻性沉，甘淡而寒，清热解毒，祛湿浊，解湿毒，专治湿热浊毒所致诸病。《本草求真》谓："取其湿热斯除，而浊阴得解矣。"

总之：土茯苓，甘淡微寒，归肝、胃二经，清热解毒，祛湿浊，有解毒除湿之功，为治梅毒、疮毒之要药。又能内涤脏腑之郁浊，外祛肌肤之湿疮，上清脑腑之湿热，下导周身之湿火、浊毒，升提下陷而收湿浊。渗利下导而泄热毒。通经入络，搜湿邪浊毒，祛湿热痹痛。升清而祛湿浊，清理头目。清淡平和之药，亦常以大剂量取效。佐使之剂。服药期间不宜喝茶。

芳香化湿药

藿　香

古今理性录

杜文燮《药鉴》：成功在肺，取效在脾。故能开脾胃，进饮食，止霍乱，定呕逆，乃伤寒方之要领，为正气散之圣药也。其曰禁口臭难闻者，得非气味之芳香故耳？其曰清风消肿者，得非气味之温辛故耳？

李中梓《雷公炮制药性解》：藿香辛温，入肺经以调气；甘温，入脾胃以和中。治者适宜，中州得令，则脏腑咸安，病将奚来。

缪希雍《本草经疏》：肺虚有寒，及寒郁热壅于上焦，饮酒口臭，煎汤饮之，皆辛温入肺入脾，清上治中之功也。简误：藿香虽能止呕治呃逆，若病因阴虚火旺，胃弱欲呕，及胃热作呕，中焦火盛热极，温病热病，阳明胃家邪实作呕作胀，法并禁用。

张介宾《景岳全书》：此物香甜不峻，善快脾顺气，开胃口，宽胸膈，进饮食，止霍乱呕吐，理肺化滞。亦能健脾，能除口臭。亦疗水肿，亦解酒秽。

张璐《本经逢原》：助脾醒胃，故能止呕逆，开胃进食，温中快气，去瘴气，止霍乱，治心腹痛。凡时行疫疠，山岚瘴疟，用此醒脾健胃，则邪气自无容而愈矣。但阴虚火旺，胃虚作呕，内无留滞者不可用，恐反伤正气，引邪内入。

严洁《得配本草》：温中快气，理脾和胃，为吐逆要药，治上中二焦邪气壅滞，霍乱吐泻，心腹绞痛，去恶气，疗水毒，除饮酒口臭。叶主散，茎主通。胃弱、胃热而呕，阴虚火旺者禁用。

黄宫绣《本草求真》：馨香气正，能助脾醒胃以辟诸恶。故凡外来恶气内侵，而见霍乱呕吐不止者，须用此投服。用此以理肺、脾之气，俾正气通而邪气除。俾其胸开气宽，饮食克进，寒去正复。

张山雷《本草正义》：藿香清芳微温，善理中洲湿浊痰涎，为醒脾快胃、振动清阳之妙品。藿香芳香而不嫌其猛烈，温煦而不偏于燥热，能祛除阴霾湿邪，而助脾胃正气，为湿困脾阳怠倦无力，饮食不甘，最捷之药。亦辟秽恶，解时行疫气。

施今墨《施今墨对药临床经验集》：为解暑之上品，善治暑湿为患，胸闷不舒，倦怠无力，舌苔白腻等症。又能醒脾和胃，开胃进食，和中止呕，用于治疗湿阻脾胃，胸脘胀满，胃纳不佳，恶心呕吐，心腹疼痛，或有腹泻等。

胡心藻《中药类比歌诀》：藿香，辛散温通，芳香透达。辛散发表而不峻烈，微温燥湿而不燥热。在外善解暑月寒湿表邪，在内善调脾胃升降之机而化湿浊。长于和胃止呕，常治寒轻而暑湿偏重之寒湿、湿温、暑温和妊娠呕吐等较为擅长。又芳香化湿，辟秽止呕，行气止痛。

谭同来《常用中药配对与禁忌》：藿香辛温，气味芳香，为芳香化浊要药，多用于湿阻中焦之脘腹痞闷，纳呆呕逆，泄泻痢疾。本品辛香而不燥，为和中止呕之要药，凡呕吐之证，无论寒热虚实皆可应用。因主化湿，故湿浊中阻，所致之呕吐尤为适宜。其辛温芳香，外可开腠理，宣透毛窍，散表邪；内可化湿浊，快脾胃，辟秽恶。故可用于外邪表证，治暑天外感风寒，内伤湿滞而见的寒热头痛、胸闷腹胀、呕恶便泄、苔腻者。藿香辛散而不峻烈，微温而不燥热，气味芳香，入于中焦，能醒脾悦胃，化湿和中，善能化除湿邪而消病因。常用于湿温初起，邪在气分，湿重于热而见身热不畅，身重肢倦，胸脘痞闷，口腻不渴之证。同时芳香气温，能化湿浊辟秽而解时疫，可用于外感山岚瘴气，寒湿内蕴之疟疾、寒热往来、胸脘痞闷、神疲体倦、口不渴者。藿香芳香化湿，又快气和中，用于湿浊内阻，中气不运所致的脘腹胀满、头身困重、食少呕恶、苔白厚而腻者。湿化气行，则脾胃调和，而呕逆自止。

刘冠军《临证医方妙用》：藿香味辛，微温，入肺、胃、脾三经，有通九窍、除秽恶之效，对鼻病毒有抑制作用。《药品化义》谓善行胃气，以此调中，治呕吐霍乱。以此快气，除秽恶痞闷。有主持正义之力，凡诸气药，独此体轻性温，大能卫气。

刘典功《中药指征相类鉴别应用》：藿香，辛温芳香，辛散而不峻烈，微温而不燥热。兼入脾经，故能运脾胃，调中焦，化湿浊，又善于理气止呕。芳香化浊辟秽而解时疫。胃虚欲呕，胃热作呕，中焦火盛作呕作胀均禁用，阴虚内热不宜用。

黄和《中药重剂证治录》：藿香，辛微温，归脾胃肺经。通、散之剂，气味清和而芳烈，长于顺胃气以止逆，宣畅中焦以解郁，芳香化湿以除秽，有化湿、解暑、止呕之功效。为宣中快气，芳香化湿，振奋清阳，开胃醒脾之良药。药性平和而无毒。

现代药理研究

藿香含有挥发油、生物碱类、黄酮类化合物。挥发油能促进胃液分泌，增加消化力，对胃肠有解痉作用，可镇吐、拮抗钙离子、抗病毒、抗菌、发汗、收涩止泻、扩张血管等作用。

性能归纳

藿香，味辛，性微温，归脾、胃、肺经，无毒，为唇形科草本植物广藿香的地上部分。清正气香，为透、散之剂。沉、降，亦升，润、缓、动、泄，走而亦守，入气分，阳也，走上下，达内外，入里，透表之性能。化湿、解表、止呕。

性能应用

藿香，气味芳香，具有良好的芳香化湿、醒脾快胃作用，用于湿浊中阻证。常用于湿浊阻中，脾失健运所致的脘腹胀满、食欲不振、呕恶泄泻、身体困倦者。其性偏温，尤宜于寒湿阻中者，常与化湿行气药配伍，如《和剂局方》之不换金正气散，以其与苍术、厚朴等药同用。本品辛散而不峻烈，微温而不燥热，故又常与清热药配伍用于湿热、湿温之湿热阻中证，如《嵩崖尊生》之藿香汤治小儿暑月湿热、上吐下泻，以之与黄连等药同用。《温热经纬》中治湿温病湿热并重之证的甘露消毒丹，以其与黄芩、滑石、茵陈等药同用。

藿香，辛温芳香，外可透毛窍，散表邪，用于外感风寒；内又能化湿浊，快脾胃，故常用于暑天外感风寒，内伤湿浊而致的恶寒发热、头痛身疼、脘腹胀闷、呕恶腹泻、苔腻者。常与解表化湿药配伍使用，如《和剂局方》之藿香正气散，以其与紫苏、白芷、厚朴等药同用。

藿香，既能芳香化湿，醒脾和胃，又能止呕，故凡呕吐之证，无论寒热虚实皆可使用。又因本品长于化湿，对湿浊阻中所致的呕吐尤为适宜。若寒湿阻中、胃失和降、恶心呕吐者，常与丁香、半夏等温中止呕药同用；湿热中阻、恶心呕吐者，常与黄连、竹茹等清胃止呕药配伍；脾胃虚弱、恶心呕吐者，常与人参、橘皮等补气健脾药配伍；妊娠恶阻、恶心呕吐者，常与砂仁、紫苏等和胃安胎药配伍。

个人体会

阳气者，动力向上，正气也，万物以此而生息。脾中阳气始弱，无力推助，脾之运化失职，水湿停滞不行，滞郁化浊为湿浊也，为邪阴不正之物。脾为中土，喜燥恶湿。今湿浊阻中，脾阳复困，不得以振奋而困顿不醒，胃气也不得以通降而阖闭不开，湿浊之气壅塞胃脘，滞而中阻，脘闷腹胀，呕恶不食，体倦便溏也。另有外感寒湿，特别是暑月贪凉，过食生冷，或时行疫疠，山岚瘴疟，不正之邪气外侵，恶寒发热，头痛身疼，脘腹胀满，呕恶腹泻，脉缓苔腻。《经》云："实则邪气实，虚则正气虚。"邪气虽实，总为阴暗之物，只要正气振作，邪气就得退出，邪不压正嘛，藿香可担此任。

广藿香，借火土之气以生，气味清正芳香，味辛性温，气香但不峻烈，性温不偏燥热，中正之气也。可直入太阴温助脾土，脾踞中州，中州得令，中正之阳气得以振奋，困顿的脾阳得以醒苏，脾运输布正常，湿浊邪阴之气得以化解或驱逐外散矣。中正之阳气得以振奋，胃开气复，通降有序，再无留湿之地也。故能调中焦，宽胸膈，顺胃气，止呕逆，除口臭，促进饮食，有化湿醒脾，开胃止呕之功。《本草正义》曰："善理中州湿浊痰涎，为醒脾开胃，振动中阳之妙品。"本品辛散温通，芳香透达，中正之气，入脾胃以和中快气，温中化湿，又入肺经，透毛窍，散表邪，解暑月寒湿，时疫瘴岚，能祛恶气，止霍乱，辟邪恶不正之气。《本草求真》谓："能助脾醒胃以解诸恶，故凡外来恶气内侵而见霍乱呕吐不止者，须用此投服。"

总之：藿香辛温芳香，芳香而不嫌其峻烈，温煦而不偏于燥烈，平和中正，直入中州，能驱逐化解湿浊阴霾不正之气。又能振奋中阳，治湿困脾阳，倦怠乏力，饮食不甘最捷之药。《药鉴》有："成功在肺，取效在脾。故能开脾胃，进饮食，止霍乱，定呕逆，乃伤寒方之要领，为正气散之圣药也。"温散之剂，阴虚内热，胃虚欲呕，胃热作呕，及中焦火盛作呕作胀者禁用。

佩 兰

古今理性录

朱震亨《本草衍义补遗》：禀金水之清气而似有火，人知其花香之贵，而不知为用有方。盖其叶能散久积陈郁之气，甚有力，入药煎煮用之，东垣方中常用矣。东垣云：味甘性寒，其气清香，生津止渴，益气润肌。《黄帝内经》云：消诸瘅，治之以兰是也。消渴症非此不能，凉胆瘅必用。

李时珍《本草纲目》：《素问》云：五味入口，藏于脾胃，以行其精气。津液在脾，令人口甘，此肥美所发也。其气上溢，转为消渴，治之以兰，除陈气也。王冰注：辛能发散故也。东垣治消渴生津饮用兰叶，盖本于此。兰草、泽兰，气香而温，味辛而散，阴中之阳，足太阴、厥阴经药也。脾喜芳香，肝宜辛散，脾气舒，则三焦通利而正气和；肝郁散，则营卫流通而病邪解。兰草走气道，故能利水道，除痰癖，杀蛊辟恶，而为消渴良药；泽兰走血分，虽是一类，而功用稍殊，正如赤白茯苓、芍药，补泻皆不同也。又此草浸油涂发，去风垢，令香润，消痈肿，调月经。

缪希雍《本草经疏》：肺主气，肺气郁结，则上窍闭而下窍不通，胃主纳水谷，胃气郁滞，则水谷不以时化而为痰癖，兰草辛平能散结滞，芬芳能除秽恶，则上来诸证自瘳，大都开胃除恶，清肺消痰，散郁结之圣药也。

卢之颐《本草乘雅半偈》：臭香，味辛，气化中药也。故主益气，利水道。经云：膀胱者，州都之官，津液藏焉，气化则能出矣。故兰、阑也，泛阑流离也。又兰、阑也，阑辟不祥也。主杀虫毒，通神明，令轻身不老也。

张秉成《本草便读》：佩兰，功能相似泽兰，而清香之气过之，故能解郁散结，杀蛊毒，除陈腐，洗垢腻，辟邪气，至于行水消痰之效，二物亦相仿耳，但泽兰治水之性为优，佩兰理气之功为胜，又为异也。

张山雷《本草正义》：唯气味稍觉清芳，渝汤微苦微辛，能散结滞，以治湿热互助，胃气不醒，胸脘痞塞等症，尚能有效。

施今墨《施今墨对药临床经验集》：既能解暑化湿，用于治疗盛受暑湿，或湿温初起，畏寒发热，头闷头胀，胸闷纳呆。又能化湿和中，用于治疗湿阻中焦，胸脘满闷，食欲缺乏，口中甜腻，恶心呕吐，腹泻，苔白腻等。

胡心藻《中药类比歌诀》：佩兰，芬芳清香，化湿，药力平和。其气辛散而伐肝木，轻清上浮而宣肺系。以醒脾化气，疏肝行滞，利水除湿见长。尤善于外散肌腠，内辟秽浊，以清暑辟秽，除陈腐之气为佳。故为治湿浊困脾，或湿热郁蒸的口甘、苔垢、多涎之脾瘅证的专用药。《要药分剂》曰："兰草（佩兰）为消痰除恶、散郁解结之品，可知兰草固以荡涤之功，肃清胃肠者也。"

谭同来《常用中药配对与禁忌》佩兰，宣湿化浊，其醒脾化湿之功较强。善除中焦秽浊与陈腐之气而开胃。历来被推为治脾瘅口甘良药，并有一定的利水作用。阴虚血燥、气虚者禁用。

现代药理研究

本品含挥发油，油中成分为对－聚伞花素、乙酸橙花醇酯和 5－甲基麝香草醚等，对流感病毒有直接抑制作用，并对白喉杆菌、金黄色葡萄球菌、变形杆菌、副伤寒杆菌、痢疾杆菌均有抑制作用。

性能归纳

佩兰，味辛，性平，归脾、胃、肺经，无毒，为菊科草本植物佩兰的地上部分。气清味厚，为清、解之剂。升、浮，能降，缓、润、动、泄，守而能守，亦阴亦阳，入气分，走上下，达内外，入里走表之性能。化湿、解表。

性能应用

佩兰，气味芳香，其化湿醒脾之功与广藿香相似，用于湿浊中阻证。治寒湿阻中、脘腹胀满、纳呆不饥、呕恶等，每与藿香相须为用，并与苍术、厚朴、白豆蔻等苦温燥湿或温中化湿药配伍，以增强芳香化湿之效。又因本品药性平和，不偏燥湿，故尤长于治脾经湿热之脾瘅、口中甜腻、多涎、口臭。单用，或与清热除湿药配伍使用。本品亦适用于暑湿、湿温之湿热阻中证。治外感暑湿、寒热头痛、胸闷不饥、腹胀苔腻，可与青蒿、藿香、荷叶等品配伍。治湿温初起、发热、肢体困倦、胸脘胀痛，可与滑石、薏苡仁、藿香等品配伍。

个人体会

佩兰，兰草也，禀金水之精气，轻清而芳香，不寒不热，不温不燥，味甘性平，主入脾胃经，芳香化湿之药也。《素问》云："五味入口，藏于脾胃，以行其精气也。"如恣食肥甘，伤及脾胃，运化失职，不能以行其精气，则水湿郁浊，积久陈腐，湿浊中阻，秽浊之气复困脾土，脘腹胀满，不欲饮食，恶心呕吐也。如郁热久积，腐气上溢，发为脾瘅。瘅者：邪热之气盛也，故消渴、口甜、多涎、口臭、苔腻也。《素问》有"瘅成为消中""瘅热焦渴也"，《黄帝内经》亦有"消诸瘅，治之以兰是也"。又禀金水之清气，兼入肝经，伐肝木，疏肝行滞，散久滞陈郁之气，以助脾胃也。又借其花香之贵，芳香化湿。辛散入肺，去外感之暑湿，湿温之头痛身重，霍乱呕吐也。

总之：佩兰，轻清芳香，为清、解之剂，芳香化湿之药也。能行郁散滞，积郁开，湿浊化，秽浊之气消散，脾醒，胃开，能食也。脾胃运化，通降复常，则津液输布，陈郁之气散，腐秽之气除，脾瘅、多涎、口甜、口臭亦解矣。芳香化湿，暑湿解，湿温除，霍乱吐泻自愈。最终还要入膀胱经，利水湿气化能出也。《黄帝内经》曰："膀胱者，州都之官，津液藏焉，气化则能出矣。"故化暑湿，祛湿温，利湿浊中阻，祛湿热内蕴，久积陈郁，皆以气化能出之功也。实为芳香化湿，消痰除恶，散郁解结之佳品也。《要药分剂》曰："兰草固以荡涤之功，肃清胃肠者也。"来概括其功用也。亦为通利之剂，阴虚血燥、气虚者禁用为宜。

厚　朴

古今理性录

李杲《药类法象》：厚朴，苦能下气，故泄实满；温能益气，故能散湿满。

王好古《汤液本草》：《本经》云厚朴治中风、伤寒头痛，温中益气，消痰下气，厚肠胃，去腹胀满。果泄气乎？果益气乎？若与枳实、大黄同用，则能泄实满，《本经》谓消痰下气者是也。若与橘皮、苍术同用，则能除湿满，《本经》谓温中益气者是也。与解利药同用，则治伤寒头痛。与治痢药同用，则厚肠。大抵苦温，用苦则泄，用温则补。

朱震亨《本草衍义补遗》：厚朴，气药也。温而能散，消胃中之实也。厚朴能治腹胀，因其味辛以提其气。

缪希雍《本草经疏》：厚朴，主中风，伤寒头痛，寒热，气血痹死肌者，盖以风寒外邪，伤于阳分，则为寒热头痛；风寒湿入腠理，则气血凝涩而成痹，甚则肌肉不仁，此药辛能散结，苦能燥湿，温热能祛风寒，故悉主之也。《别录》中又主温中，消痰，下气，疗霍乱，及腹痛胀满，胃中冷逆，胸中呕不止，泄痢心烦满者，何莫非肠胃气逆壅滞，及痰饮留结，饮食生冷所致？得此下泄开通，温热暖肾，则诸证不求其止而止矣。至益气厚肠胃，盖亦指邪气去正气自益之谓。积滞消肠胃自厚之意耳，非散之外，复有补益之功也，用者详之。厚朴气味辛温，性复大热，其功长于泄结散满，温暖脾胃，一切饮食停积，气壅暴胀，与夫冷气、逆气、积年冷气入腹、肠鸣、虚吼、痰饮吐沫、胃冷呕逆、腹痛泄泻及脾胃壮实之人，偶感风寒，气实人误服参、芪致成喘胀，诚为要药。然而性专消导，散而不收，略无补益之功。

倪朱谟《本草汇言》：厚朴，宽中化滞，平胃气之药也。凡气滞于中，郁而不散，食积于胃、羁而不行，或湿郁积而不去，湿痰聚而不清，用厚朴之温可以燥湿，辛可以清痰，苦可以下气也。故前古主中风，伤寒头痛寒热，呕逆泄利，虫积痞积，或肺气胀满，痰涎喘嗽，或胃气壅滞，水谷不行，用此消食化痰，去湿散胀，平土、金二脏，以致于中和也。沈孔庭云：厚朴辛苦温燥，入脾胃二经，散滞调中，推为首剂。然配他药，无往不可。但气之盛者，用无不验，气之弱者，宜少用之。

陈念祖《本草经读》：厚朴，气味厚而主降，降则温而专于散，苦而专于泄，故所主皆为实证。中风有便溺阻膈症，伤寒有下之微喘症，有发汗后腹胀满症，大便鞕症，头痛有浊气上冲症，俱宜主以厚朴也。至于温能散寒，苦能泄热，能散能泄，则可以解气逆之惊悸。能散则气行，能泄则血行，故可以治气血痹及死肌也。

张锡纯《医学衷中参西录》：厚朴，治胃气上逆，恶心呕哕，胃气郁结胀满疼痛，为温中下气之要药。为其性温味又兼辛，其力不但下行，又能上升外达，故《本经》谓其主中风伤寒头痛，《金匮》厚朴麻黄汤用治咳而脉浮。味之辛者，又能入肺以治外感咳逆，且能入肝，平肝之横恣，以愈胁下掀疼。兼入血分，甄权谓其破宿血，古方治月闭亦有单用之者。诸家多谓其误服能脱元气，独叶香岩谓多用则破气，少用则通阳，诚为确当之论。

胡心藻《中药类比歌诀》：厚朴，芳香馥郁，辛苦温燥，性降下。长于温中燥湿，下气除满，善破脘腹内留之滞，导胃肠停滞之积，用于食积气滞，大便燥结不通，痞满胀痛的有形实满之证。其功在行气，而为消满之良药。厚朴，可行脾胃气分之滞，化中焦郁滞之湿，可治湿浊中阻，脘腹胀满的无形湿滞之证。本品理气之中偏于温通，故宜用于寒湿积滞而胸腹胀满之证。兼能下气降逆，消痰平喘，治痰饮咳喘。

胡爱萍《病证通用中药》：厚朴，苦辛而温，辛可行气消胀，苦能燥湿除满，气畅湿除，则积滞自消。临床所见胀满之因，多为气滞、湿阻、食积所致，而厚朴既有燥湿之功，又有行气、消积之效，故为消痰胀满之要药，可用于湿阻、气滞、食积之脘腹胀痛。厚朴虽为消除胀满的要药，但以治实胀为主。本品辛苦温燥，易耗气伤津，故气虚津亏者及孕妇当慎用。

谭同来《常用中药配对与禁忌》：厚朴，味苦辛温，芳香燥湿，入脾胃经，既能燥化脾胃之湿，又能行脾胃之气滞。苦能下气泄实满，温能利气散实满，有燥湿散满以运脾，行气导滞而除胀之功效，为泄中焦实满之气分药。入肺则能降肺气，消痰积而平喘息，为治肺热壅盛所致的咳喘要药。厚朴能温中燥湿，湿去则痰消，肺气肃降，呼吸通畅，咳喘自止。

刘典功《中药指征相类鉴别应用》：厚朴，入肺、脾、胃大肠经，具有行气、消积、平喘之功效。既下有形之实满，又除无形之湿滞。大凡湿、食、寒引起的气滞胀满，痞闷咳喘者皆可选用。虚人及孕妇慎用。

黄和《中药重剂证治录》：厚朴，苦、辛、温，归脾、胃、肺、大肠经。通利之剂。宣中达表，善行善散，能利能消，为治一切湿病之专药，且能暖脾、温胃、厚肠。有行气消积、平喘之功效。其性猛利，能降能行，能散能破。主在气，兼可化湿利水。无论寒热皆可用之。

现代药理研究

本品含厚朴酚、木兰箭毒碱等，煎剂对肺炎球菌、白喉杆菌、溶血性链球菌、枯草杆菌、痢疾杆菌、金黄色葡萄球菌、炭疽杆菌及皮肤真菌均有抑制作用。能调节胃肠运动，对支气管有兴奋作用。厚朴箭毒碱能使运动神经末梢麻痹，引起全身骨骼肌松弛。有降血压、镇静、抑制中枢、抑制血小板聚集、抗炎、抗溃疡、助消化、保肝、抗变态反应、抗菌、抗病毒、抗肿瘤等作用。

性能归纳

厚朴，味辛、苦，性温。归脾、胃、肺、大肠经，无毒。为木兰科乔木厚朴或凹叶厚朴的干皮、根皮及枝皮。气香味厚，为通、利之剂。沉降亦升，燥、泄、猛、动，走而不守，阳也，入气分，亦入血分，走上下，达内外，入里之性能。燥湿、行气、平喘。

性能应用

厚朴，辛香苦温，既能燥中焦之湿，又能行脾胃之气，用于湿浊中阻证。治湿阻中焦，气滞不利所致的脘腹满疼痛，食少呕恶之症。属寒湿阻中者，常与苦温燥湿药配伍使用，如《和剂局方》之平胃散，以其与苍术、陈皮等药同用。本品与清热燥湿、清热利湿之品配伍，以除湿清热，可用于湿热阻中证。如《霍乱论》之连朴饮，治湿热蕴伏、呕吐泄泻及湿温病湿热俱重之证，以之与黄连、山栀、芦根等品同用。

厚朴，气味芳香，善行中焦之气，用于胃肠气滞证。可使胃肠气机通畅，而消除脘腹胀满，为行气消胀要药。故适用于胃肠气滞之证，常与枳实相须为用，以增强行气消胀之力。若食积不化，脘腹胀满，嗳腐吞酸，常与消食药配伍，以行气消食，如《兰室秘藏》之枳实消痞丸，以其与枳实、麦芽等药同用。若实热积滞，大便秘结，脘腹胀痛，常与泻下清热药配伍，以泻热通便行气，如《伤寒论》之大承气汤，以其与大黄、芒硝等药同用。若脾胃气滞，脘腹胀满，大便不通，常与泻下行气药配伍，以行气通便，如《金匮要略》之三物厚朴汤，以其与枳实、大黄等药同用。若脾虚气滞，体倦食少，脘腹胀满，常与人参、白术等补气健脾药配伍，以补脾行气。

厚朴，辛散苦降，燥湿化痰，降气平喘，用于肺气壅逆之喘咳证。用于痰湿内阻、肺气不降、咳喘胸闷之症，常与燥湿化痰、降气平喘之品配伍，如《和剂局方》之苏子降气汤，以其与紫苏子、半夏、橘皮等药同用。若痰饮化热，胸闷气喘，烦躁不安，常与清热宣肺药配伍，如《金匮要略》之厚朴麻黄汤，以其与石膏、麻黄、杏仁等药同用。若宿有痰疾，又因外感风寒而发者，常与发汗解表、宣肺平喘之品配伍，如《伤寒论》之桂枝加厚朴杏仁汤，以其与桂枝、杏仁等药同用。

个人体会

胀者，膨增无形，气也；满者，实足有形，滞也。胃肠气机不畅，滞而不行，膨而增大为胀。水湿中阻，胃肠积滞，不行而实为满。饮食水谷，足而饱胀，食消则饱满除，非病也。水湿中阻，胃肠积滞为病，为满，而不应膨胀。只有水湿中阻，积郁而浊，秽浊之气充而膨增始为胀。胃肠积滞，饮食不化，郁腐之气膨而增大亦为胀。湿浊中阻，脘腹胀满，痞闷不舒，食少呕恶。胃肠气机不畅，滞而为胀满，胸胁脘腹，撑胀憋闷，胀痛不适。另有寒湿痞阻中焦，湿热留滞胃中，饮食积滞不化，实热滞结胃肠，脾胃气滞不畅，皆能发为胀满。还有外感风寒，肺气不宣，或痰浊阻肺，肺气滞壅不行，胸膈满闷咳喘。总耳胀满者：滞而气，气而滞，总以气、滞为主也。

厚朴，味苦辛性温，芳香化湿，行气，消胀满。《药类法象》曰："厚朴，苦能下气，故泄实满，温能益气，故能散湿满。"故为消胀满之要药也。本品辛能行气，行脾胃之气，散湿浊之气，平胃气，宽中气，通气滞不利，散胃气壅滞，下气除满，行气消胀，可使胃肠气机通畅，气机通畅则湿浊中阻化解，脾胃气滞消散，气机畅通，结热大肠始通，饮食积滞消散。又入肺宣降肺气，肺气肃降，湿去则痰消，呼吸通畅，咳喘止也。《本经》谓："消痰下气者是也，温中益气者是也。"滞去，气散，胀满除之也。

总之：厚朴能芳香化湿，行气，消胀满，为通、散之剂，消胀满之要药也。性专力单，多配伍他药同用，以全其效。配苦则泄积，伍温则散湿，诸证不求其止而止也。益气者，乃邪气去正气自益，非有补益之功。宣肺者，乃湿去痰消肺气畅，非有解表之能也。苦温燥湿，易耗气伤津，故气虚津亏者忌服。孕妇慎用。

苍　术

古今理性录

朱震亨《本草衍义补遗》：苍术治湿，上、中、下皆有可用，又能总解诸郁。痰、火、湿、食、气、血六郁，皆因传化失常，不得升降，病在中焦，故药必兼升降。将欲升之，必先降之；将欲降之，必先升之。故苍术为足阳明经药，气味辛烈，强胃强脾，发谷之气，能径入诸经，疏泄阳明之湿，通行敛涩。香附乃阴中快气之药，下气最速。一升一降，故郁散而平。杨士瀛曰：脾精不禁，小便漏浊淋不止，腰背酸痛，宜用苍术以敛脾精，精生于谷故也。

李时珍《本草纲目》：治湿痰留饮，或挟瘀血成窠囊，及脾湿下流，浊沥带下，滑泻肠风。今服食家亦呼苍术为仙术。又张仲景辟一切恶气，陶隐居亦言术能除恶气、弭灾。故今病疫及岁旦，人家往往烧苍术以辟邪气。

杜文燮《药鉴》：暖胃安胎，宽中进食，祛痰癖气块，止心腹胀痛，与白术同功。

缪希雍《本草经疏》：主风寒湿痹、死肌痉挛者，正以风寒湿三者合而成痹，痹者拘挛而痛者是也。术有除此三邪之功，故能祛其所致之疾也。止汗除热消食者，湿热盛则自汗，湿邪客则发热，湿去则脾胃燥，燥则食自消，汗自止，热自除也。又主大风在身面者，术气芳烈而悍，纯阳之物也，风为阳邪，发于阳部，故主之也。风眩头痛目泪出者，阳虚则风客之而眩，痰厥则头痛，风热壅则目泪出也。消痰水，逐皮间风水结肿，除心下急痛及霍乱吐下不止者，湿客于胃则滞而生痰，客于脾则生水，脾虚湿胜则为水肿。湿客中焦则心下急满，脾胃俱虚则中焦不治，而湿邪客之则为霍乱吐下不止也。利腰脐间血者，血属阴，湿为阴邪，下流客之，使腰脐间血滞而不得通利，湿去则诸证无不愈矣。益津液，暖胃，消谷嗜食者，湿去则胃强而津液自生，寒湿散则胃自暖，邪去而脾胃健，则消谷而嗜食矣。煎饵久服，轻身延年不饥者，术为阳药，故善除阴湿，湿去则脾胃之气旺，阳主气，气盛则身轻，脾主四肢，湿去则脾健，健则四肢利，故能涉险负重也。凡病属阴虚血少，精不足，内热骨蒸，口干唇燥，咳嗽吐痰，吐血，鼻衄，咽塞，便秘，滞下者，法咸忌之。术燥肾而闭气，肝肾有动气者勿服。宁知脾虚而无湿邪者用之，反致燥竭脾家津液，是损脾阴也，何补之足云。此最易误，故特表而出之。

张介宾《景岳全书》：味苦甘辛，性温而燥，气味俱厚，可升可降，阳也，用此者用其温散燥湿。其性温散，故能发汗宽中，调胃进食，去心腹胀痛、霍乱呕吐，解诸郁结，逐山岚寒疫，散风眩头痛，消痰癖气块、水肿胀满。其性燥湿，故治冷痢冷泄，滑泻肠风，寒湿诸疮。与黄柏同煎，最逐下焦湿热痿痹。若内热阴虚，表疏汗出者忌服。

陈士铎《本草新编》：能消湿，去胸中冷气，辟山岚瘴气，解温疫湿鬼之气，尤善止心痛，但散多于补。苍术可辟邪，而不可用之以补正。然而苍术善用之，交验如响。如人心气痛，乃湿夹寒邪，上犯膻中也。苍术不能入膻中，然善走大肠而祛湿，实其专功也。故与川乌同，引湿邪下行，使寒气不敢上犯膻中，而心痛立定。若不用苍术而用白术，则白术引入心中，反大害矣。

杨士瀛《仁斋直指方》：脾精不禁，小便漏浊淋不止，腰背酸痛，宜用苍术以敛脾胃，精生于谷故也。

贾所学《药品化义》：苍术，味辛主散，性温而燥，燥可去湿，专入脾胃，主治风寒湿痹、山岚瘴气、皮肤水肿，皆辛烈逐邪之功也。统治三部之湿。若湿在上焦，易生湿痰，以此燥湿行痰；湿在中焦，滞气作泻，以此宽中健脾；湿在下部，足膝痿软，以此同黄柏治痿，能令足膝有力；取其辛散气雄，用之散邪发汗，极其畅快。

黄宫绣《本草求真》：苍术性燥，燥胜湿，故可去热中之湿。治脾湿下流，肠风滞浊，带浊，须要审证辨用。然必禀体肥盛多湿者始宜，若形瘦多火切忌。至云服能轻身长生，不过因其湿去之谓，岂真能入仙境之地域。本草多有长生不老之说，欺世惑民，以致药品真义不出耳。

张山雷《本草正义》：苍术，气味雄厚，能彻上彻下，燥湿而宣化痰饮，芳香辟秽，胜四时不正之气，对时疫之病多用之。凡湿困脾阳，倦怠嗜卧，肢体酸软，胸膈满闷，甚至填胀而舌浊厚腻者，非茅术芳香猛烈，不能开泄，而痰饮弥漫，亦非此不能化。及湿热郁蒸，发为疮疡流注，或寒湿互结，发为阴疽酸痛，但有舌浊不渴见证，茅术味，最为必需之品。

施今墨《施今墨对药临床经验集》：本品确有敛脾精、止漏浊之功，用于治疗糖尿病，屡获显效。

胡心藻《中药类比歌诀》：苍术气味雄厚，彻上彻下，能燥三焦之湿邪，搜肌肤之风，长于燥湿运脾。本品苦温而燥，芳香化湿，性升散，既去在表之风寒湿邪，以发汗解表，又能燥脾湿，升清阳，以悦脾快气；既能祛筋骨间风寒湿邪，以通痹止痛，又能调升降之机，和中止呕，化湿止泻，其化湿之力强；兼能明目。若与清热药相配，还可以治湿热下注、足膝痿软、带下、湿疮等证。苍术又善行，其消食纳谷，止呕泄而泻水开郁，为独长。

谭同来《常用中药配对与禁忌》：苍术芳香辛散，苦温燥烈，外能行上下，内能走脾土，既能燥内湿，又可祛外湿，兼散表寒。善走气分，性燥主升，入中焦，能燥湿浊，以健脾胃，除秽浊以悦脾胃，解湿郁以快气机。对于湿浊阻滞中焦的病证最为适宜，为治疗该证的主药。辛香燥烈，走而不守，能开肌腠而发汗，祛肌表之风寒表邪。虽为辛温发散之品，然发汗解表之功不显，而长于胜湿，故以风寒表证夹湿最为适宜。苍术辛香苦燥，具有芳香化浊，辟秽逐疫之功，故可用于各种疫病、瘴疟之病。辛温燥烈之品，易耗气伤阴，故阴虚内热及气虚多汗者忌服。

胡爱萍《病证通用中药》：苍术辛苦而温，归脾、胃、肝经，其性雄壮而上行，能升举清阳而明目。故可用治多种目疾，尤善治雀目。

黄和《中药重剂证治录》：苍术辛苦温，归脾胃经，通散之剂，兼可补脾，能升能降，善散善行，既通且补，内而脏腑，外而肌表，凡风寒湿邪，皆可祛之。有燥湿健脾，祛风除湿之功效。

现代药理研究

本品含挥发油，主要成分为苍术醇和茅术醇的混合结晶物。尚有少量苍术酮、维生素 A 样物质、维生素 B 及菊糖等。具有抑制胃液分泌，保护胃黏膜，抗溃疡，调节胃肠运动，止泻，保护肝细胞，利胆，调整体内胰岛细胞水平，增强机体抗病能力，提高免疫力，减慢心率，镇静，降血糖，扩张血管，调节血压，利尿，抗缺氧，抗菌，抗病毒，抗癌，调整微量元素含量，降低耐药性，乌须发，润肌肤，驻颜色，明目等作用。

性能归纳

苍术，味辛，苦，性温，归脾、胃、肺经，无毒，为菊科草本植物茅苍术或北苍术的根茎。气味皆厚，芳香，为燥、散之剂。升、浮亦降，燥、动、峻、泄，亦补，走而不守，阳也，入气分，走上下，达内外，行表，入里之性能。燥湿健脾，祛风湿，解表。

性能应用

苍术辛香而苦，芳香化湿，用于湿浊阻中证，且具温燥之性，芳香化湿，苦燥脾湿，以除中焦秽浊之气，又能健运脾胃，促进运化，为燥湿健脾要药。故对湿浊阻中，脾失健运而致的脘腹胀满、困倦乏力、食少纳差、呕恶泄泻、舌苔白腻等，最为适宜。常与厚朴相须为用，既能增强化浊燥湿之效，又能消除胀满之证，提高疗效，如《和剂局方》之平胃散，以其与厚朴、陈皮等药同用。若水湿泄泻，大便清稀，甚如水样，脘腹胀满，常与利水渗湿药配伍，以分清别浊，如《丹溪心法》之胃苓汤，以其与茯苓、猪苓、泽泻等药同用。若脾虚湿盛，水肿，或痰饮，常与白术、茯苓等利水健脾药配伍，以健脾除湿。若寒湿困脾，身重肢冷，口淡不渴，脘闷胸胀，可与肉桂、干姜等温里药配伍，以温化寒湿。用于湿热疮疹，或湿热脚气有痛等，常与黄柏配伍，如《丹溪心法》之二妙散。

苍术，辛散苦燥，能祛风散寒除湿，温通关节，用于风湿痹证。又因本品长于祛湿，故对痹证而湿胜者尤宜。常与祛风湿药配伍，如《类证治裁》之意苡仁汤，以其与意苡仁、独活、羌活等药同用。用于湿热痹痛，常与清热药配伍，如《本事方》之苍术白虎汤，以其与石膏、知母等药配伍同用。

苍术辛散，能开腠理，发汗解表，用于风寒表证。本品能祛除风寒邪气，又长于胜湿，故多用于风寒表证而挟湿的恶寒发热、头痛身疼、无汗者。常与辛温解表药配伍，以增强发汗解表之功，如《和剂局方》之神术散，以其与羌活、防风、白芷等药同用。

此外，本品尚能明目，可用于多种目疾。治夜盲及眼目昏涩，可单用，或配伍应用，如《圣惠方》以本品与羊肝蒸煮同食。

个人体会

长夏为中，主湿气。湿邪之为病，有内湿、外湿之分。外湿多由寄居潮湿、涉水、淋湿等外来湿邪侵袭；内湿则因脾失健运，水湿停聚而成。伤于外湿者，湿邪困脾，健运失职则湿浊内生。而脾阳虚损，水湿不化，则易招致外湿侵袭矣。湿者，水也。滞重下行，易损阳气，故为阴邪，最易留滞于脏腑，阻遏气机，滞阻经络也。若外来湿邪侵袭，或湿温，或暑湿，山岚瘴湿，或湿邪痹着经络，筋脉关节，出现恶寒发热，身重体倦，或关节痹着，屈伸不利也。脾居中州，最先受邪，脾为阴土，喜燥恶湿。湿邪客居于脾则脾困不运，脾困则脾阳不振，欲食不消，食不化，脘腹饱满，嗳腐吞酸，乏力纳呆。脾困不运则水湿停聚，腹泻、水肿、腹水。《素问》有："湿胜则濡泄，甚则水闭，胕肿。"湿滞不运则脾伤，脾精不禁，流注下焦则漏浊、带下。脾精流失则阴亏，消渴、尿糖、目盲也。脾湿不运，湿滞化浊，浊者，秽浊不清，尿浊，带下，湿疹，浸淫流水也。湿邪黏滞，滞郁不行，留滞脏腑，阻遏气机，发为六郁。湿气者六郁之首，故胸膈满闷，脘腹胀满，食少不化也。

苍术，苦辛而温，气味芳香，温散燥湿，芳香化湿，能升能降，通行敛涩，走内外，达三焦，疏散阳明之湿，苦燥脾胃之湿。散湿、化湿、燥湿，去周身之湿，为去湿邪为病之总药、要药也。且性情慓悍，纯阳之物，可散在表之风寒湿邪。去湿温、暑湿，辟山岚瘴湿；去湿邪痹着，筋骨关节，痿痹不行也。其气味雄厚，彻上彻下，燥三焦之湿，除秽浊之气，燥湿健脾，促运化，发谷气，为燥湿健脾之要药。升清阳，去湿浊，敛脾精，充养清窍。内外、上下、表里之湿邪皆去则郁解滞开，湿气为六郁之首，故为总解六郁之仙药也。《玉楸药解》曰："燥土利水，泄饮消痰，行瘀开郁，去漏化癖，除癥，理吞酸去腐，辟山川瘴疠，回筋骨痿软，消溲溺之混浊。"《中药大辞典》总结："健脾、燥湿、解郁、辟秽。治湿盛困脾，倦怠嗜卧，脘痞腹胀，食欲不振，呕吐泄泻，痢疾疟疾，痰水水肿，时气感冒，风寒湿痹，足痿目盲。"总为祛湿邪为病之总药，祛湿辟邪而不可用以扶正，辛散发汗亦不为解表之药。辛散燥湿，能燥竭脾家津液，有损脾阴，故内热、阴虚、津液亏耗、血虚气弱、表虚自汗者慎用。

砂 仁

古今理性录

朱震亨《本草衍义补遗》：安胎、止痛、行气故也。止休息痢，其名缩砂蜜也。

李中梓《雷公炮制药性解》：砂仁为行散之剂，故入脾胃诸经。性温而不伤于热，行气而不伤于克，太阴经要剂也，宜常用之。

缪希雍《本草经疏》：缩砂蜜，气味辛温，阳药也。凡腹痛属火，泄泻得之暑热，胎动由于血热，咽痛由于火炎，小儿脱肛由于气虚，肿满由于湿热，上气咳逆由于火冲迫肺，而不由于寒气所伤，皆须详察鉴别，难以概用，误则有损无益，勿易视之。本非肺经药，今亦有用之于咳逆者，通指寒邪郁肺，气不得舒，以致咳逆之证。若咳嗽多缘肺热，此药即不应用矣。

李时珍《本草纲目》：按韩愻《医通》云肾恶燥，以辛润之，缩砂仁之辛，以润肾燥。又云：缩砂仁醒脾开胃，引诸药归宿丹田，故补肾药用同地黄丸蒸，取其达下之旨也。

倪朱谟《本草汇言》：砂仁，温中和气之药也。若上焦之气梗逆而不下，下焦之气郁遏而不上，中焦之气凝聚而不舒，用砂仁治之，奏效最捷。然古方多用以安胎何也？盖气结则痛，气逆则胎动不安，此药辛香而窜，温而不烈，利而不削，和而不争，通畅三焦，温行六腑，暖肺醒脾，养胃养肾，舒达肝胆不顺不平之气，所以善安胎也。

贾所学《药品化义》：砂仁，辛散苦降，气味俱厚，主散结导滞，行气下气，取其香气能和五脏，随所引通行诸经。若寒湿冷泻，腹中虚痛，以此温中调气；若脾虚饱闷，宿食不消，以此散滞化气；若胎气腹痛，恶阻食少，胎动不安，以此运行和气。

陈士铎《本草新编》：砂仁，只可为佐使，以行滞气，所用不可过多，用之补虚丸中绝佳，能辅诸补药，行气血于不滞也。砂仁止入脾，而不入肾，引补肾药入于脾中则可，谓诸补药必借砂仁。引其由脾以肾，则不可也。

黄元御《玉楸药解》：缩砂仁，和中调气，行郁消滞，降胃阴而下食，达脾阳而化谷，呕吐与泄泻皆良，咳嗽与痰饮俱妙，善疗噎膈，能安胎妊，调上焦之腐酸，利下气之秽浊。清升降浊，全赖中气，中气非旺，则枢轴不转，脾陷胃逆，和中之品，莫如砂仁，冲和调达，不伤正气，调醒脾胃之上品也。

张介宾《景岳全书》：和脾行气，消食逐寒，除霍乱，止恶心，消胀满，安气滞之胎，却腹痛，治脏寒之泻，止小便泄痢。快胸膈开痰，平气逆咳嗽、口齿浮热。止女子崩中、鬼气奔豚。欲其温暖，须用炒研。入肺肾膀胱，各随使引。

卢之颐《本草乘雅半偈》：即虚可补，胎可安，崩可填，惊可镇，痛可定，滑可涩，脱可收，渗可弥，奔豚可下。及秋不能由外而内，冬不能自上而下，与命门火衰，不能纳气归元者，亦可使之从降从入矣。并命门火衰，不能生土，及春不能自下而上，夏不能从内而外者，亦可使之从升从出矣。乃若解毒散滞，伸筋舒郁，化痞却痛，彻饮调中，开噎膈，摄吐逆，此正开发上焦，宜五谷味，苏胃醒脾之功力也。毋仅瞻其升出，失却其降入，顾名思义，俯循垂象，则得之矣。

张璐《本经逢原》：能引诸药归宿丹田，治脾虚泄泻，宿食不消，泻痢白沫，腹中虚痛，寒饮胀癖，噎膈呕吐，和中行气，止痛安胎，用之悉效。纳气归肾，下气安肺，和气益脾。唯新产妇忌之，恐气骤行动血也。又血虚火炎咳嗽禁用，妊妇气滞者宜服。若气虚者多服，反耗其气，多致难产。南人性喜条畅，食品每多用之；北人性喜潜藏，药中亦罕用者。

黄宫绣《本草求真》：入大肠则于赤白泻痢有效。泻痢由于寒湿者宜用，热湿者勿用。至云止痛安胎，并咽喉口齿浮热能消，亦是中和气顺之意。胎挟寒滞者始宜，热属虚浮者方用。若因实热而云胎气不和，水衰而见咽喉口齿燥结者服之，岂能是乎？故虚实二字，不可不细辨而详察耳。

张山雷《本草正义》：虽辛温能升，未尝不治中上二焦之气，而本乎地者亲下，尤以专治肝肾为特长。

胡心藻《中药类比歌诀》：砂仁，辛散温通，气味芳香，馥郁，温而不燥，行而不破，通畅三焦，温行六腑，有理气醒脾，疏理气机之功。其气香入脾胃，能行气化湿，醒脾和胃。凡是湿阻，气滞所致之脘腹胀痛等脾胃不和诸证，皆可用之，尤其对寒湿气滞最为适宜。故能温中暖胃，利气快膈，可用于脾胃虚寒证，同时亦可用于肝郁气滞证，胎动不安，腰膝胀痛，或脾胃虚弱，胎气上逆之呕吐、恶阻。此外，本品尚可用于痰气阻结，胸腹胀闷疼痛者。砂仁既能治咳逆噎膈之上焦病证，又能治腹胀纳呆等中焦病证，同时还能治冷痢、滑泻、肾寒奔豚等下焦疾患。但砂仁既非上焦之品，又非下焦之药，而是中焦之专药。中焦为气机升降之枢纽，脾升胃降，维持体内气机之运行。砂仁辛散温通，气味芳香，入脾胃经，行气化滞，升清降浊，能消除脾胃升降失司，气机阻滞之病机，同时又能温中散寒，醒脾化湿，以解除脾胃气滞，湿阻之病因。其可通过运行中焦气机，而达到通调三焦的功能。砂仁辛温助火，耗气伤阴，故阴虚血燥、火热内炽者慎用。

谭同来《常用中药配对与禁忌》：砂仁，辛温芳香，香气较浓，温燥之性略强，但温而不燥。作用偏于中下二焦，善理脾胃之气滞，有化湿、行气、温中之功。而且行气而不破气，调中而不伤中。长于燥湿散寒，温脾止泻，兼能理气安胎，故为治脾胃虚寒、泄泻、脘腹疼痛及妊娠恶阻、胎动不安之要药。又善于行气宽中，醒脾开胃，多用于胃寒，升降失司，或肝气反胃，而致胃失和降、呕吐、呃逆者。又长于开胃消食，偏用于和中消食，除痞闷，兼能引气归肾。壳砂仁之气味清淡，温性略减，功效薄弱，胸痞胃呆，肝胆脾弱者宜之，取其宽中开胃之功。

胡爱萍《病证通用中药》：砂仁，辛散温通，气味芳香，温燥舒达，入脾胃，既能宣化湿浊而醒脾和胃，又能通行滞气而消除胀满，且化湿、醒脾、行气、温中之功均佳，故为醒脾、调胃之要药。凡湿阻、气滞、脘腹胀痛皆可选用，尤以寒湿气滞最宜。

现代药理研究

本品含挥发油，有芳香健胃作用，可增强胃的功能，促进消化液的分泌，并可增进肠道运动，排出消化管内的滞气，起到帮助消化、消除肠胀气等症状的作用。

性能归纳

砂仁，味辛，性温，归脾胃经，无毒，为姜科草本植物阳春砂或海南砂或缩砂的干燥成熟果实。芳香浓郁，气味俱厚，为温、散之剂。沉、降，能升，燥、缓、动、泄，走而能守，阳也，入气分，亦入血分，走上下，入内达里之性能。化湿、行气、温中、止呕、安胎。

性能应用

砂仁，气味芳香，善入脾胃，长于化湿醒脾，行气和胃，温中散寒，为化湿行气，醒脾和胃之良药，用于湿浊困脾之证。若湿浊中阻，脘腹胀痛，食少纳呆，呕吐腹泻，常与白豆蔻等化湿药同用，以增强化湿行气之效。而本品又长于行气温中，故对于寒湿气滞者尤宜。若寒湿内阻，脘腹胀闷冷痛，食少腹泻，常与草豆蔻、干姜等温中化湿药配伍。若脾胃气滞，脘腹胀满作痛，常与木香、枳实等行气止痛药配伍。若脾虚气滞，食少纳差，脘腹胀闷，常与补气健脾药配伍，如《张氏医通》之香砂六君子汤，以其与人参、白术等药同用。

砂仁辛温，善于温脾暖胃，利气宽膈，并能止呕、止泻，用于脾胃虚寒之吐泻。若用于脾胃虚寒之吐泻之中焦虚寒，胃气上逆所致的脘腹冷痛、呕吐、呃逆者，常与温中止呕药配伍，如《经验方》之砂半理中汤，以其与干姜、半夏等药同用。若脾胃虚寒，清浊不分，腹痛泄泻者，可单用，如《小儿卫生总微论》之缩砂散，以本品为末拌猪肚服，治小儿滑泻、脱肛；亦常与干姜、白术等温中健脾药配伍。若治湿伤脾胃，升降失职，吐泻腹痛，本品又能化湿醒脾，止吐止泻，常与化湿和中、降逆止呕之品配伍，如《和剂局方》之六和汤，以其与藿香、半夏、木瓜等药同用。

砂仁，辛温，又能行气安胎，适用于胎动不安之证。可单用，尤多入复方。若气血不足，胎动不安者，常与补气养血药配伍，如《古今医统》之泰山磐石散，以其与人参、白术、熟地黄等药同用。若肾虚胎元不固，胎动不安者，常与杜仲、续断、桑寄生等补肾药配伍。若妊娠恶阻、呕恶不能食者，常与苏梗、白术等和胃安胎药配伍。

个人体会

中者，上下、左右联系之中心，枢机纽转园活之位也。土踞中州，其气阳也，助脾升，胃降，维持体内气机运行，升清降浊，全赖中气之冲和调达以完成。《临证指南》云："脾宜升则健，胃宜降则和。"脾胃之升降调和，五脏六腑皆安矣。《医宗必读》有："一有此身，必资谷气，谷入于胃，洒陈于六腑而气至，和调于五脏而血生，而人资之以为生者也，故为后天之本。"若中气非旺，枢轴不转，中联不实，升降失调，脾陷胃逆。脾之运化失职，水湿停聚，湿浊反困脾土，脾气混顿不醒，脾阳以厥不振，上不能布精心肺，下不能益养肝肾，旁反被肝客，五脏不和也。胃气通降失调，谷食不化，积滞反阻气机，气机运行不畅，滞郁脘腹则脘腹胀闷，痞塞纳呆。气逆上攻则咳逆噫膈，反胃呕吐。气陷不收则冷痢滑泻，肾寒奔豚。《素问》云："清气在下则生飧泻，浊气在上则生䐜胀。"上下三焦俱病也。

砂仁，味辛性温，阳药也。辛散温通，辛而能润，温润相濡，为温润之剂。《临证指南》云："太阴湿土得温而运，阳明燥土得润自安。"然本品温而不燥，润而不滞，芳香馥郁，主入脾胃二经。温煦脾阳则脾阳振奋，胃得温润则通降顺利。脘腹冷痛，饮食不化，积滞胀满，冷泄呕恶之脾胃虚寒证得解。又能引阳下归丹田而由脾入肾，《医通》云："肾恶燥以辛润之。"肾阳足则脾阳得助而出肾入脾。冷痢滑泄，肾寒奔豚能愈也。砂仁，辛散能行，芳香走窜，行而不破，散而不耗，利而不削，和而不争，又得温阳之推助。《玉楸药解》云："和胃阴而下气，达脾阳而化谷。"故能散滞行积，通利胃肠，为通达调和之药。调升降，出入，上下，和中气，醒脾，开胃。通调五脏，温行六腑，和中消食，和降脾胃，和胃醒脾，和解肝胃。脾胃和，肝胃和，脾肾和，肺肾和，三焦诸经皆冲和调达，为和中之正品也。《玉楸药解》云："和中之品，莫于砂仁，冲和调达，不伤正气，调醒脾胃之上品也。"《本草汇言》亦曰："温中和气之药，若上焦之气梗逆而不下，下焦之气郁遏而不上，中焦之气凝聚而不舒，用砂仁治之，奏效最捷。"

总之：砂仁，味辛性温，主入脾胃二经，行散温通之剂，辛能行散，温能助阳，阳气振则通利，脾胃升降调和，不燥湿则湿化浊去，不理气亦滞散气消，实乃温通、行散之功也。佐使之药，以行滞气，故能辅助补药行气血而不滞。《本草新编》谓："砂仁入脾而不入肾，引补肾药入脾则可，谓诸补药必借砂仁以行滞气"。辛温助火，耗气伤阴，故阴虚血燥，火热内炽者慎用。含挥发油，煎剂应后下。

草豆蔻

古今理性录

朱震亨《本草衍义补遗》：草豆蔻，性温，能散滞气，消膈上痰，治风寒客邪在胃。若明知身受寒邪，日食冷物，胃脘作痛，方可温散，治一切冷气，用之如鼓应桴。或湿痰郁结成病者，亦效。若热郁者不可用，恐积温成热也。

李时珍《本草纲目》：草豆蔻治病，取其辛热浮散，能入太阳、阳明，除寒燥湿，开郁化食之力而已。脾胃常多寒湿郁滞之病，故食料必用，与之相宜。然过多亦能助脾热，伤肺损目。

杜文燮《药鉴》：唯其气热，故能治风寒客邪，一切冷气及呕吐诸证。唯其味辛，故能散滞气，除胃脘之刺痛，及两胁之气逆。

李中梓《雷公炮制药性解》：主风寒客邪在胃，其余与白者同功，而性燥急，不及白蔻有清高之气。多食大损脾胃，胃火者大忌。

缪希雍《本草经疏》：豆蔻，辛能破滞，香能入脾，温热能祛寒燥湿，故主温中及寒客中焦、心腹痛、中寒呕吐也。脾开窍于口，脾家有积滞，则瘀而为热，故发口臭，醒脾导滞，则口气不臭矣。辛散温行，故下气。寒客中焦饮食不消，气因闭滞则霍乱。又散一切冷气，消酒毒者，亦燥湿破滞，行气健脾开胃之功也。心痛、胃脘痛由于火而不由于寒；湿热瘀滞、暑气外侵而成滞下赤白、里急后重，及泄泻暴注、口渴；湿热侵脾因作胀满，或小水不利，咸属暑气湿热，皆不当用，犯之增剧。

张璐《本经逢原》：若明知口食寒物，胃脘作痛，或湿郁成病者，用之神效。若热郁者不可用，恐积温成热也。然多用能助脾热，伤肺损目，故阴虚血燥者忌之。

黄宫绣《本草求真》：辛热香散，燥湿除寒，性兼有涩。但此止逐风寒客在胃口之上，症见当心疼痛。故凡湿郁成病而见胃脘作痛，服之最为有效。若使郁热内成，及阴虚血燥者，服之为大忌耳。

胡心藻《中药类比歌诀》：草豆蔻，辛香走窜，辛温燥烈，气味浓厚，入脾胃经，燥湿化浊，温中止呕，健脾止泻，且有行气开郁之功。常用治脾胃气不畅，寒湿郁滞之呕吐，胃寒腹痛、脘腹胀满者为宜，并可代砂仁、豆蔻用。

刘典功《中药指征相类鉴别应用》：草蔻，气味芳香而燥烈不甚。除燥湿散寒之外，尚有温胃醒脾、止呕之功效。又有辛散温通，寒去气行，则气滞寒凝之脘腹冷痛可止。本品不宜久服、过服，可助脾热而耗散正气。

现代药理研究

草豆蔻含挥发油和黄酮类物质，对金黄色葡萄球菌、痢疾杆菌、大肠杆菌有抑制作用，对离体肠管低浓度呈兴奋作用，高浓度则为抑制作用。草豆蔻浸出液能使胃蛋白酶的活力明显升高。

性能归纳

草豆蔻，味辛，性温，归脾、胃经，无毒，为姜科草本植物草豆蔻的近成熟种子，气味芳香浓厚。为行、散之剂。沉、降、升、浮、燥、烈、动、泄，走而不守，阳也，入气分，走上下，行里达内之性能。燥湿，行气，温中，止呕。

性能应用

草豆蔻，味辛性温，芳香化湿，入脾胃经，长于燥湿化浊，温中散寒，行气消胀，用于寒湿阻中证。若寒湿困阻脾胃，阳气不振，气机不畅，胃脘冷痛作胀，多与温中行气药配伍，如《内外伤辨惑论》之厚朴温中汤，以其与干姜、厚朴、陈皮等药同用。

草豆蔻，辛温而燥，能温中散寒，降逆止呕，运脾止泻，用于中寒吐泻证。治中焦虚寒、脘腹冷痛、恶心呕吐者，常与温中止呕药配伍，如《博济方》之草豆蔻散，以其与高良姜、肉桂、陈皮等药同用。治脾胃虚寒、久泻不止者，多与温中上泻药配伍，如《圣济总录》之草豆蔻散，以其与高良姜、肉豆蔻等药同用。

个人体会

客邪者：外来之邪气也。《本草衍义补遗》云："风寒客邪在胃。"包括寒凉之邪，风寒、寒湿之邪，冷饮、冷食之邪，独客或直中胃脘，胃脘中寒，"寒性收引"则胃脘挛急，呈阵发性疼痛，绞痛，或寒中呕逆。若素体阳虚，寒冷之邪客伏胃脘，则阴寒凝滞，寒湿互滞，胃脘隐痛，胀闷不适。或寒湿、冷饮、凉食诸寒凉之邪复客于胃，"寒为阴邪，易伤阳气"，而致中阳不振，升降失调，胃气通降受阻，脾之运化失职，寒湿滞郁不行，则脘腹冷痛胀满，泄泻呕吐也。《本草纲目》云："脾胃常多寒湿滞郁之病。"

草豆蔻，味辛性温，气芳香，辛行辛散，温燥温通，芳香化湿。主入胃经，散胃寒，祛风寒客邪在胃。治胃受寒邪，日食冷物，胃脘作痛之症。《药鉴》谓：唯其气热，故能治风寒客邪，一切冷气。唯其味辛，故能散滞气，除胃脘之刺痛。本品温散，治一切风寒客邪在胃。又能散积滞，行散寒、湿、食、气之滞郁在胃，阻碍气机运行而出现脘腹胀满，两胁气逆，疼痛呕吐等。《本草衍义补遗》曰："草豆蔻，性温，能散滞气，消膈上痰，治风寒客邪在胃。若明知身受寒邪，日食冷物，胃脘作痛，方可温散，治一切冷气，用之如鼓应桴。"

总之，草豆蔻，辛温燥烈，气香走窜，气味俱厚，主入胃经，温胃散寒，温中止呕，且有行气开郁之功，温中止痛。常用治胃受寒邪，胃脘疼痛、胀满、呕逆等。寒冷之邪得以温散，积郁之实得以行散，胃气升降畅通，湿去脾醒，胃开食进，疼痛呕吐皆愈。为温胃散寒，行滞止痛之良药也。辛温燥烈，热郁者不可用，恐积温成热。助脾热，耗散正气，伤肺损目，故阴虚血燥者忌服。

白豆蔻

古今理性录

陈嘉谟《本草蒙筌》：散胸不冷滞，益膈上元阳。温脾土却痛，退目云去瘴。止胃翻胃呕，消积食膨。

杜文燮《药鉴》：其用有五：肺经本药，一也；散胸中滞气，二也；除感寒腹痛，三也；温暖脾胃，四也；赤眼暴发，白睛红，用少许即愈，五也。

李中梓《雷公炮制药性解》：白豆蔻辛宜入肺，温为脾胃所喜，故并入之。大抵辛散之剂，不能补益，《药性》称其补上焦元气，恐无是理，但不甚刻削耳。世俗不察而信之，误人不少。治寒气甚效。肺胃中有火及虚者忌之。

缪希雍《本草经疏》：白豆蔻感秋燥之令，而得乎地之火金，故其味辛，其气大温，其性无毒。味大辛也，气大热也，宜其主积冷气，及伤冷吐逆，因寒反胃也。暖能消物，故又主消谷，温能通行，故主下气。东垣用以散肺中滞气，宽膈进食，去白睛翳膜，散滞之功也。白豆蔻辛温，其治在因寒呕吐反胃，其不因于寒及阳虚者，皆不得入，故凡火升作呕，因热腹痛，法咸忌之。

张璐《本经逢原》：散肺中滞气，治脾虚疟疾，呕吐寒热，能消能磨，流行三焦，营卫一转，诸证自平。古方治胃冷积气，呕逆反胃，消谷下气，宽膈进食，解酒毒，皆相宜也。若火升作呕，蕴热作痛者勿服。

黄宫绣《本草求真》：本与缩砂密一类，气味既同，功亦莫别。然此另有一种清爽妙气，上入肺经气分，而为肺家散气要药。且其辛温香窜，流行三焦，温暖脾胃，而使寒湿膨胀，虚疟吐逆，反胃腹痛，并翳膜必白睛见有白翳方用。目眦红筋等症悉除。不似缩砂密辛温香窜兼苦，功专和胃醒脾调中，而于肺肾他部则止兼而及之也。是以肺胃有火，及肺胃气薄切忌。

赵其光《本草求原》：按白豆蔻能和寒热之气，故升阳剂中、降收剂中，与寒热互用之剂，皆可用之。佐以血药又能通润二肠，佐气行血自润，不论血寒血热，俱可于寒热方中少佐之，以行其升降。故海藏谓其理脾胃元气，补肺气，收脱气。

张山雷《本草正义》：唯白豆蔻其气清香，辛烈视彼为优，而无涩口之味，则芳香之气，尤善上行，开泄上焦气滞。

施今墨《施今墨对药临床经验集》：善上行入肺，以宣发理气，行气止痛；中入脾胃，以化浊散寒，开胃消食。治上中二焦一切寒湿气滞，胸闷不舒，脘腹胀痛，呕吐，呃逆等症。又治湿温病初起时，头重胸闷，体倦无力，小便短赤，大便溏泄，舌苔白腻等症。

焦树德《用药心得十讲》：本品有芳香行气，温燥化湿之特长，可用治夏秋之交发生的温湿病，配伍三仁汤可收到辛开、苦降、渗淡的功效，是治疗湿温最常用的药。

胡心藻《中药类比歌诀》：白豆蔻，芳香气清，辛温而不燥，偏用于中上二焦，化湿、行气、温中，善调脾肺之气滞。长于清降肺胃，醒脾化湿，清爽开胃，温中止呕。无论湿邪内阻中焦，或外感时令之湿邪。湿与热合，胶结不解，均可随证配用，尤对脾胃虚弱之寒湿证为宜。白蔻壳微温，具理气宽中，止呕之功。然其力弱，可用于气滞腹胀、纳呆、呕吐之轻症。

谭同来《常用中药配对与禁忌》：白豆蔻辛温芳香，入中焦脾胃，有化湿醒脾，行气宽中之功。本品芳香气清，温燥之性较弱。偏于调畅胃气，以止呕止痛为长。

胡爱萍《病证通用中药》：白豆蔻辛温芳香，辛能行气宽中，温能散寒暖胃，芳香能够化湿止呕，具有化湿、行气、温中、止呕之功。湿化气行，脾胃得温，则中焦调和而呕吐自止。尤以胃寒湿阻，气滞之呕吐最为适宜。白豆蔻辛温，阴虚血燥者慎用。入汤剂应后下。

现代药理研究

本品含挥发油，其主要成分为右旋龙脑及右旋樟脑。本品能促进胃液分泌，增进胃肠蠕动，制止肠内异常发酵，祛除胃肠滞气，具有良好的芳香健胃作用，并能止呕。果壳水煎剂对志贺氏痢疾杆菌有抑制作用。

性能归纳

白豆蔻，味辛，性温，归脾、胃、肺经，无毒，为姜科草本植物白豆蔻的成熟果实。气香清爽，俱厚，为行、散、温、和之剂。沉、降、升、浮，动、缓、燥、泄，走而不守，阳也，入气分，走上下，入里达内之性能。化湿、行气、温中、止呕。

性能应用

白豆蔻，味辛性温，气清香，能化中焦湿浊，行脾胃之气，用于湿浊阻中证。若湿浊阻中，脾胃气滞，脘腹胀满，不思饮食，属寒湿阻中者，又能温中散寒，可单用，或与砂仁、厚朴等温中化湿行气药配伍使用。本品长于化湿行气，且温而不烈，故常配伍用于湿温初起，湿热阻中，脾胃气滞，胸闷不饥，舌苔浊腻。若湿邪偏重者，常与清利湿热之品配伍，如《温病条辨》之三仁汤，以其与薏苡仁、滑石等药同用。若热重于湿者，还应配伍清热燥湿药，如《温病条辨》之黄芩滑石汤，以其与黄芩、滑石等药同用。

白豆蔻，气清，能升能降，调畅胃气，和胃降逆而止呕吐，可用于多种呕吐证。又能温脾暖胃，化湿行气，而尤以胃寒湿阻气滞之呕吐者，最为适宜。可单用，亦可与除湿行气，降逆止呕药配伍，如《赤水玄珠》之白豆蔻散，以本品为末，酒送服。《沈氏尊生书》之白豆蔻汤，以其与藿香、半夏、橘皮等药同用。治小儿胃寒吐乳不食，可与砂仁、甘草等温胃和中之品同用。

个人体会

白豆蔻，味辛性温，气芳香。辛能行气宽中，温能散寒暖胃，气香走窜不守。能行三焦之积滞，散中宫之寒湿，入脾胃、肺经气分。虽得初秋之令，土金之火，但温而不烈，热而不燥，并辛亦不甚散，行亦不甚破，香窜不疾。况其芳香气清，另有一种清爽之气隐居其中，呈现一种洁而不浊，清而不混，清爽美好的意悦感觉，这种感觉将溶于其性能之中，贯穿在功用之内。辛散温和，清香馥郁之气，入肺能散肺中冷气，益膈上元阳，开泄三焦气滞。归脾胃则能温脾土，振脾阳，醒脾助运，芳香化湿，又可调胃气，温中暖胃，开胃进食，消食积之膨，降寒逆之呕。《本草经疏》曰："味大辛也，气大温也，宜其主积冷气，及伤冷吐逆，因寒反胃也。暖能消物，故又主消谷，温能通行，故主下气。"

白豆蔻，辛散温和，气香而清，中和之性，芳香化湿，调畅胃气，醒脾开胃，下气散滞，消谷进食，化湿浊，清湿热，能祛湿浊内阻。又可祛外感时令之湿邪，用治夏秋之交，湿与热合，胶结不解，寒热如疟，脘腹满闷，身重体倦，又不思饮食之湿温病证。焦树德在《用药心得十讲》中曰："本品芳香，有行气、燥湿、化湿之特长，可用治夏秋之交发生的湿温病。配伍'三仁汤'，可收到辛开、苦降、渗淡的功效，是治疗湿温最常用之药。"

总之：白豆蔻，辛散温和，芳香气清。温而不烈，热而不燥，辛不甚散，行不攻破，中正平和之药，有一种清爽微妙之气藏在其中。具有温中化湿，行气暖胃，宽中下气之功效，治气滞食积，胸闷脘胀，噎膈反胃等。施今墨在《临床经验集》中谓："善上行入肺，以宣发理气，行气止痛。中入脾胃，以化浊散寒，开胃消食。治上中二焦一切寒湿气滞，胸闷不舒，脘腹胀痛，呕吐，呃逆等。又治湿温初起时，头重胸闷，体倦无力，小便短赤，大便溏泄，舌苔白腻等。"和中之药，能和寒热之气，在升阳、降收及寒热互用时皆可用之。中和之药，有类似砂仁之功效，只是其气味功用更为缓和，功专和胃醒脾调中也。行散温和之药，能行气散滞。气虚及肺胃火盛者忌用。水煎剂应后下。

草 果

古今理性录

杜文燮《药鉴》：辟山岚瘴气，止霍乱恶心。辛则散宿食，立除膨胀。温则去邪气，且去冷痛。同缩砂能温中焦，佐常山能截疫疟。大都中病即已，不可多服，盖此剂大耗元气，而老弱虚赢之人，尤宜戒之。

李时珍《本草纲目》：草果，与知母同用，治瘴疟寒热，取其一阴一阳无偏胜之害，盖草果治太阴独胜之寒，知母治阳明独胜之火也。

张介宾《景岳全书》：能破滞气，除寒气，消食，疗心腹疼痛，解酒毒，治瘴疠寒疟，伤暑呕吐，泻痢胀满，反胃吐酸，开痰饮积聚噎膈，杀鱼肉毒，开郁燥湿，辟除口臭，及妇人恶阻气逆带浊。

张璐《本经逢原》：草果治病，取其辛热浮散，除寒燥湿，开郁化食，利膈上痰，解面食、鱼、肉诸毒。然疟亦有不由于岚瘴气，而实邪不盛者忌服。凡湿热瘀滞，伤暑暴注，溲赤口干者禁用。

黄宫绣《本草求真》：草果与草豆蔻，诸书皆载气味相同，功效无别，服之皆能温胃逐寒。然此味浮散，凡冒巅雾不正瘴疟，服之直入病所而皆有效。若使非由疯瘴，或因湿热而见瘀滞，则并禁焉。

张山雷《本草正义》：草果，辛温燥烈，善除寒湿而温燥中宫，故为脾胃寒湿之主药。心腹痛、呕吐，皆以寒湿而言。去口臭者，芳香之气，足以辟除恶臭。然口气皆胃中湿热污浊，蕴积不行，熏蒸为臭，此等辛温之药，虽能胜湿除陈气，究与蕴热者不能符合，盖止取芳香以治气标，多用之，必且助热滋甚，决非厌心切理之药。按岚瘴皆雾露阴湿之邪，最伤清阳之气，故辟瘴多用温燥芳香，以胜阴霾湿浊之蕴崇。草果之治瘴疟，意亦犹是。然凡是疟疾，多湿痰蒙蔽为患，故寒热往来，纠缠不已，治宜开泄为先。草果善涤湿痰，而振脾阳，更以知母辅之，酌量其分量，随时损益，治疟颇有妙义，固不必专为岚瘴立法。唯石顽所谓实邪不盛者，当在所禁耳。

施今墨《施今墨对药临床经验集》：草果善涤湿痰，而振脾阳。亦可用于治疗表里不和，乍寒乍热，寒热往来等。

焦树德《用药心得十讲》：草豆蔻偏于温中调胃，止呕消胀。草果偏于燥湿祛寒，除瘴截疟。

现代药理研究

草果仁含挥发油，此外含淀粉、油脂、微量元素。水煎剂对豚鼠离体肠管有兴奋作用。

性能归纳

草果，味辛，性温，归脾、胃经，无毒，为姜科草本植物草果的成熟种子。气味俱厚，为温、散之剂。沉、降、升、浮，燥、烈、动、泄，走而不守，阳也，入气分，走上下，达内外，入里之性能。燥湿散寒、截疟。

性能应用

草果，气浓味厚，辛温燥烈，其燥湿温中之力，皆强于草豆蔻，用于寒湿阻中证。对寒湿偏盛者更宜，常用于寒湿中阻，胃失和降之呕吐、呃逆，或寒湿阻中，脾郁失运，清浊相混之泄泻，并多与温中止呕或温中止泻药配伍。

草果，辛温燥烈，芳香燥湿散寒，辟秽化浊，又能截疟，用于疟疾。若用于寒湿偏盛之疟疾，多与截疟药配伍，如《和剂局方》之常山饮，以其与常山等药同用。

个人体会

寒湿之邪，属阴也，最伤人之清阳。夏秋暑月，卧露山林，饮食贪凉，涉水淋湿，寒湿之邪直中其身。寒热无汗，头身痛，倦怠乏力，脘腹挛急作痛也。或寒湿之邪以其"挥霍之间，便致缭乱"，突然发病，霍乱吐泻，烦闷不舒，腿肚转筋也。或素体阳虚，寒湿之邪蛰伏中州，滞郁阻中，胃失和降，脾失健运，脘腹胀闷，隐痛呕恶，不思饮食也。亦有夏秋相交，雾露阴湿，山岚瘴烟，乖戾之气所生病者。阴湿秽浊之气，邪伏半表半里，而致表里不和，邪正相争，寒热休作，而出现间歇性寒战、高热、汗出为特征的一种病证。《景岳全书》曰："南方瘴湿不常，人受其邪而致病者，名曰瘴疟。"

草果，气浓味香，辛温燥烈。芳香化湿，辛温祛寒，主入脾胃二经，除寒湿而温燥中州。有燥湿温中之力，温胃止呕之功，专祛寒湿阴邪直中、阻中之证，为祛脾胃寒湿之主药也。又能降寒气，破滞气，和降脾胃，有辛热浮散之性能，开郁化食，利膈上痰，疗心腹痛，去口臭，解面食、鱼、肉诸毒，有行滞开郁之用。本品温燥气香，芳香化湿，祛寒湿，振脾阳，祛浊辟秽，能胜阴霾湿浊之蕴崇，祛寒湿邪伏，纠缠不已，寒热往来之瘴疠寒疟。寒湿阴邪既去，以正伏邪，瘴疟可愈也。《药鉴》谓："辟山岚瘴气，止霍乱恶心，辛能散宿食，立除膨胀，温能祛邪气，且却冷痛。"

草果、草豆蔻，在诸本草书中，皆谓气味相同，功效无异，可相互代用，温胃散寒。只是草豆蔻偏于温中调胃，止呕消胀。草果则偏于燥湿祛寒，除瘴截疟。多与常山同用，为截疟、治疟疾之专药。《本草纲目》用草果配知母，同用治瘴疟寒热"取一阴一阳无偏胜之害，盖草果治太阴独胜之寒，知母治阳明独胜之火也"，颇有意思。温燥之药，阴虚有热，实邪不盛者，忌之。

利水渗湿药（上）

猪 苓

古今理性录

陈嘉谟《本草蒙筌》：通淋消肿满，除湿利小便。盖苦泄滞、甘助阳，淡利窍故尔。若久煎尝，损肾昏目。

李时珍《本草纲目》：气升而又能降，故能开腠里，与茯苓同功，但入补药不如茯苓也。开腠里，治淋肿脚气、白浊带下、妊娠子淋胎肿、小便不利。

杜文燮《药鉴》：其曰止遗精者，盖以脾家有湿热流入膀胱，因而用制于渗湿药中，遂能中病，岂可为止遗精之常法哉？其曰消渴利水除肿，固矣，然亦不可用为主剂，宜少用之，以佐泽泻也。又渴与肿，若肾虚所致者，皆不可用。

李中梓《雷公炮制药性解》：猪苓味淡、五脏无归，专入膀胱利水，今之泄者概用之，谓其去脾家之湿也，不知一于渗泄、逐水太过，水尽则伤肾昏目，不可不知。

缪希雍《本草经疏》：猪苓禀戊土之阳气，得风木之阴气。暑必兼湿，淡以利窍，引暑湿之气以小便出，所以分消之也。淡涌之性，故利水道。湿胜则身重，湿去则身轻。

倪朱谟《本草汇言》：猪苓，渗湿气，利水道，分解阴阳之的药也。此药味甘淡微苦，苦虽下降，而甘淡又能下利走散，升而能降，降而能升，故善开腠里，分理表阳里阴之气而利小便。

张介宾《景岳全书》：通淋消水肿，除湿利小便。因其苦，故能泄滞；因其淡，故能利窍，亦解伤寒湿热脚气白浊，亦治妊娠子淋胎肿。

陈士铎《本草新编》：通淋消肿满，除湿利小便泄滞，助阳利窍。功专于行水，凡水湿在肠胃、膀胱、肢体、皮肤者，必须猪苓以利之。

汪昂《本草备要》：升而能降，开腠发汗，利便行水，与茯苓同而不补。

张璐《本经逢原》：仲景治消渴脉浮，小便不利微热者，猪苓汤主之。病欲饮水而复吐，名曰水逆，五苓散主之。猪苓专司引水之功，久服必损肾气，昏人目。利小便之剂，无如此快，故不入补剂，非泽泻之比也。而《本经》又去久服轻身耐老，是指素多湿热而言，不可一律而推。

贾所学《药品化义》：猪苓味淡，淡主于渗，入脾以通水道，用治水泻湿泻，通淋除湿，消水肿，疗黄疸，独此为最捷。但不能为主剂，助补药以实脾，领泻药以理脾，佐温药以暖脾，同凉药以清脾。凡脾虚甚者，恐泄元气，慎之。

刘若金《本草述》：方书有云，湿在脾胃者，必用猪苓。按猪苓以阳畅阴，洁古所谓升而未降者是，阳也。

胡心藻《中药类比歌诀》：猪苓甘淡而凉，性主渗泄，先降后升，开腠里，助气化，而利三焦之湿，专攻湿邪，而无补益之性，能分泄表间之邪，其利窍行水之效胜。故凡水湿停滞之证，均可用之。但能导热下行，以胃有水湿而偏热者尤佳。

胡爱萍《病证通用中药》：猪苓，味甘淡而性平，主入肾与膀胱经，能开腠利窍，渗湿利水，且利水作用较强，故可用治水湿停滞的各种水肿。凡脾虚甚者，恐泄元气，慎之。

刘典功《中药指征相类鉴别应用》：猪苓，味淡性平，入脾、肾、膀胱经，利水渗湿，使水湿之邪从小便而出，但无补益心脾作用。阴虚目昏，无湿而渴者均忌用。

黄和《中药重剂证治录》：猪苓，甘淡而平，归肾、膀胱经。通、利之剂。长于渗湿气、利水道、开腠里、涤湿热之浊毒，有利水渗湿，分利阴阳，引火外泄。因其利水力强，治小便不利、水肿泄泻、淋浊带下、湿热黄疸等，但能亡津液，故久服易损肾气，宜慎之。

现代药理研究

本品含麦角甾醇、粗蛋白、可溶性分糖分、多糖等成分，具有利尿、抗肿瘤、调节肾上腺皮质功能、促进巨噬细胞功能、增强细胞和体液免疫、促进免疫细胞增殖、增强血小板聚集保肝、抗放射、抗诱变、抗衰老、抗菌等作用。

性能归纳

猪苓，味甘、淡，性平，归肾、膀胱经，无毒，为多孔菌科真菌猪苓的菌核。气味皆薄，为通、利之剂。沉、降，亦升，动、泄、燥、峻，走而不守，阴也，亦阳，入气分，下行，走表、里，达内、外之性能。利水渗湿。

性能应用

猪苓，甘淡性平，功专通利水道，利小便，祛水湿，其作用较茯苓为强，故凡水湿停滞之证均可选用，用于水湿停滞的小便不利、水肿、泄泻、淋浊、带下、脚气、黄疸等。若脾虚水肿，小便不利，常与补气利水药配伍，如《明医指掌》之四苓散，以其与白术、茯苓等药同用。若水热互结、邪热伤阴、小便不利者，可与利水清热养阴药配伍，如《伤寒论》之猪苓汤，以其与滑石、泽泻、阿胶等药同用。若湿热蕴结，小便淋湿，常与清热利尿药配伍，如《医宗金鉴》之十味导赤散，以其与淡竹叶、木通、滑石等药同用。若寒湿带下，常与温阳利水药配伍。

个人体会

利水渗湿者：弥漫散在者为湿，凝聚停蓄者为水，常水湿并提。使水邪缓缓渗透，形成尿液者为渗湿，使水道通利，排尿流畅为利水，合称渗湿利水。

猪苓甘、淡，性平微凉。甘助阳气，开腠里，助气化。淡利下窍，通水道，利水湿，分利阴阳之药也。阳气得助则气化出，水道通，利便行水；阳气走散则腠里，下窍利，渗利水湿，升中有降，降中有升。其利水作用大于渗湿，实为开通水道、通利小便之利水药也。性平微凉，可去湿热，导热下行，引火外泄，引湿热之气从小便出，升中有降，专司引水之功也。《本草汇言》曰："猪苓渗湿气、利水道，分解阴阳之药也。此药味甘淡微苦，苦虽下降，而甘淡又能下利走散，升而能降，降而能升，故善开腠里，分离表阳里阴之气而利小便。"多用治小便不利之水肿、泄泻、淋浊、带下、脚气、黄疸，及妊娠子淋胎肿之水湿停蓄不利之证，及小便不利而有热者。

总之：猪苓，甘淡而凉，性主渗利，先降后升，开腠里，助阳气，而利三焦之湿。先升后降，导热下行，引火外泄，引湿热之气从小便出。专功湿邪，而无补益之性，能利表里之邪利窍行水。不为君臣，乃辅助之药也。《药品化义》谓："入脾以通水道，独此为捷。但不能为主剂，助补药以实脾，领泻药以理脾，佐温药以暖脾，同凉药以清脾。"本品为通利之剂，恐泄元气，凡脾肾气虚、阴虚目昏者，慎用。

茯　苓

古今理性录

李时珍《本草纲目》：茯苓气味淡而渗，其性上行，生津液，开腠里，滋水之源而下降，利小便。所谓肺气盛者，实热也，其人必气壮脉强，宜用茯苓甘淡以渗其热，故曰小便多者能止也。

缪希雍《本草经疏》：并胸腑，调脏气，伐肾邪者，何莫非利水除湿，解热散结之功也。长益气力，保神守中，久服安魂养神，不饥延年者，补心脾，伐肾邪，除湿利窍之极功也。白者入气分，赤者入血分，补心益脾，白优于赤；通利小肠，专除湿热，赤亦胜白。病人肾虚，小水不利，或不禁，或虚寒精清滑，皆不得服。

陶宏景《名医别录》：止消渴、好睡、大腹、淋沥、膈中痰水、水肿淋结，开胸腹，调脏气，伐肾邪，长阴，益气力，保神守中。

朱震亨《丹溪心法》：茯苓淡能利窍，以甘助阳，除湿之圣药也。味甘平补阳，益脾逐水，生津导气。

王好古《汤液本草》：茯苓，伐肾邪，小便多能止之，小便涩能利之，虽利小便而不走气，酒浸与光明朱砂同用，能秘真。

邹澍《本经疏证》：夫气以润而行，水以气而运，水停即气阻，气阻则水淤。茯苓者，纯以气为用，故其治咸以水为事。凡此起阴以从阳，布阳以化阴，使清者条畅，浊者自然听退，或从下行，或从外达，是用茯苓之旨，在补不在泄；茯苓之用，在泄不在补矣。

张介宾《景岳全书》：利窍则心开益智，导浊生津；去湿则主水燥脾，补中健胃。祛惊痫、厚肠脏，治痰之本，助药之降。以其味有微甘，故曰补阳，但补少利多，故多服最能损目，久弱极不相宜。

张志聪《本草崇原》：茯苓位于中土，灵气上荟，主内外旋转、上下交通，故皆治之。久服安肝藏之魂，以养心藏之神。

贾所学《药品化义》：白茯苓，味独甘淡，甘则能补，淡则能渗，甘淡属土，用补脾阴，土旺生金，兼益肺气。主治肺胃不和、泄泻腹胀、胸胁逆气、忧思烦满、胎气少安、魂魄惊跳、膈间痰气。盖甘补则脾脏受益，中气既和，则津液自生，口焦舌干烦渴亦解。又治下部湿热、淋漓水肿、便溺黄赤、腰脐不利、停蓄邪水。盖淡渗则膀胱得养，肾气既旺，则腰脐间血自利，津道流行，益肺于上源，补脾于中部，令脾肺之气从上顺下，通调水道，以输膀胱，故小便多而能止，涩而能利。

汪昂《本草备要》：松根灵气结成，白者入肺、膀胱气分，赤者入心、小肠气分，补心脾白胜，利湿热赤胜，皮专能行水，治水肿腹胀，以皮行皮之义。

张璐《本经逢原》：此物有行水之功，久服损人，八味丸用之，不过接引他药归就肾经，去胞中久陈积垢，为搬运之功耳。是以阴虚精滑而不觉，及小便不禁者，皆不可服，以其走津也。其赤者入丙丁，但主导赤而已。其皮治水肿肤肿，通水道，开腠里，胜于大腹皮之耗气也。

黄宫绣《本草求真》：书曰健脾，即水去而脾自健之谓也。又曰定魄，肺藏魄，即水去而魄自安之意也。且水既去，则小便自开，安有癃闭之虑乎？水去则内湿已消，安有小便多见之谓乎？故水去则胸膈自宽，而结痛烦满不作。水去则津液自生，而口苦舌干悉去。故效亦从水湿既去而见。唯水衰精滑，小便不禁，非由水湿致者切忌，恐其走表泄气故耳。

姚澜《本草分经》：白者入气分，益脾宁心，渗湿。功专行水，能通心气，于肾入肺，泻热而下通膀胱。赤茯苓入心、小肠，专利湿热，余与白茯苓同。茯苓皮专行水。

焦树德《用药心得十讲》：茯苓渗淡利水，益脾宁心，兼有补益之性，祛邪扶正，均可使用，多用于补益剂中。

谭同来《常用中药配对与禁忌》：茯苓味甘而淡，入脾肾，甘能补脾，淡能渗泄，药性平和，既可祛邪，又可扶正，补而不峻，利而不猛，利水而不伤正，又无寒热之偏。实为利水消肿之要药，可治各种类型之水肿证。本品渗利水湿而通淋，尤以赤茯苓长于渗利水湿，用于湿热淋浊。肺为贮痰之器，脾为生痰之源。本品既健脾又渗湿，使湿无所聚，痰无由生，故适用于痰证及饮证。脾虚或有湿，脾运化功能失常，致使清浊不分，混杂而下，并走大肠而致泻。本品可分别清浊，利小便，实大便。本品既能健脾补中，又能渗湿止泻。既用于脾胃虚弱之食少纳呆、倦怠无力，又用于脾胃虚弱之便溏泄泻。本品味甘能补，入心脾，益心脾而宁心安神。味淡能渗湿，水湿不能上凌入心，故可用于多种类型之心悸、失眠、健忘等，尤以茯神疗效较佳。茯苓甘淡渗利，能升能降而助肾水上腾，生津液，开腠里，滋水源而下降利小便。

胡爱萍《病证通用中药》：茯苓味甘而淡，药性平和，甘可补益，淡能渗湿，为既可利水祛邪，又可补脾扶正之品。且利而不猛，补而不峻，故利水而不伤正气，为利水消肿之要药。入脾经，既能渗出湿邪，使湿无所聚，又能健脾补中，以助生化之源。气血生化有源，则血脉充盈，心有所养，故能补益心脾而宁心安神，常用治心脾两虚、水气凌心之心悸、失眠，还有"使心气下达于肾"之说。中焦脾虚则湿由此内生，湿困中焦，则脾困失运，脾虚湿盛则泄泻。本品既能利水渗湿，又能健脾补中而止泻，故尤善治脾虚湿盛之泄泻。虚寒滑精者忌服。

胡心藻《中药类比歌诀》：茯苓甘淡而平，药力和缓，既补又泻，而且补而不峻，泻而不猛，有利水而不伤正气之长处，善于健脾渗湿。治脾虚湿盛以寒湿为宜，兼有健脾益心、宁心安神之功。又善治心脾两虚，心神失养之惊悸、失眠等。茯苓利膀胱水湿，善治水湿为患的痰饮、水肿、小便不利，可疗脾虚湿盛的食少便溏及水肿。《世补斋医书》曰："茯苓一味，为治痰要药。痰之本，水也。茯苓可以利水、痰之动、湿也，茯苓又可以利湿。"《用药心法》云："茯苓淡能利窍，甘以助阳。除湿之圣药也，味甘平、补阳，益脾逐水，生津导气。"

黄煌《方药心悟》：丁光迪：茯苓能引药下行，王好古曾用四逆汤加茯苓治阴寒小便不通，并谓"非茯苓小便也，盖引热药下行，不入他经，为效速也"。可悟茯苓四逆汤的用药之妙也。

黄和《中药重剂证治录》：茯苓，甘淡性平，归心、肾、脾、肺经。通、利之剂。通利经络关节，通利九窍，通利湿气，通利水道也。补益心脾，和中益气，安神宜肠也。其性能升能降，能散能敛，能补能泄，有利水渗湿、健脾补中、宁心安神之功效。

现代药理研究

茯苓含茯苓聚糖、三萜类化合物、蛋白质、脂肪、卵磷脂、胆碱、组氨酸、麦角甾醇等。醇浸出剂有明显的利尿作用，含有茯苓的复方有较显著的利尿作用，而单用则利尿作用较弱，在健脾补益方中加则利尿作用加强，能增加尿中钾、钠、氯等电解质的排出。有强心、增加心肌收缩力作用，增强免疫，又能镇静、抗肿瘤、增强骨髓造血功能、抗变态反应、缓解肠胃痉挛、降低胃液分泌、制酸、抗溃疡、抗胃黏膜损伤、保肝降脂、抑制毛细血管通透性、降血糖，对金黄色葡萄球菌、大肠杆菌、变形杆菌等均有抑制作用。

性能归纳

茯苓，味甘、淡，性平，归脾、心、肾经，无毒，为多孔菌科真菌茯苓的菌核，部位不同，有白茯苓、赤茯苓、茯苓皮、茯神之别。气味皆薄，为通、利之剂。沉、降、亦升、缓、静、润、补、亦泄，走而能守，亦阴亦阳，入气分，走上、下、达内、外，入里、行表之性能。利水渗湿，健脾补中，宁心安神。

性能应用

茯苓，甘淡，淡能渗湿，甘能补脾，用于水湿所致的小便不利、水肿、泄泻、痰饮、带下等。本品既能祛邪，又能扶正，使其利而不伤，补而不滞，且药性平和，不偏寒热，作用和缓。故凡水湿为患为证，无论寒热虚实皆可用之，实为利水渗湿要药。若水湿壅滞、水肿、小便不利，常与相应的利水渗湿药配伍，以增强利水消肿之效，如《伤寒论》之五苓散，以其与猪苓、泽泻、白术等药同用。若寒湿停滞、脾肾阴虚水肿，常与温里助阳药配伍，如《伤寒论》之真武汤，以其与附子、生姜等药同用。若湿热带下，常与清热利湿药配伍，如《世补斋不谢方》之止带方，以其与黄柏、车前子、泽泻等药同用。若脾虚湿盛泄泻，常与健脾渗湿药配伍，如《和剂局方》之参苓白术散，以其与人参、白术、薏苡仁等药同用。若治湿痰咳嗽，常与化痰药配伍，如《和剂局方》之二陈汤，以之与半夏、橘皮等药同用。

茯苓味甘，健脾补中，用于脾虚证。本品能促进脾胃运化功能，适用于脾虚之证。若脾虚胃弱，食少纳差，倦怠乏力，常与补气健脾药配伍，如《和剂局方》之四君子汤，以其与人参、白术、甘草等药同用。若脾阳不运，水湿停蓄，痰饮咳嗽，常与助阳健脾之品配伍，如《伤寒论》之苓桂术甘汤，以其与桂支、白术等药同用。若脾胃虚弱，食不消化，腹胀便溏，常与健脾消食药配伍，如《证治准绳》之健脾丸，以其与人参、白术、山楂、神曲等药同用。

茯苓，味甘益阳，既能宁心安神，又能健脾补中，用于心神不宁、失眠、心悸，常多用于气血亏虚之心神不宁。若心肝血虚，虚烦不寐，常与养心安神药配伍，如《金匮要略》之酸枣仁汤，以其与酸枣仁等药同用。若心脾两虚，气血不足，心神不宁，失眠，心悸，健忘，多与补气血、安心神之药配伍，如《济生方》之归脾汤，以其与人参、当归、酸枣仁等药同用。

个人体会

茯苓，位于土中，乃松根灵气所结。藏生发之气，味甘淡，入气分。甘益脾气，气者为阳，淡渗水湿，湿者为阴，阳升阴降也。升而能降，降而能升，内外旋转循环，上下交通互济，益脾助阳，淡渗利阴也。益脾助阳者，运化有序，输布健旺，水湿不得停滞；益脾助阳，上升益肺气，滋水之上源而布津液；益脾助阳，上行入心，湿不凌心而宁心安神也。升而必降，脾肺之气从上顺下，以输膀胱，水道通调，津液流畅；渗淡利湿，归就肾经，益肾气，伐肾邪，腰脐自利，癃闭解，小便通矣；心气下达归肾，水火相济，上下交通，则神通致灵也，此乃升而必降之理。降而必升，脾肺心气下达，以助肾阳蒸腾上升，脾肺心反得受益。脾得肾阳相助，消化水谷，运化输布；肺得肾源相资，上源更充而生津液，止消渴；心得肾水相济，心君受益，心悸烦满解，口苦舌干除，此乃降而必升之理也。《本草崇原》曰："茯苓位于土中，灵气上荟，主内外旋转，上下交通，故皆治之。"《本经疏证》有："茯苓者，纯以气为用，故其治咸以水为事。凡此起阴以从阳，布阳以化阴，使清者条畅，浊者自然听退，或下行，或从外达。是用茯苓之旨，在补不在泄；茯苓之用，在泄不在补矣。"

茯苓，味甘淡性平，甘益脾，淡渗湿，健脾渗湿也。脾健则运化输布，水湿不得停蓄困脾；渗湿则渗利散在之脏腑、经络、腠里之湿气也。《本草求真》曰："书曰健脾，即水去而脾自健之谓也。又曰定魄，肺藏魄，即水去而魄自安之意也。且水既去，则小便自开，安有癃闭之虑乎？水去则内湿已消，安有小便多见之谓乎？故水去则胸膈自宽而结痛烦满不作，水去则津液自生而口苦舌干悉去。故效亦从水湿既去而见。"

总之：茯苓，味甘淡性平，气分之药，益脾气，助阳气，渗湿气，以脾为中心，升而能降，降而能升，旋转内外，上下交通，起阴以从阳，布阳以化阴，皆以气为用，健脾渗湿，湿去脾健，湿不再蓄，痰何以生，湿不上凌，心悸何有。以下行之性，除渗散在之湿，又能渗其热自小便出，引药下行归肾耳。淡渗之剂，气分之药，故单用利尿作用不显，多在健脾补益方中显其功也。是用茯苓之旨在补不在泄，茯苓之用在泄不在补矣。病人虚损，小便不利或失禁，或虚寒精滑，非由水湿而致者，皆不得服，恐其走表泄气耳。多服久服损目也。

茯苓，因部位不同而有别。菌核内部的白色部分为白茯苓，皮下的赤色部分为赤茯苓，带有松根的白色部分为茯神，亦称抱木茯神。传统习惯认为，白茯苓偏于健脾，赤茯苓偏于渗利湿热，茯神则偏于安神。此外，茯苓菌核的黑色外皮为茯苓皮，性味同茯苓，长于利水消肿也。

车前子

古今理性录

陈嘉谟《本草蒙筌》：通尿管淋漓涩痛，不走精气为奇；祛风热冲目赤痛，旋去翳膜诚妙。湿痹堪却，生产能催。益精强阴，令人有子。根叶捣汁饮之，治一切衄痢尿血。亦利水道，堪逐气癃。

李时珍《本草纲目》：大抵入服食，须佐他药，如六味丸之用泽泻也。若单用则泄太过，恐非久服之物。

李中梓《雷公炮制药性解》：车前子利水，宜入足太阳，行血宜入足厥阴。然逐水之剂，多损于目。《本草》云明目者以其清肝热，如釜底抽薪，非因泄水之功也。

缪希雍《本草经疏》：小便利则湿去，湿去则痹除。伤中者必内起烦热。甘寒而润下则烦热解，故主伤中。肾气固即是水脏足，故明目及疗赤痛。轻身耐老，即强阴益精之验。肝肾膀胱三经之要药也。车前子性走下窍，虽有强阴益精之功，若遇内伤劳倦、阳气下陷之病，皆不当用。肾气虚脱者，忌与淡渗药同用。

张介宾《景岳全书》：通尿管热淋涩痛，祛风热目赤翳膜，利水，能除湿痹。性滑，极善催生，兼治湿热泻痢，亦去心胸烦热。根叶生捣汁饮，治一切尿血衄血热痢，尤逐气癃利水。

倪朱谟《本草汇言》：车前子，行肝疏肾，畅郁和阳，同补肾药用，令强阴有子；同和肝药用，治目赤目昏；同清热药用，止痢疾火郁；同舒筋药用，能利湿行气，健运足膝，有速应之验也。设情动过节，膀胱虚，气艰于化而津不行、溺不出者，单用车前疏泄，闭愈甚矣，必加参、苓、甘、麦，养气节欲，则津自行，溺乃出也。

贾所学《药品化义》：车前子，主下降，味淡入脾，渗热下行，主治痰泻、热泻、胸膈烦热、周身湿痹，盖水道利则清浊分，脾斯健矣。取其味淡性滑，滑可去暑，淡能渗热，用入肝经，又治暴赤眼痛、泪出脑疼、翳瘴障目，及尿管涩痛、遗精尿血、癃闭淋漓、下疳便毒、女人阴癃作痛，或发肿痒。凡此俱属肝热，导热下行，则浊自清矣。

陈士铎《本草新编》：功专利水、通尿管最神，止淋沥泄泻，能闭精窍，祛风热，善消赤目，催生有功。但性滑，利水可以多用，以其不走气也。泻宜于少用，以其过于滑利也。近人称其力能种子，则误极矣。用通于闭之中，用泻于补之内，始能利水而不耗气。水窍开而精窍闭，自然精神健旺，入房始可生子，非车前之自能种子也。大约用之补药之中，则同群共济，多有奇功。未可信是种子之药，过于多用也。

张璐《本经逢原》：车前子专通气化，行水道，疏利膀胱湿热。阳气下陷，肾气虚脱人勿服。其叶捣汁温服，疗火盛泄精，甚验。若虚滑精气不固者，禁用。

黄宫绣《本草求真》：服固精药日久，须服此行房，即有子。及渗利而不走气，利膀胱水窍而不及命门精窍，故浊阴去而肾愈固，热去而目自明也。但气虚下陷，肾气虚脱，切勿服耳。

邹澍《本经疏证》：水道不利证任是溺涩气癃湿痹目赤，凡不痛者则非车前子可治，其金疮血不止衄鼻瘀血血瘕下血，凡小便不赤不烦不气逆者，皆不得用车前根叶矣。

张山雷《本草正义》：车前之子，光滑流利，而气味寒凉，淡而能渗，故专清热而通利水道。湿热郁滞，在上者泄之使下，在下者导之使行，滑利有余，苟非小便赤黄，不宜多服。古人以之催生下乳，则利窍行水之力可知。若以其平淡而忽之，亦足耗伤阴液于无形之中。又此物淡而无味，似非气分之药。然湿热壅塞，下焦气化不通，或胀或痛，或膀胱蕴湿、小肠疝气、用为辅佐，其应甚捷。

张锡纯《医学衷中参西录》：车前子能利小便，而骤用之亦无显然功效，唯将车前子炒熟，嚼服少许，须臾又服，约六点钟服尽一两，小便必徒然利下，连连不止。

焦树德《用药心得十讲》：利水清热，明目止泻，车前子兼能益肝肾明目。另外，也有一定的降血压作用，可用于高血压兼目昏、目赤、尿黄、尿少者。

刘冠军《临证医方妙用》：车前子味甘性寒，入肝肾肺经，有清肝明目之效。又气薄滑利，善走气分，泄膀胱，渗湿热，为清热利尿通淋之品。

胡爱萍《病证通用中药》：车前子甘寒而利，善能通利水道，渗泄水湿，分别清浊，而止泻，小便不利之水泻，为水湿之邪偏走大肠，致大便泄泻而小便短少。本品降泄滑利，通过利小便而实大便，即"急开支河"，导湿热下行，从小便而出，则大便泄泻自止。本品甘淡渗利，微寒清热，性专降泄滑利，功能利尿通淋。可导湿热不行，而从小便渗出，事膀胱热清，小便通利，淋证自愈，故为治淋证要药。可用治多种淋证，尤善治热淋。肾虚精滑者慎用。

胡心藻《中药类比歌诀》：车前子，甘寒润下，气薄性滑利，能清能降，善走气分，通利三焦，善于利窍而通水道，为清热利湿通淋之要药。偏行有形之水湿，能祛暑湿之邪热，利水道而分清泌浊，治暑湿泄泻、湿热水肿。兼能行肝疏肾，强阴益精，为育阴明目除翳之要药。还能入肺经，清肺热，化痰浊而止咳。车前子炒炙可减寒性，使水湿去而不伤脾；盐炙助其下降入肾，并增强利水之功。车前草，长于利无形之水湿，功偏清热解毒。入血分，凉血止血，治血热妄行之衄血、尿血、热痢便血，及皮肤疮毒。鲜品其效更佳。

现代药理研究

车前子含黏液质、琥珀酸、车前烯醇、胆碱、车前子碱、脂肪油、维生素 A 和维生素 B 等物质。本品有显著的利尿作用，还能促进呼吸道黏液分泌，稀释痰液，有祛痰、镇咳、平喘作用，并有较强的抑制肾脏草酸钙结晶沉淀，使输尿管蠕动频率增加，尿量增多，有利于输尿管结石的下移。对各种杆菌和葡萄球菌均有抑制作用，能抗菌，抗炎，并有降低胆固醇、降低眼压、缓泻、抗衰老、免疫激活活性等作用。

性能归纳

车前子，味甘、淡，性寒，归肾、膀胱、肝、肺经，无毒，为车前科草本植物车前或平车前的成熟种子。光滑流利，气味皆薄，为通、利之剂。沉、降，不升，润、动、缓、泄，走而不守，入气分，亦入血分，亦阳，亦阴，走上、行下，入里，达内之性能。利尿通淋，渗湿止泻，清肝明目，清肺化痰。

性能应用

车前子，甘淡性寒，走下窍，清热而利水道，具有良好的清热利湿，利尿通淋之功，用于湿热淋证。为治湿热下注，蕴结膀胱所致的小便淋沥涩痛的要药。治热淋，常与清热利湿、利尿通淋之品配伍，如《和剂局方》之八正散，以其与木通、滑石、瞿麦等药同用。治血淋，常与小蓟、白茅根、蒲黄等凉血止血药同用。治石淋，常与金钱草、海金砂等通淋排石药同用。治膏淋，可单用，如《肘后备急方》以本品煎服，治小便白浊。也常与通淋化浊之品配伍，如《医学心悟》之萆薢分清饮，以其与萆薢、石菖蒲、茯苓等药同用。

车前子，味淡，走下窍，善于通窍而利小便，使水湿邪气由小便而出，用于水湿内停之水肿、泄泻。对于水肿者，能利尿以消肿；对于水湿泄泻者，能分别清浊而止泻，故为治水肿、水湿泄泻的常用药。若水湿停蓄的水肿、小便不利，常与茯苓、猪苓、泽泻等利水药配伍。若脾肾阳虚水肿，常与补脾肾之品配伍，如《济生方》之肾气丸，以本品与附子、肉桂、山茱萸等药同用。若治水湿泄泻，可单用本品为末，米饮送服，或与茯苓、泽泻、薏米仁等利水渗湿药配伍。

车前子，性寒，入肝经，善清肝热，并能明目，用于肝热目疾。若治肝热、目赤肿痛，常与菊花、夏枯草、决明子等清肝明目药配伍。若治肝肾阴亏、两目昏花，或生翳膜者，常与滋补肝肾药配伍，如《和剂局方》之驻景丸，以本品与菟丝子、熟地黄等药同用。

车前子，质滑性寒，入肺经，清肺化痰止咳，用于热痰咳嗽。若肺热咳喘，痰多黄稠，常与栝楼、浙贝母、黄芩等清肺化痰药同用。

个人体会

车前之子，光滑流利，质黏色黑，甘淡性寒，气味皆薄，下行入肾，肝经气分。滑则能通，滑则能利，通利之剂也。黏则能补，黏则能堵，亦有填补之用也。味淡渗降，性寒清热，亦为清降之药也。能开凿引流，疏通尿道之不利。《本草新编》谓："功专利水，通尿管最神。"故能通窍利小便，通尿管淋漓涩痛，用于热淋、血淋、石淋、膏淋等一切尿道淋涩不畅疼痛之症。通窍利小便，还能"急开支河"引有形之水湿邪气，随尿道排出，别清浊，利小便而实大肠。用治水湿偏走大肠之水泻，起到通堵两用之功。通窍利小便，又能"导热下行"，使肝胆之火热而随小便排出，用治肝热目赤、心中烦热之症。《雷公炮制药性解》曰："《本草》云明目者，以其清肝热，如釜底抽薪，非因泄水之功也。"热去而目自明。通窍利小便，为通利之药，浊阴去则真阴固，益精强阴，令人有子。《本草新编》有："水窍开而精窍闭，自然精神健旺，入房始可生子，非车前之自能种子也。"

总之，车前子，通利之剂，通利尿道，引水湿，邪热之气自尿道排出。亦可急开支河，引水出而实大肠。通利之剂，水窍开而精窍则闭，益精强阴，利而不伤人也。《本草蒙筌》曰："通尿管淋漓涩痛，不走精气为奇。"皆取光滑流利之体，行通窍利尿之功，治尿道涩痛之症也。总为通利之药，单用滑泄太过，非久服之药。若内伤劳倦，阳气下陷之病，皆不当用，肾气虚脱者忌服。其药性随和，多为辅佐，方能行肝疏肾，畅郁和阳。如用通于闭之中，泄于补之内，始能利水而不耗气也。《本草纲目》谓："须佐他药，如六味丸之泽泻也。"《本草汇言》亦有："同补肾药用，能强阴有子；同和肝药用，治目赤目昏；同清热药用，止痢疾火郁；同舒筋药用，能利湿行气，健运足膝，有速应之验也。"

泽　泻

古今理性录

苏颂《本草图经》：治酒风身汗出，治杂病心下有支饮，治伤寒。皆用泽泻，行利停水，为最要药。

朱震亨《本草衍义补遗》：除湿行水之功尤捷。治小便淋闭，去阴间污。若无此疾，服之令人眼疾，诚为行去其水故也。服此未有不小便多者，小便即多，肾气焉得复实？今人止泄精，多不敢用。

陈嘉谟《本草蒙筌》：君五苓散中，因其功长于行湿；佐八味丸内，引桂附等归就肾经。去阴汗大利小便，泻伏水微养薪水。故经云：祛湿止渴圣药，通淋利水仙丹。

李时珍《本草纲目》：脾胃有湿热，则头重而目昏耳鸣。泽泻渗去其湿，则热亦随去，而土得令，清气上行，天气明爽，故泽泻有养五脏、益气力、治头旋、聪明耳目之功。若久服，则降令太过、清气不升，真阴潜耗，安得不目昏耶？古人用补药必兼泻邪，邪去则补药得力，一辟一阖，此乃玄妙。后世不知此理，专一于补，所以久服必致偏胜之害也。

杜文燮《药鉴》：主分利小水之捷药也。又能除湿，通淋止渴。又治水肿，止泻痢，佐以猪苓。真有此证者用之，否则令人目病，盖以眼中真水下通于肾。若过于分利，则肾水涸而火生矣，故下虚之人，宜禁服之。其曰止阴汗，生新水，止泄精，补阴不足者，皆非也。又淋渴水肿，因肾虚所致者，皆不可用。

缪希雍《本草经疏》：主风寒湿痹、乳难、消水、养五脏，皆以利水燥湿则脾得所养，脾得所养则五脏皆得所养。益气力肥健者，皆水利则湿去，湿去则脾强之功效也。又云：主腹痞满淋沥，逐膀胱三焦停水，其能利水祛湿益无疑矣。泄精者，湿热下流，客肾与膀胱，是民火扇君火也，故精摇而泄，病在脾胃，湿热尽则泄精自止矣。止消渴者，单指湿热侵脾，脾为邪所干则不能致津液也。总之，其性利水除湿，则因湿热所生之病，靡不除矣。

张介宾《景岳全书》：其功长于渗入祛湿，故能祛痰饮，止呕吐泻痢，通淋沥白浊，大利小便，泻伏火，收阴汗，止尿血，疗难产疝痛，脚气肿胀，引药下行。经云：除湿止渴圣药，通淋利水仙丹。第其性降而利，善耗真阴，久服能损目痿阳。若湿热壅闭而目不明者，此以祛湿，故亦能明目。

张璐《本经逢原》：其功长于行水，主风寒湿痹，言风寒湿邪，痹着不得去，则为肿胀，为癃闭，用此疏利水道，则诸症自除。盖邪干空窍，则为乳难，为水闭。泽泻性专利窍，窍利则邪热自通。内无热邪则脏气安和，而形体肥健矣。所以素多湿热之人，久服耳目聪明。然亦不可过用，若水道过利，则肾气虚。

黄宫绣《本草求真》：湿热不除，则病证莫测，故有消渴呕吐、痰饮肿胀、脚气阴汗、尿血泄精种种等症，诸症皆因湿热为害。用此甘淡微咸以为渗泄，精泄安可泄利？因于湿热而成，不得不渗利耳。则浊气既降，而清气上行，故有耳聪目明之功。所谓一除而百病与之俱除也。

寇宗奭《本草衍义》：泽泻，其功尤长于行水。《本经》又引扁鹊云，多服病人眼涩，诚为行去其水。张仲景八味丸用之者，亦不过引接桂、附等归就肾经，别无他意。小便既多，肾气焉得复实？令人止泄精，多不敢用。

李中梓《本草通玄》：《别录》称其止遗泄，而寇氏谓泄精者不敢用，抑何相刺谬也？盖相火妄动而遗泄者，得泽泻清之而精自藏；气虚下陷而精滑者，得泽泻而降之精愈滑矣。

贾所学《药品化义》：凡属泻病，小水必短数，以此清润肺气，调通水道，下输膀胱，主治水泻湿泻，使大便得实，则脾气自健也。因能利水道，令邪水去，则真水得养，故消渴能止，又能除湿热，通淋沥，分消痞满，透三焦，蓄热停水，此为利水第一良品。

张山雷《本草正义》：泽泻味淡体轻，故性善滑泄，生长水中，故善利水逐湿，此药性情功用，即此两言而已足，更无余义可言。其兼能滑痰化饮者，痰饮亦积水停湿为病，唯其滑利，故可消痰。

焦树德《用药心得十讲》：临床上常在补肾药中，佐用一些泽泻，以防补药生热而致产生肾火。治疗肾、膀胱，或肝、肾火邪、湿热时，泽泻是首选药物。泽泻利尿消水，适用于消水臌之腹水。

谭同来《常用中药配对与禁忌》：泽泻甘淡渗利，专行下焦，通利小便，利水以降浊阴。又甘寒泻热，泄肾经之火，泻膀胱之湿。

胡心藻《中药类比歌诀》：泽泻甘淡而寒，利水能宣通内脏之湿。既能清下焦膀胱湿热，又可泄肾经之虚火，以保真阴，利肾水，为常用利水渗湿泄热之品。泽泻炒后略缓寒性，免损脾胃阳气；麦麸炒可和胃健脾；盐水炒入肾经，增强利水作用，利湿而不伤阴。

刘典功《中药指征相类鉴别应用》：泽泻味甘气薄，甘淡渗湿，入肾、膀胱经，性寒，用泄肾及膀胱之热，对下焦湿热尤为适用。泽泻利尿消水，还能行痰，治痰饮，用于心下支饮之头目眩晕，又能泄肾经虚火。阴虚无湿热者及肾虚目昏者忌用。

黄和《中药重剂证治录》：泽泻甘淡寒，归肾、膀胱经。通、利之剂，略兼补性，可养五脏，益气力。长于泄水湿，祛痰饮，利二便，去留垢，通行经络，利水渗湿，清热泻火之功效。

现代药理研究

泽泻含三萜类化合物、挥发油、生物碱、天门冬素、脂肪酸、树脂等，有显著的利尿作用，能增加尿量，增加尿素与氯化物的排泄，对肾炎患者利尿作用更为明显。有降血脂、抗脂肪肝、抗动脉粥样硬化、增加冠脉血流量、降血压、降血糖、抗菌、抗凝血、止痉、抗炎、调节免疫、抑制结石形成等作用。

性能归纳

泽泻，味甘、淡，性寒，归肾、膀胱经，无毒，为泽泻科草本植物泽泻的块茎。气清体轻，为通、利、清、降之剂。沉、降、不升，动、缓、润、泄，走而不守，入气分，阳也，亦阴，走上、下，入里，达内之性能。利水渗湿，泄热。

性能应用

泽泻甘淡，入膀胱经，善于通利小便，渗泄水湿，其作用较茯苓为强，适用于水湿为患的病证。用治水湿停滞的水肿、小便不利、泄泻、痰饮，及湿热淋浊、带下等。若水湿停蓄、肢体浮肿、小便不利，常与利水消肿药配伍，如《伤寒论》之五苓散，以其与茯苓、猪苓等药同用。若水湿滞留，清浊相混，大便清稀，常与通利小便、化湿醒脾之品配伍，如《丹溪心法》之胃苓汤，以其与茯苓、猪苓、苍术、厚朴等药同用。若痰饮内停、头目昏眩者，常与健脾利水药配伍，如《金匮要略》之泽泻汤，以其与白术同用。本品药性寒凉，既能渗湿，又能泄肾与膀胱之热，尤宜于下焦湿热证。若湿热淋浊、带下，常与清热燥湿利湿药配伍，如《医方集解》之龙胆泻肝丸，以其与龙胆草、黄芩、木通等药同用。

此外，对湿热下注、扰动精室，或肾阴不足、相火偏亢的遗精，本品可发挥渗湿泄热和泻相火的作用。常与黄柏、知母等清热燥湿、利湿，或滋肾阴、泻相火之品配伍。

个人体会

泽泻者，生于水中，借其水之性能。泽者，泽其不足之流，以致新；泻者，泻其多余之水，以推陈，推陈致新之义也。泽泻体轻质滑，甘淡性寒，通、利之剂。借其水能流动之性能，泻其有余而行利停水。停水者，水湿停蓄不行也。水湿停滞，郁而生热，湿与热结，湿热也。湿热下注，客于膀胱则淋沥不行，小便不利；湿热下行，扰忧肾经相火，摇精而泄；湿热滞留肠胃，滞而不行，痞满泄利，腹痛里急。《本草经疏》曰："其性利水除湿，则因湿热所生之病，靡不除矣。"又借其水能流动之性，洗涤阴间污垢，以祛湿浊、膏脂、痰饮。水湿停滞，湿热郁浊下行，淋浊带下；脾运不行，水湿停滞，郁而化痰、化饮，内停心下，蒙蔽清窍则头昏眩晕、耳目不聪；脾运不行，阴间污垢，湿浊膏脂，滞淤于脏腑、经络、肌腠，则高脂体肥、脂肪肝、高血脂、动脉粥样硬化也。《本草衍义补遗》有"治小便不利，去阴间污"之说，此皆泻其有余之义也。泽其不足者，上源不竭也，即已经污浊之水泻而流走，上源清澈之水源源不断地加入补充，推陈致新之义也。阴间污垢除，湿浊膏脂去，脂降肥减。血脂降则脏腑清洁，"三高"诸症皆去也。污浊之水去，清澈之水充，真阴得养，津液得复，故消渴能止也。浊阴气降，痰饮化，中土得令，清气上升，天气清爽，清窍俱开，眩晕去也。《神农本草经》有"消水，养五脏，益气力"之说，《医学启原》更有"去旧水，生新水"，其言简而意深也。

总之：泽泻，味甘淡，性寒，通利之药，渗泻污垢水湿，开通水道，泽不竭之上源，推陈致新。泽泻，其名之象征也。《理虚元鉴》中论泽泻："每称泽泻，有神禹治水之功，无未尝究其命名之意也。"泻旧水，充新水，祛湿热所生诸病，泻污浊所致之症，又生新水，养五脏。《本经》云："去湿止渴之圣药，通淋利水之仙丹。"虽无补益作用，但处方常入补剂之中兼祛湿邪，湿邪去则补药得力，此一辟一阖亦为玄妙矣。清利通降之药，阴虚、无湿热及肾虚目昏者忌用。

防　己

古今理性录

朱震亨《本草衍义补遗》：治腰以下至足湿热肿盛，补膀胱，去留热，通行十二经及治中风、手脚挛急。《本草》云：汉防己，君；木防己，使。汉主水气，木主风气。

陈嘉谟《本草蒙筌》：腰以下至足，湿热肿痛脚气，及利大小二便，退膀胱积热，消痛散肿，非用汉者不能成功。若疗肺气喘嗽、膈间支满，并除中风挛急、风寒湿痹热邪，此又全仗木者以取效也……至于通行十二经，以祛湿热壅塞肿痛，及治下注脚气，除膀胱积热而庇其基，则非此不可，诚为行经之仙药也，但上焦湿热者皆不可用。若系下焦湿热流入十二经，以致二阴不通，必须审用可也。

李果《药类法象》：本草《十剂》云，通可去滞，防己之属是也。夫防己大苦而寒，能泄血中湿热，通其滞塞，亦能泻大便，补阴泄阳也。

黄宫绣《本草求真》：但此气味苦寒，药力猛迅，若非下焦血分实热实湿，及非二便果不通利，妄用此药投治，其失匪轻，不可不知。此则辛苦兼见，性险而健，故于风水脚气等症兼理。此则健险异常，有辛无甘，而为乱阶之首也。

张山雷《本草正义》：防己，昔人谓其散风，以轻能外达言之，实则疏泄而清利湿热，是其专职，则专治湿热有余，二便不利，而非风家主药。治风用木防己，治水用汉防己，似乎二者功力颇近，不必拘牵其说，执而不化。

缪希雍《本草经疏》：防己得土中阳气，而兼感乎秋之燥气以生，故味辛苦平，温，无毒。洁古谓其大苦辛寒，为得之。然性燥而不淳，善走下行，长于除湿。以辛能走散，兼之气悍，故主风寒温疟，热气诸痫，除邪气。除湿下行，故利大小便，此《本经》所载也。《别录》疗水肿风肿，去膀胱热，通腠理，利九窍，止泄者，皆除湿之功也。其曰伤寒寒热邪气，中风手脚挛急，则寒非燥药可除，不宜轻试。又曰：散痈肿恶结，诸疥癣虫疮，非在下部者，亦不宜用。治湿风口眼歪斜，手足拘痛，真由中风湿而病者，方可用之。留痰非由脾胃中湿热而得者，亦不宜服。肺气喘嗽，不因风寒湿所郁腠理壅滞者勿用。防己固为走下焦血分湿热之要药，然其性悍，其气猛，能走窜决防，大苦大寒，能伤胃气。凡胃虚、阴虚、肾虚、血虚者，虽有下焦湿热，慎毋用之，犯之为害非细。

张志聪《本草崇原》：李东垣有云：防己乃下焦血分之药，病在上焦气分者禁用。试观《金匮》诸方所治之证，果在气分乎？血分乎？拟在上焦乎？下焦乎？盖防己乃行气通上之药，其性功与乌药、木通相类，而后人乃以防己已为下部药，不知何据。

汪昂《本草备要》：寒湿郁而为热，湿则肿，热则痛，防己为主药。又有足跟痛者，属肾虚，不与脚气同论。水肿风肿，痛肿恶疮，或湿热流入十二经，致二阴不通者，非此不可。然性险而健，阴虚及湿热在上焦气分者禁用。

张璐《本经逢原》：防己辛寒纯阴，主下焦血分之病，性劣不纯，善走下行，长于除湿，以辛能走散，兼之气悍，故主风寒温疟、热气诸病，除邪，利大小便，此《本经》主治也。《别录》疗水膀胱热，通腠理，利九窍，皆除湿之功也。弘景曰：防己是疗风要药。总取其通行经脉之力也。能泻血中湿热，通经络中滞塞，险健之类，用之不得其宜，下咽令人心烦、饮食减少。至于去湿热肿痛，下注脚气，膀胱积热，诚通行十二经之仙药也。

施今墨《施今墨对药临床经验集》：苦降寒泄，善走下行，能行十二经脉，通腠理，利九窍，泻下焦血分湿热而利水消肿，用于治疗下焦湿热、小便不利之证。又能祛风除湿通经络，止疼痛，用于治疗湿热之邪引起的肢体疼痛及风湿痹痛。

胡爱萍《病证通用中药》：防己苦辛而寒，辛可散风，苦以泄渗，寒能清热，性善走而下行，走于表可散风邪，走入里能清湿热，风湿热邪得除，经络闭阻得通，则风湿疼痛可消，故既有较好的祛风除湿、通络止痛之功，又有清热之效。尤善治风湿痹症、湿热偏胜、肢体酸重、关节红肿热痛之热痹，尤善治下半身之湿热痹痛。又能清热而利水消肿，泄下焦膀胱湿热，故尤宜于下肢水肿、小便不利者。防己苦寒，易伤胃气，故胃纳不佳，及阴虚体弱者慎服。

谭同来《常用中药配对与禁忌》：本品辛以散风，苦以泄湿，寒能清热，辛能通窍，善走下行，既能祛筋骨间风湿而通经止痛，又能泄脏腑之水湿而消水肿。利水清热兼可祛风，善泻下焦血分湿热，故有祛风湿止痛、利水退肿之功效，凡风湿痹痛、水肿脚气、小便不利、湿疹等均可应用。此外，《名医别录》谓本品能"散痈肿恶结，诸疥癣虫疮"。

现代药理研究

汉防己含粉防己素及粉防己碱类成分和黄酮碱、酚类、有机酸等。木防己含木兰碱、马兜铃酸、马兜铃内酰胺及 β 谷甾醇等成分。汉防己有抗炎、镇静、镇痛、抗菌、抗过敏、松弛横纹肌、扩张冠状动脉、抗心律失常、降血压等作用。汉防己与木防己均长于祛风湿、止痹痛，为治风湿痹痛常用药。而汉防己利水之力胜于木防己，故宜用于水肿、小便不利。

性能归纳

防己，味苦、辛，性寒。归肝、肾、膀胱经，无毒。为防己科木质藤本植物粉防己或马兜铃科缠绕草本植物广防己的根。味薄气厚，为通、利之剂。沉、降，不升，燥、猛、动、泄，走而不守，入气分，亦入气分，阴也，下行，走内、外，达表、里之性能。祛风湿止痛，利水消肿。

性能应用

防己，苦辛性寒，以苦寒之性较甚，既能祛风湿，又能止痹痛，用于风湿痹证。尤能祛除经络、肌肉、关节之风湿热邪，故宜于湿热痹证、关节红肿热痛，如《温病条辨》之宣痹汤，以其与薏苡仁、蚕砂等药同用。因本品祛风湿及止痛之力均较强，治风湿痹证而有寒者，亦常选用，但应与温性的祛风湿药或温经散寒药配伍，如《千金要方》之防己汤，以其与乌头、肉桂等药同用。

防己，性味苦寒，能利小便以清泄湿热，用于水肿、小便不利。较宜于下焦湿热壅盛所致的水肿胀满、小便不利，且常与其他清热利尿药配伍，如《金匮要略》之防己椒目葶苈大黄丸。水肿因于阳衰气虚者，本品亦可利水退肿以治标，但须与温助阳气及补脾益气药同用，以扶正治本为主，如《金匮要略》之防己茯苓汤，以其与桂枝、黄芪等药同用。

此外，本品的止痛作用，还可用于牙痛、头痛及外伤疼痛等。治胃火牙龈肿痛，可与升麻、石膏等清胃热药同用；治肝火头痛，可与夏枯草、菊花等清肝、平肝药同用；治外伤疼痛，应与活血止痛药同用。

个人体会

防己，得土之灵气以生，感秋燥之气以用，有藤木缠绕之性，苦辛气寒。辛能走散，散风通窍；苦能渗泄，利湿消肿；寒能清热，去留湿热也。藤木之属，性善走窜，故能通行十二经脉，通经络中滞塞，祛筋骨间风湿，止痛，用于风湿热痹疼痛。本品又善走下焦，利膀胱去留热，通利小便，渗泄脏腑经络间之水湿，利水消肿。《本经》载："疗邪气，除湿不行，故利大小便。"《别录》有："疗水肿、风水，去膀胱热，伤寒寒热邪气，中风手脚挛急，止泄，散痈肿恶结，诸疥癣虫疮，通腠理，利九窍。"皆除湿利水之功矣。治疗腰以下之湿热痹痛、关节不利、手足拘急，及湿热下注之脚气肿痛、水肿风水、小便不利。诚为通行十二经脉，除湿止痛消水肿之仙药也。

防己，藤木之属，性善走窜，通行十二经脉、脏腑经络、腠理肌表，通利湿邪而止痛。又走窜决防，开启尿窍，通利水湿而消肿。且性悍气猛，药性峻厉，起效迅速，为祛风胜湿、利水消肿之峻剂。但其燥而不纯，阴虚津亏者勿用。纯阴降泄，又为险健之药，易伤胃气，故胃纳不佳，体虚不足者慎服。《本草求真》谓："若非下焦血分实热实湿，及非二便果不通利，妄用此药投治，其失匪轻，不可不知。"

防己药材较为复杂，主要有粉防己、木防己两类。木防己药材包括汉防己与广防己（异叶马兜铃），及防己科之木防己（黑皮青木香）之根，均味辛苦性寒，入脾、肝、肾、膀胱经，祛风除湿止痹痛，利水消肿。《本草》云："汉防己，君；木防己，使，汉主水气，木主风气。"然而现今考之，单在木防己中，汉防己黄实而香，出于汉中者为佳，其青白虚软为劣，不为任用，余者亦然。至于粉防己、木防己，其性能功用亦相近似，不必细究。《本草正义》有："治风用木防己，治水用汉防己，似乎二者功力颇近，不必拘牵其说，执而不化。"今作简介，以望审之。

木　通

古今理性录

李时珍《本草纲目》：上能通心清肺，治头痛，利九窍；下能泄湿热，利小便，通大肠，治遍身拘痛。盖其能泄丙丁之火，则肺不受邪，则水道通，水源既清，则津液自化，而诸经之湿与热，皆由小便泄去。

李中梓《雷公炮制药性解》：木通利便，专利小肠，宜疗五淋等证。其惊悸等证虽属心经，而心与小肠相为表里，故并治之。脾疸喜睡，此脾之病，皆湿所酿也，利小肠而湿不去乎。瘟疫之来，感天地不正之气，今受盛之官行而邪不能容，亦宜疗矣。

缪希雍《本草经疏》：能助西方秋气下降，故利小便，专泻气滞。肺受热邪，津液气化之源绝，则寒水断流，膀胱受湿热癃闭，则约束小便不通，宜此治之。治耳聋者，泄肾家之湿火也。木通性通利，凡精滑不梦自遗，及阳虚气弱，内无湿热者禁用，妊娠忌之。

张志聪《本草崇原》：木通取用在上之茎，则其性自上而下，自外而内，此根升梢降，一定不易之理。后人用之，主利小便，须知小便不利，亦必上而后下，外而后内也。

张璐《本经逢原》：木通泻气分湿热，防己泻血分湿热。脾胃不和，则水道不利，乃致郁为寒热，为肿胀，为淋秘，为痹瘅，俱宜木通淡渗之剂，分利阴阳，则水行火降，脾胃和则心肾平矣。

严洁《得配本草》：此药昔所不同，以其大泄心肾之气，素染虚证，或病久气血两亏者，用之元气衰脱，多无救药。

倪朱谟《本草汇言》：木通，利九窍，除郁热，导小肠，治淋浊，定惊痫狂越，为心与小肠要剂。所以治惊之剂，多用木通，惊由心气郁故也，心郁既通，则小便自利，而惊痫狂越之病亦安矣。

贾所学《药品化义》：木通，导脾胃积热下行，主治火泻、热泻，盖为利小肠火郁，行膀胱水闭，使水火分，则脾气自实也。且心移热于小肠而脏病由腑结，腑通则脏安。凡为惊病，由心气郁及嗜卧心烦，以此真彻不行。古人立方，心有火邪，用木通导赤，良有深意也。

陈士铎《本草新编》：木通，逐水气，利小便，亦佐使之药，多用则泄人元气。倘多用之为君，则过于祛逐，元气必随水而走，安得不耗哉？

刘若金《本草述》：木通主治，类知为利水，试取《本经》首言除脾胃寒热，次乃及于通利九窍血脉关节，则知木通于肺胃之交，使胃上注而肺下降，如所谓和调五脏，洒陈六腑者，以能助其功，使清气入营、入肺而流贯于诸经，即上下九窍无不通焉。是则利水与通利九窍血脉关节，原作二义也。

张山雷《本草正义》：木通质轻而细空通达，其味大苦，故善泻降祛湿，而专治湿热之蕴结不通。脉络不通、血瘀结滞，易生蕴热。金疮失血，亦生内热，此能清热通利，是以主之。但苦降之力甚锐，且通行百脉，所以能堕胎孕。

焦树德《用药心得十讲》：能通血脉，下乳，利关节，偏于泻利心与小肠经之湿热。木通与其他利尿药不同，不但能利小便，并且能兼利大便。

胡爱萍《病证通用中药》：木通苦寒，入心与小肠、膀胱经，功能利水通淋，清心泻火。故既能清膀胱湿热，使湿热之邪随小便排出，又能上清心经之火，下泻小肠之热，为心与小肠之要剂，治疗热淋之佳品。又偏入血分。木通有毒，用量不宜过大、久服，肾功能不全乃孕妇忌服。内无湿热，儿童与年老体弱者慎用。

胡心藻《中药类比歌诀》：木通苦寒，其性降中兼通，上能清心肺降火，下能利水清热，使心火湿热之邪从小便排出。又偏入血分，能行血脉，通瘀滞，有通经下乳和通关节除痹痛之功，故口糜、淋痛、经闭，及湿热组络之关节肿痛用之为宜。唯泄降力强，利水伤阴。

刘典功《中药指征相类鉴别应用》：木通上能清心经之火，下能泻小肠之热，故有降火利尿之功，其清热利湿之力强，多用于乳汁不通、经闭、水肿、热痹。阳虚气弱、肾虚精滑及孕妇忌用。

现代药理研究

木通含马兜铃酸、鞣酸、钙质、皂碱素、常春藤皂苷元、脂肪油等成分。有利水和强心作用，对痢疾杆菌、伤寒杆菌及某些皮肤真菌有抑制作用。马兜铃酸有抑制肿瘤细胞生长的作用，有解热、镇痛功能。

性能归纳

木通，味苦，性寒，归心、小肠、膀胱经，有小毒，为马兜铃科藤本植物东北马兜铃的藤茎，质轻味淡，细空通达，为清、降、通、利之剂。沉、降，不升，燥、泄、动、峻，走而不守，阴也，亦阳，入气分，亦入血分，行上、下，入内、达里之性能。利尿通淋，通经下乳。

性能应用

木通，味苦性寒，上能清心降火，下能利水泄热，以使湿热邪气从小便排出，而奏利尿通淋泄热之效，用于湿热淋证。治膀胱湿热、小便短赤、淋沥涩痛，常与利尿通淋药配伍，如《和剂局方》之八正散，以其与车前子、滑石等药同用。若治心火上炎、口舌生疮，或心火下移小肠、心烦、尿赤，常与清热利尿药配伍，如《小儿药证直诀》之导赤散，以其与竹叶、生地黄等药同用。本品又能利尿清肿，可用于水肿、脚气。治水肿、小便不利，常与利水药配伍，如《圣济总录》之通草饮，以其与泽泻、茯苓、大腹皮等药同用。治脚气肿胀、小便不利，常与利水行气药配伍，如《证治准绳》之木通散，以其与槟榔、猪苓、苏叶等药同用。

木通，细空通达，性通利，入血分，通利血脉，有通经下乳之作用，用于血瘀经闭、乳少之症。治产后气血郁滞、乳汁不通者，常与王不留行、穿山甲等活血通乳之药配伍。治产后气血不足、乳汁短少者，常与黄芪、当归等补气、补血药配伍，或与猪蹄炖汤服。若治瘀血阻滞、月经不调，或经闭，常与红花、桃仁、丹参等活血通经药同用，以通调月经。本品既能通利血脉，又能通利关节，故可用治湿热痹痛。常与秦艽、防己、薏苡仁等祛风湿、清热药同用。

个人体会

木通，苦寒，归心、小肠、膀胱经，质轻而细空通达，为清降通利之剂。上能通心清肺、通利九窍，下能通泄湿热、利尿通淋、通经下乳。用治湿热淋证，水肿脚气，及血瘀经闭、乳汁不行、湿热痹痛等。但细究之，在临床配方中，木通只作佐使之药，不作君臣之剂，只有辅佐他药完成通利、通窍之职能。如：肺受热邪，津液生化之源绝，寒水断流，则不能下输膀胱，则膀胱湿热蕴、癃闭，约束小便不通。木通之职能是通利膀胱，开下窍，通癃闭、淋涩；或通利水道，利小便，消水肿、脚气。心火下移，小肠受邪，心烦尿赤，淋沥涩痛。木通又通利小肠，利下窍，使心火热邪从小便排出，如气血瘀滞、络脉不通、乳络滞塞、乳汁不下，或气血不足、乳汁短少。木通可通络脉，开乳窍而通乳汁，治乳汁短少或乳汁不下。《本草新编》曰："木通逐水气，利小便，亦佐使之药，多用则泄人元气。尚多用之为君，则过于祛逐，元气必随水而走，安得不耗哉？"

木通味淡，气芳香，通利九窍，又能开通诸窍。如开通心窍则诸神清，开通肺窍则气通，开通肝窍则目明，开通肾窍则耳聪，开通脾窍则食消，开通脑窍则精明，开通膀胱通癃闭，开通乳窍则下乳，开通下窍则通二便。木通乃为通利、开窍之剂，至于通心、清肺、祛湿热、通血脉、利关节、通调五脏、通利六腑，皆通利开窍之功也。《本草述》曰："则知木通于肺胃之交，使胃上注而肺下降，如所谓和调五脏，洒陈六腑者，以能助其功，使清气入营、入肺而流贯于诸经，即上下九窍无不通焉。是则利水与通利九窍血脉关节，原作二义也。"

木通，通也。通则利，利则湿热去、络脉通、五脏调和，诸窍自然自开，通利又在开窍之先，因而木通还是为通利之剂为妥。

木通为通利之剂，凡精滑不梦自遗，及阳虚气弱、内无湿热者禁用。肾功能不全及孕妇忌服。木通有毒，用量不宜过大或久服。儿童与年老体弱者慎用。

茵　陈

古今理性录

陶弘景《名医别录》：治通身发黄、小便不利，除头热，去伏瘕。久服面白悦。

陈嘉谟《本草蒙筌》：茵陈蒿也，所行经络，唯足太阳。专治疸证发黄，入剂使为君主。佐栀子、附子，分阳热、阴寒。阳黄热多，有湿有燥。湿黄加栀子大黄汤服，燥黄加栀子橘皮煎。如苗涝则湿黄，苗旱则燥黄。湿则泻之，燥则润之意也。阴黄寒多，只有一证，须加附子，共剂成功。

李中梓《雷公炮制药性解》：茵陈专理溲便，本为膀胱之剂，又何以治疸？盖疸为病，脾受伤也，而脾之所恶，湿乘土也，得茵陈以利水，则湿去土安，而疸自愈矣。

缪希雍《本草经疏》：主风湿寒热邪气、热结黄疸、通身发黄、小便不利，及头热，皆湿热在阳明、太阴所生病也。苦寒能燥湿除热，湿热去则诸证自退矣。除湿散热结之要药也。蓄血发黄者，禁用。

倪朱谟《本草汇言》：清黄疸，利小便，为黄家君主之药也。治风湿寒热邪气、热结黄疸、小便不利、关节不通。又伤寒热甚发黄者，每多用之。其他如伏瘕水胀，及太阴里邪，瘅疟寒热等疾，统属湿热者，无不相宜。但苦寒沉降，能清热利湿，湿热去则诸证自退矣。中病即已。若过用，不免有伐脾损气之弊。

陈士铎《本草新编》：入足太阳、少阳之经。专治瘴证发黄，非黄证，断不可用。果是真黄病，可用之为君。

叶桂《本草经解》：风为阳邪，湿为阴邪，风湿在太阳，阳邪发热，阴邪发寒也。其主之者，气寒清热，味苦燥湿也。心为君火，火郁太阴，则肺不能通调水道，下输膀胱，而热与湿结矣。太阳及湿土之经，所以蒸土色，而成黄疸也。其主之者，苦平可以清心肺，微寒可以解湿热也。

黄宫绣《本草求真》：诸书皆言湿热伏于阳明胃，用此以入太阳膀胱发汗利水，俾太阳、阳明湿热之邪尽得于药而解矣。且治伤寒时疾狂热、瘴疟头痛头旋，女人疝瘕，亦是湿热为病。但黄原有阴阳寒热之分。阳黄者由热蕴于脾土，如苗值于大旱，则苗必燥而黄，是苗因燥而黄者也。太涝则苗必湿而黄，是苗因湿而黄者也。热为阳，寒为阴，故黄亦以阴阳分之。阳黄身如橘色，汁如柏汁；阴黄黄而色晦，当细辨别。茵陈治黄通剂，在人审其所因而酌治耳。若蓄血发黄，则治不在茵陈之列，以茵陈本属气分药也，于血则不能治矣。

张山雷《本草正义》：茵陈，用此者用其利湿逐热，故能通关节，解热滞，疗天行时疾、热狂头痛，利小水。治黄疸，宜佐栀子。黄而湿者多肿，再加渗利；黄而燥者干涩，再加凉润。只有阴黄一证，因以中寒不远，此非所宜。湿疸、酒疸，身黄溲赤如酱，皆胃土蕴湿积热之证，古今皆以此物为主，其效甚速。荡涤肠胃，外达皮毛，非此不可。盖行水最捷，故凡下焦湿热癃痒，及定胫跗肿，湿疮流水，并皆治之。

施今墨《施今墨对药临床经验集》：茵陈苦能燥湿，寒能清热，其气清分，善渗湿而利小便，故可祛湿热、退黄疸，为治黄疸之要药。用于治疗湿热熏蒸、小便短赤、身目皆黄的黄疸证，亦可治疗寒湿郁滞、胆汁外溢、色黄晦暗的阴黄证，以及湿热内蕴引起的湿疮、瘙痒或流水等。

张锡纯《医学衷中参西录》：为其禀少阳初生之气，是以善清肝胆之热，兼理肝胆之郁，热消郁开，胆汁入小肠之路毫无阻隔也。《别录》谓其利小便、除头热，亦清肝胆之功效也。

胡爱萍《病证通用中药》：茵陈，苦而微寒，气味清香，入脾、胃、肝、胆经，苦泄下降可利湿，药性寒凉能清热，芳香入脾以除湿。黄疸之证，不外脾胃蕴湿积热，上不得越，下不能泄，郁遏熏蒸肝胆，胆汁外溢肌肤，则身目发黄，下流膀胱则小便黄。茵陈既芳香入脾，又清泻肝胆，善能清理脾胃肝胆湿热，使之随小便而出，故为治黄疸之要药，无论阳黄、阴黄皆用之为主药。蓄血发黄及血虚萎黄者慎用。

胡心藻《中药类比歌诀》：茵陈气香，主散，苦泄下降，其性微寒，且能燥湿祛风，发散肌表邪热，有解毒疗疮之效，用于湿温、湿疮瘙痒等病证。又能清理湿热，退黄疸，为治疗黄疸之要药。湿热之黄疸固然适宜，即使寒湿之阴黄，通过适当配伍，亦可应用。

现代药理研究

茵陈蒿含香豆精及挥发油，油中主要成分为 β-蒎烯、茵陈烃、茵陈酮及叶酸，具有利胆，保肝降酶，降血脂，降血压，扩张冠脉，抗动脉粥样硬化，抗炎，解热，镇痛，调节细胞免疫，抗肿瘤，抗遗传损伤，抗放射损伤，升高血细胞，抗凝血及促纤溶，抗溶血，预防糖尿病并发症，利尿，平喘抗内毒素，抑菌，抗真菌，抗病毒，杀蛔虫等作用。

性能归纳

茵陈，味苦，性寒，归脾、胃、肝、胆经，无毒，为菊科草本植物茵陈蒿或滨蒿早春其幼苗之全草。气清味厚，为清、利之剂。沉、降，不升，燥、泄、缓、动，走而能守，亦阳、亦阴，入气分，亦入血分，走上、下，达内、外，行表、里之性能。清利湿热，利胆退黄。

性能应用

茵陈，苦寒降泄，长于利胆退黄，用于黄疸，为治黄疸之要药。又因本品善于清利脾胃肝胆湿热，故更以治湿热阳黄、发热、身目发黄、黄色鲜明、小便短赤见长。治湿热黄疸其热偏盛者，常与清热泻火药配伍，如《伤寒论》之茵陈蒿汤，以其与栀子、大黄同用；其湿偏重者，常与利水渗湿药配伍，如《金匮要略》之茵陈五苓散，以其与茯苓、泽泻、猪苓等药同用。若治寒湿阴黄，黄色晦暗，畏寒腹胀，宜与温里药配伍，如《景岳全书》之引韩式氏茵陈四逆汤，以其与附子、干姜等药同用。

茵陈，苦寒，能清利湿热，用于湿温、湿疹、湿疮。治湿温邪在气分，发热困倦，胸闷腹胀，小便短赤，常与清热燥湿及清热利湿药配伍，如《温热经纬》之甘露消毒丹，以其与黄芩、滑石、木通、藿香等药同用。治湿疹、湿疮，常与黄柏、苦参、地夫子等祛风、杀虫、止痒药同用，内服外用均宜。

个人体会

黄者，土之色也；疸者，湿热蕴滞为病也。今伤寒时疫，瘴疟寒热，湿热之邪伏于阳明。《雷公炮制药性解》曰："疸之为病，脾胃先伤，而脾之所恶，湿乘土也。"阳明湿热久伏，郁于太阴湿土，脾失健运，则肺不能通调水道，下输膀胱，而热与湿结，上不得越，下不能泄，郁遏熏蒸肝胆。湿热结于肝胆，阻郁脉络，肝胆疏泄失职，胆汁外溢皮肤身目发黄，下流膀胱则小便黄赤。亦有脾胃素体虚寒，寒湿结滞，胆汁外溢，色黄不鲜，面目晦暗，畏寒腹胀者，或湿结肝胆，郁而失疏，伏瘕水胀，胁下隐痛臌胀，色黄晦暗不鲜者。《本草经疏》曰："热为阳，寒为阴，皆湿在阳明，太阴脾土所生病也。"

茵陈，乃菊科多年生草本植物茵陈蒿幼嫩之茎叶，古有"三月茵陈四月蒿，五月采来当柴烧"之说。借其早春地下阳气升腾而生，幼苗生发萌动之性，直入脾胃，肝胆经气分，苦寒泄降，利湿清热。气味芳香，善利脾胃之湿，行水最捷，治湿热瘟疫，邪在气分之发热困倦、胸闷腹胀、小便短赤。或伤寒时候，寒热瘴疟，头痛头旋，女人疝瘕及湿热内蕴所致的湿疮湿疹、足胫跗肿、瘙痒流水。又善清肝胆之湿热，兼理肝胆之郁，湿去则土安，热除则郁开，治风湿寒热邪气，热结黄疸，通身发黄，小便不利，及伤寒热甚之发黄，或太阴里邪、寒湿滞郁、胆汁外溢、色黄晦暗之阴黄证，皆以此为主药。也为治黄疸之要药也。《名医别录》谓其："治通身发黄、小便不利，除头热，去伏瘕。"清、利之剂，去黄疸。蓄血发黄及血虚萎黄者勿用。

滑 石

古今理性录

张元素《医学启源》：滑石，治前阴窍涩不利，性沉重，能泄气上令下行，故曰滑则利窍，不与诸淡渗药同。

王好古《汤液本草》：滑石，滑能利窍，以通水道，为至燥之剂。

陈嘉谟《本草蒙筌》：滑石治渴，非实能止渴也，资其利窍，渗去湿热，则脾气中和，而渴自止尔。假如天令湿淫太过，人患小便不利而渴，正宜用此以渗泄之，渴自不生。若或无湿，小便自利而渴者，则知内有燥热，燥宜滋润，苟误服用，是愈亡其津液，而渴反盛矣。

李时珍《本草纲目》：滑石利窍，不独小便也，上能利毛腠之窍，下能利精溺之窍。盖甘淡之味，先入于胃，渗走经络，游溢津气，上输于肺，下通膀胱。肺主皮毛，为水之上源。膀胱司津液，气化则能出。故滑石上能发表，下利水道，为荡热燥湿之剂。发表是荡上中之热，利水道是荡中下之热；发表是燥上中之湿，利水道是燥中下之湿。热散则三焦宁而表里和，湿去则阑门通而阴阳利。刘河间之用益元散，通治表里上下诸病，盖是此意，但未发出尔。

缪希雍《本草经疏》：滑石，滑以利诸窍，通壅滞，下垢腻。甘以和胃气，寒以散积热，甘寒滑利以合其用，是为祛暑散热、利水除湿、消积滞、利下窍之要药。《本经》用以主身热泄澼、女子乳难、荡胃中积聚寒热者，解足阳明胃家之热也，利小便癃闭者，通膀胱利阴窍也。《别录》：通九窍津液，去留结，止渴，令人利中者，湿热解则胃气和而津液自生，下窍通则诸壅自泄也。丹溪用以燥湿，分水道，实大肠，化食毒，行积滞，逐瘀血，解燥渴，补脾胃，降心火，偏主石淋，皆此意耳。

贾所学《药品化义》：滑石体滑主利窍，味淡主渗热，能荡涤六腑而无克伐之弊，皆利窍渗热之力也。

卢之颐《本草乘雅半偈》：洁白如水体之澄湛，性滑禀水用之动流，气寒俱水化之捍格，奇方之滑剂重剂也。主身热泄澼、乳难癃闭、荡胃中积聚寒热者，滑可去者也。益精气，轻身耐肌长年者，重可去怯也。助精运用，益彼空大，水流而不盈，行险而不失其正者也。

陈士铎《本草新编》：利九窍，津液频生。行六腑，积滞不阻。逐瘀血而解烦渴，分水道以实大肠，上气降火，实有奇功。此药功专滑利，凡有火积在膀胱者，非此不能除。

焦树德《用药心得十讲》：滑石外用有润滑皮肤、清热祛湿的作用，兼能清暑热，利尿滑窍，除膀胱湿热而利小便。

谭同来《常用中药配对与禁忌》：滑石性寒而滑，体重清降，寒能清热，滑能通窍，淡能行水，使三焦湿热从小便而出。入气分，清气分湿热，利尿通淋。能清热利湿，除烦止渴，祛暑止泄。主归膀胱经，善于清泄膀胱之热结而通利水道，常用于热淋、石淋。有清热解暑祛湿之功，为暑湿、湿温之常用药。本品利水道而分清浊，常用于小便不利之泄泻。本品外用，有清热及吸收水湿的作用，治湿疹、湿疮较宜。

胡爱萍《病证通用中药》：滑石，甘淡而寒，寒能清热，性滑又能利窍而通壅滞，在上能利毛腠之窍，在下能利精溺之窍。肺主皮毛，为水之上源，上源宣畅，则水道通利。故滑石既能输达于肺，开水之上源，又能荡涤膀胱，利下焦湿热，并且通利之中，而无克伐之弊。为治淋证常用药，可治热淋、石淋，尤善治石淋。滑石性寒滑利，脾虚、热病伤津及孕妇忌用。

胡心藻《中药类比歌诀》：滑石甘淡而寒，质重而滑，能清三焦表里之火，利六腑之涩结。既能上利毛腠之窍，又能利精溺之窍，但善于利下窍而通利水道，渗湿热以消壅滞。为祛暑散热、渗湿利尿之要药。又能泄热祛湿而脾胃和畅，津液上乘布散而渴止，最宜于暑热病身热烦渴。燥热烦渴者不宜。

刘冠军《临证医方妙用》：滑石，性味苦淡，质重滑利，善利下窍，而通水道。渗湿热，以消壅滞，能行积滞，逐瘀血，渗湿热，去留结，利小便，通癃闭，为利尿通淋之要药。又荡胃中积滞寒热。

刘典功《中药指征相类鉴别应用》：滑石甘淡，性寒而滑，寒能清热，滑可利窍。主归膀胱经，善于清泄膀胱之热结而通利水道。脾胃虚寒、滑精、小便多者忌用。

现代药理研究

滑石含硅酸镁、氧化铝、氧化镍等，有吸附和收敛作用，对发炎的皮肤黏膜有保护作用，可阻止毒物在肠道中的吸收，保护胃肠黏膜，止泻而不引起鼓肠，能消除膀胱及尿道水肿，有利于结石排出。滑石粉，撒布创面可形成被膜，有保护创面、吸收分泌物、促进结痂的作用。

性能归纳

滑石，味甘、淡，性寒，归胃、膀胱经，无毒，为硅酸盐类矿物滑石族滑石，体重滑利，为清、利、通、降之剂。沉、降，不升，燥、动、泄、缓，阴也，走而不守，入气分，走内、外，下行，走里、达表之性能。利水通淋，清热解暑，外用收湿敛疮。

性能应用

滑石，甘淡而寒，体重而滑，善于开通下窍，清理水道，用于湿热淋证。清理膀胱湿热，对于湿热淋证，有利尿通淋之功。治湿热下注膀胱所致的热淋、小便不利、淋沥涩痛及尿闭，常与清热利湿、利尿通淋之品配伍，如《和剂局方》之八正散，以其与车前子、木通等药同用。若治石淋，常与金钱草、海金砂等利尿通淋排石药配伍。

滑石甘淡渗湿，性寒清热，既能利水，又能清解暑热，故为治暑湿、湿温的常用药，用于暑湿、湿温证。治暑热夹湿之暑湿证，身热烦渴，小便短赤，可与甘草配伍，如《伤寒标本》之六一散。尤宜与青蒿、西瓜翠衣等清暑热药配伍，如《时病论》之清凉涤暑法。治湿温、发热身重、胸闷不饥，常与清热利湿药配伍，如《温病条辨》之黄芩滑石汤，以其与黄芩、通草等药同用。若治湿热、暑湿泄泻，亦可选用本品与车前子、薏苡仁、茯苓等清热利湿药同用。

滑石粉外用，有清热、收湿、敛疮之作用，用于湿疹、湿疮。为治湿疹、湿疮的常用外用药，可单用，或与青黛、黄柏、煅石膏、枯矾等清热解毒、收湿敛疮药配伍，敷布或撒布患处。若治痱子，可配置成痱子粉使用，常与薄荷、甘草等品同用。

个人体会

滑石，味甘淡，性寒滑，体重清降。寒能清热，滑润而通，淡能行水，入气分，清气分湿热，通利诸窍。本品甘淡入胃，渗走经络，游溢津液，上输入肺，下通膀胱。肺主皮毛，故能上利毛腠之窍而发表。肺为水之上源，膀胱司津液，气化则能出，故又下利精溺之窍而通利水道。以通利下窍为主，并能祛膀胱湿热、热结，通壅滞，下垢腻，去留结。治热淋之淋沥癃闭，石淋不通。《医学启源》曰："滑石，治前阴窍涩不利，性沉重，能泄气上令下行，故曰'滑则利窍，不与诸淡渗药同'。"《汤液本草》又曰："滑能利窍，以通水道，为至燥之剂。"

滑石，甘淡性寒，清散三焦表里之火热，荡涤六腑之积聚涩结，解足阳明胃家湿热，畅和胃气，对发炎的胃肠黏膜组织有抗炎、消水肿、组织毒物吸收的保护作用。故对暑湿之气，滞郁三焦，或湿热之邪留结肠胃而引起的发热身痛、倦怠无力、心烦口渴、恶心呕吐、食少纳呆、脘腹胀满、小便短赤、大便溏泻等，有很好的治疗作用。《本草纲目》曰："滑石上能发表，下利水道，为荡热燥湿之剂。发表是荡上中之热，利水道是荡中下之热；发表是燥上中之湿，利水道是燥中下之湿。热散则三焦宁而表里和，湿去则阑门通而阴阳利。刘河间之用益元散，通治表里上下诸病，盖是此意，但未发出尔。"为祛湿热、暑湿之常用。

滑石，甘淡性寒，清降滑利，为荡热燥湿之药。滑石粉外用收湿敛疮，治疮疹湿烂不收之证。现代药理研究滑石含硅酸镁、氧化铝、氧化镍等，有吸附和收敛作用，对发炎的皮肤黏膜有保护作用，阻止毒物吸收。撒布创面可形成被膜，有保护创面、吸收分泌物、促进结痂的作用。又为外治湿疹、湿疮所常用。

本品甘淡而寒，通利清降之剂，性滑利，故脾胃虚寒、滑精、小便多者忌用。

利水渗湿药（下）

薏苡仁

古今理性录

陈嘉谟《本草蒙筌》：专疗湿痹，且治肺痈。除筋骨邪入作痛，消皮肤水溢发肿，利胃肠，主消渴。久服益气轻身，多服开胃进食。但此药力缓和，凡用之时，须当倍于他药尔。

李时珍《本草纲目》：薏苡仁阳明药也，能健脾、益胃。虚则补其母，故肺痿、肺痈用之。筋骨之病，以治阳明为本，故拘挛筋急，风痹者用之。土能胜水除湿，故泻痢水肿用之。

李中梓《雷公炮制药性解》：薏苡仁总理湿热，故入上下五经。盖热使人筋挛，受湿使人筋缓者，可用；若受寒使人筋急者，忌之。势力缓和，须多用见效。

缪希雍《本草经疏》：此药性燥能除湿，味甘能入脾补脾，兼淡能渗泄，故主筋急拘挛，不可屈伸及风湿痹，除筋骨邪气不仁，利肠胃，消水肿，令人能食。久服轻身。甘以益脾，燥以除湿，脾实则肿消，脾强则能食，湿去则身轻，如是则以上诸疾，不求其愈而自愈矣。薏苡乃除湿燥脾胃之药，凡病人大便燥、小便短少、因寒转筋、脾虚无湿者忌之。妊娠禁用。

张介宾《景岳全书》：性微降而渗，能祛湿利水。以其祛湿，故能利关节，除脚气，治痿弱拘挛湿痹，消水肿疼痛，利小便热淋，亦杀蛔虫。以其微降，故亦治咳嗽唾脓，利膈开胃。以其性凉，故能清热，止烦渴上气。但其功力甚缓，用为佐使宜倍。

张志聪《本草崇原》：主筋急拘挛，不可屈伸者，阳明主润宗筋，宗筋主束骨而利机关，盖宗筋润，则诸筋自和，机关利，则屈伸自如。又金能制风，土能胜湿，故治久风湿痹。肺属金而主气，薏苡禀阳明之金气，故主下气。

陈士铎《本草新编》：疗湿痹有神，舒筋骨拘挛，止骨中疼痛，消肿胀，利小便，开胃气，亦治肺痈。薏苡最善利水，又不损耗真阴之气，凡湿感在下身者，最宜用之。

张璐《本经逢原》：能清脾湿，祛肺热，及虚劳咳嗽、肺痿肺痈、虚火上乘，皆宜用为下引。又能利筋祛湿，治风湿痹，拘急不可屈伸之病。善治筋必取阳明，治湿必扶土气。其功专于利水，湿去则脾胃健而筋骨利，痹愈则拘挛退而脚膝安矣。

黄宫绣《本草求真》：此升少降多，凡虚火上乘而见肺痿肺痈，因热生湿而见水肿湿痹、脚气疝气、泄利热淋，并风热筋急拘挛等症，皆能利水而使筋不纵弛。薏苡清热除湿，实为治痿要药。

贾所学《药品化义》：薏米，味甘气和，清中浊品，能健脾阴，大益肠胃。主治脾虚泄泻致成水肿，风湿筋缓致手足无力不能屈伸。盖因湿胜则土败，土胜则气复，肿自消而力自生。取其入肺，滋养化源，用治上焦消渴，肺痈肠痈。又取其味厚沉下，培植下部，用治脚气肿痛，肠红崩漏。若咳血久而食少者，假以气和力缓，倍用无不效。

刘若金《本草述》：薏苡仁，除湿而不如二术助燥，清热而不如芩连辈损阴，益气而不如参术辈犹滋湿热，诚为益中气之要药。然其味淡，其力缓，如不合群以济，厚集以投，冀其奏的然之效也能乎哉？

胡爱萍《病证通用中药》：薏苡仁，甘淡而凉，归脾、胃、肺经，甘淡渗湿而利水，寒凉清热而排脓。入肺能泄肺中痰热，下行能利肠中湿热，又能健脾补中。且利而不猛，补而不滞，为药食兼用之品。故既可用治肺痈，又可用治肠痈。因其性平力缓，可大剂量服用。薏苡仁能健脾，对肺痈之证可起到培土生金之效。又为防癌、抗癌之佳品，用于多种恶性肿瘤，尤以消化系统肿瘤为优。为利水之品，易伤津液，故阴津不足者慎用。力量缓和，多服久服方可见效。

胡心藻《中药类比歌诀》：薏苡仁，甘淡微寒，性质平和，淡渗利湿，又健脾止泻，补益之力缓和，被誉为"清补利湿"之品。且补而不滞，利而不峻，为至和至美之药也。又擅长祛除肌肉、筋骨之湿邪，治疗风湿痹痛、筋脉拘挛之症，而偏于湿热者效佳。

谭同来《常用中药配对与禁忌》：薏苡仁，味甘而淡，性微寒，清利湿热，解毒排脓，兼能补脾扶正。

黄煌《方药心悟》：谢兆丰：薏苡仁，味甘淡，性微寒，利湿健脾，舒筋排脓，善于利湿除痹。又能上清肺热，下利胃肠之湿。凡脾虚湿盛，湿滞肌表，经络者均可选用。单兆伟：薏苡仁，味甘气和，清中浊品，能健脾阴，大益肠胃，除湿而不助燥，清热而不损阴，益气而不滋生湿热，诚为益中气之要药。

黄和《中药重剂证治录》：薏苡仁，甘淡凉，归脾、胃、肺经。通、利之剂，兼补脾、胃、肺。其性寒而不泄，利而不克，能补能泻，内清脏腑，外荣肌肤，旁通四肢，凡一切湿热证，皆可用之。有健脾渗湿、除痹止泻、清热排脓之功效。

现代药理研究

薏苡仁含薏苡仁油、薏苡仁酯、脂肪油、碳水化合物、氨基酸及维生素 B 等，具有抗炎，促进单核巨噬细胞系统功能，增强细胞和体液免疫，抑制补体活性，抑制花生四烯酸代谢，增强肾上腺皮质功能，抗肿瘤，镇静，镇痛，抗炎，降温，解热，抑制骨骼肌收缩，降血糖，降血压，降血钙，抗菌，诱发排卵等作用。

性能归纳

薏苡仁味甘、淡，性微寒，归脾、胃、肾、肺经，无毒，为禾本科草本植物薏苡的成熟种仁。气香味厚，为清、利、通、补之剂。沉、降，亦升，燥、缓、动、泄，亦润，亦补，走而能守，阴也，入气分，走上、下，行表、里，达内、外之性能。利水渗湿，健脾，舒筋，清热排脓。

性能应用

薏苡仁，味甘淡，甘补淡渗，用于水湿所致的小便不利、水肿、泄泻、带下等。功与茯苓有相似之处，具有利水渗湿及健脾作用，故适用于水湿滞留的多种病证，而脾虚湿滞者尤为适宜。若脾虚湿盛之水肿腹胀、食少泄泻、脚气浮肿等，常与利水健脾药配伍，如《和剂局方》之参苓白术散，以其与人参、茯苓、白术等药同用。又因本品药性偏寒，能清热利湿，亦适用于湿热淋浊、湿温等证。治湿热淋浊，如《杨氏经验方》单用本品煎服。若治湿温，常与清热利湿之品配伍，如《温病条辨》之薏苡竹叶散，以其与竹叶、滑石、通草等药同用。

薏苡仁，甘淡而寒，既能除湿，又能利关节，舒筋脉，有缓和筋脉挛急之效，适用于风湿痹证。而对于湿痹的肢体重着疼痛、筋脉拘挛之症，尤为常用。若风湿在表，身痛发热，常与解表药配伍，如《金匮要略》之麻黄杏仁薏苡甘草汤，以其与麻黄等药同用。若湿郁热蒸，蕴于经络，骨节烦痛，常与祛风湿及清热通络之品配伍，如《温病条例》之宣痹汤，以其与防己、蚕砂等药同用。若风湿痹痛，日久不愈，或筋脉拘急，可单用本品常服，如《本草纲目》之薏苡仁粥，以本品与粳米煮粥，日日服用，缓缓起效。也可与祛风湿药配伍，如《类证治裁》之薏苡仁汤，以其与独活、防风、苍术等药同用。

薏苡仁，性寒，清热解毒，能清肺与大肠之热，且能排脓消痈，故为治肺痈、肠痈的常用药。治肺痈、咳吐脓痰，常与清肺祛痰、化瘀之药配伍，如《千金要方》之苇茎汤，以其与苇茎、冬瓜仁、桃仁等药同用。治肠痈、发热腹痛，常与清热、活血、通便之药配伍，如《外科正宗》之薏苡仁汤，以其与牡丹皮、桃仁、栝楼仁等药同用。

个人体会

薏苡仁，甘淡凉润，药性和缓。甘能健脾补中，淡能渗利水湿，寒能清热下降，润能生津揉筋。脾胃者居中州土位，脾喜燥恶湿，胃喜润宜积热，湿热合而为邪。湿热上蒸入肺经，痰热壅阻，郁而化火，则肺痈吐脓；湿热留滞大肠，结而不通，滞而生热则肠痈、泻痢；湿热流注下焦，滞壅膀胱则淋浊、带下；湿热旁流筋脉关节，则痹者痿软，筋骨不利。《本草崇原》曰："阳明主润宗筋，宗筋主束骨而利关节。"以上诸证皆湿热为患也。今薏苡仁，健脾益胃，燥湿清热，开胃气，利大肠。《药品化义》曰："湿胜则土败，土胜则气复。"本品能补能泄，内清脏腑，外荣肌腠，旁达四肢，其性升少降多，可为下引之剂，引火热下行，自小便出，为清、利、通、补之剂。况本品寒而不泄，利而不克，除湿而不助燥，清热而不损阴，益气不滋生湿热，补益之性较为和缓，为至和至美之佳品。为佐使之剂，清热燥湿时用量应加倍。健脾益气则须多用久服矣。

薏苡仁，甘淡平和，色白润滑，气味芳香，馥郁爽口，富含多种维生素、碳水化合物、氨基酸等多种有益成分，可增强细胞和体液免疫，增强肾上腺皮质功能。又有降血脂、降血压、降血糖、降血钙等作用，并有益脾阴、和胃气、利肠道、祛湿热痰浊功能，为食药兼用之品，久服轻身，又为养生、保健之良剂。薏苡仁古有"御米"之称，故今人在食疗方剂中多用。《药品化义》曰："薏米，味甘气和，清中浊品，能健脾阴，大益胃肠。"通利之剂，除湿燥脾胃之药，凡病人大便燥结，小便短少，或因寒转筋、脾虚无湿者忌之。又为利水之品，易伤津液，故阴虚津亏者慎服。

瞿 麦

古今理性录

杜文燮《药鉴》：利小便可用为君，快痛肿堪为佐使。去目翳逐胎，下闭血出刺。孕妇所忌。

缪希雍《本草经疏》：苦辛能破血，阴寒而降，能通利下窍而行小便，故主关格诸癃结小便不通，因于小肠热甚者。寒能散热，辛能散结，故决痛肿。除湿热，故明目去翳。辛寒破血，故破胎堕子而下闭血也。去肾家湿热，故云养肾气。逐膀胱邪逆者，亦泄湿热故也。湿热客中焦，则清浊不分而为霍乱，通利湿热，则霍乱自解矣。瞿麦苦寒兼辛，性猛利，善下逐，凡肾气虚、小肠无大热者，忌之。胎前产后，一切虚人患小水不利，法并禁用。水肿、蛊胀、脾虚者不得施。

张介宾《景岳全书》：能通小便，降阴火，除五淋，利血脉。兼凉药亦消眼肿痛，兼血药则能通经破血下胎。凡下焦湿热疼痛诸病，皆可用之。

张志聪《本草崇原》：主治关格诸癃结，小便不通者，厥阴木主疏泄，少阳三焦主决渎也。出刺决痛肿者，津液随三焦出，气以温肌肉，则肌肉之刺可出，而肌肉之痛肿可决也。明目去翳者，肝通窍于目，肝气和而目明也。破子堕胎者，少阴属肾，肾气泄，则破胎堕子。下血闭者，厥阴主肝，肝气通，则月事时行而下血闭。

汪昂《本草备要》：降心火，利小肠，逐膀胱邪热，为治淋要药，故八正散用之……破血利窍，决痈消肿，明目去翳，通经堕胎，性利善下，虚者慎之。寇宗奭曰：心经虽有热，而小肠虚者服之，则心热未清，而小肠别作病矣。

黄宫绣《本草求真》：功专泻心利水。若小肠素虚，纵云心属有热，不唯其热不除，则虚而益虚，必致变生他症矣。妊娠产后小便不利，及脾虚水肿，均并禁焉。

张山雷《本草正义》：瞿麦，其性阴寒，泄降利水，除导湿退热外，无他用。《本经》谓其明目去翳，《别录》谓其养肾，则邪热清而真阴复，非通利之品果能养阴也。出刺、决壅、堕胎，其力猛矣。《别录》又称其主霍乱，则湿热内阻，清浊不分者，以为分泄逐湿之用，非主阴寒之霍乱也。《日华》谓其主五淋，月经不通；景岳谓合凉药亦消眼目肿痛，合血药则通经破血下胎，宣导下焦湿热；石顽谓利小便之君药；《日华》又谓其叶主痔漏泻血，捣敷肿毒浸淫疮，无一非清热利导之用，然必实有实热壅滞者为宜。

施今墨《施今墨对药临床经验集》：瞿麦苦寒沉降，破血通经，善利小肠而导热下行，以治茎中疼痛。

焦树德《用药心得十讲》：瞿麦清心与小肠、膀胱湿热为主，偏入血分，多用于血淋。

胡爱萍《病证通用中药》：瞿麦，苦寒沉降，其性滑利，能通心经，走小肠，清心与小肠之火，导热下行，从小便出。功能利尿通淋，为治淋证之要药。古称之能除五淋，然尤以热淋最为适宜。入血分，治血淋，热重于湿者。

胡心藻《中药类比歌诀》：瞿麦，苦寒沉降，其性滑利，通淋力强。善清心与小肠火，导热通下窍而利小便，为热淋、血淋、茎中疼痛所常用。又其入心经，走血分，能破血决壅，散瘀解滞。有活血通经，治经闭、癥瘕之作用。

刘典功《中药指征相类鉴别应用》：瞿麦，味苦性寒，入心与小肠经，有清热利尿通淋之功。苦泄下行，还有活血通经之效。对于血热兼瘀阻之经闭，经脉不调尤宜。脾气虚弱及孕妇慎用。

现代药理研究

瞿麦含维生素 A 样物质、皂苷、糖类，有显著的利尿作用，瞿麦穗较茎强。利尿的同时，使氯化钠的排出量增加。还有兴奋肠管平滑肌，抑制心脏，降低血压，影响肾血容积等作用。对金黄色葡萄球菌、大肠杆菌、伤寒杆菌、福氏痢疾杆菌、绿脓杆菌均有抑制作用。

性能归纳

瞿麦，味苦，性寒，归心、小肠、膀胱经，无毒。为石竹科草本植物瞿麦的带花全草，气味皆薄，性滑利。为清、利、通、泄之剂。沉、降，不升，燥、动、峻、泄，走而不守，阴也，入气分，亦入血分，下行，入里，达内之性能。利尿通淋，活血通经。

性能应用

瞿麦，苦寒泄降之性，善于通利下窍而行小便，逐膀胱湿热以通淋涩，用于湿热淋证。对于湿热蕴结膀胱、水道瘀阻、小便淋沥不畅之症，具有利尿通淋之功，为治淋证常用药。治热淋，常与相关的清热利湿、利尿通淋药配伍，如《和剂局方》之八正散，以其与车前子、木通等药同用。治血淋，常与小蓟、白茅根等利尿通淋、凉血止血药同用。治石淋，常与金钱草、冬葵子、滑石等利尿通淋排石药配伍。

瞿麦，破血散结，通行血脉，有活血通经的作用，用于血滞、月经不调、闭经。若瘀血阻滞，月经不调，或经闭，本品药性苦寒，又能泄热，故血热者尤宜，多与桃仁、红花、赤芍、丹参等活血调经药同用。

个人体会

淋证，火热也。心为君主之官，为火之源，加之过度劳累，汗出伤津，阴液损伤；邪热所干，热助火势，上扰心室；七情所结，郁而化火，暗伤阴津；肾阴不足，水不上腾入心，心阴虚亢，而造成阴液不足，心火独盛，心与小肠相表里，心火下移小肠，小肠热甚，波及三焦，三焦决渎失职，火与湿结，壅滞膀胱，关格癃闭，水道滞不通。瞿麦苦寒沉降，性滑利。上清心火而养阴，下利小肠而清热，逐膀胱湿热壅阻，而通水道；去关格壅结，而利下窍；宣导下焦湿热，下行而从小便排出。治热淋、血淋、石淋，兼入血分，以治血淋为宜。故瞿麦非渗淡利水之药，实为清心降火，泄小肠湿热，通利小便尿窍。为清、利、通、泄之剂，治疗急性尿路感染之要药。《本草经疏》曰："阴寒而降，能通利下窍而行小便，故主关格诸癃闭，小便不通，因于小肠热甚者。"

瞿麦苦寒兼辛，性猛而利，善下逐，走血分，能破血决壅，散瘀解滞，有活血通经之效，治血热兼瘀滞之经闭、经脉不调、痈肿、癥瘕，亦取清利通泄之用。《药鉴》有："下血闭，出刺。"《本草正义》曰："无非清热利导之用，然必实有实热壅滞者为宜。"实非破血逐瘀之药也。通、利之剂，故凡肾虚、小肠无热而虚者忌之。胎前产后，脾虚小水不利者，禁用。

萹 蓄

古今理性录

张介宾《景岳全书》：利小便，除黄疸，杀三虫，去下部湿热浸淫阴蚀、疮疥痔漏。煮汁饮之，疗小儿蛔虫上攻心腹作痛，大效。

卢之颐《本草乘雅半偈》：火热刑金，成浸淫疥瘙者相宜。若痘疹痤痱，隐显欲出者，与毛孔闭实，欲扬液为汗者亦宜。但气味苦平，旋之严寒为本气者，功力少逊；若病反其本，得标之阳，或已成则为病热，表邪尚未入里，仍欲从枢解散者，为效颇速。

张志聪《本草崇原》：浸淫疮从口流向四肢者，可治；从四肢流来入口者，不可治。盖口乃脾窍，脾属四肢，萹蓄禀火气而温土，故主治脾湿之浸淫。充肤热肉之血，不淡渗于皮毛则为疥瘙。萹蓄禀东方之木气，故主疥瘙。浸淫可治，则疽痔亦可治矣。疥瘙可治，则三虫亦可治矣。缘其禀木火之气，通利三焦，从经脉而达于肌腠皮肤，故主治如此。

黄宫绣《本草求真》：萹蓄专入脾，功专利水清热，除湿杀虫。是以小二魃病，女子阴蚀浸淫瘙痒疽痔诸病，无不藉此以为主治耳。以其味苦则热泄，味苦则虫伏。但此止属治标，不能益人，勿常用也。

周岩《本草思辨录》：萹蓄叶绿茎赤，禀木火之气，而引蔓促节，气味苦平，能通利三焦，搜抉隐微湿热之病。

张山雷《本草正义》：为燥湿杀虫之品，浸淫、疥疮、疽痔、阴蚀、三虫，皆湿热为病也。若湿热疮疡，浸淫痛痒，红肿四溢，脓水淋漓等，尤其专职。

施今墨《施今墨对药临床经验集》：萹蓄，瞿麦伍用，治大人小儿心经邪热，一切蕴毒，咽干口燥，大渴引饮，心忪面热，烦躁不宁，目赤睛疼，唇焦鼻衄，口舌生疮，咽喉肿痛。又治小便赤涩，或癃闭不通，以及热淋、血淋。

焦树德《用药心得十讲》：根据本品主治热淋的作用特点，近些年来常配伍治疗急性泌尿系统感染，有一定效果。

胡心藻《中药类比歌诀》：萹蓄，苦寒下行，走气分，以清热利湿见长，治湿热并重之淋症。既主清膀胱湿热而利尿通淋，又能清湿热，解热毒，退黄疸，杀三虫。故临床上除用于湿热淋证之外，还用于湿热黄疸、泻痢、湿热疮疡和虫积腹痛等。

胡爱萍《病证通用中药》：萹蓄，清利下焦湿热，利尿通淋。长于清膀胱湿热，宜于小便短黄而湿热交阻者。

刘典功《中药指征相类鉴别应用》：萹蓄，味苦性寒，苦寒降泄，有清热利水通淋之功。主入膀胱经，善杀虫，清理肠道寄生虫。本品苦寒燥湿，微寒清热，有杀虫止痒作用。

现代药理研究

萹蓄含萹蓄苷、槲皮苷、蒽醌类、鞣质、钾盐等成分，有显著利尿作用，能增加尿中钾、钠的排出，连续给药也不会产生耐药性，用量宜大，过少则无利尿作用，并有驱虫及缓下作用。实验证明有降血压作用。此外，对葡萄球菌、福氏痢疾杆菌、绿脓杆菌以及须疮癣菌、羊毛状小芽胞菌、皮肤霉菌等均有抑制作用。

性能归纳

萹蓄，味苦，性微寒。归膀胱经，无毒，为蓼科草本植物萹蓄的全草。气薄味清，为清、利之剂。沉、降，无升，燥、泄、动、缓，走而不守，阴也，入气分，走上、下，达内、外，入里、达表之性能。利尿通淋，驱虫；外用杀虫止痒。

性能应用

萹蓄，味苦性寒，善于下行，能清泄下焦湿热，有利尿通淋之功，用于湿热淋证。若湿热蕴结膀胱，小便频数短赤，欲出不出，出而不畅，欲止不尽，小腹拘急，淋涩刺痛之症，可单用，如《生生编》以本品煎汤频服。也可与利尿通淋药配伍，如《和剂局方》之八正散，以其与车前子、木通、滑石等药同用。若治血淋，常与小蓟、大蓟、白茅根、石苇等利尿通淋、凉血止血药同用。

萹蓄味苦，苦则虫伏，故能杀三虫，用治虫积腹痛。清理肠道寄生虫，对蛔虫、蛲虫、钩虫有驱杀作用。治蛔虫腹痛，可单用，如《药性论》以本品浓煎服用。也可与苦陈皮、槟榔等驱虫药同用。治蛲虫病肛门瘙痒，亦可单用，如《食医心镜》以本品煎汤空腹服。或用其汁煮粥服，或以之煎汤熏洗肛门。也可与榧子、槟榔等驱虫药配伍服用。治钩虫，常与苦楝皮等驱虫药配伍服用。

萹蓄草苦寒，清热燥湿，外用有杀虫止痒之功，用于湿疹、湿疮、阴痒。治皮肤湿疹、湿疮、阴痒等可单用，或与苦参、地肤子、蛇床子等杀虫止痒药同用，煎水洗患处。

个人体会

湿热者，发于脾胃也。脾胃湿热下注膀胱则膀胱湿热，小便频数、短赤，欲出不出，欲止不止，小腹拘急，淋涩刺痛；脾胃湿热滞郁肝胆，则身目黄染，体重乏力，尿黄而赤；脾胃湿热留滞胃肠则湿热泻痢，腹痛里急；湿热积于大肠则易生三虫，时心腹钻痛，肛门瘙痒也。脾主四肢肌肉，如脾胃湿热外注肌腠，积热而生疮疡。脾胃湿热经肌腠浸淫而至皮毛，皮毛受邪则痘疹、痤痱，隐显欲出，湿疹、湿疮、阴蚀、浸淫、流脓、流水、疮疥、瘙痒等易发矣。

萹蓄草，生于早春，收于盛暑。取木火之气以益脾土，脾胃健运则湿热不生矣。《本草崇原》谓："缘其禀木火之气，治脾湿之浸淫也。"其味苦性寒，苦又能利湿，寒又能清热，为清、利之剂也，清脾胃之湿热而通利三焦，为清利湿热之良药矣。《本草思辨录》曰："禀木火之气，气味苦平，能通利三焦，搜抉隐微湿热之病。"用于湿热滞郁肝胆之黄疸，湿热留滞胃肠之泄泻，及湿热资生之三虫。苦寒之药，其气下行，尤能清利膀胱之湿热而通淋涩，为清热通淋之要药，亦为治疗急性尿路感染的首选药物，此皆清利湿热之功也。至于杀虫止痒，本品有小毒，能驱杀肠道寄生虫。对皮肤科之疥虫、螨虫、阴道滴虫亦应在驱杀范围之内，湿热去则虫不生，故杀湿热所生之虫也。另外，本品对多种细菌及真菌皆有抑制作用，用于湿疹、湿疮、阴痒等，故又为清利湿热、杀虫止痒之良药。《本草正义》曰："《本经》《别录》皆以却除湿热为病，浸淫、疥疮、疽痔、阴蚀、三虫皆湿热为病也。后人以其泄化湿热，故并治溲涩淋浊，濒湖以治黄疸、霍乱，皆即清利湿热之功用。若湿热之疮疡，浸淫痛痒，红肿四溢，脓水淋漓等症尤为专职。"亦详诉了萹蓄之清利湿热之功用矣。治标之药，不能益人，故不可常服也。

石　韦

古今理性录

李中梓《雷公炮制药性解》：主劳热邪气，五淋癃闭，膀胱热满，痈疽发背，除烦下气，补虚益精。石韦清热利水，本入膀胱，而肺则下连者也，宜兼入之，既能清热利水，则无阳亢阴伤之患。

张志聪《本草崇原》：石韦生于石上，凌冬不凋，盖禀少阴之精气，叶背有金星，有黄毛，乃金水相生。肾上连肺也，主治劳热邪气者，劳热在骨，邪气在皮，肺肾之所主也。五癃者，五液癃闭，小便不利也。石韦助肺肾之精气，上下相交，水津上濡，则上窍外窍皆通。肺气不化，则水道行而小便利矣。夫水声泄肾气，人声泄肺气，不闻水声、人声者，藏水天之精，以助人之肺肾也。

张璐《本经逢原》：其性寒利，故治劳热邪气，指劳力伤津，癃闭不通之热邪而言，非虚劳之谓。

黄宫绣《本草求真》：石韦专入肺，苦甘微寒，功专清肺行水。凡水道不行，化源不清，以致水道益闭。化源不清，则水道自闭。石韦蔓延石上，生叶如皮，味苦气寒，苦则气行而金肃，寒则热除而水利。是以劳力伤津，伏有热邪，而见小便不通，及患背发等症，治当用此调治，俾脾肺肃而水通，亦淋除而毒去矣。

邹澍《本经疏证》：石韦之为物，唯其禀质柔软，是以能治虚热；唯其发生于刚悍，是以能通闭结；唯其性平，是以能下行，利小便水道之功为尤擅。于此又可见凡气虚热结，目干口燥，无汗便闭者，石韦均能治之，而于通小便为最善。以是较之、训五癃为五淋者，其义岂不广且博耶！即推千金治血淋之石韦散，治虚劳渴无不效之骨填煎，及治五劳七伤八风十二痹方可以思矣。

张山雷《本草正义》：禀性阴寒，故主劳热邪气，五癃，即后世之所谓五淋。补五劳者，亦以劳热而言，颇与今人阴虚生热病相合，而非故若虚寒之虚劳。安五脏者，邪热去则正自安。

胡爱萍《病证通用中药》：石韦，甘苦而微寒，甘淡利水，苦寒泄热，主入肺与膀胱经，能上清肺热，下利膀胱。肺为水之上源，上源清则水道畅，膀胱利则小便通，故能清热而利尿通淋。可用于膀胱湿热，小便淋漓涩痛之血淋、热淋、石淋等。因其既能利尿通淋，又可凉血止血，所以尤善治疗血淋。

刘冠军《临证医方妙用》：石韦，利水通淋之品。《本经》言：石韦主劳热邪气，五癃闭不通，利小便水道。故凡血淋、热淋、石淋，有利水通淋，活血通经之效。

刘典功《中药指征相类鉴别应用》：石韦性寒，其功能有二：一是清心热，利小肠膀胱湿热而通淋；二是活血散结而通经。

现代药理研究

石韦含皂苷、蒽酚类、黄酮类、鞣质等成分，对金黄色葡萄球菌、变形杆菌、大肠杆菌等均有不同程度的抑制作用。庐山石韦有镇咳、祛痰、平喘作用，有柄石韦亦有镇咳作用。

性能归纳

石韦，味苦，性微寒，归肺、膀胱经，无毒，为水龙骨科草本植物庐山石韦，石韦或有柄石韦的干燥叶。刚悍质软，气味轻薄，为清、利之剂。沉、降，不升，动、泄、缓、润，阴也，入气分，亦入血分，走而亦守，走上、下，入里、达内之性能，利水通淋，清肺止咳，凉血止血。

性能应用

石韦，味苦性微寒，入肺，膀胱经。上能清肺金，以清水之上源，源清而水自畅；下能清利膀胱，以洁净府，府洁而尿自通，故对湿热蕴结、小便淋漓涩痛之症，具有良好的清热利尿通淋之功，为治疗湿热淋证的常用药。若湿热蕴结，小便短赤，淋沥涩痛，常与相应的利尿通淋药配伍，如《普济方》之石韦散，以其与车前子、滑石、木通等药同用。本品又有凉血止血之功，故治血淋涩痛尤宜，常与白茅根、小蓟等止血通淋药同用。

石韦苦寒，入肺经，宣肃肺气，清肺热，并能止咳平喘，用于肺热咳喘。偏用于肺热偏盛、咳嗽喘息者，可单用，或与清热化痰、止咳平喘药同用。

石韦，苦寒，入血分，清热凉血而止血，用于血热出血证，适用于血热妄行所致的吐血、咯血、便血、崩漏下血。可单用，如《本草纲目》以本品为末，温酒服，治崩中漏下。也常与相关的凉血止血药配伍。

个人体会

《本经》言石韦："治劳热邪气，五癃闭不通，利小便水道。"劳者，劳力之劳也，劳力所伤主在肺肾。肺主气，生津液，为水之上源；肾属水，藏精微，为水之源泉。金水相生，水金互济，上下诸窍通矣。肺伤则汗出伤津，肾伤则水精耗损。水源枯则阴火旺，水津伤则不制火，火火相避，邪热之气也。小肠代君受邪，火热烁灼膀胱则水道燥而不利，癃闭不通，小便短涩，点滴淋漓，火热淋证生矣。淋者，小便淋漓不畅也，有寒热之鉴，有虚实之别，实证以热淋为主，虚淋以劳淋为先。热淋者，又有湿热与火热之分，湿热者始于脾胃，火热者源于肺肾也。《本经逢原》曰："其性寒利，故治劳热邪气，指劳力伤津，癃闭不通之热邪而言，非虚劳之谓。"

石韦，生于石上，凌冬不凋，禀少阴之精气；叶背有金星，归肺经，有金水相生之意也。主治劳热邪气，五癃不通。《本草崇原》曰："治劳热邪气者，劳热在骨，邪热在皮，肺肾之所主也。五癃者，五液癃闭，小便不利也。"石韦，苦寒入肺、膀胱经。上能清肃肺气，以清水之上源而行津液，下布于肾。肾属水，水津互济，上下外窍通矣。下能清小肠之火热而利膀胱，洁净府，府洁则尿自通，热淋除，实为清肺热，洁净府，除热淋涩痛之要药也。又因本品入血分，可凉血止血，故尤宜于血淋、尿赤。《本草求真》曰："石韦专入肺，苦甘微寒，苦则气行而金肃，寒则热除而水利。是以劳力伤津，伏有热邪，而见小便不通者。"非脾胃湿热下注膀胱之所为也。苦寒沉降之药，治劳热邪气，通癃闭。肺肾虚寒及虚劳浊淋者忌之。

草　薢

古今理性录

李时珍《本草纲目》：草薢之功，长于去风湿，所以能治缓弱痿痹遗浊恶疮诸病之属风湿者。草薢能除阳明之湿而固下焦，故能去浊分清。《杨氏家藏方》治真元不足，下焦虚寒，小便频数，白浊如膏，有草薢分清饮，正此意也。又杨子健《万全护命者》云：凡人小便频数，不计度数，便时茎内痛不可忍者，此疾必先大腑秘热不通，水液只就小肠，大腑愈加干竭，甚则浑身热，心躁思凉水，如此即重证也。此疾本因贪酒色，积有热毒腐物瘀血之类，随虚水入于小肠，故便时作痛也。不饮酒者，必平生过食辛热荤腻之物，又因色伤而然。此乃小便频数而痛，与淋证涩而痛者不同也。

倪朱谟《本草汇言》：萆薢之名，宜于身之下部，更宜于痹闭不通之疾也。若下部无湿疾，阴虚火炽，溺有余沥，茎中作痛，并肾虚腰痛，此真阴不足之候也，并不宜服。

张介宾《景岳全书》：能温肾去湿，理阴痿阴寒，失尿白浊，茎中作痛，及四肢瘫痪不随，周身风湿恶疮。性味纯缓，用宜大剂。

张璐《本经逢原》：不知胃气健旺则湿浊去，而肾无邪湿之忧，肾脏自能收摄也。又主阴痿失尿，老人五缓者，总取行阳之力，以利关节，助健运也。若阴虚精滑，及元阳下陷，不能摄精，小便频数，大便引急着误用，病必转剧，以其温散不利于阴也。

严洁《得配本草》：或阴火炽盛于肠胃，或热邪郁结于膀胱，或肾水不足而肾气不能化，若以萆薢燥湿之剂投之，则火愈烈而水益亏，浊者愈浊矣。唯肠胃中风湿内郁而尿浊者，服萆薢厘清饮始效。

李中梓《本草通玄》：萆薢，胃与肝药也。搜风去湿，补肾强筋，主白浊茎中痛，阴痿失溺、恶疮。入肝搜风，故能理风与筋之病；入胃祛湿，故能理浊与疮之病。古人称其摄溺之功，或称其逐水之效，何两说相悬耶？不知闭蛰封藏之本在肾，气强旺则收摄，而妄水亦无容藏之地，且善清胃家湿热故能去浊分清也。

贾所学《药品化义》：萆薢，性味淡薄，长于渗湿，带苦亦能降下，主治风寒湿痹，男子白浊，茎中作痛，女人白带，病由胃中浊气下流所致，以此入胃祛湿，其症自愈。又治疮痒恶厉，湿郁肌腠，营卫不得宣行，致筋脉拘挛，手足不便，以此渗脾湿，能令血脉调和也。

张秉成《本草便读》：观其大意，知其能入肝肾，治阳虚湿浊之药。虽云能治下焦风寒湿痹，大抵萆薢之功，治湿为长，治风次之，治寒尤其次之也。痿病多属阳明湿热，萆薢之苦，能宣能泄，故又能入胃耳。

周岩《本草思辨录》：风寒湿在腰背骨节而痛强者，阴不化也，以萆薢达之而阴化。风寒湿之为阴痿，为失溺，阳不伸也，以萆薢导之而阳伸。后世以萆薢为分清浊之剂，亦由阴化阳伸而后清升浊降。即止小便数，除茎中痛，均不出是义耳。化阴非能益阴，伸阳非能助阳。盖萆薢者，所以祛风寒湿也。

张锡纯《医学衷中参西录》：或问，萆薢世医多用以治淋，夫治淋以通利为主，盖取萆薢能利小便也。此方中用之以固小便，其性果固小便乎，抑利小便乎？答曰，萆薢为固涩下焦之要药，其能治失溺，《名医别录》原有明文。时医因古方有萆薢厘清饮，遂误认萆薢为利小便之要药，而于小便不利，淋涩诸证多用之。尝见有以利小便，而小便转癃闭者，以治淋证，竟致小便滴沥不通者，其误人可胜道哉！盖萆薢厘清饮之君萆薢，原治小便频数，溺出旋白如油，乃下焦虚寒，气化不固之症，观其佐以缩小便之益智，温下焦之乌药，其用意可知。特当曰命名时，少欠斟酌，遂致庸俗医辈，错有会心，殆害无穷，可不慎哉！

张山雷《本草正义》：《本经》主风寒湿周痹，颐谓唯湿热痹着，最为合宜，若曰风寒，必非此苦泄淡渗者，所能幸效。治恶疮不瘥热气者，岂非为湿与热蒸之主药乎？《别录》谓主伤中，亦唯脾为湿困者宜之，决非补中之药。又治恚怒，颇不可解。谓阴痿失溺，则湿热闭结者，亦有萎躄不仁、溲溺不利之症，必非可以起虚痿。不知湿浊去而肾无邪热之扰，肾气自摄，颇能窥见玄奥也。

朱良春《朱良春用药经验集》：萆薢所以治痹证，当系风湿或湿热为患者，寒湿痹痛不堪用。

胡心藻《中药类比歌诀》：萆薢，质轻气清，味苦性平而降。善泄阳明之湿，而固下焦，坚水脏，宣通百脉，治淋证，湿重于热。长于利湿去浊，偏治膏淋白浊，有分清泌浊之效。又善走气分，能祛风湿而舒筋活络，通利关节。治风寒湿痹，有关节疼痛不利、腰膝酸痛不舒者。前人有"萆薢治湿最长，治风次之，治寒尤次之"之说。一般生用入药，麸皮炒者能入脾化湿。酒炒者可增强祛风湿之效，盐水炒者利水湿，治淋湿诸证。

胡爱萍《病证通用中药》：萆薢味苦性平，治湿最长。其治疗淋证，即取其治湿之功。以渗利水湿，分清祛浊，故为治膏淋之要药。用治膏淋，小便混浊，白如米泔者，无论湿热，或寒湿，凡属下焦湿浊所致者，无不适宜。肾阴亏虚，遗精滑泄者慎用。

刘典功《中药指征相类鉴别应用》：萆薢，味苦而淡，性平。入肾、胃经，具有除湿、分清降浊之功。治下焦湿热，尤适用于湿盛之膏淋、带下，亦治湿热下注之疮疡。又能祛风除湿，舒筋通络，治风湿所致的腰膝痹痛，尤宜湿性之痹痛。肾阴亏虚者慎用。

黄和《中药重剂证治录》：萆薢苦平，归脾、肾、膀胱、胃经。为通、利之剂。有利湿去浊、祛风除痹之功，以通利而兼具固涩为特点。祛风除湿而又以治湿为长，治风次之。其性能疏通脉络，宣行荣卫，故能利筋骨，强关节，柔筋脉，壮肌肉，皆祛湿之功也。

现代药理研究

萆薢含薯蓣皂苷等多种甾体皂苷，总皂苷水解后生成薯蓣皂苷元等，还含有鞣质、淀粉、蛋白质，具有抗菌、雌激素样作用，还能抗动脉粥样硬化。

性能归纳

萆薢，味苦，性微寒，归膀胱、肝、胃经，无毒，为薯蓣科草本植物绵萆薢和粉背薯蓣的根茎。质轻而清，为通、利之剂。沉、降，不升，动、泄、润、缓，走而能守，阴也，阳也，入气分，下行，走内、外，入里、达表之性能。利尿通淋，祛风湿。

性能应用

萆薢味苦，其性下降，善于通利下窍，有利湿去浊之功，用于膏淋、白浊。为治小便混浊，或尿如米泔之膏淋要药。常与利湿化浊药配伍，如《医学心悟》之萆薢分清饮，以其与茯苓、车前子、石菖蒲等药同用。亦可用治妇女白带湿盛者。

萆薢苦平，能祛风湿，以止痹痛，用于风湿痹证。可用于治疗风湿痹证，腰膝酸痛，筋脉屈伸不利。若偏于寒湿者，可与温里散寒之品配伍，如《圣惠方》之萆薢散，以其与附子、肉桂、牛膝等药同用。若属湿热者，常与防己、薏苡仁、银花藤等清热除湿通络之品同用。

个人体会

浊者，阴也，混而不清之水也。浊阴者，与清阳相对也。《素问》云："清阳出上窍，浊阴走下窍。"浊者，污浊之物也，指小便混浊和尿道口流出污浊之物耳。其中有脾胃湿热浊气，流注膀胱之淋浊；心脾不足，气虚下陷及肾气不足，下元虚冷之尿浊；贪酒色，强忍房事，心神两伤之败精流溢之精浊；生殖系统炎症之炎性分泌及乱伦、花柳性病的脓性分泌物之膏淋；冲任不调，带脉失约之带下腥臭也。此皆湿浊为患，治以渗利湿浊，分别清浊耶。

萆薢质轻气清，味苦性平，主入胃、肾经气分，去阳明之湿，散少阴之寒，固下焦，坚水脏。《本经逢原》谓："总取行阳之功也。"取行阳之功，阳伸则阴化湿去也，脾胃健运升降。《素问》云："食气入胃，浊气归心，淫精于脉。"渗利水湿，湿去阴浊无所以生也。取其行阳之功，宣通百脉，使清阳出上窍，浊阴走下窍，清阳发腠理，浊阴出五脏，清阳实四肢，浊阴归六腑，有分别清浊之功。渗利水湿，分别清浊，萆薢之功用也。况本品主含薯蓣皂苷能杀灭真菌、须癣毛菌，有抗菌抗炎之作用。用治淋浊、尿浊、精浊、膏淋、带下之湿浊诸证，为治男子白浊、女子带下之要药也。无论湿热或寒湿，凡属下焦湿浊所致者，无不适宜。

萆薢，质轻苦平，入胃经，长于渗湿下行，去湿热下注，流注经络之腰膝痿软，筋脉拘挛，《本草纲目》治缓弱痿痹，此皆湿热为患。阳明乃湿热之源，《经》云"治痿独取阳明"，亦取萆薢的行阳之功，伸阳化阴，助健运，祛湿邪，而利筋骨关节也，尤治湿胜之痹痛为最。《本草便读》谓："虽治下焦风寒湿痹，大抵萆薢之功，治湿为长，治风次之，治寒则尤甚次之。痿证多属阳明湿热，萆薢之苦，能宣能泄，故入脾胃耳。"亦治湿热下注，流注肌腠，不能宣行之疮疡恶厉，亦以此入胃去湿之功，湿去则其证自愈也。

总之：萆薢，苦平微寒，下行，专去湿浊之药。有行阳之功，阳行则阴化湿去也，非兴阳、补阳、助阳之药也。治膏淋白浊以此为君，治湿热痹痛则为使臣也。去湿浊之药，真阴不足、遗精滑泄者慎用。

海 金 沙

古今理性录

陈嘉谟《本草蒙筌》：用为丸散，专利小肠，可疗伤寒狂热。小便不通脐下满闷者，不通又再服之，旋可以取效。

李时珍《本草纲目》：海金沙，小肠膀胱血分药也，热在二经血分者宜之。治湿热肿满、小便热淋、膏淋、血淋、石淋茎痛，解热毒气。

缪希雍《本草经疏》：甘寒渗淡之药，故主通利小肠。所以能治伤寒热狂大热，当利小便，此釜底抽薪之义也。淡能利窍，故治热淋、血淋、膏淋等病，乃手太阳小肠经药也。海金沙，性淡渗而无补益，小便不利，及诸淋由于肾水真阴不足者，勿服。

刘若金《本草述》：海金沙，方书但知其治血淋、膏淋、石淋等病，讵知其种种所患，皆本于湿土之气不能运化，而又有火以合之，乃结聚于水道有如是耳，岂可徒取责于行水之脏腑乎？试观东垣治脾湿方，更如续随子丸之亦治通身肿满、喘闷不快者，则可以思其功之所主，固不徒在行水之脏腑矣。

张介宾《景岳全书》：乃小肠膀胱血分药也。善通利水道，解郁热湿热及伤寒热狂。小便癃闭肿满，热淋膏淋，血淋石淋，茎中疼痛，解诸热毒，或丸或散皆可用。

严洁《得配本草》：去脐下满闷，消膀胱湿热，治癃闭、膏淋、热狂、脾湿肿喘。真阴不足者禁用。

黄宫绣《本草求真》：通利小肠血分要药。凡小肠热闭而见五淋疼痛不止者，服之使热尽从小便而出，且于伤寒热闭而见腹满狂躁，则当于此加栀子、朴硝、硼砂投治，俾热亦从小便而出，此灶里抽薪之一义也。但肾脏真阳不足均忌。

张山雷《本草正义》：专于利水通淋，男子淫浊，女子带下，皆必用之品。但性寒而力亦不弱，虚人弗过用。

胡心藻《中药类比歌诀》：海金沙，气寒滑利，其性下降，善清泄小肠、膀胱两经血分之湿热，通利水道为其长，为治淋证尿痛之要药。五淋通治，以石淋之优，兼能分利水湿，消肿除满。尤以湿热蕴结、通身肿满为最宜。

胡爱萍《病证通用中药》：海金沙，甘咸而寒，归膀胱、小肠经。甘淡利尿，寒能清热，其性降泄，善泄膀胱、小肠血分湿热而通利水道。可用治热淋、血淋、石淋、膏淋等；有"五淋通治"之说，然尤宜于石淋。其治疗淋证之时，尤善止尿道疼痛，故为治诸淋尿道涩痛之要药。肾阴亏虚者慎服，布包入煎剂。

刘典功《中药指征相类鉴别应用》：海金沙，味淡甘寒，主入膀胱经血分，兼归小肠经，体滑而降，能清利小肠膀胱湿热，主治淋证，止尿道痛，尤为治石淋、血淋之要药。体虚尿频、无湿热者忌用。

现代药理研究

海金沙含脂肪油、海金沙素、棕榈酸、硬脂酸等成分。其煎剂对金黄色葡萄球菌、绿脓杆菌、福氏痢疾杆菌、伤寒杆菌等均有抑制作用。又能明显促进输尿管的蠕动频率，使输尿管上段的压力明显增强而具有排石作用。

性能归纳

海金沙，味甘、淡，性寒，归膀胱、小肠经，无毒，为海金沙科蕨类植物海金沙的成熟孢子。质重性滑，为清、利之剂。沉、降，不升，缓、泄、燥、动，走而不守，阴也，入气分，亦入血分，走上、下，入内，达里之性能，利尿通淋。

性能应用

海金沙，甘淡性寒，渗利降下，甘淡利尿，淡渗利窍，寒能清热，入血分，善通水道，清泄膀胱、小肠湿热，功专利尿通淋，用于湿热淋证，为治小便淋涩疼痛的常用药。治石淋，常与金钱草等利尿通淋排石之品同用。治血淋，常与石韦、小蓟等利尿通淋、凉血止血之品同用。治膏淋，常与利尿通淋、祛湿浊之品配伍，如《世医得效方》之海金沙散，以其与滑石等药同用。治热淋，常与利尿通淋、清热解毒之品配伍。

海金沙，甘淡渗利，有利尿消肿之功，用于水肿、小便不利，亦可排除水湿邪气而消肿满。但本品性寒，以治湿热肿满、小便不利者为宜。多与泽泻、猪苓、防己、木通等利水消肿之品同用，以加强利水消肿之效。

个人体会

海金沙，甘淡气寒，性滑利。归小肠、膀胱经，清利小肠、膀胱两经湿热。湿热者，阳明湿土之气运化失职，湿与火以合之，结于小肠则小肠闭，蕴于膀胱则膀胱结。小肠热闭，湿热之气上蒸入心，则郁热、湿热，热毒之气不能下泄，通解，则伤寒热狂，大热肿满，热闭喘闷，热结癃闭也。膀胱热结，湿热之气结聚水道，则津液不行，下窍滞塞，小便不畅，则小便淋沥滞涩，癃闭不行，血淋尿赤，茎中疼痛。

海金沙，甘淡通利，渗淡利窍，寒能清热，滑利通滞涩也，入血分。通利小肠热闭，分利湿热，小肠热闭通，则火热、郁热、湿热、热毒之气随小便排出。《本草经疏》谓："乃釜底抽薪之义也。"热狂、大热、热闭、热结、肿满、喘闷，皆随小便通利而愈也。尤以湿热蕴结，通身肿胀为最宜。通降膀胱湿热，通利水道，膀胱湿热除，则津行，窍通，水道利，湿热去，小便通畅有"五淋通治"之能也，淋沥、癃闭、茎痛、血淋、石淋、膏淋，皆随小便通利而利也。为治淋证兼尿管痛之要药。本品性滑利，通水道。滑而利，利而通滞塞。药理研究本品能明显促进输尿管的蠕动频率，使输尿管上段的压力增强而通降结石。治石淋，有滑利排石之功，为治石淋之要药。

总之：海金沙，甘淡气寒，性滑利，通、利之剂。通利小肠之热闭，有釜底抽薪之功。通降膀胱之湿热，有五淋通治之能。滑利通降，有降石排石之力。《本草纲目》曰："海金沙，小肠膀胱血分药也，热在二经血分者宜之。治湿热肿满、小便热淋、膏淋、血淋、石淋茎痛，解热毒气。"通利之药，以通利为用，并非利水、渗水、行水之药也。甘淡性寒，肾阳不足者忌用。通利之药，肾阴亏虚者慎用。布包入煎剂。

金 钱 草

古今理性录

赵其光《本草求原》：浸酒舒筋活络，止跌打损伤，取汁调酒更效。

王安卿《采药志》：发散头风风邪。治脑漏、白浊热淋、玉茎疼痛，捣汁冲酒吃。

李中梓《雷公炮制药性解》：宜少用之，过食损目，以性热有小毒也。

张介宾《景岳全书》：大温肺气，止寒嗽，散痰气，散风寒寒热，亦止泄泻。铺艾卷作筒，用熏久嗽尤妙。

蒋仪《药镜》：下痰作喘，能去肺胀，止哮发嗽，大救金寒，以之列入热部，岂以其气辛耶。

赵学敏《本草纲目拾遗》：祛风散毒，煎汤洗一切疮疥效。治黄疸初起，又毒蛇咬伤，捣此草饮汁，以渣敷伤口立愈。治反胃噎膈、水肿臌胀、黄白火疸、疝气。

施今墨《施今墨对药临床经验集》：金钱草清热利胆，通淋排石止痛，利尿消肿，解热毒，退黄疸。另外，鲜品捣烂外用，可治疗恶疮肿毒、毒蛇咬伤等。

胡爱萍《病证通用中药》：金钱草，甘咸而微寒，甘淡利尿，味咸软坚，微寒清热，入肝胆经。既能清肝胆之火，又能祛肝胆湿热，还能除肝胆结石，有清热利湿、利胆退黄、利胆排石之效。既可用治湿热黄疸，又善治肝胆结石。尤其对结石阻滞胆道，而见黄疸者，用之更佳。又能利尿通淋，消结石，可用治石淋、热淋，尤善治石淋。金钱草有报道能引起接触性皮炎和过敏反应，故过敏体质者慎用。

胡心藻《中药类比歌诀》：金钱草，甘淡利尿，气味俱薄，通淋排石，善化坚结，消瘀滞，通水道，泻上彻下，清肝胆郁火，除下焦湿热，其利胆排石、利湿退黄之功效突出。适用于尿路结石、尿涩作痛、胆道结石及黄疸等，兼能清热解毒，对于疔疮肿痛，无论内服外敷，都有显著功效。

谭同来《常用中药配对与禁忌》：金钱草，入肝胆经，清肝胆郁火，而除湿热退黄，退蒸，排石。

刘冠军《临证医方妙用》：金钱草，性甘咸微寒。归肝、胆、肾、膀胱经，清肝胆湿热，善化坚结，消瘀滞，退肤黄，消胆石，为治肝胆结石之要药。因它含有酚性成分、甾醇、黄酮类等，对肝胆、尿路结石均有良好的利尿、祛湿热、溶结石之力。

刘典功《中药指征相类鉴别应用》：金钱草，味淡甘寒，入肾、膀胱、肝、胆经，有清利湿热、通淋利水之功效。甘淡渗利，微寒清热，除长于排石、化石外，尚能利湿退黄。

黄和《中药重剂证治录》：金钱草，甘咸微寒，归肝、胆、肾、膀胱经，清利之剂。以清化、通利为特点，长于清湿热，疗黄疸，排结石，且能止痛，有清热利湿、利水通淋、排石退黄、消肿解毒之功。

现代药理研究

金钱草含酚性成分及甾醇、黄酮类、氨基酸、鞣质、挥发油、胆碱、钾盐等，在实验中对尿路结石有预防和治疗作用，并有明显的利尿功能，其机制是口服后能使尿液变为酸性，促使只能在碱性环境中才能生存的结石溶解。还有显著的促进胆汁分泌和排泄作用。由于利胆作用，肝胆管内胆汁增多、内压增高，使胆管泥沙状结石易于排出，胆管阻塞和疼痛减轻，黄疸消退。对金黄色葡萄球菌有抑制作用。具有抗菌、抗炎、镇痛、免疫抑制、抗心脑血管硬化等作用。

性能归纳

金钱草，味甘、淡，性微寒，归肝、胆、肾、膀胱经，无毒，为报春花科草本植物过路黄的全草。气味俱薄，为通、利之剂。沉、降，不升，燥、动、泄、缓，走而不守，阴也，入气分，走上、下，达内、外，入里，走表之性能。除湿退黄，利尿通淋，解毒消肿。

性能应用

金钱草，甘淡微寒，长于利胆退黄，并能清利肝胆湿热，用于湿热黄疸。为治湿热黄疸常用药，多与茵陈蒿等利湿退黄之品同用。又因本品善化坚结，消瘀滞，利肝胆，有溶石、化石、排石作用，故治肝胆结石所致的黄疸尤宜。常与茵陈、大黄、郁金等利湿退黄、疏肝利胆之品配伍。

金钱草，甘咸微寒，甘淡利尿，味咸软坚，能下行，清泄膀胱湿热，通利下窍，消除小便淋涩，有利尿通淋之功，用于湿热淋证。又善于排石，故治石淋尤为多用。治石淋，可单用本品大剂量煎汤或代茶饮，或与海金沙、滑石、鸡肉金等利尿通淋排石药配伍。治热淋，常与车前子、木通等利尿通淋药同用。

金钱草，性微寒，内服和外用均有清热解毒作用，用于疮痈肿毒、毒蛇咬伤。治疮痈肿毒或蛇毒咬伤，可用鲜品捣取汁内服，或捣烂外敷；亦可与蒲公英、野菊花等清热解毒之品同用，以增强疗效。

个人体会

湿热者，源于脾胃。膏粱厚味，酒水无度，饮食不节，伤及脾胃，运化失职，水饮停聚，郁而发热，为湿热也。湿热旁滞肝胆，肝胆疏泄受阻，胆汁随湿热之气上蒸，溢于肌肤眼白，郁而发黄，称为黄疸。湿热旁滞肝胆，肝胆疏泄失职，陈垢污浊，沉积奇恒，瘀郁而坚，凝结成石，阻滞胆道，为胆结石。湿热下注，壅滞膀胱，水道不通，尿路不畅，淋漓涩痛。湿热滞郁三焦，决渎失职，滞郁不畅，尿中沉渣，污浊积瘀成石，滞塞尿路，为尿结石。此皆湿热阻滞，窍路不畅之故也。

金钱草，甘淡微寒，甘淡利湿，微寒清热，为清利湿热之药也。湿热清则不能旁滞，肝胆疏泄有度，胆汁不随湿热之气上蒸外溢，黄疸不生也；肝胆疏泄有度，奇恒无瘀郁沉积，胆石何以能结。湿热清利，不得滞壅膀胱水道，尿路通畅，五淋皆消也；水道通畅，尿路无污垢积瘀，结石何以始生。药理研究金钱草含酚性成分及甾醇、黄酮类物质，有明显的利尿作用，口服后能使尿液变为酸性，促使只能在碱性环境中才能生存的结石溶解。还有显著的促进胆汁分泌和排泄作用，使肝胆管内胆汁增多、内压增高，促使胆管泥沙状结石易于排出，使胆管阻塞和疼痛减轻，黄疸消退。有明显的疏泄胆汁，通利小便的功能。金钱草，味咸，破瘀软坚，还有溶石、化石、排石的功能。泄上彻下，上泄肝胆之郁，下彻决渎之滞，故对胆道结石、尿路结石均有良好的治疗作用，为治疗结石病之要药也。

总之：金钱草，清利肝胆之湿热滞郁，去黄疸，化结石，又能清利膀胱之湿热蕴结，通淋涩，排结石。能清利肌腠湿热解毒，用治疮痈肿毒及毒蛇咬伤，有抑菌抗炎之功用。通、利之剂，非渗淡利水之药也。能引起接触性皮炎和过敏反应，故对过敏体质者慎用。

地肤子

古今理性录

杜文燮《药鉴》：益精强阴，明目聪耳，误矣。盖此剂苦寒，但主走泄而不能守。既曰走而不守，则精气亏矣，又何益乎？阴其损矣，又何强乎？阴损精亏，则阴精不得以上荣，而阳火反得以上亢矣，耳目聋昏则有之，耳目聪明诚无也。

卢之颐《本草乘雅半偈》：其味苦寒，得太阳寒水气化，盖太阳之气，上及九天，下彻九泉，外弥肌腠，故地肤之功，上治头而聪耳明目，下入膀胱利水去疝，外去皮肤热气而令润泽。服之病去，必小水通长为外征也。蔓延敷布，弱不胜举，因名地肤。主治功力，真能使吾身生气敷布在表，又宣义，有开义，当入太阳，太阳为开故也。气味苦寒，亦得太阳寒水之化，故可对待太阳阳象之标，则凡以热为本者，莫不相宜。膀胱、太阳经也，标盛则热，与得寒水之化者逆治之，热谢而小便澄沏矣。

张志聪《本草崇原》：主治膀胱之热而利小便。膀胱位居胞中，故补中而益水精之气。久服则津液滋灌，故耳目聪明，轻身耐老。

汪昂《本草备要》：益精强阴，入膀胱，除虚热，利小便而通淋，属热者多。故老人多数频，是膀胱血少，阳火偏旺也。治法当补膀胱阴血、泻邪为主，而佐以收涩之剂，不可独用。病本属热，故宜泻火，因水不足，故火动而致便数，小便既多，水益虚矣。故宜补血，补血泻火，治其本也，收之涩之，治其标也。

刘若金《本草述》：地肤之味，始微甘而后纯苦，且其气寒，应属清热之剂。如用之起阴达阳，则宜以火酒浸一日夜，于饭上蒸透，晒干以去寒性，乃为得之。

黄宫绣《本草求真》：凡小便因热而见频数及或不禁，用此苦以入阴，寒以胜热，而使湿热尽从小便而出也。频数既谓之热，则不禁当不得以热名，然不禁亦有因于膀胱邪火妄动而致者，但频数不禁出于体旺，则为阳火偏胜，用以实治则可。出于虚衰老弱，虽有邪火内炽，亦恐真阳不足，当为详慎。但虚火偏旺而热得恣，固当用以清利，若不佐以补味同入，则小水既利而血益虚，血虚则热益生，热生而淋其益甚矣。故宜佐以收涩之剂，俾清者清，补者补，通者通，涩者涩，滋润条达而无偏胜为害之弊矣。且能以治因热癫疝，并煎汤以治疮疥。至书所谓益精强阴，非是具有补益之能，不过因其热除而即具有坚强之意耳。

赵其光《本草求原》：地肤子，清利膀胱邪热，补膀胱阴血，热去则小便利，中焦之阴气自受益，而耳目聪明矣。故有阴火而小便不禁，尿数淋疝，客热丹毒并治，为末酒服治白带，同白蔹为丸治白浊。

张山雷《本草正义》：地肤子，苦寒泄热，止有清导湿热、通泄小便之用。《本经》又谓补益精气，《别录》称其强阴者。乃湿热不扰而阴精自安之意，断不可拘泥字面，认为补益之品。若虚寒气滞，大非所宜。

胡爱萍《病证通用中药》：地肤子，辛苦而寒，主归膀胱经，膀胱主一身之表，又主水道。故本品既能走表而疏散皮肤中湿热之风邪，又能下行而清利下焦之湿邪与热积。在疏散清利之中而善能止痒，故为治皮肤瘙痒的常用药，亦可治风疹瘙痒。《中药药理、毒理与临床》：地肤子水溶液，大多破坏红细胞，有溶血作用，故用量不宜过大。

黄和《中药重剂证治录》：地肤子，辛苦寒，归肾、膀胱经。清、利之剂，以清热通行，宣开利水为特点。上治醒脑聪耳明目，下行入膀胱利水泄浊，内清脏腑湿热浊毒而安正，外祛皮肤湿热而润泽，有清热利湿、祛风止痒之功效。

现代药理研究

地肤子含三萜皂苷、脂肪油、维生素 A 类物质。对许兰氏黄癣菌、奥杜盎氏小芽孢癣菌、星形奴卡氏菌等皮肤真菌，均有不同程度的抑制作用。有止痒、抗炎、抗迟发型变态反应、抑制单核巨细胞功能、利尿等作用。

性能归纳

地肤子，味苦，性寒，归膀胱经，无毒，为藜科草本植物地肤的成熟种子。气味皆薄，为清、利、宣、泄之剂。沉、降，亦升、缓、润、动、泄，走而不守，阴也，入气分，走上、下，达内、外，行表、里之性能。清热利湿，通淋，止痒。

性能应用

地肤子，苦寒降泄，入膀胱经，能清利下焦湿热，通利尿道淋涩，用于湿热淋证。用治膀胱湿热、小便不利、淋沥涩痛之症，常与利尿通淋之品配伍，如《济生方》之地肤子汤，以其与木通、瞿麦等药同用。

地肤子，苦寒，能清利湿热，又善于外达，祛皮肤中邪气而止痒，用于皮肤瘙痒。用治湿疹、湿疮、风疹、皮肤瘙痒，内服或外用皆可。治湿热疮疹瘙痒，常与黄柏、白鲜皮、苦参等清热燥湿止痒药配伍内服。治下焦湿热、阴部瘙痒，可与苦参、白矾、龙胆草等除湿止痒清热药同用，煎水外洗。治风疹、皮肤瘙痒，常与蝉蜕、荆芥等祛风止痒之品配伍内服。

个人体会

地肤者，蔓延敷布，弱不胜举，能使一身生气敷布在表，故而命名，有宣、开之义也。

地肤子，得太阳寒水之气化，故苦寒而能清热。又主入太阳经，治太阳阳象之标，标盛则热，故为清热之药也。太阳经主一身之表，太阳之气上及九天，下彻大地，弥一身之肌腠，故其主证亦上治头而聪明耳目，下入膀胱利水去疝，则外去皮腠热气而令润泽也，此乃卢氏之颐对地肤子之论述也。膀胱、太阳经也。服之病去热谢，邪热、积热、湿热及阴虚之热，随其通利水道，使热邪之气从小便排出，热去则浊除，小便亦澄沏清长也。故上能治头聪明耳目，下利膀胱去淋涩尿频，外能宣利皮肤邪热风痒。

年老体虚之人，亦多患小便不利、频数，甚者失禁。多因膀胱血少，阴液不足，阳热偏亢，水不足则虚火妄动，则小便频数。阴火益虚，虚而不约，淋沥失禁也。本品味始甘而后苦，其气寒，润泽条达，清泄膀胱之虚热，通利小便，为治此证之常用药、主药也。

地肤子，入足太阳经，善于外达，主一身之表，弥肤腠，宣利皮肤中邪热之气，疏散在表之风热、湿邪，并对多种皮肤真菌均有不同程度的抑制作用，具有抗菌、抗炎、抗瘙痒、抗迟发型变态反应之功，故适用于疥癣、湿疹、风疹等多种皮肤病之皮肤瘙痒。

总之：地肤子，能使一身生气敷布在表，有宣、开之义。苦寒清热，主入太阳经，上能治头聪明耳目，下利膀胱去淋涩尿频，外能宣利肌肤热邪风痒。为清、利、宣、泄之药。走而不守，疏散条达，治太阳阳象之标，非有补益之能，治应佐以补味、固敛之品，补血、清热、通利、固涩之品，标本兼顾为妥。

通 草

古今理性录

李杲《药类法象》：通草泻肺利小便，甘平以缓阴血也，与灯草同功，宜生用之。

陈嘉谟《本草蒙筌》：通草，通脱木，经云：行水专利小肠，且多他证之治。既为良药，当勿传讹。奈何时医每以通草认作别条木通，以通脱木反呼名曰通草，致使市家真伪混卖，误人甚多。殊不知本草立名，各有寓意。总曰通者孔窍悉同，行水利肠固并建效，其治他证，虽百木通不能及一通草矣。齐驱并驾，安得谓乎？

李时珍《本草纲目》：通草甘淡，能助西方秋气下降，利小便，专泻气滞也。肺受热邪，津液气化之源绝，则寒水断流，膀胱受湿热，癃闭约缩，小便不通，宜此治之。其症胸中烦热，口燥舌干，咽干，大渴引饮，小便淋沥，或闭塞不通，胫酸脚热，并宜通草主之。通草色白而气寒，味淡而体轻，故入太阴肺经，引热下降而利小便；入阳明胃经，通气上达而下乳汁；其气寒，降也，其味淡，升也。

李中梓《雷公炮制药性解》：与木通同功，特泻肺明目，退热行经，下乳通结，力尤胜之。

卢之颐《本草乘雅半偈》：除脾胃寒热，塞而不通，并九窍血脉关节，悉为脾土所摄故也。去恶虫，令不忘，即通九窍血脉关节之证。具此神通，则八万四千毛窍，有所闭塞，莫不令之开通。举九窍者，九窍为窍穴之总持耳，若关节血脉，又属身内之关津河道矣。主利阴窍，治五淋，除水肿，下乳催生，解诸毒虫痛耳。明目者，上通其木窍；泻肺者，泄肺之金郁，金郁则泄之，解表利小水也。

陈士铎《本草新编》：夫灯芯能通心而入小肠，心与小肠相表里，既通水道，则小便无壅滞之苦，小肠既通利，而心中之热随之下行，入于膀胱，从前阴而出矣。其实灯芯草不能除心中之热也。

黄宫绣《本草求真》：通草，气味甘淡，体轻色白，有类灯芯。功同入肺，引热下降，利小便，通淋治肿。然灯芯质小气寒，则兼降心火，此则兼入胃通气上达而下乳汁之为异耳。况此体大气轻，渗淡殆甚，能升能降，既可入肺而清热，复能上行而通胃。东垣用此以治五种水肿癃闭，非取气寒能降，味淡能升之意乎？当归四逆汤以治伤寒邪入厥阴，非取通草以通营卫之意乎？但孕妇勿服。

严洁《得配本草》：泻肺气，利阴窍，下五淋，通乳汁。能使经络流行，营卫通畅，以能开厥阴之关也。

张山雷《本草正义》：此物无气无味，以淡用事，故能通行经络，清热利水，性与木通相似，但无其苦，则通降之力缓而无峻厉之弊。虽能通利，不甚伤阴，湿热之不甚者宜之。若热甚闭结之症，必不能及木通之捷效。东垣谓阴窍，治五淋，除水肿癃闭，亦唯轻症乃能有功耳。又谓泻肺利小便，与灯草同功，盖皆色白而气味轻清，所以亦能上行，泄肺之热闭，宣其上窍，则下窍自利，说亦可取。

焦树德《用药心得十讲》：木通降心火，引热下行而利水，其性降中兼通（通血脉、通大便、通利关节）。通草泻肺热，助气下降而利水，其性降中兼升（使胃气上达而下乳汁）。灯芯草清心热，引热下行而利水。通草降肺气，渗湿清热而利水。

刘典功《中药指征相类鉴别应用》：通草、灯芯草皆甘淡微寒，质轻，气味俱薄，淡渗清降，清心火，利小便，引热下行从小便出。通草偏入胃经，使胃气上达而下乳汁。灯芯草偏入心经，对心火扰神之心烦失眠、小便短赤，及婴儿夜啼有效。

现代药理研究

通草主含糖醛酸、脂肪、蛋白质及多糖等，有利尿及促进乳汁分泌作用。

性能归纳

通草，味甘、淡，性微寒，归肺、胃经，无毒，为五加科灌木通脱木之茎髓。体轻色白，气味俱薄，为通、利之剂。沉、降，亦升，缓、润、动、泄，走而不守，入气分，亦入血分，阴也，亦阳，走上、下，达内、外，行表、里之性能。清热利尿，通乳汁。

性能应用

通草，甘淡微寒，具有清热利湿、利尿通淋之功，用于湿热淋证。若湿热蕴结、小便不利、淋沥涩痛者，常与利尿通淋药配伍，如《普济方》之通草饮子，以其与滑石、石韦、冬葵子等药同用。

通草甘淡而寒，能清热利湿，用于湿温证。若湿温发热身重，胸脘痞闷，小便短赤，常与薏苡仁、滑石、白豆蔻等清利湿热药同用。

通草，甘淡通利，有通乳汁之功，用于产后乳汁不下，或下而不畅。常与扶正通乳之品配伍，如《杂病源流犀烛》之通乳汤，以其与猪蹄、穿山甲、川芎、甘草等品同用。

通草，渗淡，利水而消肿，用于水肿证。因气淡力弱，治水肿，常与猪苓、泽泻、木通等利水消肿药配伍，以增强利水消肿之效。

个人体会

通草，又名通脱木，瓠中藏木能脱，故名也。凡茎有细孔，两头皆通，吹之气出者，通达也。借其通达之性，故能通九窍，利血脉，通关节也。为通、利之药，与木通相似，雷公有"与木通同功"之说。只是本品体轻色白，味甘淡，性微寒，体轻宣散，甘淡能升，微寒善降，宣散升降之药也。色白微寒，能助西方秋气下降，故入太阴肺经，清肺热。肺受热邪则津液气化之源绝，寒水断流，则胸中烦热，口燥舌干，咽干，大渴引饮，小便淋沥，或闭塞不通，胫酸脚热也。通草微寒能降，引热下行，利阴窍，通淋涩，通利小便消水肿，能使邪热之气随小便出，而诸证瘳矣。《本草正义》曰："盖皆色白，气味轻清，所以亦能上行，宣其上窍则下窍自利，说亦可取。"又甘淡能升，入阳明胃经，通气上达，通经下乳，治产后乳汁不下或下而不畅。《雷公炮制药性解》云："退热行经，下乳通结，力尤胜之。"通乳催生之药，孕妇忌用。

木通，通草，名称不同，气味有别，而古书将木通科之木通称为"通草"，今人谓通草，古书则称通脱木，致使市场真伪混卖，误人甚多。《本草图经》云："今人谓之木通，而俗闻所谓通草，乃通脱木也。古方所谓通草，皆今之木通也。其形亦与今之木通相似，唯木通大苦，而《本经》只称其辛，《别录》亦以为甘，则尤为可疑。"两者茎皆通达，均为通利之药，所主之证，亦皆"通九窍、血脉、关节之证"。只是木通味苦性寒，通降之性力峻而捷，偏于通血脉，利关节，更能入小肠经，撤小肠火，引君火随小便出。而通草则入肺经，泻肺热助气下降而通利小便，其性降中有升，入阳明胃经，通气上达而通经下乳也。

通草、灯芯草，亦皆体轻色白，味甘淡，性微寒，其性味相同，功用相似。《药类法象》云："通草泻肺利小便，与灯芯草同功。"《本草求真》亦云："通草，气味甘淡，体轻色白，有类灯芯，功同入肺，引热下降，利小便，通淋消肿。然灯芯质小气寒，则兼降心火。"故灯芯草偏于清心火，引热下行，对心火扰神之心烦失眠、小便短赤，及婴儿夜啼有效。

冬葵子

古今理性录

李中梓《雷公炮制药性解》：冬葵子性最滑利，能宣积壅，宜入手足太阳，以为催生神剂，然不可预服，恐胞未转而先催，空涸其水，反艰其产耳。痈疽者，营气不从，逆于肉理；乳闭者，亦凝滞之所致也，得冬葵子服之，而不瘳者鲜矣。

卢之颐《本草乘雅半偈》：寒热欲通而不藏，致肌肉羸瘦；五癃欲藏而不通，致水道闭塞。葵性滑养窍，能使藏者通，返顾卫根，能使通者藏。

陈士铎《本草新编》：主五脏六腑寒热、羸瘦、五癃，利小便，疗妇人乳难内闭。久服，坚骨长肌肉。冬葵子本非佳品，然药笼中必备者，以其能顺胎也。横生倒产，子死腹中，必藉此以滑之也。或问冬葵子治难产，未见神效，何子独取之？曰：冬葵子治难产，亦要人必用之耳。若不用冬葵子以助其胞胎之顺利，又何以救危亡于顷刻乎？然而，徒用冬葵子，不知加入人参、当归、川芎之类，补气血以生水，则胞胎干涸，亦不能活利顺生，变危为安也。

张璐《本经逢原》：性滑利窍，能治脏腑寒热羸瘦，破五淋，利小便。妇人乳房胀痛，用砂仁等份为末，热酒服三钱，其肿即消。孕妇难产不下，专取一味炒香为末，芎归汤下三钱则易生，取晨暮转动灵活耳。夏子益《奇疾方》云：有人手足忽长倒生肉刺如锤，痛不可忍，但食葵菜即愈，亦取其寒滑利窍之用也。

张山雷《本草正义》：泄热通淋，滑利二便，皆湿热蕴结者为宜，而虚寒之人、脾阳不振者弗用。

现代药理研究

冬葵子含脂肪油、蛋白质。

性能归纳

冬葵子，味甘，性寒，归小肠、膀胱、大肠经，无毒，为锦葵科草本植物冬葵的成熟种子。油润质滑，为通、利之剂，沉、降，不升，缓、润、动、泄，走而不守，阴也，入气分，走上、下，达内、外，行表、里之性能。利水通淋，下乳，润肠通便。

性能应用

冬葵子甘寒，入膀胱经，有利尿通淋之功，适用于湿热淋证。若治热淋、小便不利、欲出不畅、出而难尽、淋沥涩痛，常与利尿通淋药配伍，如《鸡峰普济方》之葵子散，以其与石韦、赤茯苓、泽泻等药同用。若治血淋，可单用，如《千金要方》单以本品煎服。亦可与白茅根、小蓟、车前草等凉血止血同用。治石淋、小便不爽、茎中作痛，常与金钱草、海金沙、鸡内金等通淋排石药同用。

冬葵子，还能利水消肿，用于水肿。治水肿胀满，可单用，如《肘后方》单以本品为丸服。也可与利水消肿药配伍，如《金匮要略》之葵子茯苓散，以其与茯苓同用。

冬葵子，有通乳之功，用于乳汁不行，乳房胀痛。如《妇人良方》以本品与砂仁等同用，治产后气血壅滞、乳汁不通、乳房胀痛。亦可与木通、穿山甲之类配伍。若治乳汁不通、留蓄作痈，则与栝楼皮、蒲公英、丝瓜络等清热行气散结之药同用。

冬葵子，质润滑利，能润肠通便，用于肠燥便秘。若治肠燥津枯，大便秘结，常与郁李仁、桃仁、杏仁等润肠通便药同用。

个人体会

冬葵子，葵菜之子也。《别录》云："以秋种葵，复养经冬，至春作子，谓之冬葵，多入药用，至滑利，能下石淋。"冬葵子，历经春秋，复以寒暑，甘润特滑，沉降且寒，能去寒热邪气，滑利通达诸窍，入膀胱，走胃肠，利水通淋，滑肠通便，又能通经下乳。治二便不通、淋沥涩痛、水肿，及妇人产后乳汁不行。《本经》云："主五脏六腑寒热羸瘦、五癃，利小便。"特别对砂石淋、欲出不畅、出而难尽、茎中作痛，有通淋滑窍之功。《别录》云："疗妇人乳难、内闭。"治产后气血壅滞、乳汁不通、乳房胀痛，有通经下乳之能。书谓治夫人难产、横生倒产、子死腹中，有顺利胞胎之功，为催产神剂，亦必藉此以滑利也。

冬葵子，性润特滑，能开窍闭，性寒能降，可去邪气。故能通闭塞开窍，引诸寒热邪气随窍开而出。寒热邪气既出，积壅去则闭塞通，诸窍通利而无阻也。此乃有两顾之义，故卢氏之《本草乘雅半偈》谓："寒热欲通而不藏，致肌肉羸瘦；五癃欲藏而不通，致水道闭塞。葵子性滑养窍，能使藏者通，反顾卫根，能使通者藏也。"总为通、利之剂，性滑而利窍，只有通利之用，而无补益之能。佐使之剂，多配伍他药，以诚其效。滑利催生之药，孕妇忌服。

冬葵，菜也。其越冬种植所得之子，为冬葵子，为真。今市场有用锦葵科苘麻的种子，个大色里以充冬葵子，经考诸家"本草"均各列专条，其性能功用各异而不相同，故顺鉴之。

祛风湿药

独　活

古今理性录

王好古《汤液本草》：足少阴肾经行经之药。独活细而低，治足少阴伏风，而不治太阳，故两足寒湿、浑不能动止，非此不能治。若与细辛同用，治少阴经头痛。治风须用，又能燥湿。头眩目晕，非此不能除。

李时诊《本草纲目》：苦辛而温，味之薄者阴中之阳，故能引气上升，通达全身，而散风胜湿。

杜文燮《药鉴》：止奔豚痫痉，治女子疝瘕，寒湿足痹，非此不治；头眩目晕，非此不除。诸风中之要药也。

李中梓《雷公炮制药性解》：独活气独属阴，善行血分，敛而能舒，沉而能升，缓而善搜，可助表虚，故入太阴肺、少阴肾，以理伏风。

缪希雍《本草经疏》：独活之苦甘辛温，能辟风寒，邪散则肌表安和，气血流通，其痛自止也。贲豚者，肾之积。此药本入足少阴，故治贲豚。痫与痉皆风邪之所成也，风去则痫痉自愈矣。女子疝瘕者，寒湿乘虚中肾家所致也。苦能燥湿，温能辟寒，辛能发散，寒湿去而肾脏安，故主女子疝瘕，及疗诸贼风，百节痛风无久新也。

倪朱谟《本草汇言》：独活善行血分，祛风行湿散寒之药也。凡病风之证，如头项不能俯仰，腰膝不能屈伸，或痹痛难行、麻木不用，皆风与寒之所致，暑与湿之所伤也，必用独活之苦辛而温，活动气血，祛散寒邪。故《本草》言能散脚气，化贲豚，疗疝瘕，消痈肿，治贼风百节攻痛，定少阴寒郁头痛，意在此矣。

张介宾《景岳全书》：入肾与膀胱两经，专理下焦风湿、两足痛痹、湿痒拘挛，或因风湿而齿痛、头眩喘逆、贲豚疝瘕、腰腹疼痛等，皆宜用之。

贾所学《药品化义》：能宣通气道，自顶至膝，以散肾经扶风，凡颈项难舒，臀腿疼痛，两足痿痹，不能够动移，非此莫能效也……能治风，风则胜湿，专疏湿气。若腰背酸重，四肢挛痿，肌黄作块，称为良剂。又佐血药，活血舒筋，殊为神妙。

张志聪《本草崇原》：动摇万物者莫疾乎风，故万物莫不因风以为动摇，唯独活不然，有风，独立不动；无风，独能自摇。不能自摇，即阖而不开，不能独立不动，即开而不阖。唯独活则阖而开，开而能阖，当入肝之经，厥阴之阖，具血风木化气之体用着欤。

汪昂《本草备要》：气缓善搜，入足少阴气分肾，以理伏风，治本经伤风头痛，头晕目眩，宜与细辛同用。

张璐《本经逢原》：气血虚而遍身痛，及阴虚下体痿弱者禁用。南方无刚猛之风，一切虚风类中，咸非独活所宜。

严洁《得配本草》：阴虚者禁用。为补血之使，亦能舒筋活络，但不宜久用。盛夏不宜轻用。

黄宫绣《本草求真》：凡因风干足少阴肾经，伏而不出，发为头痛，则能善搜而治矣。以故两足湿痹，不能动履，非此莫痊。风毒齿痛，头晕目眩，非此莫攻。缘此有风不动，无风反摇，故名独摇草，因其所胜而为制也。

张山雷《本草正义》：主金疮止痛，盖指风邪外袭之破伤风，则能祛风而止其痛，非能止脱血发热之疮痛也。贲豚本属肾水之邪上涌，温辛下达，故亦治之。痫痉亦因风动而发，然寒风则宜于独活，而痰火生风，非其治矣。《别录》疗贼风及百节痛风，无问久新，则芳香走窜，固无微不至，亦防风之流亚也。独活气味雄烈，芳香四溢，故能宣通百脉，调和经络，通筋骨而利机关，凡寒湿邪之痹于肌肉，着于关节者，非利用此气雄味烈之味，不能直达于经脉骨节之间，故为风痹痿软诸大证必不可少之药。颐业师朱氏家法，恒以独活治下，凡自腰及小腹以下，通用独活，不仅风寒湿气痿痹酸痛，可以立已，即疡证之发于阴分者，未溃易消，已溃易敛，功绩显然，确乎可信，此古人未尝明言之奥旨也……然如着痹痿躄诸候，又多气血虚寒，不得流利，苟非羌独辛散，亦难速效，则病本虽属血虚，又宜于养血滋液之中，参入宣络温运，徐图奏绩。

施今墨《施今墨对药临床经验集》：独活升中有降，行下焦而理下（下属血，故云独活入血），长于祛风湿，能通行气血，疏导腰膝下行腿足，治伏风头痛、腰腿膝足湿痹等。

刘冠军《临证医方妙用》：独活，辛香走窜，升中有降，能散风邪、除伏风、通经络、利关节、胜湿邪、止疼痛。

谭同来《常用中药配对与禁忌》：独活，气味雄烈，芳香四溢，苦燥温通，能宣通百脉，调和经络，通筋骨而利关节，通达全身。故风湿痿软诸证，非此气雄味烈之味，不能直达经脉骨节之间。又能发表祛风，宣散在表之风湿，用于治疗外感风寒挟湿所引起的发热恶寒、头痛身痛、关节酸痛等。又能祛风止痉，王好古称其能"搜肝风，可升清阳"。独活苦温燥散，有化燥伤阴之弊，故血虚痹痛及阴虚有热者，不宜用。

刘典功《中药指征相类鉴别应用》：独活辛散苦燥，气香温通，归肾与膀胱经，有祛风胜湿、通痹止痛之功。性较缓和，除善治下半身风寒湿痹痛以外，又有发散郁火之功效。治风火牙痛，及皮肤风湿瘙痒。血虚头痛、肾虚腰痛、津液不足者忌用。

黄和《中药重剂证治录》：独活，辛、苦、温，归肾、膀胱经。通、散之剂，以温通疏散为特点，长于宣通经络，通行血脉，通利关节，疏散风寒。独活辛温而苦，芳香气散，祛风湿，疏通气血，善宣肾经之寒湿，通达上下，安和表里，为治风寒湿痹之要药。

现代药理研究

独活含挥发油、香豆素及多种皂苷等成分，具有镇痛、镇静、催眠、抗惊厥、抗炎、增加巨噬细胞吞噬功能、抗变态反应、解痉、抗溃疡、抑制血小板聚集、抗血栓、降血压、抗心律失常、抗菌、抗癌、抗光敏感等作用。

性能归纳

独活，味辛、苦，性温，归肝、肾、膀胱经，无毒，为伞形科草本植物重齿毛当归的根，味薄，芳香气浊，为通、散之剂。升、浮、沉、降、燥、泄、动、烈，阳也，亦阴，入气分，亦入血分，走而不守，可上、下，走表、里，宣通内、外之性能。祛风湿，散风寒，止痛。

性能应用

独活，辛散温通，能祛风湿，止痹痛，性偏温燥，用于风寒湿痹。用以治疗痹证，不论风痹、湿痹、寒痹，均十分常用。风邪胜者，可与防风、羌活等长于祛风止痛的祛风湿药配伍；湿邪胜者，可与苍术、薏米仁等祛湿治痹药配伍；寒邪胜者，可与附子、乌头等长于温经止痛的祛风湿药配伍。其与羌活相比较而言，偏于入肝肾经，而善祛下部风湿，故痹痛而见于腰膝等处者，更以之为要药。如《千金要方》之独活寄生丸，以其与桑寄生、当归、人参、杜仲等药同用，主治腰膝痹痛、肝肾不足、气血亏虚等。

独活，辛温发散风寒以解表，用于风寒表证。可治风寒感冒、恶寒发热、头身疼痛之症，如《摄生众妙方》之荆防败毒散。其苦燥而可除湿之性亦与羌活相似，以风寒感冒挟湿、头身酸痛沉重者，最为适宜。本品解表之力较为温和，不似羌活之雄烈，作用相对较弱，故二者常配伍使用，可相须而增强效力。如《内外伤辨惑论》之羌活胜湿汤，善治感冒、痹证之风湿在表者。

独活，味辛，芳香走窜，宣通百脉，有止痛之功效，用于头痛、齿痛及瘀血疼痛，具有良好的止痛效果。风寒头痛，常与细辛、川芎等祛风散寒止痛药同用，如《症因脉治》之独活细辛汤。风热头痛及牙痛，亦可与石膏、菊花、蔓荆子等疏风清热药同用。治外伤或产后等瘀血疼痛证，宜与活血止痛药同用，如《外科正宗》之通经导滞汤，以其与当归、川芎、红花等药配伍。

此外，独活还可用于风邪郁阻肌表所致的皮肤瘙痒，有祛风止痒之功，常与防风、荆芥、白芷等药同用，内服与外用均可。

个人体会

痹者，闭也。五脏六腑感于邪气，乱于真气，闭而不仁，故曰痹，所以说痹有闭塞、闭阻、闭着、不通畅之意也。《经》曰："风、寒、湿三气杂至，合而为痹。"风寒湿乃六淫之邪气，合而入侵，致气血营卫失利，瘀滞而不行，导致经络、肌腠、筋骨、关节、肢体疼痛酸楚、麻木重着、关节屈伸不利甚至肿大变形。虽然随着风、寒、湿三气杂至入侵之偏盛，及人体正气反应之偏差，有风痹、寒痹、湿痹之分，但风为六淫之首，风而寒，风而湿，风为治病之先导，风为百病之长，故致痹证者，虽曰三气杂至，合而为痹，亦应以风邪为先耶。《本草崇原》曰："动摇万物者，莫疾于风，故万物莫不因风以为动摇。唯独活不然，有风独立不动，无风独能自摇。"因其所胜而制，故能祛风邪。疗诸邪风，贼风而散寒湿止痛，故凡治痹痛者，不论风痹、湿痹、寒痹，皆以祛风为先导，而寒湿可散也。如外感风寒，痫痉风证，风毒瘙痒，亦皆风邪所致，风祛则诸症除矣。又善理肾经伏风，即风邪入侵肾经，伏而深也。肾主骨，肝主筋，筋骨同病，故善祛下部风湿、腰膝不能转侧、筋骨伸展不利。凡病风邪，气血营卫失利，瘀郁滞而不行而致头项不能俯仰，关节屈伸不利，疼痛拘挛，有祛风通络止痛之功也。《本草汇言》曰："凡病风之证，如头项不能俯仰，腰膝不能屈伸，或痹痛难行，麻木不用，皆风与寒之所致，暑与湿之所伤，必用独活之苦辛而温，活动气血。治贼风百节攻痛，定少阴寒郁头痛，意在此矣。"

总之：独活味苦辛，气温燥，性雄猛，芳香走窜，走而不守，先升后降，宣通气道，祛风邪，疗贼风，通达全身。又善理肾经伏风，行下焦，入血分，阴中有阳，为足少阴肾经行经之药。以温通疏散为特点，宣通经络，通行血脉，通利关节，通达上下，直达筋脉、骨节之间，宣通百节痛风，无问久新。本品温燥，又能散寒行湿，凡风寒湿痹着于筋骨关节，不得流利，有此气味雄烈、走窜善行、通散之剂，宣通温运，通达全身，直达病所，徐图奏绩也。气温性燥，雄烈走窜，有化燥伤阴之弊，故气血虚弱之遍身疼痛，及阴虚下肢痿软者禁用。

威灵仙

古今理性录

苏颂《本草图经》：威灵仙去众风，通十二经脉，朝服暮效。疏宣五脏冷脓宿水变病，微利不泻人。服此四肢轻健，手足微暖，并得清凉……其性甚善，不触诸药。

朱震亨《本草衍义补遗》：量病稍涉虚者禁用。知其性好走，治病风之要药也，在上下者皆宜，服之立效。此药去众风，通十二经脉，朝服暮效。《衍义》治肠风。根性快，多服疏人五脏真气。

李时珍《本草纲目》：辛泄气，咸泄水。故风湿痰饮之病，气壮者服之有捷效。其性大抵疏利，服恐损真气，气弱亦不可服之。

缪希雍《本草经疏》：春为风木之化，故主诸风，而为风药之宣导，善走者也。腹内冷滞多由于寒湿，心膈痰水乃饮停于上中二焦也，风能胜湿，湿病喜燥，故主之也。膀胱宿脓恶水，靡不由湿所成；腰膝冷痛，亦缘湿流下部侵筋致之，祛风除湿，病随去矣。其曰久积癥瘕痃癖气块及折伤，则病干血分者多，气分者少，而又未必皆由于湿，施之恐亦无当，取节焉可也。风药性升而燥，走而不守。凡病非风湿，及阳盛火升，血虚有热，表虚有汗，疟疾口渴身热者，并忌用之。

张介宾《景岳全书》：此药性利善走，乃治痛风之要药。

贾所学《药品化义》：灵仙，性猛急，善走而不守，宣通十二经络。主治风湿痰壅滞经络中，致成痛风走注，骨节疼痛，或肿，或麻木。风胜者，患在上；湿胜者，患在下，二者郁遏之久，化为血热，血热为本，而痰则为標矣，以此疏通经络，则血滞痰阻，无不立豁。若中风手足不遂，以此佐他药宣行气道，酒拌，治两臂痛。因其力猛，亦能软骨，治临产交骨不开，验如影响。

陈士铎《本草新编》：其性走而不守，祛邪实速，补正实难。用之于补气补血之中，自得祛痛祛寒之效。倘单备此一味，未有不散人真气、败人之血者也。或问威灵仙乃攻痰去湿妙药，子谓散人真气，败人活血，是威灵仙乃害人之物，非益人之物乎？曰：吾戒人常饮频服者，恐风痰邪湿已去仍用之，非教人风痰邪湿之未去而弗用之，故戒之也。

张璐《本经逢原》：消水破坚积，朝食暮效。辛能散邪，故主诸风；温能泄水，故主诸湿。而痘疹毒壅于上，不能下达，腰下胫膝起灌迟者，用为下引立效。其性利下，病人壮实者，诚有殊效。气虚者服之，必虚泻而成痼疾，以其耗血走气也。血虚而痛，不因风湿者勿服。

张山雷《本草正义》：威灵仙，以走窜消克为能事，积湿停痰，血凝气滞，诸实宜之。味有微辛，故亦为祛风，然唯风寒湿三气之留凝隧络，关节不利诸病，尚为合宜，而性颇锐利，命名之义，可想而知。

焦树德《用药心得十讲》：威灵仙祛风湿，其性善走，无处不到，可以宣通五脏、十二经络，兼能除痰消积。主用于全身关节疼痛、屈伸不利，对腰膝腿脚疼痛，效果更好。

黄煌《方药心悟》：聂天义：威灵仙，性味辛温，归膀胱经，能宣通十二经络，有祛风除湿、通络止痛之功效。《本草备要》指出："宣通五脏，通行十二经络，治……通风、头风、顽痹，一切冷痛。"《雷公炮制药性解》云："威灵仙可升可降，为阴中之阳，故于经络，无所不入。"威灵仙还可搜逐诸风，化坚结，又消胸中痰唾，治骨鲠结石、咳喘痰多。善于下行走窜，尤对下肢腰膝痹痛，效果较好。

胡爱萍《病证通用中药》：威灵仙，辛散温通，性猛善走，通行十二经络。既可散在表之风，又可化在里之湿，还可祛腰膝冷气。通经达络，可导可宣，具有祛风湿、通经络、止痹痛之功，为治风湿痹痛之要药。凡风湿痹痛、肢体麻木、筋脉拘挛、屈伸不利，无论上下，皆可用之。因其性走窜，尤宜于风邪偏盛之行痹。威灵仙，辛咸而温，其作用于咽喉，主要用其消骨鲠之功，可用治诸骨鲠于咽喉者。本品辛散走窜，气血虚弱者慎服。

刘冠军《临证医方妙用》：威灵仙，辛散走窜，有祛风除湿、通经活络、宣壅导滞、散寒止痛之力，为治风湿之要药。

黄和《中药重剂证治录》：威灵仙，辛咸温，有小毒，归膀胱经，通散之剂，可横行直往，通行十二经脉，主风寒痰饮、积结瘀滞之疾。功擅宣行脏腑、通利经脉，有祛风除湿、通络止痛、退胆利黄、消骨鲠、散癖结之功效。

现代药理研究

威灵仙含白头翁素、甾醇、皂苷、糖类等成分，具有镇痛、增强食道蠕动节律、利胆、抗组胺、降血压、降血糖、保护心肌、抗菌、抗疟、抗利尿等作用。现代临床报道，威灵仙还可用以治疗咽喉炎、急性黄疸性肝炎、食道炎、腮腺炎、急性乳腺类及慢性胆囊炎等多种疾病。可见，其温散之性并非峻猛，故应为微温之品。

性能归纳

威灵仙，味辛、苦，性微温，归肝、肾经，有小毒。为毛茛科攀援性灌木威灵仙、棉团铁线莲，或东北铁线莲的根及根茎，锐利性急，为通、散、宣、导之剂。沉、降，亦升、燥、泄、动、猛，走而不守，阴中之阳，入气分，走上、下，达内、外，行表、入里之性能。祛风湿，通经络，止痛。

性能应用

威灵仙，味辛性温，祛风胜湿，用于风湿痹痛。祛风湿，通经络，对风寒湿痹、关节疼痛、拘挛麻木，单用有一定效果，如《圣惠方》之威灵仙散。但多入复方，以其与附子、桂枝、白术等药同用，主治寒湿阻络、关节冷痛沉重者；以其与当归、乳香、片姜黄等药同用，主治风湿日久、经络瘀阻、关节疼痛较剧者；以其与防己、地龙、薏米仁等药同用，主治风湿化热、关节红肿热痛者。以本品通经活络之功效，尚可用于中风手足不遂、口眼歪斜等症，多与活血通络药同用。

威灵仙，通行十二经络，有较强的止痛功效，用于疼痛证。可用于治疗头痛、牙痛及外伤疼痛等。因其作用温和，多作辅助之用，且须配伍相应的针对病因的药物，如《圣惠方》，以其与五灵脂等同用，主治跌仆损伤疼痛；《摘玄方》，以其与乌药等同用，主治气滞腹痛。

此外，本品味咸，软坚散结，单用或加入砂糖、醋，煎汤，慢慢咽下，可用于诸骨刺鲠咽之轻症，能松弛局部肌肉平滑肌，增加蠕动，促进骨刺脱落，有消骨鲠之功，用于诸骨鲠咽喉之症。

个人体会

威灵仙味辛温，辛散温通，可去众风，性利善走，横行直往，通行十二经，辛能散气，温能泄水，可宣可导，既可散在表之风，又可化在里之湿。风在上，湿在下，郁遏日久，化热生痰。湿为本，痰为标，积湿停痰痹着四肢、筋骨关节，疼痛沉重、拘挛麻木、屈伸不利；积湿停痰，流注下焦，留凝隧络，侵筋伤骨，腰膝腿脚冷痛，宿脓恶水，痛风走注，骨节疼痛，甚则废痿偏瘫。《本草图经》谓："威灵仙去众风，通行十二经脉，朝服暮效。疏宣五脏冷脓宿水变病。"《本草新编》曰："威灵仙，乃攻痰去湿之妙药也。"用此通、散、宣、导之品，宣风湿，导痰饮，疏通经络，宣通五脏，通行十二经脉，祛风除湿，消水破坚积，风湿痰阻无不立豁，痹着去，癥结消，经络随之而通而痛止。通则不痛，痛则不通矣。为搜逐诸风寒湿邪之妙品，攻痰祛湿通络止痛之要药，治痰湿凝滞经络肌腠，筋骨关节之风湿痹痛，痛风最为适宜。《医方妙用》曰："威灵仙，辛散走窜，有祛风除湿、宣壅导滞、散寒止痛之力，为治风湿之要药。本品辛散走窜，耗血走气。血虚有热，表虚自汗，气血虚弱者慎服。"

木　瓜

古今理性录

寇宗奭《本草衍义》：此物入肝，故益筋与血，病腰肾脚膝无力，此物不可阙也。

李杲《药类法象》：木瓜，气脱能收，气滞能和。

李时珍《本草纲目》：木瓜所主霍乱、吐利、转筋、脚气，皆脾胃病，非肝病也。肝虽主筋，而转筋则由湿热、寒湿之邪袭伤脾胃所致，故转筋必起于足腓。腓及宗筋皆属阳明，木瓜治转筋，非益筋也，理脾而伐肝也。土病则金衰而木盛，故用酸温以收脾肺之耗散，而藉其走筋以平肝邪，乃土中泻木以助金也，木平则土得令而金受荫矣。

缪希雍《本草经疏》：其主湿痹脚气者，以脾主四肢，又主肌肉，性恶湿而喜燥。湿侵肌肉，则为湿痹，伤足膝则成脚气。木瓜温能通肌肉之滞，酸能敛濡满之湿，则脚气、湿痹自除也。霍乱大吐下，转筋不止者，脾胃病也。夏月暑湿饮食之邪伤于脾胃，则挥霍撩乱，上吐下泻，甚则肝木乘脾而筋为之转也。酸温能和脾胃，固虚脱，兼之入肝而养筋，所以能疗肝脾所生之病也。取其去湿和胃，滋脾益肺，利筋骨，调荣卫，通行收敛，有并行不悖之功。下部腰膝无力，由于精血虚，真阴不足者，不宜用。伤食，脾胃未虚，积滞多者，不宜用。入药忌犯铁器。

陈士铎《本草新编》：或疑木瓜可以为君，治霍乱转筋实神。不知木瓜非君药。或问木瓜利气，故能转逆，然有用木瓜而不能定逆者，岂木瓜不能利气乎？曰：木瓜未尝不利气也，因用之未当耳。木瓜无君主之药，愈利气而愈无成功。盖木瓜宜于补中利气，而不能散中利气也。

汪昂《本草备要》：腓乃宗筋，皆属阳明。木瓜治转筋，取其理筋以伐肝也。土病则金衰而木盛，故用酸温以收脾肺之耗散，而藉其走筋以平肝邪，乃土中泻木以助金也。

张璐《本经逢原》：取收摄脾胃之湿热，非肝病也。转筋虽属风水行脾，实由湿热，或寒湿之邪，袭伤脾胃所致，用此理脾而伐肝也。多食木瓜，损齿及骨。凡腰膝无力，由于精血虚、阴不足者，及脾胃有积滞者，皆不利于酸收也。

黄宫绣《本草求真》：木瓜酸涩而温，止属收敛之品。何书载著其功，曰理脾舒筋敛肺。缘暑湿伤人，挥霍撩乱，吐泻交作，未有不累脾胃而伤元气，损营卫而败筋骨。木瓜气味酸涩，既于湿热可疏，复于耗损可敛。故能于脾有补，于筋可舒，于肺可敛，岂真脾肺虚弱，可为常用之味哉？然使食之太过，则又损齿与骨及犯癃闭。以其收涩甚而伐肝极，奈人仅知理脚，而不审其虚实妄投，殊为可惜。

周岩《本草思辨录》：木瓜味酸气温而质津润，为肺胃肝脾血分之药。津润之物，似湿证非宜。肝主风木，木得湿则盛。既却湿而平木，故风亦自息。其味酸，能收而不能散，能下抑不能上升，故所主为筋转筋弛之证，在下焦者多，在中上焦者少。虽功在降抑而终不离乎敛，故其治筋病于转戾为宜，拘挛则非其所长。独许叔微以木瓜治项强筋急，谓少阴之筋从足至项，为肝肾受邪所致。

朱良春《朱良春用药经验集》：木瓜以其味酸，故能生津止渴，似属收湿之品；然其又具宣通之性，能入脾消胀，入胃宣化湿热，是在宣通中寓有生津之功，作用可谓特殊。木瓜之应用，或取其酸涩，或取其宣通。

施今墨《施今墨对药临床经验集》：木瓜酸温气香，酸能入肝，以舒筋活络，温香入脾，能醒脾和胃化湿，生胃津，助消化。木瓜汤还能主治霍乱转筋。

刘冠军《临证医方妙用》：木瓜，味酸性温，有舒筋活络之效。《本草正》言木瓜，用此者用其酸敛，酸能走筋，敛能固脱，得木味之正，故尤专入肝益筋走血。疗腰膝无力、脚气、引经所不可缺，气滞能和，气脱能固。以能平胃，故除呕逆、霍乱转筋，降痰，去湿，行水。以其酸收，故可敛肺禁痢，止烦满，止渴。

胡心藻《中药类比歌诀》：木瓜酸温气香，入肝经，敛中有散，善于化湿温肝而舒筋活络，为治一切转筋腿痛之佳品。主用于湿盛所致的霍乱转筋，及湿痹关节屈伸不利。也可用于血虚肝旺、筋脉失养、挛急疼痛。此外还可用于脚气肿痛，偏治筋急、筋软。木瓜长于敛津液，使津液不耗而渴止。又有较好的和中除湿作用。故除常用于暑湿伤中所致之吐泻转筋外，还能促使湿浊自化而止泻。

胡爱萍《病证通用中药》：木瓜酸温气香，以酸温为用，祛湿为功。酸入肝，肝主筋，能益筋活血，舒筋活络，而且善祛筋脉之湿以除痹，故为治湿痹、筋脉拘挛之要药。亦常用于腰膝关节酸重疼痛。内部郁热、小便短赤者忌服。

谭同来《常用中药配对与禁忌》：木瓜味酸性温，得木之正气最多，主走肝经，能和胃化湿，补肝体，制肝用，为舒筋活络之上品。

刘典功《中药指征相类鉴别应用》：木瓜，味酸入肝，益精和血，有较好的和中除湿之功，且有平肝舒筋作用。除常用于暑湿伤中之吐泻转筋外，还可用治血虚肝旺。筋骨关节不利，兼有小便不畅者，不宜单用，需配合利水药为宜。

黄和《中药重剂证治录》：木瓜酸温，归肝、脾经，通和之剂，以温通酸缓为特点，能疏能柔，可散可敛，亦通亦固，为通和之要药也。其通者，通经络，利血脉，疏肝舒筋；其和者，平木和脾，化湿和胃，调和气血。拘急者缓之，郁滞者，疏之通之，气津脱固者，固之敛之，可谓至和而善调者也。

现代药理研究

木瓜含苹果酸、酒石酸、枸橼酸等多种有机酸、皂苷、黄酮类和维生素C，并含有还原糖、蔗糖、过氧化酶、氧化酶、鞣质及果胶等成分。对实验性关节炎有明显消肿作用，促进肝细胞修复，并能降低血清谷丙转氨酶活性，对各型痢疾杆菌有明显的抑菌作用。具有保肝降酶、改善肝功能、抗凝血、抗菌、免疫抑制、抗肿瘤等作用。

性能归纳

木瓜，味辛、酸，性微温，归肝、脾、胃经，无毒。为蔷薇科灌木贴梗海棠或木瓜的成熟果实，味厚气香，为通、行、调、和之剂。沉、降，少升，润、缓、动、泄，阳也，入气分，亦入血分，走而亦守，下行、入里、达内之性能。祛风湿，舒筋，化湿。

性能应用

木瓜味酸、辛，性微温，而略有辛散之力，祛风湿之功甚为缓和，各型风湿痹证均可选用，用治风湿痹证。因其长于舒筋，故为风湿痹痛、筋脉拘挛、关节屈伸不利之要药。治风寒湿痹，可与川乌、防风、桑寄生等药同用；治风湿热痹，亦可与秦艽、防己等祛风湿清热药同用。本品下行，除湿舒筋，尚可用于湿邪下注，壅滞于脚踝的脚气肿胀酸痛；或筋急项强，不可转侧。治前者，如《圣惠方》之木瓜丸，以其与紫苏、陈皮、槟榔等药同用；治后者，如《本事方》之木瓜煎，以其与乳香、没药同用。

木瓜温香酸敛，酸能走筋，敛能固脱，用于吐泻转筋，治湿浊中阻、脾胃升降失司、吐泻不止、脚腓转筋、挛急疼痛。本品既能化湿浊以和脾胃，又能舒筋以除脚腓挛急。为寒湿证者，常与温中燥湿药配伍，如《直指方》之木瓜汤，以其与吴茱萸、小茴香、生姜等药同用；属湿热证者，常与清热除湿药配伍，如《霍乱论》之蚕矢汤，以其与黄芩、薏米仁等药同用。

此外，木瓜味酸，略有消食积、止泻痢之功效。又可用治饮食积滞、消化不良及泻痢腹痛，单用就有一定效果。亦宜入复方。

个人体会

木瓜辛酸，气温，有辛散之功、宣通之性，酸涩固敛，功能和缓，除湿理筋，为通行、敛涩、调和之品。能疏能，可散可敛，亦通亦固，可宣可收，能涩能利，亦阴亦阳，亦血亦气，通里达外，宣通之中又能生津，有所谓正反两重的特点。《药类法象》谓："气脱能收，气滞能和。"可谓至和而善调者也。为通行之药：通经活络，通利血脉，通利筋骨，疏肝理筋，通湿热滞郁，消饮食积滞。有酸敛之功：固耗散真气，敛津液之损伤，涩暑湿之泻痢而疏濡满之湿浊。又为调和之品：调和脾胃，调和气血，调和肝脾，调和阴阳，调筋脉腠里。《朱良春用药经验集》曰："木瓜以其味酸，故能生津止渴，似属收湿之品；然其又具宣通之性，能入脾消胀，入胃宣化湿热，是在宣通中寓有生津之功，作用可谓特殊。"故湿浊滞郁者疏之、利之，泻痢脱固者涩之、敛之，筋脉拘挛者调之、舒之，挛急疼痛者缓之、和之；暑湿霍乱，伤及脾胃，挥霍撩乱，吐泻转筋者，调和脾胃舒而缓之；风寒湿邪，痹着筋脉，应辛散宣通行之、利之。实为通行、敛涩、调和之佳品也。

木瓜味酸，入肝经，治诸筋脉为病。筋脉为病者，有劳伤筋骨，筋脉损伤，疼痛不伸者；有风寒湿邪，痹着筋脉，屈伸不利者；有肝血不足，筋脉失养，拘挛不收者。木瓜酸收，乃理筋之剂非补筋之药也。亦有霍乱吐泻，足腓转筋者，乃湿热为患，脾胃所伤，非肝经之病也。《本草纲目》曰："土病则金衰而木盛，故用酸温以收脾肺之耗散，而藉其走筋以平肝郁，乃土中泻木以助金也，木平则土得令而金受荫矣。"故木瓜除湿，有理脾伐肝之义，亦有土中泻木以助金之说。肝脾肺调和则湿浊除，肺气固，足腓之筋得津液之滋润而不转急也。

总之：木瓜味酸性温，得木之正气最多，主入肝经，有辛散之功、宣通之性，酸涩固敛，至和而善调。宣中能收，涩中亦利，通里达外，疏筋理脉。为通、和之剂，温通之性，故真阴不足，内有郁热者不宜。其味酸，故胃酸过多者不宜；其性敛，故小便涩滞不畅者不宜。入药忌犯铁器矣。

秦 艽

古今理性录

李时珍《本草纲目》：手足阳明经药也，兼入肝胆，故手足不遂、黄疸、烦渴之病须之，取其去阳明之湿热也。阳明有湿，则身体酸疼烦热；有热，则日晡潮热骨蒸。

李中梓《雷公炮制药性解》：秦艽苦则涌泄为阴，故入大小肠以疗诸湿；辛则发散为阳，故入阳明经以疗诸风。骨蒸之证，亦湿胜风淫所致，宜并理之。

缪希雍《本草经疏》：秦艽感秋金之气，苦能泄，辛能散，微温能通利，故主寒热邪气，寒湿风痹肢节痛，下水利小便。性能祛风除湿，故《别录》疗风无问久新及通身挛急。能燥湿散热结，故《日华子》治骨蒸及疳热。甄权：治酒疸，解酒毒。元素：除阳明风湿，及手足不遂，肠风泻血，养血荣筋。好古：泄热益胆气。咸以其除湿散结，清肠胃之功也。下部虚寒人及小便不禁者，勿服。

陈士铎《本草新编》：骨蒸，痨瘵之渐也，内无真阴之水，以冲养其骨中之体，故夜发热而日不热也。且夜热之时，在骨中内，皮之热反轻。此非外有邪犯，又非邪入肾中，乃精自内空，必须填补真阴，少加退阴火之味，始能奏效。秦艽止能散内风，日事补阴尚难。

张璐《本经逢原》：凡痛有寒热，或浮肿者，多挟客邪，用此以祛风利湿，方为合剂。故《本经》治寒热邪气，寒湿风痹，肢体痛等。

叶桂《本草经解》：气味俱降，阴也。皮毛属肺，外感之邪气从皮毛而入者，或寒或热，感则肺先受邪，秦艽入肺，味苦能泄，所以主之。风寒湿三者合而成痹，痹则血涩不行矣。味苦入心，心生血，苦能散结，血行痹自愈也。肢节痛，湿流关节而痛也。秦艽气平降肺，肺气行则水道通，水道通则湿下逐矣。其下水利小便者，皆通水道之功也。

黄宫绣《本草求真》：用此苦多于辛，以燥阳明湿邪。辛兼以苦，以除肝胆风热，实为祛风除湿之剂。风除则润，故秦艽为风药中润剂；湿去则补，故秦艽为散药中补剂……

然久痛虚羸，血气失养，下体虚寒，酸疼枯瘦，小便利者，咸非所宜。

张山雷《本草正义》：盖秦艽既能外行于关节，亦能内达于下焦，故宣通诸腑，引导湿热，直走二阴而出。昔人每谓秦艽为风家润药，其意指此。因之而并及肠风下血，张石顽且谓其治带，皆以湿热有余，泄积滞言之，非统治诸虚不振之下血带下也。又就其导湿去热而引伸之，则治胃热，泄内热、瘟疫热毒，及妇人怀胎蕴热、小儿疳热烦渴等，皆胃家湿热，而秦艽又能通治之矣。

胡爱萍《病证通用中药》：秦艽，苦辛而平，辛可散风，苦能除湿，性平而偏凉，润而不燥，素有"风中润剂，散药中补剂"之称，祛湿而不损伤阴液。主入肝经，能散肝经之风，除筋脉之湿，通经络之痹，肝无风扰，筋无湿滞，则筋脉通畅，痹痛自愈，故有祛风湿、舒筋活络、止痛之功。凡风湿痹痛、筋脉拘挛、骨节疼痛，无论寒热新久，均可配用。但其性平偏凉，兼能清热，故治热痹更宜。又为治中风、半身不遂、口眼歪斜、四肢拘急、舌强不语的常用品。《冯氏绵囊秘录》中风多用之者，取其祛风活络、养血舒筋，盖治风先治血，血行风自灭。秦艽，苦能降泄燥湿，入胃与肝胆经。入胃经能泄阳明胃腑之湿邪，归肝胆经善清肝胆之湿热，故亦为治疗湿热黄疸的常用药。性平偏凉，质地偏润，故脾虚便溏者不宜用。

胡心藻《中药类比歌诀》：秦艽，苦而不燥，质润和缓。长于搜除营血之中风湿而和血止痛，用治风痹游走疼痛，尤以热痹红肿最为适宜。又能外宣内导，凉血活血，可除湿或邪热郁伏之骨蒸，有退虚热、除疳热、清湿热之功。用治骨蒸劳嗽、小儿疳积、湿热黄疸等。

刘典功《中药指征相类鉴别应用》：秦艽，素有"风药中之润剂"之称，虽能祛风除湿，但不伤阴液。本品还能祛风邪、舒筋络，治风中阳明之中风不遂，也能清热除蒸。

黄和《中药重剂证治录》：秦艽，辛苦性平，归胃、肝、胆经，为通、散之剂。本品能通能散，可升可降，善行百脉，有祛风湿、疏经络、退虚热、消湿热、止痹痛之功效。用于风湿热痹、肝胆脾胃湿热、阴虚劳热、湿热阻络、湿热疼痛、湿郁热结二便不利、变态反应性疾病属湿热者，及呼吸道感染属湿热者。

现代药理研究

秦艽含龙胆苦苷、糖类及挥发油等化学成分。龙胆苦苷可提出秦艽甲、乙、丙等生物碱，有抗炎，解热，镇痛，镇静，抗过敏，降血压，升高血糖，兴奋神经—垂体—肾上腺系统功能，促进胃液分泌，降低血清转氨酶，抗肝炎，抗菌，抗疟，利尿等作用。用秦艽治风湿性和类风湿性关节炎，有镇痛、消肿、退热和恢复关节功能的作用，并能抑制肿瘤坏死因子产生。

性能归纳

秦艽，味苦、辛，性微寒，归肝、肾、胃、胆经，无毒。为龙胆科草本植物秦艽、麻花秦艽、粗秦艽或小秦艽的根。性平质润，为清、导、通、散之剂。沉、降，亦升，润、缓、动、泄，走而不守，阴也，亦阳，入气分，亦入血分，走上、下，达内、外，行表、入里之性能。祛风湿，通经络，止痛，清湿热，退虚热。

性能应用

秦艽，味苦辛，性微寒，祛风除湿，用于风湿痹痛及中风不遂。本品既能祛风湿，又善除湿热，较宜于湿热痹痛证。若关节红肿热痛者，多与防己、忍冬藤、薏米仁等长于治疗热痹的祛风湿、通经络药同用。因本品辛苦而不燥烈，被人称为"风家润药"，且祛风湿、通经络、止痹痛之力均较佳。故风湿痹证、关节疼痛、筋脉拘挛，不论偏寒或偏热，新病或久不愈者，皆常选用。《医学心悟》之蠲痹汤，以秦艽、独活、羌活为主，作为治疗风湿痹证的基础方，风邪胜者加防风，寒邪胜者加附子，湿邪胜者加防己、萆薢、薏苡仁，郁久化热者去肉桂加黄柏，可见其应用广泛。本品的活络之功，还可用于中风而致的肌肤麻木、口眼歪斜、手足不遂者，多与养血活血药同用。

秦艽，气味苦寒，能清湿热，用于湿热所致的黄疸、疮肿、湿疹等病证。除主治湿热痹证外，还可用于黄疸、疮肿、湿疹等多种湿热证。治湿热黄疸，能除肝胆湿热而退黄，可以单用。但常与其他除湿退黄药配伍，以增强疗效，如《圣惠方》之秦艽散，以其与茵陈蒿、大黄、柴胡等药同用。治湿热疮肿、湿疹，多与清热燥湿药配伍，可内服，亦可煎汤外洗或研末掺患处，如《医宗金鉴》之秦艽丸，以其与苦参、黄连、大黄等药同用，主治脓窝疮、痒痛相兼者。

秦艽苦寒，入肝肾经，祛湿热，亦可退虚热，可用于阴虚内热证。治阴虚内热、骨蒸潮热，宜与补阴药配伍，共收滋阴清热之效，如《卫生宝鉴》之秦艽鳖甲散。

此外，本品还有一定的止痛作用，可用以治疗牙痛等疼痛证。如本品配伍防己，于拔牙后服用，有明显的止痛和消肿之效。

个人体会

秦艽，味苦辛，性微寒。辛则发散为阳，入阳明以散诸风；苦则涌泄为阴，入胃肠以除诸湿；微寒清热，故能以清热、散风、除湿为用。《黄帝内经》曰："治寒热邪气、寒热风痹、肢体痛证。"本品性平质润而不燥烈，祛风除湿，风去则润，湿除则补，性缓不烈，故前人誉为"风药中润剂，散药中补剂"。本品主入手足阳明经，阳明为湿热之源。阳明有湿则体酸，痛烦、肠风、湿疹皆湿热为患；阳明有热则日晡潮热，骨蒸之证亦湿热风淫所致也。《本草新编》谓："秦艽只能散内风，曰事补阴尚难。"本品苦寒，专清泄阳明湿热，治阳明实热为病。外行肢节，通散邪热、滞郁、蕴结、痹着筋脉、肌肉、筋骨、关节，去风湿痹痛。又入肺、肝、肾经，散内风，退虚热，清退阴虚劳热，日晡骨蒸及小儿疳积发热。入肝、胆经，疏肝胆，通散滞郁肝胆之湿热，消除湿热黄疸、酒疸。入肺、胃经，清散皮肤肌腠之湿热疮肿、湿疹痛痒相兼之多种湿热型皮肤病。又能直入胃肠，清泄阳明经湿热下注之湿热肠风，痔瘘下血及湿热带下。又可内走下焦，宣通诸腑，清导湿热，阴道湿热直走二阴而出。实为清、导、通、散，去湿热之要药，湿热去则诸证皆愈也。《本草纲目》曰："手足阳明经药也，兼入肝胆，故手足不遂、黄疸、烦渴之病须之，取其去阳明之湿热也。阳明有湿，则身体酸疼烦热；有热，则日晡潮热骨蒸。"

秦艽辛苦，入肝、胃经，祛风除湿，治痹证、中风、肌肤麻木、筋脉拘挛、口眼歪斜、手足不遂。痹则血涩不行，中风者血不荣筋也。本品味苦归心，入血分，养血荣筋，舒筋通络，流通关节。《冯氏绵囊秘录》曰："中风多用之者，取其祛风活络、养血舒筋，盖治风先治血，血行风自灭。"疗风不问久新。此为风中阳明之中风不遂，皆为湿胜风摇所致，祛风除湿，肝无风摇，筋无湿滞，血行流畅，筋脉自行舒展，此证能愈也。然其性平偏凉，质地偏润，有滑肠之弊。下焦虚寒、气血失养、脾虚便溏、小便不禁者勿服。

苍耳子

古今理性录

缪希雍《本草经疏》：苦以燥湿，甘以和血，温则通畅。春气发生而升，故主风寒头痛、风湿周痹、四肢拘挛、恶肉死肌、膝痛、溪毒也，祛风疗湿之药。

倪朱谟《本草汇言》：苍耳实，通巅顶，去风湿之药也。甘能益血，苦能燥湿，温能通畅，故上中下身，风湿众病不可缺也。

邹澍《本经疏证》：其味甘，其气温，风寒头痛者，脑间固有风复因寒激也。风湿周痹，四肢拘挛痛者，风寒湿著其液，窒碍其滑泽也。恶肉死肌者，风湿著其津，腠里遂不通也。使脑髓津液中气行而不滞去而不留，则诸患又何能不除耶？

张山雷《本草正义》：苍耳子，温和疏达，流利关节，宣通脉络，遍及孔窍肌肤而不偏于燥烈，乃主治风寒湿三气痹者之最有力而驯良者。又独能上达巅顶，疏通脑户之风寒，为治头风病之要药。而无辛香走窜，升泄过度，耗散正气之虑。

施今墨《施今墨对药临床经验集》：本品辛苦温润，具有较强的疏散宣通、行气活血之功，上行入脑巅，下行走足膝，向内至骨髓，向外达皮腠，故为祛风除湿之圣药。它既能散风通窍、活络之痛，用于治疗感冒风寒之头痛、头风头痛、鼻渊头痛等症，又能祛风除湿、通络止痛，用于治疗风湿痹病、四肢拘急疼痛等症，还能祛风止痒，用于治疗皮肤瘙痒症、疥疮，以及麻风病等。

谭同来《常用中药配对与禁忌》：苍耳子，辛苦温，有小毒，能祛风通窍，宣通脉络，治疗鼻痒鼻塞、鼻窍不通。

胡爱萍《病证通用中药》：苍耳子，辛苦温，归肺经，辛能发散，苦能燥湿，温能祛寒，温和疏达，力缓不峻。功能发散风寒，通鼻窍、止痛。但其发汗解表力甚弱，多用于外感风寒之鼻塞流涕、头痛身痛者，兼有祛风除湿止痛之功效。尤治鼻渊头痛、不闻香臭、时流浊涕及鼻内胀痛。可一药数效，标本兼治，故为治鼻渊之良药。

胡心藻《中药类比歌诀》：苍耳子，辛苦温润，甘缓不峻，温和疏达而不燥烈。善于疏达宣散，有上达头顶，下走足膝，内通骨髓，外透皮肤之说。长于通鼻窍而透脑，更能祛风湿，除痹痛，消疥癞，故为治鼻渊、麻风、风湿、疥癞、风寒湿痹所常用，兼能使清阳之气上行巅顶。

刘冠军《临证医方妙用》：苍耳子，味甘温，有小毒，有通鼻窍、散风湿之功，适用鼻渊头痛、不闻香臭、时流浊涕之疾。

刘典功《中药指征相类鉴别应用》：苍耳味甘，有毒，散风除湿，通窍止痛，杀虫止痒。又能上通巅顶，通利血脉，消肿止痛，但血虚之头痛、痹痛忌服。

现代药理研究

苍耳子含苍耳苷、脂肪油、蛋白质、生物碱等成分，对伤寒杆菌、痢疾杆菌、金黄色葡萄球菌有抑制作用，具有抑菌、镇咳、降血压、降血糖等作用。

性能归纳

苍耳子，味辛、苦，性温，归肺经，有小毒，为菊科草本植物苍耳带总苞的果实，甘缓辛香，为通、散之剂。升、浮、沉、降，润、缓、动、泄，阳也，入气分，走而不守，走上、下，达内、外，行表、里之性能。散风寒，祛风湿，止痛，通鼻窍。

性能应用

苍耳子，辛温发散祛风寒，用于风寒表证。对于外感风寒、恶寒发热、头身疼痛、鼻塞流涕者，本品既能发汗解表，又有止痛和通鼻窍的特长，故可与其他发散风寒药同用。因其解表之力甚弱，实不多用。

苍耳子，味辛性温，主入肺经，祛风通窍，用于鼻渊。本品善通鼻窍以除鼻塞，性温燥可止浊涕，并能止痛，以缓解前额及鼻内胀痛，对鼻渊鼻塞、浊涕不止、难辨香臭、前额昏痛之症，一药数效，标本兼治，可内服，亦宜外用，被古今视为要药。尤宜于鼻渊而有外感风寒者。常与辛夷、白芷等祛风止痛药同用，如《济生方》之苍耳散。鼻渊一证，证见风热外袭或湿热内蕴者亦多，本品又常与疏风热药或清热药同用。其他鼻病，如伤寒鼻塞、鼻窒、鼻衄等，本品亦较常用。

苍耳子，苦辛温，祛风除寒湿，温和调达，不燥烈，宣通经络，流利关节，兼能祛风湿痹、止痹痛，可辅助其他祛风湿药，用于风寒湿痹、关节疼痛。此外，以发散风寒之力，还可用于皮肤瘙痒及风寒头痛。

个人体会

苍耳子，辛苦性温，发散解表，祛风除湿，缓润不燥，温和通达。但其解表之力甚弱，治外感风寒表证，临床实不多用。就风寒湿痹，遂能宣通经络，流利关节，去上中下身之风湿众病，但由于力缓不峻，发散之力有限，临床处方使用频率亦不高，就其可用，亦多为辅佐之品，不为重用也。

苍耳子，辛散温通，虽解表之力弱，总有发散之功。虽祛风寒湿痹之功不峻，总有温和通达之能，虽临床使用频率不高，其通窍止痛的功能不能抹杀。缓润不燥，其性善升，主入肺经，专能通鼻窍，去头风，止头痛，又能促进清阳之气上升巅顶而通脑髓。祛风寒，治脑间固有之伏风。用于鼻渊复因寒激而发之头昏、头痛。能使脑髓津液中气行而不滞，浊去而不留。治鼻渊、鼻窦炎、过敏性鼻炎所致之前额及鼻内胀痛、鼻塞、流浊涕、不闻香臭、前额昏痛之症，及伤风鼻塞、气息不通、头痛头昏，可一药数效，标本兼治，为治鼻渊、鼻炎、肺窍不通之良药。《本草正义》谓："苍耳子，温和疏达，又独能上达巅顶，疏通脑户之风寒，为治头风之要药矣。"

苍耳子，辛散祛风，甘能和血，外透皮腠，宣通经脉，驱散恶风厉风，祛风止痒，多用于疮疥、皮肤瘙痒，及恶癞、麻风等。《本草经疏》曰："苦以燥湿，甘以和血，温则通畅。春气发生而升，故主风寒头痛、风湿周痹、四肢拘挛、恶肉死肌、膝痛、溪毒也，祛风疗湿之药。"有祛风和血之功也。辛散之品，血虚之头痛、痹痛忌服。本品有毒，服用时不得过量。

桑 枝

古今理性录

李时珍《本草纲目》：煎药用桑者，取其能利关节，除风寒湿痹诸痛也。

缪希雍《本草经疏》：味苦、平，性不冷不热。主遍身风痒干燥、火气脚气风气、四肢拘挛、上气眼晕、肺气咳嗽，消食，利小便。疗痈疽后渴。亦无禁忌。久服，终身不患偏风。

吴仪洛《本草从新》：通关节，行津液，祛风利水，治风寒湿痹诸痛、水气香港脚。

严洁《得配本草》：入手太阳经，治风湿，通关节，除肺咳，利小便，散寒消食。得桂支，治肩背痹痛。

施今墨《施今墨对药临床经验集》：桑枝祛风活络，通利关节……用于治疗周身风热痒疹、肤干欠润，风湿痹痛、经络瘀滞所致的关节疼痛、筋脉拘挛、四肢麻木等。

胡心藻《中药类比歌诀》：桑，苦平，入肝经。长于横走肢节，善于清热祛风除湿，治风湿痹痛、四肢麻木拘挛，以及外感风邪引起的肢体酸痛。无论风寒湿热，均可适用，但偏于风邪化热的上肢痹痛及有热象的半身不遂。兼能利水消肿，治水肿脚气。《本草撮要》云："桑枝功专祛风湿拘挛，得桂枝治肩痹痛，得槐枝、柳枝、桃枝，洗遍身痒。"

刘典功《中药指征相类鉴别应用》：桑枝，性平，味苦，善达四肢经络，通利关节，多用于上肢痹证，不论新久寒热。又具祛风通络、除湿化痰的作用，用治痰火壅滞之中风不遂。又有行水消肿之作用，治水肿脚气。又祛风和血，治白癜风及风疹瘙痒。

黄和《中药重剂证治录》：桑枝，微苦平，归肝经。通、散之剂。其性能通散，可升可降，长于祛风湿、通络止痛。尤宜于风湿热证，有通经络、利关节、达四肢、祛风湿、解痉止痛之功效。

现代药理研究

桑枝含桑素、桑色烯、环桑素等黄酮成分及鞣质等，具有提高淋巴细胞转化率、抗菌、抗病毒、抗肿瘤、解痉、利尿、降血压等作用。

性能归纳

桑枝，味辛、苦、甘，性微寒，归肝经，无毒，为桑科乔木桑的嫩枝，中空质轻，为清、散、通、利之剂。升、浮，亦降，缓、润、泄、动，阴也，阳也，入气分，亦入血分，走而不守，上行横走，行表、里，达内、外之性能。祛风湿，通经络。

性能应用

桑枝，味辛苦，性微寒，祛风除湿，用于风湿痹痛、关节拘挛。本品祛风湿、通经络以除痹痛，利关节，作用缓和。治疗风湿痹证，不论热证或寒证，均较常用。尤以上肢之湿热痹证为最适宜。《景岳全书》单用本品制成桑枝膏，即对痹证有效。寒热之邪较明显者，宜与相应的祛风湿药同用。

此外，本品辛凉味甘，行津液，祛风利水，可用于水肿小便不利。又因其有降低血压的作用，现代临床还用于治疗高血压。

个人体会

桑枝，味甘平，性微寒，清润和缓，色白中空，体轻上行，入手太阴肺经。肺为华盖，布精微，行津液，雾露五脏六腑，滋润四肢百骸。津液不行则燥，燥入气分则生火、生风，入血分则血枯、血燥。筋脉燥则不能舒展，筋急挛痛；关节燥则不能濡润，屈伸不灵。肺主皮毛，燥而生风，周身风热痒疹，皮肤瘙痒。肝木不得津液滋养则枯燥生风，虚阳上亢，中风偏废，血压升高。

桑枝凉润，入肺经，行津液，滋润全身则风火息，血脉和，筋脉润则不挛急疼痛；关节濡润则伸展灵活，屈伸自如；皮毛润则燥热风疹、皮肤瘙痒尽除；肝木得以濡养则枝茂叶浓，虚阳制则血压降，中风偏瘫何有。《本草经疏》曰："味苦、平，性不冷不热。主遍身风痒干燥、火气脚气风气、四肢拘挛、上气眼晕、肺气咳嗽，消食，利小便。疗痈疽后渴。亦无禁忌。久服，终身不患偏风。"

总之：桑枝，性平微寒，凉润和缓，入肺经，行津液，善于通达四肢，长于横行手臂，走肢节，通经络滞瘀所致的关节不利。津液行则风邪去，经络通则湿浊除，故祛风除湿不论寒证、热证均较为常用。由于本品善于上行，横走，微寒清热，尤以上肢湿热痹痛最为适宜。清凉滋润之药，湿为阴邪，凉润之剂何以去湿，凉润之药何以治水肿，皆能入肺经，行津液，通经络之功耶。

五加皮

古今理性录

缪希雍《本草经疏》：观《本经》所主诸证，皆因风寒湿邪伤于足少阴、厥阴二经之故，而湿气尤为最也。《经》云：伤于湿者，下先受之。此药辛能散风，温能除寒，苦能燥湿，二脏得其气而诸证悉瘳矣。又湿气浸淫则五脏筋脉缓纵，湿气留中则虚羸气乏，湿邪既去则中焦治而筋骨自坚，气日益而中自补也。其主益精强志者，肾藏精与志也。

黄宫绣《本草求真》：五加皮，脚气之病，因于风寒湿三气而成。风胜则筋骨为之拘挛，湿胜则筋脉为之缓纵，寒胜则血脉为之凝滞，筋骨为之疼痛，而脚因而莫行。服此辛苦而温，辛则气顺而化痰，苦则坚骨而益精，温则祛风而胜湿。凡肌肤之瘀血，筋骨之风邪，靡不因此而治。盖湿去则骨壮，风去则筋强，而脚安有不理者乎？

周岩《本草思辨录》：五加皮，宜下焦风湿之缓证。若风湿搏于肌表，则非其所司。五加皮辛苦而温，唯善化湿耳。化其阴淫之湿，即祛其阳淫之风。风去则热已，湿去则寒除。即《别录》之疗囊湿、阴痒、小便余沥、腰脚痛痹、风弱、五缓，皆可以是揆之。

胡心藻《中药类比歌诀》：五加皮，辛温气香，其性疏利，可泄可补，泄而不破，补而不滞，为其特点。功偏补肝肾，填精髓，强筋骨，利关节。又善于利水消肿，化浊止带。为治疗湿痹拘挛、肝肾不足、筋骨痿软、小儿行迟、水肿脚气、带下阴痒的良药。

谭同来《常用中药配对与禁忌》：五加皮，辛散，苦泄，温通。主入肝肾二经，既能外散风寒湿邪，通络止痛，又能温补肝肾阳气，强健筋骨，故有祛风湿、止痹痛、强筋骨、补肝肾的作用。凡风寒湿痹、腰膝酸软疼痛、筋骨拘挛、肾劳虚寒等症，无论虚实，皆可应用，而尤宜于老年及久病患者。而且对肝肾不足、腰膝软弱、行走无力及小儿行迟诸症，亦甚相宜，因而历代本草谓本品为祛风湿、疗痹痛、强筋骨、起痿弱之要药。此外，本品还有利水作用，可用于水肿脚气、小便不利等，且多用于皮水证。本品辛温，有伤阴耗液之嫌，故阴虚火旺者忌用。关节疼痛、无风寒湿而有火者不宜用。

刘冠军《临证医方妙用》：五加皮，味辛性温，入肝肾经，具有壮筋骨、祛风湿、活血祛瘀之功效。据《名医别录》说："补中益精，坚筋骨，强志意，久服轻身耐老。"该品含糖苷及多种维生素、强心苷等，能抗疲劳，增强大脑皮质的内抑制过程，对老年脏气功能衰退、内分泌和免疫力低下，以及应激适应能力减弱等均有良好的治疗效果。

刘典功《中药指征相类鉴别应用》：五加皮，辛能散风，温能祛寒，归肝肾经，强壮筋骨，治风湿痹痛、筋脉拘挛。既能补正，亦能祛邪，补正不留邪，祛邪不伤正，故应用范围甚广，为强壮性祛风湿药。

现代药理研究

五加皮含芝麻素、紫丁香苷、异秦皮素、葡萄糖苷、谷甾醇、胡萝卜苷、鞣质及维生素 B_1 等成分，具有抗炎、镇痛、抗疲劳、抗应激、抗排异、增强戊巴比妥钠的中枢抑制、增强免疫功能、抗溃疡、抗肿瘤、抗四氧嘧啶性高血糖、促进未成年大鼠副性腺发育，及止血等药理作用。

性能归纳

五加皮，味辛、苦、甘，性温，归肝、肾经，无毒。为五加科灌木细柱五加的根皮，气香，为疏、利、通、壮之剂，沉、降，不升，燥、缓、动、泄，亦补，亦静，阳也，亦阴，走而能守，入气分，亦入血分，下行，走内、外，达表、里之性能。祛风湿，强筋骨，利尿退肿。

性能应用

五加皮，味辛苦甘温，辛能散风，温能除寒，苦能燥湿，甘能补益肝肾，用于风寒湿痹证，治风寒湿痹、关节疼痛、屈伸不利。因其又能强健筋骨，对风寒湿痹日久未愈，正气受损而筋骨软弱、腰膝无力者，更为适合。可单用浸酒服。尤常与其他祛风湿药及补肝肾药同用，如《圣济总录》之五加皮汤，以其与桂枝、杜仲等药配伍，用于肝肾不足、筋骨痿弱时。肝藏血而主筋，肾藏精而主骨，若精血亏虚、肝肾不足则小儿发育不良，坐立行走迟缓，囟门久不闭合，或成人腰膝软弱，筋骨不健，本品可与补肝肾、益精血之药同用以治之。如《保婴撮要》之五加皮散，以其与川牛膝等配伍，主治小儿行迟。

五加皮，通利，兼能利水退肿，用于水肿证。常与健脾、行气、渗湿利水药同用，主治脾虚气滞，水湿内停之水肿、小便不利，如《三因方》之五皮散，以其与茯苓皮、橘皮等配伍。亦可用于肾虚水肿。

个人体会

五加皮，味辛、苦、甘，性温，主入肝、肾二经。辛能散风，温能除寒，苦能燥湿，甘能补肝肾，甘温又能活血通经。风胜则筋骨为之拘挛，湿胜则筋脉为之缓纵，寒胜则血脉凝滞，筋骨为之疼痛也。今五加皮能化其阴淫之湿，祛其阳淫之风。湿去则中焦治，骨自坚壮；风去则气日益，筋自强劲，故为强壮性祛风湿药，治风寒湿邪伤及肝肾。《本经》谓："所主诸证，皆因风寒湿邪伤于足少阴、厥阴二经之故。伤于湿者，下先受之。"为补肝肾、强筋骨、祛风湿之要药也，适用于风寒湿痹、关节疼痛、屈伸不利。对风湿日久、肝肾亏虚、筋骨不健、腰膝无力者更为适宜。尤宜于老年体弱、久病体衰之人。

五加皮，辛温气香，其性疏利，可泄可补，泄而不破，补而不滞主入肝肾二经。肝藏血主筋，肾藏精主骨。今肝肾得补，精血充足，筋骨强健，风湿之邪焉能入侵。腰膝酸软，筋脉拘挛，筋骨痿软，行走无力，安能不理之。本品有良好的补肝肾、强筋骨作用，不但能用于风湿日久、肝肾亏损、筋骨不健者，而且对肝肾不足、腰膝痿弱、行走无力，及小儿发育不良、坐立行走迟缓、囟门久不闭合之症，有很好的治疗作用。

五加皮，甘温气香，疏行通利，亦补亦泄，守而能走，入气分，亦入血分，祛风除湿，活血祛瘀。《药性论》曰："能破逐恶风血、四肢不遂、贼风伤人。"《药性类明》谓：

"所谓逐恶风血，亦治痹之义也。丹溪治风湿脚痛加减法云，痛甚加五加皮，可见其逐恶风血之功大也。"活血、祛风、消肿，亦治跌打损伤、疮毒恶风，及风水水肿。《陕西中草药》有："活血消肿，治风湿关节痛，阴囊湿疹，跌打损伤，水肿，小便不利。"本品辛温，祛风胜湿，有伤阴耗液之嫌，故阴虚火旺者忌用。关节疼痛无风寒湿邪而有火热者不宜。孕妇慎用。

白 花 蛇

古今理性录

刘翰《开宝本草》：主中风湿痹不仁、筋脉拘急、口面喎斜、半身不遂、骨节疼痛、大风疥癞及暴风瘙痒、脚弱不能久立。

李时珍《本草纲目》：风善行数变，蛇亦善行数蜕，而花蛇所以能透骨搜风、截惊定搐，为风痹、惊搐、癫癣、恶疮要药，取其内走脏腑、外彻皮肤，无处不到也。

李中梓《雷公炮制药性解》：白花蛇专主皮肤之风，肺主皮毛，肝为风水，故都入之。以其性窜，直领药力至于风处，所谓大毒之病，必用大毒之药以攻之是也。

倪朱谟《本草汇言》：风为百病之长，善行而数变，所以能透骨搜风，散疮消疥，舒筋利脉，为风痹要药。取其内通脏腑，外彻皮肤，无处不到也。故去风湿，利筋骨，扫疮疥，活血脉之药也。

缪希雍《本草经疏》：性则大毒。经曰：蛇性走窜，亦善行，故能引诸风药至病所，自脏腑而达皮毛也。凡病风疥癣、喎僻拘急、偏痹不仁、因风所生之证，无不借其力以获瘳。《本经》著其功能，信非虚矣。

陈士铎《本草新编》：盖白花蛇性窜，上行而不下走，解上焦之风而不解下焦之风，解阳分之毒而不解阴分之毒也。

吴仪洛《本草从新》：大风疥癞，走窜有毒，唯真有风者宜之。若类中风属虚者大忌，凡服蛇酒者，切忌见风。

朱良春《朱良春用药经验集》：能搜风通络、攻毒定惊。蛇性走窜，善走而无处不到。谓其能外达皮肤，内通经络，而透骨搜风之力尤强，被称为"截风要药"。凡病风顽痹、肢体麻木、筋脉拘挛、半身不遂、口眼歪斜、惊痫抽掣、症势深痼，而风毒壅于血分者，均以其为主药。

胡心藻《中药类比歌诀》：白花蛇，味咸，性温，性走窜，有祛风通络之功。力猛有毒，可内走脏腑，外达皮肤，有较强的透骨通络、搜风胜湿之功效。又主入肝经，有定惊止搐之作用，故为顽痹风瘫，破伤风之要药；尚能以毒攻毒，燥湿祛风止痒，以疗麻风病毒、皮肤瘙痒等。凡人体内外风毒，壅于血分之症，非此不除。

胡爱萍《病证通用中药》：白花蛇，甘咸而温。入肝经血分，性走窜，有透骨搜风之效。凡风湿痹痛无不宜之，尤其对病深日久之风湿痹痛、经络不通、麻木拘挛者更为适宜，故本尤善治风邪偏盛之行痹和日久不愈之顽痹。阴虚内热者忌服。无邪者，或属血虚生风者忌用。

现代药理研究

白花蛇体中含蛋白质、脂肪、氨基酸等。肌肉内含有精胺、蛇肉碱、赖氨酸及硬脂酸、棕榈酸、胆甾醇等。蛇毒内含凝血酶样物质、酯酶及抗凝血物质等，具有镇痛、镇静作用，并能扩张血管而降血压。蛇毒有抗凝血、抗血栓形成、镇痛等作用。

性能归纳

白花蛇，味辛、甘，性温，归肝、脾、肺经，有毒。为蝰蛇科动物长吻蝮蛇（五步蛇）除其内脏的干燥体及金钱白花蛇（眼镜蛇科动物眼镜蛇的幼蛇）的干燥全体。味厚气香，为行、散、通、透之剂。升、浮，亦降，燥、泄、动、猛，走而不守，入气分，亦入血分，阳也，行上、下，走表、里，通达内外之性能。祛风湿，舒筋活络，祛风止痒、止痉。

性能应用

白花蛇，辛温走窜，祛风湿之力颇强，用于风寒湿痹。前人称其能"搜风透骨"，风寒湿痹诸证均宜使用。因其又长于舒筋活络，故为治疗风湿顽痹、日久难愈、关节拘挛疼痛、肢体麻木不仁的要药。常与其他祛风湿、强筋骨药同用，如《濒湖集简方》之白花蛇酒，以其与五加皮等药配伍。

白花蛇，性温，性走窜，通经活络，为活络要药，用于中风不遂。治疗中风后气血痰浊痹阻、脉络不利、肌肤失养而口眼歪斜、半身不遂、手足麻木、语言蹇涩者，常与益气养血、化痰行瘀之药配伍，如《中华人民共和国药典》（1990 年版）之再造丸，以其与黄芪、当归、地龙等药同用。

白花蛇甘温，入肺经，去上焦之风，解阳分之热，有较好的祛风止痒功效，用于皮肤瘙痒，治疗瘾疹、顽癣等多种皮肤病的皮肤瘙痒，宜分别风、湿邪气的偏性，或血虚等不同情况，配伍相应的祛风、除湿或养血药物。如《证治准绳》之白花蛇丸，以其与苦参、白鲜皮、防风等药同用，主治风癣疮、皮肤瘙痒而有湿热者。

白花蛇，祛风邪，内走脏腑，外彻肌表，有透骨搜风之能，亦有截惊定搐之效，治疗小儿急慢惊风及破伤风，症见痉挛抽搐者，主药取其止痉之功，并多与其他息风止痉药同用。如《圣济总录》之定命散，以本品配伍乌梢蛇、蜈蚣，主治破伤风。

个人体会

白花蛇，味辛甘，性温，有大毒。主入肝、肺二经，善走风邪。风为六淫之首，善行数变，蛇亦善行数蜕而变，故能祛风。其性善走窜，疏散通透，宜上行，疏上焦之风，解阳分之毒，内走脏腑经络，外行肌腠皮毛，能领导药力直达有风之病所，散内外上下，肢节表里之风邪，通经络血脉、筋骨关节，搜风透骨，疏通经络，搜剔透散深痼之风邪，祛除病程日久之顽疾，以大毒之药治大毒之病，以毒攻毒。又入肝经血分，以走窜通透之性，通经活络，亦去血脉中之风邪，通气血脉络之不利，祛风止痉，截惊定搐，故被称为"截风要药"也。

白花蛇，善行数变，疏风散风，为驱散风邪之要剂。搜风透骨，性走窜，为通经活络之药，治风寒湿痹、筋脉拘挛、关节屈伸不利、肢体麻木不仁。风寒湿三气杂至合而为痹，本品善祛风邪，故主治风痹、走窜疼痛及日久不愈之顽痹。本品祛风邪，通络脉，又能治气血痰浊痹阻之中风半身不遂、口眼歪斜、手足麻木、语言不利。风去则血脉通利，气血痰浊亦随之而去，痹阻通，中风自愈也。本品入肝经血分，又入肺经气分，善祛风邪。肺主皮毛，故能祛皮肤之风邪，去血分之风毒，治瘾疹、疥癞、顽癣、皮肤瘙痒。又入肝经搜风，祛风止痉，治小儿急慢惊风及破伤风，可截惊定搐。

总之：白花蛇，辛温有毒。善行数变，性走窜，祛风邪，通经络，为搜风通络之要药，行散通透之良剂。走上下，达内外，通行表里。祛风邪，透筋骨，定惊搐。治风湿瘫痪、骨节疼痛、麻风、疥癞、小儿惊风搐搦、破伤风、杨梅疮、瘰疬恶疮。《本草纲目》谓："所以能透骨搜风、截惊定搐，取其内走脏腑，外彻皮毛，无处不到之功也。"本品走窜祛风，通经脉。辛温燥烈，阴虚内热者忌服。无风邪者，或属血虚生风，类中风属虚者皆忌用。服蛇药酒者，切忌见风。

另有游蛇科动物乌梢蛇，除去内脏的干燥全体入药为乌蛇。其性味功用与白花蛇基本相同，皆甘咸，性温平，归肝经，性走窜，均有祛风、通络、止痉、止抽搐之功效，病久邪深者宜之。其中白花蛇有毒，性偏温燥，止痉之力最强，故中风、破伤风、小儿惊风每多用之，且价格昂贵，故多入丸散或泡酒服用。乌梢蛇则性平无毒，虽作用较白花蛇次之，但其价格低廉，亦可煎服以取效，多用于皮肤不仁、风瘙瘾疹、疥癣热毒、眉须脱落、瘑痒诸疮。《本草纲目》谓："乌蛇功用与白花蛇同而性善。"故同篇论之，以资鉴别耶。

乌 头

古今理性录

孙星衍《神农本草经》：似此大热大毒之物，胡可妄投，唯果是寒湿寒痰、涸阴冱寒、坚凝结聚之症，始可用为佐使，引到病所，以开坚积耳。

甄权《药性论》：乌喙，其气锋锐，通经络，利关节，寻蹊达径而直抵病所。言其益阳事，治男子肾气衰弱者，未可遽然也。

李杲《珍珠囊补遗药性赋》：浮也，阳中之阳也。其用有二：散诸风之寒邪，破诸积之冷痛。

王好古《汤液本草》：主中风恶风，洗洗出汗，除寒湿痹、咳逆上气，破积聚寒热。

李时珍《本草纲目》：乌附毒药，非危病不用，而补药中少加引导，其功甚捷。草乌头、射罔，乃至毒之药。自非风顽急疾，不可轻投。此类止能搜风胜湿，开顽痰，治顽疮，以毒攻毒而已，岂有川乌头、附子补右肾命门之功哉？

倪朱谟《本草汇言》：其性猛劣有毒，其气锋且急，能通经络，利关节，寻蹊达径，而直达病所，宜其入风寒湿痹之证，或骨内冷痛及积邪入骨，处久痛发，并一切阴疽毒疡诸疾。遇冷毒即消、热毒即溃，自非顽风急疾，不可轻投入也。非性之锋锐捷利，酷劣有毒，能如是乎？即有风湿痹疾、痈疡急证之人，平素禀赋衰薄，或向有阴虚内热吐血之疾，并老人、虚人、新产人，切宜禁用。

卢之颐《本草乘雅半偈》：乌，日魄也。经曰：阳气者，若天与日，是固阳因而上卫外者也。故主中风恶风，汗出洗洗，致卫气散解者，力堪卫外而为固者也。寒湿合痹，致咳逆上气；积聚寒热，致内闭不通，外壅肌肉者，力主俾通而起呕之。人病有四，曰痹、风、痿、厥，乌力唯宜痹、风；阳行有四，曰升、降、出、入，乌力唯从升、出。但阳喜独行，而专操杀业，在刚愎人所当禁忌。

刘若金《本草述》：草乌头类，洵为至毒之药。如草乌辈之用，固沉寒痼冷，足以相当，或寒湿合并，结聚癖块，阻塞真阳，一线未绝，非是不足以相当而战必克。如瘫痪证，先哲多用之，盖为其寒湿之所结聚，顽痰死血，非是不可以开道路，令流气破积之药得以奏绩耳。

汪昂《本草备要》：川乌功同附子而稍缓。附子性重峻，温脾逐寒；乌头性轻疏，温脾逐风。寒疾宜附子，风疾宜乌头。草乌头大燥，开顽疾。搜风胜湿，开顽痰，治顽疮，以毒攻毒，颇胜川乌。

张璐《本经逢原》：乌头得春升之气，故治风为向导。主中风恶风、半身不遂、风寒湿痹、心腹冷痛、肩髀痛不可俯仰，及阴疽久不溃者。取其锐气，从下焦直达病所。

黄元御《长沙药解》：温燥下行，其性流利迅速，开通关腠，驱逐寒湿之力甚捷，凡厉节、脚气、寒疝、冷积、心腹疼痛之类并有良功。

黄宫绣《本草求真》：草乌头《本经》治恶风洗汗出，但能祛风而不能回阳散寒可知。川乌专搜风湿痹痛，却少温经之力。草乌悍烈，仅堪外治。禀气不纯，服食远之可也。

周岩《本草思辨录》：乌头，老阴之生育已竟者也。其中空，以气为用，发散者能外达腠里。

张山雷《本草正义》：温经散寒，虽与附子大略相近，而温中之力较为不如，且专为祛除外风外寒之响导者。

朱良春《朱良春用药经验集》：草乌辛热，有毒，功禀搜风定痛。《神农本草经》谓其"除寒湿痹"，《别录》谓其主"厉节，掣引腰痛，不能步行"。《药性论》："其气锋锐，通经络，利关节，寻蹊达径而直达病所。"

胡爱萍《病证通用中药》：川乌，辛热温散，苦燥除湿，既能除在里之寒湿，又能散在表之风邪，能"开通关腠，驱逐寒湿"，具有祛风除湿、温经散寒之功，而且止痛力强，故为治风寒湿痹证的佳品，尤宜于寒邪偏胜之寒痹。

胡心藻《中药类比歌诀》：川乌头，性味功能与附子相近，但祛风除湿、散寒温经、宣痹之痛之功效为胜。多用治风寒湿痹、历节风痛、中风麻木、心腹疼痛、寒疝作痛、胸痹心痛及麻醉止痛，故有"附子逐寒，川乌祛风"之说。《本草纲目》云：附子性重滞，温脾逐寒，川乌头轻疏，温脾祛风，若是寒疾即用附子，风疾即用川乌头。

刘典功《中药指征相类鉴别应用》：乌头，辛苦热，有大毒，归经于心、肝、肾、脾，具有祛风胜湿、温经散寒止痛之功效。长于逐风寒湿邪痛痹，以及阴寒内盛之胸阳不振、胸痹心痛。应先煎 30～60 分钟。阴虚阳盛、热痛及孕妇忌用。

黄和《中药重剂证治录》：川乌，辛苦热，有毒，归心、肝、肾、脾经，通、散之剂。其气味轻疏，善入经络，内行脏腑，外宣肌腠皮毛，上可升于巅顶，旁能发散四肢，长于搜风散寒除湿，通络解痉、温通除痹止痛为其功。疏通痼阴沉寒，开壅通痹之妙药，为治寒邪阴疾之良剂。川乌、草乌性能功用基本相同，草乌多用于祛风胜湿、散寒止痛，主治风寒湿痹痛、跌打损伤疼痛。

现代药理研究

乌头为附子的母根，其化学成分与药理研究请参见"附子"的有关资料。

草乌为同科野生植物北乌头的块根，其性能、功效、应用、用法用量及使用注意均与川乌头相同，故一起探研。然草乌的毒烈之性甚于川乌。

性能归纳

乌头，味辛、苦，性热，归肝、肾、脾经，有大毒，为毛茛科草本植物乌头的块根。质疏中空，为通、散之剂。升、降、浮、沉、燥、泄、猛、动，阳也，入气分，走而不守，走上、下，达内、外，行表、里之性能。祛风湿，散寒，止痛。

性能应用

乌头，辛苦而热，祛风散寒，用于寒痹疼痛。因对风、寒、湿三气均有较强的祛邪作用，故为治疗风寒湿痹的重要药物。可内服，亦可局部外用。因其性热，温经散寒之力尤为显著，故更宜用于寒邪偏胜之痛痹，如《千金要方》之乌头汤，以其与附子、肉桂、细辛等长于散寒止痛的药物同用，主治风冷脚痹疼痛、挛弱不可屈伸者。

乌头，辛散温通，性走窜，既能温经散寒，又善止痛，用于寒凝疼痛证，较宜于寒邪凝滞、经脉不通所致的头痛、疝痛及阴疽肿痛等。如《金匮要略》之大乌头煎，以本品水煎取汁，调入蜂蜜分服，主治寒疝腹痛。《百一选方》之川乌南星散，水煎服，主治头风头痛。外伤及疮痈肿痛，本品亦可与相宜的解毒消肿药或活血止痛药同用，可增强止痛之力。如《僧深集方》治痈疽肿痛，以其与黄柏同用，研末外涂。本品外用具有麻醉止痛作用，如《医宗金鉴》之外敷麻药方，以其与蟾酥、生南星等同用。

个人体会

乌头辛苦，为大热大毒之物，质地轻疏中空，得春升之气，以气为用，故入气分，为阳中之阳，能祛风邪。风性温燥、流利，迅速也，主中风恶风。本品其性猛劣，锋锐且急，取其锐气，开通腠里，驱逐风寒，散诸风之寒湿，破诸积之冷气，开坚凝结聚，去涸阴冱寒，搜风之痛。寻蹊达径，用为佐使向导，引药力直达病所。善入经络，通内闭外壅；内行脏腑，除在里之寒湿；外宣肌腠皮毛，散在表之风邪；上升巅顶，旁达四肢，有祛风胜湿、散寒止痛、通经活络之功。本品驱逐风寒，搜风定痛，通经络，开顽痰，能除骨内冷痛及邪积入骨，处久痛发之沉寒痼疾。力主俾通，通则不痛，治风寒湿痹之痛，肩髃脚膝痹痛，筋脉关节挛急，不可屈伸之风寒痹痛，及寒疝腹痛、风寒头痛、胸痹心痛、跌打损伤疼痛，及阴疽疮痈肿痛。局部外用有麻醉止痛作用。《神农本草经》曰："似此大热大毒之物，胡可妄投，唯果是寒湿寒痰、涸阴冱寒、坚凝结聚之证，始可用为佐使，引到病所，以开坚积耳。"以为治疗风寒痹痛之要药也。可内服，亦可局部外用。因其性热，温经散寒之力尤为显著，故更宜用于寒邪偏盛之痹痛。亦为疏通沉寒、开壅通痹之妙药也。《药类法象》曰："其用有二：散诸风之寒邪，破诸积之冷痛。"

总之：乌头辛苦大热，轻疏中空，通、散之剂，祛风、散寒、止痛。其性猛烈锐急，专操杀业，故平素禀赋衰弱，或向有阴虚内热之疾，并老人、虚人、新产、孕妇及阳盛热痛之人，切宜禁用。本品大毒，禀气不纯，服用时应先煎 30 ~ 60 分钟，以防中毒。

乌头，为毛茛科草本植物乌头的块根，辛温有大毒。如生于山野林间者，此乃草乌也。其野性难驯，禀性不纯，燥悍毒烈，搜风散寒止痹痛颇胜，大毒之药，以毒攻毒，局部外用尚可，服食宜远之。如栽培种植于田间，以四川为主产地者，川乌也。其性已柔，燥烈剽悍之性亦减，以搜风透骨治顽痹见长，内服、外用皆可，宜鉴之。另有附乌头而旁生者为附子，为散阴寒、回阳救逆之品。附乌头而旁生，附而长而尖生者为天雄，有补命门、益火助阳之功。两者另有专门论述，此略示之。

马 前 子

古今理性录

张锡纯《医学衷中参西录》：其毒甚烈，有开通经络、透达关节之功效，实远胜于他药也。

刘冠军《临证医方妙用》：马前子，苦泄有毒，能通络散结止痛，适用于风湿顽痹、拘挛疼痛、麻木瘫痪之疾患。

黄煌《方药心悟》：马前子，苦寒，有大毒，用治顽痹痼疾确有奇验。能搜风散寒，通络散结，消肿定痛，走而不守，宣通经络骨骱之久邪，非常品所能及，正符合《黄帝内经》所谓"大毒治病"之旨。

胡爱萍《病证通用中药》：马前子，苦寒，主入肝经，善能搜筋骨间风湿，通经络中闭阻，具有搜风除湿、开通经络、透达关节而止痛之功，且止痛力强，为治风湿顽痹、拘挛疼痛、麻木瘫痪之常用药。经络开通，气血流畅，瘀肿可消，疼痛自止，亦为伤科疗伤止痛之佳品，治跌打损伤、骨折肿痛。马前子苦寒，有大毒，既能以毒攻毒而抗肿瘤，又能散结消肿，通络止痛，故可广泛用于多种恶性肿瘤，以消化道肿瘤用之更多，并能缓解癌肿性疼痛，提高癌症患者的生存质量。

现代药理研究

本品含多种生物碱，主要为番木鳖碱、马钱子碱等。其含士的宁对整个中枢神经系统都有兴奋作用，首先兴奋脊髓的反射机能，其次兴奋延髓的呼吸中枢及血管运动中枢，并能提高大脑皮层的感觉中枢机能。士的宁具强烈的苦味，可刺激味觉感受器，反射性增加胃液分泌，促进消化机能和食欲，但对人体胃肠平滑肌无兴奋作用。马钱子碱有明显的镇痛作用，并对感觉神经末梢有麻痹作用。水煎剂对皮肤真菌有抑制作用。马前子有毒，内服不宜生用或久服多用；外用亦不宜大面积涂敷，防止皮肤吸收中毒。肝肾功能不全、高血压、心脏病患者，孕妇及体弱者忌用。

性能归纳

马前子，味辛、苦，性寒，归肝经，有大毒，为马前科木质大藤本植物云南马前或马前的成熟种子，体圆有绒，为通、散之剂，沉、降，不升，峻、动、燥、泄，走而不守，入血分，阴也，走上下，达内、外，行表、里之性能。活血通络止痛，攻毒散结消肿。

性能应用

马前子，辛苦性寒，有大毒。然功能活血通络止痛，用于风湿痹痛，或跌打损伤之症。如风湿痹痛，最善搜筋骨之风湿，开通经络，通达关节，且止痛力强大，实为治风湿顽痹、拘挛疼痛、瘫痪麻木之佳品。单用即效，亦可配入祛风散寒胜湿及活血止痛之药物。治跌打损伤，由于本品具有良好的活血止痛之功效，为伤科疗伤止痛之佳品，于跌打损伤、失闪岔气、伤筋骨折、瘀肿疼痛，不论单用还是入复方，外敷或内服，均有良效。

马前子，苦寒清泄血热，又能散结消肿，以毒攻毒，用于痈疽疮毒。可用治痈疽、恶疮、丹毒、疥癣诸证。常作外用，单用即效，亦可与清热解毒之品配伍。

个人体会

马前子，味苦辛，性寒，有大毒。苦寒泄下，辛走散。主入肝经，两入气血，搜风散寒通经络，且止痛力强。最善搜筋骨间之风湿，通经络之闭阻，走而不守，宣通经络骨骱沉痼之久邪。《医学衷中参西录》曰："其毒甚烈，有开通经络、透达关节之功效，实远胜于他药也。"正符合《黄帝内经》所谓"大毒治病"之旨，非常品所能及也，适用于风湿顽痹、拘挛疼痛、麻木不仁之疾患，对面神经麻痹、重症肌无力有效。经络开通，气血流畅，瘀肿可消，疼痛自止，有通经活络、消肿止痛之功效。治跌打损伤、折骨伤筋、瘀血肿痛，为伤科疗伤止痛之佳品也。通络散结、消肿止痛，又能以毒攻毒。《中药志》曰："散血热，消肿毒，治痈疽恶疮。"可用于咽喉痹痛、痈疽疮肿、淋巴结核等。还能广泛用于多种恶性肿瘤，特别对消化道肿瘤用之更多，并能缓解癌肿之疼痛，提高癌症患者的生存质量。

总之：马前子，辛苦性寒，有大毒。搜风通络，散结止痛，为通、散之剂。搜筋骨间之风邪，通经络中之闭阻。《中药大词典》谓："散血热，消肿止痛。治咽喉痹痛、痈疽肿毒、风痹疼痛、骨折肿痛。"有毒之品，经炮制后毒性大减。故内服不宜生用，亦不能久服多用。生捣外用，亦不宜大面积涂敷，以防皮肤吸收中毒。肝肾功能不全、高血压、心脏病患者，孕妇及体弱者忌服。

豨莶草

古今理性录

李时珍《本草纲目》：生捣汁服则令人吐，故云有小毒。九蒸九暴则补人去痹，故云无毒。生则性寒，熟则性温，云热者非也。治老人气血虚弱、手足麻木、瘫痪。

缪希雍《本草经疏》：感少阳生发之气以生，故其味苦寒，不应有毒。乃入血分祛风除湿，兼活血之要药也。湿热盛则生虫，湿则烦满不能食。春生之药，本合风化，风能胜湿，苦寒除热，故主之也。经曰：地之湿气，感则害人皮肉筋脉。故苏颂治肝肾风气、四肢麻痹、骨间疼痛、腰膝无力，及行大肠气。成讷用以疗中风。张泳用以轻身驻颜。效已著于曩代，功复见于今时。妙在走而不泄，香可开脾，邪去身安，功力斯倍矣。简误：凡病人患四肢麻痹、骨间疼、腰膝无力，由于脾肾两虚、阴血不足，不因风湿所中而得者，不宜服之。

倪朱谟《本草汇言》：古方云豨莶能宣能补，故风家珍之。本草相传，功用甚奇，然近世服之，经年罕效。遇按此药长于理风湿，毕竟是祛邪之品，恃之为补，吾未敢信也。

张介宾《景岳全书》：豨莶，气味颇峻，善逐风湿诸毒。善治中风口眼歪斜，除湿痹、腰脚痿痛、麻木。生者，酒煎逐破伤风，危急如神；散撒麻宁恶毒，恶疮浮肿，虎伤狗咬、蜘蛛虫毒，或捣烂封之，或煎汤，或散敷并良。其扫荡功力若此，似于元气虚者非利。

李中梓《本草通玄》：苦寒之品，且有毒，令人吐，以为生寒熟热，理或有之。以为生泻熟补，未敢尽言，岂有苦寒搜风之剂，一经蒸煮，便有补益之功耶？世俗以慎微《本草》誉之太过，遂误认为风家至宝，余少时亦信之，及恪诚修亭，久用无功，始知方书未可尽凭也。古人所谓补者，盖以邪气去则正气昌，非谓其本性能补耳。

陈士铎《本草新编》：豨莶入肾，然散人真气，最不宜服。不宜用而入之兹编者何也？盖肾经之药，药品中最少，肾犯风邪湿气，故存之以治肾中风湿之病。肾中有风，其人必然腰痛而重；肾中有湿，其人必然囊破而痒。夫豨莶未尝无功，余虑人误认补味，而常用之耳。风湿入肾者尤难治，存豨莶而不删去者，正备妙用耳。不然防己可去肾内之风湿，存防己可，必复取豨莶，正以豨莶功用胜防己，其耗散精血，亦逊于防己。所以存防己而仍存豨莶，盖防己治肾内之风湿，止可一用以出奇，不可再用以贻害。若豨莶则不妨一用，而至于再用，但不可久用耳。

张山雷《本草正义》：生时气臭味涩，多服饮吐，盖性本寒凉，而气猛烈，长于走窜开泄，故能治热烦痛毒而吐痰疟。及其九次米酒蒸晒，和蜜为丸，则气味已驯，而通利机关，和调血脉，尤为纯粹。凡风寒湿热诸痹，多服均获奇效，洵是微贱药中之良品也。

焦树德《用药心得十讲》：豨莶草生用味苦辛性寒，蒸制后味甘性温。用于祛风湿，蒸制后兼益肝肾风气，常用于筋骨关节疼痛、四肢麻痹、腰膝无力等症。

朱良春《朱良春用药经验集》：豨莶草直入至阳，导其湿热，平肝化瘀，通其经络，故能治之。所谓强筋骨，乃邪去则正自安之意也。

刘冠军《临证医方妙用》：豨莶草，性苦寒，归肝肾经，主治中风手足不遂，有化阴生血、温通经脉、活血通络、推陈出新之效。

黄和《中药重剂证治录》：豨莶草，辛苦寒，有小毒，归肝、肾、脾经，通、散之剂，制后兼补性，善能通行经络血脉，解郁逐瘀，可升可降，善祛骨间之风湿。生用清热解毒，祛风湿，并祛风止痒。酒制则有利筋骨之效，止痹，安神降压。

现代药理研究

本品主要含豨莶苷。豨莶苷元、多种二萜及其苷类，此外尚含多种倍半萜内酯等化学成分。豨莶苦味醇酸有抗炎作用。豨莶草煎剂有降血压、舒张血管作用，对细胞免疫和体液免疫有抑制作用，对非特异性免疫亦有一定的抑制作用，对血栓形成有抑制作用，对小鼠肠系膜微循环障碍后血流恢复有显著的促进作用，并有抗菌和抑制疟原虫作用。

性能归纳

豨莶草，味辛、苦，生用性寒，制后性温，归肝、肾经，有小毒，为菊科草本植物豨莶、腺梗豨莶或毛梗豨莶的地上部分，气臭味涩，为通、散之剂。升、降、沉、浮、峻、动、润、泄，制后亦补，走而亦守，阴也，亦阳，入气分，亦入血分，走上、下，达内、外，行表、里之性能。祛风湿，舒筋活络。生用清热解毒。

性能应用

豨莶草，苦辛，生用或制用均可祛风湿，舒筋活络，用于风湿痹证，但以炮制品之辛散温通作用稍强，风湿痹证、骨节疼痛或麻木拘挛者多用。本品为作用较为缓和的祛风湿药，须较长时间服用，或入复方。与臭梧桐配伍，如《拔萃良方》之豨桐丸，主治风寒湿痹、两足酸软、步行艰难。治热痹可以生用与秦艽、防己等祛风湿清热药同用。

豨莶草，生用可清热解毒，取其清热解毒之功，用于疮痈及湿疹，治湿疹则主要取其除湿止痒之功，宜生用，内服外用均可。

此外，豨莶草辛温，有祛风活络作用，还可用于中风之麻木、偏瘫或口眼歪斜。近代以其能降血压而用于高血压证。

个人体会

豨莶草，辛苦性寒，辛能散风，苦可除湿，寒又能下行清热矣。主入肝、肾二经，祛肾间之风湿，理肝经之血脉。祛肾间之风湿者：在下，在骨，至深，致虚之诸症也。凡风湿痹着在下，则腰膝腿脚重着、酸软痹痛；凡风湿痹着在骨，则骨间痹痛、关节不能屈伸；凡风湿痹着至深，则麻木不仁、痹痛日久不愈；凡风湿痹着致虚，则四肢麻痹、腰膝软弱无力；凡风湿痹着郁而发热，则口渴心烦、关节红肿热痛矣。《黄帝内经》曰："地湿之气，感则害人皮肉筋脉。"理肝经之血脉者，凡血脉痹阻则经络不通，关节肿胀，筋骨疼痛；凡血脉痹阻则中风麻木，手足不遂，口眼歪斜；凡血脉痹阻则筋脉不舒，拘挛不收，屈伸不利也。《本草经疏》曰："乃入血分，祛风除湿，兼活血之要药也。"又曰："春生之药，本合化风，风能胜湿，苦寒除热，故主之也。"《本草图经》曰："治肝肾之风气，四肢麻木，骨间疼痛，腰膝无力。"《经》曰："凡风湿入肾者，尤为难治。"祛风除湿之药，耗散真气者多矣。唯豨莶草九制之后，味甘性温，走而不泄，能化阴生血，温通经脉，活血通络，有推陈出新之功效，方可去肾间之湿、骨间之风，通理血脉，利筋骨关节，去风湿痹着之疾。故凡肾间风湿之疾，多服久用，必获奇效，洵是微贱药中之良品也。

豨莶草，生用气臭性寒。性寒能下行清热，清风湿痹着肝肾久而生热之筋骨不利，又能清风湿痹着皮腠化热结毒之疮痈湿疹。气臭而攻冲猛烈，可引吐痰涎，能治热烦痈毒而吐痰疟。若用蜜酒调和，九蒸九暴则气味已驯，甘温至纯，去肾间之风湿，理肝经之血脉，而通利机关矣。治老人气血虚弱、手足麻木、瘫痪。虽非补益之药，乃行补益之实。为邪去正昌之义，非谓其本性能补耳。凡筋骨不利、手足麻木等症不是因风湿所中而得者，不宜服用。

海风藤

古今理性录

叶桂《本草再新》：行经络，和血脉，宽中理气，下湿除风，理腰脚气，治疝，安胎。

张秉成《本草便读》：凡藤类之属，皆可通经入络。

焦树德《用药心得十讲》：祛风湿，通经络，常用于风寒湿痹、阴天下雨则下重等症。

胡心藻《中药类比歌诀》：海风藤，辛苦微温，善于祛风除湿、通经止痛，用治风寒湿痹所致的腰膝关节疼痛、屈伸不利、筋脉拘挛者。辛散温通，又善治经络之风，偏用于风湿较重所致的关节、肌肉游走性疼痛而无热象者。四肢拘挛或麻木不仁，阴雨天则加重者。兼能宣肺散寒、止咳化痰，用治肺寒咳喘。

刘典功《中药指征相类鉴别应用》：海风藤，辛散苦燥，温通，用于关节屈伸不利。尚有通络止痛作用，而属风寒湿较重而无热象者。

黄和《中药重剂证治录》：海风藤，辛苦微寒，归肝经，通、散之剂，以其辛温通散之性，通行经络筋肉，旁达四肢关节，有祛风湿、通经络、止痹痛之功效。

现代药理研究

本品藤叶含细叶青萎藤素、细叶青萎藤烯酮及细叶青萎藤醌醇等成分。海风藤能增加小鼠心肌营养血流量，降低狗心肌缺血区侧枝血管阻力，并能拮抗内毒素引起的大鼠动脉血压下降，减轻内毒素血症引起的肺水肿。细叶青萎藤素有抑制肿瘤的作用。本品具有增加心肌营养、扩张冠脉、抗脑缺血、增强抗耐缺氧能力、抗血小板活化因子、抗氧化、抗内毒素、抗肿瘤、抗生育等作用。

性能归纳

海风藤，味辛、苦，性微温，归肝经，无毒，为胡椒科藤本植物海风（细叶青萎藤）的藤茎，气味清香，为通、散之剂，升、浮、沉、降、燥、动、峻、泄，走而不守，入气分，亦入血分，阳也，走上、下，达内、外，行表里之性能。祛风湿，通经络。

性能应用

海风藤，辛苦微温，祛风除湿，用于风湿痹痛。有祛风湿、通经络之功，较宜用于风湿寒痹、关节疼痛、经脉拘挛，可与独活、威灵仙、寻骨风等祛风除湿散寒药同用。因其微温，亦可配伍祛风湿清热药，用于湿热痹证。

海风藤，气香性温，温通经络，活血止痛，还可用以治疗跌打损伤等瘀血证，宜与活血止痛药同用。

个人体会

海风藤，味辛苦，性微温。辛祛风邪，苦胜湿，温散寒气，治风寒湿三气杂至，合而为痹。藤蔓攀援之物。《本草便读》谓："凡藤类之属，皆可通经入络。"况本品质轻而脆，折断有纤维连接。气味清香，气香透达，故能通经活络，舒筋止痛，且气香性温，还能温通经脉，活血止痛。用于风寒湿痹所致的腰膝关节疼痛、屈伸不利、筋脉拘挛、麻木不仁，及跌打损伤、瘀血作痛。质量有空，兼入肺经，宣肺散寒，止咳化痰，治肺寒咳喘。《本草再新》曰："行经络，和血脉，宽中理气，下湿除风，理腰脚气，治疝，安胎。"《中药大词典》谓："祛风湿，通经络，理气。治风寒湿痹、关节疼痛、筋脉拘挛、跌打损伤、哮喘久咳。"

总之：海风藤，辛散温通，为通、散之剂。善祛经络之湿、筋骨之风，偏用于风湿较重所致的关节、肌肉游走性疼痛而无热象，阴雨天病情加重者。为祛风湿、通经络、止痹痛之常用药矣。辛散温通，孕妇忌服。

伸筋草

古今理性录

陈藏器《本草拾遗》：主人久患风痹，腰息痛冷，皮肤不仁，气力衰弱。

兰茂《滇南本草》：石松，其性走而不守，其用沉而不浮，得槟榔良。下气，故消胸中痞满横格之气，推胃中隔宿之食，去其久腹中之坚积，消水肿。

何谏《生草药性备要》：消肿，除风湿。浸酒饮，舒筋活络。其根治气结疼痛、损伤、金疮内伤，去痰止咳。

焦树德《用药心得十讲》：舒筋活络，兼能祛风湿。对风湿痹痛而出现关节屈伸不利，筋脉拘急不易伸开等均有帮助。

现代药理研究

本品含石松碱、棒石松宁碱等多种生物碱，香荚兰酸、阿魏酸等酸性物质及石松醇等三萜化合物。孢子含脂肪油、挥发油、甾醇及糖类等。石松碱等生物碱有解热、升高血压及利尿作用。有人报告石松有利尿、增进尿酸排泄的作用，还能解除小儿痉挛性尿潴留及便秘。

性能归纳

伸筋草，味辛、苦，性温，归肝经，无毒，为石松科蕨类植物石松的全草。质柔易折，气味俱薄，为通、散之剂。沉、降，不升，缓、燥、动、泄，走而不守，入气分，亦入血分，阳也，走上、下，达内、外，行表、里之性能。祛风湿，舒筋活络。

性能应用

伸筋草，辛苦性温，祛风胜湿，用于风湿痹证，适宜于风湿寒痹、关节疼痛、屈伸不利等症。可单用、煎服或泡酒服，亦常与其他祛风湿药配伍，以增强疗效。

伸筋草之舒筋活络的功效，还可用于跌打损伤，常与乳香、没药、苏木、蟅虫等活血止痛、疗伤药同用。

个人体会

筋脉不伸、拘挛不收者，血不荣也。肝藏血，主筋。气不行血，筋脉失养而不伸。治宜行其气，活其血，血荣筋脉，屈伸自如也。风寒湿邪、痹阻脉络、血行不畅、滞郁不行、筋脉不舒、结而不伸者，治宜去其寒湿，通其经络，血脉活络则筋脉得展而能舒也。伸筋草，辛苦性温，祛风胜温散寒，活血舒筋止痛，故对风寒湿痹而出现关节屈伸不利、筋脉拘急不易伸开者有效。活血舒筋、痛痹伸筋，故而命名伸筋草。《东北常用中草药手册》谓："舒筋活血，祛风散寒止痛。用治腰膝酸痛、风湿性关节肿痛、月经不调。"亦治跌打损伤，皆祛风散寒除湿、活血舒筋之功。温通活血之药，孕妇及出血过多者忌服。

温里药

附 子

古今理性录

张元素《医学起源》：附子以白术为佐，乃除寒湿之圣药。温药宜少加之引经。又益火之原，以消阴翳，则便溺有节、乌、附是也。

王好古《汤液本草》：附子，入手少阳三焦，命门之剂，浮中沉，无所不至，味辛大热，为阳中之阳，故行而不止，非若干姜止而不行也。非身表凉而四肢厥者不可僭用，如用之者以其治逆也。

李杲《药类法象》：其性走而不守，亦能除肾中寒甚。以白术为佐，除寒湿之圣药也。温药中少加之，通行诸经，引用药也。

朱震亨《局方发挥》：气虚热甚者，宜少用附子，以行参芪之剂。肥人多湿，亦宜少加乌、附行经。仲景八味丸，用为少阴向导，其补自是地黄为主。附子之性走而不守，取其健悍走下之性，以行地黄之滞，可致远尔。

吴绶《伤寒蕴要》：乃阴证要药，凡伤寒传变三阴及中寒挟阴，虽身大热而脉沉者必用之，或厥冷腹痛、脉沉细，急须用之，有退阴回阳之力，起死回生之功。近世印证伤寒，舍此不用，将何以救之。

虞抟《医学正传》：附子禀雄壮之质，有斩关夺将之气。能引补气药行十二经，以追复散失之元阳；引补血药入血分，以滋养不足之真阴；引发散药开腠理，以驱逐在表之风寒；引温暖药达下焦，以祛除在里之冷湿。

李时珍《本草纲目》：按《王氏究原方》云：附子性重滞，温脾逐寒。一云，凡人中风，不可先用风药及乌、附，若先用气药，后用乌、附乃宜也。又凡用乌、附药，并宜冷服者，热因寒用也。热药冷饮，下咽之后，冷体既消，热性便发，而病气随愈，不违其情，而致大益，此反治之妙也。

缪希雍《本草经疏》：附子全禀地中火土燥烈之气，而兼得乎天之热气，故其气味皆大辛大热，微兼甘苦而有大毒。气厚味薄，阳中之阴，降多升少，浮中沉无所不至。入手厥阴、命门、手少阳三焦，兼入足少阴、太阳经。其性走而不守，得甘草则性缓，得肉桂则补命门。

倪朱谟《本草汇言》：附子，回阳气、散阴寒、逐冷痰、通关节之猛药也。附子乃命门主药，能入其窟穴而招之，引火归原，则浮游之火自息矣。凡属阳虚阴极之候，肺肾无热证者，服之有起死之殊功。若病阴虚内热，或阳极似阴之证，误用之，祸不旋踵。

张志聪《本草崇原》：附子禀雄壮之质，具温热之性，故有大毒。《素问》所谓毒药攻邪也。夫攻其邪而正气复，是攻之即所以补之。附子味辛性温，是禀大热之气，而益太阳之标阳，助少阳之火热者也。症坚积聚，阳气虚而寒气内凝也；血瘕，乃阴血聚而为瘕；金疮，乃斧伤而溃烂。附子具温热之气，以散阴寒，禀阳火之气，以长肌肉，故皆治之。凡人火气内衰、阳气外驰，急用炮熟附子以助火原，使神机上行而不下殒，环行而不外脱，治之于微，奏功颇易。

陈念祖《神农本草经读》：附子，味辛气温，火性迅发，无所不到，故为回阳救逆第一品药。《本经》云：风寒咳逆邪气，是寒邪之逆于上焦也。寒湿痿躄、拘挛膝痛、不能行走，是寒邪着于下焦筋骨也。症坚积聚血瘕，是寒气凝结、血滞于中也。因寒湿而病者，无有不宜。且太阳之标阳，外呈而发热，附子能使之交于少阴而热已；少阴之神机病，附子能使自下而上而脉生，周行通达而厥愈。

黄凯钧《友渔斋医话》：附子辛甘大热，其性纯阳多浮，其用走而不守，通行经络，无所不至，治中寒中风、心腹冷痛、一切沉寒痼冷之症，开关门，消水肿。通宜冷服，发散生用，峻补熟用。

张锡纯《医学衷中参西录》：附子，味辛，性大热。为补助元阳之主药，其力能升能降，能内达能外散，凡凝寒涸冷之结于脏腑，着于筋骨，痹于经络血脉者，皆能开之通之。而温通之中，又大具收敛之力，故治汗多亡阳、肠冷泄泻、下焦阳虚阴走、精寒自逆。论者谓善补命门相火，而服之能使心脉跳动加速，是于君相二火皆能大有补益也。

张山雷《本草正义》：附子，本是辛温大热，其性善走，故为通行十二经纯阳之要药，外则达皮毛而除表寒，里则达下元而温痼冷，彻内彻外，凡三焦经络、诸脏诸腑，果有真寒，无不可治。

施今墨《施今墨对药临床经验集》：本品纯阳有毒，其性走而不守，上能助心阳以通脉，下可补肾阳以益火，是一味温补命门之火，温里回阳救逆的要药。既能治疗阳气衰微、阴寒内盛之亡阳证、阳气暴脱之证，又能益命门火而暖脾胃之脾肾阳虚证。此外，本品还能通行十二经脉，祛寒除湿，温经止痛，用于治疗风寒湿痹、寒湿偏盛、周身骨节疼痛等症。

焦树德《用药心得十讲》：其性走而不守，能内达，能外彻，能升能降。凡凝寒痼冷，痹结于脏腑、筋骨、经络、血脉者，皆能开、通、温、散；凡阳气将脱，四肢厥逆冰冷、凉汗、淋漓，或绝汗如油者，皆可回阳救逆，立挽危亡。

谭同来《常用中药配对与禁忌》：附子，辛温大热，药性雄烈，以温阳散寒止痛之功见长，为治阳虚诸证、寒湿诸痛之要药。救亡阳重证，拯垂危生命，用之得当，必收大效，其应用指征为：肢冷畏寒、腰膝酸冷、大便溏泻、小便清长、口淡不渴、舌质淡胖、苔白滑腻、脉象细微或沉迟。因其辛热温通，能逐阴寒、通经络，亦常用于寒性阴疽、漫肿不溃，或溃久不敛等。

　　王少华《中药临证求实》：附子味大辛，性大热，气雄壮，性悍烈，刚猛有毒，善走而不守，流通十二经，表里上下，无处不到，具有回阳救逆、温肾暖脾、逐寒止痛、祛风除湿之功，善治沉寒痼冷之疾，多用于寒、里、虚证。《景岳全书》云："夫人参、熟地、附子、大黄实乃药中四雄……人参、熟地者，治世之良相也；附子、大黄者，乱世之良将也。"

　　胡爱萍《病证通用中药》：附子，辛甘温煦，其性善走，通行十二经脉，补益一身阳气，且尤养补肾阳。肾为元阳，为人体阳气之根本，对各脏腑组织起着温煦、蒸化的作用。肾阳不足则诸脏之阳皆可受损。附子在上能入心经助心阳以通脉，在中能入脾经温脾阳以健运，在下能入肾经补肾阳以益火。既能资助不足之元阳，又能追回散失之元阳，具有退阴回阳之力、起死回生之功，故为回阳救逆第一要药。为有毒之品，须炮制，不宜过量，孕妇及阴虚阳亢者忌服。

　　黄和《中药重剂证治录》：附子，辛甘大热，有毒，归心、肾、脾经，通、补之剂。为温阳治寒之圣药，长于补脏腑及全身之阳气，通行百脉，有回阳救逆、助阳补火、散寒止痛之功效。

现代药理研究

　　附子含乌头碱、乌头次碱等多种生物碱，并含消旋去甲基乌药碱、附子磷脂酸钙等。经炮制和煎煮后，乌头碱被分解，毒性减弱，其强心作用增强。乌头碱、乌头原碱有镇痛和镇静作用。本品能抗心肌缺血缺氧，对垂体—肾上腺皮质系统有兴奋作用，有促进血凝的作用，具有强心、增快心率、抗心律失常、升高血压、增加冠脉血流量、改善周围循环、抗休克、抗炎、抗过敏、增强细胞和体液免疫、镇痛、镇静、局部麻醉、抗寒冷、调节体温、降血糖、抗溃疡、止泻等作用。

性能归纳

　　附子味辛、甘，性热，有毒，归心、肾、脾经。为毛茛科草本植物乌头子根的加工品，气厚味薄，质雄悍。为通、散、温、固之剂。降多升少，浮中有沉，燥、猛、补、动也，入气分，亦入血分，走而不守，阳也，走上、下，达内、外，行表、走里之性能，回阳救逆，补火助阳，散寒止痛。

性能应用

　　附子，禀性纯阳，辛甘大热，能助心阳以复脉，补命门之火以追回散失之元阳，并能散寒却阴，以利阳气恢复，故为回阳救逆之要药，用于亡阳证。若久病阳衰，或阴寒内盛，或大吐、大泻、大汗所致的阳气衰竭、四肢逆冷、脉微欲绝，常与干姜配伍，既能增强本品回阳救逆之功，又能抑制本品的毒性，降低毒副反应，如《伤寒论》之四逆汤，以之与干姜、甘草同用。若阳气暴脱，伴元气大伤所致的大汗自出、手足厥冷、呼吸微弱、脉微欲绝者，常与大补元气之品同用，以回阳救逆、补气固脱，如《正体类要》之参附汤，以其与人参同用。

附子，辛甘大热，补火助阳，用于阳虚证。本品能下助肾阳，中温脾阳，上助心阳，故肾脾心等多种阳虚证皆可选用。若肾阳不足，命门火衰所致的形寒肢冷、腰膝酸痛、夜尿频多、阳痿宫寒，常与温补肾阳之药配伍，以增强疗效，如《景岳全书》之右归丸，以之与鹿胶、肉桂等药同用。若脾肾阳虚、阴寒内盛的脘腹冷痛、食少便溏或泄泻，常与温中益气之药配伍，以温中助阳散寒，如《和剂局方》之附子理中汤，以之与干姜、人参、白术等药同用。若脾肾阳虚、水湿内停的肢体浮肿、小便不利，常与健脾利水药配伍，以温阳利水，如《伤寒论》之真武汤，以之与白术、茯苓、生姜等药同用。若脾阳不足、寒湿内阻的阴黄、身目发黄、黄色晦暗、胃寒腹胀，常与利湿退黄药配伍，以温里退黄，如《景岳全书》之茵陈四逆汤，以之与茵陈、干姜、茯苓等药同用。若心阳不足、心悸气短、胸痹心痛、形寒肢冷，常与温阳益气宽胸之药配伍，以温通心阳。若阳虚外感风寒的恶寒重、发热轻、倦怠嗜卧，常与辛温解表药配伍，以助阳解表，如《伤寒论》之麻黄附子细辛汤，以之与麻黄、细辛同用。

附子，辛散温通，有较强的散寒止痛作用，用于寒凝疼痛，为治寒凝疼痛的常用药。若风寒湿痹、周身骨节疼痛，每多用之，尤善于治寒痹痛剧者。常与祛风湿、散寒止痛药配伍，如《伤寒论》之甘草附子汤，以之与桂枝、白术等药同用。若虚寒头痛，常与散寒止痛药配伍，如《三因方》之必效散，以之与高良姜同用。若寒凝气滞之腹痛，常与行气止痛药配伍，如《济生方》之玄附汤，以之与玄胡索、木香等药同用。

个人体会

附子，辛甘大热，通散之剂，通行十二经脉，无处不达，无处不通。主入肾经，肾为元阳，主一身之阳气，为人体阳气之根本，故凡肾阳不足，诸脏之阳皆可受损。肾阳不足，命门火衰，阳痿宫冷，夜尿频多；肾阳不足，阳虚阴走，精寒滑遗，带下清稀；肾阳不足，筋骨不利，形寒肢冷，骨节痹痛；肾阳不足，火不温土，脾肾阳虚，脘腹冷痛，食少便溏，或水湿内停，肢体浮肿，小便不利；肾阳不足，心阳无助，寒滞心脉，心悸气短，胸痹心痛；肾阳不足，固敛失职，元阳浮游，心脉散失，大汗淋漓，绝汗如油，或阳气暴脱，阳逆而亡，危在旦夕。《经》曰："益火之源，以消阴翳。"附子大热，纯阳之品，阳中之阳，可温煦一身阳气，有温阳、助阳、补阳、回阳、固阳之功能，对各脏腑组织均起着温煦、振奋、蒸化的作用。尤宜温补肾阳以益火，温助心阳以通脉，补助有敛固之意，退阴有回阳之功，能补命门引火归元，以追回浮游之元阳；助心阳收涣散之气，以复散失之心脉。《伤寒蕴要》曰："附子，乃阴证要药，凡伤寒传变三阴及中寒挟阴，有退阴回阳之力，起死回生之功。"故为回阳救逆、起死回生第一要药。附子，辛甘大热，纯阳之剂，雄悍峻猛，性走窜，通行十二经脉，有斩关夺将之能，补火助阳，以祛阴寒。阴寒者：脏腑之寒，血脉之寒，筋脉骨髓之寒，沉积痼冷之寒也。阴寒凝滞，脏腑不温，血脉不行，经络不通，筋骨不利。通者不痛，痛者不通。《素问》曰："痛者，寒气多也，有寒故痛也。"阴寒凝滞下焦则腹冷寒疝，小腹冷痛；阴寒凝滞中焦则饮食不化，脘腹胀痛；

阴寒凝滞上焦则心悸气短，胸痹心痛；阴寒凝滞血脉则经闭不行，血滞癥瘕，脉紧头痛；阴寒凝滞于筋骨则拘挛痹痛，关节屈伸不利；阴寒凝滞于肌腠则阴疽漫肿隐痛，或久溃不敛。附子，辛甘大热，纯阳之剂，补火助阳，益太阳之标阳，助少阳之火热，以温热之气，散寒，逐寒，通寒凝，祛阴寒，通行十二经脉，以治阴寒内凝之证。阴寒散则脏腑得温，经脉通，寒疝腹痛，脘腹胀满，胸痹心悸自解；阴寒散则血脉通、经闭，癥瘕自消；阴寒散则筋骨利，拘挛除，关节屈伸自如；阴寒散则肌腠、络脉通利，阴疽漫肿除，溃后肌肉生矣；阴寒散，寒气凝滞之众多病证皆能解除而愈也。《本草正义》云："附子辛温大热，其性善走，故为通行十二经纯阳之药。外则达皮毛而除表寒，里则达下元而温痼冷，彻内彻外，凡三焦经络，诸脏诸腑果有真寒，无不可治。"又为去阴寒止痛之药也。

附子，辛甘大热，为通、散、温、补之剂，通行十二经脉，行经络，散阴寒，温通寒凝而止痛温肾阳，补命门，温助诸脏腑之阳气。为药中之四雄，治乱世之良将，可君可臣，亦为佐使。《医学正传》云："能引补气药行十二经，以追复散失之元阳；引补血药入血分，以滋养不足之真阴；引发散药开腠理，以驱逐在表之风寒；引温暖药达下焦，以祛除在里之冷湿。"为祛阴寒助阳之要药也。辛温燥烈，易伤阴助火，故阴虚阳亢及孕妇忌用。有毒之品，内服须炮制，并注意用量和煎煮方法，以免中毒，宜慎之。

干 姜

古今理性录

张元素《医学启源》：干姜本辛，炮之稍苦，故止而不移，所以能治里寒。理中汤用之者，以其回阳也。

李杲《药类法象》：干姜生辛炮苦，阳也。治沉寒痼冷、肾中无阳、脉气欲绝，黑附子为引，治中焦有寒。生用逐寒邪而发表，炮则除胃冷而守中，多用之则耗散元气，辛以散之，是壮火食气故也，须以生甘草缓之。

朱震亨《本草衍义补遗》：入肺中利肺气，入肾中燥下湿，入气分引血药入血也。人言干姜补脾，今言泄脾而不言补脾，何也？东垣谓泄之一字，非泄脾之正气，是泄脾中寒湿之邪，故姜辛热之剂燥之，故曰泄脾也。

李时珍《本草纲目》：干姜，能引血药入血分，气药入气分，又能祛恶养新，有阳生阴长之意，故血虚者用之。

缪希雍《本草经疏》：炮姜，辛可散邪理结，温可除寒通气，故主胸满咳逆上气。其言止血者，盖血虚则发热，热则血妄行，干姜炒黑能引诸补血药入阴分，血得补则阴生而热退，血不妄行矣。

徐彦纯《本草发挥》：成聊摄云：辛以润之。干姜之辛，以固阳虚之汗。又云：干姜之辛，以散里寒。又云：寒淫所胜，平以辛热。又云：干姜之辛，以温胃散寒。《主治秘诀》云：性热，味辛，气味俱厚，半浮半沉，可升可降，阳中阴也。又云：辛温纯阳。

《黄帝内经》云：寒淫所胜，以辛散之。

杜文燮《药鉴》：气热，味大辛，气味俱厚，可升可降，阳也。散肺气，与五味子同用，能治咳嗽。与实阴药同用，能治血虚发热。入肺药中，能利肺气。入肾药中，能燥下湿。引气药入气分，引血药入血分。主治沉寒痼冷、肾中无阳、脉气欲绝者，黑附子为使。又云：发散寒邪，不可多用，多用则耗散元气。辛以散之，是壮火食气故也。见火候，故止而不移，所以能治里寒。痘家灰白之症用之，若实热红紫者，切宜禁忌。孕妇忌用。

张介宾《景岳全书》：味辛味苦，性温热，生者能散寒发汗，熟者能温中调脾。孙真人曰：呕家圣药是生姜，故凡脾寒呕吐宜兼温散者，当以生姜煨熟用之。若下元虚冷而为腹痛泄痢，专宜温补者，当以干姜炒黄用之。若产后虚热火盛而唾血痢血者，炒焦用之。若阴盛隔阳，火不归元，及阳虚不能摄血而为吐血、衄血、下血者，但宜炒熟留性用之，最为止血之要药。若阴虚内热多汗者，皆忌用姜。

贾所学《药品化义》：干姜干久，体质收束，气虽走泄，味则合蓄，比生姜辛热过之，所以止而不行，专散里寒，配以甘草，取辛甘合化为阳之义。生姜主散，干姜主守，一物大相迥别。

张志聪《本草崇原》：太阴为阴中之至阴，足太阴主湿土，手太阴主清金，干姜气味辛温，其色黄白，乃手足太阴之温品也。胸满者，肺居胸上，肺寒则满也。咳逆上气者，手足太阴之气不相贯通，致肺气上逆也。温中者，言干姜主治胸满咳逆上气，以期能温中也，脾络虚寒则血外溢。干姜性温，故止血也。出汗者，辛以润之，开腠里，致津液通气也。逐风湿痹者，辛能发散也。肠澼下痢，乃脾脏虚寒。《伤寒论》云：脾气孤弱，五液注下，下焦不合，状如豚肝。干姜能温脾土，故主肠澼下痢。生者尤良，谓生姜能宣达胃气，用之尤良。

张璐《本经逢原》：干姜禀阳气之正，虽烈无毒，其味本辛，炮之则苦，专散虚火，用治里寒，止而不移。生者能助阳，去脏腑沉寒，其温脾也，其回阳也。生则逐寒邪而发表，胸满咳逆；炮则除胃冷守中，温中止血，然亦不可多用，多用则耗散元气，辛以散之。是壮火食气也，少用则收摄虚阳，温以顺之，是少火生气也。干姜之辛温以益血，乃热因热用，从治之法也。又入肺利气，入肾燥湿，入肝引血药生血。于亡血家，有破宿生新、阳生阴长之义。如过用凉药血不止，脉反紧疾者，乃阳亏阴无所附。阴虚有热、血热妄行者勿用，以其散气走血也。

陈士铎《本草新编》：干姜味辛，炮姜味苦，皆气温大热，半浮半沉，阳中阴也。解散风寒湿痹，干姜也。调理痼冷沉寒，炮姜也。盖干姜治表，而炮姜温中。其所以治表者，干姜走而不收，能散邪于外也；其所以温中者，炮姜止而不动，能固正于内也。干姜散邪之中，未尝无温中之益；炮姜固正之内，未尝无治表之功。但干姜散多于温，而炮姜固多与散耳。

徐大椿《药性切用》：辛苦大热，入脾胃而守中逐冷，救急回阳，为温中止血专药。产后虚冷必需之，即设假热外浮，非炮姜导之不可。

严洁《得配本草》：守而不走，燥脾胃之寒湿，除脐腹之寒痞，暖心气，温肝经。心本热，肝本温，虚则寒冷。能去恶生新，使阳生阴长，故吐衄下血，有阴无阳者宜之。

姚澜《本草分经》：辛苦大热，除胃冷而守中，兼补心气，祛脏腑沉寒痼冷，去恶生新，能回脉绝无阳，又引血药入肝而生血退热，引从黑附则入肾祛寒湿。

张锡纯《医学衷中参西录》：味辛，性热，为补助上焦、中焦阳分之药。为其味至辛，且具有宣通之力。

焦树德《用药心得十讲》：能引血分药入血中气分而生血，引附子入肾而祛寒回阳，并能助心肺的阳气，助阳而补心气。

谭同来《常用中药配对与禁忌》：干姜性热，善补脾胃之阳，温中散寒，运脾化湿，可使脾胃枢机运转，散脾胃之寒，为温暖中焦之要药。凡脾胃虚寒证，无论是外寒内侵之实证，还是脾阳不足之虚证。又能回阳通脉，常佐附子治疗亡阳证。还能温散肺寒而化痰饮，温脾燥湿以杜生痰之源。炮姜温中止血，"守而不走"，为治疗虚寒性出血的代表药。此外，本品尚能祛寒湿，治疗寒湿下侵之肾着病。

胡心藻《中药类比歌诀》：干姜辛热，温里回阳散寒。气味俱厚，故散而能守，散不全散，守不全守，则旋转于经络脏腑之间，驱寒逐湿，和血通气，偏主上中二焦，长于温暖脾胃之阳，为温中散寒之药。又善通心阳，温里祛寒，回阳救逆，为治中焦虚寒、阳虚欲脱之佳品。本品辛热燥烈，可升可降，又温肺散寒，温阳化痰。主入脾胃经健运脾阳，能杜绝饮邪变生之源。

胡爱萍《病证通用中药》：炮姜，苦涩而温，主入脾经，善能温经止血，为治脾胃虚寒、脾不统血之出血证的首选药。干姜，辛温燥烈之品，阳虚内热，血热妄行者忌服。

黄和《中药重剂证治录》：干姜辛热，归脾、胃、心、肺经，通、补之剂。补脏腑之阳为主，又能通散，主入气分，兼入血分，其气味俱厚，故能守能散，以守为主，可升可降，流转于脏腑之间，通行经脉，守里达表，和血通气，而温阳、逐寒、燥湿为其所长也，具有温中散寒、回阳通脉、温肺化饮、开痹止痛之功。炮姜，苦涩而温，归脾、肝二经，长于温经止血而有固涩之功，守而不走，偏于暖小腹，温胞宫，补肾阳，其味偏下，温经止血。

现代药理研究

本品含挥发油、树脂及淀粉等成分，具有镇静、镇痛、解热、止呕、抑制胃液酸度和胃液分泌、促进肠胃吸收、抑制消化酶活性、保护胃黏膜、抗溃疡、抑制肠管运动、止泻、保肝利胆、止咳平喘、抗炎、抗变态反应、抑制血小板聚集、抗凝、抗血栓、降血脂、抗动脉硬化、兴奋血管运动中枢及呼吸中枢、扩张血管、加快血液循环、抗缺氧、抑制血管通透性、利尿、促进前列腺素生物合成、抗菌、抗原虫等作用。

性能归纳

干姜，味辛，性热，归脾、胃、心、肺经，无毒。为姜科草本植物姜的干燥根茎，气味俱厚，为温、散、通、补之剂。可升可降，半浮半沉，燥、猛、动、散，亦补，走而能守，阳也，入气分，亦入血分，走上、下，达内、外，守里、走表之性能。温中散寒，回阳通脉，温肺化饮。

性能应用

干姜，辛热燥烈之品，主入脾胃二经，用于脾胃寒证。长于温散脾胃寒邪，以健运脾胃，故凡脾胃寒证，无论外寒内侵，或阳气不足，寒从内生的虚寒证，皆宜选用。至脾胃寒证，可单用，如《外台秘要》以本品研末服，治胃脘卒痛；也可与温中散寒药配伍，如《和剂局方》之半夏干姜散，以其与半夏同用。若脾胃虚寒，脘腹冷痛，食欲不振，饮食减少，呕吐泄泻，常与补气健脾药配伍，如《伤寒论》之理中汤，以之与人参、白术等药同用。

干姜，辛热，能温心回阳以通脉，回阳救逆，用于亡阳证。治心、肾阳衰，阴寒内盛，或大吐大泻，阳气衰竭所致的亡阳厥逆、脉微欲绝，每与附子相须为用，以增强回阳救逆之功，如《伤寒论》之四逆汤，以之与附子等药同用。

干姜，辛热，入脾胃肺经，既能温散肺中寒邪，以利肺之宣降而痰饮可化，又能温运脾胃，以祛湿浊，可绝生痰之源，用于寒饮咳喘。故常用治寒痰水饮迫肺所致的形寒背冷，痰多清稀，咳嗽或喘急者。常与温肺化饮、止咳平喘之品配伍，如《伤寒论》之小青龙汤，以之与细辛、五味子、麻黄等药同用。

个人体会

姜，气味辛辣，能去腥膻异味，增强食欲，可作菜肴，以供食用。色黄而白，主入脾胃肺经，味辛性热，通散之品，可升可降，亦浮亦沉，走而能守，入气分，亦入血分，行上下，通内外，走表入里，为阳中之阴，辛散温通，发表散寒，降逆止呕，可生用，或经炮制加工而成煨姜、干姜、炮姜、姜炭供临床选用。

生姜生用，或捣汁服用。辛窜行阳，走散通气，入肺经，偏于发汗解表，温肺止咳，用于外感风寒。走中有守，入脾胃经，宣达胃气，温中散寒，祛腹痛，止呕吐。又能引解散药走表达里，引通行药行脏腑经络，引气药入气分、阳分，引血药入血分、阴分。和血通气，温经散寒，故处方多有生姜为引。《伤寒明理论》谓："专行脾之津液和营卫，药中用之，不独专于发散也。"

煨姜有两种：生姜煨后，走散之性减弱，守中之功增强，长于温中止呕，为呕家圣药。干姜煨后，降低了走散燥烈之性，偏于温中散寒，多用于脾胃虚寒。

干姜干久，体质收束，气虽走泄，味则合蓄，比生姜辛热过之，为纯阳之品，气味俱厚，燥烈峻猛，散而能守，守中有走，走而不收，旋转于经络脏腑之间，使脾胃之枢机运转。《黄帝内经》云："寒淫所胜，以辛散之。"故入脾胃经，散脾胃之寒，温运脾胃之阳，凡脾胃寒证，无论外寒内侵之实寒证，或寒从内生之虚寒证，皆宜选用，为温暖中焦之要药。入脾肺经，温散肺中寒邪，以利肺气，使痰饮可化；温运脾胃，以去湿浊，而绝生痰之源，为治寒痰水饮破肺、胸满咳逆之要药。又入心经，助心阳，补心气，回阳通脉。能引附子入肾经，祛寒回阳，治肾中无阳，累及心阳之心肾阳虚，阴寒内盛之亡阳厥逆，脉绝欲微。又为回阳救逆之要药。干姜辛热走散，走而不收，温通经络，散邪于外，可散风寒湿邪，治寒湿下侵之肾着，有开痹止痛之功。《成聊摄》云："寒淫所胜，平以辛热，干姜之辛，以温胃散寒止痛，干姜之辛，以固阳虚之汗救逆。"辛温纯阳也。

炮姜，为干姜经烫、炒加工而成，削减了干姜之辛散燥烈之性，由辛热之性变为辛苦而温。主入脾胃经，守中有走，走中能守，守而不移，固正于内，温中散寒，治脾胃虚寒，腹痛泄泻。本品纯阳，阳中有阴，祛寒回阳，治阴盛隔阳，火不归元之假热外浮，非炮姜导之不可。又入血分，温脾而助其通血之能，用于脾阳虚弱、脾不统血之多种出血证，及虚寒性出血证而温经止血。

姜炭，为干姜炒焦存性，辛散之功已尽，苦涩且温，守而不走，主入血分，有固涩之功，偏于暖小腹，温胞宫，温经止血。能引诸血药入血分，祛恶生新，血行经不滞，经脉通畅，血不外溢也。又能引诸血药入肝经，补阴血，退虚热，血得补则阴生，阴生则热退，热退则血不妄行也，有阳生阴长之功。多用于产后血虚发热，恶露不净，及吐衄便血等。为温经止血之良药也。

总之：姜乃辛热之物。以鲜姜、干姜、煨姜、炮姜、姜炭入药。其性味由辛变苦，润而燥而涩，由散中有守，而达守而不移，至固正于内，一供临床选用。《景岳全书》曰："生者能散寒发汗，熟者能温中调脾，故凡脾寒呕吐兼散者，当以生姜以煨熟用之；若下元虚冷而腹痛泄痢，专宜温补者，当以干姜炒黄用之。若产后虚热火盛而唾血痢血者，炒焦用之；若阴盛隔阳，火不归元，及阳虚不能摄血而为吐血、衄血、下血者，但宜炒熟留性用之；若炒至黑炭，已失姜性矣，其亦有用以止血者，用其黑涩之性而已，亦为止血之要药。"干姜走而不收，能散邪于外，炮姜止而不动，能固正于内。《本草新编》云："干姜散邪之中，未尝无温中之益，炮姜固正于内，未尝无治表之功，但干姜散多于温而炮姜固多于散耳。"皆炮制之功耶。姜为辛热之品，少用则收摄虚阳，温以顺之，乃"少火生气"也；多用则耗散元气，辛以散之，是"壮火食气"也。以生甘草缓之可也。阴虚内热、血热妄行者忌用，孕妇忌服为宜。

肉　桂

古今理性录

李杲《药类法象》：补下焦相火不足。治沉寒痼冷之病，及治表虚自汗。春夏二时为禁药也。

王好古《汤液本草》：诸桂数等，皆大小老壮之不同……《本草》所言有小毒，能调中益气，则可久服。可知此药能护荣气而实卫气，则在足太阳经也；桂心入心，则在手少阴也。若指荣字立说，止是血药，故《经》言通血脉也。

朱震亨《丹溪心法》：桂心，入二三分于补阴药中，则能行血药凝滞而补肾，由味辛属肺而能生水行血，外肾偏肿痛者亦验。

李时珍《本草纲目》：肉桂下行，益火之原，此东垣所谓肾苦燥，急食辛以润之，开腠理，致津液，通其气者也。《圣惠方》言桂心入心，引血化汗，化脓。盖手少阴君火，厥阴相火，与命门同气者也。《别录》云：桂通血脉是矣。《传》云：木得桂而枯，是也。此皆与《别录》桂利肝肺气，牡桂治胁痛胁风之义相符，人所不知者，今为拈出。又桂性辛散，能通子宫而破血，故《别录》言其堕胎，庞安时乃云炒过则不损胎也。

杜文燮《药鉴》：味辛性热，有毒，气味俱薄，浮也，阴中之阳也。入二三分于补阴药中，则能行地黄之滞而补肾。由其味辛属肺，而能生肾水，性温行血，而能通凝滞也。能通血脉凝滞，其能补肾必矣。又能治冷气肚痛。若体热血妄行者，切宜禁忌。畏石脂，妊妇戒用。

缪希雍《本草经疏》：桂枝、桂心、肉桂，夫五味辛甘发散为阳，四气热亦属阳。气味纯阳，故能散风寒。自内充外，故能实表。辛以散之，热以行之，甘以和之，故能入血行血，润肾燥。其主利肝肺气。气薄轻扬，上浮达表，故桂枝治邪客表分之为病。味厚甘辛大热而下行走里，故肉桂、桂心治命门真火不足，阳虚寒动于中，及一切里虚阴寒、寒邪客里之为病。盖以肉桂、桂心，甘辛而大热，所以益阳。甘入血分，辛能横走，热则通行，合斯三者，故善行血。

倪朱谟《本草汇言》：肉桂，治沉寒痼冷之药也。凡元虚不足而亡阳厥逆，或心腹腰痛而吐呕泄泻，或心肾久虚而痼冷怯寒，或奔豚寒疝而攻冲欲死，或胃寒蛔出而心膈满胀，或气血冷凝而静脉阻遏，假此味厚甘辛大热，下行走里之物，壮命门之阳，植心肾之气，宣导百药，无所畏避，使阳长则阴自消，而前诸证自退矣。

张介宾《景岳全书》：味辛甘，气大热，阳中之阳也。有小毒，必取其味甘者乃可用。桂性热，善于助阳，而尤入血分，四肢有寒疾者，非此不能达。桂枝气轻，故能走表，以其善调营卫，故能治伤寒。肉桂味重，故能温补命门，坚筋骨，通血脉，治心腹寒气。且桂为木中之王，故善平肝木之阴邪，而不知善助肝胆之阳气。唯其味甘，故最补脾土，凡肝邪克土而无火者，用此极妙。若下焦虚寒，法当引火归元者，则此为要药，不可误执。

郭佩兰《本草汇》：肉桂，散寒邪而利气，下行而补肾，能导火归原以通其气，达子宫而破血堕胎，其性慓悍，能走能守之剂也。若客寒犯肾经，亦能冲达而和血气，脉迟在所必用。其逐瘀、治疝、消痈有功者，盖血虽阴类，用之者必借此阳和耳。

黄元御《玉楸药解》：肉桂，温暖条畅，大补血中温气。香甘入土，辛甘入木，辛香之气，善行滞结，是以最解肝脾之郁……凡经络埋瘀，脏腑癥结，关节闭塞、心腹疼痛等症，无非温气微弱，血分寒冱之故，以至上下脱泄、九窍不守、紫黑成块、腐败不鲜者，皆此症也。悉用肉桂，余药不能。肉桂本系树皮，亦主走表，但重厚内行，所走者表中之里，究其力量所至，直达脏腑，与桂枝专走经络者不同。

黄宫绣《本草求真》：肉桂，气味甘辛，其色紫赤，有鼓舞气血之能，性体纯阳，有招导引诱之力。昔人云：此体气轻扬，既能峻补命门，复能窜上达表，以通营卫。故凡病患寒逆，既宜温中，及因气血不和，欲其鼓舞，唯以峻补气血之内加以肉桂，以为佐使。

张锡纯《医学衷中参西录》：味辛而甘，气香而窜，性大热纯阳。为其为树身近下之皮，故性能下达，暖丹田，壮阳元，补相火。其色紫赤，又善补助君火，温通血脉，治周身血脉因寒而痹，故治关节腰肢疼痛及疮家白疽。本得桂则枯，且又味辛属金，故善平肝木，治肝气横恣多怒。《神农本草经》谓其为诸药之先聘通使，盖因其香窜之气内而脏腑筋骨，外而经络腠里，倏忽之间莫不周遍，故诸药不通透达之处，有肉桂引之，则莫不透达也。

施今墨《施今墨对药临床经验集》：本品气味纯阳，辛甘大热，善走肝经血分，大补命门之火。既能温补脾肾阳气，益火消阴，又能温通血脉而散寒止痛。还可用于湿疹、阴疽诸证。

胡心藻《中药类比歌诀》：肉桂，辛甘大热，补火助阳，散寒止痛。但其药力缓和，作用持久，守而不走，直达下焦，能补下焦肾中不足之真火，更能引火归原，以息无根之火，故前人称之能"救阳中之阳"，且偏行血分而温通经脉，凡肾阳不足，虚阳上浮，寒邪客里，胸腹冷痛，及寒凝血瘀，经闭癥瘕，阴疽流注，在所必用。再与补养药同用，有鼓舞气血生长的作用，故有"入阳药即汗散，入血药即温行，入泄药即渗利，入气分即透散"之说。

黄煌《方药心悟》：陈光胜：内托阴疽痘疮，能引血化汗，化脓，解腹蛇毒。痈疽疮疡之证，阴寒者以散寒温通为其法；邪毒内陷之证，以益气升阳内托为其治。

谭同来《常用中药配对与禁忌》：肉桂，辛甘大热，气厚纯阳，走而能守，入下焦能助肾中阳气而益命门之火，能蒸肾中之阴，得以气化而上济于心。入中焦温暖脾胃以健运，入血分则温通血脉而散寒止痛。益阳消阴，为治沉寒痼冷之要药。

黄和《中药重剂证治录》：肉桂，辛甘大热，有小毒，归脾、肾、心、肝经。通、补之剂，两入气血，以补阳为主，专于温补脏腑之阳，尤功于补肾、命门之火，为补固君相之火的妙剂。其补益之中兼有走散之力，能温通经脉，透达内外，下行走里，引无根之火降而归原，具补火助阳、散寒止痛、温经通脉、破血结、除癥瘕之功效。

现代药理研究

本品含挥发油，油中主要成分为桂皮醛、乙酸桂皮酯、乙酸丙本酯等。本品有扩张血管、促进血液循环、增加冠脉及脑血流量、使血管阻力下降、抗血小板聚集、抗凝血酶、增加外周白细胞和血小板数、调节体温、促进吞噬细胞吞噬功能、抗辐射、兴奋并保护肾上腺皮质等功能，有降血压、镇痛、镇静、解热抗惊厥等作用。桂皮油对胃黏膜有缓和的刺激作用，能反射性地促进胃机能，促进肠蠕动，使消化道分泌增加，排除消化道积气，缓解胃肠痉挛性疼痛，抗溃疡，促进胆汁分泌。桂皮油可引起子宫充血，对革兰式阳性及阴性菌和多种致病性真菌有一定的抑制作用，有抗菌、抗炎、抗内毒素等作用。

性能归纳

肉桂，味辛、甘，性大热，归肾、脾、心、肝经，有小毒。为樟科乔木肉桂的树皮，色紫赤，气厚味重。为通、补之剂。降而升，沉亦浮，补、润、峻、动，守而能走，两入气血，阳中之阳，下而上，内亦外，入里走表之性能。补火助阳，散寒止痛，温通经脉。

性能应用

肉桂大热，气味纯阳。入下焦温补肾中阳气而益命门相火；入中焦温运脾阳，温脾唯以助建运；入心经温补心阳，益君火而通血脉。用于阳虚火衰证，有类似附子能补火助阳，但无回阳救逆之功，而在温助肾阳、温运脾阳和温通心阳方面较为多用，为补火助阳要药，适用于肾脾心等多种阳虚证，并常与附子相须为用，以增强补火助阳之功。若治肾阳不足、命门火衰的腰膝软弱、畏寒肢冷、阳痿宫寒、夜尿频多、滑精遗尿，常与温补肾阳药配伍，如《景岳全书》之右归丸，以其与鹿角胶、附子等药同用。若治脾肾阳虚的四肢逆冷、食少神疲、大便稀溏，常与温脾补肾药配伍，如《三因方》之桂附理中丸，以其与附子、人参、白术等药同用。若治心阳不足、心悸气短、胸闷不舒，常与温养补气药配伍，如《博爱心鉴》之保元汤，以其与人参、黄芪等药同用。

肉桂，辛甘大热，既能温通经脉、运行气血，又能散寒止痛，用于寒凝疼痛证。若治寒邪内侵或脾胃虚寒的脘腹冷痛，可单用，如《圣惠方》以本品研末，酒煎服。亦可与散寒止痛药配伍，如《和剂局方》之大已寒丸，以其与荜茇、干姜、高良姜等药同用。若治胸阳不振、寒邪内侵之胸痹心痛，可与附子、干姜等药同用。若治寒疝腹痛，常与温里散寒、行气止痛药配伍，如《景岳全书》之暖肝煎，以其与小茴香、沉香、乌药等药同用。若治风寒湿痹或寒邪偏甚的痛痹，常与祛风湿、补肝肾药配伍，如《千金要方》之独活寄生汤，以其与独活、桑寄生、杜仲等药同用。若治冲任虚寒、寒凝血滞之痛经、经闭，常与温经散寒、活血止痛药配伍，如《医林改错》之少腹逐瘀汤，以其与干姜、小茴香、川芎等药同用。若治阳虚寒凝的阴疽肿痛，常与温经通阳、散寒行滞之药配伍，如《外科全生集》之阳和汤，以其与白芥子、麻黄、鹿角胶等药同用，故为治寒凝诸痛之良药。

肉桂味辛，性大热，辛能横走，热则通行，入血分，行血滞，能温通血脉，促进血行，消除瘀滞，常用于寒邪凝滞的瘀血证。若治妇人产后瘀血阻滞、恶露不尽、腹痛不止，可单用，如《肘后方》以本品研末，温酒送服，治产后瘀阻腹痛；也可与当归、川芎等活血祛瘀药配伍。若治妇人气滞血瘀的癥瘕积聚，常与行气活血、祛瘀消癥之药配伍，如《济阴纲目》之蓬莪术丸，以其与莪术、桃仁、赤芍、枳壳等药同用。若寒凝血滞、月经不畅或经闭，常与活血调经药配伍，如《古今医鉴》之通经四物汤，以其与红花、当归、香附等药同用。若跌打损伤、瘀肿疼痛，常与活血祛瘀药配伍，如《博济方》之当归散，以其与当归、川芎、泽兰等药同用。

肉桂，味甘性热，补火助阳，有温运阳气鼓舞气血生长的功能。若治久病体虚，气血不足的少气懒言、乏力自汗、面色淡白或萎黄、心悸失眠、头晕目眩，以其与益气补血药配伍，能增加补气补血之功，如《和剂局方》之人参养营汤，《医学发明》之十全大补汤，以本品与人参、白术、熟地黄、当归等药同用。若气血虚寒、疮痈脓成不溃，或溃后久不收敛，本品散寒通阳，促进气血生长，有利于疮疡溃散或愈合，常与补气补血药配伍，如《圣济总录》之托里黄芪汤，以其与黄芪、当归等药同用。

个人体会

肉桂乃桂树之皮，辛甘大热，凡皮属理应走表。桂皮味厚气重，善于内行，可走表中之里，直达脏腑。下行入肾，温补肾阳而益命门之火，补火助阳，凡下焦虚寒，元阳浮越，当引无根之火归元者，此为要药也。桂为木中之王，归肝经，善平肝木之阴邪，而助肝胆之阳气，而治肝气无火之横逆。唯其味甘，最能温运脾阳，凡肝木克土，脾失健运，脾胃虚寒者，用此极妙。肉桂，其色紫赤，入血分，直入心经，温助心阳，补助君火，护荣气而实卫气，温通血脉，运行气血。其香窜之气，倏忽间即通达周身，凡周身血脉因寒而痹不透达者，用肉桂助阳导引，无不透达也。《药类法象》曰："补下焦相火不足，治沉寒痼冷之病。"为补火助阳之要药，故有"入阳药即汗散，入血药即温行，入泄药即渗利，入气药即通散"之说矣。

血者阴也，遇寒则凝。凡经络埋瘀、脏腑癥结、胸痹心痛、关节寒闭、脘腹冷痛、痹痛寒疝，特别是冲任虚寒、产后瘀血阻滞、恶露不行、妇人气滞血瘀、癥瘕积聚，及寒凝血滞之月经不调，皆阴寒凝滞、血分寒沍所致。肉桂辛甘大热，五味之中，辛甘为阳，四气之内，大热亦为阳，阳中之阳，纯阳之剂也。入血分，鼓舞血脉运行，故能散寒凝；又入血分，以阳和阴，气血冲达调和，阴寒凝滞得散，经络血脉始通，诸痛何能不解。《本草汇》云："盖血虽阴类，用之者，必借此养和耳。"故为温经通脉之要药也。肉桂下行，通子宫而破血堕胎，可见其温通经脉之力慓悍也。

肉桂味甘性热，补火助阳，其药力祥和而缓，作用持久，多配合补益药为佐使，治久虚体弱之证，长期久服，以完其功。借其温热之性，味厚气重，下入肾经，益火之源，蒸腾水气，布阴上焦，雾露脏腑。肝木得之则枝繁叶茂，心君得之则水火互济，肺金得之则布津归元。血为阴液，肉桂纯阳，入血分则以阳和阴，气血冲达调和，经脉运行舒展，能扩张周围血管，改善血液循环。其味甘入脾则温阳助运，又反射性地促进胃肠机能，增加消化液分泌，促进食物的消化吸收，增强精微的运化输布。有温运助阳、鼓舞气血生成的功效。入补养药中，又能行补益药之腻滞，为久病体弱、康复调养、滋补强身的方剂中不可或缺之妙品。《本草求真》谓："气味甘辛，有鼓舞血气之能，性体纯阳，有招导引诱之力。"

总之：肉桂辛甘大热，气厚味重，纯阳之品，升降沉浮，两入气血，守而能走，主入肾经，补火助阳。借其香窜之气，倏忽间即可通达全身，故能温通经脉，散寒止痛。为温、通之剂，温运助阳，以阳气来激发脏腑功能，鼓舞气血生长，促进机体康复。绝无补益气血之功，其补益之用乃间接之力也。肉桂大热，助阳之剂，走血分，通经脉，善治沉寒痼冷，故热毒疮疡不宜使用。阴虚火旺，里有实热，血热妄行，及孕妇禁忌。因含挥发油，煎剂应后下，或焗服。

吴茱萸

古今理性录

苏颂《本草图经》：椒气好下，茱萸气好上，言其冲膈，不可为服食药，故多食冲眼，又脱发也。

寇宗奭《本草衍义》：此物下气最速，肠虚人服之愈甚。

张元素《医学启源》：《主治秘诀》云气浮而味降，其用有四：去胸中寒一也；止心痛二也；感寒腹痛三也；消宿酒，为白豆蔻之佐四也。

李杲《药类法象》：治寒在咽嗌，噎塞胸膈不利。经言：咽膈不通，食不下，食则呕，令人口开目瞪。寒邪所隔，气不得上下，此病不已，令人寒中，腹满膜胀。下利寒气，用之如神，诸药不可代也。

李时珍《本草纲目》：茱萸，辛热能散能温，苦热能燥能坚，故所治之证，皆取其散寒温中、燥湿解郁之功而已。其性虽热，而能引热下行，盖亦从治之义，而谓茱萸之性上行不下行者，似不然也。

缪希雍《本草经疏》：凡脾胃之气，喜温而恶寒。寒则中气不能运化，或为冷实不消，或为腹内绞痛，或寒痰停积，以致气逆发咳、五脏不利。辛温暖脾胃而散寒邪，则中自温，气自下，而诸证悉除。其主除湿、血痹，逐风邪者，盖以风寒湿之邪多从脾胃而入，脾胃主肌肉，为邪所侵，则腠理闭密而寒热诸痹所从来矣。辛温走散开发，故能使风寒湿之邪从腠理而出。中恶腹痛，亦邪恶之气干犯脾胃所致，入脾散邪则腹痛自止矣。

倪朱谟《本草汇言》：吴茱萸，开郁化滞，逐冷降气之药也。方龙潭曰：凡患小腹、少腹阴寒之病，或呕逆恶心而吞酸吐酸，或关格痰聚而隔食隔气，或脾胃停寒而泄泻自利，或肝脾郁结而胀满逆食，或疝瘕弦气而攻引小腹，或脚气冲心而呕哕酸苦，是皆肝脾肾经之证也，吴茱萸皆可治之。

陈士铎《本草新编》：吴茱萸入四神丸中以治肾泄，非用以去寒邪。然而四神丸中用吴茱萸者，非尽去寒也，亦借其性燥以去湿耳。夫肾恶燥，而泻久则肾正苦湿也，吴茱萸正喜其燥，以投肾之欢，入诸肾脏之逐其水，而外走于膀胱，不走于大肠也。

张璐《本经逢原》：茱萸善上，故服茱萸者，有冲膈冲眼、脱发咽痛、动火发疮之害。其治暴注下重、呕逆吞酸、肝脾火逆之证，必兼苦寒以降之，如左金丸治肝火痰运嘈杂最效。

邹澍《本经疏证》：味辛气温之物，于理固升，兹何以独谓其升阴而降阳？夫吴茱萸之辛，其中有苦，且以苦始，又以苦终，唯其苦转为辛，而知其能升阴，辛归于苦，而知其能降阳，原系理之常，无足怪也。

张秉成《本草便读》：吴茱萸，辛苦而温，芳香而燥，本为肝之主药，而兼入脾胃者，以脾喜香燥，胃喜降下也。其性下气最速，极能宣散郁结，故治肝气郁滞、寒浊下踞，以致腹痛疝瘕等疾，或病邪下行极而上，乃为呕吐吞酸、胸满诸病，均可治之。即其辛苦香燥之性，概可想见其功。然则治肝治胃以及中下寒湿滞浊，无不相宜耳。

周岩《本草思辨录》：吴茱萸，气味苦辛而温，性且烈，是于水火相乱之中，操转旋拨反之权，故能入肝伸阳戕阴而辟寒邪。味辛则升，苦则降；辛能散，苦能坚；亦升亦降，亦散亦坚，故上不至极上，下不至极下，第为辟肝中寒邪而已。

施今墨《施今墨对药临床经验集》：本品辛散苦降，性热燥烈，极能温中散寒、降逆止呕，又能疏肝解郁、行气消胀、散寒止痛。李杲说：浊阴不降，厥气上逆，膈寒胀满，非吴茱萸不可治也。还可治疗厥阴头痛、少腹疝痛、脚气疼痛、行经腹痛，以及虚寒久泻等症。

胡心藻《中药类比歌诀》：吴茱萸，辛热驱寒之品，气浮味沉，可散可温，首归于肝经，兼入脾胃经，长于上散厥阴风寒，治厥阴头痛、呕吐涎沫；中能疏肝解郁、降逆止呕，治胁痛呕吐吞酸；下暖肝肾、行气止痛，治寒疝腹痛、痛经及晨泄。偏治浊阴不降、肝经厥气上逆，并能引热下行治虚火上炎之口舌生疮。

谭同来《常用中药配对与禁忌》：吴茱萸，辛苦且热，辛散温通，性质沉降，入中焦，能散寒行气、燥湿止痛，适用于寒凝湿滞所致的脘腹疼痛。能散厥阴肝经之寒，温肝肾，暖胞宫，常用治寒凝肝经之疝痛、痛经、寒湿脚气疼痛等。又能疏肝下气，善治吞酸、呕吐，不论因寒因热，皆可随机应用。还有温中止泻之功，用治寒湿泄泻。此外，本品研末醋敷足心，可引火下行治疗口舌生疮及高血压病。研磨外掺或煎汤外洗，可治头疮及皮肤湿疹。

胡爱萍《病证通用中药》：吴茱萸，辛散苦降，性热祛寒，主入肝经，既温散肝经之寒，又疏解肝经之郁滞。功能散寒止痛、疏肝解郁，治疗肝寒气滞诸痛之主药。入脾胃能温中散寒、降逆止呕，兼能治酸止痛；又能温脾补肾，助阳止泻。本品辛热燥烈，易耗气动火，故不宜多用，不宜久服，阴虚内热者忌服。

黄和《中药重剂证治录》：吴茱萸，辛苦热，有小毒，归肝、脾、胃、肾经，通、补之剂。补者，补脏腑之阳，而除其寒；通者，通行经脉，降逆下气，引热下行，利湿祛痰，散郁气，开腠理，行血痛痹也。有散寒止痛、温经止呕、助阳止泻之功。

现代药理研究

本品含挥发油，主要成分为吴茱萸烯、吴茱萸内酯等。此外尚含有吴茱萸酸、吴茱萸苦素及吴茱萸碱、吴茱萸次碱等多种生物碱。水煎剂能扩张周围血管，释放组织胺，有降压作用，但当与甘草配伍其降压作用消失。又能抑制血小板聚集、抗血栓形成，对子宫有兴奋作用，对霍乱弧菌及多种皮肤真菌均有不同程度的抑制作用。具有镇吐、抑制胃酸分泌、解痉、抗溃疡、健胃、止泻、保肝、镇痛、抗炎、调节血压、强心、抗休克、利尿、抗血栓、抗凝、收缩子宫、抗菌、抗病毒、杀蛔虫、增强记忆力等作用。本品有小毒，大量服用可引起腹痛、腹泻，并可引起视力障碍及错觉。

性能归纳

吴茱萸,味苦、辛,性热,归肝、脾、胃、肾经,有小毒。为芸香科灌木或小乔木吴茱萸,或疏毛吴茱萸接近成熟的种子。芳香而燥,气浮味厚,为通、散、降、解之剂。升、浮、沉、降、燥、烈、动、泄,走而能守,阳也,入气分,亦入血分,行上、下,达内、外,入里走表之性能。散寒,止痛,止呕,燥湿。

性能应用

吴茱萸,味苦辛,性温热,辛散苦降,性热祛寒,用于寒凝疼痛证。本品善入肝经,既散肝经之寒邪,又解肝经之郁滞,且有良好的止痛作用,故为治肝寒气滞诸痛之要药。治中焦虚寒、肝气上逆的厥阴头痛,常与温中降逆药配伍,如《金匮要略》之吴茱萸汤,以其与人参、生姜等药同用。治寒凝肝经、疝气疼痛,常与温经散寒、行气止痛药配伍,如《医方简义》之导气汤,以其与小茴香、川楝子、木香等药同用。治寒凝肝经、肝气不舒、冲任不利、血行不畅、经产腹痛,常与温经散寒、和血养血药配伍,如《金匮要略》之温经汤,以其与桂枝、当归、川芎等药同用。中焦虚寒,或肝郁胃寒、脘腹冷痛,常与高良姜、砂仁、丁香等温中行气止痛药配伍。若治寒湿侵袭、脚气肿痛,本品亦有散寒燥湿、降逆之功,常与宣散湿浊之品配伍,如《证治准绳》之鸡鸣散,以其与木瓜、槟榔、紫苏等药同用。

吴茱萸,性热且烈,下气最速,具有温中止呕之功,用于胃寒呕吐证。若胃寒呕吐、呃逆,常与生姜、半夏等温中止呕药同用。若治肝郁化火、肝火犯胃、胁肋胀痛、呕吐吞酸,则宜与清热药配伍,如《丹溪心法》之左金丸,以其与黄连同用。

吴茱萸,味苦性热,苦燥湿,热散寒,入脾肾二经,能散寒燥湿、温中止泻,用于虚寒泄泻。治寒湿泄泻,可单用,或与其他温中燥湿药同用。若治脾肾虚寒的五更泄泻,常与温补脾肾、涩肠止泻药配伍,如《证治准绳》之四神丸,以其与补骨脂、肉豆蔻等药同用。

吴茱萸外用有敛湿、止痒之作用,用于湿疹、湿疮。治湿疹湿疮,可单用,或与敛湿止痒药配伍,煎洗或干粉撒布患处。若以本品研末用米醋调敷足心(涌泉穴),还可治口疮、高血压。

个人体会

吴茱萸,味辛性热,其性燥烈,主入肝经,兼归脾肾,伸阳戢阴,散内寒之品。散寒气凝滞,散寒凝坚结,散寒痰停积,散腹内冷实,散寒浊下踞,散寒止痛。上散厥阴寒气,治厥阴头痛、寒厥呕恶、四肢厥冷;中散脾胃冷实、胸膈痞塞,治脘腹冷痛、呕吐吞酸;下散肝、肾之寒凝,温胞宫,治冲任不利、经产腹痛,及疝瘕癥疝、少腹冷痛。《经》曰:寒则热之。吴茱萸大热而辛,专散寒邪凝滞之证,故多用治内寒实冷凝滞,寒气厥逆上冲之病也。《本草思辨录》谓:"吴茱萸,气味苦辛而温,性且烈,是于水火相乱之中,操转旋拨反之权，故能入肝伸阳戥阴而辟寒邪。"

吴茱萸，味苦性温，苦降温通。通散开郁，下气最速，主入肝经，温通寒凝之滞，苦降寒气上冲之病。温通开郁：通寒凝，散郁结，开郁化滞，行气消胀满；通经脉，行气血，通疝瘕癥疬；通经络，散寒湿，通痹止痛，通脚气冲心。逐冷降气：降肝厥上逆、呕苦吞酸；降关格痰聚、气上冲膈；降脾胃寒湿、阴浊不去；降肝脾气结、胁肋胀痛；降疝瘕疬气、攻引少腹；降脚气冲心、呕哕酸苦。《本草纲目》曰："故所治之证，皆取其散寒、温中燥湿、解郁之功而已。"本品能疏通血管，抑制血小板聚集，抗血栓形成。又能扩张周围血管，释放组织胺，有明显的降低血压作用。又能引热下行，治虚火上炎之口舌生疮，实为通、降之剂也。《本草便读》曰："其性下气最速，极能宣散郁结，故治肝气郁滞、寒浊下踞以致腹痛疝瘕等疾，或病邪下行极而上，乃为呕吐吞酸、腹满诸病，均可治之。然则治肝、治胃以及中下寒湿滞浊，无不相宜耳。"

总之：吴茱萸，味辛苦，性温热，主入厥阴肝经，伸阳戥阴，散内寒实冷凝滞，降寒气厥逆上冲，非散外寒浮散之药。治寒邪所隔，气不上下，咽膈不利，呕吐吞酸，腹满膨胀，下痢寒气。去内寒之剂，非温补助阳之药也。其气亦浮，能上冲咽膈，冲眼，脱发，有动火发疮之害，故不宜多用，亦不宜久服。阴虚内热者忌服。

丁　香

古今理性录

寇宗奭《本草衍义补遗》：属火而有金，补泻能走。肺行清令，与脾气相和，唯有润而甘芳自适，焉有所谓口气病者？以丁香含之，扬汤止沸耳。

陈嘉谟《本草蒙筌》：味辛，气温，属火，有金，纯阳，无毒。专入肾胃二经，又走太阴肺脏。诸香能发，凡气善呕。口香气，奔豚气殊功，且止噫忒气逆；反胃呕、霍乱呕立效，兼除心腹冷痛。暖腰膝壮阳，杀疳匿，坚齿。治奶绽裂，消虫毒胀臌。

缪希雍《本草经疏》：丁香，其主温脾胃，止霍乱壅胀者。辛温暖脾胃而行滞气，则霍乱止而壅胀消矣。齿疳蜃者，亦阳明湿热上攻也。散阳明之邪则疳蜃自除。疗风毒诸肿者，辛温散结，而香气又能走窍除秽浊也。

陈士铎《本草新编》：亦有旋转天地之功，直中阴经之病，尤宜可用之，但不可用之于传经之伤寒也。

黄元御《玉楸药解》：丁香味辛气温，温燥脾胃，驱逐胀满，治心腹疼痛，除腰腿湿寒，最止呕哕，善回滑溏，杀虫解蛊，化块磨坚，起丈夫阳弱，愈女子阴冷。

严洁《得配本草》：泄肺邪，温胃气，杀酒毒，除冷泻。气血盛，火盛呕，口气盛，三者禁用。脾有郁火，溢入肺中，失其清和之气，而秽浊之气上行，则发为口气。

张璐《本经逢原》：丁香辛温，入手太阴、足少阴、阳明经，温胃进食，止呕定泻，虚冷下痢白沫之要药。胃寒肝虚，呃逆呕哕，在所必用。

黄宫绣《本草求真》：丁香专入肺、胃、肾经，辛温纯阳，细嚼力直下达。故书载能泄肺、温胃、暖肾，诸症皆就胃寒论，服此逐步开关，直入丹田。而使寒去阳复，胃开气缩，不致上达而为病矣。

施今墨《施今墨对药临床经验集》：本品气味芳香，辛散温通，既能暖脾胃、散寒止痛、降浊气之上逆，以止虚寒呃逆，又能温肾助阳，以治男子肾虚阳痿、女子阴冷、寒湿带下等。

谭同来《常用中药配对与禁忌》：丁香辛温芳香，暖脾胃，快气机而散寒止痛，降浊气而止呕。又能畅七情五郁，温肾助阳。

胡心藻《中药类比歌诀》：丁香，辛温芳香，纯阳之品，气厚质润。以温中散寒、降逆止呕为专长，常治胃寒呃逆呕吐之症，兼能起痿暖宫。

胡爱萍《病证通用中药》：丁香辛温，气味芳香，辛能行气，温能散寒，入脾胃能暖中焦、降胃气，具有温中散寒、降逆止呕之功，且尤善降逆，既可用治呕吐，又能用治降逆。热证及阴虚内热者忌服。

现代药理研究

本品含挥发油，油中主要成分为丁香油酚、乙酰丁香油酚、β-石烯等。本品内服能使胃黏膜充血，促进胃液分泌，芳香健胃，增强消化力，减轻恶心呕吐，并能刺激胃肠蠕动，排除肠道气体，缓解腹部气胀，抑制胃溃疡发生。丁香油酚有局部麻醉作用，对猪蛔虫有麻醉杀灭作用，有镇痛、防腐、抗炎作用。其水煎剂对葡萄球菌、链球菌及白喉、变形、绿脓、大肠、痢疾、伤寒等杆菌、致病性真菌均有抑制作用，对流感病毒亦有抑制作用。

性能归纳

丁香，味辛，性温，归脾、胃经，无毒，为桃金娘科乔木丁香的花蕾，纯阳芳香，气厚质润，为通、降之剂。沉、降，不浮，燥、动、缓、泄，走而亦守，阳也，入气分，下行、达内、入里之性能。温中降逆，散寒止痛，温助肾阳。

性能应用

丁香，辛温，其性下行，降胃气上达，除浊气上逆，有温中散寒、降逆止呕、止呃逆之功用，为治胃寒呕吐、呃逆之要药，用于胃寒呕吐、呃逆等。古方有单用者，如《千金翼方》以本品煎服，治呕吐；亦可与生姜、半夏等温中止呕药配伍，治虚寒呕吐、呃逆，常与温中补气降逆药配伍，如《病因脉治》之丁香柿蒂汤，以其与人参、生姜、柿蒂等药同用。治脾胃虚寒、吐泻食少，常与温中健脾药配伍，如《圣惠方》之丁香散，以其与肉桂、白术等药同用。

丁香，辛散温通之力强，既能温散寒邪、消除凝滞，又能通其经脉、散寒止痛，用于胃寒脘腹冷痛、寒凝经脉、气滞不通。治胃寒脘腹冷痛，常与温中行气止痛药配伍，如

《经验方》之丁萸理中汤，以其与吴茱萸、干姜等药同用。

丁香，辛温纯阳，力直下达，温肾助阳，直入丹田，用于肾虚阳痿、宫寒之症。温肾助阳，有壮阳起痿、温暖胞宫之功。适用于阳痿、宫寒，常与淫羊藿、巴戟天、附子等补肾壮阳药同用。

个人体会

丁香，味辛性温热，气厚质润，辛能行气，温能散寒，芳香开窍，质润下降。主入阳明经，暖脾胃，快气机，除呃逆呕吐；行滞气，磨坚积，开胃进食。药理研究本品含挥发油，内服能使胃黏膜充血，促进胃液分泌，增强消化动力，并能刺激胃肠道蠕动，排除肠道气体，缓解腹部气胀，能镇痛、防腐、抗炎、抑制胃溃疡发生。行气降气，能消除呃逆上气，减轻恶心呕吐。健胃助消化，温中散寒，治食积气滞消化不良，用于胃寒气逆脘腹冷痛。《病证通用中药》谓："辛能行气，温能散寒，入脾胃，暖中焦，有暖胃进食之功；降胃气，散中寒，有降逆止呕之力。"用于胃寒气逆脘腹冷痛，及寒凝经脉气滞不通之腰膝冷痛，有温中行气、通经止痛之功。丁香辛温纯阳，力直下达，直入丹田，能温助肾阳，有温阳起痿、通冲任、温暖胞宫之功效。《玉楸药解》谓："起丈夫阳弱，愈女子阴冷。"亦治寒湿带下之证。

《本经逢原》谓"一切有火热证者忌之"，又"齿疳䘌者亦阳明湿热上攻，散阳明之邪，则疳䘌自除"。治口气腐臭者，脾胃郁热上腾所致，似有异议者。盖脾为后天，主运化、输精微之气于上。肺者属金，为华盖，布清金之阴于下，气阴相和，升降有序则无疾。今脾胃运化失职，郁火上逆而入肺，气阴升降失和，则秽浊腐臭之气上行，自口而出者为口气，即口臭也。丁香，辛润有金，纯阳属火，气香走窍，纯阳助阳，有旋转天地之功，有扬汤止沸之力，行清金之阴，助脾运之阳，使之相和，则胃开、气缩，秽浊之气下行而不致上达，则腐臭口气皆无也。《本草衍义补遗》曰："属火而有金，补泻能走，肺行清金，与脾气相和，唯有润而甘芳自适，焉有所谓口气病者，以丁香含之，扬汤止沸也。"皆借其温阳行气、走窜除秽之功矣。

总之：丁香，气象辛温，纯阳之品，厚润下行，温脾胃，助消化，降呃逆，止呕吐，行气止痛。虽为散寒降逆之药，实借温阳行气。气顺则逆降痛止，气行则胃开浊气除。虽能温中散寒直中阴经之病，但不可用于传经之伤寒也。故一切有火热证者忌之，阴虚内热者亦勿用也。

花　椒

古今理性录

李时珍《本草纲目》：椒，纯阳之物，其味辛而麻，其气热以温。入肺散寒，治咳嗽；入脾除湿，治风寒湿痹、水肿泻痢；入右肾补火，治阳痿溲数、足弱、久痢诸证。许叔微云：大凡肾气上逆，须以川椒引之归经则安。

缪希雍《本草经疏》：蜀椒，其主邪气咳逆，皮肤死肌，寒湿痹痛，心腹留饮宿食，肠澼下痢，黄疸，水肿者，皆脾、肺二经受病。肺出气，主皮毛。脾运化，主肌肉。肺虚则外邪客之，为咳逆上气。脾虚则不能运化水谷，为留饮宿食、肠澼下痢、水肿、黄疸。二经俱受风寒湿邪，则为痛痹，或成死肌，或致伤寒温疟。辛温能发汗、开腠理，则外邪从皮肤而出。辛温能暖肠胃，散结滞，则六腑之寒冷除，肠胃得温则中焦治，诸证悉愈矣。此药能入右肾命门，补相火元阳，则精自固而结瘕消矣。杀虫、鱼毒者，以其得阳气之正，能破一切幽暗阴毒之物也。外邪散则关节调，内病除则血脉通。

张璐《本经逢原》：秦椒，味辛气烈，其温中去痹，除风邪气，治吐逆疝瘕、下肿湿气，皆取辛烈以散郁热，乃从治之法也。疮毒腹痛，冷水下一握效。其能通三焦，引正气，下恶气可知也。

陈士铎《本草新编》：功用实多，不止书上所载。然而少用则益，多用则转损。入于补阴之药，可以久服；入于补阳之剂，未可常施也。

黄宫绣《本草求真》：川椒，辛热纯阳，治能上入于肺，发汗散寒；中入于脾，暖胃燥湿消食；下入于命门，补火治气上逆。以其寒去脏温，故能所治皆应。

周岩《本草思辨录》：蜀椒为足太阴及右肾气分之药。祛脾肾之寒湿而不治风寒风湿。若但寒无湿，亦有不宜。治寒湿无分脾肾，而补火则独在肾。何以言之？性温燥而下行，足以祛寒湿而不足以祛风。能使水中泛出之火，仍归水中，然则肺病宜不相涉矣。肺有寒饮无寒湿，寒饮之病，从不以椒治，但寒之病，亦未尝以椒治。唯脾肾之寒湿上冲而为脾病挟火者，以椒引而下之，始为恰当。椒既由肺抵肾，势不中停，自当以温肾为首功。故他物温脾寒除脾湿，效唯在脾而已；椒则归宿在肾，不第供职于脾。

施今墨《施今墨对药临床经验集》：本品辛热纯阳，无处不达，上行于肺，中入于脾，下入命门，故花椒功擅温中止痛、暖脾止泻，又能逐湿驱蛔。

谭同来《常用中药配对与禁忌》：花椒，味辛性热，善走中焦而散寒邪，温中止痛，暖脾止泻。

胡心藻《中药类比歌诀》：花椒，辛热燥散，温中止痛，用于阴寒凝滞、呕吐伴脘腹疼痛者。

胡爱萍《病证通用中药》：花椒，味辛而麻，性温而燥，功能散寒止痛，因其有麻醉止痛作用，故治多种牙痛，为治牙痛之佳品。又燥湿杀虫，有较好的驱蛔杀虫之功效。《随息居饮食谱》谓之"多食动火堕胎"，故阴虚火旺者忌服，孕妇慎服。

现代药理研究

本品含挥发油，油中主要成分为牻牛儿醇、柠檬烯、异茴香醚及不饱和有机酸。本挥发油小剂量能增强肠蠕动，大剂量则能抑制肠蠕动。有局部麻醉作用，对猪蛔虫有抑制作用，并对白喉杆菌、炭疽杆菌、肺炎双球菌、金黄色葡萄球菌、伤寒杆菌、绿脓杆菌及某些皮肤真菌有抑制作用。花椒油素有降低血清胆固醇及甘油三脂的作用。

性能归纳

花椒，味辛，性热，归肺、胃、肾经，无毒，为芸香科灌木或小乔木花椒或青椒的成熟果皮。味辛而麻，为通、散之剂。升、浮、沉、降，燥、烈、动、补，阳也，入气分，走而能守，以上、下，走内、外，达表、里之性能。温中止痛，驱虫，外用杀虫止痒。

性能应用

花椒，味辛性温，辛散温通，又善于止痛，用于中寒腹痛。适用于寒凝中焦、脘腹冷痛，常与温中散寒止痛药配伍，如《金匮要略》之大建中汤，以其与干姜、人参、饴糖等药同用。若治寒湿中阻、腹痛泄泻者，本品不仅能温中止痛，而且能燥湿止泻，常与燥湿行气药配伍，如《普济方》之椒术丸，以其与苍术同用。

花椒，味辛而麻，既能温中散寒，又能驱杀肠道寄生虫而止痛，适用于虫积腹痛。治蛔虫证，常与使君子等驱虫药配伍，以增强驱虫之力。治虫积腹痛而寒热错杂、手足厥逆、烦闷吐蛔者，则与温里和清热药配伍，主要用以安蛔止痛，如《金匮要略》之乌梅丸，以其与干姜、黄柏、乌梅等药同用。若治蛲虫病，可用本品煎汤作保留灌肠。

花椒，辛麻，外用有敛湿杀虫止痒之功，用于湿疹瘙痒、阴痒等。用于皮肤湿疹瘙痒、阴痒，可单用本品煎水外洗，也可与祛风杀虫止痒药配伍，煎水外洗，或做膏剂外涂患处。

个人体会

花椒，味辛性温，麻辣燥热，纯阳之品，散寒去湿，止痛杀虫。其皮红膜白，间以肉黄，极里之子色黑，为肺、脾、肾之象，故归肺、脾、肾三经。辛温走散，走而不守，得阳之正气，无处不至。入肺则发散风寒，开腠理则发汗，宣降肺气则止咳，外透皮毛而散则皮肤死肌除，阴部瘙痒得解；入脾则暖脾胃、散寒凝、运化水湿，则六腑之寒冷除。肠胃得温则中焦治，留饮宿食、肠澼下痢、水肿黄疸得消，寒湿痹痛得祛；入右肾则补相火元阳，引浮散之阳下行归经，使水中泛出之火归于水，命门得补则阳衰、溲数、足弱、久痢自除，元阳得充则精自固、结症消，阴寒宫冷得温。外寒散则腠理密，内寒去则中焦治，元阳足则阴寒不得始生也。《本草求真》曰："以其寒去脏温，故能所治皆应。"肠内寄生虫亦为阴寒之物，得麻辣辛热之味、温中通窍之剂，诸虫怎能不除，腹痛怎能不解。《本草经疏》曰："以其得阳气之正，能破一切幽暗阴毒之物也。"

总之，花椒辛温，散阴寒，助元阳，痛经止痛，为通、散阴寒之剂也。许叔微云："大凡肾气上逆，须以川椒引之归肾则安。"《本经逢原》谓："其能通三焦，引正气，下恶气可知也。"本品辛热，多食则助火、堕胎，故阴虚火旺者忌服，孕妇以慎服为妥。

高良姜

古今理性录

倪朱谟《本草汇言》：高良姜，祛寒湿，温脾胃之药也。若老人脾肾虚寒、泄泻自痢，妇人心胃暴痛，因气怒、寒痰者，此药辛热纯阳，除一切沉寒痼冷，功与桂、附同等。苟非客寒犯胃、胃冷呕逆，及伤生冷饮食，致成霍乱吐泻者，不可轻用。

陈士铎《本草新编》：健脾开胃，消食下气，除胃间逆冷，止霍乱转筋，定泻痢反胃，祛腹痛心痛，温中却冷，大有殊功。倘内热之人误用之，必至变生不测，又不可不慎也。高良姜止心中之痛，然亦必与苍术同用为妙，否则有愈有不愈，以良姜不能去湿故耳。

张璐《本经逢原》：良姜辛热，纯阳上升，入足阳明、太阴二经，为客寒所犯，则逆冷霍乱，腹痛诸病生焉。辛温暖脾胃而逐寒邪，则胃中冷逆自除，霍乱腹痛自愈。而寒疝小腹掣痛，须同茴香用之。产后下焦虚寒、热血不行、小腹结痛者加用之。

黄宫绣《本草求真》：良姜，气味辛热，治无他属。凡因客寒积于胃脘，而见食积不消、绞痛殆甚，暨霍乱泻痢、吐恶噎膈、瘴疟冷癖，皆能温胃却病。故同姜附则能入胃散寒，同香附则能除寒祛郁。若伤暑泄泻，实热腹痛切忌。此则辛散之极，故能以辟外寒之气也。子名红豆蔻，气味辛甘而温，炒过入药，亦是散寒燥湿补火，醒脾温肺之味，且善解酒余，并治风寒牙痛，与良姜性同。然有火服之，伤目致衄，不可不知。

邹澍《本经疏证》：凡味辛气温芳香之物，类取其阴中通阳，而用其根，则有取于从土外达。而所主是暴冷，斯其义讵能外是哉？虽然，暴冷与痼冷又何别耶？夫痼冷于人身已有奠居之所，人身元气已有附从之者，不比暴来之冷破空而入，主客之势，既未相新，格拒之形，又已著见。若胃肯受其冷，冷以胃之窟者，则必下泄，决不上逆。若霍乱手足厥者，纵自吐利，必不腹痛，为非浸淫溃之者由，此暴冷之所可症，高良姜之所可用也。至其子则性向下矣，故其功能在下，而亦与其根不甚相差。

施今墨《施今墨对药临床经验集》：本品辛散之极，故能行气止痛，温胃散寒，温中止呕，用于治疗胃脘寒痛，凡十二指肠溃疡、慢性胃炎等表现为胃脘疼痛、口吐清涎、喜温喜按者，均可选用。还可治疗食积不消、绞痛殊甚、恶心呕吐、胃寒呃逆、噎膈反胃等。

焦树德《用药心得十讲》：干姜温中的作用偏在于脾而温脾寒，常用于治脐腹部的寒痛。高良姜温中的作用在于胃而散胃寒，常用于治脘腹部的寒痛。

谭同来《常用中药配对与禁忌》：高良姜，辛热芳香，善走里而温中散寒、行气止痛，止痛作用较强，且止胃寒呕逆噫气。良姜辛热性燥，故胃火呕吐、心虚作痛等均不宜用，且用量亦不宜过大。

胡心藻《中药类比歌诀》：高良姜，辛热纯阳之品，温重于辛，散寒邪温中走里，温脾土，散内寒，除一切沉寒痼冷。止痛作用较大，兼能降逆止呕。多治胃冷胃痛、脘腹冷痛及呕吐逆气和寒疝等。为治中宫寒冷诸证之要药。

黄和《中药重剂证治录》：良姜辛热，归脾、胃经，通、补之剂，以辛散温通为特点，长于温补中阳、散寒除湿、止呕、止泻、解痉止痛，且能温经通络，行滞散瘀，为治中焦脾胃虚寒之要药。

现代药理研究

本品含挥发油。油中主要成分为桉油精、桂皮酸甲酯、丁香油酚、毕澄茄烯等。此外尚含黄酮类化合物，如槲皮素、高良姜素等，能兴奋空肠的自发收缩活动，使空肠收缩的张力增强，振幅增大。能明显抑制胃肠推进功能，有明显的抗溃疡作用，其煎剂对炭疽杆菌、白喉杆菌、溶血性链球菌、肺炎双球菌、金黄色葡萄球菌、人型结核杆菌等皆有不同程度的抑制作用。具有促进胃液分泌、抗溃疡、止泻、调节肠道运动、利胆、抗炎、镇痛、抗菌、抗血栓、抗凝、抗血小板聚集、改善微循环、抗缺氧等作用。

性能归纳

高良姜，味辛，性热，归脾、胃经，无痛，为姜科草本植物高良姜的根茎，气香味厚，为通、散之剂。沉、降，亦升，燥动峻补，阳也，入气分，走而能守，下行、入内、达里之性能。温中、散寒、止痛、止呕吐。

性能应用

高良姜，味辛性温，辛散温通，善于温散中焦寒邪，并能止痛，用于胃寒腹痛。若胃寒脘腹冷痛，可单用本品煎服。亦可与干姜相须为用，以增强疗效，如《和剂局方》之二姜丸，以其与干姜同用。或与温中行气药配伍，如《千金要方》之高良姜汤，以其与肉桂、厚朴等药同用。治寒凝气滞、肝郁犯胃、脘腹疼痛，常与行气疏肝药配伍，如《良方集腋》之良附丸，以其与香附同用。

高良姜，辛温下行，既能温中散寒，又能温胃止呕，用于胃寒呕吐。常与生姜、半夏等温中止呕药配伍。若治虚寒呕吐，则宜与人参、白术、橘皮等益气健脾、温中止呕药配伍。

个人体会

高良姜，辛热纯阳，气味芳香，为通、散之剂，以辛、散、温、通为特点，主入胃经，祛寒邪，温中焦，且降逆、止痛效果好。凡因客寒犯胃、寒积胃脘，而见脘腹冷痛、寒逆呕恶、食积不消、绞痛殆甚、霍乱泻痢、吐恶噎膈、瘴疟冷澼，原由盛暑之时，乘凉饮冷，汩没真阳而致者，及十二指肠溃疡、慢性胃炎等病，表现为胃脘冷痛、口吐清涎、喜温喜按者。《类比歌诀》曰："治胃冷胃痛、脘腹冷痛、呕吐逆气和寒疝等，为中宫寒冷诸证之要药也。"

高良姜，气味辛芳，理应升浮，但热大于辛，能温通下行，降胃间逆冷，下气止呕，石韦下行温降之品也。本品辛温，应有温燥之性，入脾胃祛寒湿，但其温散寒邪之功有余，除湿去浊之力不足，故治脾胃寒湿、脘腹胀满，多配苍术以去湿浊为妙。本品辛热散寒，其性峻烈，散寒邪暴冷之气，止客寒犯胃之痛，只散客势格据之寒邪，不去沉寒痼冷之寒凝，故寒疝少腹掣痛，妇人下焦虚寒之少腹冷痛者，多配伍小茴香、炮姜去沉寒散痼冷为妥。本品辛温，入中焦，暖脾胃而偏于散胃寒，故治脘腹冷痛，多与偏散脾寒之干姜配伍，可起到温中宫、散寒邪之协同作用。本品辛散温通，入脾胃行气、通气，能兴奋胃及空肠的自发收缩活动，治胃肠气滞气逆之脘腹胀痛。如遇肝气犯胃、寒凝气滞之证，本品不入肝经行肝气、散滞郁，故宜配香附同用，行肝气散胃寒，止胃脘胀痛。本品温中散寒，行气止痛止呕逆，寒邪去，中宫暖，阴去阳复。滞气行，胃肠通升降有序，脾阳得复，胃肠始健，开胃进食，康复肥健，不补自补也。综上所述，药欲得力，应手取效，药物性能之深处不得不细辨也。

总之，高良姜，气味辛热，性峻烈，主入胃经，散寒邪暴冷，温客寒犯胃，止脘腹冷痛，去寒逆呕恶，为温、散之剂，治中宫寒冷诸证之要药也。高良姜，性温纯阳，主入胃经散胃寒。药性单纯，常与相须药配伍，起协同之用，方成全效。本品辛热性燥，故胃火呕吐、心虚作痛及阴虚内热等均不宜用，且用量亦不宜大。

荜 茇

古今理性录

陈嘉谟《本草蒙筌》：味辛，气大温，无毒。消宿食下气，除胃冷温中。痃癖阴疝痛并驱，霍乱冷气疼立却，禁水泄虚痢，止呕逆醋心。得诃子、人参、桂心、干姜为丸，治脏腑虚冷、肠鸣、泄痢神效。仍杀腥秽，食味堪调。久服走泄真阳，令人肠虚下重。

李时珍《本草纲目》：荜茇，为头痛、鼻渊、牙痛要药，取其辛热能入阳明经散浮热也。

张介宾《景岳全书》：善温中下气，除胃冷，辟阴寒，疗霍乱心腹疼痛，冷痰呕逆吞酸，及虚寒泻痢肠鸣。其味大辛，须同参、术、归、地诸甘温补剂用之尤效。为末搐鼻，可解偏风头痛；揩齿可杀牙痛牙虫。

张璐《本经逢原》：荜茇辛热浮散，为头疼鼻渊要药。取其能入阳明经，散浮热也。性能温中下气，治霍乱水泻，心腹满者宜之。然辛热耗散，能动脾胃之火。多用令人喘咳目昏，肠虚下重，以其走泄真气也。

黄宫绣《本草求真》：凡一切风寒内积，逆于胸膈而见恶心呕吐，见于下部而见肠鸣冷痢水泻，发于头面而见齿牙头痛鼻渊，停于肚腹而见中满痞塞疼痛，俱可用此投治。以其气味辛温，则寒自尔见除。其曰鼻渊头痛，亦是取其辛热能入阳明以散浮热之意。是以病患偏头痛风，须先口含温水，随左右以此末吹鼻最效。牙痛必同干姜、细辛调治，亦取能以除寒之意。总之，气味既辛，则凡病属寒起，皆可投之。然亦泄人真气，不可任意多服，以致喘咳目昏，肠虚下重，丧其真气也。

张秉成《本草便读》：荜茇，大辛大热，味类胡椒，入胃与大肠，阳明药也。温中散寒，破滞气，开郁结，下气除痰，又能散上焦之浮热。凡一切牙痛、头风、吞酸等症，属于阳明湿火者，皆可用此以治之。

张山雷《本草正义》：荜茇，脾肾虚寒之主药。唯濒湖谓是头痛、鼻渊要药，取其辛热能入阳明而散浮热。按头痛固有真寒一症之宜用大辛大温者，但鼻渊、牙痛，本皆火证，古人偶用辛散之药，盖亦反佐之义，用作向导，濒湖竟以为散浮热，恐是误会，石顽和之，非也。

胡爱萍《病证通用中药》：荜茇辛热，辛能发散，性热温通，功能散寒而止牙痛，尤宜于寒性牙痛及龋齿牙痛。因其善入阳明，辛散浮热，通过配伍，亦可用治热性牙痛。为治牙痛之要药。

现代药理研究

本品含胡椒碱、荜茇酰胺、荜茇脂酰胺、芝麻素、挥发油等。油中主要成分为十三碳烷、十三烷醇、丁香烯等。本品所含胡椒碱有抗惊厥作用。本品中提出的精油，对白色及金黄色葡萄球菌和枯草杆菌、痢疾杆菌有抑制作用。

性能归纳

荜茇，味辛，性热，归脾、胃、大肠经，无毒。为胡椒科藤本植物荜茇的干燥近成熟或成熟果穗。气薄味厚，为温、散之剂。升、浮、沉、降、燥、动、峻、泄，入气分，阳也，走而亦守，走上、下、入里、达内之性能。温中散寒，止痛。

性能应用

荜茇，味辛性热，长于温里散寒止痛，用于胃寒腹痛。适用于胃寒凝滞、脘腹冷痛。可单用本品研末服，亦可与相应的温中止痛药配伍，以增强疗效，如《和剂局方》之大已寒丸，以其与干姜、高良姜、肉桂等药同用。

荜茇，辛热散寒，温暖脾胃，破滞气，开郁结，调节胃肠功能，能收温中散寒，有止呕止泻之功。用于脾胃受寒之呕吐、泄泻。治胃寒呕吐，可单用，如《圣惠方》以本品为末，清粥饮调下。也可与温胃止呕药配伍，如《圣济总录》之荜茇散，以其与肉豆蔻、干姜、白术等药同用。

荜茇，辛温麻辣，外用有麻醉止痛之功，可用于龋齿疼痛。常单用本品研末填塞龋齿孔中，或与等量的胡椒粉，化蜡制成麻子仁大药丸，塞入龋齿孔中。

个人体会

荜茇，辛温大热，味麻辣，能杀鱼腥膻秽，调味之品也。归脾、胃、大肠经，温中散寒，走窜止痛，除胃中冷气，破滞开郁，散阴寒冷痛，消宿食下气，止呕逆吞酸，为温、散之剂，走而能守。凡一切阴寒内滞，逆于胸膈而见恶心呕吐，行于大肠而见肠鸣冷痢、水泻，停于脘腹而见中满痞塞、疼痛，发于头面而齿牙头痛、鼻渊，皆可用此投治，则寒自尔解矣，取其辛热散寒、温中下气之意耳。《本草蒙筌》曰："消宿食下气，除胃冷温中。疝癖阴疝痛并驱，霍乱冷气疼立却，禁水泄虚痢，止呕逆醋心。"《景岳全书》亦谓："善温中下气，除胃冷，辟阴寒，疗霍乱心腹疼痛，冷痰呕逆吞酸，及虚寒泻痢肠鸣。"为末搐鼻，解偏风头痛鼻渊，揩齿填牙，治龋齿冷痛虫牙。亦取辛热走窜通窍，麻辣止痛下气，散阳明经浮热之功也。

总之：荜茇辛温麻辣，温中止痛，主入阳明经，适用于微寒凝滞脘腹，能开郁结，破滞气，刺激胃肠黏膜，调节胃肠功能，及壅滞脾胃受寒、脘腹冷痛、呕吐泄泻。外用搐鼻，治偏风头痛、鼻渊、牙痛，取其能入阳明经通窍散浮热之功也。然辛热耗散，能动脾胃之火，以致令人喘咳目昏，肠虚下重，噫气走泄真气也，故不可任意多服。

小 茴 香

古今理性录

倪朱谟《本草汇言》：茴香，温中快气之药也。方龙潭曰：此药辛香发散，甘平和胃，故《唐本草》善主一切诸气，如心腹冷气、暴痛心气、呕逆胃气、腰肾虚气、寒湿脚气、小腹弦气、膀胱水气、阴颓疝气、阴汗湿气，阴子冷气、阴肿水气、阴胀滞气。其温中散寒、立行诸气，乃小腹至阴之分之要品也。倘胃、肾多火，得热即呕，得热即痛，得热即胀诸证，与阳道数举，精华梦遗者，宜斟酌用也。

张介宾《景岳全书》：按茴香之主治在疝证，世医漫谓颓疝有湿热不宜用，殊不知疝之初起，皆由于寒水之郁。而气化不宣，乃有湿，由湿郁不化，乃有热，是初起之疝，固即宜用之矣。至湿郁不化而为热，虽曰宜酌，然热之成者，因于湿也，湿之为病者，由于阳虚也，就外淫而论，固未有不因于寒以郁热者；即不因于外受，亦必由肾中之阳虚，乃致阴不得化而邪盛，令阴中之阳转郁，遂病于肝以为疝也。断不能舍此温散的剂能致火于水者，俾正入膀胱寒水之经以责效也。至于专属小腹，或膀胱，非病于疝者，则此二腑若因热以为患，又能不切切致慎乎哉。或曰，此味所疗，如腰痛、泄泻、积聚、虚劳腹痛种种诸证，亦藉其致火于水，以益肾中之元阳乎？曰，诸证投此味，或辅或使，种种不离前义，然不如治疝之专而且多者，以其为功于寒水之经有最切耳，第与附子补阳除湿之义，各有攸当也，须细审之。大抵此味之治，切于寒者或虚寒者，若小肠、膀胱并胃腑之证患于热者，投之反增其疾也。

邹澍《本经疏证》：茴香子，唐人始笔之书，自《日华子》著其有治干湿脚气、肾劳颓疝、阴痛、开胃下气之功，后之人遂一以为治疝之剂，非特忘其能主瘘、霍乱，并所谓干湿脚气、肾劳阴痛，胥弁髦置之矣。其味辛气平，不刚不燥，伸其固有之阳，开其障蔽之气，行于下而不冒于上。试思脚气、颓疝、阴痛，有一病在肾之上否？曰，肾劳者，明肾因劳而阳不伸，因阳不伸而浊气遏之，遂使清气不能周于下也。疝病非一，有寒疝，有颓疝，寒疝者寒胜，颓疝者气胜；寒疝病于少腹，颓疝病于睾丸。兹曰肾劳颓疝，亦可知其疝之非因寒而为腹中疠痛者矣。开胃下气者，缘其气之平而芳，味之辛后有甘也。于此更可见诸痿之升不能升，降不能降，与霍乱之过于升并过于降为一体，其用茴香可愈，均以其能开胃下气，而诸气自条达升降合度耳。

谭同来《常用中药配对与禁忌》：小茴香，味辛性温，散寒止痛，理气和胃，为肝经受寒、经气郁滞之痛证的要药。对寒疝疼痛、睾丸偏坠疼痛、通经，及胃寒腹痛适用。

现代药理研究

本品含挥发油，油中主要成分为茴香醚、小茴香酮等。茴香油能增强胃肠运动，在腹胀时，能使气体排出，减轻疼痛。有时兴奋后又降低蠕动，有助于缓解痉挛，减轻疼痛。茴香油能松弛气管平滑肌，增加肝组织的再生度。茴香有利胆作用，其作用表现为伴随着胆汁固体成分增加促进胆汁分泌。

性能归纳

小茴香，味辛，性温，归肝、肾、脾、胃经，无毒。为伞形科草本植物茴香的成熟果实。气香味厚，为温、通、行、散之剂。沉、降，亦升，燥、缓、动、补，亦静，阳也。入气分，走而亦守，走上、下，达内、外，行里之性能。散寒止痛，理气和中。

性能应用

小茴香，味辛气香性温，既能温肾暖肝，又能行气止痛，为治寒疝疼痛之要药，用于疝气痛。若寒凝气滞，疝气疼痛，可单用本品煎服。也可与行气散寒止痛药配伍，如《医学发明》之天台乌药散，以其与乌药、木香、青皮等药同用。若肝郁肾寒，睾丸偏坠胀痛，亦常与行气药配伍，如《张氏医通》之香橘散，以其与橘核同用。小茴香辛温，温散肝经寒郁，行气止痛，亦可用于肝经受寒、少腹冷痛，或冲任虚寒、气滞血瘀的痛经。多与温经活血、行气止痛药配伍，如《医林改错》之少腹逐瘀汤，以其与肉桂、当归、川芎等药同用。

小茴香，气味芳香，具有温胃散寒，行气止痛，醒脾开胃之功，用于中焦虚寒、气滞腹痛。治胃寒气滞的脘腹胀痛，常与高良姜、香附、乌药等温中散寒、行气止痛药同用。治脾胃虚寒、脘腹胀痛、呕吐食少，常与砂仁、橘皮、白术等温中行气、补气健脾药同用。此外，用本品外用，炒热布包，温熨痛处，有良好的散寒止痛效果。可用于寒疝腹痛、睾丸偏坠、少腹冷痛。

个人体会

小茴香，辛香发散，甘平和胃，为温中快气之药。主入肝经，其温中散寒，立行诸气，乃小腹至阴之分之要药也。为肝经受寒、经气郁滞之痛证要药，用于寒山疼痛、睾丸偏坠胀痛、寒凝通经及胃寒腹痛等。《本经疏证》曰："味辛气平，不刚不燥，伸其固有之阳，开其障蔽之气，行于下而不冒于上，因阳不伸而浊气遏之，遂使清气不能周于下也。"

为治疝之要药。

疝者：泛指体腔内容物向外突出的病证，名目繁多，众说不一。多伴有气痛症状，故名疝气。寒疝即此也。另有生殖器、睾丸、阴囊部位肿大疼痛或兼有腹部胀痛者，亦称疝气、㿉疝是也。因发病位置多在腹股沟、腹壁、睾丸，均在肝经循行部位，故疝的发病多与肝经有关，古有"诸疝皆属于肝"之说。《本经疏证》曰："疝病非一，有寒疝、㿉疝。寒疝者寒胜，㿉疝者气胜。寒疝病于少腹，㿉疝病于睾丸。"茴香温中快气，主入肝经，温散之剂，治肝寒冷气，经气滞郁之痛，故为治疝气之要药也。

至于治寒凝痛经，胃寒腹痛，及虚寒腰痛、泻痢诸证，乃藉其致火于水，以益其肾中之元阳乎。《医林纂要》曰："茴香大补命门而升达膻中之上，命门火固则脾胃能化水谷而气血生，诸寒皆散矣。肝胆亦行命门之火，肝木气行，则水湿不留，虚风不作，故其功亚于附子，但力稍缓耳。"温热之药，阴虚火旺者忌服。

芳香开窍药

苏合香

古今理性录

薛已《本草约言》：甘温而性走窜，若和药为丸，能开关通窍，逐寒中冷风，此为专功。然肺胃风热盛者忌之。

李时珍《本草纲目》：苏合香气窜，能通诸窍脏腑，故其功能辟一切不正之气。

张璐《本经逢原》：能透诸窍脏，辟一切不正之气。凡痰积气厥，必先以此开导，治痰以理气为本也。凡山岚瘴湿之气袭于经络，拘急弛缓不均者，非此不能除。但性躁气窜，阴虚多火人禁用。

吴仪洛《本草从新》：今人滥用苏合丸，不知诸香走散真气，每见服之，轻病致重，重病即死，唯气体壮实者，庶可暂服一、二丸，否则当深戒也。《别录》谓其可以久服，《笔谈》甚言饮苏合酒之效。呜呼！立言失当，贻害无穷，此类是也。

黄凯钧《友渔斋医话》：通窍开郁解邪，出诸番，合众香之汁煎成，故又名苏合油。以箸挑起，悬丝不断者真。走窜真气，挟虚勿服。

杨时泰《本草述钩元》：苏合丸开关透窍，为专逐寒中冷风之剂。若肺胃风热盛者，忌之，阴虚有热者，尤为禁药。又苏合香油气味，止有甘温，不同安息之辛苦而平，故方书治悸，用为补精气之助，即苏合丸集众香以成，亦必标甘温品味以为主而名之也。

胡心藻《中药类比歌诀》：苏合香辛温，能辟秽化浊，豁痰解郁，为温开宣窍之品，闭闷者可通，昏厥者可省，功同麝香而药力较弱。主要用于中风痰厥、猝然昏倒的寒闭证，具有良好的通络止痛作用。用于胸腹冷痛，满闷之症。近年常用治冠心病、心绞痛。

刘冠军《临证医方妙用》：苏合香，味辛性温，香气燥烈，长于温通、开窍、止痛，适用于冠心病、心绞痛，有缓解疼痛之功效。

胡爱萍《病证通用中药》：苏合香，聚诸香之气而成，辛香气烈，温通走窜，辛香能辟秽化浊，温通能祛寒止痛。故能辟一切秽浊之气，通一身诸窍脏腑，具有苏香辟秽，补寒止痛之功。适用于痰浊瘀阻或寒凝气滞之胸腹冷痛满闷。又能辟一切不正之气，具有开窍醒神之功，虽作用较逊，但长于温通、辟秽。凡痰积气厥，必先以此开导，故为治寒闭神昏、中风痰厥的要药。苏合香，性燥温散，阴虚多火者忌服。孕妇慎服，入丸散不入煎剂。

刘典功《中药指征相类鉴别应用》：苏合香，味辛性温，归心脾经，芳香走窜之性，能通窍开闭，辟恶除秽。主治中风痰厥、猝然昏倒而属寒闭证，其开郁止痛之功，常用于胸腹满闷暴痛等。体虚无瘀者慎服，孕妇忌服。

现代药理研究

本品含树脂及油状液体。树脂中含萜类化合物，挥发油主含 a-ß- 蒎烯、芳樟醇等，具有抗血小板凝聚、抗血栓形成、促进纤溶酶活性的作用。能增强机体的耐缺氧能力，改善冠脉血流量，降低心肌耗氧量，有刺激祛痰作用，且有较强的抗菌作用；尚能促进溃疡与创伤愈合。此外，温和的刺激作用，可缓解局部炎症。

性能归纳

苏合香，味辛，性温，归心脾经，无毒，为金缕科植物苏合香树的树脂。芳香走窜，为通、散之剂，升、降亦浮、燥、动、峻、泄，走而不守，入气分，阳也，走上下，达内外，走表入里之性能。开窍醒神，散寒止痛。

性能应用

苏合香，气味辛香，既能开窍醒神，又可温里散寒，化浊辟秽，用于寒闭神昏，适用于中风、痫证等属寒邪、痰浊闭阻心窍所致之神昏。治神昏、面青、身凉之寒闭，常与开窍醒神、温里散寒之品配伍，如《外台秘要》之苏合香丸，以之与麝香、沉香、檀香等药同用。

苏合香，味辛性温，具有温里散寒、开窍止痛之功效，宜于寒凝气滞所致之胸腹冷痛。治胸腹胀满冷痛、胸痹痛，常与温里散寒、行气止痛之品同用。苏合香丸及其衍化诸方，可主治以上之病证。

个人体会

苏合香，辛温性窜，入心脾二经，开痰浊闭阻之心窍，温阴寒凝滞之胸阳。脾主运化，阳虚则水湿停滞，留饮化痰。痰者：秽浊滞郁之物，常随经脉运行，久则积郁成疾，瘀阻经络关窍。痰浊闭阻脑腑，发为中风不语者有之；痰浊蒙蔽心窍，发为痫证神昏者有之。另有山岚瘴疟，不正之气袭于经络，诸窍脏腑而发神昏谵语，不省人事者。心主血脉，属火为阳，虚则阳气衰败，阴盛内寒，不能鼓舞血脉运行而凝滞不通，久而心君自伤，冠脉受累，心窍不通，心肌梗死。《经》曰："通则不痛，痛则不通。"故胸痹胀闷，当心而痛也。

苏合香，辛温，纯阳之品，气味芳香，性走窜，温阳逐寒，开关通窍。通诸窍脏腑，逐寒中冷风，开痰浊阻闭之心窍，辟瘴岚秽浊不正之气。开窍闭，醒心神，中风痰厥、猝然昏倒、神昏、面青、身冷之寒闭可解。窍开神醒，痰蒙心窍之癫痫狂乱，不省人事者自醒。《本经疏证》谓："凡痰积气厥，必先以此开导，治痰以理气为本也。凡山岚瘴湿之气袭于经络，拘急弛缓不均者，非此不能除。"至于化痰浊辟秽开窍，实乃开痰浊阻闭之窍，非化痰开窍之药也。温心阳，逐阴寒，血脉通畅，通则不痛。药理研究本品能改善冠脉血流量，降低心肌耗氧量，心窍始通，冠心病哪能不愈，胸痹心痛哪能不解。有温心阳开关通窍之功，非散寒凝行滞止痛之药也。

总之：苏合香，辛温气香，性走窜，芳香开窍之药。能开关通窍，逐寒中冷风，辟秽浊不正之气，开痰浊阻闭之窍，温心阳通关止痛，治心窍闭阻之证。《中药大辞典》谓："通窍、辟秽、开郁、豁痰，治猝然昏倒、痰壅气厥、惊痫、瘟疟、心腹猝痛。"性躁气窜，能走散真气，肺胃风热盛者忌之，阴虚多火者禁用。

麝 香

古今理性录

李杲《药类法象》：麝香，凡病在骨髓者宜用之，使风邪得出。若邪在肌肉用之，反引风入骨。

严用和《济生方》：中风不省者，以麝香清油灌之，先通其关，则后免语蹇瘫痪之证，而他药亦有效也。

朱震亨《本草衍义补遗》：五脏之风，不可用麝香以泻卫气。口鼻出血，乃阳盛阴虚，有升无降，当补阴抑阳，不可用脑、麝轻扬飞窜之剂。妇人以血为主，凡血海虚而寒热盗汗者，宜补养之，不可用麝香之散，琥珀之燥。

李梴《医学入门》：麝香，通关透窍，上达肌肤，内入骨髓，与龙脑相同，而香窜又过之。伤寒阴毒，内伤积聚，及妇人子宫冷带疾，亦用以为使，俾关节痛而冷气散，阳气自回也。

李时珍《本草纲目》：盖麝香走窜，能通诸窍之不利，开经络之壅遏，若诸风，诸气，诸血，诸痛，惊痫，癥瘕诸病，经络壅闭，孔窍不利者，安得不用为引导以开之通之耶？非不可用也，但不可过耳。

缪希雍《本草经疏》：其香芳烈，为通关利窍之上药。凡邪气着人，淹伏不起，则关窍闭塞。辛香走窜，自内达外，则毫毛骨节俱开，邪从此而出，故主辟恶气……风毒诸证也。其主痫痉者，借其气以达于病所。苦辛能杀虫，辛温主散，性能开窍，故主难产堕胎也。兼入膏药、敷药，皆取其通窍开经络、透肌骨之功耳。麝香走窜飞扬，内透骨窍脏腑，外彻皮肉及筋。其性能射，故能穿透开散。诸证之属于虚者，法当补益，概勿施用。即如不得已欲借其开通关窍于一时，亦宜少少用之，勿令过剂。苏醒开通之后，不可复用矣。孕妇不宜佩带。劳怯人亦忌之。

刘若金《本草述》：麝香之用，其要在能通诸窍一语。盖凡病于为壅、为结、为闭者，当责其本以疗之。然不开其壅、散其结、通其闭，则何处着手？其用之为使者，实用之为开关夺路，其功更在龙脑、牛黄之先也。即虚而病于壅结闭者，亦必借之为先导，但贵中节而投，适可而止耳。

陈士铎《本草新编》：或问近人治风症，多用麝香以透彻内外，而吾子不谈，岂治风非软？曰：风病不同，有入于骨者，有入于皮肉者，有入于脏腑者，未可一概用麝香而走窜之也。盖风入于骨髓者，不得已而用麝香，使攻邪之药直入于骨髓，祛风而外出，此治真正中风也。其余风邪不过在脏腑之外、肌肉之间，使亦用麝香引风入骨，反致变生大病而不可救药矣。至于世人不知禁忌，妄用麝香，以治小儿急、慢之惊，往往九死一生，可不慎哉。

黄宫绣《本草求真》：麝香气味香窜，用以开关利窍，必其脉证俱实方可用耳。总在临证能分虚实，及识病之浅深耳。

王超《临证用药心悟》：则如现代学者许占民等所说，麝香辛温香窜，气烈性猛，破瘀消癥，故为癥瘕痞块等血瘀重症所常用。现代药理实验证明，麝香有改善微循环的作用。

胡心藻《中药类比歌诀》：麝香，辛散温通，气味香窜，窜散力强，具有良好的开窍通闭醒神作用，广泛用于治中风痰迷、热病神昏、气郁昏厥、中恶昏迷等症。无论寒闭、热闭均可用之。又能活血散结，止痛催产，用于疮疡肿毒、血滞经闭、癥瘕积聚、心腹暴痛、跌打损伤，及痹证诸痛、胎死腹中或胎衣不下等。

谭同来《常用中药配对与禁忌》：麝香辛温，能通诸窍，开经络，透肌骨，调合营卫。辛温走窜，耗气伤阳，夺血伤阴，故无论阳虚、气虚、血虚、阴虚者均应慎用，虚脱孕妇忌用。

胡爱萍《病证通用中药》：麝香，辛温芳香，辛可散，温能通，气味极香，走窜甚烈，十二经络无处不达，闭塞孔窍无处不通，故有很强的开窍通闭、除秽化浊作用，为醒神回苏之要药。可用于各种原因所致的闭证神昏，无论寒闭、热闭用之皆效。入心经，能通利心脉之壅塞，畅行血中之瘀滞，开心脉，祛瘀滞，通经络而止疼痛，故为治心腹暴痛之佳品。

刘典功《中药指征相类鉴别应用》：麝香，味辛性温，具有开窍醒神，活血通经，消肿止痛之功效。其气香剽悍，消壅散结，开心启闭而取效，可用于小儿惊痫、中暑等。通过辛香走窜，通利关窍，催产下胎，还可用于中风痰厥，热病神昏，跌打损伤，瘀血肿痛，经络气血阻滞之疼痛、痈肿、痰核、疥癣，还可用于喉痹、胎死腹中，擅于启闭开窍，消壅散结。

现代药理研究

本品主要含麝香酮、麝香醇、胆甾醇、胆固醇、胆固醇酯、三甘油酸酯等多种化合物，及蛋白质、无机盐等成分，尚含尿素、纤维素、蛋白激酶活剂等。对中枢神经系统有双向调节作用，能增强中枢神经系统对缺氧的耐受性，并有明显的强心，增强心肌收缩力，增强心肌的抗缺氧能力。尚能升高血压，增强呼吸，且有镇痛作用，对肾上腺素能 β-受体有增强作用。对子宫，尤其是妊娠子宫有明显的兴奋作用。有雄激素样作用，亦有较强的抗炎作用，对大肠杆菌、金黄色葡萄球菌有一定的抑制作用。此外，本品能抑制胃酸分泌，促进慢性溃疡愈合，并对多种肿瘤细胞有抑制作用。

性能归纳

麝香，味辛，性温，归心肝经，无毒，为鹿科动物林麝、马麝或原麝成熟雄体香囊中的干燥分泌物。性香窜，气浓烈。为通、散、透、达之剂。升、降、浮、沉、燥、泄、动、猛，入气分，亦入血分，走而不守，阳也，走上下，达内外，通透表里之性能。开窍醒神，活血化瘀，消肿止痛。

性能应用

麝香，辛香之气浓烈，具有极强的开窍醒神之效，为醒神回苏要药，故无论热闭神昏还是寒闭神昏，皆可应用。多入复方使用，用于各种闭证神昏。治温热病，热毒内陷心包，或热痰蒙蔽心窍而高热、神昏之热闭者，常与清热解毒、清心开窍或清热化痰药物配伍，组成凉开之剂，如《温病条辨》之安宫牛黄丸，以之与牛黄、冰片等同用。《医学入门》之牛黄抱龙丸，用本品配天竺黄、朱砂、牛黄等。《外台秘要》之紫雪丹，《和剂局方》之至宝丹等凉开方剂，均以本品与清心、开窍药同用，主治热闭神昏。若中风，食物不洁等属寒湿或痰浊闭阻心窍之寒闭神昏、四肢厥逆者，常与温里、化浊、开窍之品配伍，组成温开方剂，如《外台秘要》之苏合香丸，以本品与苏合香、丁香、檀香等同用。

麝香，辛温，辛散温通，有活血化瘀，通经止痛之功效，用于妇科、内科、外科等瘀血阻滞诸证。治血滞经闭，常与活血通经药物配伍，如《医林改错》之通窍活血汤，以之与桃仁、红花、川芎等同用。若治癥积，常与破血消癥之品，如水蛭、虻虫、䗪虫等同用。胸痹疼痛不止者，可与活血、行气药物同用，如《圣济总录》之麝香汤，以之与桃仁、木香等配伍。治跌打损伤、瘀阻疼痛，常与活血消肿止痛之品配伍，如《良方集腋》之七厘散，《医宗金鉴》之八厘散，以之与乳香、没药、红花等同用。若治风湿顽痹，久治不愈者，可与祛风湿、活血通络之品，如威灵仙、独活、红花等同用。本品活血化瘀，又能消肿散结，可用治疮疡肿痛、咽喉肿痛等症，内服、外用均可。治热毒疮疡、红肿热痛，常与解毒消肿之品配伍，如《外科全生集》之醒消丸，以之与雄黄等药同用。若治咽喉肿痛，亦常与清热解毒、消肿止痛之品配伍，如《雷允上诵芳堂方》之六神丸，以之与牛黄、冰片、蟾酥等同用。

个人体会

麝香，辛香之味，纯阳之气，浓烈香窜，轻扬走窜，有通关利窍之功。《本草经疏》曰："走窜飞扬，内透骨窍脏腑，外彻皮肉及筋，其性能射，故能穿透开散。"阳者动，气者速也，透窜甚烈，有开关夺路之能，有启闭开窍之用。窍者：窟窿、孔道，为便捷通达，决窍之门也。麝香借其飞窜透射之力，动速通散之气，行其孔道便捷之径，取其开窍启闭之能，有醒神回苏之用，为治闭证神昏之神剂。又以气香浓烈，开孔窍之力极强，开心窍，通脑腑而取效最速。对中枢神经系统有双向调节作用，故凡闭证神昏，不论寒闭、热闭皆可应用，为醒神开窍之要药也。《本草经疏》又曰："凡邪气着人，淹伏不起，则关窍闭塞。辛香走窜，自内达外，则毫毛骨节俱开，邪以此而出。故主辟恶气……风毒诸证也。其主痫痉者，借其气以达于病所也。"

麝香，又取其辛散温通之气，香窜通透之力，开经络之壅遏，通孔道之不利，通行十二经脉，无处不达。开闭塞之滞瘀，无处不通，内通脏腑经络诸窍，外彻皮腠筋骨关节。通血脉，开心窍，治心脉瘀阻之胸痹心痛；活气血，通经脉，治血滞经闭，可催产下胎；散壅结，破滞瘀，治癥瘕痞结，散痈疽、恶肿；通经络，透筋骨，治顽痹不愈，能开痹止痛；散瘀血，消瘀肿，治跌打损伤，去瘀肿作痛。为走窜，通散，透达，止痛之良剂也。《本草纲目》曰："盖麝香走窜，能通诸窍之不利，开经络之壅遏，若诸风，诸气，诸血，诸痛，惊痫，癥瘕诸病，经络壅闭，孔窍不利者，安得不用为引导以开之通之耶？"

麝香，辛香走窜，借其气以用为引导，直达病所而开之、通之，故为通散、透达之药，治经脉，关窍滞塞之病。常自内而外，透邪外出。若内乏之人，亦能引邪入内，变生他证。《药类法象》谓："凡病在骨髓者宜之，使风邪外出。若邪在肌肉用之，反引风入骨。"故宜慎之。辛温走窜，可耗气伤阴以致虚怯，故凡诸证属于虚者，概勿施用。《本草经疏》有："诸证之属于虚者，法当补益，即如不得已欲借其开通关窍于一时，亦宜少少用之，勿令过剂。苏醒开通后，不可复用矣。孕妇不宜佩带，劳怯人亦忌之。"

冰　片

古今理性录

寇宗奭《本草衍义》：此物大通利关膈热塞，大人、小儿风涎闭塞及暴得惊热，甚为济用。然非常服之药，独行则势弱，佐使则有功。味甚清香，为百药之先，万物中香无出其右者。

李杲《药类法象》：龙脑入骨，风病在骨髓者，宜用之。若风在血脉肌肉，辄用脑、麝，反引风入骨髓。如油入面，莫之能出也。

朱震亨《本草衍义补遗》：龙脑属火，世知其寒而通利，然未达其热而轻浮飞越。《局方》但喜香而贵细，动辄与麝同，为桂附之助。然人身之阳易动、阴易亏，幸思之。

王纶《本草集要》：龙脑大辛善走，故能散热，通利结气。目痛、喉痹、下疳诸方多用之者，取其辛散也。人欲死者吞之，气散尽也。世人误以为寒，不知辛散性甚，似乎凉耳。诸香皆属阳，岂有香之至者而反寒乎？

李时珍《本草纲目》：古方眼科、小儿科皆言龙脑辛凉，能入心经，故治目病，惊风方多用之，火郁则发之，从治之法，辛主发散故尔。其气先入肺，传入心脾，能走能散，使壅塞通利，则经络条达，而惊热自平，疮毒能出。

李中梓《雷公炮制药性解》：冰片之辛，本入肺家，而肝则受克者也，故兼入焉。主治诸症，俱是气闭生热，而冰片则辛散之极，开气如反掌，故多用之，然亦从治之法也。

世俗因其主用，遂疑其性寒，辄与麝香同用，以为桂附之助，独不计人身阳易于动，阴易于亏。丹溪之训，讵可忽诸。

缪希雍《本草经疏》：龙脑香，其香为百药之冠。凡香气之甚者，其性必温热。李珣言温，元素言热是矣。气芳烈，味大辛，阳中之阳，升也，散也。性善走窜开窍，无往不达。芳香之气，能辟一切邪恶；辛热之性，能散一切风湿，故主心腹邪气及风湿积聚也。耳聋者，窍闭也，开窍则耳自聪。目赤浮翳者，火热甚也。辛温主散，能引火热之气自外而出，则目自明，赤痛浮翳自去，此从治之法也。《别录》又主妇人难产者，取其善走开通关窍之力耳。

刘若金《本草述》：龙脑香，其所疗诸证，如宗奭所谓通利关膈热壅，节斋所谓散热通利结气，中梓所谓气闭生热诸证，举能开之，是其散壅、利结、开闭，对待不爽。更诸说皆以为从治之法者，良不谬也。故如喉痹肿塞，大人小儿风涎闭塞，舍此何以拯其危急乎？又如鼻息、舌肿、目赤内外肤翳、下疳、痔疮、小儿痘陷等患，何莫非热之结于血者，实本于热之伤气乎！如对证而施，谁谓不宜。又如类中属虚，缪氏亦切戒之，不知痰涎随风上潮，非此散壅开闭之味，他药何处着手乎？即谓痰涎宜下，然亦先散而后可下，且不如从治者之易于奏效也。虽然，此味概谓辛散，是矣。第非从里而达表之为散，乃无内无外，凡壅者、结者、闭者，随其所患之处而能散也。

黄凯钧《友渔斋医话》：辛温香窜善走，治用虽多，不外通窍引经。同火酒服杀人。

张秉成《本草便读》：冰片，辛温香烈，宣窍散气，凡一切风痰，诸中内闭等证，暂用以开闭搜邪，然辛香走窜之极，服之令人暴亡。唯外症点眼、吹喉等药用之，或借以辛散，或赖其香开耳。

焦树德《用药心得十讲》：冰片辛苦微寒，走窜甚速，无处不达，能透骨髓，散邪外出。病在深部者用之，能引药深入病处。若病邪尚在人体浅部者，用之反有引病深入的可能性。冰片走窜开窍，其性凉，清热解毒的效力优于麝香，但能醒脑提神。孕妇不忌。

胡爱萍《病证通用中药》：冰片，其性味辛苦微寒，芳香浓烈，性善走窜，无处不达。既善通诸窍，又善散郁火，具有开窍醒神之功。治疗闭证神昏，无论寒热，皆可配用。但冰片毕竟性偏寒凉，为凉开之品，故更宜于热闭神昏。

胡心藻《中药类比歌诀》：冰片，味苦微寒，气浮飞扬，其芳香之气能解一切邪恶，辛烈之性能散一切风热。其开窍醒神，类似麝香而力弱，但孕妇不忌，为清爽凉开之品。主要用治神昏痉厥的热闭证，也可用治热病神昏、中风痰厥、痰火扰心等猝然昏倒。又善于清热解毒，止痛生肌，明目退翳，用于疮疡、咽喉肿痛、口疮目疾等。

刘典功《中药指征相类鉴别应用》：冰片，味苦辛散，性微寒，归心、脾、肺经。具有散郁火，开窍醒脑之功，以热闭凉开为主。还具有清热止痛，明目退翳，防腐止痒之功效。不宜入汤药，多用于丸散。

现代药理研究

龙脑香树脂制得的冰片中含右旋龙脑、葎草烯、石竹烯，及齐墩果酸、麦珠子酸、龙脑香二醇酮等萜类成分。合成冰片主要含龙脑、异龙脑、樟脑等成分。天然冰片与合成冰片均有抑菌作用，并有促进神经胶质细胞的分裂和生长作用。龙脑、异龙脑有抗炎、抑菌、镇静、催眠作用，对感觉神经有轻微的刺激作用而止痛，能改善血脑脊液屏障通透性。经肠系膜吸收迅速，给药五分钟即可通过血脑脊液屏障，且在脑蓄积时间长，量也相当高，此为冰片的芳香开窍作用提供了实验依据。尚有温和的防腐作用。

性能归纳

冰片，味辛、苦，性微寒，归心、脾、肺经，无毒。为龙脑香科植物龙脑香树脂的加工品，称龙脑冰片。由菊科植物艾纳香的叶的升华加工品，称艾片。现多用松节油、樟脑等以化学合成法加工而得，称机制冰片。芳香清爽，为清、散、透、解之剂。升、浮，亦降，动、泄、燥、峻，走而不守，阴也，亦阳，入气分，亦入血分，行上下，达内外，走表里之性能。开脑醒神，清热消肿，止痛。

性能应用

冰片，味辛性寒，芳香清洌，有一定的开窍醒神作用，用于各种闭证神昏。类似麝香，但其力不及，故二者常配伍使用，以治热闭、寒闭之神昏，如凉开剂之安宫牛黄丸、至宝丹，温开剂之苏合香丸，均有冰片与麝香配伍。

冰片，味辛性寒，既可清热，又可解毒消肿、止痛，用于目赤肿痛、咽喉肿痛、烧伤、疮痈等，为五官科及皮肤科常用。治疗目赤肿痛，单用研极细末，点眼有效；或与清热解毒明目之品配伍，制成眼药外用。若治咽喉肿痛、口舌生疮，亦常与清热解毒药配伍，如《外科正宗》之冰硼散，以之与硼砂、朱砂等同用。治疮痈红肿热痛，常与清热泻火、解毒之品配伍，如《杂病源流犀烛》之冰玉散，以之与黄连、黄柏、青黛等同用。痈疽溃后不敛，宜与消肿生肌之品配伍，如《疡医大全》之生肌散，以之与乳香、没药等同用。外用亦效。治烧烫伤，可与清热解毒药配伍，制成药膏外涂。

冰片，辛散性窜，通利关格，通散结气，通壅，开闭，通则不痛，亦有良好的止痛功用，常配伍治疗胸痹心痛、牙龈肿痛、疮痈红肿热痛及头痛，有止痛之效。

个人体会

冰片，味辛性寒，芳香清洌。闻其气味，确有一股清爽寒凉之气袭人，直透心肺、脑窍。《本草衍义》云："其味清香，为百药之先。"故能通利关膈热壅，有开脑醒神之功，治闭证神昏，为芳香开窍之药。《本草经疏》谓："芳香之气，能辟一切邪恶。"药理研究能改善血脑脊液屏障通透性，给药五分钟，即可透过血脑脊液屏障，且在脑蓄积时间长，量亦相当高，为芳香开窍作用提供了实验依据。辛凉之性，能开热闭，治热闭神昏，为凉开之剂。《雷公炮制药性解》曰："主治诸证，俱是气闭生热，而冰片则辛散之极，开气如反掌，故多用之。"用治神昏痉厥之热闭证。亦可通过配伍用于小儿痰厥，及痰火扰心，猝然昏倒，不省人事。为芳香开窍，治热闭神昏之要药也。

冰片之气味，《本草》言寒，《洁古》谓热。试用少许搽拭皮肤，始有凉爽之意，忽儿又有温热之感。辛凉而气香，阴中有阳也。阴寒凉爽清热，阳热走窜通塞，故能通利关膈热壅，引邪外出也。凡壅塞结闭者，不论内外，皆能随其气而开之、透之，使壅塞通散，火热可清，肿痛自消。似有清散之力，而绝非发散之药；壅塞通散，经络条达，邪毒能出。确有辟邪之功，而实非解毒之用也。辛香透达，透达经络脏腑，可引药直达病所而透之、散之，为内外透达通散之药，用治目赤肿痛、口舌生疮、咽喉肿痛、痈疮疔肿、烫火烧伤之症。《本草集要》云："龙脑，大辛善走，故能散热，通利结气。目痛、喉痹、下疳诸方多用之，取其辛散也。"为内外通透之要药耶。

总之：冰片气寒芳香，气寒为阴，芳香助阳，阴中有阳。阳者：动也。故能以其辛香寒凉清爽之性，行走窜透达内外之功，开脑窍，辟邪恶，治热闭神昏；通壅塞，散结气，消肿止痛，为清散、透达之药。借其行散之力，又能明目退翳，防腐止痒，治口舌生疮。虽为阴寒之药，具窜透之性，能耗散阴液气血，非常服多用之药。其独行则势弱，佐使则有力也。孕妇慎用，多入丸散，外用适量。

石菖蒲

古今理性录

李时珍《本草纲目》：菖蒲气温，心气不足者用之，虚则补其母也。肝苦急，以辛补之是矣。

缪希雍《本草经疏》：此通利心脾二经之要经也。盖苦可燥湿，温能辟寒，辛可散结。阳气开发，芬芳轻扬。气重于味，辛兼横走，故能下气开心。下气则咳逆上气可去，则九窍应之而通，故聪明耳目。辛以散之，故治痈疮。气味辛温，气厚发热，故温肠胃。肠胃既温，则膀胱兴焉，故止小便。脾湿既祛，则四肢湿痹，不得屈伸自利。久服轻身者，除湿之验也。不迷惑，益心智，高志者，心窍开利也。

陈士铎《本草新编》：止可为佐使，而不可为君药。开心窍，必须君以人参。凡心窍之闭，非石菖蒲不能开。心窍之闭，由于心气之虚，舍人参无他药也。

张璐《本经逢原》：菖蒲，心气不足者宜之。《本经》言补五脏者，心为君主，五脏系焉。首言治风寒湿痹，是取其辛温开发脾气之力。治咳逆上气者，痰湿壅滞之喘咳，故宜搜涤。若肺胃虚燥之喘咳，非菖蒲可治也。其开心孔，通九窍，明耳目，出音声，总取辛温利窍之力。又主肝虚心腹痛，霍乱转筋，消伏梁癫痫，善通心脾痰湿可知。凡阳亢阴虚者禁用。以其性温，善鼓心包之火，与远志之助相火不殊，观《本经》之止小便利，其助阳之力可知。

陈念祖《神农本草经续》：其味辛，合于肺金而主表；其气温，合于心包络之经，通于君火而主神。菖蒲秉水精之气，外通九窍，内濡五脏，其性自下以行于上，与远志自上以行于下者有别。

王士雄、王孟英《重庆堂随笔》：石菖蒲，舒心气，畅心神，怡心情，益心志，妙药也。清解药用之，赖以祛痰秽之浊而卫宫城；滋养药用之，借以宣心思之结而通神明。

周岩《本草思辨录》：假使躯体为寒水所蒙，灵明为痰涎所壅，则运动不周，视听不协，外之不化，由于内之不出。唯菖蒲生水石间，而辛温芳烈，有阳毕达，有阴悉布，故凡水液浑浊为神明之翳者悉主之。菖蒲用以开心孔发音声甚效，然须审定病之宜辛温者。

张山雷《本草正义》：菖蒲味辛气温，故主风寒湿邪之痹着。治咳逆上气者，以寒饮痰湿之壅塞膈上，气窒不通者言之。辛能开泄，温胜湿寒，凡停痰积饮，湿浊蒙蔽，胸痹气滞，舌苔白腻垢秽或黄厚者，非此芬芳利窍，不能疏通，非肺胃燥咳及肾虚之咳逆上气可比。开心孔，补五脏者，亦以痰浊壅塞而言；荡涤燥秽，则九窍通灵，而脏气自得其补益，非温燥之物，能补五脏真阴也。而俗谓菖蒲能开心窍，及反以导引痰涎，直入心包，比之开门迎贼者，过矣。且清芳之气，能助人振刷精神，故使耳目聪明，九窍通利。凡寒饮闭塞，肺气不宣，则令人音暗，菖蒲能逐饮宣窍，而声自开，以视虚劳金破之不鸣，显然有别。其止小便一说，盖指清气下陷，收摄无权之症，辛温能升举下陷之气，或可治之。然菖蒲虽温，辟恶可言，而温中尚嫌不足，其直中三阴之大痛吐泻、转筋冷汗、脉伏色青等症，亦非此所能独当大任。

焦树德《用药心得十讲》：菖蒲开窍，宣气，除痰而益心肝，偏用于痰气迷心（神昏）、耳聋、目瞽、失语。气闭于胸膈之间而胸闷胀痛等，用菖蒲开通，甚有效。

胡爱萍《病证通用中药》：石菖蒲，辛开苦燥，清爽芬芳，性温走窜，既有开窍醒神之功，又有化湿豁痰、辟秽之效。故能疏达凝聚之痰浊，开通闭塞之心窍，尤善治痰湿秽浊之邪，蒙蔽清窍所致的塞闭神昏、耳鸣耳聋等症。阴虚阳亢之耳鸣耳聋忌服，心气耗者慎服。

谭同来《常用中药配对与禁忌》：石菖蒲，辛温平和，可入中焦宣化湿浊，醒脾开胃，增进饮食；入胸膈疏达痰浊，开发清阳，开通心窍。祛风行气以通络。还可以用于喉炎、声带水肿所致的声音嘶哑、风湿痹痛、痈疽疥癣、跌打损伤等。

黄煌《方药心悟》：石菖蒲，味辛苦，性微温，归心、肝、脾经，有豁痰开窍，宁心安神，醒脾化湿，理气活血之功。善治脾胃有病。脾胃同居中焦，脾运化升清，胃主受纳降浊，一纳一化，一升一降，共奏生化气血之功，且脾病多虚，易被湿困；胃病多实，常为寒热饮食所伤。脾胃有病多兼痰湿、食积、气阻等病机。石菖蒲，豁痰理气，醒脾化湿，故治脾胃病收效甚捷。又是一味开窍利咽的肺经药，治络热窍闭之舌强，及痰热阻窍之舌謇、眩晕，取其化痰开窍之功。

刘冠军《临证医方妙用》：石菖蒲，气薄清香，味辛而温，有开心窍，通心神，安神醒脑之功力。本品善碎秽涤痰，能畅心、怡心、疗健忘。

胡心藻《中药类比歌诀》：石菖蒲，归心、肝经，秉芳香清洌之气，为通透五脏六腑、十二经、十五络之药，善辟秽涤痰而卫宫城，宣心思之结而通神明，除痰湿而益心肝，有开窍宁心，安神醒脑，聪耳益智，和中开胃之功。其开窍以湿热或痰浊蒙蔽清窍为主。

刘典功《中药指征相类鉴别应用》：石菖蒲，味辛性温，具有开通心窍，宣气除痰，聪耳发声之功，侧重于开窍辟秽。兼入胃经，和胃化湿。本品伤阴夺血，助阳动火，凡阴虚阳亢、吐血、滑精者当慎用。心气散者忌用。

黄和《中药重剂证治录》：石菖蒲，辛苦温，归心、胃经，通、散之剂，兼补五脏，以通行开宣、平喘为特点，有开窍醒神、化湿和胃之功效。而辛温宣通之性，又善化湿祛浊，利气通络。石菖蒲，内濡五脏，外通九窍，芳香轻扬，能振动清阳，自下以行于上而升提开宣，故陷者能升，闭者能开，郁者能散，亢者能平也。又善除秽浊不正之气，自内而外以宣之，自上而下以降之、出之。

现代药理研究

石菖蒲所含挥发油，主要为 β–细辛醚、a–细辛醚，有明显的镇静、催眠、降温、平喘作用。β–细辛醚有抗惊厥，解痉作用。能促进消化液分泌，抑制肠管平滑肌痉挛，制止肠道异常发酵。本品尚含氨基酸、有机酸、糖类。有抗心律失常，扩张冠状动脉，抗缺氧，降血脂，抑制运动性兴奋，增强记忆力，促进记忆获得，改善记忆障碍，抗肿瘤，抗真菌，杀蛔虫，对抗子宫收缩等作用。能明显改善脑缺血、脑缺氧状态，临床上治疗急性脑梗死、中风、乙脑昏迷等均收到良好的效果。

性能归纳

石菖蒲，味辛、苦，性温，归心胃经，无毒，为天南星科植物石菖蒲的根茎，气重于味，芬芳甚烈。为通散之剂。升、浮，能降，燥、缓、动、泄，走而不守，阳也，入气分，走上下，达内行里之性能。开窍宁神，化湿和胃。

性能应用

石菖蒲，辛散苦降，性温走窜，气芳香，能开心窍，化湿浊，故宜于痰湿闭阻心窍之神昏，用于湿温病、痫证等闭证神昏。治湿热蒙蔽心窍、高热、神昏谵语者，宜与清热燥湿、化痰开窍之品配伍，如《温病全书》之菖蒲郁金汤，以之与竹沥、郁金、连翘等同用。若治痰热所致之痫证神昏、抽搐，可与化痰开窍，息风止痉药物如牛黄、羚羊角等配伍。本品又可宁心安神，治健忘、失眠、惊悸不安等心神不宁之症，常与宁心安神类药物配伍，如《医学心悟》之安神定志丸，以之与远志、茯苓、龙齿等药同用。

石菖蒲苦辛，辛可散结，苦能燥湿，用于痰湿中阻，湿热泻痢。本品芳香而能化湿浊开胃进食，治湿浊中阻、脘腹胀闷不适或疼痛者，常与化湿、行气止痛之品如砂仁、厚朴、苍术等药同用。若湿热泻痢，不纳水谷者，宜与清热燥湿、运脾行气药物配伍，如《医学心悟》之开噤散，以之与黄连、茯苓、陈皮等药同用。

个人体会

石菖蒲，苦辛气香，化湿浊、涤痰饮之药也。痰饮者，秽浊之物，黏稠腻滞，可阻滞于经脉，停留于脏腑，蒙蔽于清窍。痰浊阻于膈上，关格闭阻则气窒不通，胸膈憋闷；痰浊蒙蔽心窍，闭阻神明则猝然昏倒，不省人事，或病发癫痫，神闭抽搐；痰气迷心，惑乱神明则痴迷健忘，神志不清；若痰浊闭阻脑腑，蔽阻清窍则眩晕神昏，目瞀耳聋；若痰湿停留于脾胃，纳化升降失职则脘腹胀闷，不思饮食，甚则下痢湿浊，心腹疼痛也。以上诸证，皆痰湿阻中，气机不利，痰浊壅滞，关膈闭塞，胃肠为痰湿所阻，清窍为痰湿所蔽，神灵为痰湿所蒙，外之不化，内之不运，上下关窍闭阻，运动、神志、视听不协也。

石菖蒲，生于水石之间，秉水精之气，气薄质清，外通九窍，内濡脏腑，自下而行于上，有豁痰开窍之功，醒脾化湿之用，祛痰秽之浊而卫宫城，宣心思之结而通神明，理气开壅。和中开胃，醒脾化湿，一纳一化，消除湿饮痰浊之源；升清阳，降浊阴，一升一降，开宣痰浊凝聚之壅。湿浊化，阳必达，诸窍开，阴悉布，开心窍之郁闭，清脑腑之神灵，舒心气、畅心神、怡心情、益心志、安神醒脑、聪耳明目、增记忆、疗健忘、益智开音。《通用中药》云："既有开窍醒神之功，又有化湿豁痰、辟秽之效，故能疏达凝聚之痰浊，开通闭塞之心窍，尤善治痰湿秽浊之邪蒙蔽清窍所致的寒闭神昏、耳鸣耳聋等症。"皆取其化痰开窍之功。《方药心悟》曰："脾胃有病多兼痰湿、食积、气阻。石菖蒲豁痰理气，醒脾化湿，故治脾胃病收效最捷。"治湿浊中阻，脘腹胀闷不适，亦取其芳香化湿之用也。

总之：石菖蒲，芳香清冽，化痰浊，开窍闭，为通、散之剂，以通、行、开、宣为特点，可荡涤秽浊不正之气，开闭塞通灵之窍。化湿辟秽可言，温中嫌其不足。可为佐使之剂，不为君臣之药。辛温走窜，大能伤阴夺血，助阳动火，故凡阴虚阳亢之头痛、眩晕、耳鸣、耳聋及阴虚火旺之滑精、咯血者忌服。心气耗散者慎服。

养心安神药

柏子仁

古今理性录

李时珍《本草纲目》：柏子仁，性平而不寒不燥，味甘而补，辛而能润，其气清香，能透心肾，益脾胃，养心气，润肾燥，安魂定魄，益智安神，盖上品药也，宜乎滋养之剂用之。

李中梓《雷公炮制药性解》：柏子仁辛归肺，甘归脾，浊阴归肾，故均入之。

缪希雍《本草经疏》：柏子仁，体性多油，肠滑作泻者勿服，膈间多痰者勿服。阳道数举，肾家有热，暑湿作泻，法咸忌之。已油者勿用入药。

张介宾《景岳全书》：气味清香，性多润滑，虽滋阴养血之佳剂。若欲培补根本，乃非清品所长。

贾所学《药品化义》：柏子仁，香气透心，体润滋血。为浊中清品，主治心神虚怯，惊悸怔忡，颜色憔悴，肌肤燥痒，皆养心血之功也。又取气味俱浓，浊中归肾。为封填骨髓，主治肾阴亏损，腰背重痛，足膝软弱，阴虚盗汗，皆滋肾燥之力也。味甘亦能暖肝，补肝胆之不足，极其稳当，但性平力缓，宜多用之为妙。

汪昂《本草备要》：凡补脾药多燥，此润药而香能舒脾，燥脾药中兼用最良。

陈士铎《本草新编》：尤宜与补心、补肾之药同用，则功用尤神。

或疑柏子仁益心而不宜肾，以其必去油而用之也，油去则性燥，心喜燥而肾恶燥，非明验耶？噫！以此论药，失之凿矣。夫柏子仁最多油，去油者，恐过滑以动便，非欲其燥以入心，且柏子仁油去之，亦不能尽，肾得之，未尝燥也。凡药皆宜制其中和，何独于柏子仁疑之耶？

或疑柏子仁补心之药，何以补肾火之药反用之耶？夫心肾相通，心虚而命门之火不能久闭，所以跃跃欲走也。用柏子仁以安心君，心君不动，而相火奉令唯谨，何敢轻泄乎。此补心之妙，胜于补肾也。世人但知补肾以兴阳，谁知补心以兴阳之更神哉。

张璐《本经逢原》：其质虽润，而性却燥，未有香药之性不燥者也。好古以为肝经气分药，时珍言养心气，润肾燥，安魂定魄，益智宁神，即《本经》之安五脏也。昔人以其多油而滑，痰多作泻忌服，盖不知其性燥，而无伤中泥痰之患。久服每致大便燥结，以芳香走气，而无益血之功也。

徐大椿《神农本草经百种录》：柏得天地坚刚之性以生，不与物变迁，经冬弥翠，故能宁心神敛心气，而不为邪气游火所侵克也。人之生理谓之仁，仁藏于心，物之生机在于实，故实亦谓之仁。凡草木之仁，缘能养生气，以类相应也。

周岩《本草思辨录》：喘加柏实者，肺病亦肝病也。盖妇人乳中烦呕，是肝气之逆，逆则不下归肾而上冲肺。柏实得西指之气，能降肺以辑肝，喘宁有不止。此与他喘证不同，故用药亦异也。

张锡纯《医学衷中参西录》：《神农本草经》谓柏实能安五脏，而实于肝脏尤宜也。

胡爱萍《病证通用中药》：柏子仁，味甘质润，不寒不燥，性质平和，主入心经，功能养心安神，多用于心阴不足、心血亏虚、心神失养之失眠、心悸等。又可入肾经，润肾燥，能交通心肾，益智宁神，故亦可用于心肾不交之心烦少寐、梦遗健忘。

谭同来《常用中药配对与禁忌》：柏子仁，甘平质润，主入心经，养补心气，养心安神，养心血，偏治思虑过度，心脾两亏之心悸、失眠，且有养阴润燥之功。

胡心藻《中药类比歌诀》：柏子仁，甘平气香，质润入心经，不寒不燥，善益脾胃而补心气，养心血，舒忧思之气，偏治思虑过度，心脾两亏之心悸失眠最为适用。且滑利质润，能养血润燥，润肠通便。

刘典功《中药指征相类鉴别应用》：柏子仁，味甘性平，归心、脾、肾、大肠经，具有养心安神，养阴止汗，润肠通便之功效，为滋养心脾之要药。以益心脾、安神定志见长，善治失眠多梦。本品质润多脂，润肠通便，多用于阴虚血亏之肠燥便秘。便溏滑泄者忌用，脾胃虚寒、素有痰湿者慎用。

现代药理研究

本品含脂肪油，并含少量挥发油、皂苷、植物甾醇、维生素A样物质及蛋白质。柏子仁的水及乙醇提出物有改善记忆的作用，可使慢波睡眠深睡期延长，并能恢复体力，有明显的镇静安神作用。因含大量脂肪油而有润肠通便作用。去油制霜，宜于心神不宁而大便溏泄者，镇静催眠作用明显强于生柏子仁。

性能归纳

柏子仁，味甘，性平，归心、肝、大肠经，无毒，为柏科乔木侧柏的种仁，质润多脂，气味清香。为润、养之剂。沉、降，亦升，润、补、静、缓，守而亦走，阴也，入血分，走上下，入里达内之性能。养心安神，润肠通便。

性能应用

柏子仁，味甘性平，气香透心，益心阴，养心血，用于心神不宁之证。本品与酸枣仁相类似，既能入心以养心阴，又可宁心安定神志，亦宜于阴血不足所致之证。治心悸怔忡、虚烦不眠，常与补血、养心安神之品配伍，如《证治准绳》之养心汤，以之与当归、酸枣仁等药同用。心、肾两虚所致失眠、健忘、遗精者，当与补肾滋阴药物配伍，如《体仁汇编》之柏子养心丸，以之与熟地、枸杞等药同用。心气不足之惊悸失眠者，可与补气、安神药物配伍，如《仁斋直指方》之宁心丸，以之与人参、茯苓等药同用。

柏子仁为柏科植物侧柏的种仁，富含油脂，体润滋血，性平和，有润肠通便之功，用于肠燥便秘。治老人、体虚之肠燥便秘，与其他润肠通便药物配伍，如《世医得效方》之五仁丸，以之与郁李仁、杏仁等同用。

个人体会

侧柏，得天地坚刚之性以生，终冬不凋弥翠阴寒。其子仁性平，其气属阴，富含油脂，质润气香，味辛甘，不寒不燥，润养之剂。辛归肺，甘归脾，入血分，滋润肝肾，五脏受益也。其清香之气直透心经，润养心阴，滋养心血，益心气，宁心神，以安心君。安神志，定魂魄，益智宁神，可安定五脏。心君安宁，相火不得跃跃妄行，心肾相互交通，失眠健忘，鬼交梦遗，神志不安，心神不宁，不治自愈。滋心血，益心气，心室得养，母子相生，中焦受益，况味甘归脾，清香之气悦脾、舒脾。脾阴充，脾气健，思虑不伤，精微上布入心生血，气血充盈，心脾两不亏虚，惊悸怔忡，失眠多梦，心神不安，不能以生矣。滋阴气，养心血，润肺布津，津液下行，滋润肠燥，有滋养阴血，润燥通便之用。老年体弱，久病阴血亏虚之肠燥便秘自能润通也。《本草纲目》曰："柏子仁，性平而不寒不燥，味甘能补，辛而能润，其气清香，能透心肾，益脾胃，养心气，润肾燥，安魂定魄，益智安神。"况柏子仁的水及乙醇提出物，有改善记忆的作用，并能恢复体力，有明显的镇静安神作用。因含大量脂肪油而有润肠通便作用。

总之：柏子仁质润，性平气阴，不寒不燥，润、养之剂。益阴养血，主入心经，宁心安神，安定五脏，润肠燥，皆润养之功也。本品芳香而走气，虽有润养阴血之功，绝无培补根本之力。性平力缓，处方以多用为宜。油润不余，膈间有痰者勿服，便溏滑泻者忌用。脾胃虚寒，素有痰饮者慎用。

酸枣仁

古今理性录

李时珍《本草纲目》：枣仁，味酸性收，故主肝病，寒热结气，酸痹久泄，脐下满痛之症。其仁甘而润，故熟用疗胆虚不得眠、烦渴虚汗证；生用疗胆热好眠，皆足厥阴、少阳药也。今人专以为心家药，殊昧此理。

杜文燮《药鉴》：血不归脾，而睡卧不宁者，多用之。盖血不归脾，则五脏不安和，而睡卧自不宁矣。今既大补心脾，则血归脾而五脏和，睡卧岂有不宁者哉？然心家有实热者，生研为良，心家若虚寒者，炒研才妙。

李中梓《雷公炮制药性解》：枣仁味酸，本入肝经，而心则其所生者也，脾则其所制者也，胆又其相依之腑也，宜并入之。《圣惠方》云胆虚不眠，寒也，炒熟为末，竹叶汤调服，盖以肝胆相为表里，血虚则肝虚，肝虚则胆亦虚，得熟枣仁之酸温，以旺肝气，则木来克土。脾主四肢，又主困倦，所以令人多睡。又《济众方》云胆实多睡，热也，生研为末，姜茶汤调服，亦以枣仁秋成者也。生则得全金气，而能制肝木，肝木有制，则脾不受侮，而运行不睡矣。

缪希雍《本草经疏》：酸枣仁，实酸平，仁则兼甘，专补肝胆，亦复醒脾。熟则芳香，香气入脾，故能归脾。能补胆气，故可温胆。母子之气相通，故亦主虚烦，烦心不得眠。其主心腹寒热，邪结气聚，及四肢酸疼湿痹者，皆脾虚受邪之病，脾主四肢故也。胆为诸脏之首，十一脏皆取决于胆。五脏之精气皆禀于脾。故久服之，功能安五脏。凡肝、胆、脾三经，有实邪热者勿用。以其收敛故也。

卢之颐《本草乘雅半偈》：枣为脾果，味酸属木，脾之肝药。色赤属火，脾之心药也，具春升夏出之机，脾之阳分药也。盖心腹居中，即脾土之宫位，为寒热邪气，结聚于中，不能主持四末，致成湿痹酸痛，而为凝闭之阴象者。枣能运行脾用，鼓舞脾阳，转凝闭为升出，结聚自散，痹闭自通矣。五脏居中，禀气于脾，亦仗以轻安也。

陈士铎《本草新编》：或问酸枣仁止能益心，何以补肾之药，古人往往用之乎？盖心肾原不可两治也。因世人贪色者多，仲景夫子所以止立六味、八味，以补肾中之水火宜。然而肾火原通于胞络，而肾水原通于心，补心未尝不能益肾，古人所以用枣仁以安心，即安肾也。且世人入房而强战者，心君不动，而相火乃克其力以用命。心君一移，而相火即懈，精即下泄。可见补心所以补肾，心气足而肾气更坚，不信然哉。

或问酸枣仁之治心也，不寐则宜炒，多寐则宜生，又云夜不能寐者，必须生用。何其自相背谬耶？不知此实用药之机权也。夫人不寐，乃心气之不安也，酸枣仁安心，宜用之以治不寐矣。然何以炒用枣仁则补心也？夫人多寐，乃心气之大昏也。炒用，则补心气而愈昏；生用，则心清而不寐耳。夜不能寐者，乃心气不交于肾也；日不能寐者，乃肾气不交于心也。肾气不交于心，宜补其肾；心气不交于肾，宜补其心。用枣仁正所以补心也。补心宜炒用矣，何以又生用。不知夜之不寐，正心气之有余，清其心，则心气定，而肾气亦定矣，此所以必须生用。若日夜不寐，正宜用炒，而不宜用生矣。

或疑枣仁安心，人人知之，安心而能安肾，此则人未知也。曰：枣仁岂特安心以安肾而已乎，更能安五脏之气。盖心肾安，而五脏有不安者乎，不必其入脾、入肺、入肝而后能安也。

黄宫绣《本草求真》：汪昂曰：温胆汤治不眠，乃凉肺泻胃之热以温胆之寒也。其以温胆名汤者，以胆欲不寒不燥，常温为候耳。但仁性多润，滑泄最忌，纵使香能舒脾，难免润不受滑矣。

贾所学《药品化义》：枣仁，仁主补，皮益心血，其气炒香，化为微温，藉香以透心气，得温以助心神。凡志苦伤血，用智损神，致心虚不足，精神失守，惊悸怔忡，恍惚多忘，虚汗烦渴，所当必用。又取香温以温肝、胆，若胆虚血少，心烦不寐，用此使肝、胆血足，则五脏安和，睡卧得宁；如胆有实热则多睡，宜生用以平胆气。因其味甘炒香，香气入脾，能醒脾阴，用治思虑伤脾及久泻者，皆能奏效。

张璐《本经逢原》：按酸枣本酸而性收，其仁则甘润而性温，能散肝、胆二经之滞，故《本经》治心腹寒热，邪气结聚，酸痛血痹等皆生用，以疏利肝、脾之血脉也。盖肝虚则阴伤而烦心，不能藏魂，故不得眠。伤寒虚烦多汗，及虚人盗汗，皆炒熟用之，总取收敛肝脾之津液也。

焦树德《用药心得十讲》：古人有生枣仁治多眠、炒枣仁治失眠的说法，但于临床应用与药理实验，均未见如此相反的作用。宋代有的医家提出这是酸枣肉与酸枣仁之误，认为酸枣肉可治多眠，与用麻黄可发汗，麻黄根、节能止汗的道理相同，可供参考。

谭同来《常用中药配对与禁忌》：本品甘补酸收，能养肝阴，益肝血而宁心神，为滋养性安神之品。酸能敛阴、生津、止渴，甘善补阴、养阴、退蒸。有内补、外敛之特点，既能内补营血而安神志，又能外敛营阴而止虚汗，为养心安神，敛汗之要药。然酸枣仁生用性偏凉，宜用于阴虚失眠有热象者；炒用性偏温，适用于心脾两虚、心悸怔忡、纳少多汗者。

胡心藻《中药类比歌诀》：酸枣仁，甘酸而平，质润入心，能养心安神，养阴止汗。又入肝经，善补肝、胆，养心阴而宁心安神，偏治心肝血虚引起的心悸失眠及肝血不足、胆热上扰的虚烦不寐，兼能敛营阴，生津液，收耗散之气，用治体虚自汗、盗汗、及津伤口渴。酸枣仁生用甘酸而润，清肝宁心安神，疏利肝胆血脉，以清虚为用。炒熟酸温而香，补肝宁心安神，敛津以补肝体为用。生熟二者合用，一清一补，宁心安神之力更强。

胡爱萍《病证通用中药》：酸枣仁，甘酸而性平，主入心肝二经，为滋养性安神药。甘能补益心肝，酸能收敛止汗，为内补、外敛之佳品。因其能养心阴、益肝血而安神，故心肝血虚、心神不宁之虚烦失眠，伴有心悸汗出者尤为适宜。

黄和《中药重剂证治录》：酸枣仁，甘酸性平，归心、肝、胆经，有滋补阴血，养心益肝，安神敛汗之功。甘酸平和以滋润收敛为特点。其功有十：益阴血、宁心神、敛津液、柔肝缓急、止痛、健脾胃、补肝肾、强筋骨、利血脉、益脑、强壮。

现代药理研究

本品含大量脂肪油、蛋白质和维生素C，并含两种甾醇、两种三萜化合物、酸枣仁皂苷等。酸枣仁水煎液有镇静、催眠，对抗实验性心律失常的作用。具有镇静、催眠、抗惊厥、镇痛、降体温、扩张血管、保护缺血性脑损伤、降血压、强心、抗心律失常、抗心肌缺血、抗缺氧、抑制血小板聚集、降血脂、抗动脉粥样硬化、抗脂质过氧化、增强免疫、抗炎、兴奋子宫、增进饮食、增强体力、提高记忆和学习功能、防治烧伤等作用。

性能归纳

酸枣仁，味甘、酸，性平，归心、肝经，无毒，为鼠李科落叶灌木或小乔木酸枣的成熟种子，质润，气芳香。为敛、养之剂。不升不降，不浮不沉，缓、润、静、补，守而不走，阴中有阳，入血分，走上下，行里达内之性能。养心安神，收敛止汗。

性能应用

酸枣仁，味甘性平，入心、肝经，养心阴，益肝血，为滋养性安神药。既可宁心安神，又可滋养心、肝阴血，故宜用于阴血不足所致之心神不宁之症。治阴血不足，心失所养之心悸、失眠，常与养阴、补血之品配伍，如《证治准绳》之酸枣仁汤，以之与麦门冬、地黄等药同用。若心脾两虚所致体倦食少、多梦健忘者，宜与补益心脾之品配伍，如《济生方》之归脾汤，以之与黄芪、党参等药同用。心肾阴亏、虚烦少寐、梦遗健忘者，常与滋阴养心之品同用，如《摄生秘剖》之天王补心丹，以之与麦门冬、生地黄等药配伍。

酸枣仁，甘酸性收，敛营阴，止虚汗，有一定的收敛止汗作用，用于体虚多汗证。若表虚不固，自汗而出者，宜与益气固表之品，如黄芪、白术等配伍。阴虚潮热盗汗者，宜与养阴敛汗之品，如山茱萸、五味子等药配伍，以增疗效。

个人体会

酸枣仁，味甘酸，性平。甘补酸收，性平且润，香透心脾，入心、脾、肝、胆经。甘益心脾之营血，酸收耗散之真阴，有滋润敛养之功，宁心安神之效。益肝阴，养心血，收营血归脾，敛阴液，安神灵，安胆热上扰，为滋养安神之药，治营阴走散之病。营阴双收，心脾两顾，心肾互交，肝胆相照，五脏可安矣。凡劳苦伤血之惊悸怔忡，运智伤神之恍惚不定，思虑伤脾之睡卧不宁，心阴耗散之神不守舍，肝胆血虚之虚烦不寐，心肾不交之精神失守，阴液走散之汗出、烦渴，皆能治之。《中药大辞典》谓："养肝、宁心、安神、敛汗，治虚烦不眠、心悸怔忡、烦渴、虚汗。此皆真阴气血耗散，精神阴液不收之证，治宜补而收之。"

酸枣仁，得金木之气而生，以酸为名，虽有润养安神之功，因其本酸而性收，实为酸敛安固之药。无形之阳气精神走散者，可收之、安之；有形之阴血津液不固者，可敛之、固之。故能敛肝阴去虚烦不眠，安心神疗心悸怔忡，收脾气治睡卧不宁，安胆热宁惊忧不寐。主入肝胆二经，润养枯萎之肝木，敛收耗散之真阴，通过敛收之功而达益养之意，益肝阴，收神灵，安神定志。《雷公炮制药性解》云："肝胆相为表里，血虚则肝虚，肝虚胆亦虚也。"胆为诸脏之首，《经》曰："十二经脉，皆取决于胆。"肝胆相依，气血调顺，五脏安和，心烦不寐，恍惚健忘，睡卧不宁，惊剔不安皆能安抚也。《圣惠方》谓酸枣仁："专治胆虚不眠。"《本草纲目》亦谓："酸枣实味酸性收，故主肝病，寒热结气，酸痹久泄，脐下满痛之症。其仁甘润，故熟用疗胆虚不眠、烦渴虚汗之症。皆足厥阴、少阳之药也。今人专以为心家药，殊昧此理。"

古有酸枣仁炒用治失眠，生用治多寐之述。现代药理研究，酸枣仁主含酸枣仁皂苷、甾醇、三萜化合物等成分，有镇静、催眠、抗惊厥、强心、抗心律失常等作用。在临床应用中，生熟相同，而无生用治多寐、炒熟疗失眠之相反作用，只是生用其性偏凉，多用于烦热不眠；炒熟其性偏温，偏用于虚烦不寐之症而已。总为敛养之剂，敛营阴，收神灵，安神宁心。通过敛收之功而达益养之意，有营阴双收，心脾两顾，心肾互交，肝胆相依，五脏安和之功。治疗心神不安，失眠健忘，阴汗外出诸症。有益养敛收之功，故邪实有热者勿用。

远　志

古今理性录

李时珍《本草纲目》：远志，入足少阴肾经，非心经药也。其功专于强志益精，治善忘。盖精与志，皆肾经所藏也。肾经不足，则志气衰，不能上通于心，故迷惑善忘。《灵枢经》云：肾藏精，精合志。肾盛怒而不止则伤志，志伤则喜忘其前言，腰脊不可以俯仰屈伸，毛悴色夭。又云：人之善忘者，上气不足，下气有余，肠胃实而心肺虚，虚则营卫留于下，久之不以时上，故善忘也。陈言《三因方》，远志酒治痈疽，云有奇功，盖亦补肾之力尔。

张介宾《景岳全书》：远志，功专心肾，故可镇心止惊，辟邪安梦，壮阳益精，强志助力，以其气升，故同人参、甘草、枣仁，极能举陷摄精，交接水火。

贾所学《药品化义》：远志，味辛重大雄，入心开窍，宣散之药。凡痰涎伏心，壅塞心窍，致心气实热，为昏聩神呆、语言蹇涩，为睡卧不宁，为恍惚惊怖，为健忘，为梦魇，为小儿客忤，暂以豁痰利窍，使心气开通，则神魂自宁也。又取其辛能醒发脾气，治脾虚火困，思虑郁结，故归脾汤中用之。及精神短少，竟有虚痰作孽，亦须量用。若心血不足，以致神气虚怯，无痰涎可祛，即芎归味辛，尚且忌用，况此大辛者乎。诸《本草》谓辛能润肾，用之益精强志，不知辛重暴悍，戟喉刺舌，与南星、半夏相类。《经》曰：肾恶燥，乌可入肾耶。

邹澍《本经疏证》：古今注本草家，类似远志《本经》有不忘强志之文，《别录》有益精之文，遂互相牵合，谓唯能益精，故有不忘强志之效。不知味苦气温性燥之物，岂是益精之品。必也精本不亏，而运精之神有翳累，故拨去其翳累而神自清，神清而精自融，液谓为益精可也。本神篇曰肾藏精，精舍志，又曰肾盛怒而不止则伤志，志伤则喜忘其前言，明明因暴怒引火上浮，致神离于精耳，精亦可从骤亏？唯引其火使归于精，精与神相合而自复，又何必益精。《千金》杂补门治阴痿，精薄而冷，方后注欲多房室倍蛇，欲坚倍远志，欲大倍鹿茸，欲多精倍钟乳，亦可见用远志者为坚志意，非益其精之谓也。远志何以能坚其志？盖房室之事，源发于心，心有所忆谓之意，意之所存谓之志，其志不回，则其火不散，而阴不泄，此即与不忘强志倍力之经文一贯矣。于此见善忘即志不坚，志之不坚，即神之注于精不纯一，其取义仍在远志之苗短根长，自上下下，苦温以醒发其火耳，益精云乎哉？

陈士铎《本草新编》：乃心经之药，凡心经虚病俱可治之。夫心肾常相通者也，心不通于肾，则肾之气不上交于心；肾不通于心，则心之气亦不下交于肾。是远志乃通心肾之妙药，故能开心窍而益智，安肾而止梦遗，否则心肾两离，何能强记而闭守哉。

张锡纯《医学衷中参西录》：远志，其酸也能阖，其辛也能辟，故其性善理肺，能使肺叶之阖辟自然，而使肺中之呼吸于以调，痰涎于以化，即咳嗽于以止矣。若以甘草辅之，诚为养肺要药。至其酸敛之力，入肝能敛戢肝火，入肾能固涩滑脱，入胃能助生酸汁，使人多进饮食，和平纯粹之品，夫固无所不宜也。

张山雷《本草正义》：远志，味苦入心，气温行血，而芳香清冽，又能通行气分。其专主心经者，心本血之总汇，辛温以通利之，宜其振作心阳，而益人智慧矣。《本经》主咳逆，则苦泄温通辛散，斯寒饮之咳逆自平，此远志又有消痰饮、止咳嗽之功。《三因方》治一切痈疽，最合温通行血之义，用于寒凝气滞，痰湿入络，发为痈肿等证，其效最捷。唯血热湿热之毒，亦不必一例乱投，无分彼此耳。远志能利血运行，而以为心家补益之品者，振动而流利之，斯心阳敷布而不窒滞，此补心之真旨也。然温升之品，必不宜于实热，如误用于热痰蒙蔽心包之证，得毋益张其焰。又所谓安魂魄，定惊悸者，亦谓补助心阳，则心气充而魂梦自宁，惊悸自定，非养液宁神以安宅者之可比。又有远志能交通心肾之说，则心阳不振，清气下陷，及肾气虚寒，不能上升者，以远志之温升，举其下陷，而引起肾阳，本是正治。然人不察，每遇肾阳不藏，淫梦失精，亦曰此属坎离之不交，须以远志引之，使其水火交接，则相火愈浮，肾愈不摄，利九窍者适以滑精窍，益精者将反以失精矣。

谭同来《常用中药配对与禁忌》：远志，辛苦微温，苦降以泄上逆之痰湿，祛痰开窍，安神益志。所含皂苷对胃黏膜有刺激作用，故胃炎及十二指肠溃疡者忌服。远志性温气燥而助热，阴虚阳亢及痰热等忌服。

胡爱萍《病证通用中药》：远志，苦辛而温，入心经，能开心郁，助心气而宁心安神。归肾经，能通肾气，接肾水而强志不忘。水火交接，心肾开通，故神志自宁。为交通心肾，安神益智之佳品。若心脾气血亏虚，及心肾不足阴血亏虚之心悸、失眠，亦可取本品交通心肾，定志宁心，有"通肾气上达于心"之说。本品苦泄辛行，性温通利，为宣泄通达之品，善于疏通气血之壅滞而消散痈肿，故可用治一切痈疽疮毒，无论属寒、属热、虚证、实证均可。内服外敷皆有疗效。

胡心藻《中药类比歌诀》：远志主入心肾二经，性善宣泄通达，既能定心气安神宁心，又能通肾气强志不忘，为交通心肾、安神益智之佳品。擅长祛痰浊，开心窍，凡痰阻心窍所致的精神错乱、健忘恍惚、惊悸不眠等用之最好。又能宣肺气以化痰止咳，还能疏通气血，散结消痈，治痰浊火毒结聚肌肤之痈疮疖肿等。

王超《临证用药心悟》：远志苦气温，无毒，益精壮阳，强志倍力，辟邪气，祛邪梦，定心气，安心神。

刘冠军《临证医方妙用》：远志，气温味苦，有益心气、安心神、止惊悸、开智慧之效，又有通心肾、增记忆、安神定志之力。《神农本草经》谓："远志补不足，除邪气，利九窍，益智慧，聪耳明目，强志倍力，久服轻身不老。"

现代药理研究

本品含远志皂苷、远志醇、细叶远志碱、脂肪油、树脂、生物碱、果糖等，全远志有较强的祛痰作用。对巴比妥类药物有协同作用，能促进实验动物的智力，对大脑有保护作用，有安神益智、抗健忘的功效，具有镇静、催眠、抗惊厥作用，对肺炎双球菌有抑制作用，对革兰氏阳性菌、伤寒杆菌、痢疾杆菌及人型结核杆菌亦有抑制作用，并对已孕和未孕子宫有促进收缩和增强张力等作用。尚能降压、利尿、抗突变、抗癌，所含皂苷有溶血作用。

性能归纳

远志，味苦、辛，性微温，归心、肝、肺经，无毒，为远志科草本植物远志或卵叶远志的根，芳香清洌。为宣、散、通、达之剂。升、降，不浮，缓、泄、动、润，亦阴亦阳，入气分，亦入血分，行上走下，通内外，达表里之性能。宁心安神，化痰开窍，消散痈肿。

性能应用

远志，味苦辛，归心经，开心郁，助心气，有宁心安神之效，用于心神不宁之症。兼能开心窍，故宜于心神不宁、失眠、心悸而有健忘者。若心脾不足所致梦寐不宁、健忘，或失眠、惊悸者，常与补益心脾之气而又安神的药物配伍，如《证治准绳》之不忘散，《济生方》之远志丸，均以之与人参、茯苓、石菖蒲同用。本品除能宁心安神外，尚可化痰而开窍，用于痰浊闭阻心窍所致之癫狂、痫证。若治癫狂发作，神志恍惚者，宜与其他化痰开窍、宁心安神药物，如石菖蒲、郁金等配伍。若治痫证抽搐、口吐涎沫、神志昏迷者，可与化痰开窍、息风止痉药物，如天麻、天南星、石菖蒲等药同用。

远志，辛温，入肺经，宣肺气以化痰涎，开肺窍，尚可去除阻于肺窍之痰而止咳，用于咳嗽痰多。若痰多黏稠，咳吐不爽者，不论寒热虚实，皆可配伍使用。

远志，辛散温通，能疏通气血，化痰壅，消肿散结，用于痈疽肿痛。本品不论内服、外敷，均有消散痈肿的作用。单用或配伍清热解毒之品均可。

个人体会

远志，小草也。叶细根长，苦辛微温，辛行温通，根长通达，上连心，下通肾，主入心肾二经气分。助心阳而通于肾，使肾气上交于心；助肾阳而交于心，使心气下交于肾。心肾交通，不离不弃也。《本草新编》云："远志乃通心、肾之妙药。"心藏神，主神明。肾藏精，坚志意，精神相依，神意相投，志坚智聪，宁神不忘，治梦寐不安，志意不坚，心神不宁，恍惚善忘，乃交通心肾之妙药，益智安神之佳品也。《本经》云："益智慧，聪耳目，不忘，强志，倍力矣。"《本经疏证》曰："心有所忆谓之意，意有所存谓之志。"此即不忘，强志，倍力之经文一贯也。

远志能入心经，主神明，使心肾之气上下交通，且根长质坚，下行，有"通肾气上达于心"之说。《灵枢经》谓："肾藏精，精舍志，肾盛怒而不能上则伤志，志伤则善忘其前言。"故能坚志意，安神灵，治失眠健忘。《本草纲目》云："远志入足少阴肾经，非心经药也。其功专于强志益精，盖精与志，皆肾经所藏也。肾经不足则志气衰，气不能上通于心，故迷惑善忘。"远志益智强志，治善忘，皆因入肾交心也。使精神相合，神志相依，心有所忆，意之所存，强志不忘也。

远志，味辛性温，辛行温通，走上下，达内外，有化痰涎、开窍闭之功用。入肺经，宣通肺气，化痰涎，治痰浊壅阻肺窍之咳嗽、胸闷痞满。《医学衷中参西录》云："性善理肺，能使肺叶之阖辟自然，而使肺之呼吸于以调，痰涎于以化，即咳嗽于以止矣。"走肌表，开腠理，通毛窍，祛痰湿入络，又温通气血，治气血凝滞，痰浊结聚之痈疽疮肿。《三因方》用远志酒治痈疽，云有奇功。又化痰饮，开心窍，治痰蔽心窍之心神不安、睡卧不宁、健忘失聪，及惊痫癫狂、精神错乱。《药品化义》曰："暂以豁痰利窍，使心气开通，则神魂自宁也。"

总之，远志味苦辛，性微温，入肾、心、肺经，有交通心肾之功，祛痰化饮之用，以宣散通达为特点，以坚志益智、宁心安神、祛痰开窍为目的，以疗神志异常、失眠健忘等症为主，亦治痰咳疮肿。药理研究远志含生物碱、远志皂苷、远志醇等成分，有明显的祛痰作用，对巴比妥药物有协同作用，能促进实验动物的智力，对大脑有保护作用，有安神、益智、抗健忘之功效。观其远志，温润且缓，随和依附，为佐使之剂，佐补则补，使泄则泄……故凡须用者，不论寒、热、虚、实、阴、阳、气、血皆可配伍使用。总以性温助热，阴虚阳亢及痰热等忌用，或酌情配伍使用为妥。

夜交藤

古今理性录

赵其光《本草求原》：但味苦涩，气微温，希雍等所指是此。收敛功多，温达力薄，止能为阴之合，不能为阳之开，唯阴虚而易于召风者宜之。若阳虚不能达阴而病风，断非所宜。又肾火上浮，不能用桂、附者，用之最合。盖苦坚肾，温补肝，涩入少阳以堵外邪。唯久疟而邪将尽者，佐柴、苓、橘、半；邪已净者，佐参、术、芪、归亦止。若邪盛初疟，最忌。其固精保胎，一皆涩可固脱之功，而稍寓扶助少阳生气之义。今人乃以之混入首乌条内，天下未有苦涩能滋补，能疏肝，而外合于风者。若真首乌而制之，则反失其津液滋补之功矣。乃或者反以此苦涩之品，谓其生用可兼发散，害人无算。按此物气味类醋而蔓生，亦能收肝阴以去热，通络脉以活血。

张山雷《本草正义》：夜交藤，濒湖止称茎叶治风疮疥癣，作浴汤其效，今以治夜少安寐，盖取其能引阳入阴耳。然不寐之源，亦非一端，苟不知从病源上着想，而唯以此为通用之品，则亦不效。但止堪供佐使之助，因其调和阴阳者，故亦有利无害。

胡爱萍《病证通用中药》：首乌藤，亦称夜交藤，其味甘，性平，主入心肝经，功能补养心肝阴血而安神，适用于阴虚血少，心失濡养失眠、多梦、心神不安。因其作用平和，多作辅助用药，兼治阴虚阳亢、烦躁失眠。夜交藤据报道可致过敏反应，主要表现为全身皮肤发疹，或皮肤刺痛发痒、恶寒发热，故过敏体质者应注意。

胡心藻《中药类比歌诀》：夜交藤，味甘，性微苦，平，入心肝二经，有养血安神，通经祛风之功。水煎内服能养血安神，治失眠，祛风湿，舒经络，治痹痛。煎水外洗，有解毒、和血、祛风的作用，可用于风疮疥癣作痒。

刘典功《中药指征相类鉴别应用》：夜交藤，味甘微苦，性平，归心与肝经，具有养心安神，祛风止痒之功，其作用是通过引阳入阴，燥湿祛风而取效，常用于心烦不寐。还可用于热痹、瘙痒证。

黄和《中药重剂证治录》：夜交藤甘平，归心肝经，有养心安神，祛风通络，活血止痛之功效，为安和调达之药，补而不滞，通而不疾，静安不壅，交合阴阳。其用主七：安神、益阴血、交合阴阳、祛风通络、活血、止痛、消疮痈。

现代药理研究

夜交藤含蒽醌类物质，主要为大黄素、大黄酚或大黄素甲醚等，此外尚含 ß- 谷甾醇。本品有镇静、催眠、降血脂、抗脂肪肝、调节肠道运动、镇咳、抗菌、杀灭钩端螺旋体、抗肿瘤、降血压、利尿等作用。

性能归纳

夜交藤，味甘，性平，归心、肝经，无毒，为蓼科植物何首乌的藤茎，气薄而酸。为通调之剂。升、降、缓、润、静、益，亦动，亦阴亦阳，入血分，走而能守，走上下，达内外，行表里之性能。养心安神，祛风通络。

性能应用

夜交藤，味甘苦，性温平，入心、肝二经，有一定的滋养作用，既能入肝经补阴血，又可入心经宁心神，安神定志，用于心神不宁之症。与酸枣仁、柏子仁类似，均宜用于阴血不足所致者。治血虚之虚烦不眠、多梦等，宜与滋阴血、养心安神之品配伍。若阴虚阳亢之烦躁、彻夜不眠者，须与滋阴潜阳药配伍，如《医醇賸义》之甲乙归脏汤，以之与龙齿、珍珠母等药同用。

夜交藤，既有养血之功能，又可通络脉活血，祛风邪，可用于血虚身痛、风湿痹痛等症。若血虚所致肢体酸痛、肌肤麻痹不仁者，可与补血、活血通络之品，如鸡血藤、桑寄生等药同用。若风湿痹痛、关节屈伸不利源于久病体虚者，须与祛风湿、通络止痛药物配伍。

此外，夜交藤因能养血，通络活血，祛风邪，可用于痈疽肿痛、皮肤疥癣瘙痒等症。内服，或煎汤外洗，均可获效。

个人体会

夜交藤，为蓼科植物赤首乌的藤蔓，味甘性平，入心、肝二经，养血安神，有生发通达，调和阴阳之功效。为通、调之剂。能引阳入阴，交合阴阳，以安梦寐，故名夜交。借其根块何首乌之基原，虽无滋阴补血之力，亦有益阴养血之功。益阴养血，为通调阴阳之药，引阳入阴，有养心安神之用，治阴阳离决、夜不能眠之症。《素问·阴阳应象大论》有"阴在内阳之守也，阳在外阴之使也"之说。肝阴不足，阴不制阳，虚阳上亢，阳不抱阴，阴阳离而不合，夜不能寐矣。况肝阳上亢，上扰心神，烦躁易怒，彻夜不眠。心阴不足，心失所养，阴不使阳，心阳涣散，扰乱神明，致心神不宁，虚烦不寐，惊恐梦多诸症。《饮片新参》谓："养肝阴，止虚汗，安神催眠。"为养血安神，安梦催眠之佳品也。

夜交藤，味甘性微温，益阴养血，通达调和，通脉络以活血，祛风邪，血行风止灭也。用于阴血不足、血虚生风所致之肢体酸楚、麻木不仁，及阴血不足；复感风寒湿邪所致之风湿痹痛、关节屈伸不利。煎汤洗浴，可去疥癣作痒、痈疽风疮。《陕西中草药》谓："祛风湿，通经络，治失眠、多汗、贫血、周身酸痛、疥癣皮肤病。"亦为养血祛风之良药也。

总之：夜交藤，生发通达之物，阴阳调和之药。引阳入阴则梦寐自安，阴阳调和则心神可宁，为安神催眠之良药。又可通络脉活血，祛风邪，用于血虚肢体酸痛及疥癣瘙痒、痈肿风疮。亦为养血祛风之佳剂也。本品虽能调和阴阳，但只能为阴之合，不能为阳之开，故阴虚血少而致诸证宜之，阳虚不能达阴及痰湿阻阳诸证非所宜也。本品气薄性缓，为佐使之剂。虽可治疗各种原因之失眠，尤对阴血虚少之失眠最宜，为安神催眠药中之佳品，常须配他药伍用。唯用量宜大，少则不效。

合 欢 皮

古今理性录

朱震亨《本草衍义补遗》：属土而有水与金，补阴之有捷功也，长肌肉，续筋骨，概可见矣。而外科家未曾录用，何也？又名夜合，人家多植庭除间，蠲人之忿。

李中梓《雷公炮制药性解》：合欢味甘，何以独入心家？经所谓"以甘泻之"之说也。心得所胜，而痈疮诸患为之自释矣。其叶细细相并，至夜则合，又名夜合花，似绒拂可爱，俗又谓之乌绒。

倪朱谟《本草汇言》：合欢皮，甘温平补，有开达五神，消除五志之妙应也……味甘气平，主和缓心气。心气和缓，则神明自畅而欢乐无忧。如俗语云，萱草忘忧，合欢蠲忿，正二药之谓欤。又大氏方，主消痈疽，续筋骨者，皆取其能补心脾，生血脉之功耳。

张璐《本经逢原》：合欢属土与水，补阴之功最捷。单用煎汤，治肺痈唾浊。合阿胶煎膏，治肺痿吐血皆验。与白蜡同熬膏，为长肌肉、续筋骨之要药，而外科家未尝录用，何也？按：合欢所主诸病，不过长肌肉，续筋骨，故用以填补肺之溃缺。而《本经》安五脏、和心志等语，岂特诸疾而已！嵇康《养生论》云：合欢蠲忿，萱草忘忧。宁无顾名思义之实乎？

黄宫绣《本草求真》：气缓力微，用之非止钱许可以奏效，故必重用久服，方有补益怡悦心志之效矣。若使急病而求治即欢悦，其能之乎。

张秉成《本草便读》：续筋骨，补而不滞，益神智，蠲忿怒。至于不寐一证，各有成病之由，不可因其有夜合之名而滥用之也。

刘冠军《临证医方妙用》：合欢花，气味俱薄，有养心血，缓心气，开郁结，安五脏之力。《本经》载："安五脏，和心志，令人欢乐无忧。"

胡爱萍《病证通用中药》：合欢皮，味甘性平，主入心、肝二经，既能舒缓心气，又能舒肝解郁。心气和缓，肝气舒畅，则五脏安和，神明自畅，欢乐无忧，故为解郁、悦心、安神之要药。适用于情志不遂，忿怒忧郁，烦躁失眠，心神不宁之症。又入肺经，能消散肺中之瘀阻壅滞，瘀阻壅滞得以疏通，则脓肿消，疼痛止，故可治肺痈胸痛、咳吐脓血者。因其作用平和，故多用作辅助之药。合欢花与合欢皮功用相似，均能安神、解郁，尤以合欢花药效更佳。因能活血，故孕妇慎用。

刘典功《中药指征相类鉴别应用》：合欢花有安神解郁，舒心畅心，补阴安神，理气和胃之功效，还可治胸闷食少。

黄和《中药重剂证治录》：合欢皮，甘平归心肝经，有安神解郁，活血消肿，活络止痛之功效，有通补调理之能。动静之药也，养阴血而又行气活血，使补而不滞，开郁利血脉，而又宁神安内，使通而和顺。入肺缓气，入心宁神，入脾安中，入肝开郁，入肾滋阴，善能安五脏，脏安则神亦安矣，为调和阴阳、怡悦心志之良药，尚有活血消肿疗痈之功效。

现代药理研究

合欢皮含皂苷及鞣质等，有镇静、催眠作用，并能拮抗血小板活化因子受体。收缩子宫，尚有抗生育、抗早孕效应。有降血压、抗菌、驱杀绦虫、灭螺等作用。合欢皮与合欢花均能解郁安神，然合欢皮开郁之功著，尚有活血消肿疗痈之效。合欢花镇静催眠之力胜，还有理气和胃之能。

性能归纳

合欢皮，味甘，性平，归心肝经，无毒，为豆科乔木合欢的树皮，其叶细相并，至夜则合，又名夜合。气味俱薄。为通、解之剂。升、降适中，润、缓、活、静，动也，亦阴亦阳，守而能走，入血分，亦入气分，走上下，达内外，行表里之性能。安神解郁，活血化瘀。

性能应用

合欢皮，味甘性平，入心肝二经。入心则舒缓心气，入肝则舒解肝郁，有宁心安神并兼解郁之功，用于心神不宁之症。若情志不遂，忧伤郁闷所致之烦躁不宁失眠多梦，可与疏肝解郁、宁心安神之品，如郁金、酸枣仁、夜交藤等药配伍，以增疗效。为解郁，悦心，安神之要药。

合欢皮，心、肝二经血分，通散之剂，开郁结，消血肿，活络止痛，有一定的活血化瘀之功用，用于跌打损伤、痈疽疔肿等，常须通过配伍以治疗瘀血阻滞所致之症。若跌打损伤，骨折肿痛，可与活血化瘀、消肿止痛之药物，如桃仁、红花、乳香等药同用。若治痈疮疔肿、红肿热痛者，可与清热解毒药物，如紫花地丁、双花、连翘等药同用。

个人体会

合欢，其叶细细相并，至夜则合，又名夜合。《本经》云："令人欢乐无忧。"故名合欢。取皮药用，味甘性平，气味俱薄，润而不燥，静而能动，亦阴亦阳，守而能走，双入气血，走内外，达表里，中庸平和之剂，通解调理之药也。入心则宁心神，入肝则解肝郁，入肺则缓肺，入脾则安中州，入肾则益阴液，故安五脏，和心志，为调和阴阳，怡悦心志之良药。《本草汇言》载："合欢皮，甘温平补，有开达五神，消除五志之妙应也。"主入心、肝二经。舒心气、安心神，有镇静催眠之用；解肝郁、和情志，有欢乐怡悦之功。心舒则神明自畅，神安则入夜能眠，郁解则欢乐怡悦，志遂则郁闷顿开，为舒心开郁、怡悦安神之要药也。适用于情志不遂，忿怒忧郁，烦躁不安，心神不宁，失眠多梦之症。《养生论》云："合欢蠲忿，萱草忘忧，正二药之谓欤。"《本经》载："安五脏，和心志，令人欢乐无忧。"为养心安神之佳品也。

合欢皮，味甘性平，独入心经血分，泻郁热，开郁结，活血消肿，舒筋骨，长肌肉，化瘀通络，为通、散之剂。可用于跌打损伤，筋骨不利及痈疮疔肿。《雷公炮制药性解》曰："合欢味甘，何以独入心家？经所谓'甘以泻之'之说也。心得所胜而肿疮诸患为之自释矣。"本品又入肺经，清散肺中之瘀阻壅滞。瘀阻壅滞得以疏通，则脓肿消，疼痛止，故可用于肺痈胸痛者。因能生肌长肉，可填补肺中痈疡溃缺，故又可治肺痈溃后之咳吐脓血及肺痿吐血。《本草衍义补遗》云："属土而有水与金，补阴之有捷功也。"故为治肺痈、肺痿之要药也。

合欢花与合欢皮之性能功用相同。然合欢皮开郁之功著，尚有活血消肿、疗痈之效，可用于心神不安、忧郁失眠、肺痈痈肿、筋骨折伤。合欢花宁心之力胜，尚有镇静催眠、理气和胃、清肝之用，可用于郁结胸闷、失眠健忘、风火眼疾、咽痛、痈肿、跌打损伤疼痛。

总之：合欢皮，味甘性平，中庸之性，通调之药，养阴血，行气血，行而不破，补而不滞，开郁利血脉，安五脏，和心志。其性随和，多作辅佐之用。气缓力弱，须重用久服方显奇效。急病求之欲悦而欢不能也。因其活血行瘀，收缩子宫抗早孕，故孕妇禁忌。

重镇安神药

琥　珀

古今理性录

朱震亨《本草衍义补遗》：琥珀属阳，今古方用为利小便以燥脾土有功。脾能运化，肺气下降，故小便可通。若血少不利者，反致其燥急之苦。琥珀生于阳而成于阴，故皆治荣而安心利水也。

李中梓《雷公炮制药性解》：琥珀乃松脂入地千载化成，得土既久，宜入脾家。松之有脂，犹人之有血与水也。且成珀者，有下注之义，又宜入心与小肠。《黄帝内经》曰：主不明则十二官危，使道闭塞而不通。服琥珀则神室得令，五脏安，魂魄定，邪何所附，病何自生邪。于是使道通，而瘀血诸证靡弗去矣。夫目得血而能视，心宁则营和而翳何足虞。金疮者，唯患其血逆于膝耳，能止之和之，未有不瘳者也。

缪希雍《本草经疏》：琥珀，专入血分，心主血、肝藏血，入心入肝，故能消瘀血也。此药毕竟是消磨渗利之性，不利虚人。大都从辛温药则行血破血，从淡渗药则利窍行水，从金石镇坠药则镇心安神。凡阴虚内热，火炎水涸，小便因少而不利者，勿服琥珀以强利之，利之则愈损其阴。

卢之颐《本草乘雅半偈》：琥珀入土化石，松脂入土化珀，同成坚固，因名琥珀。况膏释脂凝，则松脂原具坚固相矣。入土沦结，自然莹光特异。虽与松脂皆安五脏，不若琥珀之能奠安神室也。魂游于天，对待治之；魄降于地，想更亲切。故定魂魄之功，昭着特甚。瘀血五淋，腐秽所成。松脂琥珀，精英所聚，杀精魅邪鬼者，以异光璧照，则鬼魅遁形，如神明在躬，死阴自当潜消默化矣。

张璐《本经逢原》：琥珀，消磨渗利之性，非血结膀胱者，不可误投。和大黄、鳖甲作散，酒下方寸匕，治妇人腹内恶血，血尽则止。血结肿胀，腹大如鼓，而小便不通者，须兼沉香辈破气药用之。又研细敷金疮，则无瘢痕，亦散血消瘀之验。

姚澜《本草分经》：从镇坠药则安心神，从辛温药则破血生肌，从淡渗药则利窍行水。

叶小峰《本草再新》：有镇定之功，然极耗津液。

刘冠军《临证医方妙用》：琥珀，性平偏凉，本品主降，善走血分，消气滞，通经脉，有活血化瘀、止痛之功。又利水通淋，治血淋及热结膀胱所致小便淋沥。

胡心藻《中药类比歌诀》：琥珀入血分而偏泻，适用于阳亢火盛之心神不宁、燥动不安之症。长于镇惊安神，又能化瘀通窍，适用于湿热壅滞气血所致的热淋、血淋。

刘典功《中药指征相类鉴别应用》：琥珀，味甘性平，归心、肺、膀胱经，具有镇惊、通淋、化瘀之功能。虽为重坠之品，但善养心镇惊，化痰浊而安心神。亦可活血通淋，兼能活血散瘀，通经消癥，通癃闭。阴虚内热、无瘀滞者，津液不足之尿少、小便不利者，均不宜使用。

现代药理研究

本品主要含树脂、挥发油，尚含琥珀氧松香酸、琥珀松香醇酸、琥珀树脂醇、琥珀松香醇及琥珀酸等。琥珀酸有抑制中枢的作用，并能抗惊厥、镇静、降低体温、镇痛等。此外，尚有短暂兴奋呼吸和升血压作用。

性能归纳

琥珀，味甘，性平，归心、肝、膀胱经，无毒，为古代松科植物的树脂埋藏于地下，经年久凝结转化而成的化石样物质。性平偏凉，重坠之品。为通、散之剂。沉、降，不浮、燥、缓、泄、动，走而不守，阳中之阴，入血分，走内外，下行入里之性能。镇惊安神，活血化瘀。

性能应用

琥珀，性平，入心经，镇坠之药，有一定的安魂定魄、镇惊安神之功效，用于心神不宁、惊风、癫狂、痫证等。治惊悸、失眠、健忘等，常与宁心安神药配伍，如《杂病源流犀烛》之琥珀定志丸，以之与远志、朱砂等同用。若小儿惊风、高热、神昏、抽搐者，宜与清热、息风止痉之品同用，如《小儿卫生总微论方》之琥珀丸。治癫狂、痫证发作者，可与化痰、息风止痉之品配伍，如《和剂局方》之定痫丸，以之与天南星、全蝎等同用。

琥珀，甘平，归心肝二经血分，通经脉，活血化瘀，用于瘀血阻滞所致诸证，可广泛用于妇科、内科等多种血瘀证。若瘀血所致之痛经、经闭者，常与活血通经类药物配伍，以增疗效，如《灵苑方》之琥珀散，以之与当归、莪术等配伍。治妇女阴唇血肿、产后血瘀肿痛，及男子阴囊血肿等，单用或与活血化瘀药同用。若瘀血内阻之胸痹、心痛者，可与三七等活血化瘀止痛之品配伍。治血瘀之癥瘕积聚，宜与三棱、鳖甲等活血消癥类药物配伍。

琥珀，性平偏凉，下行利窍，尚有利尿通淋之功效，单用或配伍利水渗湿类药，可用治血淋、石淋、热淋等淋证。

个人体会

琥珀，乃松脂入地千年，凝结转化而成，生于阳而成于阴，有镇坠下注之义，心肝二经血分之药。心主血，肝藏血，消磨之品，活血化瘀，镇惊安神，通窍道之滞塞，渗利消斑。心为君主之官，主神明。气血滞瘀心窍，窍道不通，神室不明。《黄帝内经》曰："主不明则十二官危，使道闭塞而不通。"精魅鬼邪乘机作乱，魂魄被迫则游荡不拘，则五脏不安，心神不宁，惊悸失眠也。心主血脉，滞瘀闭塞，窍道不通，则胸满闷痛，痛彻胸背，胸痹心痛也。《本草衍义补遗》云："琥珀，生于阳而成于阴，治荣而安心也。"肝为将军之官，主藏血，气血冲和，血脉通调。《血证论》曰："以肝属木，气血冲和调达，不致遏郁则血脉通畅。"痛经经闭能调，癥瘕积聚能消也。又镇坠下注入膀胱，消血结，破瘀血，消磨渗利，通尿窍之滞塞。《本草经疏》谓："琥珀消散瘀血，有消磨渗利之性。"能消腹内恶血，治血结肿胀，腹大如鼓，血结膀胱之血淋、石淋、癃闭不通、小便不利也。《雷公炮制药性解》总结谓："服琥珀则神室得令，五脏安，魂魄定，邪何所附，病何自生邪。于是使道通，而瘀血诸证靡弗去矣。"

总之：琥珀为松脂入地千载，转化而成珀者，生于阳而成于阴，镇坠下注，消磨血结，活血通经，通诸窍之闭塞。入心室，安五脏，定魂魄，宁心安神。入肝经，破瘀血，通经脉，行瘀止痛。又消磨渗利，通尿窍之滞塞。为通、散之剂，肝血藏则气血调，心脉通则营卫和，气血调和，邪何所附，病何所生矣。佐使之剂，不为君臣之用。《本草分经》云："从镇坠药则安心神，从辛温药则破血生肌，从渗淡药则利窍行水。"辛温消磨之剂，下注通利之药，易耗伤阴液。凡阴虚内热，津液不足之尿少、小便不利者，均不宜用。

磁　石

古今理性录

寇宗奭《本草衍义》：养益肾气，补填精髓，肾虚耳聋目昏皆用之。

李时珍《本草纲目》：慈者法水，色黑入肾，故治肾家诸病而通耳明目。盖慈石入肾，镇养真精，使神水不外移。

缪希雍《本草经疏》：磁石，《本经》谓味辛，气寒，无毒。《别录》、甄权：咸，有小毒。《大明》：甘、涩，平。藏器：咸，温。今详用其，应是辛咸微温之药，而甘寒非也。磁石能入肾，养肾脏，肾主骨，故能强骨。肾藏精，故能益精。肾开窍于耳，故能疗耳聋。肾主施泄，久秘固而精气盈益，故能令人有子。小儿惊痫，心气怯，痰热盛也，咸能润下，重可去怯，是以主之。诸药石皆有毒，且不宜久服，独磁石性禀冲和，无猛悍之气，更有补肾益精之功。大都渍酒，优于丸散，石性体重故尔。

郭佩兰《本草汇》：按磁石，生于有铁处，得金水之气，法水色黑而入肾，有补益肾精之功，明目聪耳之验。盖磁石入肾，镇养真精，使神水不外移，佐以朱砂入心，镇养心血，使邪火不上侵。而又佐以神曲消化滞气，生熟并用，温养脾胃，故东垣磁朱丸用之。亦治心火乘金，水衰反制之病。然中病即已，不可久服。大都浸酒优于丸、散。

陈士铎《本草新编》：磁石能治喉痛者，以喉乃足少阳、少阴二经之虚火上冲也。磁石咸以入肾，其性镇坠而下吸，则火易归原矣。火归于下，而上痛自失。夫肾乃至阴寒水之脏，磁石色黑而入水，故能益肾而坚骨，生精而开窍，闭气而固泄也。

杨时泰《本草述钩元》：慈石孕二百年而成铁，则其生化之气所毕萃者金也，肾水之母气所独钟，而感召特异，故能益肾之气以疗虚。此石本坚贞之气，为铁之母，其益肾气，固有迥异于他味者。即其上通耳目之窍而益聪明，固可思矣。

焦树德《用药心得十讲》：磁石镇纳少阴上浮之火，使心肾相交而定志安神。偏入肝肾，能补肾养肝而纳气归肾。磁石纳肾气，是由下而上，引肺气下降，纳气以归肾。

胡爱萍《病证通用中药》：磁石，咸寒质重，入心、肝、肾经，既能清泻心肝之火，又能养益肾脏之阴。入心经能镇惊安神，入肝经能镇潜浮阳，入肾经能顾护真阴，故尤宜于肾虚肝旺，肝火上炎，扰动心神，或惊恐气乱，神不守舍。本品味咸软坚，质重性烈，功专坠降。入肺经能坠痰下气，软化胶结之顽痰，入肝经能平肝镇惊，消壅塞之痰积，可用治痰热壅塞所致的惊风抽搐，皆取其重坠下降之性，使肝木平，肺气下，痰积通利而顽痰消，惊痫除，故有治惊痫良药之称。

谭同来《常用中药配对与禁忌》：咳喘之证，实则责之于肺，虚则责之于肾，单纯气虚，补气为要，气虚上浮，补气潜阳为本，正所谓虚其肾者镇之以重。

胡心藻《中药类比歌诀》：磁石咸寒质重，能镇能纳，能上能下，主入肝肾经，能镇浮阳而益肾阴，镇肝阳而拟肝木，长于补肾益精，平肝潜阳，安神定惊，兼能镇浮阳而明目，坠逆气而聪耳，上能镇逆以平喘，下能纳气以定喘。故除主治阴虚阳亢，虚火上炎之心神不安外，还可应用于眩晕、目暗、耳鸣耳聋、肾虚作喘。

刘冠军《临证医方妙用》：磁石疗内障、云翳、复视、神水散大、两目昏花、视物模糊，且有养肾气，填精髓，明目聪耳之效。

刘典功《中药指征相类鉴别应用》：磁石味咸性寒，入心肾经，质重沉降，重镇安神，又能平肝潜阳，滋益肾阴，又能聪耳明目，纳气平喘。镇惊安神，平肝潜阳宜生用。聪耳明目、纳气平喘，宜醋淬后打碎先煎。

现代药理研究

磁石主要为四氧化三铁、氧化铁、三氧化铁。尚含砷、锰、铬、镉、钴、铜、镍、铅、锌、钛、钡、铝等微量元素，对中枢神经系统有一定的抑制作用，与异戊苯巴比妥钠有协同作用，延长睡眠时间，具有镇静、抗惊厥的药理作用。因其含铁，故对缺铁性贫血有益。

性能归纳

磁石，味咸，性寒，归心、肝、肾经，无毒，为氧化物类矿物尖晶石族磁铁矿的矿石，质重，色黑。为镇、纳之剂。沉而不浮，降而无升，泄、润、静、烈，阴也，入气分，上而能下，达内走里之性能。镇惊安神，平肝潜阳，聪耳明目。

性能应用

磁石，味咸，性寒，质重坠，咸能润下，寒能清热，重可去怯，入心经，镇惊安神，用于心神不宁、癫狂等症。又能潜纳浮阳，宜于阴虚阳亢所致之心神不宁、烦躁不安、惊悸失眠者，可与滋阴潜阳、养心安神之品配伍。若治痰浊蒙蔽心窍之癫狂者，须与化痰开窍、宁心安神药物，如石菖蒲、牛黄等药同用。

磁石，质重性寒，镇坠气烈，入肝经，有平肝潜阳之功效，用于肝阳上亢证。又可镇惊安神，故肝阳上亢兼有心神不宁者尤宜。若头晕、目眩、烦躁易怒、失眠者，可与平肝潜阳药物，如石决明、龙骨、牡蛎等药同用。

磁石，寒降，泻心、肝之火，养肝、肾之阴，镇养真精，用于肝肾不足所致的耳聋、目暗，有一定的聪耳明目之效。常须与补肾益肝之品配伍，治肝肾亏虚之耳鸣、耳聋，如《广温热论》之耳聋左慈丸，以之与五味子、山茱萸等药配伍。治肝肾不足之目暗不明、视物模糊者，宜与补肝肾明目之品，如菟丝子、枸杞子等药配伍。

磁石，味咸软坚，质重性烈，功志重坠，上能镇肺气上逆，下能纳肾气归元，有纳气平喘之功效，常与补肾纳气药物配伍，以治肾虚喘促之症。

个人体会

《本草纲目》曰："慈者法水，色黑入肾，镇养真精，使神水不外移。"肾者：阴精肾水之地，相火寄之，阴阳互济，互制也。今阴精神水不足，相火无制而妄动，浮阳无根而上行也。肾阴不足则水不涵木，肝木不得所养，枯木生火。浮阳上行再助火势，肝火更旺，心烦易怒，头痛失眠；虚火随浮阳上行则肝阳上亢，头晕目眩，耳聋目暗。肾阴不足，不能上行济心，而浮阳之气又阻其心阳下行交肾，心肾不交则心神不宁，失眠健忘，惊悸不安；心火独亢，胶结风痰，热痰壅塞，蒙蔽心窍则惊恐气乱，癫狂，惊痫也。肺为华盖，降气布津，今肾阴不足，浮阳上行，阻其肺津布降则生痰饮；阻其肺气下降，肺气反随浮阳上逆，痰喘气促，不能起卧，动则甚也。皆阴精神水不足，相火妄动，浮阳无根之候也。

磁石，味咸性寒，质重而镇坠。为磁铁矿之矿石，得金水之气，法水色黑入肾，有益养肾精，固养神水之功；镇降浮阳，纳气归元之力。肾阴足则相火伏，真精得以镇养，神水不得外移，浮阳得以镇固，肾气得以归纳。肝木得养则枯木逢春，心肾互交则心宁神安，纳气归元则喘促得解，肝、肾窍开则聪耳明目也。又借其重镇之质，镇纳浮阳，镇肝平肝，镇心安神，镇降上逆之气。主入肾经，为补肾兼镇纳之品。焦老《用药心得十讲》中谓："磁石，镇纳少阴上浮之火，使心、肾相交而定志安神。偏入肝肾，能补肾养肝而纳气归肾。磁石纳肾气是由下而上，引肺气下降，纳气以归肾也。"正所谓虚其肾者镇之以重也。磁石，镇养真精，潜降浮阳，性烈质纯，不能独行其职，多伍他药以成其事，常佐以朱砂入心，镇养心血，佐以神曲消化滞气，温养脾胃，东垣"磁朱丸"用之以治心火乘金，水衰反制之病。然中病而已，不可久服。大都浸酒，优于丸散也。

龙 骨

古今理性录

李时珍《本草纲目》：涩可去脱，故成氏云龙骨能收敛浮越之正气，固大肠而镇惊。又主带脉为病。

李中梓《雷公炮制药性解》：经曰肾主骨，宜龙骨独入之。观其沾舌，大抵涩之用居多，故主精滑等症。经曰涩可去脱，是之谓耶。

缪希雍《本草经疏》：龙骨味涩而主收敛。凡泄痢肠澼，及女子漏下崩中、溺血等症，皆血热积滞为患，法当通利疏泄，不可便用止涩之剂，恐积滞瘀血在内，反能为害也。唯久病虚脱者，不在所忌。

刘若金《本草述》：龙骨可以疗阴阳乖离之病，如阴之不能守其阳，或为惊悸，为狂痫，为谵妄，为自汗盗汗。如阳之不能固其阴，或为久泄，为淋，为便数，为齿衄、溺血、便血，为赤白浊，为女子崩中带下，为脱肛。或阴不为阳守，阳亦不为阴固，为多梦泄精，为中风危笃，种种所患，如斯类者，咸得借此以为关捩子，而治以应证之剂。

张璐《本经逢原》：涩可去脱，龙骨入肝敛魂，收敛浮越之气，取涩以固上下气血也。其性虽涩，而能入肝破结。癥瘕坚结，皆肝经之血积也；小儿热气惊痫，亦肝经之病。其性收阳中之阴，专走足厥阴经，兼入手足少阴，治多梦纷纭，多寐泄精，益肾镇心，为收敛精气要药。有客邪，则兼表药用之。又主带脉为病。但收敛太过，非久痢虚脱者，切勿妄投。火盛失精者误用，多致溺赤涩痛，精愈不能收摄矣。

徐大椿《神农本草经百种录》：齿与骨同义，但齿则属肾属骨，皆主闭藏，故于安神凝志之效尤多。心下结气，不能喘息，收降上焦游行之逆气。诸痉，心经痰饮，杀精物，义亦与骨同。久服轻身，通神明，延年。龙能飞腾变化且多寿，故有此效。龙骨最粘涩，能收敛正气，凡心神耗散，胃肠滑脱之疾，皆能已之。

黄宫绣《本草求真》：龙骨功能入肝敛魂，不令浮越之气游散于外，故书载能惊镇辟邪，止汗定喘。冯兆张曰：龙，灵物也。灵则能敛邪蛊毒魔魅之气，喘逆者气不归元也。涩可去脱，故书载能以治脱肛、遗精、崩带、疮口不敛等症。此属甘涩入肝，有收敛止脱、镇惊安魄之妙。

陈念祖《神农本草经读》：龙骨能引逆上之火、泛滥之水，下归其宅，若与牡蛎同用，为治痰之神品。今人只知其性涩以止脱，何其浅也。

周岩《本草思辨录》：徐氏谓龙骨敛正气而不敛邪气，故伤寒邪气未尽者亦用之。邹氏谓龙骨牡蛎，推挽空灵之阴阳，与他发敛着物之阴阳者异。故桂枝、柴胡两汤，可以会合成剂，龙骨摄阳以归土，牡蛎据阴以召阳。二说皆极精。

张锡纯《医学衷中参西录》：龙骨味淡，微辛，性平，质最粘涩，具有翕收之力（以舌舐之即吸舌不脱，有翕之即吸收之力可知），故能收敛元气，镇静安神，固涩滑脱。龙骨若生用之，凡心中怔忡、虚汗淋漓、经脉滑脱、神魂浮荡诸疾，皆因元阳不能固摄，重用龙骨，借其所含之元阴以翕收涣散之元阳，则功效立见。若煅用之，其元阴之气因煅伤损，纵其质本粘涩，煅后其粘涩增加，而其翕收之力则顿失矣。用龙骨者用其粘涩，诚不如用其吸收也。明乎此理，则龙骨之不宜煅益明矣。人身阳之精为魂，阴之精为魄，龙骨能安魂，牡蛎能强魄，魂魄安强，精神自足，虚弱自愈也。是龙骨牡蛎，固为补魂魄精神之妙药也。

谭同来《常用中药配对与禁忌》：本品甘涩，微寒，质重。重可镇静潜阳，涩可固脱，故有镇惊安神，平肝潜阳，收涩固脱之功。常用于治疗阴虚阳亢所致的烦躁易怒、头晕目眩、惊狂癫痫、心悸怔忡、失眠多梦，以及自汗盗汗、遗精滑精、遗尿、久泻久痢、便血、妇女崩漏、带下不止等。外用有收湿止血、生肌敛疮之功，可用治外伤出血、湿疮痒疹，或疮疡久溃不敛。若煅用则收敛固脱之力增强。

胡心藻《中药类比歌诀》：龙骨，甘涩微寒，主入心肝二经，重镇安神力强，善敛浮火，以安心神，逐痰降逆，而定惊悸，故神志不安、心悸失眠、惊痫癫狂多用之。

胡爱萍《病证通用中药》：龙骨甘涩而平，质重镇潜，入心肝肾经。功能镇惊安神，并为重镇安神之要药。入肝经平肝潜阳，兼有益阴之效，且味涩还可摄敛浮阳，敛元气收涩固脱，止汗出。敛正气而不恋邪气，湿热积滞者不宜使用。宜先煎。镇惊安神、平肝潜阳多生用，收敛固涩宜煅用。

刘典功《中药指征相类鉴别应用》：龙骨具有镇惊安神、平肝潜阳、收敛固涩之功效，特别对固涩下焦精气之功尤佳。尚有收湿敛疮、生肌的作用。

现代药理研究

本品主含碳酸钙，尚含铁、钾、钠、氯、锌、镁、铝等元素。其所含钙盐吸收入血后，有促进血液凝固，降低血管壁的通透性，抑制骨骼肌的兴奋作用。水煎剂对小鼠的自主活动有明显的抑制作用，能显著增加巴比妥纳的入睡率。

性能归纳

龙骨，味甘、涩，性平，归心、肝、肾经，无毒，为古代多种大型哺乳动物，如鹿、牛、象类等的骨骼化石或象类门齿的化石，质重而粘。为镇、敛之品。沉、降，不升，润、缓、静、泄，守而不走，阴也，亦阳，入气分，亦入血分，自上而下，行表里，达内外之性能。镇惊安神，平肝潜阳，收敛固涩。

性能应用

龙骨，味涩质重，入心肝二经，有类似磁石镇惊安神之功，用于心神不宁、惊痫、癫狂等。又能潜纳浮阳，亦宜于阴虚阳亢所致之心神不宁。治疗心悸失眠、烦躁、潮热盗汗者，常与养阴、平肝潜阳药同用，如《小品方》之二加龙骨汤。若肝经热盛、痰火内扰之惊痫抽搐者，宜与清热化痰、息风止痉类药物配伍，如《圣惠方》之天竺黄散，以之与白僵蚕、钩藤等同用。若治癫狂、喜怒无常、狂走疾奔者，常与清热化痰、开窍、安神之品同用。如《圣惠方》之牛黄丸，以之与牛黄、远志等药配伍。

龙骨，质重沉降，入厥阴肝经，具有平肝潜阳之功效，用于肝阳上亢之证。治肝肾阴虚之头晕、目眩、耳鸣者，常与滋阴潜阳类药物配伍，如《医学衷中参西录》之镇肝息风汤，以之与龟甲、牡蛎、白芍等药同用。

龙骨，性涩质粘，收敛固涩。烧煅之后，增强了收敛固涩之功，用于滑脱诸证。凡正气不固之遗精、滑精、遗尿、尿频、崩漏、带下、自汗、盗汗等多种滑脱证，皆可应用，并常与补虚药配伍。若肾虚之遗精、滑精者，常与补肾固精之品配伍，如《医方集解》之金锁固精丸，以之与沙苑子、芡实等同用。若肾阳不足，膀胱约束无力之遗尿、尿频者，可与温肾缩尿之品，如菟丝子、益智仁等同用。肾气虚冲任不固之崩漏、带下者，宜与补气固冲、止血止带之品配伍，如《医学衷中参西录》之固冲汤，以之与黄芪、五味子、乌贼骨等同用，治表虚自汗、阴虚盗汗，可益卫固表。或与滋阴、收敛、止汗之品，如黄芪、山茱萸、麻黄根等药同用。此外，煅龙骨尚有收湿敛疮、生肌之功效，可用于湿疹及疮疡久溃不愈者，宜与其他收湿敛疮、清热燥湿、解毒之品配伍，局部掺敷以取效。

个人体会

《黄帝内经》曰："阴阳者，天地之道也，万物之纲纪，变化之父母，生杀之本始，神明之府也。"阴在内阳之守，阳在外阴之使也。阴之不能守其阳，则无影之阳气浮越，正气走散，为亢、为奋、为惊悸、为癫狂，头昏目晕。阳之不能固其阴，则有形之阴液不固，为遗、为脱、为泄痢、为尿频，崩中带下。阴不为阳守，阳亦不为阴固，则神不守舍，为失眠、为梦遗，自汗盗汗也。《本草述》谓："龙骨可以疗阴阳乖离之病。"

龙，乃灵异之物，升腾变化，兴云布雨，能挽空灵之阴阳，辟魔魅之邪恶。其骨味甘性平，质重粘涩，有镇、敛之义。以舌舐之，吸舌不脱，其翕吸之力可知，上能翕收浮越之元阳，有潜降之功；下可敛吸外脱之阴精，有涩固之义，正所谓龙骨可疗阴阳决离之病也。为敛、固之剂，为心肝二经。翕吸浮越之正气，潜降神魂之浮游，惊悸、癫狂、谵语、咳逆、昏晕皆无。敛收外脱之阴精，涩固不固之气血，遗精、血脱、崩中、带下、尿频能除。潜纳正气则阴为阳守，失眠、鬼交、多梦纷纭自愈。敛固真精则阳为阴固，腠理致密，自汗盗汗可止也。《医学衷中参西录》云："龙骨，味淡性平，质重粘涩，故能收敛元气，镇静安神，固涩滑脱。"

总之：龙骨为骨之化石，质重粘涩，有翕吸潜降、敛收涩固之功，有镇惊安神、平潜肝阳、收敛固涩之用。翕吸浮越之元阳，用于阴虚阳亢之心神不宁、心悸失眠、烦躁、潮热、癫狂疾奔之症。敛收外脱之阴精，用于正气不固之遗精滑精、遗尿尿频、崩漏、带下、自汗盗汗之病。翕吸之品，以翕吸涣散之阳气，而不敛邪气，故伤寒邪气未尽者可用。涩固之药，以固涩不固之真阴，又潜阴浊逆，故浊气上逆诸证可医。《神农本草经读》曰："龙骨能引逆上之火、泛滥之水，下归其宅。今人只知性涩止脱，何其浅也。"若经煅炼，元阳之力遇热则损，翕吸之功顿失，敛收之力亦减，故龙骨以生用为宜。若外用收湿，止血，敛疮，生肌，则宜煅用，取其粘涩，收敛之功也。

珍珠母

古今理性录

陈嘉谟《本草蒙筌》：为丸镇心神，敷面润颜色。作散点目去翳，绵裹宜耳除聋。小儿惊热风痫，和药作锭摩服。尤堪止渴，亦能坠痰。

李时珍《本草纲目》：治病之要，只在清热利湿而已。解热燥湿，化痰消积，止白浊带下痢疾，除湿肿水嗽，明目，搽阴疮湿疮痱痒。

张璐《本经逢原》：珍珠母，咸平无毒，九孔者佳。入肝肾二经，为磨翳消障之专药。又治风热入肝，烦扰不寐，游魂不定。不宜久服，令人寒中，非其性寒，乃消乏过当耳。

焦树德《用药心得十讲》：发热性疾病因痰热内盛、热入心包、热极生风而致神昏谵语、惊痫抽搐等。心肝阴虚，肝阳亢躁，心神不宁而致眩晕、耳鸣、心悸、虚烦、多寐等症。又偏降心火，养心安神，治心肝阴虚、心经有热之失眠。

胡心藻《中药类比歌诀》：珍珠母，入心、肝二经，味咸气寒，纯阴质重，平肝潜阳，偏降心火，安神定惊，心烦失眠之心经神志病用之为好。还善宣散郁火以明目，滋阴养血充目窍，以清润为主。煅后外用，有收湿敛疮之效。《饮片新参》云："平肝潜阳，安神魄，定惊痫，清热痹眼翳。"

谭同来《常用中药配对与禁忌》：珍珠母咸寒，既能清心除热，又能镇心安神；既能清肝泻火，又能平肝潜阳。

刘典功《中药指征相类鉴别应用》：珍珠母，味咸性寒，归心、肝经，质重。具有镇静安神、平肝潜阳、清肝明目的作用，但以清润为主。

现代药理研究

本品含碳酸钙90%以上，有机质约0.34%，并含多种氨基酸、磷酸酰乙醇胺、半乳糖神经酰胺、羟基脂肪酸、蜗壳朊等。此外，尚含少量镁、铁、硅酸盐、硫酸盐、磷酸盐和氧化物等。珍珠层粉有镇静，抗惊厥，减少胃酸分泌，促进溃疡愈合，抗缺氧等作用。珍珠母层粉角质蛋白水解液有对抗实验性白内障的作用，其盐酸或硫酸的水解物，有抑制离体肠肌收缩和子宫收缩、抗过敏性休克等作用。

性能归纳

珍珠母，味咸，性寒，归肝、心经，无毒，为蚌科动物三角帆蚌和褶纹冠蚌的蚌壳，质重，为清、镇之剂。沉、降，不升，泄、润、静、缓，守而不走，阴也，入气分，亦入血分，自上而下，入内达里之性能。平肝潜阳，清肝明目，镇惊安神。

性能应用

珍珠母，味咸性寒，入肝经，清镇潜降，用于肝阳上亢之证。其性能与功效类似于石决明，既能平肝潜阳，又可清肝热，亦宜于肝阳上亢兼见肝热之证，并常与清肝热、平抑肝阳之品配伍。因其有安神之功，故肝阳上亢、肝热内盛而见心神不宁、烦躁失眠者，亦颇适宜，如《医醇賸义》之甲乙归脏汤，以之与龙骨、白芍等同用。

珍珠母，性寒，入肝清肝热，去目翳，与石决明相似，用于眼科疾病。均有清肝热、明目之效，宜于肝热目赤肿痛、目生翳膜，亦可用于肝虚目暗不明等。目赤肿痛，目生翳膜者，常与清肝热、明目、退翳之品，如石决明、夏枯草、谷精草等同用。若肝肾阴虚，视物昏花者，可与补肝肾明目之品，如菟丝子、枸杞子等配伍。亦可通过配伍，用于夜盲目暗不明。为磨翳消障之要药。

珍珠母，咸寒入心经，尚有镇惊安神之功效，用于心神不宁、癫狂、痫证。治心悸失眠，宜与宁心安神药物配伍。治疗癫狂证，宜与化痰开窍、泻火定惊之品同用。若痫证频作，抽搐者，常与息风止痉药物，如全蝎、钩藤等配伍。

此外，用本品研细末外用，有燥湿、敛疮、润肤之功效，可用于阴疮、湿疹、痱痒及烫火伤。

个人体会

珍珠母，性寒纯阴，质重沉降，主入心、肝二经，降心肝之火，益心肝之阴，祛痰热内盛，为清、镇之剂，平肝潜阳，清肝明目，镇惊安神。降心、肝之火：去肝火上攻之目赤肿痛，平肝阳上亢之头晕目眩；降心火上炎之心烦意乱，安心神不宁之惊魂不定。益心、肝之阴：治肝阴不足之夜盲目暗，目生翳障；愈心阴不足之惊悸怔忡，失眠多梦。又入心肝二经，化痰饮，祛痰热内盛：入肝经化风痰，去惊厥抽搐；入心经开痰蔽，治癫狂惊痫。《饮片新参》云："珍珠母，平肝潜阳，安神魄，定惊痫，清热痞、眼翳。"本品研细末外用，有燥湿、敛疮、润肤之功效。《本草纲目》曰："治病之要，只在清热利湿而已。解热燥湿，化痰消积，止白浊、带下、痢疾，除湿中水嗽，明目，搽阴疮、湿疮、痒疹。"皆详尽其清热，利湿，化痰饮之功也。

珍珠母，为珍珠贝科及蚌科动物之贝壳的珍珠层，亦有类似珍珠之功效，入心肝二经，偏于清降心火，养心益阴，安神定惊，实为重镇安神之剂。因有化痰饮之功，多治心经，神志方面兼夹痰饮蒙蔽心窍之心神不宁，惊风抽搐之惊痫、癫狂。为清心、安神之要药也。

凡蚌类、贝壳类之药物，皆因水生而气寒，质重而沉降，味咸能化痰饮。均富含碳酸钙、有机质及多种微量元素，有养阴益阴之功效。又有收敛燥湿之功能，只是各有所偏而已。如：石决明偏入肝经，平肝潜阳，清热明目；牡蛎偏入肾经，敛浮阳，软坚散结；珍珠母偏入心经，镇心安神，明目除翳；蛤壳粉偏入肺经，化痰结，降气平喘；瓦楞子偏入胃经，化癥结，抑制胃酸。宜详辨之。性皆重镇寒凉，为清镇消乏之剂，能令人寒中，故不宜久服。

朱　砂

古今理性录

寇宗奭《本草衍义》：此物镇养心神，但宜生使。炼服，少有不作疾者，亦不减硫黄辈。

李时珍《本草纲目》：丹砂生于炎方，禀离火之气而成，体阳而性阴，故外显丹色而内含真汞。其气不热而寒，离中有阴也。其味不苦而甘，火中有土也。随佐使而见功，无所往而不可。

缪希雍《本草经疏》：丹砂本禀地二之火气以生，而兼得乎天七之气以成。色赤发火，中含水液，为龙为汞，亦曰阴精。七为阳火之少，故味甘微寒而无毒，盖指生砂而言也。《药性论》云：丹砂为清镇少阴君火之上药，辟除鬼魅百邪之神物。安定神明则精气自固，火不妄炎则金木得平，而魂魄自定，气力自倍。五脏皆安则精华上发，故明目。心主血脉，心火宁谧则阴分无热而血脉自通，烦满自止，消渴自除矣。杀精魅邪恶鬼，除中恶腹痛者，阳明神物，故应辟除不祥，消散阴恶杀厉之气也。

张介宾《景岳全书》：通禀五行之气，其色属火也，其液属水也，故能通五脏。其入心可以安神而走血脉，入肺可以降气而走皮毛，入脾可逐痰涎而走肌肉，入肝可行血滞而走筋膜，入肾可逐水邪而走骨髓。或上或下，无处不到，故可以镇心逐痰，祛邪降火，治惊痫，杀虫毒，祛蛊毒鬼魅中恶，及疮疡疥癣之属。但其体重性急，善走善降，变化莫测，用治有余，乃其所长，用补不足，及长生之视之说，则皆谬妄不可信也。若同参、芪、归、术兼朱砂以治小儿，亦可取效。此必其虚中挟实者乃宜之，否则不可概用。

张锡纯《医学衷中参西录》：丹砂，则取其质与气与色为用者也。质之刚是阳，内含汞则阴气之寒是阴，色纯赤则阳，故其义为阳抱阴，阴承阳，禀自先天，不假作为。人之有生以前，两精相搏即有神，神依于精乃有气，有气而后有生，有生而后知识具以成其魂，鉴别昭以成其魄，故凡精气失其所养，则魂魄遂不安，欲养之安之，则舍阴阳紧相抱持，密相承接之丹砂又奚取乎？然谓主身体五脏百病，养精神，安魂魄，益气明目何也？夫固以气寒，非温煦生生之具，故仅能于身体五脏百病中，养精神安魂魄益气明目耳。若身体五脏百病中，其不必养精神安魂魄益气明目者，则不必用丹砂也。血脉不通者，水中之火不继续也；烦满消渴者，火中之水失滋泽也。中恶腹痛阴阳不相保抱，邪得乘间以入，毒气疥瘘诸疮，阳不畜阴而反灼阴，得唯药之阳抱阴，阴涵阳者治之，斯阳不为阴贼，阴不为阳累，诸疾均可已矣，此为邹氏释《神农本草经》之文，可谓精细入微矣。

焦树德《用药心得十讲》：前人有"诸痛痒疮皆属于心"的理论记载，认为血中有火热可生毒疮、痈肿等。本品能清心热，也是外科、喉科常用的清热解毒药品。

胡心藻《中药类比歌诀》：朱砂，味甘气寒，质重主降，寒可清热，重可去怯，功善清心降火，安神定惊。主治心火亢盛，耗伤心血，心神不安。其安神之功优，但无补益之能，且外用可解毒疗疮，用治咽喉、目疾、口舌生疮、痈疽肿痛。

胡爱萍《病证通用中药》：朱砂，甘寒质重，专入心经，寒能清火，重可去怯，故既可重镇安神，又可清心安神，为镇心、清心、安神定志之要药。尤善治心火亢盛，内扰神明之心神不宁、烦躁不眠。因其安神力佳，对多种原因所致之失眠皆可用之，但尤以心火亢盛者最宜。朱砂主含硫化汞，火煅则析出水银，有剧毒，故临证要注意，用量不宜过大，不宜久服，不宜入煎剂，不宜火煅，孕妇及肝功能不全者忌服。

王超《临证用药心悟》：朱砂具光明之体，赤色通心，重能镇怯，寒能胜热，甘以生津，抑阴火之浮游，以养上焦之元气，为安神之第一品。

刘典功《中药指征相类鉴别应用》：朱砂，质重沉降，镇心清心，定志安神，善治心火亢盛之胸中烦热，惊悸不眠，心神不安。又能清热解毒疗疮，用治疮疡肿毒。特别长于清心、清热、降火、逐痰。独用多令人呆闷，用之宜慎。入药只宜生用，禁忌火煅。

现代药理研究

本品主要成分为硫化汞，有解毒防腐作用，外用能抑制或杀灭皮肤细菌和寄生虫。内服能降低大脑中枢神经的兴奋性，有镇静、催眠、抗惊厥的作用。进入体内的汞，主要分布于肝肾，易致肝肾损害，浓度高时，可抑制酶活性，并透过血脑屏障，直接损伤中枢系统。火煅则析出汞，有剧毒。故切忌火煅后用。

性能归纳

朱砂，味甘，性寒，归心经，有毒，为三方晶系硫化物类矿物辰砂族之辰砂，主含硫化汞。质重，色赤，为清、镇之剂。降而不升，沉而不浮，猛、泄、润、静，阳中阴也，守而能走，入血分，亦主气分，走上下，达内外，行表里之性能。清心安神，清热解毒。

性能应用

朱砂，味甘，性寒质重，清热去怯，既能清心热，又有镇惊安神之功效，用于心神不宁、惊风、癫狂等证，尤宜于火热内扰心神所致诸证。治火热亢盛之烦躁失眠者，常与清泻心火之品同用，如《医学发明》之朱砂安神丸，以之与黄连等药物配伍。若心血虚致心悸、怔忡、虚烦不眠者，则当与补血养心的药物同用；阴虚所致者，宜与补阴、养心之品同用；若心气虚所致惊恐不安者，宜与补气、养心之品配伍。若治小儿惊风、高热、痉挛抽搐者，宜与清心凉肝、息风止痉药物配伍，如《证治准绳》之牛黄散，以之与牛黄、钩藤等同用。若高热神昏、惊厥者，常与清热、息风、开窍之品，如麝香、栀子、牛黄等药同用，如《温病条辨》之安宫牛黄丸。治热痰闭阻心窍之癫狂、神志恍惚、躁扰不宁者，宜与化痰开窍、宁心安神之品同用。治疗惊风癫痫，本品仅为辅佐之药。

朱砂，性寒，入心经，解毒散结，消肿止痛，用于疮疡、咽喉肿痛。本品无论内服、外用均有清热解毒作用。治疮疡肿毒、红肿热痛，常与解毒散结、消肿止痛药物配伍，如《片玉心书》之紫金锭，以之与雄黄等药同用。若疮痈溃烂，久不收口者，当与清热解毒、生肌敛疮之品配伍，如《医宗金鉴》之生肌止痛散，以之与石膏、冰片等同用。治咽喉肿痛、口舌生疮，常与清热解毒、消肿之品配伍，如《外科正宗》之冰片散，以之与冰片、硼砂、玄明粉等药同用。

个人体会

朱砂，为硫化物类矿物，辰砂族之辰砂也。色赤体阴，禀离火之气而成，故外显色赤，属火为阳。其内含真汞，汞液为阴。有体阳抱阴，内阴乘阳，阴阳互根，水火相济之义也。故能安定神明而精气自固，火不妄炎则金木平而魂魄自定，火中有土则中焦安则气力自倍，五脏皆安也。朱砂色赤气寒，禀水火之质，五行之气，阴阳之用，能通行五脏也。《景岳全书》谓："通禀五行之气，其色属火也，其液属水也，故能通五脏。"入心则镇惊悸而宁神，入肝则行血滞而安魂，入肺则以降气而定魄，入脾则逐痰涎而守意，入肾则去阴邪而强志，神、魂、魄、意、志兼顾也。又能走上下，达内外，行血降气，走而能守，变化莫测，安定神明精气魂魄，辟除鬼魅蛊毒百邪也。故能通行安定五脏，祛五脏百病之邪气有余，而养精神，益气血，安魂魄。《医学衷中参西录》曰："人之有生以前，两精相搏即有神，神依于精乃有气，有气而后有生，有生而后知识具以成其魂，鉴别昭以成其魄，故凡精气失其所养，则魂魄遂不安，欲养之安之，则舍阴阳紧相抱持，密相乘接之丹砂又奚取乎？然谓主身体五脏百病，养精神，安魂魄，益气明目也。"

朱砂，质重色赤而性寒，主入心经。性寒能清降心火，质重能镇降去怯，重镇安神。《本草衍义》谓："此物镇养心神。"为镇心、清心、安神、定志之要药。尤宜于火热内扰、热痰闭阻心窍之心神不安、惊痫癫狂、烦躁失眠。因其安神力佳，通过适当配伍，对多种原因所致之失眠，皆可用之。有清心、安神之功效。《药性论》亦谓："丹砂为清镇少阴君火之上药，辟除鬼魅百邪之神物也。"

朱砂，色赤性寒，入心经，清心热，降心火。色赤入血脉，清血中之火热。火热助阳，阳不济阴，反灼阴液，阴阳不得保抱，邪气得乘，入血分而生疮毒。古有"诸痛、痒、疮，皆属于心，血中有火，可生疮毒"之说，今心经之火得以清降，血中之热得以清退。《神农本草经》谓："毒气疥瘘诸疮，阳不畜阴而反灼阴，得唯药之阳抱阴，阴涵阳者治之，斯阳不为阴贼，阴不为阳累，诸疾均可已矣。"热毒疮疡，咽喉肿痛，口舌之疮自消矣。为外科、喉科常用的清热解毒之品。

总之：朱砂，质重主降，寒可清热，重可去怯，功善清心，降火，安神定惊，主治心火亢盛、耗伤心阴之心神不安，为清、镇之剂。其安神之功优，但无补益之能，人言用其补不足，及可长生之说，皆谬妄不可信也。虽为清镇少阴君火之上药，辟除鬼魅百邪之神物，但总以辅佐之用，不为君臣之剂也。体重性急，能走善降，多用则令人呆。又主含硫化汞，火煅则析出水银有剧毒，故用量不宜过大，不宜久服，不入煎剂，不宜火煅。孕妇及肝肾功能不全者忌服。

牡 蛎

古今理性录

甄权《药性论》：君主之剂。治女子崩中，止血及盗汗，除风热、定痛，治温疟。又治鬼交精出，病人虚而多热，加用之，并地黄、小草。

张元素《医学启源》：壮水之主，以制阳光，则渴饮不思，故蛤蛎之类能止渴也。

陈嘉谟《本草蒙筌》：入少阴肾经，以贝母为使。能软积癖，总因味咸。茶清引消结核疸，柴胡引去胁下硬。同大黄泻热，㿗肿即平；同熟苓益精，尿遗可禁。麻黄根共作散，敛阴汗如神；川杜仲共煎汤，固盗汗立效。髓疸日深嗜卧，泽泻和剂频调。又单末蜜丸水吞，令面光时气不染。摩宿血，消老痰。闭塞鬼交精遗，收涩气虚带下。

李时珍《本草纲目》：补阴则生捣用，煅过则成灰，不能补阴。

缪希雍《本草经疏》：牡蛎得海气结成，故其味咸平，气微寒无毒。气薄味厚，阴也，降也。入足少阴、厥阴、少阳经。其主伤寒寒热，温疟洒洒，惊恚怒气，留热在关节，去来不定，烦满气结心痛，心胁下痞热等症，皆肝胆二经为病。二经邪郁不散，则心胁下痞热。邪热甚，则惊恚怒气，烦满气结心痛。此药味咸气寒，入二经而除寒热邪气，则荣卫通，拘缓和，而诸证无不瘳矣。少阴有热，则女子带下赤白，男子为泄精。咸属水，属阴而润下，善除一切火热为病。老血者，宿血也，咸走血而软坚，所以主之。其性收敛，故能涩大小肠，止大小便利也。肾主骨，入肾益精，则骨节自强。邪本因虚而入，肝肾足则鬼邪自去。人以肾为本，根本固，则年自延矣。更能止心脾气痛，消疝瘕积块，瘿瘤结核，胁下坚满等，皆寒能除热，咸能软坚之功也。凡病虚而多热者宜用，虚而有寒者忌之。肾虚无火，精寒自出者非宜。

张介宾《景岳全书》：用此者，用其涩能固敛，咸能软坚，专入少阴肾脏，随药亦走诸经。

陈士铎《本草新编》：牡蛎，左顾者良，火煅末用。但只可为佐使。佐之补则补，佐之攻则攻，随药转移，不能自主也。

汪昂《本草备要》：涩肠，补水，软坚。咸以软坚化痰，消瘰疬结核，老血疝瘕；涩以收脱，治遗精崩带，止嗽敛汗，固大小肠。微寒以清热补水，治虚劳烦热，温疟赤痢。利湿止渴，为肝肾血分之药。

严洁《得配本草》：凡肝虚阳升于巅顶者，得此降之，而阳自归也。

黄元御《长沙药解》：牡蛎，咸寒降涩，秘精敛神，清金泄热，安神魂而保精液。凡心悸神惊、遗精盗汗之症皆医。

叶桂《本草经解》：牡蛎气平微寒，秉天秋冬金水之气，入手太阴肺经、足太阳寒水膀胱经；味咸无毒，得地北方之水味，入足少阴肾经。气味俱降，阴也。冬不藏精，水枯火旺，至春，木火交攻，发为伤寒热病，病在太阳寒水，所以寒热，其主之者，咸寒之味，入太阳壮水清火也。夏伤于暑，但热不寒，名为温疟，温疟阴虚，阴者中之守，守虚所以洒洒然也，其主之者，咸寒可以消暑热，气平入肺，肺平，足以制疟邪也。肝虚则惊，肝实则恚怒，惊者平之，恚者降之，气平则降，盖金制水也。味咸足以软坚，平寒可以除拘缓，故主鼠瘘。湿热下注于肾，女子则病带下，气平而寒，可清湿热，所以主之。久服强骨节者，咸平益肺肾之功也。

陈念祖《神农本草经读》：主以牡蛎者，取其得金之气，以解炎暑之苦。惊恚怒气，其主在心，其发在肝。牡蛎气平，得金之用以制木。味咸，得水之用以济火也。拘者筋急，缓者筋缓，为肝之病。鼠瘘者，为三焦胆经火郁之病。牡蛎之平以制风，寒以胜火，咸以软坚，所以全主之。

焦树德《用药心得十讲》：生用有益阴潜阳、软坚散结的功能，煅用有缩小便、止带下的功能。因阴虚阳亢而致的烦躁、失眠、盗汗等，可用本品益阴潜阳。本品煅用则可加强收敛固涩的作用。本品含有钙质，与苍术等配合，可用于小儿钙质缺乏的佝偻病等。

谭同来《常用中药配对与禁忌》：牡蛎，质重性寒，可清热益阴潜阳，味咸而涩，入肾经，调阴阳而收敛固涩。软坚散结，除痰化瘀。

胡爱萍《病证通用中药》：牡蛎，咸则微寒。《本草备要》谓："咸以软坚化痰，消瘰疬病结核。"其实牡蛎重在味咸软坚，而无化痰之功，乃通过软坚使痰核得化，痰凝得消，结节得散。而且微寒又能清热，故对痰火郁结之痰核、瘰疬、瘿瘤皆可用之。本品味涩收敛，既能收敛固涩，又能制酸止痛，为治胃痛泛酸的常用药。因其微寒清热，尤宜于胃热疼痛吐酸。不宜久服，易引起便秘和消化不良。宜打碎先煎。

胡心藻《中药类比歌诀》：牡蛎，咸寒纯阴，主入肝肾二经，长于育阴潜阳，清热敛阴，软坚散结，常用于热病伤阴、肝风内动、四肢抽搐，及痰火郁结之瘰疬、痰核等。煅后还可制酸止痛，用治胃痛泛酸。

刘冠军《临证医方妙用》：牡蛎咸寒，归肝肾经，有平肝益阴，软坚散结之力，适用于瘿瘤、瘰疬、痰核。有软坚积、化痰结、散壅滞之效。

刘典功《中药指征相类鉴别应用》：牡蛎，味咸微寒，归肝肾经，重镇安神，平肝益阴，软坚固涩。其性沉降，敛阴潜阳，软坚散结，退虚热，以治阴虚阳亢之眩晕、目胀。

黄和《中药重剂证治录》：牡蛎，咸涩微寒，归肝、肾经，通、降之剂，以通散平降为特点。煅后又具收涩之能。咸寒质重，善降善散，兼具收涩。其功有五：潜阳息风，镇惊安神，软坚散结，收敛固涩，治内伤热病。尚有活血、通络、消痈之功效。

现代药理研究

本品主含碳酸钙、磷酸钙及硫酸钙，并含镁、铁、氯、钾、钠、铝、硅、锶、锌等元素，尚含有机质。有明显的镇痛、抗胃溃疡作用，抑制胃酸分泌，对胃黏膜有保护作用。具有解热、敛汗，增强免疫功能，及抗白细胞减少，抗肿瘤，降血糖，降血脂，降低血黏度，抗凝血，抗血栓，放射增敏，抗菌，抗病毒等作用。煅烧后碳酸盐分解，产生氯化钙，有机质被破坏。

性能归纳

牡蛎，味咸、涩，性微寒，归肝、肾经，无毒，为牡蛎科动物长牡蛎、大连湾牡蛎或近江牡蛎的贝壳，气薄味厚，质重。为镇、敛、通、润之剂。沉降无升，润、益、静、缓，守而不走，纯阴，入血分，亦入气分，自上而下，入内达里之性能。平肝潜阳，收敛固涩，软坚散结。

性能应用

牡蛎，质重，味咸，性寒，入肝肾经。质重潜阳，味咸育阴，寒能清热。有清热益阴，平肝潜阳之功效，类似石决明，用于肝阴不足、肝阳上亢之证。且又类似龙骨，略有镇惊安神之效，故宜于肝阳上亢或兼见心神不宁者。治肝肾阴虚，肝阳上亢之头晕、目眩、耳鸣、烦躁易怒、心悸失眠者，宜与滋阴、平肝潜阳之品配伍，如《医学衷中参西录》之镇肝息风汤，以之与龟甲、龙骨等药同用。本品潜阳镇惊，还可用于热盛阴伤、虚风内动、虚烦脉弱、手足抽搐者，当与滋阴药物配伍，如《温病条辨》之大定风珠，以之与生地黄、鳖甲等同用。

牡蛎，味涩性寒，寒能清热，涩能固脱，类似龙骨，有收敛固涩作用，用于正虚不固之滑脱诸证。两者常相须为用，广泛用于治疗肾气不足及卫表不固之遗精、滑精、遗尿、尿频、崩漏、带下、自汗、盗汗等滑脱诸证。煅用，并常配伍与病证相宜的补虚药及收敛固涩药物，具体应用与龙骨相似。

牡蛎，味咸性寒，寒清热，咸能润，润能软坚，消痰核，消壅散结，有一定的软坚散结作用，用于痰核、瘰疬、瘿瘤等证。并常与化痰药物配伍，以治痰火郁结所致的瘰疬、瘿瘤、痰核等，如《医学心悟》之消瘰丸，以之与贝母、玄参等药同用。

牡蛎，味咸涩敛，寒清热，有一定的润育胃阴，收敛制酸，保护胃黏膜，抗溃疡止痛的作用，常用于胃中有热之胃脘疼痛、呕吐酸水者，单用研末或配伍其他制酸止痛药同用。

个人体会

牡蛎，海中蚌属，附石而生，得金水之气结而成形。味咸性平气微寒，体重质润，纯阴属水，气薄味厚，阴也，降也。得金之气以制肝木，得水之用以济肾阴。寒以胜热，咸以软坚，有润育真阴，潜降浮阳，软坚散结之功效。主入肾经，肾为先天，以水主之。《素问》曰："肾者，水脏，主津液。"《经》云："壮水之主，以制阳光。"阴亏则热，少阴热则女子带下赤白，男子泄遗精滑；阴不涵木则枯，木枯则虚阳上亢，头晕目眩，耳鸣，烦躁易怒，虚阳上浮，头目昏眩，虚烦不眠；阴亏则神不守舍，心神不宁，鬼交梦遗；阴不守中则胃热，胃脘疼痛，呕吐反酸；阴亏血结则凝滞，积癖坚硬，瘰疬瘿瘤；阴亏则不润，荣不润则面槁无华，卫不润则拘缓不收。更有敛固之义，血不敛则崩中，阴不固则遗滑，气不固则走散，阳不收则浮越。《本经》云："主伤寒寒热，温疟洒洒，惊恚怒气。除拘缓鼠瘘、女子带下赤白，久服强骨节。"《别录》亦云："除留热在关节荣卫，虚热去来不定，烦满，止汗，心痛气结，止渴。除老血，疗泄精、喉痹、心胁下痞热。"

　　总之：牡蛎，咸寒润敛，纯阴属水，专入肾经，润育先天之真阴。真阴足则热病除，阴阳调和，五脏俱安。阴液固闭，浮阳潜收，精神气血各归其位。荣卫枯槁得润则荣、则缓，气血坚结得润则软、则散。肾为根本，邪因本坚而出，正因根固则安，荣卫和，气血通，真阴固，阴阳调，五脏安矣。总因味咸属水，能润育真阴之故也。《中药类比歌诀》谓此："长于育阴潜阳，清热敛阴。"牡蛎，为海气结成，有浮游之性，多随他药转移而不能自主，只为佐使之用，不为君臣之药，佐以补则补，佐以攻则攻，可随所佐之药遍走诸经也。性寒纯阴，肾虚有寒，精寒遗滑者忌用。久服易引起便秘及消化不良，亦宜慎之。

镇肝息风药

地 龙

古今理性录

朱震亨《本草衍义补遗》：大解诸热毒，行湿病。此物有毒。若治肾脏风，下产病不可阙也，仍须盐汤送。

陈嘉谟《本草蒙筌》：治温病大热狂言，疗伤寒伏热谵语，小水不通，蛊毒卒中。主蛇瘕、杀蛔虫、理肾风、消脚气。又疗黄疸，行湿如神。

李时珍《本草纲目》：蚓在物应土德，在星禽为轸水。上食槁壤，下饮黄泉，故其性寒而下行。性寒故能解诸热疾，下行故能利小便，治足疾而通经络也。

缪希雍《本草经疏》：蚯蚓，大寒能祛热邪，除大热，故疗伤寒伏热狂谬。咸主下走，利小便，故治大腹、黄疸。伤寒非阳明实热狂躁者，不宜用。温病无壮热，及脾胃素弱者，不宜用。黄疸缘大劳腹胀，属脾肾虚，尸疰因阴虚成劳瘵者，咸在所忌。

张介宾《景岳全书》：能解热毒，利水道。主伤寒痹疟，黄疸消渴，二便不通。杀蛇瘕三虫，伏尸鬼疰虫毒，射罔药毒。疗癫狂喉痹，风热赤眼，聤耳鼻息，瘰疬，阴囊热肿，脱肛。去泥，盐化为水，治天行瘟疫，大热狂躁，或小儿风热癫狂急惊，饮汁最良。亦可涂丹毒漆疮。炒为末服，可去蛕虫，亦可敷蛇伤肿痛、蜘蛛伤毒。入葱管化汁，可治耳聋及蚰蜒入耳。

张志聪《本草崇原》：蜈蚣属火，名曰天龙；蚯蚓属水，名曰地龙，皆治鬼疰、蛊毒、蛇虫毒者，天地相交，则水火相济，故禀性虽有不同，而主治乃不相殊。

张璐《本经逢原》：体虽卑伏，而性善穴窜，专杀蛇蛊三虫，伏尸诸毒，解湿热，疗黄疸，利小便，通经络，故活络丸以之为君。温病大热狂妄，天行大热，和人尿捣绞服之，热毒从小便而去也。小便暴秘不通，亦宜用之。

严洁《得配本草》：蚯蚓能引诸药直达病所，解时行热毒，除风湿痰结，利小便，疗黄疸，除脚气，治跌扑，祛虫瘕，破血结。绞汁，治劳复，或卵肿，或缩入腹中，绞痛，身重，头不能举，小腹急热，拘急欲死。

黄宫绣《本草求真》：最属寒味。观书所载甚明，其言味咸性寒，无毒。其论所治，则云能主伏鬼疰，伤寒伏热，狂谬热病，发狂血热，痘疮斑多紫黑，癥瘕黄疸，损伤垂危，瘰疬溃烂流串，肾风脚气，备极热毒形证，皆能调治。宗奭曰：肾脏风下注病，不可缺也。颂曰：脚气药必须此物为使，然亦有毒。有人因脚病药中用此，果得奇效。病愈服之不辍，至二十余日，燥愦，但欲饮水不已，遂至顿委。大抵攻病用毒药，中病即当止也。则其气味之寒，不待言矣。究其所以致治，则因此物伏处洼处，钻土饮泉，是其本性，故能除其鬼疰，解其伏热，且味咸主下，处湿而以入湿为功，故于湿热之病，湿热之物遇之即化。停癥蓄水，触着即消，而使尽从小便而出。矧蚓本有钻土之能，化血之力，而凡跌仆受伤，血瘀经络，又安有任其停蓄而不为之消化乎？但审认不确，妄为投用，良非所宜。

焦树德《用药心得十讲》：穿山甲、地龙均有通络活络，引药直达病所的作用，但穿山甲偏走全身，无处不到；地龙偏于下行，故治脚气常用，并能利水湿而消肿。

胡爱萍《病证通用中药》：地龙，咸寒，体滑，下行，降泄走窜。善能除大热，止痉挛。走肝经，既能息风止痉，又善清热定惊，故适用于热极生风所致的痉挛抽搐、小儿惊风等。走肺经，能清肺热而平喘，善治邪热壅肺，肺失肃降之喘息不止、喉中痰鸣，故对火热壅肺、喉中痉挛、喘息者尤宜。口服用量过大可致中毒，主要表现为头痛头昏、血压先升后降、腹痛、心悸、呼吸困难等，故用量要慎。脾胃虚寒者，过量服用宜引起呕吐。

谭同来《常用中药配对与禁忌》：地龙，能通利经脉，有除痹舒筋止痛之功效，用于多种原因引起的经络阻滞、血脉不畅、关节疼痛、屈伸不利、中风半身不遂。本品咸寒，走下入肾，能清热结而利水道。用于热结膀胱小便不利，或尿闭不通。

刘冠军《临证医方妙用》：地龙，味微咸，性寒，无毒。其性走窜，入肺、脾、肝经，能息风止痉，有泄热定惊，走窜通络，平喘，镇肝降压之效。适用于中风偏瘫，有振颓痿之功。因含地黄素，有持久的降压之力，能增强纤维蛋白溶解活性，抗血栓形成。

胡心藻《中药类比歌诀》：地龙，咸寒，入血脉，善行，通血脉，利关节，消瘀滞，除痹痛，偏于下行，故长于治腰、膝、腿、脚之疾。尤擅长息风止痉，清泄火热，为治热极生风、惊痫抽搐之良药。气寒降泻，既能清肺热而止咳，降肺气以平喘，又能利膀胱气化，泻膀胱热结而利尿通淋。

刘典功《中药指征相类鉴别应用》：地龙，味咸性寒，入肝、脾、膀胱经，清热息风，多用于热极生风。又具有走窜通络止痛之功能，故善治气虚血滞之半身不遂，及痹证肢节不利。

黄和《中药重剂证治录》：地龙，咸寒，有小毒，归肝、脾、膀胱经。有清热息风，通络逐瘀，平喘，利尿之功效。其咸寒体滑，善能清热通利，通关开闭，尤善下行降泄。并能逐瘀，通络，清热解毒，祛风，平喘化痰，定惊止痉，平肝潜阳，行水利湿，通痹止痛，消肿散结，疗疮疡肿毒。

现代药理研究

本品主要含多种氨基酸、中性脂、络合脂及脱氢同工酶，酯化同工酶等，并含蚯蚓解热碱、蚯蚓素、蚯蚓毒素；尚含嘌呤类、胆碱及氮物质等，具有平喘，镇静，抗惊厥，解热，降血压，抗血栓，促纤溶，抗凝血，抗血小板聚集，降低全血黏度和血浆黏度，改善血液循环，抗心律失常，抗溃疡，促进骨痂生长，镇痛，调节免疫，抗过敏，抗菌，抗滴虫，抗肿瘤，利尿，退黄，促进皮肤新陈代谢及美容，收缩子宫，杀精子等作用。

性能归纳

地龙，味咸，性寒，归肝、肺、膀胱经，无毒，为巨蚓科动物参环毛蚓或缟蚓的全虫体，质滑走窜。为清、降、通、利之剂。沉、降不浮，猛、动、泄、润，阴也，走而不守，入血分，亦主气分，善下行，走内外，通里达表之性能。清热息风，通经活络，平喘，利尿。

性能应用

地龙性寒，主入肝经，有良好的清热息风之功，用于肝风内动，尤宜于热盛动风所致者。单用有效，亦可配伍应用。治温热病壮热惊厥，小儿高热，抽搐之急惊风，可与清热解毒、息风止痉之品，如牛黄、羚羊角等同用。若痫证发作而抽搐者，单用或配伍息风止痉类药物同用。

地龙，性走窜，有通经活络之功效，用于中风偏瘫、痹证。治中风后经脉不利，半身不遂之气虚血滞者，常与益气、活血之品配伍，如《医林改错》之补阳还五汤，以之与黄芪、当归、川芎等药同用。若治热痹关节红肿热痛，屈伸不利者，宜与除湿热、通经络药物配伍，如《经验方》之桑络汤，以之与桑枝、忍冬藤、络石藤等药同用。风寒湿痹，肢体麻木，疼痛，屈伸不利，宜与祛风湿、散寒止痛之品配伍，如《和剂局方》之小活络丹，以之与乌头、乳香、天南星等药同用。

地龙，性寒下行，有良好的清热平喘作用。用于肺热哮喘，可单用，或配伍应用。治热邪壅肺，喘息不止，喉中哮鸣有声者，可与清肺、平喘之品，如石膏、麻黄、杏仁等同用。

地龙，味咸性寒，滑利下行，尚能清热结而利水道，适用于热结膀胱所致的小便量少、黄赤，或癃闭点滴不通，少腹胀急者，可单用鲜地龙捣烂、浸水、滤汁服；亦可与利水渗湿类药物同用。

个人体会

地龙，蚯蚓也，生于地下，钻土饮泉，其性寒凉，主入肝经，祛伤寒邪热，息风定惊，有良好的清热息风之功用。药理研究："本品含蚯蚓解热碱、蚯蚓毒素、嘌呤、胆碱、琥珀酸等成分，有很好的解热、镇静、解痉、抗惊厥作用。"热极趋缓何能生风，风息则惊厥、痉挛，抽搐皆无也。《本草蒙筌》曰："治温热大病狂言，疗伤寒伏热谵语。"《景岳全书》又曰："治天行瘟疫大热狂躁，或小儿风热癫狂急惊。"

地龙性寒下行，又入肺经，既能清肺热而止咳，又能降肺气而平喘，有清热平喘之功效。现代药理研究："地龙有显著的舒张气管，并能拮抗组织胺及毛果云香碱对支气管的收缩作用，调节机体免疫功能，有抗菌，抗过敏，抗支气管痉挛的作用。"适用于肺热咳喘，故对邪热壅肺，肺失肃降之哮喘、喉中痉挛、痰鸣喘息，有一定的治疗作用。

　　蚯蚓，钻土饮泉，性善窜穴，下行能散热结，解热毒，利水道，故能治热结膀胱之小便不利，解热毒黄疸，杀蛇瘕三虫、伏尸鬼疰、射罔药毒，疗癫狂喉痹、风热赤眼、聤耳鼻息、瘰疬、阴囊热肿、脱肛便秘。亦可涂丹毒漆疮，去蚘虫，亦可敷蛇伤肿毒、蜘蛛伤毒。入葱管化汁，又可治耳聋及蚰蜒入耳。还能化瘀血，破血结，通经活络，能引诸药直达病所，有治跌打伤损之功，祛风除痹之用。又能抗血凝，抗血小板聚集，降低全血黏度，促进纤维蛋白溶解，抗血栓，改善血液循环。因含地龙素，有持久性降血压作用，故适用于经脉阻滞、经脉不利之中风，中风后遗症之半身不遂及风湿痹痛等诸经脉不利之症。

　　总之：地龙性寒下行，善走窜，为清、解、通、利之剂，以清热解痉，活血通络，解毒，抗过敏为特点，以达清热息风，通经活络，利水，平喘为目的，治上述诸疾。《本草纲目》曰："蚓在物应土德，在星禽为轸水。上食槁壤，下饮黄泉，故其性寒而下行。性寒故能解诸热疾，下行故能利小便，治足疾而通经络也。"本品口服用量过大，亦可致中毒，主要表现为头痛头昏、血压先升后降、腹痛心悸、呼吸困难，故用量要慎。性寒清热，滑利下行，活血通经，故脾胃虚寒、下痢及孕妇禁忌。

代赭石

古今理性录

　　王好古《汤液本草》：《圣济经》云代赭石怯则气浮，重则所以镇之，怯者亦惊也。

　　陈嘉谟《本草蒙筌》：唯作散调，勿煎汤服。治女人赤沃崩漏带下，暨难产胎衣不来；疗小儿疳疾泻痢惊痫，并尿血遗溺不禁。却贼风蛊毒，杀鬼疰鬼精。阴痿不起能扶，惊气入腹可愈。

　　李时珍《本草纲目》：代赭石乃肝与包络二经血分药也，故所主治皆二经血分之病。

　　缪希雍《本草经疏》：代赭石，其主五脏血脉中热，血痹，血瘀，贼风，及女子赤沃漏下，带下百病，皆肝、心二经血热所致。甘寒能凉血，故主如上诸证也。甘寒又能解毒，故主蛊毒、腹中毒也。经曰：壮火食气，少火生气。火气太盛则阴痿反不能起。苦寒泄有余之火，所以能起阴痿也。重而下坠，故又主产难，胞不出及堕胎也。

　　张介宾《景岳全书》：代赭石性凉而降，血分药也。能下气降痰清火，除胸腹邪毒，杀鬼物精气，止反胃吐血衄血，血痹血痢，血中邪热，大人小儿惊痫，狂热入脏，肠风痔漏，脱精遗尿，及妇人赤白带下，难产胞衣不下，月经不止，俱可为散调服。亦治金疮，生肌长肉。

　　陈士铎《本草新编》：怯则气浮，重剂以镇之，代赭之重，以镇虚逆也。孕妇忌服，恐堕胎元。此物有旋转乾坤之力，药笼中以备急用，断难轻置。代赭石虽能旋转逆气，然非旋覆花助之，亦不能成功，二味必并用为佳。然则转逆用旋覆花足矣，何以又用代赭石乎？不知旋覆花虽能止逆，而不能定逆。用旋覆花以转其逆，复用代赭石以定之，则所转之气，不至再变为逆也。

张璐《本经逢原》：赭石之重以镇逆气，入肝与心包络二经血分。《本经》治贼风蛊毒，赤沃漏下，取其能收敛血气也。仲景治伤寒吐下后，心下痞鞕，噫气不除，旋覆代赭石汤，取重以降逆气，涤痰涩也。观《本经》所治，皆属实邪，即赤沃带下，亦是肝、心二经瘀滞之患。其治难产胞衣不下，及大人小儿惊气入腹，取重以镇之也。阳虚阴痿，下部虚寒忌之，以其沉降而乏生发之功也。

黄宫绣《本草求真》：代赭石，味苦而甘，气寒无毒。凡因血分属热，崩带泻痢，胎动产难，噎膈痞硬，惊痫金疮等症，治之即能有效。以其体有镇怯之能，甘有和血之力，寒有胜热之义，专入心肝二经血分，凉血解热，镇怯去毒。书载能治慢惊，其说似非。

邹澍《本经疏证》：而其最要是除五脏血脉中热一语。是语者，实代赭石彻始彻终功能也。仲景用代赭石二方，其一旋覆花代赭石汤，是邪在未入血脉以前；其一滑石代赭汤，是邪入血脉已久。盖同为下后痞鞕于心下，则热虽在化血之所而未入脉，若入脉则其气散漫不能上为噫矣。唯其不见聚热之所而辗转不适焉，斯所以为百脉一宗，悉致其病也。玩百脉一宗悉致其病，除五脏血脉中热，可不谓若合符节也哉。

张锡纯《医学衷中参西录》：能生血兼能凉血，而其质重坠，又善镇逆气，降痰涩，止呕吐，通燥结，用之得当，能建奇功。治吐衄之证，当以降胃为主，而降胃之药，实以赭石为最效。赭石为铁养化合，性同铁锈，原不宜煅。

胡爱萍《病证通用中药》：代赭石苦寒，苦能降泄，寒能清热，质重沉降，主入肝经，长于镇潜肝阳，清泄肝火，为重镇潜阳之佳品，常用治肝阳上亢之脑部热痛。因其既能平肝潜阳，又善清泄肝火，故对肝火上炎之头痛也有较好疗效。又善降上逆之胃气而止呕、止逆、止噫。凡胃气上逆之呕吐、呃逆、噫气不止，皆可用之。因本品重镇肝火，平降肝阳，故尤以肝火横逆犯胃，胃气上逆之呕吐、呃逆、噫气者，用之最佳。总之本品所用，皆在苦寒，重镇而降逆。孕妇慎用。因含微量砷，不宜长期服用。

谭同来《常用中药配对与禁忌》：代赭石，苦寒清降，质重镇潜，既有平肝潜阳之功，又有重镇降逆之效，为重镇清降之要药，即所谓"火气冲逆于上，非赭石重坠而其逆莫制"。本品苦寒，重镇以除阳燥，养血安神。本品苦寒重镇，易伤阳气，故孕妇及脾虚腹胀、纳呆便溏和中气下陷者慎用。

胡心藻《中药类比歌诀》：代赭石，质重而性寒，味苦偏入心、肝。长于重镇降逆，既能镇厥阴之逆，清血脉之热，又能降摄肺、胃之逆气，除哕噫而除郁烦，故善治嗳气、呃逆呕吐、气逆喘息。兼能凉血止血，治血热所致的吐血、衄血、崩漏等。

刘冠军《临证医方妙用》：赭石，重镇降逆。《脏腑药式补正》言："定痰气之上逆，利于实热。"

刘典功《中药指征相类鉴别应用》：代赭石，味苦性寒，主入心、肝二经，为金石之品，具有平肝潜阳、清降肝火、凉血止血、平肝降逆之功效。又镇浮阳，聪耳目，育肾阴，纳气平喘。长于清心镇肝，抑亢盛之阳，降有余之火，对肝经火盛、肝阳上亢、气逆头痛、眩晕、目胀尤宜。

黄和《中药重剂证治录》：代赭石，苦寒有毒，归肝、心经，通、降之剂，有平肝潜阳、重镇降逆、凉血止血之功。苦寒而善降善清，两入气血，凡热逆之证，均可用之。其功用有平肝潜阳，降逆，善降肺胃逆气及冲气，开郁散结，利痰，通络，解痉止痛，清热凉血，止血，宁神，通便。

现代药理研究

本品主含三氧化二铁，其中铁为 70%，氧 30%，并含中等量硅酸、铝化物，少量镁、锰、钙、钛等，尚含砷。其所含铁质被吸收利用，能促进红细胞、血红蛋白的新生；保护胃黏膜，对离体肠肌有明显的兴奋作用，可致肠蠕动亢进；对中枢神经有镇静作用；对离体蛙心，大剂量有抑制作用。

性能归纳

代赭石，味苦，性寒，归肝、肺、胃经，无毒，为三方晶系氧化物类矿物赤铁矿的矿石，质重，色赤，为清、降、镇、敛之剂。沉、降，不升，缓、润、益、静，阴也，入血分，亦入气分，守而不走，至上而下，入内达里之性能。平肝潜阳，降肺、胃逆气，凉血止血。

性能应用

代赭石，味苦性寒，体沉重，主入肝经，既可平抑肝阳，又兼能清肝热，用于肝阳上亢证。治肝阳上亢兼肝火亢盛之头晕、头痛、面红目赤，烦躁易怒者，宜与清肝泻火、平肝潜阳之品，如夏枯草、石决明等药同用。若治肝肾阴虚之肝阳上亢，兼虚烦不眠者，当与滋阴潜阳、安神之品同用，如《医学衷中参西录》之镇肝息风汤，以之与龟甲、白芍、龙骨、牡蛎等药配伍。

代赭石，苦寒质重，既降胃气而止呕吐呃逆，又可降肺气而治喘息气急，用于呕吐、呃逆、喘息等肺胃气逆证。治胃气上逆之呕吐、呃逆、嗳气等，常与降逆止呕药物配伍以增疗效，如《伤寒论》之旋复代赭汤，以本品与半夏、生姜等同用。治肺气上逆、喘息气短、痰鸣、睡卧不能者，常与化痰平喘药物，如苏子、桑白皮、杏仁等配伍。若肺肾气虚之咳喘不已，气短神疲者，宜与补肺肾之气药同用，如《医学衷中参西录》之参赭镇气汤，以之与人参、山药等配伍。

代赭石，质重色赤，味苦寒，有一定的止血功效，用于多种出血证。又可凉血，宜于血热迫血妄行所致之吐血、衄血、崩漏等出血证。如血热上冲之吐血、衄血或崩漏出血有热者，常与清热、凉血止血之品配伍。若崩漏日久，头晕眼花之正虚而失血者，则宜与赤石脂、禹余粮、黄芪等收敛止血、益气摄血之品配伍。本品单用，或配伍止血之品，亦可治便血。

个人体会

代赭石，金石之品，体重味苦寒，入肝、心、肺、胃经，苦寒清热降下，体重镇潜敛收，为清、降、镇、敛之剂。平肝潜阳，降肺、胃之逆气，凉血止血。观其功效所治，皆属火热为患，故《本草经疏》有"其主五脏血脉中热"之说。《本经》曰："壮火食气。"火盛则阴痿，痿则怯。《圣济经》云："怯则气浮，怯则亦惊也。"气浮则涣散不收，虚阳上亢，肺胃气逆，血亦妄行也。《本经》又曰"少火生气"，气生则阴有所养。况本品味甘色赤，入血分，生血养血。药理研究本品主含三氧化二铁，及钙、镁、锰、钛等多种微量元素，能促进血液中红细胞、血红蛋白的新生，有补血之功能。阴液得养，气血充和，元阳潜降，逆气顺畅，血不妄行也。《本经疏证》曰：而其最要是除五脏血脉中热一语，是一语者，实代赭石彻始彻终功能也。"

代赭石，性寒体重，有镇敛之义。有镇虚逆之功，旋转乾坤之力，可收散漫不收之气血，能潜降上亢之元阳，定肺胃之逆气，镇固血之妄行。治虚阳上亢兼肝火亢盛之头痛、头昏、烦躁易怒；又降肺气，清肺火，治喘息气急；清胃热，镇逆气，止呕吐呃逆；镇血热上冲，定妄行崩漏。《汤液本草》谓：重则所以镇之也。

总之：代赭石，苦寒体重，归肝、心、肺、胃经，两入气血，以苦寒清热为先导，以体重潜降为震摄，除五脏血脉中热，热则阴痿，痿则怯，怯则气浮，浮则虚逆。代赭石有镇虚逆之功，旋转乾坤之力，可收散漫不收之气血，能潜降上亢之元阳。热去则阴有所养，气血充和，元阳潜降，逆气顺畅，血不妄行也。降有余之火，镇涣散之降，凡热逆之证皆可用之。对肝经火盛，肝阳上亢之气逆头痛眩晕、耳鸣目胀尤为适宜。本品苦寒重镇，为清、降、镇、敛之剂。易伤阳气，故孕妇及脾虚腹胀、纳呆便溏，或中气下陷者慎用。因含微量砷，故不宜久服。

白 僵 蚕

古今理性录

甄权《药性论》：治口噤发汗，主妇人崩中、下血不止。

孙思邈《千金翼方》：白僵蚕令人面色好，男子阴疡病，女子崩中赤白，产后余病，灭诸疮瘢痕。四月取自死者，勿令中湿，中湿有毒，不可用。

苏颂《本草图经》：焙研，姜汁调灌，治中风、喉痹欲绝，下喉立愈。

陈嘉谟《本草蒙筌》：逐风湿殊功，口噤失音者必用。拔疔毒极效，肿突几危者急敷，为末敷之。主小儿惊痫夜啼，治妇人崩中赤白，止阴痒，去三虫。灭黑癍及诸疮瘢痕，面色令好。散风痰并结滞痰块，喉痹使开。

李时珍《本草纲目》：僵蚕，蚕之病风者也。治风化痰，散结行经，所谓因其气相感，而以意使之者也。又人指甲软薄者，用此烧烟熏之则厚，亦是此义。盖厥阴、阳明之药，故又治诸血病、疟病、痔病也。散风疾结核瘰疬，头风，风虫齿痛，皮肤风疮，丹毒作痒，痰疟癥结，妇人乳汁不通，崩中下血，小儿疳蚀鳞体，一切金疮，疗月中风痔。

缪希雍《本草经疏》：白僵蚕，《本经》味咸，《别录》辛平无毒，然详其用，应是辛胜咸劣，气微温之药也。气味俱薄，浮而升，阳也。入足厥阴、手太阴、少阳经。厥阴为风木之位，主藏血，小儿惊痫夜啼，女子崩中赤白，风热乘肝脏也。产后余痛，风寒入血分也。辛能祛散风寒，温能通行血脉，故主如上诸证也。肺主皮毛，而风邪客之，则面色不光润，辛温入肺，去皮肤诸风，故能灭黑䵟及诸疮瘢痕。男子阴疡，风湿浸淫也。辛平能散风热，兼能燥湿，是以主之。《药性论》《日华子》苏颂、元素皆取其性属阳，风热为阳邪，能入皮肤经络，发散诸邪热气也。

张介宾《景岳全书》：能散风痰，去头风，消结核瘰疬，辟痰疟，破癥坚，消散风热喉痹危证，尤治小儿风痰急惊客忤，发痘疮，功痘毒，止夜啼，杀三虫，及妇人乳汁不通，崩中带下。为末可敷丹毒疗肿，拔根极效。灭头面黑斑，及诸疮瘢痕，金疮痔瘘，小儿疳蚀，牙龈溃烂，重舌木舌，及大人风虫牙痛，皮肤风疹瘙痒。

张志聪《本草崇原》：僵蚕色白体坚，气味咸辛，禀金水之精也……凡色白而禀金气之品，皆不宜火炒。僵蚕具坚金之体，故能祛风攻毒。若以火炒，则金体消败，何能奏功？后人不体物理，不察物性，而妄加炮制者，不独一僵蚕已也。

汪昂《本草备要》：轻宣，去风化痰。辛咸微温，僵而不腐，得清化之气，故能治风化痰，散结行经。蚕病风则僵，故因以治风，能散相火逆结之痰。其气味俱薄，轻浮而升，入肺、肝、胃三经。治中风失音，头风齿痛，喉痹咽肿，炒为末，姜汤调一钱，当吐出顽痰。丹毒瘙痒，皆风热为病。瘰疬结核，痰疟血病，崩中带下，风热乘肝。小儿惊疳，肤如鳞甲，由气血不足，亦名胎垢，煎汤浴之。下乳汁，灭瘢痕。若诸证由于血虚而无风寒客邪者勿用。

黄宫绣《本草求真》：僵蚕，祛风散寒，燥湿化痰，温行血脉之品。故书载能入肝，兼入肺、胃，以治中风失音、头风齿痛、喉痹咽肿。是皆风寒内入，结而为痰。合姜汤调下以吐，假其辛热之力，以除风痰之害耳。又云能治丹毒瘙痒，亦是风与热炽，得此辛平之味拔邪外出，则热自解。

周岩《本草思辨录》：白僵蚕，味辛气温而性燥，故治湿胜之风痰，而不治燥热之风痰。小儿惊痫夜啼，是肝热生风，又为痰湿所痼而阳不得伸，是以入夜弥甚。僵蚕劫痰湿而散肝风，故主之。至男子阴疡，女子崩中赤白，产后余痛，无非厥阴之风湿为患，无他奥义。

张山雷《本草正义》：凡小儿惊痫夜啼，多属胎火上壅，郁热不通，宜降宜清，庶乎有豸。《本经》以僵蚕为是症主治，其为清肃降火之义，盖亦可想而知。《别录》以治崩中赤白，则为下焦郁热而设，清降之意，尤其昭然若揭。可知六朝以上是药主治之大旨，并不以为祛风解表之品。

胡爱萍《病证通用中药》：僵蚕，咸辛而性平，辛以发散泄热，咸能软坚散结，性平而偏于寒凉，主归肝、肺二经，既能息风止痉，又能化痰定惊，故对惊痫抽搐而挟有痰热者尤为适宜。又能清肃降火，兼有化痰之功，故可用于痰火郁结之痰核、瘰疬。《神农本草经疏》云："凡中风口噤，小儿惊痫夜啼，由于心虚神魂不宁，血虚经络劲急所致，而无外邪为病者，忌之。"

谭同来《常用中药配对与禁忌》：僵蚕，辛咸性寒，气味俱薄，升多降少。长于息风化痰止痉，祛风通络止痛。既可祛外风，又可息内风。

胡心藻《中药类比歌诀》：僵蚕，气味俱薄，辛伐肝木，以平肝风，宣降肺气，而涤痰热，善于祛风解痉。还有化痰散结，消肿止痛的功效。本品入里，长于祛风痰，散风毒，解疮肿，善治一切风痰相火之疾。

刘典功《中药指征相类鉴别应用》：白僵蚕，性平无毒。既能息内风，又可散外风，具有化痰散结之功，其功效可用风、痰两字概括。其味咸，辛散，性平，有息风止痉、祛风止痛、消痰散结之功。主治肝风内动与痰热壅盛之惊痫抽搐，肝经风热之头痛目赤，头面受风之口眼歪斜，颈部瘰疬、乳娥、痄腮。血虚无风者忌用。

现代药理研究

本品含蛋白质、脂肪，体表白粉中含草酸铵，尚含白僵蚕黄色素、溶纤维蛋白酶等。醇浸出液有催眠、抗惊厥作用，草酸铵有抗癫痫作用。本品所含蛋白质有刺激肾上腺皮质的作用，其提出物在体内外均有抗凝作用。此外，本品对金黄色葡萄球菌、大肠杆菌、绿脓杆菌等有轻度的抑制作用。

性能归纳

白僵蚕，味咸、辛，性平，归肝、肺经，无毒，为蚕蛾科昆虫家蚕蛾的幼虫，在吐丝前因感染白僵蚕菌而发病致死的干燥体，色白轻宣，气味俱薄。为通、散之剂。升、浮、能降，燥、泄、动、缓，亦阴亦阳，双入气血，走而能守，行上、下，达内、外，走表、里之性能。息风止痉，祛风通络止痛，化痰散结。

性能应用

白僵蚕，辛凉性平，主入肝经，有类似天麻息风止痉之功效，用于多种肝风内动证。能祛外风，且药性平和，故不论肝风内动，还是外风引动内风之痉挛抽搐，亦不论是热证还是寒证，皆可配伍应用。治小儿热盛、神昏、抽搐之急惊者，宜与清热解毒、息风止痉药物配伍，如《寿世保元》之千金散，以之与牛黄、全蝎、黄连等药同用。若脾虚久泻，四肢抽动之慢惊风者，当与补气健脾之品配伍，如《古今医统》之醒脾散，以之与党参、白术等药同用。治破伤风之痉挛抽搐、角弓反张，常与祛风止痉类药物配伍以增加疗效，如《证治准绳》之撮风散，以之与全蝎、蜈蚣、钩藤等药同用。治痫证发作、手足抽搐、神志不清者，宜与化痰、息风止痉药物同用，如《医学心悟》之定痫丸。又能祛风通络，用于风中经络之中风、口眼歪斜。若风中经络中，口眼歪斜、面肌抽动者，可与化痰通络之品配伍，如《杨氏家藏方》之牵正散，以之与白附子、全蝎同用。

白僵蚕，味辛性平，气味俱薄，轻浮而升，又入肺经，既可祛风止痒，生用又可疏散风热，并能散结止痛，用于风热目疾、咽喉肿痛、风疹等。治疗风热目赤肿痛、头痛、迎风流泪者，常与疏散风热、清肝明目之品配伍，如《证治准绳》之白僵蚕散，以之与桑叶、木贼、荆芥等药同用。若外感风热之咽喉肿痛，声音嘶哑者，宜与疏散风热利咽之品同用。风疹瘙痒者，单用，或与祛风止痒药物同用。本品又能入肺经化痰尚能散结，用于痰核、瘰疬。治痰滞经络郁结化热之痰核、瘰疬，可与清热化痰散结之品如贝母、夏枯草同用。

个人体会

白僵蚕，蚕之病风而僵，质坚轻浮，味辛咸，色白性平，入肝、肺二经，风、痰之药也。因气相感，蚕之病风，故能入肝经，祛风邪，息内风，散外风，息风止痉，而以意使之也。因质相投，色白味咸，故能入肺经，化痰涎，涤痰热，散痰结，活络通壅，而以象用之也。两相结合，为祛风化痰药，治风、痰所致之病。《本草纲目》曰："治风化痰，散结行经。"以其色白，味辛，质轻浮，应入肺经为主；味辛且咸，又以化痰、散结、通络为先。急慢惊风、癫痫发作，及破伤风之痉挛抽搐，神志不清者，或中风口眼歪斜等，虽以风痰为病，皆多为痰之因、风之果，治以化痰通络为功，息风止痉为用也。况痰滞结郁之痰核、瘰疬，痰热壅盛之咽喉肿痛，痰阻络脉之黑斑、面䵟，皆以痰邪所致，因此有"百病多有痰作祟"之说。故白僵蚕应为祛痰之药，痰祛则风息也。

白僵蚕，古人以性平微温而论，化痰、通络、散结，皆取其温通之义也。细观：蚕为家养，食桑而生，桑本甘寒，常食寒凉之物，何有温热之体。况本品色白，体坚，性降，禀金水之精，得清化之气，性应寒凉。观其所治之证，不外于外感风热之咽喉肿痛，痰热壅盛之惊痫风动，痰火郁结之痰核、瘰疬、妇人崩中带下，男子热毒阴疡等，皆郁热所致之象，寒凉之药解郁热之病，乃正治也。热不烁痰，痰不结滞，经脉哪有不通之理，故为寒凉之药也。《景岳全书》谓："能散风痰，去头风，消结核瘰疬，辟痰疟，破癥坚，消散风热喉痹危证，尤治小儿风痰急惊客忤，发痘疮，攻痘毒，止夜啼，杀三虫，妇人乳汁不通，崩中带下。"皆清肃降火之义也。性平者，乃中庸平和之义也，故不论内风、外风、寒痰、热痰，皆可配伍施治。

总之：白僵蚕，色白，质坚，气轻浮，味辛咸，性平，气寒。化痰，祛风，散结，通络。散风热之痰结，消风痰之惊痫，乃中庸平和之品，为升、降、通、散之剂，风痰之药也。凡阴血不足，燥热生风，或血滞气结，瘿瘤癥瘕者不宜使用。疏散风热多生用，其余常炒用。

全 蝎

古今理性录

寇宗奭《本草衍义》：蝎，大人小儿通用，治小儿惊风，不可阙也。有用全者，有只用梢者，梢力尤功。

李时珍《本草纲目》：蝎，足厥阴经药也，故治厥阴诸病，诸风掉眩，抽掣，疟疾寒热，耳聋无闻，皆属厥阴风木，故李杲云：凡疝气带下，皆属于风，蝎乃治风要药，俱宜加而用之。

张介宾《景岳全书》：治中风诸风，开风痰，口眼歪斜，半身不遂，语言蹇涩，疬疟，耳聋，疝气，风疹瘾疹，小儿风痰惊痫，亦治风之要药。

李中梓《雷公炮制药性解》：蝎之主疗，莫非风证，肝为巽风，宜独入之。

陈士铎《本草新编》：疗小儿风痫，手足抽搐，祛大人中风，口眼歪斜，却风痰耳聋，解风毒瘾疹。然不可多服，以其辛而散气也。少少用之，以治㖞斜之症，正相宜耳。或问全蝎可治漏疮，何子略之？夫全蝎何能消漏也。治漏疮者用之，必药用蜈蚣、穿山甲使之相制而相成耳。

严洁《得配本草》：一切风木致病，耳聋掉眩，痰疟惊痫，无乎不疗。且引风药达病所，以扫其根，入降药暖肾气，以止其痛。配白附、僵蚕，治搐掣症；配天麻、蜂实，治破伤风。类中风、慢惊风禁用。

黄宫绣《本草求真》：全蝎，专入肝祛风，凡小儿胎风发搐，大人半身不遂，口眼歪斜，语言蹇涩，手足搐掣，疟疾寒热，耳聋，带下，皆因外风内客，无不用之。散血分之风热耳，但带下非风非热不用，并一切内虚似风等症切忌。

张锡纯《医学衷中参西录》：善入肝经，搜风发汗，治惊厥抽掣，中风口眼歪斜，或周身麻痹。其性虽毒，转善解毒，消除一切疮疡，为蜈蚣之伍药，其力相得益彰也。

张山雷《本草正义》：蝎乃毒虫，味辛。其能治风者，盖亦以善于走窜之故，则风淫可祛，而湿痹可利。若内动之风，宜静不宜动，似非此大毒之虫所可妄试。然古人恒用以治大人风涎、小儿惊痫者，良以内风暴动，及幼科风痫，皆挟痰浊上升，必降气开痰，始可暂平其焰。观古方多用蝎尾，盖以此虫之力，全在于尾，性情下行，且药肆中此物皆以盐渍，则盐亦润下，正与气血上菀之病情针锋相对。

焦树德《用药心得十讲》：功能息风，止抽搐，能引各种风药直达病所。对各种抽搐、惊风、惊厥可配合蜈蚣、天麻、钩藤等同用。全蝎得防风同用，可增强息风、止痉、定搐的作用。蜈蚣祛风镇痉对于角弓反张，痉挛强直疗效好；全蝎息风镇痉，对于频频抽动，手足震颤，头部摇动效果好。二药合用，可互相增强治疗效果，故常同用。

胡爱萍《病证通用中药》：全蝎，为虫类搜风药。味辛，性平，专入肝经，性善走窜，能内走脏腑，外行经络，通达内外，息风止痉，为治疗痉挛抽搐之要药。可用于各种原因的痉挛抽搐，每与蜈蚣相须为用。有较强的搜风通络止痛之功，故主用于瘀血内阻，经络不通，经久不愈，顽固性偏正头痛，及风寒湿痹，久治不愈之筋脉拘挛，甚其关节变形之顽痹。本品味辛有毒，辛散结核，以毒攻毒，有攻毒散结之功，治瘰疬、结核，既可外敷，又可内服。然全蝎性质平和，息风镇痉力不及蜈蚣。治疗抽搐，以频频抽动，手足震颤，头部摇动者效佳。蜈蚣性猛而燥，治疗抽搐，以角弓反张、痉挛强直者较好。全蝎有毒，用量不宜过大。又可引起子宫收缩，故孕妇忌用。

胡心藻《中药类比歌诀》：全蝎，性平，入肝经，性善走窜，辛散通络，散结止痛，息风镇痉，对于频频抽动、手足震颤、头部摇动者效果好。

刘典功《中药指征相类鉴别应用》：全蝎，味辛，性平，有毒。其息风止痉，攻毒散结，通络止痛之效佳。其性平，无论寒证、热证皆可配伍应用。常用治痉挛抽搐之症，亦常用治偏正头痛、关节痹痛，及瘰疬疮毒等。其作用在于辛散，窜透，攻毒，为外风之要药。血虚生风及孕妇忌用。

黄和《中药重剂证治录》：全蝎，咸、辛、平，有毒，归肝经。通、散之剂。有息风止痉，攻毒散结，活血逐瘀，通络止痛之功效。其走脏腑，行经络，以攻风痰、风毒之要药，为治一切痉挛抽搐必用之品。其用有十：祛风、疏气、豁痰、散结、消肿毒、疗疮疡、通络、逐瘀、止痉、止痛。

现代药理研究

全蝎所含蝎毒为毒性蛋白和非毒性蛋白，类似蛇毒神经蛋白。此外，尚含甜菜碱、二甲铵、牛黄酸、棕榈酸、硬脂酸、胆甾醇、卵磷脂、铵盐、氨基酸等。蝎毒及抗癫痫肽均有抗惊厥、抗癫痫作用。蝎毒能抑制多种酶的活性，并能延长凝血时间，且可促进胆碱能及肾上腺素能外周神经递质的释放。全蝎提出液对肿瘤生长有抑制作用。此外，全蝎有抗结核杆菌作用，其所含卵磷脂、甜菜碱等有抗动脉硬化作用。抑制血栓形成，对动作躯体或内脏均有明显的镇痛作用，尾的镇痛作用比蝎身强约五倍。具有抗惊厥、抗癫痫、降血压、脑保护、镇痛、抗肿瘤、抗凝、增强心肌收缩力、减慢心律、促进消化、增强免疫功能、扩张肾脏毛细血管、减轻肾脏病理变化、抗真菌、杀绦虫、收缩子宫、致出血、溶血等作用。

性能归纳

全蝎，味辛，性平，归肝经，有毒，为钳蝎科动物东亚钳蝎的干燥体，体轻味薄，性走窜。为通、散之剂。沉、降、升、浮、泄、缓、燥、动，入气分，亦入血分，走而不守，阳也，走上下，达内外，入里走表之性能。息风止痉，攻毒散结，通络止痛。

性能应用

全蝎，味辛，性平，独入肝经，息肝风，止抽搐，有较强的息风止痉功效，用于多种肝风内动之证。常与蜈蚣配伍以增疗效。治小儿热极生风之高热、抽搐者，可与清热、息风之品配伍。若小儿脾虚之慢惊风、手足抽动者，则宜与补气健脾之品配伍。肝风挟痰而致痫证抽搐者，可与化痰、息风止痉之品配伍，如《医学心悟》之定痫丸。治破伤风、角弓反张，可与息风止痉之品配伍，如《证治准绳》之撮风散，以之与蜈蚣、朱砂、钩藤等药同用。

全蝎，辛咸有毒，辛咸散结，有毒攻毒，用于痈肿疮疡、瘰疬、瘿瘤等。不论内服外用均有攻毒、散结之功。治热毒所致痈肿疮疡，可与清热解毒药物配伍。治痰火郁结之瘰疬、瘿瘤，宜与消痰散结、清热泻火之品，如夏枯草、玄参、昆布等药物配伍。

全蝎，味辛，性走窜，为虫类搜风药。专入肝经，尚有通经络、止痛之功效，用于风湿顽痹、顽固性偏正头痛、口眼歪斜等。治风寒湿痹，久治不愈，筋脉拘挛，甚则关节变形之顽痹，常与其他祛风湿、活血通络止痛之品配伍，如《医学纲目》之麝香丸，以之与川芎、草乌、地龙、麝香同用。若治瘀血内阻，或偏正头痛等顽固性头痛，可与活血化瘀止痛之品，如川芎、红花等同用。治风中经络、口眼歪斜，可与化痰、祛风通络之品配伍，如《杨氏家藏方》之牵正散，以之与僵蚕、白附子同用。

个人体会

全蝎，辛咸性平，含蝎毒，为毒性蛋白和非毒性蛋白，类似蛇毒神经蛋白，及含抗癫痫肽成分，有抗惊厥、抗癫痫、息风止痉作用。为虫类搜风药。独入肝经，肝为巽风，乃厥阴风木之脏。《经》曰："诸风掉眩，皆属于肝。"风为阳邪，善行、善变，为百病之长。本品味薄体轻，其性走窜，内走脏腑，外行经络，通达内外，故能除厥阴肝木之一切风邪，息风止痉，止抽搐，疗小儿风痫手足抽搐，祛大人中风口眼歪斜。《本草衍义》曰："大人小儿通用，治小儿惊风不可阙也。"凡因风邪或肝风内动而致眩晕头摇、肢体震颤抽掣之症皆可用之，为息风止抽搐之要药也。《本草纲目》曰："蝎，足厥阴经药也，故治厥阴诸病，诸风掉眩，抽掣，疟疾寒热，耳聋无闻，皆属厥阴风木。蝎乃治风要药，俱宜加而用之。"

全蝎，味辛气平，性走窜，有毒之品，主入肝经。辛散，窜透，攻毒，祛风，有搜风通络，活血止痛，引风药直达病所之功能。为通、散之剂。《本草正义》云："蝎乃毒虫，味辛。其能治风者，盖亦以善于走窜之故，则风淫可去，而湿痹可利。"故能搜剔血脉、经络、筋骨中癫伏之风邪，而去顽疾。能治经久不愈之顽固性偏正头痛，及风湿痹痛；能剔除络脉、孔窍之风痰，治风中经络之中风，筋脉不利，及风痰阻络之口眼歪斜，耳聋失聪；又能窜透散结，以毒攻毒，攻血中风毒，治痈肿疮毒、瘰疬、瘿瘤。此皆属风证，故为治风之要药也。

总之：全蝎，辛咸性平，有毒之品。独入肝经，为通达、透散之剂。有息风止痉，攻毒散结，通络止痛之功效。走脏腑，行经络，通达内外，为攻逐风痰、风毒之要药，治肝经风木为病矣。全蝎性质较平和，息风镇痉之力不及蜈蚣，治疗抽搐以频频抽动、手足震颤、头部摇动为佳。蜈蚣性猛而燥，治疗抽搐，以角弓反张、痉挛强直较好，故应别之，或相须为用以增搜风、通络、止痛之功效。如未入肝经之外感风邪勿用。有毒之品，用量不宜过大，孕妇忌服。

石决明

古今理性录

李中梓《雷公炮制药性解》：石决明本水族也，宜足以生木而制阳光，故独入肝家，为眼科要药。

缪希雍《本草经疏》：石决明得水中之阴气以生，故其味咸，气应寒无毒，乃足厥阴经药也。足厥阴开窍于目，目得血而能视，血虚有热，则青盲赤痛障翳生焉，咸寒入血除热，所以能主诸目疾也。咸寒又能入肾阴，故久服益精轻身也。

张璐《本经逢原》：石决明味咸软坚，入肝、肾二经，为磨翳消障之专药。又治风热入肝，烦扰不寐，游魂不定。取散肝经之积热，须与养血药同用。不宜久服，令人寒中，非其性寒，乃消乏过当耳。

严洁《得配本草》：入足厥阴经血分。能生至阴之水，以制阳光；清肝肺之风热，以疗内障。除骨蒸通五淋。得龙骨，止泄精；得谷精草，治痘后目翳；得杞子、甘菊，治头痛目暗。

沈金鳌《要药分剂》：石决明大补肝阴，肝经不足者，断不可少。

邹澍《本经疏证》：石决明之粗皮外蒙，正如痰火之隔蔽，去粗皮而光耀焕发，正如精明之遂得上朝。目者肝窍，目中精明，则肾家阴中之阳，故其光藏于黑珠之内，肝特襄以发生升举之气而奉之于目耳。是则石决明之用，不过拨芜累而发精光，乃目之曰镇肝清肺，其意何谓？

张锡纯《医学衷中参西录》：石决明味微咸，性微凉。为凉肝镇肝之要药。肝开窍于目，是以其性善明目，研细水飞作敷药，能除目外障，作丸散内服，能消目内障。为其能凉肝，兼能镇肝，故善治脑中充血作痛作眩晕，因此证多系肝气肝火挟血上冲也。是以愚治脑充血证，恒重用之至两许。其性又善利小便，通五淋，盖肝主疏泄为肾行气，用决明以凉之镇之，俾肝气肝火不妄动自能下行，肾气不失疏泄之常，则小便之难者自利，五淋之涩者自通矣。此物乃鳆甲也，状如蛤，单片附石而生，其边有孔如豌豆，七孔九孔者佳。宜生研作粉用之，不宜煅用。

焦树德《用药心得十讲》：石决明生用，养肝阴，清肝热，潜降肝阳的力较强；煅熟后，潜降清热的力量则较缓，故临床上用生决石较多。石决明潜阳主入肝经，潜降肝阳上扰，但偏于养肝潜降，降力大于珍珠母。

胡爱萍《病证通用中药》：石决明，咸寒质重，专入肝经，咸寒清热，质重潜阳，故既能平肝潜阳，又能清泄肝热而利头目，为平肝、清肝之要药。兼有滋养肝阴之功，对肝肾阴虚，肝阳上亢之眩晕用之尤宜。有明目退翳之功，故又为眼科要药。凡目赤肿痛，翳膜遮睛，视物昏花等虚证、实证目疾皆可用之。既可内服，又可外用，尤宜于肝血不足而有肝热的羞明、目暗、青盲等。石决明药性寒凉，易伤脾胃，故脾胃虚寒、食少便溏者慎用。

谭同来《常用中药配对与禁忌》：石决明，味咸性寒，归肝经，为凉肝镇肝之要药，用于肝阳上亢之证。无论是肝肾阴虚，或血虚阴不敛阳所致之肝阳上亢，还是肝阳独亢而有热象者，皆宜用之。煅后有收敛止血，制酸止痛的作用。用于胃酸过多的胃脘疼痛。外用于出血。

胡心藻《中药类比歌诀》：石决明，味咸，气寒，质重。以平肝潜阳为特点，兼能滋阴除蒸，可用于阴虚发热骨蒸。《海药本草》曰石决明："主青盲内障，肝肺内热，骨蒸劳热。"

刘典功《中药指征相类鉴别应用》：石决明，咸寒质重，入肝经血分，凉肝潜阳而育阴，能潜镇浮阳。善疗阳亢阴虚之眩晕，又能清肝明目。咸寒伤胃、脾胃虚寒者慎用。

黄和《中药重剂证治录》：石决明咸寒，归肝经，通、降之剂，有平肝潜阳，清肝明目，定惊止痉，制酸止痛之功效。以清散、通降为特点，又可清热、镇静、软坚、散结。以清其热、散其郁而平镇其阳，治肝阳上亢、头痛眩晕、止赤翳障、视物昏花、胃痛反酸。

现代药理研究

本品含碳酸钙约90%以上，亦含少量有机质。尚含镁、铁、硅酸盐、氯化物和极微量碘。其贝壳内层具有珍珠样光泽的角壳蛋白，经盐酸水解可得到16种氨基酸。本品烧煅后，产生氧化钙，有机质被破坏。其所含的钙有中和胃酸，促进血液凝固等作用。具有降低中枢神经系统兴奋性，调节植物神经，镇静，抗菌，清热，抗凝，耐缺氧，扩张气管支气管平滑肌，免疫抑制等作用。

性能归纳

石决明，味咸，性寒，归肝经，无毒，为鲍科动物杂色鲍、皱纹盘鲍、羊鲍、耳鲍或白鲍的贝壳。质重，为清、潜之剂，沉、降不浮，润、静、缓、益，守而不走，阴中有阳，入气分，亦入血分，至上而下，入内行里之性能。平肝潜阳，清肝明目。

性能应用

石决明，咸寒质重，入肝经，平肝潜阳，用于肝阳上亢证。又可清肝热，为治肝阳上亢兼有肝热证的常用药。治头痛、眩晕、烦躁易怒、目赤等阳亢热盛之证，常与清肝泻火、平肝潜阳药物配伍，如《医醇賸义》之羚羊角汤，以之与羚羊角、夏枯草、钩藤等同用。若肝肾阴虚而肝阳上亢之头晕痛者，宜与滋阴潜阳药配伍，如《经验方》之育阴潜阳汤，以之与白芍、牡蛎、生地黄等同用。

石决明，味咸性寒，主入肝经，既能清肝热，又能明目，为治目疾的常用药，用于肝热目疾、肝血虚目暗不明等。若肝火上炎、目赤肿痛、羞明流泪者，可与夏枯草、菊花等清肝明目之品配伍。治肝经风热，目生翳膜，可与清肝热、疏风热明目之品同用，如《经验良方》之石决明散，以之与薄荷、刺蒺藜等配伍。若肝血虚、视物昏花、目暗不明者，宜与补肝肾、明目之品配伍，如《奇效良方》之石决明丸，以之与菟丝子、熟地黄等药同用。

个人体会

石决明，水生之物，鲍鱼之外壳。得水之阴气以生，故味咸性寒，咸能益阴血，寒能降火热。主入肝经，肝开窍于目，能清肝经之风热，散厥阴之积热，清肝明目。又能益肝阴，养阴血，目得血而能视。《得配本草》曰："入足厥阴经血分，能生至阴之水以制阳光。清肝肺之风热以疗内障。"治肝经血热，肝火上炎之目赤肿痛、羞明流泪，及肝阴不足，血不养睛之视物不清、昏花目暗、青光失明。咸能软坚，磨翳消障，用于翳膜遮睛，视物不清，有明显的明目退翳之功。《本经疏证》形容："石决明之粗皮外蒙，正如痰火之隔蔽，去粗皮而光耀焕发，正如精明之遂得上朝。石决明之用不过拨芜累而发精光。"石决明清热，益阴，消障，为眼科之要药，医家之常用也。

石决明，味咸性寒，其壳沉重，有潜降之义，独入肝经血分，能生至阴之水，以潜亢盛之阳，为清肝、平肝、益阴、潜阳之药。肝阳亢盛则肝气、肝火妄动，烦躁易怒，头昏目暗。肝阳上亢则挟血上冲，脑中充血，血压升高，头痛头晕。肝阴虚则阳动，虚阳亢奋，头昏目眩，烦扰不寐，游魂不定也。以本品清之、凉之，肝火不得肆疟妄动，自能下行。平之、潜之，肝阳不能挟血上冲，血压自能下降。益阴潜阳，头昏、头痛自愈也。药理研究本品含大量的碳酸钙及有机质，并含有多种氨基酸及镁、铁等多种微量元素，能降低中枢神经系统兴奋性。有一定的养血、益阴作用。阴益则阳有所潜藏，为清、潜之药，治肝阳上亢之证。《医学衷中参西录》亦谓："石决明，质重，味微咸，性微凉。为凉肝、镇肝之要药，故善治脑中冲血作痛、眩晕。因此多系肝气、肝火上冲也。用石决明凉之、镇之，俾肝气、肝火不能妄动，自能下行。"寒降之剂，易伤脾胃，故脾胃虚寒、食少便溏者慎用。烧煅后，有收敛制酸作用。一般生用，宜打碎先煎，或入丸、散。

天　麻

古今理性录

寇宗奭《本草衍义》：天麻，用根，须与别药相佐使，然后见其功，仍须加而用之。人或蜜渍为果，或蒸煮食，用天麻者，深思之则得矣。

李杲《药类法象》：肝虚不足者，宜天麻、芎䓖以补之。其用有四：疗大人风热头痛，小儿风痫惊悸，诸风麻痹不仁，风热语言不遂。

李时珍《本草纲目》：天麻，乃肝经气分之药。《素问》云：诸风掉眩，皆属于肝，故天麻入厥阴之经而治诸病。按罗天益云：眼黑头旋，风虚内作，非天麻不能治。天麻乃定风草，故为治风之神药。今有久服天麻药，遍身发出红丹者，是其祛风之验也。

李中梓《雷公炮制药性解》：天麻去风，故入厥阴；去湿，故入膀胱。真有风湿，功效若神。痈肿之症，湿生热也，宜亦治之。赤箭用苗，有自表入里之功；天麻用根，有自内达外之理。不宜同剂，反致无功。

缪希雍《本草经疏》：天麻入肝，味辛气暖，能逐风湿外邪，则肝气平和，前证自瘳矣。肝主筋，位居于下，故能利腰膝，强筋力也。凡头风眩晕，与夫痰热上壅，以致头痛及眩，或四肢湿痹麻木，小儿风痫惊悸等，所必须之药。风药多燥，风能胜湿故也。凡病人觉津液衰少，口干舌燥，咽干作痛，及南方似中风，皆禁用之。

张介宾《景岳全书》：治风虚眩晕头旋，眼黑头痛，诸风湿痹，四肢拘挛，利腰膝，强筋骨，安神志，通血脉，止惊恐恍惚，杀鬼精虫毒及小儿风痫惊气。然性懦力缓，用须加倍，或以别药相佐，然后见功。

贾所学《药品化义》：天麻，气性和缓，《经》曰肝苦急，以甘缓之。用此以缓肝气，盖肝属木，胆属风。若肝虚不足，致肝急坚劲，不能养胆，则胆腑风动，如天风之鼓荡为风木之气，故曰诸风掉眩，皆属肝木，由肝胆性气之风，非外感天气之风也。是以肝病则筋急，用此甘和缓其坚劲，乃补肝养胆，为定风神药。又取其体重降下，味薄通利，能利腰膝，条达血脉，诸风热滞于关节者，此能疏畅，凡血虚病中之神药也。

汪昂《本草备要》：天麻入厥阴而治诸疾，肝气和平，诸疾自瘳。血液衰少及类中风者忌用，风药能燥血故也。风药中须兼养血药，制其燥也；养血药或兼搜风药，宣其滞也。

陈士铎《本草新编》：天麻最能祛外来之邪，逐内闭之痰，而气血两虚之人，断不可轻用耳。

张璐《本经逢原》：诸风掉眩，眼黑头旋，风虚内作，非天麻不治。小儿惊痰风热，服天麻即消。

严洁《得配本草》：配川芎，治肝虚头痛；肝气喜畅。肝虚则劲，胆不滋养，则风动于中，此肝胆性气之风，非外感天气也。天麻定肝胆之内风，但血虚者，畏其助火，火炽则风益劲。宜于补血之剂，加此为使，然亦不可久用，多则三四服而止。

黄宫绣《本草求真》：天麻乃辛平之味，能于肝经通脉强筋，疏痰利气。辛而不燥，得气之平，则肝虚风作，自尔克治，故又名为定风草。若使肝虚在血，症见口干便闭及犯类中等症者，切不宜服，以其辛能燥血者故耳。血燥须用养血之剂，则风不除而自去矣。

张山雷《本草正义》：天麻气味，古皆称其辛温，盖即因于《本草经》之赤箭，而《开宝》、甄权诸家，称其主诸风湿痹、冷气瘫痪等证，皆因辛温二字而来，故视为驱风胜湿、温通行痹之品。然洁古诸家，又谓其主虚风眩晕头痛，则平肝息风，适与祛风行痹宣散之法相背。使其果属辛温宣散，则用以治虚风之眩晕头痛，宁不助其升腾而益张其焰？何以罗天益且谓眼黑头眩，风虚内作，非天麻不能治？从此知果是风寒湿邪之痹着瘫痪等证，非天麻之所能奏效也。盖天麻之质，厚重坚实，而明净光润，富于脂肪，故能平静镇定，养液以息内风，故有定风草之名，能治虚风，岂同诳语。今恒以治血虚眩晕，及儿童热痰风惊，皆有捷效，故甄权以治语多恍惚，善惊失志；东垣以治风热，语言不遂，皆取其养阴滋液，而息内风。盖气味辛温之说，本沿赤箭之旧，实则辛于何有，而温亦虚言。

焦树德《用药心得十讲》：本品味辛能散风，能入肝经，善息内风，有自内达外之功，并有祛痰的作用，所以一味天麻既能息风，又能祛痰。一般祛风、化痰药均有燥性，唯天麻辛润不燥，通和血脉，有益筋骨，故前人称天麻是"风药中之润剂"。天麻偏治头痛眩晕属于内风挟痰者，外风头痛较少用。

胡爱萍《病证通用中药》：天麻味甘质润，药性平和，主入肝经，息肝风，平肝阳，还有较好的祛风通络止痛之功效，兼能润养补液。其治疗头痛、眩晕，不论虚证、实证，皆可随证配用，故为治头痛眩晕之要药。亦为肝阳化风，痰瘀阻络之中风常用品，对风中经络病证多用。又能息风止痉，素有定风草之称，治风圣药之誉。可用治各种病因之肝风内动，惊痫抽搐。气血衰少之头痛眩晕慎用。

谭同来《常用中药配对与禁忌》：天麻甘平而柔润，息风止痉力强，尤长于养液，平息肝风。又为治风痰要药，前人有"无痰不作眩"之说。《脾胃论》云："眼黑头旋，虚风内作，非天麻不能除。"故宜于虚风内动，风痰上扰所致的眩晕头痛、四肢麻木、抽搐等症。

胡心藻《中药类比歌诀》：天麻，味甘性平，其质脂润，厚重坚实，独走肝经，能养肝血，育肝阴，其息风止痉之力强，为治内风、虚风之圣药。气味平和，不燥烈伤阴，既不偏于发散，又不偏于滋补为其特点。兼能祛痰散结，通经止痛，用治中风瘫痪、风湿痹痛。

刘典功《中药指征相类鉴别应用》：天麻，味甘性平，长于息风止痉，兼能祛风通络止痛，为肝风内动之要药。用治多种原因之肝风内动、眩晕头痛、风湿痹痛、惊痫、破伤风、中风。血虚者慎用。

现代药理研究

本品含香荚兰醇、香荚兰醛、苷类、维生素 A 类物质、结晶性的中性物质、微量生物碱。此外，尚含有抗真菌蛋白及铁、氟、锰、锌、碘等微量元素。本品有镇静、镇痛、抗惊厥、抑制癫痫发作、缩短阵挛时间，并能减慢心率进而保护心肌。天麻苷、天麻苷元能降低外周血管、脑血管和冠状血管的阻力，增加脑血流量，有温和的降压作用；亦可兴奋肠管。香兰荚醇能促进胆汁分泌。此外，天麻尚能增加机体耐缺氧能力，抗氧化，延缓衰老，且能增加机体的细胞免疫和体液免疫及非特异性免疫。

性能归纳

天麻，味甘，性平，归肝经，无毒。为兰科寄生草本植物天麻的块茎，气味俱薄，质重坚实，明净光润。为通、散之剂。沉、降亦浮，润、养、缓、动，燥也，静也，走而亦守，亦阴亦阳，入气分，上而下，自内达外，由里至表之性能。息风止痉，平抑肝阳。

性能应用

天麻，味辛性平，气味俱薄，主入肝经，有良好的息风止痉的功效。且药性平和，故不论寒热虚实之惊厥、抽搐，皆可配伍应用，用于多种肝风内动证。治温热病，热盛动风或小儿急惊风之高热、惊厥抽搐者，常与清热解毒、息风止痉药物配伍，如《小儿药证直诀》之钩藤饮子，以之与羚羊角、钩藤、全蝎等同用。治小儿脾虚之慢惊风、肢体拘挛，四肢不温、手足蠕动者，宜与补脾、息风之品配伍，如《普济本事方》之醒脾丸，以之与人参、白术、僵蚕等药同用。若治破伤风之痉挛抽搐、角弓反张，可与祛风止痉之品配伍，如《医学心悟》之天麻散，以之与天南星、防风等药同用。癫痫发作、手足抽搐、口吐涎沫者，宜与化痰、息风止痉之品配伍，如《医学心悟》之定痫丸，以之与远志、天竺黄、全蝎等同用。

天麻，味甘性平，质重坚实，主入肝经，有平抑肝阳之功效，用于肝阳上亢证。为治眩晕、头痛之要药，除宜于肝阳上亢所致者外，湿痰、血虚之眩晕、头痛者，均可配伍应用。治肝阳上亢之头昏目眩耳鸣，宜与清肝、平肝之品同用，如《杂病证治新义》之天麻钩藤饮。若湿痰阻窍之眩晕头痛，常与燥湿、化痰、运脾之品同用，如《医学心悟》之半夏天麻白术汤。若血虚眩晕、头痛、耳鸣、面色无华者，当与补血类药物配伍。

天麻味辛，性平善走，有祛风、通络、止痛之功效，治中风偏瘫、手足不遂、肢体麻木，宜与活血通络之品配伍，如《景岳全书》之易老天麻丸，以之与牛膝、当归等同用。若风湿痹痛、关节屈伸不利者，常与祛风湿、通络止痛药物同用，如《医学心悟》之秦艽天麻汤，以之与秦艽、羌活、桑枝等配伍。

个人体会

天麻，赤箭也。其根味甘性平，质重坚实，明净光润，气味俱薄，平和濡缓，主入肝经。肝者，木也，将军之官，罢极之本，劲急之性，主动，主升。肝胆相为表里，胆为肝行事，肝胆相依，肝属木，胆主风，木动则生风。若肝虚阴液不足，则木枯劲急，胆腑风动，此为肝风内作，亦称肝风内动、痉急拘挛、惊厥抽掣，此乃肝胆性气内作之风，非外感天气之风也。若肝虚阴液不足，阴液不足木必枯，木枯则阳动，阳气亢奋升腾上扰，头痛眩晕，烦扰耳聋，此乃虚阳上亢之证，非肝火上炎之病也。若肝虚阴液不足，筋脉失养，经络筋脉通行不畅，或中风瘫痪，手足不遂，肢体麻木；或腰膝不利，筋脉拘挛疼痛，此宜润养筋脉之剂，非活血通经之药也。若肝虚阴液不足，内闭之痰滞、痰壅不能润解而化，或癫痫，或中风，或头眩，此乃滞阻络脉之痰，非停蓄经隧之饮也。以上诸证，皆肝虚阴液不足所致，宜选润养肝阴之药。天麻，味甘性平，质润平和，养肝血，育肝阴，缓和肝经之劲急。《经》曰："肝苦急，以甘缓之。"以此以缓肝也。补肝养胆，肝胆相召，胆腑之风不动，内风不作矣，有治风神药之称。《素问》曰："诸风掉眩，皆属于肝。"风不动，阳不亢，厥阴不急，经脉疏畅，能息风止痉，平抑肝阳，祛风通络止痛也，有自内达外之功，为祛虚风内作之药也。

总之：天麻甘平脂润，药性平和，独走肝经，养肝血，育肝阴，以润养之功，行息风止痉、平抑肝阳之用，宜于虚风内动、筋脉劲急之惊厥、抽搐，为祛风药中之润剂。亦为肝阳化风，痰阻络脉之中风常用，为治风痰之要药，治疗头痛眩晕。古有"无痰不作眩"之说，故《脾胃论》云："眼黑头旋，虚风内作，非天麻不能除也。"又不论虚实，皆可配用，为治头痛、眩晕之要药也。又有较好的祛风通络止痛之功，凡筋脉失养，经络通行不畅，或中风瘫痪，手足不遂，肢体麻木，或腰膝不利，筋脉拘挛，风湿痹痛，亦为祛风通络、润养筋脉之药也。《本草纲目》曰："天麻乃定风草，故为治风之神药。"药性平和，有润养之功，无补益之能，佐使之用，方显奇效也。终为息风之药，通散之剂，气血两虚，外风头痛，不可轻用也。

刺蒺藜

古今理性录

刘翰《开宝本草》:《本经》云温,《别录》云寒。此药性宣通,久服不冷,而无壅热,则其温也。

李时珍《本草纲目》:古方补肾治风,皆用刺蒺藜;后世补肾,多用沙苑蒺藜,或以熬膏和药。恐其功亦不甚相远也。

李中梓《雷公炮制药性解》:蒺藜行血,宜入肝经;下气,宜入肺经。恶血等症皆二经病也,故俱主之。其所以入肾者,因肺为之母,肝为之子,未有子母俱利而肾不受其益者,故能止遗泄。

张介宾《景岳全书》:凉血养血,亦善补阴。用补宜炒熟去刺,用凉宜连刺生捣。去风解毒,白者最宜。

倪朱谟《本草汇言》:刺蒺藜,去风下气,行水化癥之药也。其性宣通快便,能运能消,行肝脾滞气,多服久服,有去滞之功。《别录》主身体风痒,燥涩顽痹,一切眼目翳障等疾;甄氏方主筋结疬疡,肺痈肺痿,咳逆脓血等;苏氏方主水结浮肿,气臌喘满,疸黄脚气等疾;李氏方主血结成癥,奔豚痕疝,喉痹胸痹,乳难乳岩等疾。总而论之,《别录》所主者风,甄氏所主者气,苏氏所主者水,而李氏所主者,即取其化癥之意也。然四家之说虽有不同,去滞生新,是其专成,故妇科方中以此催生堕胎,良有以焉。

张璐《本经逢原》:白蒺藜为治风明目要药,风入少阳、厥阴经者为响导。目病为风木之邪,风盛则目病,风去则目明矣。《本经》专破恶血积聚,治喉痹乳难,以苦能泄,温能宣,辛能润也,此言刺蒺藜之功用耳。其治痰消痈肿,搜肾脏风气,又须刺者为破敌之先锋。

严洁《得配本草》:去风湿,泻肺气。乳闭可通,癥痕可疗,阴溃可消,带下可止,并治一切咳逆、肺痿喉痹、明目肿毒等,皆藉此辛散之力也。肝虚、受孕二者禁用,以破血故也。

张秉成《本草便读》:白蒺藜,善行善破,专入肺、肝,宣肺之滞,疏肝之瘀,故能治风痹目疾、乳痈积聚等症。温苦辛散之品,以祛逐为用,无补药之功也。

张山雷《本草正义》:刺蒺藜,《本经》虽称其气味辛温,然今皆用以宣散风热,甚有效力,风寒外感,俱不用此。甄权亦谓能去燥热,则《本经》温字,恐是传抄有误。

焦树德《用药心得十讲》:蒺藜,散肝郁而息风,多用于肝风上扰而致的头痛、目眩,外感风热或肝郁化热生风而致的目赤、目痛,及胸胁胀痛,癖块积聚。

胡心藻《中药类比歌诀》:刺蒺藜,苦辛性平,辛香味苦,入肝经气分,开宣通滞,横行排荡,为宣通快利之品,善于疏散肝经风热,明目退翳,偏治肝热上扰之头痛、眩晕,以全头眩晕为是。并治外感风热,或肝郁化热生风而致的目赤外障,羞明多泪。又能舒肝解郁,行气活血,治胸痹、乳胀、痛经。兼能祛风止痒,治风疹瘙痒。《植物名实图考》云："刺蒺藜，近时《临证指南》一书，用以开郁，凡胁上、乳间横闷滞气，痛胀难忍者，炒香入气药，服之极效。盖其气香，可以通郁，而能横行排荡，非他药直达不留者可比。"其性宣通快便，能运能消，行肝、脾滞气，多服久服，有祛滞之功。本品生用，辛散苦泄，祛风疏肝之力较胜；炒后使辛散之性缓和，略有补意，适用于血虚肝旺的眩晕、双目涩痛、手足麻木之症。盐水制既有平肝之效，又有补肾之功。

刘典功《中药指征相类鉴别应用》：刺蒺藜，辛香味苦，平肝疏郁，散风热而泄肝火，平抑肝阳，对风热而肝阳上亢之眩晕最宜。治气滞瘀痛，风热目疾尤佳。本品辛散苦泄，善破癥结，下乳，祛风止痒。血虚气弱者及孕妇慎用。

黄和《中药重剂证治录》：白蒺藜，苦辛平，有小毒，归肝、肺经。通散之剂。兼补肝肾，以通、降、清、散为特点，有平肝、疏肝、祛风、明目、止痒之功效。其质轻，色白，味苦辛而性平，善行，善散，能升，能降，入里出表，专入肝、肺。又能宣肝经风邪，以苦泄辛散之性而治癥瘕、痈疽、瘰疬。且能逐瘀通络，补肝肾，延缓衰老，降"三高"，美皮肤。

现代药理研究

本品含脂肪油、挥发油、鞣质、树脂、甾醇、钾盐、微量生物碱、皂苷等，对麻醉动物有降压作用。其所含钾盐及生物碱有一定的利尿作用。生物碱及水溶性部分能抑制小肠运动，且能抑制金黄色葡萄球菌、大肠杆菌的生长。对迟发性变态反应有抑制作用。其粗甾体皂苷治疗心绞痛，有一定效果。具有抗心肌缺氧，抗动脉硬化，强心，改善脑缺血，降血压，降血脂，抗血小板聚集，降低全血黏度，降血糖，防治糖尿病并发症，松弛肠道平滑肌，止咳，祛痰，平喘，利尿，提高肾肌酐清除率，增强性功能，强壮，延缓衰老，抗遗传损伤，提高免疫力，抗过敏，增白皮肤等作用。

性能归纳

刺蒺藜，味苦、辛，性平，归肝经，有小毒，为蒺藜科草本植物蒺藜的果实，质轻，色白，气香。为清、降、通、散之剂。升、浮，且降，润、养、缓、动亦燥，走而不守，入气分，亦入血分，阴也，阳也，上而下，内而外，入里走表之性能。平肝，疏肝，祛风，明目。

性能应用

刺蒺藜，味辛性平，归肝经，有一定的平抑肝阳作用，用于肝阳上亢之证。治阳亢而头痛、眩晕者，常与其他平肝潜阳之品配伍，如《内科摘要》之加味逍遥散，以之与钩藤、菊花、珍珠母同用。

刺蒺藜，味辛气香，辛散结，香通郁，尚有疏肝解郁之效，用于肝气郁结之证。宜于肝气郁结之胁痛、乳房胀痛等。治胸胁胀痛，常须与疏肝理气之品，如香附、青皮等同用以增疗效。若乳房胀痛、乳汁不通者，宜与行气活血、通络止痛之品配伍，如《中医妇科学》之通乳散结汤，以之与穿山甲、栝楼等同用。

刺蒺藜，味辛苦，辛散苦泄，祛风清热，又有明目之功效，用于风热目疾。治疗风热所致的目赤肿痛、羞明多泪，或目生翳膜，常与疏散风热、清肝明目之品配伍，如《银海精微》之白蒺藜散，以之与白菊花、草决明等药同用。

刺蒺藜，味辛性散，质轻色白，又入肺经，疏散肺经风热，有祛风止痒之功效，亦可治疗风疹瘙痒。单用亦可配伍其他祛风止痒之品，如与荆芥、乌梢蛇、防风等药同用。

个人体会

刺蒺藜，味辛苦，性平，辛散苦降，主入肝经气分，调达气机不畅，疏通肝气滞郁，而达疏肝解郁，平抑肝阳，祛风清热之用。肝经疏泄失利则滞郁气结，胸胁横闷，脘腹胀满，或疝瘕积聚，乳房结节胀痛，乳汁不通。《素问》云："百病生于气也。"肝气调达失职则气机升发亢奋，阳气上亢，血压升高，头痛目胀，烦躁易怒。或血随气逆，直冲脑腑，中风气厥，卒然昏倒。《素问》云："阳气者，大怒则形气绝，而血菀于上，使人薄厥。"另外，气郁抑阳而发热，气逆达阳而生风，风热相博，上升头目，则头痛目眩，目赤肿痛，羞明多泪，目生翳障。《灵枢》云："肝气通于目，肝和则目能辨五色矣。"又为清肝经风热之药，可清肝泄火，祛风明目，亦为眼科之要药也。质轻色白，又入肺经，清肺经风热，治风热外袭肌肤之风疹瘙痒，又为祛风止痒之剂。总之：刺蒺藜以辛散苦降之性，主入肝经气分，以清、降、通、散之功，主疏泄，调气机，使郁者散，逆者降，而达疏肝、平肝、祛风、清热之能。肝郁得解，肝阳得平，肝热得清，肝风自息也。《植物名实图考》云："《临证指南》一书，用以开郁，凡胁上、乳间横闷滞气，痛胀难忍者，服之极效。盖其气香，可以通郁，而能横行排荡，非他药直达不留者可比。"

刺蒺藜，开宣通散，下气祛风，辛散之品，以祛逐为用。可平抑气机升发亢奋之肝阳，非潜降阴虚阳气浮越之阳亢。况香燥之品，行气息风，何能益阴而制阳？现代药理研究，本品能降血压，降血脂，降全血黏稠度，降血糖，抗动脉硬化，改善脑供血等。有降"三高"、美肌肤、抗衰老、补肝肾的作用，乃以降为补，实无补益之功也。辛散通降之品，故阴血不足及孕妇慎用。

羚羊角

古今理性录

李时珍《本草纲目》：羊，火畜也，而羚羊则属木，故其角入厥阴肝经甚捷，同气相求也。肝主木，开窍于目。其发病也，目暗障翳，而羚羊角能平之。肝主风，在合为筋，其发病也，小儿惊痫，妇人子痫，大人中风搐搦，及筋脉挛急，历节掣痛，而羚羊角能舒之。魂者，肝之神也。发病则惊骇不宁，狂越僻谬，魇寐卒死，而羚角能安之。血者，肝之藏也。发病则瘀滞下注，疝痛毒痢，疮肿瘰疬，产后血气，而羚角能散之。相火寄于肝胆，在气为怒。病则烦潢气逆，噎塞不通，寒热及伤寒伏热，而羚角能降之。羚之性灵，而筋骨之精在角，故又能辟邪恶而解诸毒，碎佛牙而烧烟走蛇虺也。《本经》、《别录》甚著其功，而近俗罕能发扬，惜哉！

缪希雍《本草经疏》：羚羊性灵能通神灵，逐邪气，心得所养而诸证除矣。其主伤寒时气寒热，热在肌肤，温风注毒伏在骨间者，皆厥阴为病。厥阴为风木之位，风热外邪伤于是经，故见诸证。入肝散邪，则诸证自除。经曰：壮火食气。又曰：热则骨消筋缓。火热太甚，则阴反不能起，而筋骨软。咸寒入下焦，除邪热则阴自起，气自益，筋骨强，身自轻也。肝热则目不明，肝藏血。热伤血则恶血注下，肝在志为怒，病则烦满气逆，噎塞不通。苦寒能凉血热，下降能平逆气，肝气和而诸证无不瘳矣。简误：凡肝心二经，虚而有热者宜之，虚而无热者不宜用。

张介宾《景岳全书》：羊本火畜，而此则属木，善走少阳、厥阴二经，故能清肝定风，行血行气，辟鬼痊邪毒，安魂魄，定惊狂，祛魇寐。疗伤寒邪热，一切邪毒，中恶毒风，猝死昏不知人，及妇人子痫强痉，小儿惊悸烦闷，痰火不清。

张志聪《本草崇原》：羚羊角气味咸寒，禀水气也。角心木胎，禀木气也。禀水气而资养肝木，故主明目。先天之气，发原于水，从阴出阳。羚羊角禀水精之气，故能益肾气而起阴。肝气不能上升，则恶血下注。羚羊角禀木气而助肝，故去恶血注下。羚羊乃神灵解结之兽，角有二十四节，以应天之二十四气，故辟蛊毒恶鬼不祥，而常不魇寐也。

汪昂《本草备要》：目为肝窍，此能清肝，故明目去障。肝主风，其合在筋，此能祛风舒筋，故治惊痫搐搦，骨痛筋挛；肝藏魂，心主神明，此能泻心肝邪热，故治狂越辟谬，梦魇惊骇；肝主血，此能散血，故治瘀滞恶血，血痢肿毒。相火寄于肝胆，在志为怒，经曰：大怒则形气绝，而血菀于上。此能下气降火，故治伤寒伏热，烦潢气逆，食噎不通。羚之性灵，而精在角，故又辟邪而解诸毒。昂按：痘科多用以清肝火，而《本草》不言治痘。

张璐《本经逢原》：诸角皆能入肝，散血解毒，而犀角为之首推，以其专食百草之毒，兼走阳明，力能祛之外出也，故痘疮之血热毒盛者，为之必需。若痘疮之毒，并在气分，而正面稠密，不能起发者，又须羚羊角以分解其势，使恶血流于他处，此非犀角之所能也。人但知羚羊角能消目翳，定惊痫，而散痘疮恶血之功，人所共昧。

邹澍《本经疏证》：羚羊角者，必将胎温廓寒，外疏内劲而后可，今者寒无内外之分，且偏疏内而劲外，又何说以通之耶？夫唯劲外以济其流，疏内以铲其本，本拨而流易清，流清而本遂彻，总因其体有歧而性无歧也。

张锡纯《医学衷中参西录》：性近于平不过微凉。最能清大热，兼能解热中之大毒。且既善清里，又善透表，能引脏腑间之热毒达于肌肤而外出，疹之未出，或已出而速回者，皆可以此表之，为托表透疹之妙药。即表之不出而毒气内陷者，服之亦可内消。又善入肝经以治肝火炽盛，至生眼疾，及患吐衄者之妙药。所最异者性善退热却不甚凉，虽过用之不致令人寒胃作泄泻，与他凉药不同。

胡爱萍《病证通用中药》：羚羊角，咸寒质重，主入肝经，兼入心经，肝主风，其合在筋；心主神志，为精神所会。羚羊角善能清泄肝热，平息肝风，镇惊解痉，并能清热解毒，故为治惊痫抽搐之要药。且尤善治热极生风之证，适用于温热病热邪炽盛之高热神昏、惊厥抽搐者。

胡心藻《中药类比歌诀》：羚羊角，质重气寒，走血分，清上泻下，主清肝热，多用治热入厥阴，热极生风，惊痫抽搐，为退热息风止痉之要药。兼有清热泻火，散血解毒之效，为治瘟疫发斑，壮热神昏之佳品。且能清肝明目，治肝热目赤。

刘典功《中药指征相类鉴别应用》：羚羊角，味咸性寒，清热力强，为治热极生风之要药，又为清热解毒之主药。多用于温热病毒炽盛和热毒发斑。非温热，疫毒重症及肝经无热者，不宜用。可用山羊角代替，但作用较缓，用量可酌情增大。

现代药理研究

本品含磷酸钙、角质蛋白及不溶性无机盐等，有不同程度的解热作用。水煎液、醇提出液有镇静、催眠作用，而水解液镇静作用显著，并能抗惊厥。尚有抗炎、镇痛、降压作用。此外，水煎液能兴奋离体肠管和子宫，而水解液则抑制肠管、兴奋子宫。

性能归纳

羚羊角，味咸，性寒，归肝、心经，无毒，为牛科动物赛加羚羊的角，质重，味薄，气厚。为清、降、通、散之剂。沉、降，不浮，润、缓、静、益，守而亦走，阴也，入血分，亦入气分，走上下，达内外，入里走表之性能。息风止痉，平潜肝阳，清肝明目，清热解毒。

性能应用

羚羊角，味咸性寒，归心、肝二经，有很好的清热，息风止痉之功效，用于肝风内动证，故最宜于热极生风所致的痉挛抽搐。治温热病火热炽盛，引动肝风之高热神昏、痉挛抽搐者，常与清肝热，息风止痉之品配伍，如《通俗伤寒论》之羚羊钩藤汤，以之与菊花、钩藤等同用。若治痫证发作，抽搐不止者，可与其他息风止痉、化痰开窍之品，如牛黄、全蝎、地龙等药同用。羚羊角苦寒，能清肝泻火而明目，故宜于肝火上炎所致的肝热目疾。治目赤肿痛，或目生翳膜者，可与清热泻火之品配伍，如《和剂局方》之羚羊角散，以之与龙胆草、黄芩等药同用。若目赤而头痛甚，痛连目珠者，可与清热平肝之品配伍，如《医醇賸义》之羚羊角汤，以之与石决明、白芍、菊花等药同用。

羚羊角，质重气寒，入心、肝二经血分，善清心、肝之火，并可清热解毒，用于温热病热毒炽盛所致之病证。治温热病热扰心神之壮热神昏者，宜与清热泻火、凉血解毒之品配伍，如《和剂局方》之紫雪丹，以之与石膏、玄参、朱砂等药同用。若热毒炽盛发斑、出疹者，常与清热凉血之品同用，如《温病斑疹辨证》之清营解毒汤，以之与生地、赤芍等同用。

个人体会

《本草纲目》谓："羊，火畜也，而羚羊则属木，故其角入厥阴肝经最捷，同气相求也。"故羚羊角主入肝经，肝主筋，开窍于目也。《本草崇原》云："羚羊角，气味咸寒，禀水之精气也。"能益肾气而起阴，壮水源而息火，故能清大热，热去风息肝宁矣。《本草崇原》又云："羚羊乃神灵解结之兽，能通神灵。"故又入心经而逐邪气，辟鬼疰，安魂魄，定惊狂也。《本经逢原》谓："诸角皆能入肝，散血解毒，痘疮之血热毒盛，羚羊角以分解其势，使恶血流于他处，故能解热中之大毒，托表透疹，治温疫之发斑也"。总之：羚羊角，味咸，性寒凉，禀水之精气，清上泄下，能清大热，既能清肝心经内热，清肝明目，解壮热神昏，息风止痉，透热毒斑疹，又能疗伤寒时热，治温热病炽盛，善透表邪，能引脏腑间之邪热，火毒外出也。

《经》曰："壮火食气，少火生气。"大热愈甚则阴不能起而愈亏，阴不起则木不得所养。肝火上炎则目赤肿痛，眼生翳障。气热升浮则虚阳上亢，头昏目眩，或热极生风，肝风内动，痉挛抽掣。热扰神明则鬼疰狂越，梦魇惊骇。血热毒盛则瘾疹炽热，温疫发斑也。羚羊性灵，其精在角，禀水之精气，味咸性寒，起阴息火而资肝木，热清则目明，火息则风柔，气血通畅，阴阳调和，目赤肿痛，筋脉拘挛何有，为清热明目、息风止痉之要药也。又清解热毒，通神灵，入心肝二经，解营血分炽热之毒，去温疫发斑。又辟鬼疰，安梦魇，为清解热毒，通达神明之佳品也。《本经疏证》云："羚羊角者，必将胎温廓寒，外疏内劲而后可，夫唯劲外以济其流，疏内以铲其本，大拨而流易清，流清而本遂彻，总因其体有歧而性无歧也。"

羚羊角，味咸性寒，起阴息火，能清大热，为清、降、通、散之剂，热去风息，起阴潜阳，清肝明目，清解热毒，可治以上诸证。本品虽有清热解毒之功，亦只能解营血分炽热之毒，非疮痘痈肿之毒也。本品性寒，善退大热，治急性热病有清热之功，而无解表之用也。但有水气之性，虽凉而不甚寒，即过用之，亦不能令人寒胃作泻，此与其他凉药不同也。但总为寒凉之药，虚而有热者宜之，虚而无热者，亦须忌之为妥矣。

钩　藤

古今理性录

李中梓《雷公炮制药性解》：钩藤兼主气血，故于经络靡所不入。唯疗小儿，不入余方。

李时珍《本草纲目》：钩藤，手足厥阴药也。足厥阴主风，手厥阴主火，惊痫眩晕，皆肝风相火之病。钩藤通心包于肝木，风静火息，则诸证自除。

缪希雍《本草经疏》：钩藤禀春气以生，《本经》：气微寒，无毒。保升言：苦。甄权言：甘平。应是甘苦俱不甚，气味悉和平者也。为手少阴、足厥阴经要药。少阴主火，厥阴主风，风火相搏，则为寒热惊痫。此药气味甘寒，直走二经，则风静火息而肝心宁，寒热惊痫自除矣。甄权主小儿惊啼，瘛疭热壅，客忤胎风者，亦此意耳。

倪朱谟《本草汇言》：钩藤，祛风化痰，定惊痫，安客忤，攻痘疮之药也。钱仲阳先生曰：钩藤，温、平、无毒，婴科珍之。其性捷利，祛风痰，开气闭，安惊痫于仓忙顷刻之际。祛风邪而不燥，至中至和之品。但久煎便无力，去梗纯用嫩钩，功力十倍。

张介宾《景岳全书》：能清手厥阴之火，足厥阴、足少阳之风热，故专理肝风相火之病。凡大人小儿惊痫眩晕，斑疹天钓，头旋烦热等，用之而风静火息，则诸证自除矣。

陈士铎《本草新编》：此物去风甚速，有风症者，必宜用之。然尤能盗气，虚者勿投。钩藤为手少阴、足厥阴要药。少阴主火，厥阴主风，风火相搏，故寒热惊痫之症生。但风火之生，多因于肾水之不足，以致木燥火炎，于补阴药中少用钩藤，则风火易散。倘全不补阴，纯用钩藤以祛风散火，则风不能息，而火且愈炽矣。

吴仪洛《本草从新》：祛肝风而不燥，庶几中和，故小儿科珍之。但性稍寒，无火者勿服。

黄宫绣《本草求真》：用此轻平宣泄以为下降，则风静火息，而惊痫风热自而自克除矣。藤类象筋，故抽掣病由筋生者，必为用之用。此唯小儿风热，初热病未见甚者，用之得宜；若使风火至极，势难骤遏，则此轻平疏泄，效难克奏。又当细审所因，用以重剂以为投服，则药始与病当，而无病重药轻之弊矣。

凌奂《本草害利》：除惊痫、眩晕，平息肝风相火之外，他无所长。凡病风温，邪未入营，尚在上中二焦卫分者，误服之恐致昏谵。以其轻扬入肝，未免激动肝阳上升，升则浊邪上蒙清窍故也。

唐宗海《本草问答》：钩藤有钩刺，亦入肝经，然系枝蔓，多主四达，故治肝筋脉之风热。

张山雷《本草正义》：钩藤，自《别录》即以为专治小儿寒热，弘景且谓疗小儿，不入余方。盖气本清轻而性甘寒，最合于幼儿稚阴未充，稚阳易旺之体质。能治惊痫者，痫病皆肝动生风，气火上燔之病，此物轻清而凉，能泄火而能定风。甄权谓主小儿惊啼，瘛疭热壅，客忤胎风；濒湖谓治大人头旋目眩，平肝风，除心热，皆以一贯之。唯濒湖又谓其发斑疹，则本于钱仲阳之紫草散。按仲阳之所谓斑疹，即是痘疮及昔子，非今人时病中所谓发斑。钩藤轻能透发，清能解热，而佐以紫草凉血活血，助其流动，又以酒辅之，能发亦能清火，洵是不亢不卑稳妥之法。

赵金铎《赵金铎医学经验集》：钩藤甘微苦寒，除心经之邪热，平肝风之挛急，尤以息肝风而不燥，故对瘛疭诸证皆可用之。因肝主筋，筋急则缩而瘛，筋缓则舒而疭，故皆以平肝祛风而治。

胡爱萍《病证通用中药》：钩藤甘凉，主入肝、心包经，肝主风，心包主火，风火相煽，则病为惊风抽搐。钩藤轻清而凉，既能清泄肝热与心包之火，又有和缓息风止痉之功，专治肝风心火之证。故尤宜热极生风，四肢抽搐，及小儿高热惊风。钩藤有效成分钩藤碱，加热后易破坏，故入煎剂宜后下。

谭同来《常用中药配对与禁忌》：钩藤，甘寒轻清，轻能透发，寒以清热，泄肝经风热而平肝息风，定惊止痉，为治风火相煽病证的要药，用于治疗热极生风之四肢抽搐、牙关紧闭，及小儿高热惊风尤为相宜。本品又有平肝阳，清头目的功效，用于肝经有热之头胀、头痛，肝阳上亢之头晕、目眩。此外，因本品具有清轻疏泄之性，能清热透邪，故又可用于外感风热头痛、目赤，及斑疹透发不畅。祝谌予善用此药治外感风热咳嗽，当外感风热引动肝气而致咽痒咳嗽不止时，治宜轻清平肝，既能透风邪利咽，又能轻清平肝，助肺肃降以止咳。钩藤气寒，有伤脾胃之虑，故脾胃慢惊，血虚生风者忌用。

胡心藻《中药类比歌诀》：钩藤轻清，甘而微寒，其性捷利，长于清心肝之火而定风，祛风不分内外，但以热极生风和小儿风热惊风用之为宜。而且有清热不伤正，寒凉不伤胃之特点，兼有清透邪热的作用。外感风热，头痛目赤，麻疹不透，感冒挟惊等症，亦可用之。唯药力较轻，但性稍寒，无火者勿服。

王莒生《名老中医经验集》：赵炳南：钩藤，性凉味甘，入肝、心包二经，其轻能透发，清能泄热，故可清热平肝，息风定惊，舒筋除眩，下气宽中。

刘冠军《临证医方妙用》：钩藤，平肝阳，息肝风，适用于木燥火炎，肝风内动之疾。

刘典功《中药指征相类鉴别应用》：钩藤甘寒，轻清透达之性，长于清热解毒，平息肝风，无风热及实热者慎用。但不宜久煎，20分钟即可。

黄和《中药重剂证治录》：钩藤，甘微寒，归肝、心包经，通、散之剂，以通、降、清、散为特点，有息风止痉，清热平肝之功效。善通，善行，逐瘀通络，内舒脏腑，外行经络，通上走下，旁达四肢，长于祛风痰，散风热，开气闷，平肝阳，安定惊痫，疏肝和胃，通络逐瘀，解痉止痛。

现代药理研究

本品主要含钩藤碱、异钩藤碱、柯诺辛因碱等生物碱，尚含长丹宾碱、黄酮及鞣质等。各种制剂及总生物碱均有降压作用，其煎剂有明显的镇静，降低大脑皮层兴奋性，制止癫痫发作的作用。钩藤总碱可抑制组织胺引起的哮喘。具有降血压，减慢心率，抗心律失常，保护心脏，扩张血管，抑制心肌收缩，抗血小板聚集，抗血栓，降血脂，钙拮抗，镇静，抗惊厥，促进消化，抑制肠道平滑肌，抑制子宫收缩，平喘，抑制呼吸，保肝，抗菌，缩瞳等作用。钩藤之茎枝与其钩具有相似的降压作用，且所含成分相似，故临床应用不必局限于只用其钩。

性能归纳

钩藤，味甘，微寒，归肝、心包经，无毒，为茜草科植物钩藤、大叶钩藤、毛钩藤、华钩藤或无柄钩藤的带钩茎枝，质轻气清。为清、散之剂。升、浮，能降，缓、泄、静、燥，走而不守，亦阴亦阳，入气分，亦入血分，自上而下，入内达外，走表里之性能。息风止痉，清热平肝。

性能应用

钩藤，质轻气清，味甘性平，入足厥阴肝经，轻清疏散肝经风热，甘平缓解筋脉拘挛，用于多种肝风内动之证。本品有类似于羚羊角之清热、息风止痉之功效，但作用稍逊，故常与羚羊角等息风止痉之品配伍，以治温热病热盛动风所致的痉挛抽搐，如《通俗伤寒论》之羚羊钩藤汤。治小儿高热惊厥，角弓反张之急惊风，亦常与息风止痉之品同用，如《小儿药证直诀》之钩藤饮子，以之与全蝎、天麻等药配伍。治癫痫发作，手足抽搐，口吐涎沫，可与清热化痰、开窍、息风之药，如石菖蒲、天竺黄、僵蚕等药配伍。

钩藤，味甘性寒，入手足厥阴经，寒主清降，甘缓益阴，有一定的平抑肝阳作用，用于肝阳之证。能清肝热，宜于肝阳上亢而兼肝经有热者。若头晕目眩，心烦易怒者，常与其他清热、平肝之品同用，如《杂病证治新义》之天麻钩藤饮，以之与石决明、天麻、黄芩等配伍。亦可用于肝肾阴虚，肝阳上亢之头痛、眩晕等。

个人体会

钩藤，禀东方春生之气以生，味甘性平，气寒凉，入手足厥阴经。手厥阴心包经属火，为相火，足厥阴肝经属木，为巽风。风火相煽，火热愈炽，风火相煽，风动愈速也。风火相搏为肝经风热，小儿高热神昏，薄厥急惊；风火相搏则炎上最速，肝风内动，痉挛抽搐，角弓反张；风火相搏鼓动阳气，肝阳上亢，头昏头痛，烦躁易怒；风火相搏则燥热伤阴，虚阳上亢，头目昏眩，虚燥不眠。此皆肝风相火为病，宜用清肝泻火之剂，以解风火相搏之证。

钩藤，味甘性平，质轻气清，入手足厥阴二经，轻清凉而不甚寒，其性捷利功速，疏散透达，有清泄心、肝风热之功，及和缓息风止痉之能，疗热极生风之证，治风火相煽之病。《本草纲目》云："钩藤，手足厥阴药也，足厥阴主风，手厥阴主火，惊痫眩晕，皆肝风相火之病。钩藤通心包于肝木，风静火息，则诸证自除。"为清、散之剂，以清降通散为特点，清心、肝二经之火，散火热所生之风。火息风静心肝宁，肝阳上亢能平，宁肝风，安惊痫，定瘛疭、惊风，薄厥自解。兼能清透邪热，亦可用于外感风热之证。

钩藤，质轻气清，清其热，息其风，总以清热泻火在先，热解风自息，风息火自灭也。痘昔之病，多因热毒，本品只有清热之功，实无解毒之能也。肝阳上亢，多为阴虚阳亢，本品只有清热益阴之力，实无补阴潜阳之功也。虽为清热息风之剂，因其轻平和缓，至中至和而力弱。若风火至极，必以重剂投之，以解病重药轻之弊。总之：钩藤，甘寒清热，轻清疏风，为轻清、疏散之剂，主清心、肝经风热，热除风息，心、肝宁静，诸证自解也。寒凉之品，清热息风，尤能盗气，虚而无火者勿投，脾胃虚寒之慢惊，及血虚生风者忌服。久煎可破坏其有效成分钩藤碱，故入煎剂宜后下。

蜈 蚣

古今理性录

苏颂《本草图经》：今医家治小儿口噤不开，不能乳者，以东走蜈蚣，去足，炙研，用猪乳二合调半钱，分三、四服，温灌之有效。

李时珍《本草纲目》：盖行而疾者，唯风与蛇。蜈蚣能制蛇，故亦能截风，盖厥阴经药也。故所主诸证，多属厥阴。杨士瀛《直指方》云：蜈蚣有毒，唯风气暴烈者可以当之。风气暴烈，非蜈蚣能截能擒，亦不易止，但贵药病相当耳。然蜈蚣又治痔漏、便毒、丹毒等病，并陆羽《茶经》载枕中方治瘰疬一法，则蜈蚣自能除风攻毒，不独治蛇毒而已也。

张介宾《景岳全书》：蜈蚣能唉诸蛇，杀诸蛇虫鱼鬼疰诸毒，去三虫，攻瘰疬便毒、痔瘘、丹毒，亦疗小儿惊风脐风、丹毒秃疮。然此虫性毒，故能攻毒，不宜轻用。

张璐《本经逢原》：岭南有蛇瘴，项大肿痛连喉，用赤足蜈蚣两节，研细水下即愈。又破伤风欲死，研末搽牙边，去涎沫立瘥。《本经》言唉诸蛇虫鱼毒，悉能解之。万金散治小儿急惊，双金散治小儿天吊，小儿撮口，刮破舌疮。《千金》治射工毒疮、小儿秃疮，《直指方》治痔疮疼痛，《急救方》治温疟洒洒时凉。《摘要》治妇人趾疮、甲内鸡眼，及恶肉突出。其祛毒之功，无出其右。

黄宫绣《本草求真》：入肝祛风，通瘀，散热解毒。蜈蚣专入肝。本属毒物，性善唉蛇，故治蛇癥毒者无越是物。蜈蚣本能刺蛇，且其性善走窜，故瘟疫鬼怪得此则疗。又其味辛，辛则能以散风，故凡小儿惊痫风搐、脐风噤口，得此入肝则治。炙末，猪乳调治。又其性温，温则能以疗结，故凡瘀血堕胎，心腹寒热结聚，得此则祛。至于瘰疬便毒等症，书载能以调治，如趾甲内有恶肉突出，俗名鸡眼睛，亦是以毒攻毒之意耳！

张锡纯《医学衷中参西录》：味微辛，性微温。走窜之力最速，内而脏腑，外而经络，凡气血凝聚之处皆能开之。性有微毒，而转善解毒，凡一切疮疡诸毒皆能消之。其性尤善搜风，内治肝风萌动，癫痫眩晕，抽掣瘛疭，小儿脐风；外治经络中风，口眼歪斜，手足麻木。为其性能制蛇，故又治蛇症及蛇咬中毒。外敷治疮甲。用时宜带头足，去之则力减，且其性原无大毒，故不妨全用也。噎膈之证，多因血瘀上脘，为有形之阻隔，蜈蚣善于开瘀，是以能愈。观于此，则治噎膈者，蜈蚣当为急需之品矣。

焦树德《用药心得十讲》：蜈蚣与全蝎镇痉息风的作用差不多，但蜈蚣息风、止痉、止痛的作用比全蝎好。全蝎治舌僵，言语不利，震颤、抽搐的作用比蜈蚣好。全蝎主用于定风，蜈蚣除息风外，还可以用于解毒，以毒攻毒。

胡心藻《中药类比歌诀》：蜈蚣辛温燥烈，走窜之性甚，搜风除痰，解毒镇痉之力优。祛风镇痉，对于角弓反张、痉挛强直疗效好，并善治疮毒和毒蛇咬伤。传统治风有云：轻症钩藤、僵蚕、地龙，继则用全蝎，重则投蜈蚣，更甚则蜈蚣、全蝎并用。

黄煌《方药心悟》：徐福松云：蜈蚣治阳痿，本草未载，今用于血脉瘀滞所致之阳痿甚效。

刘冠军《临证医方妙用》：蜈蚣，辛温燥烈，走窜性强，行表达里，无所不至，有息风邪，除挛急，横窜隧道之效。适用于口眼歪斜，半身不遂之症。

刘典功《中药指征相类鉴别应用》：蜈蚣味辛，有毒，性偏温，力猛性燥，长于走窜通达，息风止痉之力强。攻毒散结，通痹止痛作用亦佳。血虚生风及孕妇忌用。

黄和《中药重剂证治录》：蜈蚣，辛温有毒，归肝经，通、散之剂。有息风止痉，攻毒散结，通络止痛之功效。味辛能散，性善走窜，长于息风止痉，善开结散郁行滞，而能通结缓急止痛。为治诸风惊痫，疮疡肿毒，癥瘕积聚之要药。凡一切气血凝滞，经络阻塞，瘀结脏腑之风证、瘀证、痛证均可疗之。

现代药理研究

蜈蚣含两种类似蜂毒的毒性成分，即组织胺样物质和溶血性蛋白质。其脂溶性成分含多种不饱和脂肪酸，尚含游离氨基酸和水解氨基酸、糖类、蛋白质及多种微量元素。可抑制毛细血管通透性而消肿，对结核杆菌、多种皮肤真菌有抑制作用。尚可提高巨噬细胞吞噬能力，抑制抗体生成而调节免疫功能，有阻止自由基连锁反应作用，对肿瘤细胞有抑制作用。具有中枢抑制，抗惊厥，促进免疫功能，抗炎，抗衰老，增强心肌收缩力，降血压，镇痛，抗肿瘤，抗菌，抗真菌，溶血等作用。

性能归纳

蜈蚣，味辛，性温，归肝经，有毒，为蜈蚣科动物少棘巨蜈蚣的干燥体，体轻味薄，性走窜。为通、散之剂，升、浮，能降，燥、猛、动、泄，走而不守，阳也，入气分，亦入血分，走上下，达内外，行表走里之性能。息风止痉，攻毒散结，通络止痛。

性能应用

蜈蚣，味辛，入肝经，辛散祛风，入肝解痉，用于多种肝风内动证。本品有类似全蝎的息风止痉之功效，且作用更强，二者常相须为用。治小儿急、慢惊风及癫痫、破伤风所致的痉挛抽搐、角弓反张等风气暴烈之证。其配伍应用与全蝎相同。

蜈蚣，味辛性温，燥烈有毒。以毒攻毒，攻毒散结之力强，用于痈肿疮疡、瘰疬痰核等，以外敷为主，亦可内服。其应用配伍原则亦与全蝎相同。

蜈蚣，辛散温通，走而不守，其性走窜，通经隧、走经络，无处不到，为虫类搜风药，用于风湿顽痹、顽固性偏正头痛、口眼歪斜等。本品亦有与全蝎相似的通络止痛之效。治风湿顽痹，宜与祛风湿，通络止痛药物配伍。治顽固性偏正头痛，宜与祛风、活血、止痛之品同用。治口眼歪斜，宜与祛风、通络、化痰等药配伍。其配伍应用亦与全蝎相同。

个人体会

蜈蚣，味辛性温，体轻气薄，性走窜，有大毒，主入肝经，息风止痉，攻毒散结，通络止痛。其功能与全蝎相类似，但蜈蚣性较燥烈，息风止痉、搜风止痛的作用较全蝎要强。蜈蚣偏治痉挛强直，角弓反张，口噤不开，主要用于解痉。全蝎偏疗口眼㖞斜，语言不利，震颤抽搐，主要用于定风。同为有毒之品，用于攻毒散结，蜈蚣之毒更大，治项大肿痛连喉，趾甲生疮，恶肉突出，及痔瘘便毒，其以毒攻毒的作用要强于全蝎。治痈疮疖肿、瘰疬痰核、癥瘕瘿瘤，其攻毒散结的作用全蝎则较蜈蚣常用。用于搜风通络止痛时，蜈蚣以治头痛、顽痹久治不愈，其搜风止痛作用强于全蝎。全蝎治中风不语、口眼㖞斜、四肢麻木，其祛风通络作用又强于蜈蚣。二药各有偏重所长，故常相须互补，配合应用，以增强疗效为妥。传统治风有云：轻症钩藤、僵蚕、地龙，继则全蝎，重则蜈蚣，更甚者，蜈蚣、全蝎并用也。

蜈蚣，味辛散，性走窜，长于通达，有大毒。能啖蛇，刺蛇，以毒攻毒，专能制蛇，以解蛇毒为常用。《本经》言："啖诸蛇、虫、鱼之毒，悉能解之。"治毒蛇咬伤，"季德胜蛇药"即是以蜈蚣为主药配制而成，治毒蛇咬伤特效。

总之：蜈蚣以辛散温通之性，轻薄走窜之能，归肝经，为通、散之剂，有息风止痉，攻毒散结，通络止痛之功能。通经活络，散风攻毒，内而脏腑，外而经络，内散肝风萌动，外治经络中风。长于息风止痉，善于开结散郁，行滞而能通络，缓急而能止痛，为治诸风惊痫、疮疡肿毒、癥瘕积聚之要药，凡一切气血凝滞，经络阻塞，瘀结脏腑之风证、瘀证、痛证皆可用之。通、散之剂，有毒之品，不可轻用。血虚生风，阴虚风动及孕妇忌用。

理气药

青 皮

古今理性录

张元素《珍珠囊》：青皮主气滞，破积结，少阳经下药也。陈皮治高，青皮治低。

李杲《药类法象》：青皮，有滞气则破滞气，无滞气则损真气。又破滞削坚积，皆治在下者效。引药至厥阴之分，下气入太阴之仓。

朱震亨《本草衍义补遗》：青皮乃肝、胆二经气分药，故人多怒，有滞气，胁下有郁积或少腹疝疼，用之以疏通二经，行其气也。若二经虚者，当先补而后用之。又疏肝气加青皮，炒黑则入血分也。陈皮治高，青皮治低。气虚弱少用，治胁痛须醋炒为佳。

李时珍《本草纲目》：青橘皮，其色青气烈，味苦而辛，治之以醋，所谓肝欲散，急食辛以散之，以酸泄之，以苦降之也。陈皮浮而升，入脾、肺气分。青皮沉而降，入肝、胆气分。一体二用，物理自然也。小儿疳积，多用青皮，最能发汗，有汗者不可用。说出杨仁斋《直指方》，人罕知之。

缪希雍《本草经疏》：青皮，性最酷烈，削坚破滞是其所长，然误服之，立损人真气，为害不浅。凡欲使用，必与人参、白术、芍药等补脾药同用，庶免遗患，必不可单行也。

倪朱谟《本草汇言》：青橘皮，破滞气，削坚积之药也。凡病郁怒气逆而胁肋刺痛，或疝气冲筑而小腹牵弦，二者乃肝气不和之病也；或温疟痞闷而寒热不清，或下痢痛甚而小腹胀满，或小儿食疳诸积而肚大肢瘦，三者乃脾气不和之病。此剂苦能泄，辛能散，芳香能辟邪消瘴，运行水谷，诚专功也。

李中梓《本草通玄》：橘之小者为青皮，功用悉同，但性较猛耳，青皮入肝……究竟主肺、脾之症虽多。疟脉自弦，肝风之祟，青皮入肝散邪，入脾涤痰，故疟家必需之品。

张璐《本经逢原》：青皮最能发汗，多汗者勿用。久疟热甚，必结癖块，宜多服清脾饮，内有青皮疏利肝邪，则癖自不结也。中气虚人禁用，以其伐肝太甚，而伤生发之气也。

严洁《得配本草》：柴胡疏上焦肝气，青皮理下焦肝气，配厚朴、槟榔，达原膜之邪；配枳壳、肉桂，治胁痛。佐人参、龟甲，消疟母。和酒服，治乳内结核。最能发汗，皮能达表，辛能发散。气虚及有汗者禁用。

施今墨《施今墨对药临床经验集》：橘皮辛散升浮，偏理脾肺气分，长于行气健胃，燥湿化痰；青皮苦辛峻烈，沉降下行，偏于疏肝胆气分，兼能消积化滞。二药伍用，青皮行气于左，橘皮理气于右，左右兼顾，升降调和，共奏疏肝和胃，理气止痛，调中快膈之功。

刘启廷《临证本草》：青皮与陈皮，仅是幼长之异，然昔人谓："青皮如人当年少，英烈之气方刚；陈皮如年至老成，则急躁之性已化。"青皮行气力强而峻烈，盖亦可知矣，故有破气之称。配柴胡：二者均为少阳要药，皆能疏肝。柴胡体质轻清，善疏理上焦之邪；青皮味辛气烈，味苦降泄，破肝结气结，善疏达下焦之郁，又具有破瘀之长。二药相伍，升降相宜，上下宣通，气郁可疏，气滞可行，气结可散，药力猛烈而迅疾，用治两胁刺痛更效。配芍药：青皮疏肝破气，芍药柔肝止痛，平抑肝阳，二药相伍，用治两胁刺痛，功效大增。配木香：青皮疏肝气，木香性温，能行气调中止痛。二药相伍，可增强行气散寒止痛之效，又可防青皮伤人真气，用治寒疝腹痛为宜，如天台乌药散。

谭同来《常用中药配对与禁忌》：青皮色青气烈，辛苦而温，辛温升散，苦温降下，可引诸药达于厥阴气分。入肝胆调理肝胆气结，又能促脾胃消积化滞。善疏达下焦之郁，行气止痛。又能消痈散结。

胡爱萍《病证通用中药》：青皮辛散苦泄，温通峻烈，主入肝胆二经，长于疏利肝胆。破气散结而止痛，故为行气力猛的疏肝破气药。尤宜于肝郁气滞，胸胁胀痛之症情较重者，如胁痛而见气滞血结之肿块者。本品辛温，苦泄下行，辛散行气，性温通利，既能疏利肝胆，又能和降胃气，消积化滞，行气止痛。可用治食积气滞，脘腹胀痛。其行气力强，偏于行肝胃气滞。破气之品，气虚体弱者慎用。

胡心藻《中药类比歌诀》：青皮，味苦辛而芳烈，性猛而沉降下行，入肝胆经气分，功偏中下二焦。长于疏肝胆之气分，消食化滞，散结止痛，以及食积不化。故肝气郁结，胸胁疼痛，乳胀，疝气等当用青皮。青皮生用性猛烈，破气散积之力强，若以麦麸炒后，可减轻其剽悍之性，用以和胃，尤适于肝胃不和诸证。醋制擅入肝经，增强疏肝破气之功，多用于肝气郁滞诸证。酒炒辛散之力增强。伍行气活血药，治气滞血瘀、癥瘕积聚。

刘典功《中药指征相类鉴别应用》：青皮，苦泄下行，辛散温通，主入肝经，具有疏肝理气，散经止痛之功，善治肝郁气滞，胸胁胀痛。本品性较峻烈，行气力猛，能疏肝破气，善消积，治食积气郁之症。

现代药理研究

本品所含主要成分与橘皮相似，但所含对羟福林比橘皮高。本品所含挥发油对胃肠道有温和的刺激作用，能促进消化液的分泌和排出肠内积气。其煎剂能抑制肠管平滑肌呈现解痉作用，且较橘皮为强。本品能松弛胆囊，增加胆汁分泌，有明显的利胆作用。其挥发油有祛痰、平喘作用，其注射液静注有明显的升压作用，对心肌的兴奋性、收缩性、传导性和自律性均有明显的正性作用。

性能归纳

青皮，味苦辛，性温，归肝、胆、胃经，无毒，为芸香科小乔木橘皮及其栽配变种的幼果，或未成熟果实的果皮。色青性烈，气芳香，为通、散之剂。沉、降不升，峻、动、燥、泄，走而不守，入气分，阳也，自上而下，通内，达里之性能。行气疏肝，破气散结。

性能应用

青皮，味辛苦，性温，气芳香，辛散温通，芳香开郁，苦泄下行。入肝经，长于行气疏肝，破气散结，用于肝郁气滞之证。若肝气郁结，情志抑郁，或暴怒伤肝，肝失调达，胁肋胀痛，常与行气疏肝之品配伍，如《医醇賸义》之青阳汤，以之与柴胡、郁金、木香等药同用。若乳房硬满胀痛，或结块，常与行气疏肝、软坚散结之品配伍，如《中医妇科治疗学》之通乳散结汤，以其与栝楼、橘叶、丝瓜络等药同用。若乳痈肿痛，常与清热解毒、行气散结之品配伍，如《医宗金鉴》之栝楼牛蒡汤，以其与金银花、连翘、栝楼、牛蒡子等药同用。若寒疝疼痛，常与温里散寒、行气止痛之品配伍，如《医学发明》之天台乌药散，以其与吴茱萸、小茴香、乌药等药同用。若肝郁气滞，经行不畅，或痛经，常与疏肝行气、活血调经之品配伍，如《中医妇科治疗学》之疏肝解郁汤，以其与香附、柴胡、丹参等药同用。

青皮，气味芳香，兼入胃经，能行气消积，和胃止痛，适用于食积气滞、脘腹胀痛，常与消食药配伍，如《沈氏尊生书》之青皮丸，以其与山楂、神曲、麦芽等药同用。若食积气滞效甚，腹痛大便不通者，宜与大黄、槟榔等药同用，以增强消食导滞之效。

青皮辛散苦降，有破气散结之功，破气而散瘀，用于气滞血瘀、癥瘕积聚之症。常与活血祛瘀，消癥散结药配伍，如《济阴纲目》之大七气汤，以其与三棱、莪术、香附等药同用。

个人体会

青皮，苦辛而性温，主入肝经气分，辛散温通，《经》谓：肝欲散，急食辛以散之。温通苦降，可引诸药直达厥阴气分，疏肝气，破滞郁，降气止痛。治肝气郁结，情志抑郁，或暴怒伤肝，肝失调达，胁肋胀痛。亦可配伍治疗乳房结块，硬满胀痛，乳痈初起及寒疝腹痛。或因肝郁气滞，气滞血瘀，经行不畅之痛经、月经不调及癥瘕积聚之证。《本草衍义补遗》曰："青皮乃肝胆二经气分药。故人多怒，有滞气，胁下有郁积，少腹疝痛，用之以疏通二经，行其气也。"又可下达阳明胃腑，行气消滞，调胃散瘀，治食积气滞、脘腹胀痛、诸肝胃气痛、食积不消之症。亦可配伍治疗食积气滞较甚、腹痛结聚、大便不通及小儿疳积之症。《本草汇言》曰："青橘皮，破滞气，削坚积之药也。"

青皮乃橘之幼果，禀春木刚劲之性，萌动生发之气，行气力强而峻烈，破气散结而迅猛。以其伐伤太甚，能损人真气。《本草经疏》曰："青皮性最酷烈，削坚破滞是其所长，然误服之，立损人真气，为害不浅。"正如人之幼稚未成之年，气血方刚，英烈最酷，刚愎自用，横冲直撞。余要干一番大事业，必需亲者以引导、相助、管束、呵护方可成功。青皮何况不是如此，如中气不足，须配人参、白术以先补而后用，或甘补为君，少加辅佐，使补中兼泄，泄中有补，方能庶免遗患，可防损人真气之弊。陈皮乃橘之实，如人年至老成，燥烈之性已化，偏理脾肺之气，理气于右；青皮苦辛燥烈，沉降下行，偏疏肝胆之气，行气于左，左右兼顾，升降调和，共奏疏肝和胃，理气止痛，调中快膈之功。柴胡体轻气清，善疏理上焦之郁；青皮气烈苦降，善疏达下焦之郁，二药相伍，升降相宜，上下窜通，气郁可疏，气滞可行，气结可散也。芍药柔肝止痛，青皮疏肝破气，二药相伍，治两胁刺痛之功效大增……恕余不举。说出杨仁斋《直指方》，人罕知之也。

总之：青皮为峻烈破气之药，有削坚破滞之能，为通、散、破、解之剂。但只作辅佐之用，绝无君臣之能，若误投之，损人真气，为庶免遗患，必不可单行。气虚体弱者，慎用为宜。

橘　皮

古今理性录

张元素《医学启源》：橘皮能益气，加青皮减半，去滞气，推陈致新。若补脾胃，不去白；若理胸中滞气，去白。《主治秘要》云：苦辛益气、利肺，有甘草则补肺，无则泄肺。

吴瑞《日用本草》：橘皮，能散能泻，能温能补，能消膈气，化痰涎，和脾止嗽，通五淋。中酒呕吐恶心，煎饮之效。

李时珍《本草纲目》：橘皮，苦能泻能燥，辛能散，温能和。其治百病，总是取其理气燥湿之功，同补药则补，同泻药则泻，同升药则升，则降药则降。脾乃元气之母，肺乃摄气之籥，故橘皮为二经气分之药，但随所配而补泻升降也。《泊宅编》云：橘皮宽膈降气，消痰饮极有殊功。他药贵新，唯此贵陈。

杜文燮《药鉴》：去白性热，能除寒发表；存白性温，能补胃和中。与白术、半夏同用，则渗湿而健脾；与甘草、白术同用，则补脾而益胃；有白术则补脾胃，无白术则泻脾胃。有甘草则补肺，无甘草则泻肺。故补中益气汤用之以益气，平胃散用之以消谷，二陈汤用之以除痰，干葛汤用之以醒酒。

缪希雍《本草经疏》：橘皮，主胸中瘕热逆气，气冲胸中呕咳者，以肺主气，气常则顺，气变则逆，逆则热聚于胸中而成瘕。瘕者，假也，如痞满郁闷之类也。辛能散，苦能泄，温能通行，则逆气下，呕咳止，胸中瘕热消矣。脾为运动磨物之脏，气滞则不能消化水谷，为吐逆、霍乱、泄泻等证。苦温能燥脾家之湿，使滞气运行，诸证自瘳矣。肺为水之上源，源竭则下流不利，热结膀胱。肺得所养而津液贯输，气化运动，故膀胱留热停水，五淋皆通也。去臭及寸白者，辛能散邪，苦能杀虫也。橘皮味辛气温，能耗散真气。中气虚，气不归元者，忌与耗气药同用。胃虚有火呕吐，不宜与温热香燥药同用。阴虚咳嗽生痰，不宜与半夏、南星等同用。疟非寒甚者，亦勿施。

张介宾《景岳全书》：陈皮，气实痰滞必用。留白者微甘而性缓，去白者用辛而性速。

倪朱谟《本草汇言》：橘皮总属理气之珍，若霍乱呕吐，气之逆也；泄泻下痢，气之寒也；关膈中满，气之闭也；食积痰涎，气之滞也；风寒暑湿，气之搏也；七情之郁，气之结也；橘皮统能治之。其去白开痰，留白和脾。味辛善散，故能开气；味苦善泄，故能行痰；其气温平，善于通达，故能止呕、止咳，健胃和脾者也。东垣曰：夫人以脾胃为主，而治病以调气为先，如欲调气健脾者，橘皮之功居其首焉。

张志聪《本草崇原》：按上古诸方，止曰橘皮个用不切，并无去白之说。若去其白，其味但辛，止行皮毛，风寒咳嗽，似乎相宜，虚劳不足，益辛散矣。

陈士铎《本草新编》：补中益气汤中用陈皮也，实有妙义，非取其能宽中也，气陷至阴，得升麻、柴胡以提之矣，然提出于至阴之上，而参、芪、归、术，未免尽助其阳，而反不能遽受，得陈皮，以分消于其间，则补不绝补，而气转得益。东垣以益气名汤者，谓陈皮而非谓参、芪、归、术也。

黄宫绣《本草求真》：至其利气，虽有类于青皮，但此气味辛温，则入脾肺而宣壅，入脾燥湿，入肺理气之故也。诸湿皆属于脾，诸气皆属于肺，然多服亦能损气。胃气亦赖痰养，不可用此尽攻。

刘启廷《临证本草》：凡脾肺气滞，胸闷不畅，脘腹胀满呕哕，食少不适，痰多咳嗽等症，均可应用。通常多作辅助之品，但性偏温燥，故津亏实热之证不宜使用。

胡爱萍《病证通用中药》：陈皮，味苦辛性温，气味芳香，辛能行气，苦能燥湿，芳香入脾，能行中焦之气滞，祛脾胃之寒湿，寒湿去则中焦畅，滞气行则脾胃健，脾胃健则痰无由生。故善疏理气机，调畅中焦，而使升降有序，具有理气健脾，降逆止呕，燥湿化痰之功，适用于脾胃气滞、脘腹胀满、呕吐、呃逆之症，尤以寒湿中阻之气滞为宜。阴虚燥热、胃痛吐血者慎用。

谭同来《常用中药配对与禁忌》：陈皮，辛散苦降，性温，燥而不烈，芳香醒脾，长于理气健脾燥湿，调中快膈，降逆止呕。用于脘腹胀满，食少呕泻，一般当作主药使用。陈皮，辛散温通，能行能降，燥湿化痰，又善行肺经气滞，用于咳嗽，常作为主要药物以治疗湿痰、寒痰咳嗽。又用于气滞痰阻而致的胸痹、胸中气塞气短者。理气运脾，疏畅气机，使水湿流通，具有行气利水之功。苦燥性温，易伤津助热，舌赤少津、内有实热、阴虚燥咳及咯血、吐血者慎用。

胡心藻《中药类比歌诀》：陈皮，辛苦而温，性缓而升浮走上，入脾肺经气分，功在中上二焦，善于理气健脾燥湿，调中快膈开胃。又长于宣降肺气，化痰止咳。凡脾胃气滞之呕逆，痰湿内阻之咳嗽多用。

刘典功《中药指征相类鉴别应用》：陈皮，味苦辛，行而温通，主入脾经，芳香醒脾而行滞气。虽性温而不峻，行气力弱，但能行气止痛，健脾和中。质轻上浮，兼入肺经，具有燥湿化痰之功。过用、久用可耗散正气，无气滞者勿用。

黄和《中药重剂证治录》：陈皮，苦辛温，归脾、肺经。温、通之剂。以化痰健运，通利调和，升降行散为特点，有理气、调中、健脾、燥湿之功效。陈皮无毒，虽为辛温通散之品，却不甚燥烈。

现代药理研究

本品含挥发油、黄酮苷、川皮酮以及肌醇、维生素、胡萝卜素、对羟福林等成分。橘皮挥发油中主含柠檬烯，鲜橘皮煎剂有扩张血管的作用。所含橘皮苷有维生素 P 样作用，可降低毛细血管的通透性，防止微细血管出血；能拮抗组织胺、溶血卵磷脂引起的血管通透性增加；能增加纤维蛋白溶解，抗血栓形成；有利胆作用。橘皮所含挥发油有刺激性祛痰作用，磷酰橙皮苷有降低血清胆固醇作用，并能明显地减轻和改善其主动脉粥样硬化病变。具有抗溃疡，抑制胃液分泌，解痉，抑制胃肠蠕动，保肝利胆，祛痰平喘，增强心肌收缩力，增加心输出量，扩张冠脉，增加冠脉血流量，升血压，抗休克，降血脂，抗动脉硬化，抗炎，抗过敏，增强免疫功能，抗氧化，抑制精子畸形，抑制子宫收缩，抗菌，抗病毒等作用。

性能归纳

橘皮，味辛、苦，性温，归脾、肺经，无毒，为芸香科小乔木橘及其栽培变种的成熟果皮，质轻，味厚，气芳香。为通、散、调、和之剂。升、浮亦降，燥、缓、动、和，走而不守，阳也，入气分，自上而下，入内达里之性能，行中调气，燥湿化痰。

性能应用

橘皮，味辛、苦，性微温，入脾、肺二经，辛散温和，能升能降，理胸中之气滞，燥脾家之水湿。本品长于行脾胃之气，调中快膈，并且作用温和，故凡脾胃气滞之证皆可选用。又因本品兼能降逆止呕，燥湿健脾，故治脾胃气滞而呕恶者，以湿阻气滞者尤宜，治脾胃气滞湿阻、脘腹胀满、痞闷疼痛。可单用，如《普济方》以本品研末，温酒调服。亦常与相应的理气调中药配伍，以增强疗效。如《鸡峰普剂方》之宽中汤，以其与木香等药同用。治中焦气滞、胃失和降、恶心呕吐，常与和胃止呕药配伍，以行气和胃止呕，如《金匮要略》之橘皮汤，以其与生姜同用。治湿浊中阻、脾胃气滞、脘腹胀满、呕恶泻泄，常与化湿药配伍，以化湿行气，如《和剂局方》之平胃散，以其与苍术、厚朴等药同用。治肝气乘脾、胁痛脘痞、腹疼泄泻，常与疏肝补脾药配伍，以疏肝理脾，如《丹溪心法》之痛泻要方，以其与白芍、白术、防风等药同用。治脾虚气滞、脘腹胀满、腹痛喜按、饮食减少，或食后腹胀，大便溏薄，常与补气健脾药配伍，如《小儿药证直诀》之异功散，以其与人参、白术、茯苓等药同用。

橘皮，辛散温通苦能降，既能消膈气燥湿化痰涎，又能降肺气平气逆咳喘，适用于湿痰、寒痰咳嗽。若湿痰壅滞，咳嗽痰多，胸闷呕恶，常与燥湿化痰药配伍，如《和剂局方》之二陈汤，以其与半夏、茯苓等药同用。若寒痰咳嗽，痰多清稀，胸闷喜唾，常与温肺化痰药配伍，如《圣济总录》之四顺散，以其与干姜、甘草等药同用。

个人体会

橘皮，质轻气香，辛苦性温，辛浮走上、苦降达下，香缓归脾，轻辛入肺，故专入脾肺二经气分，为行气理气之药，通散调和之剂也。辛散能理肺中之气逆，疏理气机之不畅，宣降胸膈之不利，降肺气，化痰涎，治咳嗽痰多。苦降能调脾胃之气滞，调理气机之升降，通行中焦之不畅，和脾胃，消滞积，治胃脘胀闷。开气之闭，降气之逆，消气之滞，散气之结，为行气之要药矣。本品可升可降，能通能散，温而不燥，行而不速，亦为中庸平缓之剂。同补药则补，用泄药则泄，同升药则升，用降药则降，多有协调随附之性。性平力缓，通散调和，不为君臣，乃辅助佐使之药也。《本草纲目》曰："脾乃元气之母，肺乃摄气之箫，故为二经气分之药，随其配伍而补泄升降也。"专理脾肺二经气分，升降通调，实为理气之珍品。《本草汇言》曰："橘皮，总属理气之珍。若霍乱呕吐，气之逆也；泄泻下痢，气之寒也；关格中满，气之闭也；食积痰涎，气之滞也；风寒暑湿，气之搏也；七情之郁，气之结也，橘皮统能治之。"

橘皮，入脾肺二经，为行气理气之药。但其性温通和缓，多偏于行中焦之气滞，理脾胃之不舒，有升清降逆之用，有健脾和胃之能。脾为太阴，主运化，喜燥恶湿；胃乃仓廪，主受纳，以通为用。脾、胃者，脏腑之表里也，脾主升清，胃主通降，升降相和也。胃不和脾，则升清运化失职，水湿不化，精微不运，痰饮则始生矣；脾不和胃，则受纳通降不利，水谷不行，糟粕不下，饮食则不消也。本品疏理气机，调畅中焦，行气理气，滞气行则脾气健旺，水湿运化，故能燥湿。脾为胃行其津液，脾健能和胃也；滞气行则胃气通降，水谷消导，故能强胃。胃为脾助其阳运，胃强能和脾也。脾胃调和，升降有序，全赖橘皮行气理气之功矣。橘皮以辛通苦降之性，专司行气理气之能，使脾胃之气机调和，升降适中，而健脾和胃。脾健则运化，痰饮无所以生，脘闷呕恶、咳逆痰多等痰饮诸症随之而解；胃和则通降，滞结无所以有，腹胀痛满，饮食不消等滞积诸症随之而去也。东垣曰："夫人以脾胃为主，而治病以调气为先，如欲调气健脾者，橘皮之功居其首焉。"

总之，橘皮质轻味厚，气芳香，苦辛性温，归脾、肺二经，走而不守，通、散之剂，以通利调和，升降行散为特点，以行气理气为先导，行调和脾之功用，脾胃调和，升降有序，运化有常，湿、痰不生也。其药性平缓，随时性强，通过配伍，可用于气机不畅，脾胃不调，痰湿丛生之各种证候，为理气、健脾、化痰之要药也。虽平和之剂，多服亦能损气。性偏温燥，故津亏燥热之证不宜。

大 腹 皮

古今理性录

杜文燮《药鉴》：疏脾胃有余之气，定霍乱吐泻之疾。胀满者用之，气虚则忌。

李中梓《雷公炮制药性解》：主冷热气攻心腹，疏通关格，除胀满，去壅滞，消浮肿。大腹辛宜泻肺，温宜健脾，然宣泄太过，气虚者勿用。

缪希雍《本草经疏》：大腹皮，即槟榔皮也。其气味所主，与槟榔大略相同。茅槟榔性烈，破气最捷。腹皮性缓，下气稍迟。入足阳明、太阴经。二经虚则寒热不调，逆气攻走，或痰滞中焦，结成膈证，成湿热郁积，酸味醋心。辛温暖胃，豁痰通行下气，则诸证除矣。大肠壅毒，以其辛散破气而走阳明，故亦主之也。性与槟榔相似，病涉虚弱者，概勿使用。

倪朱谟《本草汇言》：大腹皮，宽中利气之捷药也。方龙潭曰：主一切冷热之气上攻心腹，消上下水肿之气四肢虚浮，下大肠壅滞之气二便不利，开关格痰饮之气阻塞不通，能疏通下泄，为畅达脏腑之剂。按宋人又有安胎之说，然此药既为利气之药，又何以安其胎乎？如有余之气胜而胎不安者，使之气下，则胎自安矣。又谓此药有健胃之理，夫既为下气之药，又何以益其胃乎？如有余之气壅塞不通，使之气下，则中气自宽，食饮可进矣。若损气，为大腹皮之常性也，元虚气少者，概勿施用。朱正泉曰：大腹皮，《斗门方》配六君子汤，治中气虚滞而或腹胀者，服之即通，则安胎健胃之理，不外是矣。

张介宾《景岳全书》：主冷热邪气，下一切逆气滞气攻冲心腹大肠，消痰气吞酸痞满，止霍乱，逐水气浮肿，脚气瘴疟，及妇人胎气恶阻胀闷，并宜加姜盐同煎。凡用时，必须酒洗炒过，恐其有鸩鸟毒也。

刘若金《本草述》：治虚肿者，用大补气之味，而少入腹皮。又见有治痰火者，常以此味少少入健脾之剂，或皆取其能导壅顺气而不甚酷烈乎？用者审之。

陈士铎《本草新编》：主冷热诸气，通大小二肠，止霍乱痰隔醋心，攻心腹大肠壅毒，消浮肿。亦佐使之药。若望其一味以攻邪，则单寒力薄，必至覆亡矣。或问大腹皮，即槟榔之外皮也，缪仲醇谓气味所主与槟榔同，而实不同也。大腹皮之功，尤专消肿，然亦必与白术、薏苡、茯苓、车前、桑白皮、人参同用，始有功耳。

张璐《本经逢原》：槟榔性沉重，泄有形之积滞；腹皮性轻浮，散无形之滞气。故痞满膨胀，水气浮肿，脚气壅逆者宜之。唯虚胀禁用，以其能泄真气也。

严洁《得配本草》：降逆气以除胀，利肠胃以去滞。一切原膜冷热之气，致阴阳不能升降，膨胀浮肿等症，此为良剂。

胡心藻《中药类比歌诀》：大腹皮，体轻性降，疏通行散，能化湿疏滞而宜通水道，气机通畅则水道自利，专散无形之气滞，长于下气消胀宽中，祛湿消肿利尿，多用治气滞湿阻所致的胸腹积水胀满，或水气外溢的皮肤、脚气水肿诸证。

谭同来《常用中药配对与禁忌》：大腹皮辛温，性善下行，长于行气、消肿、利水消肿。

现代药理研究

本品含槟榔碱及槟榔次碱等，有兴奋胃肠道，促进纤维蛋白溶解等作用。

性能归纳

大腹皮，味辛，性微温，归脾、胃、大肠、小肠经，无毒，为棕榈科乔木槟榔的果皮，体轻浮，性降下。为通、散、消、利之剂。降而不升，沉而兼浮，燥、缓、动、泄，走而不守，阳也，入气分，内而外，自上而下，通里达外之性能。行气调中，利水消肿。

性能应用

大腹皮，辛温性缓，入脾、胃经。善于疏通中焦气机，疏理脾胃有余之气，疏通关格，散壅滞，具有行气宽中，消除胀满之功。适用于脾胃气滞之证，治气滞食积、脘腹胀满、嗳气吞酸、大便秘结或泻而不爽，常与山楂、莱菔子、枳壳等消食行气药配伍。若治湿阻气滞、脘腹胀满，本品又能除湿宽中，常与化湿药配伍，如《温病条辨》之加减正气散，以其与藿香、厚朴、陈皮等药同用。

大腹皮，体轻性降，疏通行散，既能开宣肺气而下通水道，又能行气导滞化湿以除胀满，适用于水肿、脚气。治水肿小便不利，常与利水除湿药配伍，如《三因方》之五皮饮，以其与茯苓皮、桑白皮等药同用。治脚气肿痛，常与化湿行气药配伍，如《证治准绳》之大腹皮饮，以其与木瓜、槟榔、紫苏等药同用。

个人体会

大腹皮乃槟榔之外皮，其气味功用与槟榔大略相同，只是槟榔沉重性烈，破气最捷，能泄有形之积滞。大腹皮体轻性缓，下气稍迟，可散无形之滞气。行气理气之药，专散中焦无形之气滞，疏理脾胃有余之气逆，主冷热之气攻冲心腹，消原膜冷热滞气之阻隔。脾气虚则阳气不振则寒，阳明实则滞而不行则热，寒热不调，脾胃不和，冷热之邪气生。冷热之气，无形有余也。冷热之气逆而上冲，臌胀心腹则脘腹胀满矣；冷热之气滞塞不通，阻滞原膜则致阴阳升降失调，气滞湿阻则胸腹积水、膨胀肿满，或水气外溢皮腠则水肿、脚气也；冷热之气逆而上攻，入肺则咳喘，肺为水之上源，肺气不利，故水道不通、水肿、小便不利也；冷热之气下行大肠，滞而不行，或大便秘结，或泻而不畅也。《本草汇言》曰："大腹皮，宽中利气之捷药也。主一切冷热之气上攻心腹，消上下水肿之气四肢虚浮，下大肠壅滞之气二便不利，开关格痰饮之气阻塞不通，能疏通下泻，为畅达脏腑之剂。"宽中利膈，去腹胀，消肿满，通利二便，利水消肿也，故痞满膨胀，水气浮肿，脚气壅逆者宜之。治气滞湿阻所致的胸腹积水胀满，或水气外溢的皮肤、脚气水肿诸证。为行气利水之药也。

总之：大腹皮，体轻性降，疏通行散，疏散脾胃有余之气逆，畅通中焦无形之气滞，专去冷热之邪气攻冲，为通、散、消、利之剂。气机通畅则脾胃寒热调和，运化通降，宽中利膈，化湿疏滞，脘腹胀满自解；滞气通利则阴阳升降有序，水道通利，水湿气化，气滞湿阻，膨胀水肿自消矣。为行气调中，利水消肿之药也。性缓力薄，多为佐使之剂。通散消利，能泄人之真气，气虚者勿用，或配伍健脾益胃之剂同用，始有功耳。

木　香

古今理性录

李杲《药类法象》：木香，除肺中滞气，若治中下焦结滞，须用槟榔为使。

王好古《汤液本草》：木香，《本经》云主气劣气不足，补也；通壅气导一切气，破也；安胎健脾胃，补也；除痃癖块，破也；与本条补破不同何也？易老以为破气之剂，不言补也。

朱震亨《丹溪心法》：调气用木香。其味辛，气能上升，如气郁不达者宜之。若阴火冲上者，则反助火邪，当用黄柏、知母，而少以木香佐之。

李时珍《本草纲目》：木香，乃三焦气分之药，能升降诸气。诸气膹郁，皆属于肺，故上焦气滞用之者，乃金郁则泄之也；中气不运，皆属于脾，故中焦气滞宜之者，脾胃喜芳香也；大肠气滞则后重，膀胱气不化则癃淋，肝气郁则为痛，故下焦气滞者宜之，乃壅者通之也。

张介宾《景岳全书》：气味俱浓，能升能降，阳中有阴。行肝脾肺气滞如神，止心腹胁气痛甚捷。和胃气，止吐泻霍乱；散冷气，除胀痛呃逆。治热痢可佐芩、连，固大肠火煨方用。顺其气，癥积恶逆自除；调其气，安胎月经亦用。治疫疠温疟，亦杀蛊毒鬼精。若下焦气逆诸病，亦可缩小便，亦能通秘结，亦能止气逆之动血，亦带消气逆之痛肿。

倪朱谟《本草汇言》：广木香，《本草》言治气之总药，和胃气，通心气，降肺气，疏肝气，快脾气，暖肾气，消积气，温寒气，顺逆气，达表气，通里气，管统一身上下内外诸气，独推其功。然性味香燥而猛，如肺虚有热者，血枯脉躁者，阴虚火冲者，心胃痛属火者，元气虚脱者，诸病有伏热者，慎勿轻犯。

贾所学《药品化义》：木香，香能通气，和合五脏，为调诸气要药。以此治痞闷嗳气，水肿腹胀，痢疾脚气，皆调滞散气之功。但辛香属阳，阳则升浮，如中焦、下焦结滞，须佐槟榔堕之下行；因性香燥，同黄芩、黄连治痢疾，同黄柏、防己治脚气，皆藉寒药而制其燥，则用斯神矣。若怒气拂逆攻冲，遍身作痛，以此使肺气调，则肺气自伏；若肝气郁，致胁肋少腹间痛，同青皮疏之，令肝气行，则血顺痛止。

陈士铎《本草新编》：能通神气，和胃气，行肝气，散滞气，破结气，止心疼，逐冷气，安霍乱吐泻、呕逆翻胃，除痃癖症块、脐腹胀痛。安胎散毒，治痢必需，且辟疫气瘴岚。但此物虽所必需，亦止可少用之为佐使，使气行即止，则不可谓其能补气，而重用之也。大约用广木香由一分、二分，至一钱而止，断勿出于一钱之外，过多反无效功，佐之补而不补，佐之泻而亦不泻也。广木香则气温而不寒，能降气而不散气，且香先入脾，脾得之而喜，则脾气调而秽物自去，不攻之攻，正善于攻。木香气分药，又能开窍。气分药与血分药不同，气只要引之使通，不须成队共行；若血药则质滞而性腻，非多不能成功。

徐大椿《神农本草经百种录》：木香以气胜，故其功皆在于气，《黄帝内经》云心主臭，凡气烈之药，皆入心，木香香而不散，则气能下达，故又能通其气于小肠也。

严洁《得配本草》：脏腑燥热，胃气虚弱，阴虚及气脱者，禁用。气滞于上，火郁于中，则脾气不醒。木香破滞而醒脾，使脾得淫气于心，散精于肝，气血调和，而肝脾之病自除。然今人气多虚弱，血常不足，投香散之味，恐耗气而燥血，气血反滞而不畅，宜益气滋阴为主，佐以木香，内调气血，乃为尽善。

黄宫绣《本草求真》：木香专入肝、脾。味辛而苦，下气宽中，为三焦气分要药。然三焦则又以中焦为要，故凡脾胃虚寒凝滞而见吐泻停食，肝虚寒入而见气郁气逆，服此辛香味苦，则能下气而宽中矣。中宽则上下皆通，是以号为三焦宣滞要药。至书所云能升能降，能散能补，非云升类升、柴，降同沉香，不过因其气郁不升，得此气克上达耳。况此苦多辛少，言降有余，言升不足，言散则可，言补不及，一不审顾，任书混投，非其事矣。

周岩《本草思辨录》：木香非血药，而有时血亦蒙其利者，则于归脾汤见之。归脾汤证为脾气虚寒，不能摄血。其方用心肝脾三脏之药，不为不多，独有统率全方者三物。远志醒心之阳，枣仁敛肝之阴，足为血之前导，然导之至脾而脾之闭拒如故，则亦徘徊门外耳。木香者，能于脾中行阳，阳一动而熏然以和，血乃归于其经，是木香者启脾之钥也。其能温气以荫血者如是。

张山雷《本草正义》：木香，芳香气烈而味厚，《本经》止言味辛，《别录》则谓之温。以气用事，澈上澈下，能升能降，非温和澳休，何以致此？虽洁古谓气味俱厚，当主沉降，然其气浓郁，药中有此一味，则煮之香闻满屋，必不可概以为降。王海藏谓辛苦热，味厚于气，阴中之阳，立说颇允。《本经》主邪气，辟毒疫者，芳香得以辟除秽恶，疫疠为害，无非阴霾恶臭，足以病人，木香芳烈，自可以消除秽浊之气。强志者，芳香之气，足以振刷精神也。淋露有因于清阳下陷者，木香温升，故能治之。若热结于下者，必非所宜。治温疟者，亦即燥湿辟恶之义。治气劣、气不足，则升动清阳而助正气也。行药者，气为血帅，自能为百药导引耳。濒湖本作引药，其大旨正同。木香以气用事，故专治气滞诸痛，于寒冷结痛，尤其所宜。然虽曰辛苦气温，究于大辛大热不同，则气火郁结者，亦得用之以散郁开结，但不可太多。且味苦者必燥，阴虚不足之人，最宜斟酌，过用则耗液伤阴，其气将愈以纷乱，而痛不可解矣。近人更用之于滋补药中，恐滋腻重滞，窒而不灵，加此以疏其气，则运行捷而消化健，是亦善于佐使之良法。疝瘕积聚，滞下肠癖，此为必须之药。

胡爱萍《病证通用中药》：木香，辛苦而温，辛行苦泄，性温能通，且香气浓郁，而入脾胃大肠经，能行脾胃大肠之气滞，为行气止痛之要药，为健胃消食之佳品。治脾胃气滞、脘腹胀痛，及消化不良、食欲减退、脘腹胀满等症。本品既能行气健脾，又能疏利肝胆。又入大肠，善能疏通肠道积滞，而消除里急后重，为治疗湿热泻痢、里急后重之要药。因湿热郁结肠道，则气机阻滞不通，大便泻而不畅，腹痛里急后重。木香虽无止泻之功，但取行气止痛之效，使气行则积滞自消，里急后重自止。阴虚津少者慎用，不宜久煎。用于泄泻腹痛宜煨用，行气止痛宜生用。

谭同来《常用中药配对与禁忌》：木香，味苦性温，气味芳香，能升诸气，善泄肺气，疏肝气，和脾气，故为宣通上下，畅利三焦气滞的要药。行气止痛，健脾消食之功效尤良。善能行胃肠积滞，用治脾胃气滞、脘腹胀痛之实证，或腹痛泻痢。有芳香化湿，健脾开胃之功，亦常用于脾虚泄泻。还有收敛止涩的作用。

胡心藻《中药类比歌诀》：木香，辛苦而温，芳香浓烈，乃三焦气分之药。辛散苦降，芳香温通，善开壅导滞，升降诸气，主入脾胃，通理三焦，而尤善调中宣滞，脾胃气滞而有寒者用之最宜。能消导止泻，为治里急后重之佳品。多用于脘腹胀满、泻痢腹痛、呕吐呃逆、不思饮食等症，兼治黄疸、疝气疼痛。

现代药理研究

云木香含挥发油，油中主要成分为云木香烯、a-木香烃和ß-木香内酯、木香酸、木香醇，并含云木香碱、树脂、菊糖、豆甾醇等。川木香含挥发油，油中主要成分为川木香内脂等。云木香生物碱对支气管和小肠平滑肌有明显的解痉作用。木香煎剂能通过迷走神经的作用，使动物在体大肠兴奋，收缩力加强，蠕动加快，缓解胃肠胀气，促进胃液分泌而助消化，并通过胃肠蠕动促进排空。对伤寒杆菌、痢疾杆菌、大肠杆菌及多种真菌有一定的抑制作用。此外，有利尿及促进纤维蛋白溶解等作用，有一定的降低血压的作用。

性能归纳

木香，味辛、苦，性温，归脾、胃、大肠、肝、胆经，无毒，为菊科草本植物木香、川木香的根，气香味浓。为通、调、行、散之剂。沉、降亦升，燥、泄、猛、动，走而不守，阳中有阴，入气分，走上下，入内达里之性能。行气止痛。

性能应用

木香，辛行苦泄温通，善于行脾胃气滞，具有良好的行气止痛作用，为治脾胃气滞、脘腹胀痛之要药。治脾胃气滞、脘腹胀痛，常与行气调中药配伍，如《证治准绳》之木香顺气散，以之与陈皮、枳壳、厚朴等药同用。治食积气滞、脘腹胀痛、呕恶嗳气、大便腐臭，常与消食药配伍，如《和剂局方》之木香汤，以之与青皮、莪术、麦芽等药同用。治脾虚气滞、脘腹胀痛、食少便溏，常与补气健脾药配伍，如《增补万病回春》之香砂六君子汤，以之与人参、白术、砂仁等药同用。

木香，辛行苦降，亦善于通行大肠气滞，使肠道气机通畅而大便通调，后重自除，用于大肠气滞、泻痢后重。若湿热壅滞，肠中气机不畅，泻痢，里急后重，常与清热燥湿药同用，以清除肠中湿热，如《兵部手集方》之香连丸，以之与黄连同用。若治湿热互结，或食积气滞、脘腹胀满、大便秘结，或泻而不爽，则与泻下药配伍，以导泻积滞，如《儒门事亲》之木香槟榔丸，以之与大黄、槟榔等药同用。

木香，辛散，不仅能行气调中，而且还能疏利肝胆，故适用于肝胆气滞证。若湿热郁蒸，脾运失常，肝失调达，胆失疏泄，气机阻滞，所致胁肋胀满疼痛、口苦或黄疸，常与柴胡、郁金等疏肝理气药，以及茵陈蒿、金钱草、大黄等清热利湿、利胆退黄药配伍。

个人体会

木香，辛苦性温，气味芳香，辛散苦降，香能通气，和合五脏，阳中有阴，故入肺、脾、肝经，为三焦气分药，能升降诸气。《本草纲目》曰："诸气膹郁，皆属于肺，故上焦气滞用之者，乃金郁则泄之也；中焦不运，皆属于脾，故中焦气滞者宜之，脾胃喜芳香也；大肠气滞则后重，膀胱气不化则癃淋，肝气郁则为痛，故下焦气滞者宜之，乃壅者通之也。"木香芳香气烈而味厚，味厚于气，故又为阴中之阳。香以气胜，以气用重。《本草汇言》曰："和胃气，通心气，降肺气，疏肝气，快脾气，暖肾气，消积气，温寒气，顺逆气，达表气，通里气，统管一身上下，内外诸气，为气之总药。"行气止痛，调中和胃。治中寒气滞、脘腹胀满、胁肋胀痛、呕吐泄泻、下痢里急后重、寒疝腹痛，皆调气行气之功也。

木香芳香，虽为调气行气之总药，然香能通气，香能行脾，主入脾、胃、大肠经，能行能降，澈上澈下，能行脾胃大肠之气，为行气止痛之要药，健脾消食之佳品。治脾胃气滞、脘腹胀痛及消化不良。又善疏通肠道积滞，消除里急后重，治因湿热郁结，肠道气机阻滞不通，大便泻而不爽，腹痛里急后重。药理研究其水煎剂，对肠管有兴奋和抑制的双向作用，使大肠兴奋，收缩力加强，并有明显的解痉作用。能促进胃肠蠕动加快，促进胃液分泌，促进胃排空而助消化。亦为调中行气之要药，通行大肠气滞之佳品也。

气者属阳，行也，动也。气多因滞而滞，治宜去除滞之因。木香气分之药，虽所必需，亦只可少用以佐使之剂。但佐之补而不补，佐之泄而亦不泄也，故不能去滞之因，而专于行气调气也，为行气调气之主药。《本草正义》曰："行药者，气为血之帅，自能为百药引导之。"气虽滞而性属动而欲行，只要引之而使通行，散郁开结，气行即止，不须成队重用，太过则损气耗阴，其气将欲纷乱矣。故用三分、二分即可，多则亦不必过钱也。《经》曰：能升能降，能散能补。然降有余，升不足，散则可，补不及也，温脾兴阳，阳动以和，血归其经矣。苦温必燥，阴虚有热之人酌之。泻痢腹痛宜煨用，行气止痛以生用也。

沉　香

古今理性录

寇宗奭《本草衍义》：今人故多与乌药磨服，走散滞气。独行则势弱，与他药相佐，当缓取效，有益无损。

李杲《药类法象》：沉香，能养诸气，用为使，最相宜。

李中梓《雷公炮制药性解》：沉香属阳而性沉，多功于下部，命门之所由入也。然香剂多燥，未免伤血，必下焦虚寒者宜之。若水脏衰微，相火盛炎者，误用则水益枯而火益烈，祸无极矣。今多以为平和之剂，无损于人，辄用以化气，其不祸人者几希。

李中梓《本草通玄》：沉香，温而不燥，行而不泄，扶脾而运行不倦，达肾而导火归元，有降气之功，无破气之害，洵为良品。

缪希雍《本草经疏》：沉香，气芬芳，《本经》疗风水毒肿，即风毒水肿也。水肿者，脾湿也，脾恶湿而喜燥，辛香入脾而燥湿，则水肿自消。凡邪恶气之中人，必从口鼻而入。口鼻为阳明之窍，阳明虚则恶气易入。得芬芳清阳之气，则恶气除而脾胃安矣。沉香治冷气、逆气、气郁、气结，殊为要药。

贾所学《药品化义》：沉香，纯阳而升，体重而沉，味辛走散，气雄横行，故有通天彻地之功，治胸背四肢诸痛及皮肤作痒，且香能温养脏腑，保和卫气。若寒湿滞于下部，以此佐舒经药，善驱逐邪气；若跌仆损伤，以此佐和血药，能散瘀定痛；若怪异诸病，以此佐攻痰药，能降气安神。总之，疏通经络，血随气行，痰随气转，凡属痛痒，无不悉愈。

刘若金《本草述》：按诸香如木香之专调滞气，丁香之专疗寒气，檀香之升理上焦气，皆不得如沉香之功能，言其养诸气，保和卫气降真气也。

陈士铎《本草新编》：沉香，温肾而通心，用黄连、肉桂以交心肾者，不若用沉香更为省事，一药而两用之也。但用之以交心肾，须用之一钱为妙，不必水磨，切片为末，调入于心肾补药中，同服可也。

张璐《本经逢原》：沉木香专于化气，诸气郁结不伸者宜之。温而不燥，行而不泄，扶脾达肾，摄火归原。主大肠虚秘，小便气淋，及痰涎血出于脾者，为之要药。凡心腹卒痛，霍乱中恶，气逆喘急者，并宜酒磨服之。补命门精冷，宜入丸剂。昔人四磨饮、沉香化气丸、滚痰丸用之，取其降泄也；沉香降气散用之，取其散结导气也；黑锡丸用之，取其纳气归元也。但多降少升，久服每致矢气无度，面黄少食，虚证百出矣。

汪昂《本草备要》：诸木皆浮，而沉香独沉，故能下气而坠痰涎。怒则气上，能平则下气，能降亦能升。气香入脾，故能理诸气而调中。东垣曰：上至天，下至泉，用为使，最相宜。其色黑体阳，故入右肾命门。暖精助阳，行气不伤气，温中不助火。治心腹疼痛，噤口毒痢，癥癖邪恶，冷风麻痹，气痢气淋。

周岩《本草思辨录》：其气香性温，则能温肾以理气，即小便气淋，大便虚闭，亦得以通之，而要非以宣泄为通也。沉香之用以气，虽功在降摄，而凡气分中之病，仍能运转于中而不留滞。则其知沉香也深矣。

胡爱萍《病证通用中药》：沉香，辛苦微温，质重沉降，辛温散寒，但温而不燥，苦温降气，然无破气之害，质重达肾而纳气归原。故能温纳肾气，降逆平喘。尤宜下元虚冷，肾不纳气之虚喘为宜。辛温性降，阴虚火旺者忌服。气虚下陷者慎服。

谭同来《常用中药配对与禁忌》：沉香，辛散温通，气味芳香，温而不燥，行而不泄，具有良好的行气散寒、温胃止痛作用，用治寒凝气滞、寒邪犯胃、脘腹胀痛、呕吐清水。本品质地沉重，落水不浮，性专下降，有降气之功，无破气之害，可直达下焦，入于肾经，以引上逆之气归于下。既能温肾纳气，又能降逆平喘，治疗下元虚冷、肾不纳气之虚喘证。本品苦辛芳香，性温质重，力专行散，降而不泄，能温中降逆，降气调中，又能醒脾开胃，祛湿化浊，芳香辟秽，理气止痛。

胡心藻《中药类比歌诀》：沉香，辛温芳香，温中散寒，行气止痛，质重沉降，降中有升，但偏于温中降气。既能醒脾祛湿浊，温胃而调中，治痞胀腹痛吐逆。又能温肾纳气，消痰平喘，治肾气虚寒、气逆喘急，及肺气不降、痰浊壅阻之实喘咳嗽。有行气不伤气，温中不助火之特点，为降气之良药。

刘冠军《临证医方妙用》：沉香，味苦微温，有行气止痛之功，适用于气滞上逆之疾。

现代药理研究

沉香含挥发油，油中主要成分为苄基丙酮、对甲氧基丙酮，并含有萜烯醇类、桂皮酸，能延长环己巴比妥引起的睡眠时间。抑制离体回肠的主动收缩，对抗组织胺、乙酰胆碱引起的痉挛性收缩，能使新斯的明引起的肠推进运动减慢，呈现肠平滑肌解痉作用。所含挥发油有促进消化液分泌及胆汁分泌作用，以及麻醉止痛、肌松作用。沉香煎剂对人型结核杆菌、伤寒杆菌、福氏痢疾杆菌均有较强的抗菌作用。

性能归纳

沉香，味辛、苦，性温，归脾、胃、肾经，无毒。为瑞香科乔木沉香及白木香含有树脂的木材，质重而沉，气味芬芳。为通、降之剂。升而主降，沉中亦浮，燥、缓、动、益，走而能守，纯阳之品，入气分，自上而下，入内走里之性能。行气止痛，温中止呕，纳气平喘。

性能应用

沉香，辛散温通，气味芳香，温而不燥，行而不泄，具有行气散寒之功效，适用于寒凝气滞证。治寒凝气滞之胸腹胀痛，常与温中行气药配伍，如《卫生家宝》之沉香四磨汤，以其与乌药、木香、槟榔等药同用。治脾胃虚寒的脘腹冷痛，常与温中助阳药配伍，如《卫生宝鉴》之沉香桂附丸，以其与肉桂、干姜、附子等药同用。中焦气弱、脏腑受寒、心腹疼痛、大便溏泻，常与益气补中药配伍，如《内外伤辨惑论》之沉香温胃丸，以其与人参、白术等药同用。

沉香，辛温散寒，苦泄降逆，而善于温中散寒、降逆止呕，用于胃寒呕吐证。治寒邪犯胃、呕吐清水，常与温中止呕药配伍，如《圣济总录》之沉香丸，以其与胡椒、荜澄茄、陈皮等药同用。治脾胃虚寒、呕吐呃逆，经久不愈，常与丁香、白豆蔻等温中止呕药同用。

沉香苦温，既能温肾纳气，又能降逆平喘，用于虚喘证。如下元虚冷、肾不纳气之虚喘，常与温肾助阳、纳气平喘药配伍，如《和剂局方》之轩锡丹，以其与肉桂、附子、补骨脂等药同用。若上盛下虚的痰饮咳喘，常与化痰止咳、降气平喘药配伍，如《和剂局方》之苏子降气汤，以其与苏子、前胡、陈皮、厚朴等药同用。

个人体会

沉香，为瑞香科植物沉香或白木香含有树脂的木材，以含树脂多少、入水沉浮以定优劣。辛苦性温，气味芬芳，沉降下行，温通行散，归脾、胃、肾经气分。降气温中，暖肾纳气，治气逆喘息、呕吐呃逆、脘腹胀痛、腰膝虚冷、大便虚秘、小便气淋、男子精冷。为纯阳之品，理气之药也。《药品化义》谓："沉香，纯阳而升，体重而沉，味辛走散，气雄横行，故有通天彻地之功，治胸背四肢诸痛。且能温养脏腑，保和卫气，驱逐邪气。"诸气郁结不伸者宜之，为理气止痛之佳品也。

诸木皆浮，唯沉香木独降，借其温降之性，下行达右肾命门。《雷公炮制药性解》曰："沉香，属阳而性沉，多功于下部，命门之所由入也。"故能引火归元，摄纳真气，暖肾助阳，温养脏腑，纳气平喘，又能下气而坠痰。温肾达阳而扶脾，又得芬芳清阳升腾之气，除恶气而安脾胃，脾胃安扶，运化不倦，中焦之气亦随其运转而不留滞也。谭氏同来谓："温中降逆，降气调中，又能醒脾开胃，祛湿化浊，芳香辟秽，理气止痛也。"又温肾达阳以通心肺，温养脏腑，交通心肾。摄纳肺气，亦为保和卫气之药也。卫气者，卫阳之气，能温养脏腑、肌腠、皮毛也。《黄帝内经》谓："卫气和则分肉解利，皮肤柔润，腠理致密也。"总之：本品温降达肾摄气，引火归元而温阳，元阳为本，诸脏腑得以温养，纳降肺气，健运脾气，升降胃气，交通心气，舒展肝气，诸气机温养通调，卫气得以保和也。以通天彻地之功，而达行气止痛、理气调中、纳气平喘之用。凡气分中病自愈而不生，可见沉香理气之义至深矣。

沉香，纯阳之品，理气之药。温而不燥，行而不泄，有降气之功，无破气之害，温中不助火，行气不伤气，虽为理气行气之药，绝非宣泄通散，行滞开郁，破结气之品也。性平和缓，佐使随和，《药类法象》谓："沉香，上至天，下至泉，能养诸气，用为使，最相宜。"《本草衍义》亦云："走散滞气，独行则势弱，与他药相佐，当缓取效，有益无损。"配舒经和卫之药，疏通经络，能驱逐邪恶；伍散瘀止痛之剂，血随气行，可疗跌打损伤；伍攻痰开郁之药，痰随气转，降气安神，能祛怪异之病；入心肾补益之中，亦可交通心肾，以阳入阴。但辛温升降，降多于升，阴虚火旺者忌服，气虚阳陷者慎用。久服每致矢气无度，虚证百出，亦损人也。

檀　香

古今理性录

李杲《药类法象》：檀香能调气而清香，引芳香之物上行至极高之分，最宜橙橘之属，佐以姜、枣，将以葛根、豆蔻、缩砂、益智通行阳明之经，在胸膈之上，处咽嗌之中，同为理气之药。

陈嘉谟《本草蒙筌》：专入肺肾脏，通行阳明经。醋摩敷恶毒止痛，水煎升胃气进食，腹痛霍乱可即，中恶鬼气能驱。又紫真檀香，主恶毒风毒。

李时珍《本草纲目》：白檀辛温，气分药也，故能理卫气而调脾肺，利胸膈。紫檀咸寒，血分药也，故能和营气而消肿毒，治金疮。

刘若金《本草述》：白檀之用，在洁古云引胃气上升，进饮食，而时珍所谓治噎膈吐食，不几能升者又能降乎？东垣所说，白檀调气在胸膈之上，处咽嗌之间，而《日华子》更言煎服止心腹痛、霍乱、肾气痛，是则其调气不止在上焦而已也。总之：元气根于肾，畅于脾胃，统于肺，由下而升，即得从上而降，盖原其所自始，义固如是；而胸膈之上，咽喉之间，乃主气之肺，其所治在斯耳。第白檀功用，尽于东垣散冷气一语，如弘景消风热肿毒，亦即阳气之不能达于阴者，所郁聚为风热。是热之所化耳，无二义也，非谓其治冷又治热也。

严洁《得配本草》：夏月怀香，可辟臭气。痈溃、阴虚，俱禁用。白旃檀，调卫利膈；紫檀，和营消肿。

黄宫绣《本草求真》：逐冷除郁，以引胃气上行。白檀香专入肺、胃、脾，兼入肾。气味辛温，熏之清爽可爱。形容殆尽。凡因冷气上结，饮食不进，气逆上吐，抑郁不舒，服之能引胃气上升，力并上行。且能散风辟邪，消肿住痛，力主外散。功专入脾与肺，不似沉香力专主降而能引气下行也。

胡爱萍《病证通用中药》：檀香，辛温芳香，辛能行散，温能祛寒，芳香通利。即理脾胃之气滞，又善调膈上诸气。气行温通则通而不痛，故具有散寒行气止痛之功，为祛寒利胸膈之常用品，适用于寒凝气滞之胸痹绞痛。阴虚火旺者慎用，煎剂宜后下，多入丸散。

谭同来《常用中药配对与禁忌》：檀香辛温，主入气分，功偏行气宽中，散寒止痛。

胡心藻《中药类比歌诀》：檀香，辛温芳香，行气止痛，温中散寒，升中有降，但偏于宣散气郁，能引脾胃之气上升而增进饮食。能开发胸肺之气郁而宽胸畅膈，故用于因脾肺之气失调而出现胸膈胀闷、心腹绞痛、饮食少进、噎膈吐食等症。《本草备要》云："檀香，调脾胃，利胸膈，为理气要药。"

现代药理研究

本品含挥发油，油中主要成分为 a-檀香萜醇和 ß-檀香萜醇、檀萜烯、a-檀香萜烯和 ß-檀香花烯、檀萜烯酮、檀萜烯酮醇，及少量的檀香萜酸、檀油酸、紫檀萜醛等。挥发油对胃肠平滑肌有明显的解痉作用；能加强血流量，有一定的降压作用；对四逆汤、五加皮中毒所致之心律不齐有拮抗作用。

性能归纳

檀香，味辛，性温，归脾、胃、肺经，无毒，为檀香科小乔木檀香的木质心材，气味芳香。为通、散之剂。升、浮亦降、燥、动、峻、泄，走而能守，阳也，入气分，行上达下，走里入内之性能。行气调中，散寒止痛。

性能应用

檀香辛温，气味芳香，可行气调中，用于寒凝气滞、脘腹冷痛。治寒凝气滞、脘腹冷痛，常与温中行气药配伍，如《医学入门》之聚香饮，以其与沉香、木香、藿香等药同用。治胃脘寒痛、呕吐食少，可用本品研末，干姜泡汤调服，也可与白豆蔻、砂仁、沉香等温中止呕药同用。

檀香辛温，气味芳香，又能行气散寒，宽胸利膈止痛，适用于寒凝气滞之胸痛。治寒凝气滞血瘀的胸痹痛，常与高良姜、细辛、荜拨、延胡索等温里散寒、行气活血药同用。

个人体会

檀香，辛温，气芳香，主归脾、胃、肺经气分。辛散温通，芳香行气，专散脘腹膈上寒邪凝滞之气。寒为阴邪，易伤阳气。伤于脏腑阳者，中寒也。寒性凝滞，能凝结气血津液，可滞阻经脉不通。气机因此滞结不行，称为寒凝气滞，即寒冷凝滞之气也。《素问》载："寒气入经而稽迟，泣而不行，客于脉外则血少，客于脉中则气不通，故卒然而痛。""痛者，寒气多也，有寒故痛。"寒冷之气滞于脾则脾阳不振，脘腹痞闷，饮食少进；寒冷之气凝滞于胃则气机升降受阻，挛急作痛，寒逆作呕；寒冷之气阻滞胸膈之上、咽喉之间，气、血、痰亦因此凝滞不行，胸膈憋闷，心腹绞痛也。《本草求真》曰："逐冷除郁，以引胃气上行。凡因冷气上结，饮食不进，气逆上吐，抑郁不舒，服之能引胃气上升，力并上行。且能散风辟邪，消肿住痛，力主外散。气味辛温，熏之清爽可爱，形窜殆尽矣。"故能通利寒气凝滞胸膈而致的气血阻滞经脉之胸痹心痛，缓解阴寒冷气凝结脾胃之挛缩引起的脘腹冷痛，霍乱呕吐可止，中恶鬼气能驱也。为宽胸利膈，行气调中，散寒止痛之良药也。

总之：檀香，辛温气香。辛温能升，气香能散，李东垣谓："檀香能调气而清香，引芳香之物上行至极高之分，调气在胸膈之上，处咽嗌之间，专散胸膈上下冷气也。"故有行气散寒止痛之功，升中有降，既能理脾胃之气滞，又善调膈上之诸气，气行温通，通而不痛，为温通、行散之剂，调脾胃，利胸膈，散寒止痛，为良药也。性温气躁，阴虚火旺者慎用。含挥发油，多入丸散，煎剂宜后下为妥。

香　附

古今理性录

王好古《汤液本草》：香附子，益血中之气药也。方中用治崩漏，是益气而止血也。又能化去凝血，是推陈也。凡气郁血气必用之，炒黑能止血，治崩漏，多用亦能走气。

朱震亨《本草衍义补遗》：香附子，必用童便浸，凡气血药必用之，引至气分而生血，此阳生阴长之义也。《本草》不言补，而方家言于老人有益，意有存焉，盖于行中有补之理。

陈嘉谟《本草蒙筌》：若理气痛，醋炒尤妙，乃血中气药，凡诸血气方中所必用者也……又引血药至气分而生血，故因而称曰妇人要药也。

李时珍《本草纲目》：香附之气平而不寒，香而能窜，其味多辛能散，微苦能降，微甘能和，乃足厥阴肝、手少阳三焦气分主药，而兼通十二经气分。生，则上行胸膈，外达皮肤；熟，则下走肝肾，外彻腰足。炒黑，则止血；得童溲浸炒，则入血分而补虚；盐水浸炒，则入血分而润燥；青盐炒，则补肾气；酒浸炒，则行经络；醋浸炒，则消积聚；姜汁炒，则化痰饮。乃气病之总司，女科之主帅也。韩懋云：香附能推陈致新，故诸书皆云益气。而俗有耗气之说，宜女不宜男者，非也。盖妇人以血用事，气行则无疾。老人精枯血闭，唯气是资。小儿气日充，则形乃日固。大凡病则气滞而馁，故香附于气分为君药，世所罕知。辅以参、芪，佐以甘草，治虚怯甚速也。

杜文燮《药鉴》：同气药则入气分，同血药则入血分，女科之圣药也。大都甘能理气和血，辛能散滞消食。此药能疏气散郁，气疏郁散，则新血生而百体和矣。然此剂性热多燥，必须童便浸炒，乌药为其佐使也。

缪希雍《本草经疏》：世医专用以治妇人崩漏带下，月经不调者，皆降气调气，散结理滞之所致也。盖血不自行，随气而行，气逆而郁则血亦涩，气顺则血亦从之而和畅，此女人崩漏带下，月事不调之病所以咸须之耳。然须辅之以益血凉血之药，气虚者兼入补气药乃可奏功也。海藏云：本草不言治崩漏，而方中用治崩漏是能益气而止血也。又能逐去瘀血，是推陈也。凡气郁血滞必用之药。童便浸透炒黑，能止血治崩漏。香附香燥，苦温带辛，凡月事先期者，血热也，法当凉血，禁用此药。误犯则愈先期矣。

张介宾《景岳全书》：气味俱浓，阳中有阴，血中气药也。专入肝胆二经，兼行诸经之气。用此者，用其行气血之滞，童便炒，欲其下行；醋炒，理气止痛，开六郁，散寒邪，利三焦，行结滞，消饮食痰涎，痞满腹胀，胕肿脚气，止心腹肢体头目齿耳诸痛，疗霍乱吐逆，气滞泄泻，及吐血下血尿血，妇人崩中带下，经脉不调，胎前产后气逆诸病。因能解郁，故曰妇人之要药。然其味辛而动，若阴虚躁热而汗出血失者，概谓其要，则大误矣。此外，凡痈疽瘰疬疮疡，但气滞不行者，皆宜用之为要药。

刘若金《本草述》：香附，主治诸证，当审为血中之气病，乃中肯綮，不漫同于诸治气之味也。故上焦心包络所生病，如七情抑郁者能开之，以心包络主血也；中焦脾胃所生病，如霍乱吐逆及饮食积聚、痰饮痞满能畅之，以胃生血，脾统血也；下焦肝肾所生病，如膀胱连胁下气妨，如下血、尿血及女子崩漏、带下、月候不调等，亦以胃脾为血之元，肝固血之脏，肾乃血之海也。此味于血中行气，则血以和而生，血以和生，则气有所依而健运不穷，是之谓生血，是之谓益气，非二义也。用此于补血味中，乃能使旧血和而新血生，即气虚而事补益者，亦借此为先导，去虚中之著，韩懋所谓去虚怯甚速之义也。按香附子类谓调气之味，不知气之为病所因不一，如痞胀喘哕噫酸噎塞，又如胃脘痛或心腹痛，《局方》概同香燥用之，或砂仁，或沉香，或蕲艾、良姜辈，止可治虚寒或寒湿之病，而火热病气者种种不一，况寒湿之久则亦化火乎，如黄鹤丹之同黄连而用，其义不可思议。气郁多用香附，或气弱而郁者，必同补剂而用，固也；然有火伤元气以致者，又须降火之剂而此佐之，若概谓开气之郁，反以燥助火，而气愈弱愈郁矣，明者审之。

陈士铎《本草新编》：可为佐使，而不可为君臣。今人不知其故，用香附为君，以治妇人之病，如乌金丸、四制香附丸之类，暂服未尝不快，久之而虚者益虚，郁者更郁，何也？香附非补剂也，用之下气以推陈，非用之下气以生新；引血药至气分而散郁，非引血药入气分而生血也。舍气血之味，欲其阴生阳长得乎？故气虚宜补，必用参、芪；血少宜生，必须归、熟。香附不过调和于其内，参赞之寮佐，而轻任之为大将，鲜不败乃事矣。

或问香附为解郁圣药，吾子谓不可为君，岂香附不能解郁耶？曰：香附不解郁，又何药以解郁，但不可专用之为君耳。盖郁病未有不伤肝者也，香附入肝入胆之经，而又解气，自易开肝中之滞涩。但伤肝必伤其血，而香附不能生血也，必得白芍药、当归以济之，则血足而郁尤易解也。夫君药中之解郁者，莫善于芍药。芍药得臣使，速于解者，莫妙于香附、柴胡。是芍药为香附之君，而香附为芍药之佐，合而治郁，何郁不解乎。

黄宫绣《本草求真》：入肝开郁散滞，活血通经。木香气味苦劣，故通气甚捷，此则苦而不甚，故解郁居多。且性和于木香，故可加减出入以为行气通剂，否则宜此而不宜彼耳！但气多香燥，阴虚气薄禁用。

张山雷《本草正义》：香附，辛味甚烈，香气颇浓，皆以气用事，故专治气结为病。又凡辛温气药，飚举有余，最易耗散元气，引动肝肾之阳，且多燥烈，则又伤阴。唯此物虽含温和流动作用，而物质既坚，则虽善走而亦能守，不燥不散，皆其特异之性，故可频用而无流弊。未尝不外达皮毛，而与风药之解表绝异。未尝不疏泄解结，又非上行之辛散可比。好古谓《本草》不言治崩漏，而能治崩漏，是益气而止血也。颐谓虽不可直认为益气，而确有举陷之力，丹溪谓须用童便浸过，盖嫌其辛味太浓，以下行为监制之义。颐意调肝肾者，此法最宜。或有以醋炒，以青盐炒者，其理盖亦如此。气结诸症，固肝胆横逆肆虐为多，此药最能调气，故濒湖谓之专入足厥阴。其实胸胁痹结，腹箕脹胀，少腹结痛，以及诸疝，无非肝络不疏。所谓三焦气分者，合上中下而一以贯之，固无论其何经何络也。

胡心藻《中药类比歌诀》：香附，辛散苦降，芳香性平，无寒热偏性，能走能守，可上行胸膈，下走肝肾，主入肝经，通行三焦，善走亦善行，善理十二经、八脉诸气。善行气分，亦入血分，行气之中兼行气中血滞。长于疏肝解郁，行气活血，调经止痛。为气病之总司，妇科之主帅。多用于情志抑郁所致的胸胁胀痛、月经失调等症。

刘冠军《临证医方妙用》：香附辛散苦降，芳香性平，能走能守，善入血分，亦入气分，有和气血、化凝血、去旧生新之效，适用于通经、止痛、和血、散瘀之疾。

刘典功《中药指征相类鉴别应用》：香附，芳香辛行，主入肝经气分，善散肝气之郁结。味苦疏泄，以平肝气之横逆，故为疏肝解郁、行气止痛之要药。尚能疏通气血，消肿散痛，活血散瘀，用于瘰疬、痈肿以及跌打损伤之肿痛。本品炙后止痛力可增强。

现代药理研究

本品含挥发油，油中主要成分为香附酮、香附烯、香附醇，另含生物碱、黄酮类、强心苷、果糖等。挥发油能直接抑制子宫平滑肌的收缩，对处于收缩状态的子宫作用更明显，对无论已孕未孕的子宫体，均有抑制作用，使其收缩力减弱，肌张力降低。其挥发油有轻度雌激素样作用。香附醇提出物有抗炎、镇痛及一定的解热作用，对中枢神经有安定作用。其水煎剂有降低肠管紧张性和拮抗乙酰胆碱的作用，并能提高机体对疼痛的耐受性。有健胃及驱除消化道积气的作用。香附烯及香附油对金黄色葡萄球菌、宋内氏痢疾杆菌有抑制作用。其提出物对某些真菌有抑制作用。其总生物碱、苷类、黄酮类及酚类化合物的水溶液有强心及降血压的作用。此外，香附水煎剂可明显增加胆汁流量，并对肝细胞功能有保护作用。

性能归纳

香附，味辛，微苦，性平，归肝、脾经，无毒，为莎草科草本植物莎草的根茎，质重、芳香、气味俱厚。为通、调之剂。沉、降，亦升，燥、动、峻、泄，走而能守，阳中之阴，入气分，亦入血分，走上下，彻内外，通里达表之性能。疏肝理气，调经止痛。

性能应用

香附，辛散苦降，性走窜，主入肝经，疏肝解郁，行气止痛，用于肝郁气滞证。治肝气郁结，精神抑郁，胁肋胀痛，常与疏肝行气药配伍，如《景岳全书》之柴胡疏肝散，以之与柴胡、枳壳等同用。治寒凝气滞、肝郁犯胃、胃脘疼痛，常与温中止痛药物配伍，如《良方集腋》之良附丸，以之与高良姜同用。若治疝气疼痛，时作时止，或阴囊偏坠硬痛，则常与小茴香、吴茱萸、乌药等温里散寒、行气止痛药配伍。

香附性平，入肝经，为气中血药。善于调理气机，能行气以和血，疏肝以解郁，使气血通利，疏泄调达，而月经自调，疼痛自止，故为妇科理气止痛之要药，用于月经不调、痛经、乳房胀痛。治肝郁气滞、月经愆期，常与活血调经药配伍，如《沈氏尊生书》之香附芎归肠，以其与当归、川芎等药同用。治胞宫虚寒、月经不调，常与温经散寒调经药配伍，如《沈氏尊生书》之艾附暖宫丸，以其与艾叶、肉桂、吴茱萸等药同用。治气郁血滞、冲任失调、经来腹痛，可单用，如《重订瑞竹堂经验方》之四制香附丸，以本品用酒、盐水、米醋等制后，醋糊为丸服；亦可与当归、川芎、白芍、延胡索等调经止痛药配伍。治肝郁气滞、乳房胀痛或结块，常与青皮、栝楼壳、柴胡等行气散结之品同用。

个人体会

香附，味辛能散，微苦能降，性平能和，芳香走窜，可升可降，走而能守，阳中有阴，阴中有阳，入气分，亦入血分，不寒不热，不温不燥，走上下，达内外，中立之品，佐使之剂。主入肝经，通行三焦，善理十二经、八脉诸气。行气理气，行散肝经之郁结，通调三焦之气滞。有疏肝解郁，理气散结，平降横逆，行气止痛之功能。适宜于肝郁气滞之证，用治肝气郁结、胸胁胀痛、痛无定处、乳房胀痛、脘腹痞闷、精神抑郁、情绪不宁、恍惚太息，及肝气横逆、肝郁犯胃之胃脘胀痛、嗳气吞酸，或腹痛疝气。凡一切肝郁气滞、气机不畅之证皆可选用，《本草纲目》称"气病之总司也"。

妇人者，以肝为本，肝属木，主疏泄，肝藏血，主调达，妇人以血用事。妇人者，阴属，情纯而志怯，郁怒伤肝，木失疏泄调达，郁而不伸，滞而不行，肝郁气滞也。血不自行，随气而至，气滞而郁则血亦滞涩不行，气顺而畅则血亦从之而和也。《血证论》曰："木气冲和调达，不致遏郁，则血脉通调也。"香附，性平能和，中立之品，入气分，亦入血分，归肝经，最善调理气机而畅气郁，有行气和血，疏肝解郁之功劳。为气中血药，亦为血中气药，调和气血，借其为先导，引气药入血分则行血，化凝血，而推陈，为阴中和阳之理；引血药入气分则和血，生新血，而致新，有阳生阴长之义也。推陈致新，气血调和，疏泄调达，行气和血，故能治妇人血脉不利、月经失调、行经腹痛、乳房胀痛；气血失调，血络损伤之崩漏下血，及气滞血瘀、冲任失调之胎气不和等胎前产后、腹痛胀痛诸症，故《本草纲目》又称"妇科之主帅"，调经止痛之要药也。

总之：香附辛散苦降，行气和血，为通、调之剂。虽入血分，实无活血、生血、补益气血之功耶，皆因调气和血，血以和则活，血以和而生，血生则气有所依而益也。理气开郁，行气和血。《本草蒙筌》曰："气中血药，血中气药，凡诸血气方中，所必用者也。"本品为佐使之剂，虽质地平和，多用亦能走气。《本草汇言》云："独用，多用，久用耗气损血。"辛温香燥，月经先期有热者忌服，阴虚燥热而汗出、失血者慎用。

枳实（枳壳）

古今理性录

张元素《医学启源》：凡气刺痛用枳壳，看何经分以引经药导之。破滞气亦用枳壳，高者用之，然能损胸中至高之气，止可二、三服而已。

寇宗奭《本草衍义》：枳实、枳壳，一物也。小则其性酷而速，大则其性祥而缓。故张仲景治伤寒仓卒之病，承气汤中用枳实，此其意也，皆取其疏通决泄，破结实之义。他方但导败风壅之气，可常服者，故用枳壳，其意如此。

王好古《汤液本草》：《本经》所以言益气，而复言消痞也。非白术不能补湿，非枳实不能除痞。壳主高而实主下，高者主气，下者主血。主气者，在胸膈；主血者，在心腹。仲景治心下坚大如盘，水饮所作，枳实白术汤主之，腹中软即消。

朱震亨《本草衍义补遗》：枳实泻痰，能冲墙倒壁，滑窍泻气药也。

徐彦纯《本草发挥》：枳壳，洁古云：治胸中痞塞，泄肺气。《主治秘诀》云：性寒味苦，气厚味薄，浮升而微降，阴中阳也。其用有四：破心下坚痞一，利胸中气二，化痰三，消食四。然不可多用，多则损胸中至高之气。

李时珍《本草纲目》：枳实枳壳，气味功用俱同，上世亦无分别。魏晋以来，始分实、壳之用。洁古张氏、东垣李氏又分治高治下之说。大抵其功皆能利气，气下则痰喘止，气行则痞胀消，气通则痛刺止，气利则后重除。故以枳实利胸膈，枳壳利肠胃。然仲景治胸痹痞满，以枳实为要药；诸方治下血痔痢、大肠秘塞、里急后重，又以枳壳为通用。则枳实不独治下而枳壳不独治高也。盖自飞门至魄门，皆肺主之，三焦相通，一气而已，则二物分之可也，不分亦无伤。

缪希雍《本草经疏》：枳壳形大，其气散，其性缓，故其行稍迟，是以能入胸膈肺胃之分，及入大肠也。其主风痒麻痹，通利关节，止风痛者，盖肺主皮毛，胃主肌肉，风寒湿入于二经，则皮肤瘙痒，或作痛，或麻木。此药有苦泄辛散之功，兼能引诸风药入于二经，故为治风所需。风邪既散，则关节自然通利矣。其疗劳气咳嗽，背膊闷倦者，盖亦指风寒郁于上焦，则肺气滞而为闷倦咳嗽。经曰：肺苦气上逆，急食苦以泄之。枳壳味苦能泄至高之气，故主之也。又肺与大肠为表里，风邪入肺则并入大肠，风热相搏而为肠风下血。苦寒下泄之气，则血热清而风自除矣。其主散留结胸膈痰滞，逐水消胀满，安胃，诸证悉与枳实相同，第其气稍缓耳。

张介宾《景岳全书》：枳实性重，多主下行削坚，而此之气轻，故多主上行破气，通利关节，健脾开胃，平肺气，止呕逆反胃、霍乱咳嗽，消痰消食，破心腹结气、癥瘕痃癖，开胸胁胀满痰滞，逐水肿水湿泻痢、肠风痔漏、肛门肿痛。因此稍缓，故可用之束胎安胎，炙热可熨痔肿。虚者少用，恐伤元气。

贾所学《药品化义》：枳实专泄胃实，开导坚结，故主中脘以治血分，疗脐腹间实满，消痰癖，祛停水，逐宿食，破结胸，通便闭，非此不能也。若皮肤作痒，因积血滞于中，不能营养肌表；若饮食不思，因脾郁结不能运化，皆取其辛散苦泄之力也。为血分中之气药，唯此称最。张志聪《本草崇原》主治大风在皮中，如麻豆苦痒者，得阳明金气而制风，禀少阴水气而清热也。除寒热结者，禀少阴本热之气而除寒，标阴之气而除热也。止痢，长肌肉者，得阳明中土之气也。五脏发原于先天之少阴，生长于后天之阳明，故主利五脏。仲祖本论，有大承气汤用炙厚朴、炙枳实，小承气汤用生厚朴、生枳实。生熟之间，有意存焉，学者不可不参。

张璐《本经逢原》：枳实入肝、脾血分，消食泻痰，滑窍破气，心下痞，及宿食不消，并宜枳术。凡气弱脾虚，致停食痞满，治当补中益气，则食自化，痞自散。若用枳壳、枳实，是抱薪救火矣。

黄宫绣《本草求真》：枳实专入脾、胃。气味与枳壳苦酸微寒无异，但实小性酷，下气较壳最迅，故书载有推墙倒壁之功，不似枳壳体大气散，而仅为利肺开胸宽肠之味耳。是以气在胸中，则用枳壳；气在胸下，则用枳实。气滞则用枳壳，气坚则用枳实。虽古有云枳壳治气，枳实治血，然气行则血自通，究皆利气之品，而非通血之剂耳。但多用则能以损胸中至高之气。虽束胎、瘦胎，亦有进用枳壳之味。然必气实可投，若使气虚而用，则不免有虚虚之祸矣。

周岩《本草思辨录》：枳壳，乃枳实之老而壳薄者。既名枳壳，须去瓤核用之，壳、实古原不分，性用亦无所异。若治胸膈痞塞，枳壳较枳实少胜。盖痒为风，寒热结为痹，于皮肤中除风除痹，用枳实则易走里，难与枳壳争能。此《证类本草》枳壳所以主风痒麻痹也。

胡爱萍《病证通用中药》：枳实，苦泄沉降，辛行利气，力强性烈，奏效急速，功能行气化痰以消痞，破气除满而止痛，为通塞破气之要药。气行痰消则痞胀除，气利胸畅则疼痛止，上焦痰饮得除，胸中闭塞得通，胸阳振奋，胸痹自除。又能消胃肠之宿食而化积滞，具有破气除痞，消食导滞之功，适用于饮食停积，脘腹痞满胀痛。

谭同来《常用中药配对与禁忌》：枳实辛散苦降，气锐力猛，性烈而速，为破气除痞，消积导滞之要药。善于破气滞而化痰湿，消积滞而通痞塞。辛散苦泄，性烈而速，破气力强，能伤正气，耗散真气，故无气聚邪实者忌用。脾胃虚弱及孕妇慎用。

黄煌《方药心悟》：李保民：枳壳开胸宽肠，祛湿消痰，理气化滞，调畅气机，除胸脘气滞，增胃肠活力，能降能升，实为消中寓补、破中有立之要药。

胡心藻《中药类比歌诀》：枳实微寒，气香味厚，性勇剽悍，苦泄力大，走而不守，长于破气消积，除热泻火。生用破气伤正，炒后微温其寒，缓其烈性，去其酸苦，减少对胃的刺激，用于老年体弱有气滞者。入补剂亦以炒用，以行而不伐，补而不壅也。炒焦后性寒已除，善入血分，止血宽中，用于气滞而见出血证者。

黄和《中药重剂证治录》：枳实，苦、辛微寒，归脾、胃、大肠经，通散之剂，以通、降、开、散为特点，以其勇悍速猛之性而治气、痰、积诸证，有其破气消积，化痰除痞之功效。

现代药理研究

酸橙果皮及幼果中含挥发油、黄酮苷、N－甲基酪胺、对羟福林等，及苦橙酸、柠檬酸、维生素等成分。对胃肠道平滑肌有兴奋、抑制、双重调节作用。对非生理性收缩具有抑制作用，而对胃肠收缩节律呈兴奋作用。对胃下垂，不仅可使胃下极位置升高，运动功能改善，还能促进胃液分泌与贮留，使腹胀腹痛等症状减轻或消失。能提高肝糖元水平，用治胃肠无力性消化不良。能兴奋子宫，使子宫收缩有力，肌胀力增强。有明显的升压作用，升压的同时，冠状动脉、脑肾血流量明显增加，血管阻力下降；肌肉、皮肤血管则阻力增加。能使胆囊收缩，奥狄氏括约肌张力增加，有较强的抗过敏活性。有抑制血栓形成的作用。具有调节胃肠节律，解痉，抗溃疡，调节心肌收缩力（小剂量兴奋心脏、大剂量抑制心脏），升血压，增加心脑肾血流量，降血脂，利尿，镇静，抗变态反应，收缩子宫，抗菌等作用。

性能归纳

枳实，味苦、辛、微寒，归脾、胃、大肠经，无毒。为芸香科小乔木酸橙及其栽培变种或甜橙的幼果，（枳壳为接近成熟的果皮）质坚、气香、味厚，为行、散之剂。沉、降、升、浮、动、泄、燥、烈，走而不守，阳也，亦阴，入气分，走上下，通内外，行里达表之性能，破气消痞，化痰消积。

性能应用

枳实，味苦辛，辛散苦降，气锐性猛，作用力强，用于胃肠气滞证。本品善行中焦之气，能破气散结，消除痞满，为破气消痞要药，故适用于胃肠气滞、痞满之证。若饮食积滞，脘腹痞满胀痛，嗳腐气臭，常与消食药配伍，以行气消食导滞，如《症因脉治》之枳实散，以其与山楂、神曲、莱菔子等药同用。若脾胃虚弱，运化无力，食后脘腹痞满作胀，常与补气健脾药配伍，以攻补兼施，行气健脾消痞，如《风外伤辨惑论》之枳术丸，以其与白术同用。若热结便秘，腹部胀满痞痛，常与泻下清热药配伍，以行气破结，泻热通便，如《伤寒论》之大承气汤，以其与大黄、芒硝等药同用。若湿热积滞，腹部痞满，大便不通或泻痢后重，常与清泻湿热药配伍，以泄热除湿，行气导滞，如《内外伤辨惑论》之枳实导滞丸，以其与黄连、黄芩、大黄等药同用。

枳实，味苦辛微寒，辛散苦泄，善于化痰浊而消积滞，破气结以通痞塞，适用于痰阻气滞、脾痹等证。若痰浊痹阻，胸阳不振，气结在胸，胸痹心痛，常与温阳化浊、行气宽胸之品配伍，以通阳化浊，行气散结，如《金匮要略》之枳实薤白桂枝汤，以其与薤白、桂枝、栝楼等药同用。若痰热结胸，胸脘痞闷疼痛，常与清热化痰药配伍，以清化热痰，消痞散结，如《温病条辨》之小陷胸汤加枳实汤，以其与黄连、栝楼、半夏等药同用。若痰涎壅盛，胸痛痞塞，咳嗽痰多，常与化痰药配伍，以燥湿化痰，行气散结，如《校注妇人良方》之导痰汤，以其与半夏、天南星、陈皮等药同用。

此外，本品辛散能升，味苦能降，归阳明经，调整气机升降，有升阳举陷之功，用治胃扩张、胃下垂、子宫脱垂、脱肛等脏气下垂之症。多与黄芪、升麻、柴胡等补气、升阳药配伍，以增强升提举陷之效。

个人体会

枳实，味苦辛，性微寒，归脾胃经，行气，破气，化痰消积，破气消痞，能去痞塞不通诸证。《汤液本草》曰：“《本经》所以言益气，又复言消痞，非白术不能去湿，非枳实不能消痞也。”痞者：胸脘腹部痞满不适，按之不痛之诸病证。《伤寒论》曰：“病发于阴而反下之，因作痞。”又曰：“但（心下）满而不痛者，此为痞。”因误下伤脾，脾气虚，不能运化，气郁，饮食，痰积，滞而不能运行，或忧思郁结，气机滞涩，或痰湿内结，肝气遏郁，而致气机不畅，升降失调，痞而不行，结于胸中、心下、脘腹，及上、中、下焦而现痞、胀、满、闷之证，痞塞不行，痞结之痞也。心下满甚而硬痛者为结胸，胸中闷胀而刺痛者为胸痹也。此皆气机不畅，气滞气结之故。本品辛行苦降，行气散结，破气消痞，力强性烈，有推墙倒壁之功，为滑窍泄气之药，奏效急速，利胸膈，疏通决泄，通痞塞，破心下气结。气行则痰消湿去，气利则导滞消食，气通则痞散胀满除，气开则胸中闭塞通，胸痹心痛自愈，气散则气结胸闷消，痞痛结胸可解。皆行气破气之功矣，为行气通痞塞之要药。《本草衍义》曰：“皆取其疏通决泄，破结实之义也。”

枳实虽辛散，香燥，性微寒，却无清热、燥湿、化痰饮之功能，实为理气、行气、散气、破气、调气、散气结、开滞郁之药，治疗脏腑、经脉、三焦之气结、痞塞之证。寇氏《本草衍义》云：“看何经分，以引经药导之。”本品以理气行气之功力引导诸药，始能燥湿化痰，消食导积，上升开胸膈之结，下通大便里急，散脘腹痞满，升阳举陷。《本草经疏》曰：“兼能引诸风药入于肺、胃二经，主风痒麻痹，通利关节，故为治风所需。风邪散，则关节自然通利矣。”突显引经之功，治其可治之病也。性烈而速，破气力强，能伤正气，耗散真气，故无气聚邪实者忌用。脾胃虚弱者及孕妇慎用。

乌 药

古今理性录

寇宗奭《本草衍义》：乌药，和来气少，走泄多，但不甚刚猛，与沉香同磨作汤点，治胸腹冷气，甚稳当。

李时珍《本草纲目》：乌药辛温香窜，能散诸气。故《惠民和剂局方》治中风中气诸证，用乌药顺气散者，先疏其气，气顺则风散也。严用和《济生方》治七情郁结，上气喘急，用四磨汤者，降中兼升，泻中带补也。《朱氏集验方》治虚寒小便频数，缩泉丸，用同益智子等分为丸服者，取其通阳明、少阴经也。中气脚气疝气，气厥头痛，肿胀喘急，止小便频数及白浊。乌药，下通少阴肾经，上理脾胃元气，故丹溪补阴丸药中，常加乌药叶也。

杜文燮《药鉴》：诸冷能除，凡气堪顺，止翻胃，缩小便。辟疫瘴时行，解蛊毒卒中。佐香附，能治妇人诸般气症，君平胃，能消男妇诸般食积。用于风病能疏风，用于胀满能降气，用于气阻能发阻，用于腹痛能止痛。又主肾间冷气攻冲，此又为足少阴药也。然此剂无滋益人，不可多服，但取其辛散凝滞而已。煎汁同豆腐煮硫黄，治手足风疾。

李中梓《雷公炮制药性解》：乌药辛宜于肺，温宜于脾，故主中恶等证。痛疝前癫，成于血逆，始于气逆，乌药长于理气，故并疗之。然辛温发散，不宜久用，恐损真元。

缪希雍《本草经疏》：乌药辛温散气，病属气虚者忌之。世人多以香附同用治女人一切气病，不知气有虚有实，有寒有热。冷气暴气用之固宜，虚气气热用之能无贻害耶？以故妇人月事先期，小便短赤，及咳嗽内热，口渴口干舌苦，不得眠，一切阴虚内热之病，皆不宜服。

贾所学《药品化义》：乌药，气雄性温，故快气宣通，疏散凝滞，甚于香附。外解表而理肌，内宽中而顺气。以之散寒气，则客寒冷痛自除；驱邪气则天行疫瘴即却；开郁气，中恶腹痛，胸膈胀满，顿然可减；疏经气，中风四肢不遂，初产血气凝滞，渐次能通，皆藉其气雄之功也。

刘若金《本草述》：按乌药之用，耳食者本于寇氏"走泄多"一语，以为专于辛散而已，如海藏谓其"理元气"，何以忽而不一绎也？如止于辛散，安得宿食能化，血痢能止，便数能节，癥结能消，头风虚肿之可除，腹中有虫之可尽，妇人产后血逆及血海作痛之可疗，小儿积聚蛔虫及慢惊昏沉之可安，即《日华子》亦谓其功不能尽述者，是其徒以辛散为功乎？盖不等于补气之剂，亦不同于耗气之味，实有理其气之元，致其气之用者。使止以疏散为能，而不能密理致用，可谓能理气乎？丹溪每于补阴剂内入乌药叶，岂非灼见此味，于达阳之中而有和阴之妙乎？达阳而能和阴，则不等于耗剂矣。香附血中行气，乌药气中和血，离血而行气，是谓之耗，不谓之理，盖气本出于阴中之阳，达于阳中之阴也。

陈士铎《本草新编》：乌药无关轻量，其实过多功少，近人未知耳。产妇虚而胎气不顺者，切不可用，用则胎立堕。人以为顺气用之，谁知乌药能顺胎气之实，而不顺胎气之虚乎？不独胎气，凡气虚者，俱不能顺，唯血虚而带郁滞者宜之耳。

张璐《本经逢原》：性温能理七情郁结，上气喘急，用四磨、六磨。妇人血气诸痛，男子腰膝麻痹，用乌药汤，并借参之力，寓补于泻也。大抵能治气血凝滞，霍乱吐泻，痰食稽留，但专泄之品，施于藜藿相宜。若高粱之辈，血虚内热者服之，鲜不蒙其害也。

徐大椿《药性切用》：台乌药，辛温香窜，入脾、肺而下及肾、膀胱，善疏邪逆之气，以致其平，为降气疏逆专药。

谭同来《常用中药配对与禁忌》：乌药，辛温开通，上走脾肺而顺气降逆，散寒止痛，下达肾与膀胱而温下元，调下焦冷气，既能通理上下诸气，理气散寒，行气止痛，又温下元逐寒而缩小便。《本草求真》言："凡一切病属于气逆而见胸腹不快者，皆宜用此。"

黄和《中药重剂证治录》：乌药，辛温，归肺、脾、肾、膀胱经。通、散之剂。以温通降散为特点，具有行气止痛、温肾散寒之功效，温散之力颇强，长于温中散寒，行气开郁，是理气、解郁、散寒、止痛之佳品。尚能温肾缩尿，以下气之力纳气归肾，治寒气冲逆之脘腹冷痛胀满，亦有解痉排石之功。

现代药理研究

本品含生物碱和挥发油，油中主要成分为乌药烷、乌药烃、乌药醇、乌药酸、乌药醇酯等，对胃肠道平滑肌有兴奋和抑制的双向调节作用，能促进消化液分泌。其挥发油内服能兴奋大脑皮质，促进呼吸，兴奋心肌，加速血液循环，升高血压及发汗；外涂能合局部血管扩张，使血液循环加强，缓解肌肉痉挛疼痛。乌药的正已烷提出物可预防四氯化碳引起的血清谷丙转氨酶和谷草转氨酶的升高。乌药干粉能明显缩短家兔血浆再钙化时间，促进血凝，有良好的止血作用，具有助消化、解痉、止血、抗菌、抗病毒、抗组胺、抗肿瘤等作用。

性能归纳

乌药，味辛，性温，归肺、脾、肾、膀胱经，无毒，为樟科灌木或小乔木乌药的根，气香走窜。为通、调之剂。沉、降，亦升，燥、动、缓、和，走而不守，阳也，入气分，走上下，达内外，通里之性能。行气止痛，温肾散寒。

性能应用

乌药，味辛性温，上入肺、脾经，下入肾经，具有宣畅气机、温散寒邪、行气止痛之功，适用于寒凝气滞所致的胸腹诸痛证。治寒凝气滞、胸胁闷痛，常与薤白、栝楼皮、延胡索等行气宽胸药配伍。治寒凝气滞、脘腹胀痛，常与理气调中药配伍，如《医方集解》之五磨饮子，以其与沉香、木香、枳实、槟榔同用。治寒疝腹痛，常与散寒行气止痛药配伍，如《医学发明》之天台乌药散，以其与小茴香、青皮、高良姜等药同用。治痛经，常与行气和血之品配伍，如《济阴纲目》之乌药汤，以其与当归、香附、木香等药同用。

乌药辛温，能下达肾与膀胱，温肾散寒，除膀胱冷气，有缩尿止遗之功。用于虚寒性尿频、遗尿。治肾阳不足、膀胱虚冷之小便频数、小儿遗尿，常与温肾助阳药配伍，如《妇人良方》之缩泉丸，以其与益智仁、山药同用。

个人体会

气之升降出入的运动机制，为气机。气机失调紊乱所致的气滞、气逆、气陷、气脱、气结、气郁甚则气闭，气塞诸证，则需实施行、疏、理、降、升、提、托、固、顺利、破解、宣散、通调等多种理气措施来调理气机，使之协调平衡，故谓理气。理气之相应药物即为理气药。乌药，辛散温通，气雄走泄，走气分，理气机，为理气之要药也。归肺、脾、肾、膀胱经，调和、理顺、行降外来邪逆之气。故能开邪气中恶，疏经气不遂，辟疫瘴时行，解蛊毒卒中。快气宣通，疏散凝滞，散寒气客冷，治中风诸气。可入肺，顺降肺经上逆之气，肃降通散，治上气喘满；入脾胃，顺降脾胃寒冷之气，理气宽中，治寒疝腹痛；入肾经，温下元，逐冷气而缩小便，降冲逆，解痉排石。《本草纲目》谓："上理脾胃之气，下通少阴肾弱。"杜文燮之《药鉴》亦谓："用于风病能疏风，用于胀满能降气，用于气阻能发阻，用于腹痛能止痛。又主肾间冷气攻冲，此为足少阴药也。"以散寒气，驱邪气，开郁气，疏经气，安得宿食能化，血痢能止，便数能节，癥结能消，头风虚肿可除，腹中有虫可尽，妇人产后血逆及血海作痛可疗矣。对胃肠道平滑肌有兴奋和抑制的双向调节作用，促进消化液分泌，缓解痉挛性疼痛。《本草述》曰："亦为其功不能尽述者，是其徒以辛散之功乎。"使其上下疏散为能，为调顺气机之要药矣。

总之：乌药辛温，归肺、脾、肾经气分，专理气机，为通、调之剂，以温、通、顺、降为特点，通理上下诸气，调气散寒，行气止痛。《本草求真》曰："凡一切病属气逆而见胸腹不快者，皆宜用此。"又能温下元，逐寒而缩小便，出阴达阳，为阳中之阴，是谓理也，调也，和也，为调理气机之要药。《本草衍义》谓："和来气少，走泄多。但不甚刚猛，治胸腹冷痛，甚稳当。"实为辛散行降之品，虽非补益之剂，亦非耗散之味，况那有走泄之药能温下元，纳肾气而缩小便之理。《本草述》云："理其气之下元，致其气之用。"含义颇深，宜细酌之。虽非走泄损人之药，但终其辛温香燥之品，气虚有热宜慎用为妥。

薤 白

古今理性录

苏颂《本草图经》：凡用葱、薤，皆去青留白，云白冷而青热也。故断赤下方取薤白同黄柏煮服之，言其性冷而解毒也。

寇宗奭《本草衍义》：《千金》治肺气喘急，用薤白，亦取其滑泄也。与蜜同捣，涂汤火伤，效甚速。

王好古《汤液本草》：下重者，气滞也，四逆散加此，以泄气滞。

陈嘉谟《本草蒙筌》：颇利病者，但少煮尝。除寒热调中，去水气散结。耐寒止冷，泻肥健身。主女妇带下久来，治老幼泄痢后重。诸疮中风寒水肿，生捣热涂上立瘥。又疗汤火金疮，和蜜捣敷即愈。新正宜食，辟疬驱邪。牛肉同餐，作癥成瘕。生啖引涕唾，多食防热侵。骨鲠在喉，煮食即下。

李时珍《本草纲目》：温补，助阳道。薤散结，蒜消癥。治少阴病厥逆泄痢，及胸痹刺痛，下气散血，安胎。

张志聪《本草崇原》：薤白在下之根，气味辛温，其性从下而上，主助生阳之气上升者也。《金匮》胸痹证，有栝楼薤白白酒汤，栝楼薤白半夏汤，枳实薤白桂枝汤，皆取自下而上，从阴出阳之义。

张璐《本经逢原》：薤白，《本经》治金疮疮败，亦取辛以泄气，温以长肉也。

黄元御《长沙药解》：肺病则逆，浊气不降，故胸膈痹塞；肠病则陷，清气不升，故肛门重坠。薤白，辛温通畅，善散壅滞，故痹者下达而变冲和，重者上达而化轻清。其诸主治：断泄痢，除带下，安胎妊，散疮疡，疗金疮，下骨鲠，止气痛，消咽肿，缘其条达凝郁故也。

黄宫绣《本草求真》：薤，味辛则散，散则能使在上寒滞立消；味苦则降，降则能使在下寒滞立下；气温则散，散则能使在中寒滞立除；体滑则通，通则能使久痼寒滞立解。是以下痢可除，瘀血可散，喘急可止，水肿可收，胸痹刺痛可愈，胎产可治，汤火及中恶卒死可救，实通气、滑窍、助阳佳品也。功用有类于韭，但韭则止入血行气及补肾阳，此则专通寒滞及兼滑窍之为异耳。

周岩《本草思辨录》：药之辛温而滑泽者，唯薤白为然。最能通胸中之阳与散大肠之结。故仲圣治胸痹用薤白，治泄痢下重亦用薤白。但胸痹为阳微，痢则有冷有热，第藉以疏利壅滞，故《外台》于冷痢热痢，皆有治以薤白者。

胡爱萍《病证通用中药》：薤白，辛散滑利，苦降燥湿，温通散寒，对于寒湿痰浊凝聚胸中而致胸阳不振、胸痹疼痛者，薤白辛温能够散阴寒之凝滞，通胸阳之闭结。苦温能燥寒湿及痰浊，畅胸中之气机。寒邪祛则胸阳伸，痰湿除则气机畅，故为治胸痹之要药。主用于寒痰阻滞，胸阳不振之胸痹。气虚者慎服，上消化道溃疡者不宜多服或久服。

胡心澡《中药类比歌诀》：薤白，辛散苦降，温通滑利，专功走里。上能通胸中之阳气，专散阴寒之凝结，为气滞痰阻之胸痹心痛的要药。中能调胃之枢机，用于脘腹痞满胀痛；下能散大肠之气滞，治泄痢后重，且有行气导滞之功。入心宣窍，入血分，行气活血而助胸阳，以治心阳不振为主。

谭同来《常用中药配对与禁忌》：薤白，辛温走泄，温通滑利，善散阴寒之凝滞，行胸阳之壅结。上温心胸之阳气，下调大肠之气滞。薤白久服对胃黏膜有刺激性，易发噫气，用时注意。

现代药理研究

本品含大蒜氨酸、甲基大蒜氨酸、大蒜糖等。薤白能促进纤维蛋白溶解，降低动脉脂质斑块、血脂、血清过氧化脂质，抑制血小板凝集和释放反应，可预防实验性动脉粥样硬化，又是一种防治血栓性心血管疾病的良药，对心肌缺氧、缺血有保护作用，抑制动脉平滑肌细胞增生。薤白水溶剂对痢疾杆菌、金黄色葡萄球菌有抑制作用。此外，还具有降压、利尿、抗癌、镇痛等作用。

性能归纳

薤白，味辛、苦，性温，归肺、心、胃、大肠经，无毒，为百合科草本植物小根蒜和薤的地下鳞茎，性滑利。为通、散之剂。升、浮、沉、降、燥、动、缓、泄，亦润，走而不守，阳也，入气分，亦入血分，下而上，上而下，走里达内之性能。散寒宽胸，行气导滞。

性能应用

薤白，辛温滑利，入心肺经，辛散温通，滑利开窍。上行善于宣通胸中阳气，温散阴寒痰浊，疏通胸中气机，具有行气宽胸之功，为治胸痹心痛的常用药，用于胸痹证。治寒痰阻滞，胸阳不振之胸痛胸闷，常与行气宽胸、通阳散结化痰之品配伍，如《金匮要略》之栝楼薤白白酒汤、栝楼薤白半夏汤、枳实薤白桂枝汤，以本品分别与栝楼、半夏、桂枝、枳实等药同用。若治血瘀胸痹，常与栝楼、川芎、丹参等行气宽胸、活血祛瘀药配伍。

薤白，辛温性滑，入胃大肠经，通气之药，能通调胃肠气滞，有理气调中，行气导滞之功。用于胸腹胀满，泻痢后重。治寒凝气滞，脘腹痞满胀痛，常与高良姜、砂仁、木香等温中行气药同用。若治湿热内蕴、胃肠气滞、泻痢、里急后重，常与黄连、黄柏、木香、枳实等清热燥湿、行气调中之品同用。

个人体会

薤白，味辛性温，入心肺经，辛散温通，理气机，通阳道，可温通胸中之阳气。胸者，心肺所居，胸为气海，亦为血之腑。气、血乃生命之根本，受阳气鼓舞而布荫全身，卫营五脏，益润六腑。寒湿痰浊，凝滞胸间，阻碍气机运行，而滞塞不通；胸中阳气不振，气血运行不畅，而滞瘀不行，胸痹心痛也。本品为理气通阳之药，下而能上，上而能下，以通为用。下而上可助阳气升清，上而下以促浊阴下降，故能畅胸中之气机，通阳气之闭塞，散胸中之气结。《本草崇原》谓："薤白在下之根，气味辛温，其性从下而上，主助生阳之气上升者也，从阴出阳之义。"气机畅则痰湿不能久留，胸阳升则寒凝自然能解，阳气通，气机畅，升清降浊，上下通调，胸痹心痛怎能不愈。《本草纲目》曰："助阳道，治胸痹刺痛，下气散血。"为治胸痹心痛之要药也。

薤白，辛散温通，入胃、大肠经，理气通气之药。胃肠的受纳，消导，输送糟粕，全赖气机升降通调来完成。饮食不节，外邪侵扰，积滞寒湿，湿热蕴滞，气机不畅，升降失调，胃肠气滞则脘腹痞满胀痛，大肠气滞则大便不畅，黏腻不爽，里急后重，小腹胀闷。《汤液本草》曰："下重者，气滞也。"本品专利气机，上下通调，为理气通气之药。入胃肠则通调胃肠中气滞，气机升降通调，脘腹痞满胀痛立解。入大肠则通调大肠气滞，兼能滑利大肠谷道，升清降浊，浊气积滞下降自肛门排出，轻清之气上行，气机通调，肠道通畅，里急后重，黏腻不爽皆能消除也。

总之：薤白，辛散温通，通阳气，上而下，下而上，升清降浊，浊气降则胸膈闭塞除，清气升则里急后重解。《长沙药解》曰："薤白，辛温通畅，善散壅滞，故痹者下达而变冲和，重者上达而化轻清也。"为通气之药，行散之剂。虽无清湿热、祛痰浊之功力，气机畅则湿热清，阳气通则痰浊消。为佐使之剂，多配伍相应药物，其效更佳。久服对胃黏膜有刺激性，故上消化道溃疡者不宜久服。气虚者亦宜慎用。

川楝子

古今理性录

李时珍《本草纲目》：楝实，导小肠、膀胱之热，因引心包相火下行，故心腹痛及疝气为要药。甄权乃言不入汤使，则《本经》何以有治热狂、利小便之文耶？近方治疝，有四治、五治、七治诸法，盖亦配合之巧耳。

缪希雍《本草经疏》：楝实，主温疾伤寒，大热烦狂者，邪在阳明也。苦寒能散阳明之邪热，则诸证自除。膀胱为州都之官，小肠为受盛之官。二经热结，则小便不利。此药味苦气寒，走二经而导热结，则水道利矣。湿热郁积则内生诸虫，湿热浸淫则外为疥疡，得大寒极苦之物，则湿热散，故能疗诸虫及疥疡也。脾胃虚寒者不宜用。

汪昂《本草备要》：能入肝舒筋，能导小肠、膀胱之热，因引心包相火下行，通利小便，为疝气要药。

张璐《本经逢原》：川楝，苦寒性降，能导湿热下走渗道，人但知其有治疝之功，而不知其荡热止痛之用。《本经》主温疾烦狂，取以引火毒下泄，而烦乱自除。其杀三虫利水道，总取以苦化热之义。古方金铃子散，治心包火郁作痛，即妇人产后血结心痛，亦宜用之。以金铃子能降火逆，延胡索能散结血，功胜失笑散，而无腥秽伤中之患。昔人以川楝为疝气腹痛、杀虫利水专药，然多有用之不效者。不知川楝所主，乃囊肿茎强木痛湿热之疝，非痛引入腹、厥逆呕涎之寒疝所宜。此言虽迥出前辈，然犹未达至治之奥。夫疝瘕皆由寒束热邪，每多掣引作痛，必需川楝之苦寒，兼茴香之辛热，以解错综之邪，更须察其痛之从下而上引者，随手辄应，设痛之从上而下注者，法当辛温散结，苦寒良非所宜，诸痛皆尔，不独疝瘕为然。

黄宫绣《本草求真》：以苦主有泄热之功，寒有胜热之义，故能使热悉除，而毒蛊疝瘕亦得因其自心下降，由于小便而乃泄矣。但人止知此为除疝之味，而不知有逐热解狂之力，以至废而不治。即其治疝，亦不分其是寒是热，是偏是平，与夫偏有错杂多寡之异。其痛亦不分其所痛之处，是否自下而上、从上而下，治病要在辨症。唯计古方茴香、川楝历为治疝千古俎豆，讵知疝属于热则痛，必见囊肿茎强，其痛亦必从下而上，用以川楝纳入以为向导，则热可除。热疝必用，如其疝并非热，其痛自上而下，痛引入腹，且有厥逆吐涎，非用辛温不能见效。若以川楝同入，则于理不免歧而二矣。寒疝不宜用。然古人立方治疝，偏以川楝同投，其意奚似？盖缘邪有错杂，则治不得不尔。若以错杂之邪而概用以辛燥，不更使病相左乎……故凡疝因热邪及因蛊虫内蚀，宜于川楝。若使脾胃虚寒，症属阴疝，则川楝其切忌焉。

周岩《本草思辨录》：牙宣出血不止，以楝实末裹塞齿龈即止。其导热下行之速，真有可立待者矣。

胡爱萍《病证通用中药》：川楝子又名金铃子，其味苦降泄，主入肝经，能清肝经之逆火，泄肝经之郁热，疏肝经之气滞，荡涤火热，导引湿热，调理肝气而行气止痛。故善治肝气不舒，肝郁化火之胁痛，及肝气犯胃之肝胃气痛。性寒有毒，不宜过量或持续服用。脾胃虚寒者慎用，炒后寒性减低。

谭同来《常见中药配对与禁忌》：川楝子苦寒，能疏泄肝热，用于肝经郁热，又能行气止痛，又可杀虫疗积。

刘典功《中药指征相类鉴别应用》：川楝子，苦寒降泄，兼入膀胱，导热下行，泄郁热而奏清肝行气止痛之功效。可治肝郁化火之诸痛证，具有杀虫疗癣之功。川楝子疏肝，治疝气宜炒用。清热宜生用，脾胃虚寒者忌用。

现代药理研究

本品含川楝素、生物碱、山柰醇、树脂及脂肪油、鞣质，对猪蛔虫、蚯蚓、水蛭等有明显的杀灭作用。能兴奋肠管平滑肌，使其张力和收缩力增加，并有松弛奥狄氏括约肌，收缩胆囊，促进胆汁排泄作用。对真菌有抑制作用，尤其对白色念珠菌、新生隐球菌有较强的抑制作用，对铁锈色小芽孢癣菌及金黄色葡萄球菌有抑制作用，并有抗噬菌体作用。此外，本品还有抗癌和抗炎作用。临床报道本品与野菊花煎水频服，对肝硬化、肝昏迷有一定疗效。

性能归纳

川楝子，味苦，性寒，归肝、小肠、膀胱经，有小毒，为楝科落叶乔木植物川楝的成熟果实，形似铃铛。为清、泄之剂。沉降不升，润、静、动、速、泄也，走而亦守，阴也，阳也，入气分，自上而下，入内走里之性能。行气止痛，驱虫。

性能应用

川楝子，主入肝经，既能疏肝，又能止痛，为行气止痛药，用于气滞疼痛之症，可治疗气机阻滞的多种痛证。又因本品药性苦寒，有清肝火、泻郁热之功，故对气滞而兼有热者尤为适宜。每与延胡索配伍，以增强行气止痛之效，如《圣惠方》之金铃子散。若肝郁气滞、胁肋胀痛，或肝胃不和、胸胁脘腹作痛，常与柴胡、青皮、枳壳等行气疏肝调中之品配伍。若气滞不运、肝肾阴虚，胸胁不舒或疼痛，常与滋养肝肾药物配伍，如《读名医类案》之一贯煎，以其与生地黄、麦门冬、枸杞等药同用。若肝郁气滞而兼血瘀，胁肋疼痛，常与活血祛瘀药配伍，如《医学衷中参西录》之金铃泻肝汤，以其与三棱、莪术、乳香等药同用。若寒凝肝脉，睾丸偏坠，疝气疼痛，常与散寒行气止痛药配伍，如《医方简义》之导气汤，以其与吴茱萸、小茴香、木香等药同用。

川楝子，既能行气止痛，又能驱杀蛔虫，用于虫积腹痛，多适用于蛔虫腹痛。常与驱虫药配伍，如《小儿药证直诀》之安虫散，以其与使君子、槟榔等药同用。此外本品外用，尚有杀虫止痒之功，适用于头癣。可用本品炒黄研末，用熟猪油或麻油，或凡士林调成油膏，涂患处。

个人体会

肝属木，主动，主升发，喜疏泄，恶滞郁，郁则气机不畅，郁则生热化火也。诸理气药皆辛温香燥，唯川楝子苦寒清降，辛温香燥宜于行气，苦寒清降则偏于疏肝。《本草求真》有："苦有泻火之功，寒有胜热之义。"苦寒清泄，可疏肝经郁热，苦寒沉降，能引诸热下行。《本草纲目》曰："楝实，导小肠、膀胱之热，因引心包相火下行，故心腹痛及疝气为要药。"《本经》亦谓："主温疾癫狂，取以引火毒下泄而烦乱自除。其杀三虫，利水道，总取以苦化热之义。"川楝子，味苦性寒，主入肝经，清泻肝经之郁热，引热下行；疏泄肝经之滞郁，疏肝止痛。疏则通，通则不痛，泄则动，动则不郁也。故能疏肝行郁，疏肝和胃，疏肝通行气血，为清肝、疏肝、泄郁、止痛之良剂矣，适用于肝郁化火之胸胁疼痛。肝胃不和，积滞生热之脘腹胀痛，及肝郁不畅，湿热下注之囊肿茎强之热疝制痛，皆以川楝子为向导，则热可除，痛能止。若寒疝腹痛，厥逆吐涎，用散寒理气之品少佐川楝子，乃取其疏肝止痛之功也。《续名医类案》之一贯煎，治肝肾阴虚、脘腹胁痛，在大队补阴药中少佐川楝子，取其清肝以促滋阴药之用，取其泄郁以行补阴之滞，取其疏肝以助升发而止痛矣。为清、泄之剂，故脾胃虚寒者禁之。因有小毒，亦不宜过量或持续久服。

同属植物之苦楝子，个小有毒，曾有小孩误食中毒死亡的报道。少服七八枚，可引起恶心、呕吐、下泻、呼吸困难等中毒症状，不入药用，须辨之。取其苦楝根皮，清热燥湿杀虫，其功用将优于川楝根皮，治蛔虫、蛲虫、疥癣有效，不得不明矣。

香　橼

古今理性录

李中梓《本草通玄》：香橼性中和，单用多用亦损正气，与参、术同行则无弊也。

张璐《本经逢原》：柑橼乃佛手、香橼两种，性味相类，故《本草纲目》混论不分。盖柑者佛手也，橼者香橼也，兼破痰水，近世治咳嗽气壅，亦取陈者，除去瓤核用之，庶无酸收之患。

叶小峰《本草再新》：平肝舒郁，理肺气，通经利水，治腰脚气。

张秉成《本草便读》：香橼皮，下气消痰，宽中快膈，虽无橘皮之温，而究属香燥之品，阴虚血燥之人仍当禁用耳。佛手，功专理气快膈，唯肝脾气滞者宜之，阴血不足者，亦嫌其燥耳。

江苏新医学院《中药大辞典》：理气、舒郁、消痰、利膈，治胃痛胀满、痰饮咳嗽气壅、呕哕少食。

现代药理研究

本品含柠檬油素及微量香叶木苷和橙皮苷、苹果酸、维生素C、挥发油等。佛手醇提出物对胃肠道平滑肌有明显的抑制作用，对乙酰胆碱引起的十二指肠痉挛有显著的解痉作用，能促进胃肠蠕动，有健胃作用；有扩张冠脉血管，增加冠脉血流量的作用，高浓度时能抑制心肌收缩力，减缓心率，降低血压，延长小鼠成活时间，保护实验性心肌缺血，有一定的祛痰作用，其煎剂能对抗组织胺引起的离体气管收缩，并可抑制血栓形成。

性能归纳

香橼，味辛，微苦，性温，归肝、脾、胃、肺经，无毒。为芸香科植物枸橼或香圆（西南香园）的干燥成熟果实，甘酸气香，为行、散之剂。沉、降亦升，燥、缓、动、泄，入气分，走而不守，阳也，走上下，入里达内之性能。疏肝解郁，理气调中，化痰止咳。

性能应用

香橼有疏肝理气，行气止痛之功，用于肝郁气滞证。可用治肝郁气滞、胁肋胀痛、脘腹痞闷等，常与柴胡、香附、郁金等疏肝理气药配伍。

香橼能行脾胃之气，用于脾胃气滞证。本品有宽中快膈，行气止痛之功，可用于脾胃气滞、脘腹胀痛、嗳气吞酸、呕恶食少之症；常与木香、砂仁等理气调中之品配伍。

香橼能行气调中，燥湿化痰，用于湿痰咳嗽痰多。适用于痰湿壅滞、咳嗽痰多、胸胁不利之症，常与半夏、茯苓等燥湿化痰药配伍。

个人体会

理气药用芸香科植物种类繁多，据产地不同，品种各异，有柑、枳、橘、橙、柚、橼、枸、芸、香圆、佛手之众。根、叶、花、露皆作药用，尤以果实入药为常。因其气味辛散芳香，有疏畅气机之功效。现代药理研究："其果实皆含挥发油，主要成分为柠檬烯、柠檬油素等，对胃肠道有温和的刺激作用，能促进胃肠蠕动和消化液分泌，有排除胃肠内积气之功用。"故为理气药，以青皮、橘皮、枳实、枳壳、香橼、佛手为临床处方常用。除橘皮外，皆以完整果实入药，只是青皮、枳实乃采用幼果而已。皆得刚木之性，春萌之气以生，英烈最酷，故入肝经，疏肝破气，化滞消痞。随果实的生长成熟，又禀长夏、金秋之柔伐，刚烈之性锐减，而成熟隐健之功能始柔。只是枳生江北，寒降而能升，"阴中有阳。"柑生江南，温升而降，"阳中有阴。"陈皮留白用皮，偏理脾肺之气，燥湿化痰。橘红去白纯皮，偏入肺经降肺气，化痰止咳。

香橼，以成熟之果实去瓤核入药。经春生、夏长、秋收之化生，肉白皮厚，温升能降。入肝经，疏畅肝气而舒郁；入脾胃，理脾胃气滞而宽中；入肺经，降肺逆，止咳化痰。《本草再新》曰："平肝舒郁，理肺气，通经利水。"《本草便读》亦曰："下气消痰，宽中快膈。"佛手之性能与香橼相近，《本经逢原》曰："柑橼乃佛手，香橼之两种性味相类，故《本草纲目》混而不分。"佛手肉肥皮厚，偏入脾肺，理脾肺之气而化痰。香橼偏入肝胃，疏肝胃之郁而行气矣。

总之，香橼、佛手甘酸气香，疏肝解郁，调气调中，化痰止咳，为行散之剂。其性温和舒缓，而究属香燥之品，阴虚血燥之人仍当禁用。《本草便读》谓："香橼、佛手功专理气快膈，唯肝脾气滞者宜之，阴虚血不足者，亦嫌其燥耳。"

止血药（上）

蒲 黄

古今理性录

陈嘉谟《本草蒙筌》：血病必用。补血止血须炒，破血消肿宜生用。止血热妄行、吐衄唾咯立效；消瘀血凝滞，癥瘕崩带殊功。调妇人月候不匀，去产妇儿枕作痛。疗跌仆折损，理风肿痈疮。久服如常，其功旋奏。但不益极虚之人，若多食未免自利。

李时珍《本草纲目》：蒲黄，手足厥阴血分药也，故能治血治痛，生则能行，熟则能止。与五灵脂同用，能治一切心腹诸痛。

缪希雍《本草经疏》：蒲黄得地之阴气，兼得金之辛味。其言甘平者，是兼辛而言也，非辛则何以能散邪。又禀天之阳气，故曰微寒而无毒也。如是则甘能和血，辛能散结，微寒能除热。入手少阴、太阳、太阴、足阳明、厥阴。故主心腹、膀胱寒热，利小便，止血，消瘀血。久服轻身，益气力者，是血热、瘀血、伤损之病去，而身轻力长也。

倪朱谟《本草汇言》：蒲黄，性凉而利，能洁膀胱之原，清小肠之气，故小便不通，前人所必用也。至于治血之方，血之上者可清，血之下者可利，血之滞者可行，血之行者可止。凡生用则性凉，行血而兼消；炒用则味涩，调血而且止也。

杜文燮《药鉴》：疗跌打损伤，理风肿痈疮。女人月水不匀，非此莫调。产后儿枕，非此莫去。炒则补血而且止，生则破血而兼消。吐衄唾咯者，血热妄行也，用之立验。凝积癥瘕者，血瘀乱聚也，投之即去。

张志聪《本草崇原》：香蒲生于水中，色黄味甘，禀水土之专精，而调和其气血。主治心腹、膀胱寒热，利小便者，禀土气之专精，通调水道，则心腹、膀胱之寒热俱从小便出，而气机调和矣。止血、消瘀血者，禀水气之专精，生其肝木，则止新血，消瘀血，而血脉调和矣。久服则水气充足，土气有余，故轻身，益气力，延年神仙。

陈士铎《本草新编》：蒲黄，能止衄血妄行，咯血、吐血亦可用，消瘀血，止崩漏白带，调妇人血候不齐，去儿枕痛，疗跌仆损伤。亦佐使之药，能治实，而不可治虚。虚人用之，必有泄泻之病，不可不慎也。《本草》谓其益气力，延个作仙，此断无之事，不可尽信。

或问蒲黄非急需之药，而吾子取之以备用，不知何用也？夫蒲黄治诸血症最效，而治血症中尤效者，咯血也。咯血者，肾火上冲，而肺金又燥。治肾以止咯血，而不兼治肺，则咯血不能止。蒲黄润肺经之燥，加入于六味地黄汤中，则一服可以奏功，非若他药如麦冬、五味，虽亦止咯，而功不能如是之捷。此所以备之，而不敢删耳。

黄宫绣《本草求真》：蒲黄，味甘气平，功用无他，但以生用熟用炒黑，分其治法耳。以生而论，则凡瘀血停滞、肿毒积块、跌仆损伤、风肿痛疮、溺闭不解，服之立能宣泄解除。以熟焦黑，则凡吐血下血、肠风、血尿血痢，服之立能止血。然此止属外因，可建奇功。若内伤不足之吐衄，则非此所能治者矣！

张锡纯《医学衷中参西录》：蒲黄诚为妙药，失笑散用蒲黄，能愈产后腹痛于顷刻间。人多因蒲黄之质甚软，且气味俱淡，疑其无甚力量而忽视之，是皆未见邹氏之论，故不能研究《神农本草经》主治之文也。

张山雷《本草正义》：蒲黄，专入血分，以清香之气，兼行气分，故能导瘀结而治气血凝滞之痛。东璧李氏虽谓其凉血、活血，亦以水产之品，故以为凉。颐谓蒲本清香，亦有辛味，以《本经》菖蒲辛温例之，必不可以为寒凉。蒲黄又为蒲之精华所聚，既能逐瘀，则辛散之力可知。况心腹结滞之痛，新产瘀露之凝，"失笑"一投，捷于影响，虽曰灵脂导浊，是其专职，然蒲黄果是寒凉，必非新产有瘀可用。若舌疮口疮，皮肤湿痒诸病，敷以生蒲黄细粉可愈，则以细腻粘凝，自有生肌之力，非仅取其清凉也。

胡爱萍《病证通用中药》：蒲黄甘平，功能收敛止血，活血化瘀，为止血化瘀之良药，具有止血不留瘀之特点，故出血证无论属寒属热，有无瘀滞均可选用，但以兼有瘀滞者为宜。治外伤出血，可单用外掺伤口。且本品止血，又能活血止痛，利尿通淋，对崩漏、血淋、尿血用之更为适宜。

胡心藻《中药类比歌诀》：蒲黄甘平，其气清香，性无寒热之偏胜，既入血分，又入气分，但善入血分。清上利下，无处不达，既能收敛止血，又能化瘀行血。生用性滑而清血热，行血滞，治因血瘀化热所致的各种出血和因瘀血而致的疼痛，尤善于定脏腑胸腹血滞疼痛。炒黑性涩，治一切崩漏、吐血、外伤出血，兼能利尿通淋。治小便涩痛不利、尿中带血。

刘冠军《临证医方妙用》：蒲黄，善入血分，走上彻下，无所不达，亦能行血滞，消瘀血，破气结，通经脉，为活血化瘀、行气止痛之要药。又主心腹、膀胱之寒热，利小便止血，疗湿热阻滞膀胱之尿血。

黄和《中药重剂证治录》：蒲黄甘平，归肝、心包经，有化瘀止血，利尿之功效，乃血分行、止之药也。其功用有六：散瘀、止血、化痰、利水、愈疡、止痛。总之，凡一切血门瘀、出血、水肿、瘀滞疼痛、痰瘀互结、溃疡、损伤之症皆可用之。

现代药理研究

香蒲的花粉含脂肪油、棕榈酸、固醇类、黄酮类、生物碱、谷甾醇及多种糖等成分。有促进凝血作用，对离体子宫有兴奋作用，对于产后可使子宫收缩力加强或紧张性增加，对肠管有解痉作用。抑制细胞和体液免疫，调节单核巨噬细胞吞噬功能，调节肠道蠕动，利胆，抗菌，抗炎，并具有降血脂，抗动脉粥样硬化，抑制血小板聚集，抗血栓，促纤溶，保护血管内皮细胞，保护心肌，增加冠脉血流量，限制心肌梗死范围，改善心肌营养性血流量，减慢心率，扩张血管，改善微循环，降血压，提高耐缺氧能力。

性能归纳

蒲黄，味甘，性平，归肝、心经，无毒，为香蒲科水生草本植物水烛香蒲，东方香蒲或同属植物的花粉，体滑，清香。为清、利、行、止之剂。沉、降、升、浮、润、缓、动、静、和也，走而亦守，亦阳亦阴，入血分，亦入气分，清上彻下，达内、外，走表、里之性能。化瘀、止血。

性能应用

蒲黄甘平，归肝、心包经，善入血分，清上彻下。既善止血，又可化瘀，止血而无留瘀之弊，对出血证无论属寒属热，有瘀无瘀均可应用，可用于各种内外出血证。如衄血、咯血、吐血、便血、尿血、崩漏及创伤出血，然尤宜于出血夹瘀者，可发挥双重功效。临床应用可单味冲服，亦可配伍其他止血药煎服。若外伤出血，可单味外掺。

蒲黄甘平，既入血分，又入气分，故能活血化瘀，又能行气止痛，常配伍五灵脂治产后血瘀腹痛及瘀血阻滞的痛经，及一切心腹诸痛，如《和剂局方》之失笑散。现代又多用于冠心病、心绞痛之胸痹心痛。

个人体会

蒲黄，甘平质滑，气清香。生于水中，虽无寒热之偏，亦有清凉之义，故能洁膀胱之原，清小肠之气，治小便淋涩尿血。本品归手足厥阴经，主入血分，亦入气分，清上利下，无处不达。《本草汇言》曰："血之上者可清，血之下者可利，血之滞者可行，血之行者能止也。"故能行血滞，消瘀血，破气结，通经脉，为活血祛瘀、行气止痛之要药。《本草蒙筌》曰："消瘀血凝滞，癥瘕崩带殊功。调妇人月候不匀，去产妇儿枕作痛，疗跌扑折损，理风肿痈疮。"《局方》之失笑散配五灵脂，专治瘀血凝滞之心腹疼痛，为古今名方矣。据现代药理研究：本品能增加冠脉血流量，限制心肌梗死范围，改善心肌营养性血流量，扩张血管，改善微循环，可用于冠心病、心绞痛。亦为活血祛瘀，活血定痛之功矣。

蒲黄甘平，归肝、心包经血分，活血而又善于止血，故止血不留瘀，对各种出血证，不论寒热，有瘀无瘀皆可选用，尤宜于出血挟瘀者，可发挥活血止血双重作用。本品生用或炒焦均有去瘀止血之功效。生用则气味清香，滑利，可清上利下，无处不达，能清血分中热，治血瘀发热所致的各种出血证。兼能利尿通淋，治小便涩痛不利、尿中带血。炒焦后，增加了收敛固涩之功，对瘀血未清之下血不止用之最宜。

总之：本品活血祛瘀，行气止痛，清凉止血，为清、利、行、止之剂。佐使之药，治实而不治虚，故不宜极虚之人。若内伤不足之吐衄下血，亦非此药能治矣。

仙鹤草

古今理性录

兰茂《滇南本草》：治妇人月经或前或后、赤白带下、面寒腹痛、日久赤白血痢。

叶橘泉《现代实用中药》：为强壮性收敛止血药，兼有强心作用，适用于肺病咳血、肠出血、胃溃疡出血、子宫出血、齿科出血、痔血、肝脓疡等。

胡爱萍《病证通用中药》：仙鹤草，味涩性敛，药性平和不偏，有很好的收敛止血作用，无论寒热虚实，全身各部的出血证如衄血、咯血、吐血、便血、尿血、崩漏等，皆可应用。又能涩肠止泻痢，并兼有补虚之功用，故对血痢及久病泻痢者尤为适宜。其提出物对人之精子有明显的杀灭作用，故男子不育、少精子者不宜用。

刘典功《中药指征相类鉴别应用》：仙鹤草，气清味涩，其性平和，能敛能涩，行中有收，尤以敛血溢、涩血络、理血滞为其见长，无论各种出血，不分寒热，皆可取效。

黄和《中药重剂证治录》：仙鹤草，苦、平、涩，归肝、心经，有收敛、止血、补虚、消积、止痢、杀虫之功效，为止血、补虚之良药，以涩而能散，补而兼通，能行能止为特点。功擅止血、补虚、活血、消痈，为气虚体弱之出血者首选。其机理有四：益气补虚而固摄止血，味苦涩而收敛止血，清热凉血而止血，活血逐瘀而止血。

现代药理研究

仙鹤草主含仙鹤草素，即仙鹤草酚、仙鹤草内脂、仙鹤草醇等，还含有黄酮苷、鞣质及挥发油、维生素 C、维生素 K 等成分。仙鹤草浸剂和仙鹤草素对离体蛙心均有强心作用。对枯草杆菌、金黄色葡萄球菌、结核杆菌均有不同的抑制作用，有抗炎抑菌、抗阴道滴虫、降血糖，以及对已疲劳的横纹肌有兴奋作用。有促进血液凝固的作用，并能收缩周围血管。降低肠的收缩幅度及张力，并使肠运动停止于松弛状态，能抑制在体肠的蠕动。

性能归纳

仙鹤草，味苦、涩，性平，归肝经，无毒，为蔷薇科草本植物龙芽的全草。为消炎、止血剂。升、降、浮、沉不偏，缓、静、润、和而平，守而不走，入血分，亦入气分，阴也，阳也，走上下，行内外，达表里之性能。收敛止血，解毒，杀虫。

性能应用

仙鹤草，味涩能收，具有较好的收敛止血作用，多用于衄血、咯血、吐血、便血、尿血及崩漏下血等多种出血证。其性平和，故无论出血属寒属热均可使用。若血热者，可配凉血止血药；若虚寒性出血，可配伍补气摄血、温经止血药同用。

仙鹤草，苦涩性平，能解毒消肿，可用于痈疽疮毒、热毒痢疾。治疮痈可单用本品熬膏外涂，或同时内服。对痢疾或腹泻，仙鹤草既能解毒，又可收敛涩肠止泻，因兼能止血，故对血痢或久痢不愈者尤宜。可单用，或随症配伍清热燥湿、解毒之品参入治疗。本品又能杀虫，煎浓汁冲洗阴道滴虫，或取其冬芽驱杀绦虫等肠道寄生虫。此外，民间又名脱力草，常以本品与大枣同煎服，治因劳力过度所致的神疲乏力等症。

个人体会

仙鹤草，味苦涩，其性平，入肝经血分，苦能解毒，涩可收敛。其主要成分仙鹤草素，能促进血液凝固，收缩周围血管，缩短出凝血时间，有止血作用，可用于各种出血证。其性平和，故无论寒、热、虚、实，各种原因之出血证，均可配伍治疗。抑菌实验：仙鹤草对金黄色葡萄球菌、大肠杆菌、绿脓杆菌、福氏痢疾杆菌、伤寒杆菌及结核杆菌均有抑制作用，为广普抗菌药，特别对痈疮疖肿、肠道痢疾均有很好的治疗作用。对肠炎痢疾还具有抑制肠蠕动，收敛固涩，解毒止血等作用，故对细菌性痢疾、腹泻、腹痛、便下脓血最宜。仙鹤草又名脱力草，对已疲劳的横纹肌有兴奋作用，对劳力过度所致的神疲乏力，有一定的治疗作用，同时还有调整心率，增加细胞抵抗力，降低血糖等作用。仙鹤草之冬芽，具有较强的驱杀绦虫等肠道寄生虫的作用，亦可治疗阴道滴虫。总之：仙鹤草，消炎止血，可用于肠炎痢疾之便血，肺结核之咳血及多种出血证。仙鹤草素注射液用于临床止血，效果得以确定，并有调整心率、抗疲劳、降血糖、消痈肿、杀虫等多种功能，为临床之常用。其药源丰富，村口路旁到处皆有，可随时采取，可谓是一味物美价廉的好药，很值得推广。

白 及

古今理性录

陈嘉谟《本草蒙筌》：名擅外科，功专收敛，不煎汤服，唯熬膏敷。除贼风鬼击，痹缓不收；去溃疡败疽，死肌腐肉。敷山根（额之下，鼻之上），止衄，涂疥癣杀虫。

李时珍《本草纲目》：白及，性涩而收，故能入肺止血，生肌治疮也。

缪希雍《本草经疏》：白及，苦能泄热，辛能散结，痈疽皆由荣气不从，逆于肉里所生，败疽伤阴死肌皆热壅血瘀所致，故悉主之也。胃中邪气者，即邪热也。贼风痹缓不收，皆血分有热，湿热伤阴之所生也。入血分以泄热散结逐腐，则诸证靡不瘳矣。

倪朱谟《本草汇言》：白及，敛气，渗痰，止血，消痈之药也。此药质极黏腻，性极收敛，味苦气寒，善入肺经。凡肺叶破损，因热壅血瘀而成疾者，以此研末日服，能坚敛肺藏，封填破损，痈肿可消，溃败可托，死肌可去，脓血可洁，有托旧生新之妙用也。如肺气郁逆，有痰有火有血，迷聚于肺窍气管之中，此属统体一身气道之故，理宜清肺之原，降气之逆，痰血清而火自退矣。若徒用此药，黏腻封塞，无益也。

张介宾《景岳全书》：能入肺止血，疗肺痈、肺痿，治痈疽败烂恶疮、刀箭汤火损伤，生肌止痛，俱可为末敷之。凡吐血不能止者，用白及为末，米饮调服即效。

陈士铎《本草新编》：此物近人皆用之外治，殊不知其内治更神，用之以止血者，非外治也。将白及研末，调入于人参、归、芎、黄芪之内，一同吞服，其止血实神。夫吐血未有不伤胃者也，胃伤则血不藏而上吐矣。然而胃中原无血也，血在胃之外，伤胃则胃不能障血，而血入于胃中，胃不藏而上吐。白及善能收敛，同参、芪、归、芎直入胃中，将胃中之窍敛塞，窍闭则血从何来，此血之所以能止也。况白及又不止治胃中之血，凡有空隙，皆能补塞。乌可徒借外治，而不亟用以内治乎。

张璐《本经逢原》：白及性涩而收，得秋金之气，故能入肺止血，生肌治疮。《本经》主败疽伤阴死肌，皆热壅血伤，胃中邪气亦邪热也。贼风痹缓，皆血分有热，湿热伤阴所致也。其治吐血咯血，为其性敛也。用此为末，米饮服之即止。试血法：吐水盆内，浮者肺血，沉者肝血，半浮半沉者心血，各随所见。以羊肺、肝、心煮熟，蘸白及末每日食之，其治金疮及痈疽方多用之。

徐大椿《神农本草经百种录》：白及，气味冲淡和平，而体质滑润，又极黏腻，入于筋骨之中，能和柔滋养，与正气相调，则微邪自退也。

严洁《得配本草》：治肺伤出血，敷手足皲裂，汤火灼伤，金疮疔癣，恶疮痈毒，败疽死肌，去腐生新。得羊肝蘸末，治肝血吐逆。得酒调服，治跌打骨折。配米饮，治肺伤吐血。敷山根上，止鼻衄，仍以水服一钱。

黄宫绣《本草求真》：白及，方书既载功能入肺止血，又载能治跌仆折骨、汤火灼伤、恶疮痈肿、败疽死肌。得非似收不收，似涩不涩，似止不止乎？不知书言功能止血者，是因性涩之谓也。书言能治痈疽损伤者，是因味辛能散之谓也。此药涩中有散，补中有破，故书又载去腐、逐瘀、生新。

王秉衡《重庆堂随笔》：白及最黏，大能补肺，可为上损善后之药。如火热未清者，不可早用，以其性涩，恐留邪也。唯味太苦，宜用甘味为佐，甘则能恋膈。又宜噙化，使其徐徐润入喉下，则功效更敏。

张秉成《本草便读》：白及，必虚而有热者，乃为相宜耳。虽禀收敛之性，而仍具苦泄辛散之意，与白蔹相近，故每相须而用。

张山雷《本草正义》：白及，《本经》主痈肿恶疮败疽，伤阴死肌，《别录》除白癣疥虫，皆以痈疡外敷及掺药言之。味苦辛而气寒，故能消散血热之痈肿；性黏而多脂，则能疗败疽之死肌；苦辛之品，又能杀虫，则除白癣、疥虫，外疡消肿生肌之要药也。主胃中邪气者，则苦寒之品，能除胃热耳。唯贼风痹缓不收，其义未详，不敢强解。白及治肺痈，世每疑其腻滞而不敢用，然苦寒本清肺胃，又能补伤，苟非火焰极盛之时，而臭痰腥秽之气，已渐退舍，即可用以兼补兼清，不致助痰留患，与二冬、玉竹等比也。

胡爱萍《病证通用中药》：白及，苦甘涩而寒，其性极黏，主入肺胃二经，为收敛止血之要药。可用治体内外诸出血证，尤善治肺胃出血，可单味研末，糯米汤调服。单味研末外掺，或水调外敷，还可用治外伤或金疮出血。在止血的同时，还可消散热壅血瘀之痈肿，又能收敛久溃不敛之疮面，消肿生肌，促进局部的病灶愈合。用治肺结核咯血，胃、十二指肠溃疡出血。亦常用治手足皲裂、水火烫伤，可使破损封填、脓血清洁，有托旧生新之效。

谭同来《常用中药配对与禁忌》：白及，质黏而涩，苦甘性凉，借其寒凉，入血泄热。专擅收敛止血，消肿生肌，堪称治疗咯血之要药。又因其味苦收涩，涩可收敛生肌，为疮疡已溃未溃之良药。

胡心藻《中药类比歌诀》：白及，苦甘寒凉，性极收涩，涩络止血，为收敛止血之良药。且涩中有散，补中有破，偏用于肺胃出血。又借其寒凉入血分泄热之功效，有消肿生肌，收敛疮口之功，用于外科疮疡之症。

现代药理研究

白及含挥发油、黏液质及甘露聚糖等。有缩短凝血时间及抑制纤溶的作用，具有良好的局部止血功能，此与含黏液质有关；能形成人工血栓而止血，白及的甲醇提出物具有抗溃疡活性，对胃及十二指肠穿孔有明显的治疗作用；体外实验对结核杆菌有明显的抑制作用。具有止血、抗溃疡、抗胃黏膜损伤、预防肠粘连、抗菌、抗癌等作用，并能促进肉芽生长。

性能归纳

白及，味苦，甘、涩，性微寒，归肺、胃、肝经，无毒，为兰科草本植物白及的块茎，质极黏腻滑润，性极收敛，冲淡平和。为敛、散之剂。无升、降、沉、浮之偏，缓、静、润、静、补，守而不走，入血分，阴也，行上下，走内外，达表里之性能。收敛止血，消肿生肌。

性能应用

白及质极黏腻而味涩，为收敛止血之要药，用于内外诸多出血证。因善入肺、胃二经，故对肺、胃出血最为多用。临床可单用为末，米饮调服，如验方"独行散"，亦可配伍使用。临床治胃及十二指肠溃疡出血，常配收敛止血、制酸止痛之乌贼骨，不但能止血，且有促进病灶愈合的作用。对于外伤出血，可用白及研末外掺或外敷。

白及，甘苦涩，性微寒，外用有较好的消肿生肌之效，用于痈肿及手足皲裂。用于脓肿，无论已溃未溃，均可应用。对于已溃久不收口者，又可研细末外掺。治手足皲裂、肛裂，亦可单用研末，香油调涂，能促进裂口愈合。

个人体会

白及，味苦甘涩，性微寒，质极黏腻滑润，性极收敛，冲淡平和，为敛、散之剂。主入肺经，名擅外科，苦寒有泄热破结、逐瘀败疽之用途；黏腻滑润能封塞损伤、溃疡出血之空隙，收敛止血生肌。《本草汇言》曰："痈肿可消，溃败可托，死肌可去，脓血可洁，破损可填，有托旧生新，收敛止血，生肌敛疮之妙用。"痈疽者皆由荣气不从，逆入肉里所生，败疽伤阴死肌者，皆由热壅血瘀所致。白及寒凉，入血分泄热，专擅收敛止血，用治外伤或金疮出血。在止血的同时，还可消散热壅，消血瘀之疮痈，收久溃不敛之疮面，消肿生肌，促进局部病灶愈合，为治外科伤损、疮疡之要药。为末外掺，外敷皆可。

白及，亦非外科外用之专剂。借其清热止血，消肿生肌，敛疮止痛之功用，用于内服内治，效果更甚。主入肺、胃二经，治肺中邪热伤阴，肺叶破损之咯血，及邪热伤胃，胃不障血之吐血，皆为破损、溃疡、空隙之出血。取白及黏腻滑润之质，形成假膜，充填封塞破损、溃疡、出血之空隙，以达敛补肺胃，涩络止血，清热消肿，生肌止痛，可使病灶愈合。为涩中有散，破中有补之特殊功能，用于肺结核之咯血，及胃、十二指肠溃疡之出血，有托旧生新之效。

总之：白及，质极黏腻，性极收敛，冲淡平和，功擅止血、祛腐、逐瘀、托死肌、生新止痛。其作用似收不收，似涩不涩，似止不止，以涩中有散，补中有破，能行能止为特点，封填破损，推陈致新。为敛散收补之剂，为上损善后之药。如火热未清者，不可早用，唯恐留邪也。

三 七

古今理性录

李时珍《本草纲目》：此药近时始出，南人军中用为金疮要药，云有奇功。又云：凡杖扑伤损、瘀血淋漓者，随即嚼烂，罨之即止，青肿者即消散。若受杖时，先服一二钱，则血不冲心，杖后尤宜服之。亦主吐血、衄血、下血、血痢、崩中、经水不止、产后恶血不下、血晕、血痛、赤目、痈肿、虎咬、蛇伤诸病。产后服，亦良。大抵此药气温，味甘微苦，乃阳明、厥阴血分之药，故能治一切血病，与麒麟竭、紫矿相同。

陈士铎《本草新编》：三七根，味甘、辛，气微寒，入五脏之经。最止诸血，外血可遏，内血可禁，崩漏可除。世人不知其功，余用之治吐血、衄血、咯血，与脐上出血、毛孔渗血，无不神效。然皆用之于补血药之中，而收功独捷。大约每用必须三钱，研为细末，将汤剂煎成，调三七根末于其中饮之。若减至二钱，与切片煎服，皆不能取效。三七根，止血神药也，无论上、中、下之血，凡有外越者，一味独用亦效，加入于补血补气之中则更神。盖止药得补，而无沸腾之患；补药得止，而有安静之休也。三七根，各处皆产，皆可用。唯西粤者尤妙，以其味初上口时绝似人参，少顷味则异于人参耳，故止血而又兼补。他处味不能如此，然以治止血，正无不宜也。

严洁《得配本草》：三七，止血散血，定痛，治一切血病、血虚吐衄、血热妄行，能损新血，无瘀者禁用。

黄宫绣《本草求真》：三七，专入肝、胃，兼入心、大肠。又名山漆，甘苦微寒而温，世人仅知功能止血住痛，殊不知痛因血瘀则痛作，血因散敷则血止。三七能于血分化其血瘀，试以诸血之中入以三七，则血旋化为水矣，此非红花、紫草类也。故凡金刃刀剪所伤，及跌仆杖疮血出不止，嚼烂涂之，或为末渗其血，即止。且以吐血衄血、下血血痢、崩漏经水不止、产后恶露不下，俱宜自嚼，或为末，米饮送下即愈。并虎咬蛇伤血出可治。此为阳明、厥阴血分之药，故能治一切血病。一种庭砌栽植者，以苗捣敷，肿毒即消，亦取散血之意。

张锡纯《医学衷中参西录》：三七，味苦微甘，性平。善化瘀血，又善止血妄行，为吐衄要药。病愈后不至瘀血留于经络，证变虚劳。兼治二便下血，女子血崩，痢疾下血鲜红久不愈，肠中腐烂，浸成溃疡，所下之痢色紫腥臭，杂以脂膜，此乃肠烂欲穿。为其善化瘀血，故又善治女子癥瘕，月事不通，化瘀血而不伤新血，允为理血妙品。外用善治金疮，以其末敷伤口，立能血止疼愈。若跌打损伤，内连脏腑经络作疼痛者，外敷、内服奏效尤捷，疮疡初起肿疼者，敷之可消。凡疮之毒在于骨者，皆可用三七托之外出也。

胡爱萍《病证通用中药》：三七，始载于《本草纲目》，李时珍言其"散血、定痛"之功，后世本草记载：用其治疗瘀阻出血、跌打损伤，或筋骨伤折之瘀血肿痛，效甚捷。近代取其活血定痛之功，用治心脉瘀阻之胸痹，效果尤佳。而三七活血定痛之中，又有补虚强壮之力，使活血而不伤正，有扶正祛邪之效。

黄煌《方药心悟》：三七，性平味微甘酸，有安神补血之功，治不眠、郁证。凡肝气失调，具有郁躁的证候表里者，即可投之。应随证配伍疏肝、潜阳、养血安神类药物，加强疗效。

刘典功《中药指征相类鉴别应用》：三七，味甘微苦，化瘀生新，和营止血，对全身内外上下各部出血及跌打损伤之瘀血疼痛，效果显著，为血证和伤科之要药，尤善治外伤出血。

黄和《中药重剂证治录》：三七，甘微苦，温，有小毒，归肝、胃经。有化瘀止血，消肿止痛之功，为治一切血病之妙品，以通、补、散、止为特点，有散瘀、止血、补血、通络、疗伤、定痛、愈疡七大功效，常用于上、中、下及内外一切出血证，寒热瘀虚均可应用。

现代药理研究

本品含三七皂苷，尚有五加皂苷、槲皮苷槲皮素、β-谷甾醇等。止血活性成分为β-N-乙二酸酰素-L-a，β-二氨基丙酸。能缩短凝血时间，有显著的抗凝作用，能抑制血小板聚集，促进纤溶，并使全血黏度下降；能增加冠脉血流量，降低心肌耗氧量，促进冠脉梗塞区侧枝循环的形成，对心肌缺血有保护作用，可使心肌梗死范围明显缩少；增加心输出量并有抗心律失常的作用，还能增加肾上腺皮质、调节代谢、保肝、抗衰老及抗肿瘤。此外，还有加速消除运动性疲劳，增加体质，拮抗樟柳碱造成的记忆障碍及改善，增加脑力和记忆力。具有止血，活血，补血，抗心肌缺血、心律失常、失血性休克，扩张肠系膜动脉及肾动脉，阻断钙通道，抗氧化，抗自由基损害，保护缺血性脑损伤，保护神经细胞，镇静，镇痛，抗应激，抗炎，免疫调节，提高巨噬细胞吞噬功能，促进血清蛋白质合成，促进骨髓造血干细胞生长，升高血糖，降血脂，抗真菌，抗病毒，抗辐射，抗乙醇损害，改善记忆功能等作用。

性能归纳

三七，味辛、甘、微苦，性温，归肝、心经，有小毒，为五加科草本植物三七的根。为通、补、散、止之剂。无升、降、沉、浮之偏，缓、润、静、补，守而亦走，入血分，阴也，阳也，上下内外，走里达表之性能。止血、化瘀、止痛。

性能应用

三七，止血神药。本品既能止血，又善化瘀止痛，药效卓著，且有止血不留瘀、化瘀不伤正的特点，用于机体内外各种原因之出血，对出血兼有瘀滞尤为适宜。单味内服，外用均可奏效。亦可配伍入复方应用。

三七，辛温，入血分，散血化瘀而止痛力强，用于跌打损伤等瘀血阻滞所致的疼痛，为伤科要药。可单用、内服或外敷，或配伍活血疗伤止痛药效果更好。取化瘀止痛之功，用治冠心病、心绞痛有一定的疗效。

此外，三七味甘性温，还有较好的滋补强壮作用。《本草新编》称其"止血而兼补"，《本草拾遗》引刘仲旭云："其功大补血。"民间常用之与老母鸡或猪肉同炖，可收补气益血之功。

个人体会

三七为五加科人参属草本植物三七之块根，其生长形态类似人参，故亦名参三七，或名汉三七。本品始载于《本草纲目》，书云："南人军中用为金疮要药，止血、散瘀、定痛，云有奇功。"后世本草记载：用其治疗瘀阻出血，跌打损伤，或筋骨伤折，瘀血作痛之伤科病证，疗效甚捷，故称之伤科之神药。凡伤者，虽伤在筋骨、肌腠及脏腑组织，则血络损伤亦同时出现，血络损伤血液离经而出，离经之血流出体外为出血；滞留在皮内肌腠、组织之间为血肿，为瘀血。离经之血阻滞血运则肿胀疼痛，或出血不止，亦为损伤组织的康复治疗设下障碍，瘀血不去新血不生之义。况损伤组织的康复乃需气血滋润补养，故止血、散血、化瘀、止痛，改善血运障碍乃伤科的治疗关键。三七，味辛、甘、微苦，性温，为肝、心经，入血分。辛散温通，散瘀化血，《本草求真》曰："三七能于血分化其瘀，试以诸血中入以三七，则血旋化为水。"可见化血之速，专化离经之血，为散瘀化血之要药。又味甘性温，补益气血，有托旧生新之功。既能止血，又能散瘀，消肿定痛，有止血不留瘀、祛瘀能生新之特点，为止血化瘀定痛之佳品，对伤科的治疗、康复、预后能起到关键性的作用。伤科灵丹"云南白药"的主要成分即为三七，可见其被誉为伤科圣药亦不为过。

三七，因富含止血活性成分，能缩短凝血时间，有止血神药之称，故最善于止血，并有止血不留瘀之特点。除治外伤出血外，还可通过配伍，治疗机体上下、内外各种原因之出血，其疗效卓著，被誉为止血之神药。治吐血、衄血、咯血与脐上出血、毛孔渗血、大便下血无不神效，特别对出血兼有瘀滞者尤为适宜。《本草纲目》曰："大抵此药气温，味甘微苦，乃阳明、厥阴血分之药，故能治一切血病，与麒麟竭、紫矿相同。"

三七散瘀定痛，且止痛力强，兼有补虚强壮，托旧生新之功效，对筋骨劳损、关节痹痛及脏腑经络凡因瘀阻疼痛者，皆取其活血不伤正，补虚不滞腻之特点，化瘀止痛。近代取其活血定痛之功，用治心脉瘀阻之胸痹心痛，效果尤佳。又能直接扩张冠状动脉，增加冠脉血流量，降低心肌耗氧量，散瘀定痛，故对冠心病、心绞痛有一定的治疗作用。

总之：三七入血分，止血、散血、化瘀、定痛、补虚，有通、补、散、止之特点，推陈致新之功能，治一切血病，尤为伤科之用。另有庭院栽培之菊叶三七、景天三七等，亦有类似之止血作用，并能清热解毒，亦多用于外伤出血及痈疮疖肿。由于植物属性不同，功能有别，不得以此当三七入药，请鉴之。

茜 草

古今理性录

李时珍《本草纲目》：茜草，气温行滞，味酸入肝而咸走血，专于行血活血。俗方治女子经水不通，甚效。《名医别录》言其久服益精气轻身，《日华子》言其泄精，殊不相合，恐未可凭。

缪希雍《本草经疏》：茜根，行血凉血之要药。主痹及疸，疸有五，此其为治，盖指蓄血发黄，而不专于湿热者也。痹者血病，行血软坚，则痹自愈。

李中梓《本草征要》：茜草，行血止血，消瘀通经。风痹咸宜，扑损可治。茜草忌铁，根可染绛，但无瘀者勿用。

张介宾《景岳全书》：血中要药。其味苦，故能行血滞；其性凉，故能止动血。治劳伤吐衄时来，虚热崩漏不止，亦通经滞，又疗乳痈，散跌扑血凝瘀聚，解蛊毒败血烂肝，凡诸血热血瘀，并建奇功。若女子经血不通，以一两酒煎服之，一日即通，甚效。若气虚不摄血，及脾寒者勿用。

倪朱谟《本草汇言》：茜草治血，能行能止。余尝用酒制则行，醋炒则止。活血气，疏经络，治血郁血痹诸证最妙，无损气血也。配归、芍用，大能有益妇人。

陈士铎《本草新编》：茜草，止下血崩漏，治跌打损伤，散瘀血。女子经滞不行，妇人产后血晕，体黄成疸，皆能治之。但只行血而不补血，宜同补气之药以行血，不宜同补血之药以散气。至于各书言其能补虚热，且治劳伤，徒虚语耳，吾未见其功。行血而反能止血者，引血之归经耳。但既引入于各经，即当以补阴之药继之，则血出而不再沸，否则血瘀未有不再发者也。

黄宫绣《本草求真》：茜草，功用略有似于紫草，但紫草则止入肝凉血，使血自为通活，此则能入肝与心包，使血必为走泄也。故凡经闭、风痹、黄疸，因于瘀血内阻者，服之固能使瘀下行。如值吐崩尿血，因于血滞而见艰涩不快者，服之更能逐瘀血止。总皆除瘀去血之品，与于紫草血热则凉之意，貌同实异，不可混也。但血虚发热者忌用。

杨时泰《本草述钩元》：茜根味甘而微酸咸，色赤气湿，专于行血活血。本经治寒湿风痹，固以其温而行之矣；乃亦以治黄疸者，盖血挟热则毒内瘀而发黄，以寒凉行之，不若以温从治之，此义可通于血证。凡滞血发热者，其脉涩，外证必兼漱水及呕恶痰涎，或两脚厥冷，或少腹结急，或唾血，或鼻衄，心烦燥渴，皆其明验。又热毒瘀血，在小便为淋痛，在大便为肠风，绎此则茜根之疗唾血衄血及尿血泻血，非以治而导瘀之故欤？夫血以寒泣，亦以热瘀。热能使阴不守，致血狂越而四溢，亦能瘀之，使不循经而四溢。然则疗血证者，可不知行之活之，而徒守降火一法乎？甄氏又言治六极伤心肺吐血泻血，夫六极皆虚劳证，何以茜根亦治之。

张山雷《本草正义》：茜根性寒，所主多血热失血之症。古今说解，都无异义。而《本经》主治，独以寒湿二字为冠，最为不伦，虽各本无不尽同，然病情药性，大相矛盾，此必古人传写之讹，不可望文生义，曲为附和。风痹指血瘀血热，痹着不行而言。茜草寒凉，入血而能通瘀活络，是以主之。古人论痹，本有热痹一候，此必不可与上文寒湿连属读之，而谬谓可治寒痹、湿痹也。黄疸本属热症，此则并能清热逐瘀，缪仲淳谓指蓄血发黄，而不专于湿热，其说甚是。补中以清热，言热淫于里，则中气伤，唯去其热，清其血，则中得其补。经文最简，皆当观其会通，并非泛泛言之。《别录》止血，以血热涌泄言之。一以清血中之热，一以通壅积之瘀，斯血循故道而不横逆。崩中亦以龙雷大亢之时而言，如其所失太多，阳气已馁，即非所宜。蹉跌必有血瘀，瘀则蕴而生热，故宜清热行瘀。蛊毒皆南方热淫之毒，清血热者必能解毒。陈藏器谓蘘荷与茜，主蛊为最。唯膀胱不足一证，殊属费解，姑且存而不论，以俟知者。大明治鼻洪、尿血、月经不止、痔瘘疮疖，皆指火邪太亢者言之。又谓治产后血晕，则唯肝阳有余，恶瘀不畅者为宜，而血脱发晕，必非所宜。濒湖谓通经脉，则以血热瘀结者为宜。又谓治骨节风痛活血行血，亦唯血热痹着者宜之，即《本经》之治风痹，《别录》之主蹉跌也。

胡爱萍《病证通用中药》：茜草苦寒，善走血分，既能凉血止血，又能活血化瘀，具有凉血止血、化瘀止血的双重作用，故可用于血热妄行或血瘀脉络之出血证。尤善治血热挟瘀的各种出血证，亦可用于气虚不摄的崩漏下血证。可见治疗崩漏，无论虚实，有无瘀血皆可，故茜草有善治崩漏下血之功。茜草苦寒，脾胃虚弱者慎服。止血多炒炭用。

黄和《中药重剂证治录》：茜草苦寒，归肝经，有凉血止血，活血化瘀，通经络，祛痰止咳之功效。茜草能通能补，亦止亦利，其功有四：行血、止血、生血、利水。

现代药理研究

茜草主要含水溶性成分环己肽系列物，脂溶性成分茴醌类物质，如茜素、茜草素等。能缩短凝血时间，有一定的止血作用。茜草素可同血液内钙离子结合，有轻度抗凝血效应。水提出物有兴奋子宫的作用，产妇口服可增强子宫收缩。能促进骨髓造血功能，升高白细胞，改善心肌缺血，抑制血小板聚集，对多种细菌及皮肤真菌有抑制作用，并有镇咳、祛痰、抗菌、促进尿路结石排出、保肝、抗氧化、抗肿瘤等作用。

性能归纳

茜草，味苦，性寒，归肝经，无毒，为茜草科草本植物茜草的根及根茎，体疏，色赤。为行、止之剂。无升、降、沉、浮之偏，缓、润、动、补，亦静，亦泄，走而亦守，入血分，阴也，阳也，走上下，行内外，入里达表之性能。化瘀止血，清热凉血。

性能应用

茜草苦寒色赤，专入肝经血分，善于走血，用于各种内外伤出血证，如吐血、衄血、崩漏、尿血、便血等。本品专能化瘀，凉血止血，故多适宜于瘀血或血热所致的出血证，尤其适宜于血热挟瘀的出血证。

茜草色赤，归肝经，能活血行血，通经脉，用于血瘀经闭及跌打损伤。治血滞经闭可与活血调经之品同用。治痹证或跌打损伤，可单用泡酒或与祛风除湿、活血疗伤止痛之药合用，以提高治疗效果。

个人体会

茜草所含化学成分，能缩短凝血时间，有一定的止血作用，同时又能抑制血小板聚集，抗凝血，又有一定的活血作用，故具有行血止血双重功效。《本草汇言》曰："茜草活血，能行能止。"本品色赤，归肝经血分，最善于止血，能行滞血，止动血，用于血瘀脉络之诸出血证。又专于活血行血，可行女子经血不通，散跌打血凝滞聚，去疸症蓄血发黄，治血郁血痹最妙。《本草纲目》谓："味酸入肝，而咸走血，专于行血活血，俗方治女子经水不通神效。"故为行、止之剂。《本草新编》谓："行血反能止血者，引血归经耳。"雷公亦谓："行血止血，消瘀通经，风痹咸宜，扑损可治。"

茜草，《本经》言味苦寒，《别录》云味咸平，《本草纲目》则云性咸温。是寒是温，古今多有争论，本人尝试，其苦味不甚，在临床论治上，凡血行滞瘀的经脉不行、跌扑血痹、黄疸尿闭，及诸出血之证皆可配伍。特别在治疗崩漏时，多不论寒热，有无血瘀均可选用。《本草求真》谓："茜草能入肝与心包经，使血必为走泄也。"非入肝经凉血而止血，如《本草新编》云："行血而反止血者，引血之归经耳。但既引入各经，即当以补阴之药继之，则血出而不再沸，否则血癥未有不再发者也。"则说明茜草非凉血益阴之药。实际上就是一味活血行血止血之药，其寒温之性何必深究，以其性平亦莫尝不可矣。

地　榆

古今理性录

朱震亨《本草衍义补遗》：性沉寒入下焦，热血痢则可用。若虚寒人及水泻白痢，即未可轻使。

李时珍《本草纲目》：地榆，除下焦热，治大小便血证。止血，取上截切片炒用，其梢则能行血，不可不知。杨士瀛云：诸疮痛者加地榆，痒者加黄芩。

张介宾《景岳全书》：味苦微涩，性寒而降，既清且涩，故能止吐血、衄血，清火明目，治肠风血痢及妇人崩漏下血、月经不止、带浊痔瘘、产后阴气散失。亦敛盗汗，疗热痞，除恶肉，止疮毒疼痛。凡血热者当用，虚寒者不相宜也。作膏可贴金疮，捣汁可涂虎、犬、蛇虫伤毒，饮之亦可。

李中梓《本草征要》：地榆，止血痢肠风，除带下五漏。味苦而厚，性沉而降，善主下焦血证，兼去湿热……寒而下行。凡虚寒作泻，气虚下陷而崩带者，法并禁之。

陈士铎《本草新编》：地榆，味苦、酸，气微寒，阴中阳也，无毒。止妇人赤带、崩下及月经不断，却小儿疳热，止热痢，下瘀血，治肠风下血，愈金疮。血热病，生用之凉血，正得其宜。然而血热则必动，动则必有散失之虞。血寒则又凝，凝则必有积滞之患。过用地榆以凉血，则热变为凉，而阴寒结于肠胃，将腹痛之症生，反致血崩下血而不可止，犹以为地榆之少也，更佐之以凉血之药，热必至死亡而后已，良可叹也！或问地榆治大肠之血，实有奇功，新久皆可用之否？曰：不可也。大肠有火，则新旧皆宜；无火，则新旧皆忌，此言其常也。大肠前有火而后无火，则前宜而后不宜；久无火而暂有火，则久当忌而暂不宜忌，此言其变也。审常变而察可否，岂特用地榆一味为然哉。或问地榆凉大肠之血，单用一味，往往见功，而合用他药，反致无效，何也？盖单用一味，则功专而效速，合用他药，未免拘牵矣。倘所用他药尽入大肠之经，则调和于寒热之间，赞襄气血之中，功既速成，而身亦甚健。唯其所用之他药，非尽入于大肠经之味，则彼此异宜，上下违背，安能奏功乎？可见用药贵纯而不贵杂，不在单用与不单用也。

张志聪《本草崇原》：地榆，主治妇人产乳病痓者，谓产后乳子，血虚中风而病痓。地榆益肝藏之血，故可治也。地榆得先春之气，故能养五脏而治七伤。地榆得木火之气，能散带漏下之瘀，而解阴凝之痛也。止汗者，止产后血虚汗出也。除恶肉，疗金疮者，生阳气盛，则恶肉自除，血气调和，则金疮可疗。

张璐《本经逢原》：地榆入足厥阴，兼行手足阳明，体沉而降，善入下焦理血。《本经》主乳产痓痛七伤，带下五漏者，是指去血过多，肝风内生之象。又云止汗止痛，除恶肉，疗金疮者，以其能和血也。若气虚下陷而崩带，及久痢脓血瘀晦不鲜者，又为切禁。性能伤胃，误服多致口噤不食。又诸疮痛者加地榆，痒者加黄芩，以其能散血热也。烧灰，香油调敷火烫，乃借火气引散血中之火毒耳。梢专行血，不可混用。

黄宫绣《本草求真》：地榆，诸书皆言因其苦寒，则能入于下焦血分除热，俾热悉从下解。又言性沉而涩，凡人症患吐衄崩中，肠风血痢等症，得此则能涩血不解。按此不无两岐，讵知其热不除，则血不止，其热既清，则血自安，且其性主收敛，既能清降，又能收涩，则清不虑其过泄，涩亦不虑其或滞，实为解热止血药也。

杨时泰《本草述钩元》：地榆当七月而花实，乘金之收气以降，故其用在根，其根外黑内红，合于子之紫黑色。盖本于至阴之肾，而布地道生育之化。宜于血痢崩漏之属热而虚者，为其微寒而带补也。第其以纯阴对待积热，亦宜有以佐之。如血痢不止，合于羊血；久病肠风，合于苍术；结阴下血，合于炙草缩砂，即三方推之，以尽其用可也。

张山雷《本草正义》：地榆苦寒，为凉血之专剂。妇人乳痛带下，多由于肝经郁火不疏，苦寒以清泄之，则肝气疏达，斯痛可已，而带可止。然气滞痰凝之乳痛，及气虚不摄之带下，非其治也。止痛除恶肉，皆以外疡言之，血热火盛，则痛而多恶肉，地榆清热凉血，故止疡患作痛，而能除恶肉。《本经》又疗金疮，《别录》谓止脓血、恶疮热疮，可作金疮膏，皆即此清火凉血之功用。且所谓主七伤，补绝伤，亦皆指外疡言之，非谓地榆苦寒，能治虚损之劳伤也。止汗而除消渴，皆寒以胜热之效。消酒者，即苦寒以胜湿退热也。

胡爱萍《病证通用中药》：地榆，味苦性涩，药性寒凉，苦寒可凉血止血，酸涩能收敛止血，故可用治多种血热出血证。因其性善降，故尤善治下焦之便血、痔血、崩漏下血。又兼能清热解毒，涩肠止痢，故对血痢不止，亦有良效。地榆性寒酸涩，凡虚寒性便血、下痢、崩漏，及出血有瘀者当慎用。

胡心藻《中药类比歌诀》：地榆苦寒，清降凉血，收敛止血，且清不虑其过泄，涩亦不虑其或滞。前人说，其性沉降入下焦，故长于治血热而致的便血、血痢、崩漏。又兼泻火解毒敛疮，用于烫伤、湿疹、皮肤溃烂等，为治疗烫伤之要药。

刘典功《中药指征相类鉴别应用》：地榆，苦寒清降，走下焦，入血分，泻火而凉血，长于治疗血热而致的便血、崩漏，亦能解疮毒。炒炭止血，生用凉血解毒。

黄和《中药重剂证治录》：地榆，苦、酸、涩，微寒，归肝、大肠经。有凉血止血，解毒敛疮之功效。其性寒而不凝，涩而不滞，止血兼能行血化瘀。其用有四：清热解毒，两入气血，以入血分为主，善清脏腑营血肌肤之热毒；止血，专主血热而凉血止血；促进伤口及疮疡愈合；止汗，性寒而涩，治热证汗出。

现代药理研究

地榆含地榆苷、地榆皂苷等，亦含鞣质、鞣化酸、没食子酸，可缩短出血和凝血时间，并能收缩血管，故有止血作用；实验证明对烧、烫伤有治疗作用，对金黄色葡萄球菌、绿脓杆菌、志贺氏痢疾杆菌、伤寒杆菌、副伤寒杆菌及某些致病真菌均有抑制作用，有促进伤口愈合、抗炎、增强细胞免疫、抗菌、止泻、抗溃疡、保护胃黏膜、助消化、镇吐、镇静、保肝、抗氧化、抗衰老、抗肿瘤等作用。

性能归纳

地榆，味苦、涩，性寒，归肝、大肠经，无毒，为蔷薇科草本植物地榆或长叶地榆的根，外黑内赤，味厚且酸。为清、敛之剂。沉、降，下行，燥、缓、静、泄，守而不走，入血分，亦入气分，阴也，走内外，达表里之性能。凉血止血，解毒敛疮。

性能应用

地榆，苦涩性寒，入肝经血分，最善止血，用于血热吐血、衄血、便血、痔血、血痢及崩漏等出血证。本品性沉而涩，尤宜于下焦血热所致的便血、痔血、血痢、崩漏。单用或同醋煎服。常配伍槐花治血便、痔血及肠风下血。配清热解毒止痢药，可治热毒血痢。

地榆，苦寒，清热降火，用于烫火伤、湿疹及疮疡痈肿。本品既能清火解毒，又善收湿敛疮，为治烧烫伤之要药。可单用研末，麻油调敷，或配伍其他善治烧烫的清热解毒药物同用。本品对于烧烫伤，能使创面渗出减少，疼痛减轻，愈合加速。对湿疹及皮肤溃烂，以本品浓煎纱布浸药，外敷亦效。亦可配伍石膏、明矾为末，外搽。

个人体会

地榆，苦寒酸涩，苦寒可清，酸涩能敛，故为清、解、敛、收之剂。清解者：清其热，清经络脏腑之火热；解其毒，解火热之毒、疮痈之毒、浊脓恶肉之毒。本品含地榆皂苷，对金黄色葡萄球菌、绿脓杆菌、大肠杆菌等多种致病菌及某些真菌均有抑制作用，故有抗菌、消炎、清热、解毒之功效。敛收者：本品含鞣质，即鞣化酸、没食子酸成分，有酸收、敛止两方面之功效。敛止者：止血、止汗、止泻、止带下、止创面分泌物渗出。酸收者：收湿敛疮，收缩创面，促进愈合。此乃将清解、敛收之功能分而视之，如将其合而观之，可见其全貌。例如止血，本品含鞣质成分，能缩短凝血时间，收缩血管，有收敛止血之作用，能治各种原因之出血。但本品皮黑肉红性寒，归至阴，入血分，清阴血分之热，凉血止血。又归肝、大肠经，性沉降，走下焦，专治大肠有热之便血、痔血、肠风下血，及崩漏下血有热者。血、汗同源，故又止阴血分有热之汗出、盗汗者。又例如，烫火伤者，火毒也，皮损肉烂，创面分泌物渗出，给细菌滋生创造条件。本品清热解毒，善清火毒，敛收分泌物渗出，又能抗菌、抗炎，并能收湿敛疮，收缩创面，促进创面愈合，烫火伤怎能不愈。疮疡、湿疹、皮肤溃烂，其治亦然。就是赤白带下、肠炎下痢，亦以清热解毒，酸收敛止为治也。总之，本品苦寒酸涩，为清、敛之剂，则清不虑其过泄，敛亦不虑其或滞也，有凉血止血、解毒敛疮之功。其性寒酸涩，凡虚寒性便血、下痢、崩漏、带下及出血有瘀者慎用。

槐花（槐角）

古今理性录

苏颂《本草图经》：折嫩房角作汤代茗，主头风，明目补脑。水吞黑子，以变白发。

李时珍《本草纲目》：《梁书》言：庾肩吾常服槐实，年七十余，发鬓皆黑，目看细字，亦其验也。古方以子入冬月牛胆中渍之，阴干百日，每食后吞一枚。云久服明目通神，白发还黑。有痔及下血者，尤宜服之。

缪希雍《本草经疏》：槐实，其主五内邪气热者，乃热邪实也；涎唾多者，脾胃有热也；伤绝之病，其血必热；五痔由于大肠火热，火疮乃血为火伤。妇人乳瘕，肝家气结血热所成。子脏急痛，由于血热燥火。槐为苦寒纯阴之药，为凉血要品，故能除一切热，散一切结，清一切火。如上诸病，莫不由斯三者而成，故悉主之。

李中梓《本草征要》：止便红，除血痢，咸藉清肠之力。疗五痔，明眼目，皆资涤热之功。炒香频嚼，能治失音。子名槐角，用颇相同，兼行血而降气，亦催生而坠胎。感天地阴寒之气，而兼木与水之化，故为凉血要品。血不热则阴自足，目疾与痔证交愈矣。

贾所学《药品化义》：槐花味苦，苦能直下，且味厚能沉，主清肠红下血，痔疮肿痛，脏毒淋沥，此凉血之功能独在大肠也。

汪昂《本草备要》：槐实，即槐角，泻风热，凉大肠，苦寒纯阴。入肝经气分，疏风热，润肝燥，凉大肠。治烦闷风眩、痔血肠风、阴疮湿痒，明目止泪，固齿乌髭，杀虫堕胎。槐花苦凉，入肝、大肠血分而凉血。治风热目赤、赤白泄痢、五痔肠风、吐崩诸血。陈者良。

张璐《本经逢原》：槐花，阳明、厥阴血分药也，故大小便血及目赤肿痛皆用之，目得血而能视，赤肿乃血热之病也。肠血痔血，同柏叶微炒为末，乌梅汤服。肠风脏毒，淘净炒香为末。肠风荆芥汤服，脏毒蘸猪脏日日服之。

槐者，益肾清火，与黄柏同类异治。盖黄柏专滋肾经血燥，此则专滋肾家津枯。观《本经》主治，皆脾胃有热，阴津不足之病。止涎唾，肾司闭藏之职也。下焦痔瘘肠风，风热便血，年久不止者，用此一味熬膏，炼蜜收服。妇人乳瘕，子藏急痛，皆肝家血热之患，用以清热滋燥，诸证自安。上皆指槐角而言，其角中核子，专主明目，久服须发不白，益肾之功可知。但性纯阴，阴寒无实火禁用。

黄宫绣《本草求真》：槐角，书所云能疏肝经风热者，非是具有表性，得此则疏，实因热除而风自息之意。凡书所著治功，多有如此立说，不可不细体会而详究耳。

胡爱萍《病证通用中药》：槐花，苦而微寒，功能凉血止血。可用治血热妄行所致的各种出血证。且尤善清泄大肠之火热而止血，故对大肠血热所致的痔血、便血最为适宜。脾胃虚寒，及阴虚发热而无实火者慎用。止血多炒炭用。

谭同来《常用中药配对与禁忌》：槐花，苦而微寒，功专凉血止血。善清泄肠热，而治下部出血。张元素谓："治肠风泻血、湿热便红、气痔、酒痔，总因湿热下注于大肠血分，必须用之。"

胡心藻《中药类比歌诀》：槐花，体轻气薄，清上泄下，善降肝经之火，清泄大肠而能凉血养阴，为治痔疮出血、便血、尿血常用药。兼能平肝清火，明目止痛，潜阳降压，用于肝火上炎之头痛、目赤、眩晕等。

刘典功《中药指征相类鉴别应用》：槐花，性主下行，善降心肝之火，凉血养阴，治痔疮出血，解毒甚优，为治痔瘘之要药。止血炒用，清热泻火生用。脾胃虚寒、湿热壅滞者均慎用。有清肝明目降压之功。

现代药理研究

槐花含芸香苷，槐花甲素、乙素、丙素，鞣质，能减少毛细血管的通透性及脆性，使毛细血管恢复正常弹性，增强毛细血管的抵抗力，能缩短出血凝血时间，制炭后更能促进凝血作用；降低血压，对动脉硬化有预防及治疗效果；能扩张冠状动脉，改善心肌血液循环；对金黄色葡萄球菌、大肠杆菌有抑制作用，具有抗炎、解痉、抗溃疡、止血等作用。

性能归纳

槐花，味苦，性寒，归肝、大肠经，无毒，为豆科乔木植物槐的花蕾，体轻，味厚，气薄。为清、泄之剂。沉、降，亦升，缓、润、静、泄，守而亦走，入血分，亦入气分，阴也，清上泄下，走内外，行里之性能。凉血止血，清肝明目。

性能应用

槐花，寒凉苦降，归肝经血分，善于清热凉血，用于血热之吐血、衄血、便血、痔血等出血证。又入大肠，善清大肠之火热而凉血止血，故尤擅长于治便血、痔血、肠风下血，为治肠风下血之要药，并常与地榆配伍应用。

槐花，苦寒而降，纯阴之品，入肝经，清热降火，用于肝火上炎之目赤肿痛、头胀头痛，并能降低属于肝火炽盛之类型的高血压引起的头痛、头胀及目赤肿痛。可单味煎水代茶饮用，或配伍清热降火、泄肝明目之药服用。

槐角为槐之果实，性味功效与槐花相似，止血功能较槐花弱，而有润肠之功，主要用于便血、痔血、便秘、目赤等。

个人体会

槐花感天地阴寒之气，而兼木与水之化，能入肝经血分，清热凉血。又入肝经气分，清肝泄火。苦寒纯阴，清肝经邪气实热，泄肝火上炎炽盛。其体轻气薄，又能疏风，疏肝经火热所生之风，能降低血压。故常用于肝火上炎，火热生风，血压升高之头痛、头胀、目赤肿痛。《本草求真》曰："槐角，书所云能疏肝经风热者，非是具有表性，得此则疏，实因热除而风自息之义，不可不细体会而详究耳。"

槐花，苦寒纯阴，主五内邪气实热，清热泄火。其味苦，气厚沉降，下入大肠经血分，清泄大肠之火热，而泄热去风，凉血止血，专治肠风下血之便血、痔血。《药品化义》曰："槐花味苦，苦能直下，且味厚能沉，主清肠红下血、痔疮肿痛、脏毒淋沥，此凉血之功能独在大肠也。"为治痔血、便血、肠风下血之要药也。

槐实，色黄子黑，沉降入肾，清火益阴，能滋肾经之津枯。清热润燥，润大肠阴津不足之燥结，有润肠通便之功。清肝火，益肾阴，能明目通神，乌须黑发。《本草图经》曰："治头风，明目补脑。水吞黑子，以变白发。"皆清热益阴之功也。

总之：本品苦寒纯阴，清、泄之剂，入肝、大肠经，清上泄下，清邪气热实，清热去风，凉血止血。治头风之头痛目赤，及肠风之痔瘘便血。有热去风自息，热清血不沸之功效。苦寒清泄之剂，故脾胃虚寒，及阴虚发热而无实火者慎用。

止血药（下）

白茅根

古今理性录

李时珍《本草纲目》：白茅根甘，能除伏热，利小便，故能止诸血、哕逆、喘急、消渴，治黄疸、水肿乃良物也。世人因微而忽之，唯事苦寒之剂，致伤冲和之气，乌足知此哉。

缪希雍《本草经疏》：劳伤虚羸，必内热。甘能补脾，甘则虽寒而不犯胃。甘寒能除内热，故主劳伤虚羸。益脾所以补中，除热所以益气，甘能益血，血热则瘀，瘀则闭，闭则寒热作矣。寒凉血，甘益血，热去则血和，和则瘀消而闭通，通则寒热自止也。小便不利，由于内热也，热解则便自利。淋者，血分虚热所致也，凉血益血则淋自愈，而肠胃之客热自解。津液生而渴亦止矣。肝藏血而主筋，补血凉肝则筋坚矣。血热则崩，凉血和血，则崩自愈矣。血热则妄行，溢出上窍为吐，为咯，为鼻衄、齿衄。凉血和血，则诸证自除。益脾补中利小便，故亦治水肿、黄疸，而兼理伤寒哕逆也。

张介宾《景岳全书》：味甘凉，性纯美，能补中益气，此良药也。善理血病，凡吐血衄血、瘀血血闭，及妇人经水不调，崩中漏下，且通五淋，除客热，止烦渴，坚筋骨，疗肺热哕逆喘急，解酒毒及黄疸水肿，久服大是益人。若治痈疽疔毒，及诸毒诸疮诸血，或用根捣敷，或用此煮汁调敷毒药等，或以酒煮服，无不可也。茅有数种，处处有之，唯白者为胜。春生芽，布地如针，故曰茅针，可以生啖，甚益小儿，功用亦同。

张璐《本经逢原》：甘寒能降，除伏热，利小便，止渴，治伤寒呃逆喘哕吐衄，便溺诸血，治黄疸水肿，胃反上气，五淋热痛，及痘疮干紫不起，但呕逆吐衄，亦有因于寒者，即非所宜。《本经》主治劳伤虚羸者，以甘寒能滋虚热，而无伤犯胃气之虞也。言补中益气，胃热去而中气复，是指客邪入伤中州，渐成虚羸而言，非劳伤本病所宜。昔人考本草功用，言白茅根与百脉根相类。今肃州不行岁贡，百脉根无从可得，而止渴去热之用，白茅根裕如也。其茅花甘温，色白轻虚，力能上升入肺，散热止衄。屋上败茅，研敷斑疮湿烂，取其收湿之力也。

严洁《得配本草》：善理血病，治吐衄诸血，瘀血血闭，经水不调，淋沥崩中。除伏热烦渴，胃热哕逆，肺热喘急。消水肿黄疸，通五淋，解酒毒。

黄宫绣《本草求真》：能解酒毒，溃痈疽，及疖毒诸疮。或用根捣敷，或用此煮汁调敷毒等药，或以酒煮亦无不可。此药甘不泥膈，寒不伤中，为治虚羸客犯中州之剂。

赵其光《本草求原》：白茅根，和上下之阳，清脾胃伏热，生肺津以凉血，为热血妄行上下诸失血之要药。

张锡纯《医学衷中参西录》：中空有节，最善透发脏腑郁热，托痘疹之毒外出；又善利小便淋涩作痛，因热小便短少，腹胀身肿，又能入肺清热以宁嗽定喘。为其味甘，且鲜者嚼之多液，故能入胃滋阴以生津止渴，并治肺胃有热、咯血、吐血、衄血、小便下血，然必用鲜者其效方著。

张山雷《本草正义》：白茅根，寒凉而味甚甘，能清血分之热，而不伤干燥，又不黏腻，故凉血而不虑其积瘀，以主吐衄呕血。泄降火逆，其效甚捷，故又主胃火哕逆呕吐，肺热气逆喘满。且甘寒而多脂液，虽降逆而异于苦燥，则又止渴生津，而清涤肺胃肠间之伏热，能疗消谷燥渴。又能通淋闭而治溲血下血，并主妇女血热妄行，崩中淋带。又通利小水，泄热结之水肿，导瘀热之黄疸，皆甘寒通泄之实效。然其甘寒之力，清泄肺胃，尤有专长。凡齿痛龈肿，牙疳口舌诸疮，及肺热郁窒之咽痛腐烂诸证，用以佐使，功效最著，而无流弊。

王超《临证用药心悟》：白茅根，甘淡微寒，清热而不碍胃，止血而不留瘀，利尿消肿而不伤阴。故对慢性肾炎水肿伴血尿者，用之最为对症。

胡心藻《中药类比歌诀》：白茅根，甘寒凉润，偏走血分，善利上下诸阳以折火，荡涤胃肠伏热而和中。并有清热而不燥渴，和中而不呆腻，凉血而不留瘀的特点。能养胃阴生津而止渴，尚能和胃止呕。善除血分之热，以清热凉血止血为其长。且兼入膀胱经，清热利尿，故血热便血及热淋涩痛、水肿、湿热黄疸多选用。

刘冠军《临证医方妙用》：白茅根，味甘寒，入胃、肝经，功擅凉血止血，为治血热妄行之要药。

刘典功《中药指征相类鉴别应用》：白茅根，长于清降肺气，通利膀胱，降伏热而凉血，有清热而不燥，止血不应瘀的特点。偏入血分，善清肺胃之蕴热，又能清热利水，导热下行。

黄和《中药重剂证治录》：白茅根，甘寒，归肺、胃、膀胱经，有凉血止血、清热利尿之功。以其甘寒之性，能清能滋，能通能止，清热解毒，止血利水，导热下行，且能透发脏腑郁热，而专理血病。

现代药理研究

白茅根含白茅素及糖类化合物，并含三萜烯类、5-羟色胺、钾、钙等成分，能降低毛细血管通透性，能显著缩短出血和凝血时间，有促凝血作用，明显缩短血浆复钙时间，生用止血作用优于茅根炭；有利尿作用，对宋内氏痢疾杆菌、弗氏痢疾杆菌有轻度抑制作用。具有止血、利尿、增强免疫功能、镇痛、镇静、抗菌、抗病毒等作用。

性能归纳

白茅根，味甘，性寒，归肝、肺、胃、膀胱经，无毒，为禾本科本草植物白茅根的根茎，中空有节，色白质轻。为清、利、通、和之剂。沉、降亦升，缓、润、静、和，亦动，守而亦走，阴也，入血分，又入气分，上而下，行内走里之性能。凉血止血，清热利尿。

性能应用

白茅根，味甘性寒，归肝经，清热凉血止血，用于血热妄行的多种出血证。本品甘寒而无败胃之弊，凉血止血而又兼清肺热、清胃热、清热利尿等功能，故尤宜于肺、胃有热的出血及尿频、血淋等。本品可大剂量鲜品单用捣汁服用，亦可干品单用煎服，或配伍他药应用。

白茅根性寒，入膀胱经，清热利尿，多用于热淋水肿而兼治尿血者。佐使之剂，多与清热通淋之药配伍合用。另外，本品能养阴生津，还可用于热病烦渴、胃热口渴等症。

个人体会

茅草，生于山坡路旁，处处有之。春生其芽，布地如针，故名茅针。其根甘甜多汁，可以生啖，甚益小儿。甘润寒凉之品，入肺、胃、膀胱经。《本草经疏》谓："甘能补脾，甘能益血，甘寒能除内热。"热去所以益气，热去所以和血，益气和血之品，治邪客犯之证。入血分，能清热益阴，凉血止血；入肺经，清伏热，益肺阴，宁嗽定喘，止咯衄之血；入胃经，涤热和中，养胃阴，生津液，止哕逆、呕血、吐血；入膀胱经，清蕴热，消水肿，利尿，通淋涩，止血淋、尿血；入血脉，清血热，理血病，治经水过多、崩中漏下。《本草纲目》曰："白茅根甘，能除伏热，利小便，故能止诸血、哕逆、喘急、消渴，治黄疸、水肿，乃良物也。"故为益气和血，养阴生津，止消渴，降伏火，清蕴热之要药也。

白茅根，甘润纯阴，虽寒而不犯胃，有凉血而不虑积瘀，益阴而不腻滞，利水而不伤阴之特点。清热益阴，凉血止血，专理血病。以其甘寒之性、清降之能，可通可止，清热解毒，止血利尿，导热下行，且能透发脏腑郁热。临床多用于血热妄行之出血证，及热淋水肿、淋涩不通之膀胱蕴热证。为清利之剂，其性平和，甘寒益人，佐使之剂，功效显著，而无流弊之害，为清热益阴、止血通淋之要药也。由于药源丰富，采取方便，多以鲜品捣汁入药，效果更佳。

藕　节

古今理性录

李中梓《雷公炮制药性解》：藕，味甘，性平，无毒，入脾经。主散瘀血，止吐衄，解热毒，消食止渴，除烦解酒。和蜜食之，能肥腹脏，不生诸虫；煮熟食之，能实下焦，大开胃脘。其节尤佳，其皮散血不凝。

倪朱谟《本草汇言》：藕节，消瘀血，止血妄行之药也。邢元璧曰，《日华子》治产后血闷腹胀，捣汁，和热童便饮，有效，盖止中有行散之意。又时珍方治咯血、唾血、呕血、吐血及便血、溺血、血淋、血崩等，入四生饮、调营汤中，亦行止互通之妙用也。

缪希雍《本草经疏》：藕禀土气以生，其味甘，生寒熟温。生者甘寒，能凉血止血，除热清胃，故主消散瘀血，吐血，口鼻出血，产后血闷，罨金疮伤折，及止热渴，霍乱烦闷，解酒等功。熟者甘温，能健脾开胃，益血补心，故主补五脏，实下焦，消食止泄，生肌，及久服令人心欢止怒也。本生于污泥中，而体至洁白，味甚甘脆，孔窍玲珑，丝纶内隐，疗血止渴，补益心脾，真水果中之佳品也。又能解蟹毒。

汪昂《本草备要》：凉血散瘀，解热毒，消瘀血，止吐衄淋痢，一切血证。和生地汁、童便服良。藕生甘寒，凉血散瘀。煮熟甘温，益胃补心。止泻能实大肠。止怒，久服令人欢，益心之效。生捣罨金疮伤折，熟捣涂拆裂冻疮。《肘后方》：卒中箭毒者，藕汁饮，多多益善。孟诜曰：产后忌生冷，独藕不忌，为能散瘀血也。澄粉亦佳，安神益胃。

张璐《本经逢原》：莲出淤泥，而无浊气沾染，其根通达诸窍，联绵诸络，允为交媾黄宫，通调津液之上品。入心脾血分，冷而不泄，涩而不滞，产后血闷，及血淋尿血宜之。新产生冷皆忌，独生藕不禁，为其能止热渴，破留血也。生食止霍乱虚渴，蒸食开胃实下焦。捣浸澄粉服食，治虚损失血，吐利下血。又血痢口噤不能食，频服则结粪自下，胃气自开，便能进食。但市者皆豆麦、菱粉伪充，不可混用。藕节之味大涩，能止骤脱诸血，产后闷乱，隔水顿热，和童子小便饮之。一人患血淋胀痛，百药不应，以生藕汁调发灰服之，三日血止痛除。以其性专散血，而无伤耗真元之患也。莲房入厥阴，功专止血，故血崩下血溺血，皆烧灰用之。虽能止截，不似棕灰之兜塞也。

严洁《得配本草》：去瘀血，解热毒，除酒积，止泻痢，敷金疮，解蟹毒。得姜汁，治霍乱烦渴。得生地汁、童便，治伤寒口渴，产后闷乱。和梨汁，治痰热。和蜜饮，治烦渴。捣汁饮，治蟹毒。调发炭，治血淋。

刘典功《中药指征相类鉴别应用》：藕节，味甘涩性平，质坚而润，能清热以制妄行，消瘀而生新，涩络而止血溢，止中有行，涩中有散，为止血而不留瘀之佳品。鲜用凉血止血。晒干生用，收涩止血，兼能散瘀。炒炭用止血力更强。

黄和《中药重剂证治录》：藕节，甘涩性平，归肝、肺、胃经，有收敛止血之功效。其甘能滋阴，涩以止血，凉可清热，中通行水，消散瘀血。其用有五：止血、利湿行水、清热解毒、治内外疮疡、通瘀。

现代药理研究

藕节含鞣质、天门冬素、淀粉等成分，能缩短凝血时间，有止血、降血糖等作用。

性能归纳

藕节，味甘、涩，性平，归肝、肺、胃经，无毒，为睡莲科水生植物莲之根茎的节部，色白中空，节坚涩。为清、敛、行、止之剂。沉、降亦浮，润、缓、静、补，守而亦走，入血分，阴也，通上、达内，行表、里之性能。收敛止血。

性能应用

藕节，甘涩性平，归肝经血分，收敛止血，用于各种出血证，如吐血、咳血、衄血、便血，及崩漏下血。本品味涩，能收敛止血，又兼有化瘀之功，故亦为止血不留瘀之品。临床多用于咳血、吐血、衄血等上部出血之病证。本品其性偏凉，血分有热者更宜。干品或炒炭则收敛止血力著。但本品总体上药性和缓，单用力薄，故常用于出血轻症，或伍入复方应用。

个人体会

莲乃洁物，俗有"生于污泥而不染"之美誉。其藕根洁白，甘润质脆，孔窍玲珑，丝纶内隐，故能通达诸窍，联绵诸络，为交媾黄宫，通调津液之佳品。入心、脾二经，生则甘寒，凉血散瘀；熟则甘温，益胃补心。《本草经疏》曰："藕禀土气以生，其味甘，生寒熟温。生者甘寒，能凉血止血，除热清胃，故主消散瘀血，吐血，口鼻出血，产后血闷，罨金疮伤折，及止热渴，霍乱烦闷，解酒等功。熟者甘温，能健脾开胃，补血益心，故主补五脏，实下焦，消食止泻，生肌，及久服令人心欢，止怒也。"又能降血脂，降血糖，为服食之佳肴，食疗保健之珍品也。澄粉服食为佳，益气血，疗虚损，安神养胃。

藕节质坚，味甘涩，性平微寒，凉血散瘀，收敛固涩，有止血热妄行之功。刘典功谓："清热以制妄行，消瘀而生新血，涩络又止血溢，止中有行，涩中有散，为止血不留瘀之佳品。"有行、止互通之妙用也。其色白中空，兼入肺经，清热益阴，故又多偏用于上焦血分有热之咳、吐、衄血等上部出血证。本品鲜用，可凉血止血；晒干生用，收涩止血，兼能散瘀；炒炭用其止血之力更强。总为甘平益人之品，凉血散瘀。虽其性能散血，但无耗散真元之患，虽其寒凉，新产当忌，独藕可用而不禁也。其性和缓，单用力薄，多用于出血轻症，或入复方应用为妥。生捣又能罨金疮伤折，敷痈疽疮肿，亦皆凉散行瘀之功矣。《本草备要》曰："凉血散瘀，解热毒，为能散瘀血也。"

大（小）蓟

古今理性录

缪希雍《本草经疏》：大蓟根，陶云：有毒。误也。女子赤白沃，血热所致也。胎因热则不安，血热妄行，溢出上窍则吐衄。大蓟根最能凉血，血热解则诸证自愈矣。其性凉而能行，行而带补，补血凉血则荣气和，荣气和故令肥健也。

倪朱谟《本草汇言》：沈则施云，按二蓟治血止血之外无他长，不能益人。如前人云养精保血，补虚开胃之说，不可依从。

刘若金《本草述》：大、小蓟类以为血药，固然。夫小蓟退热固以止血，而大蓟下气更是止血妙理，盖气之不下者，多由于阴之不降，以致阳亢而不下也，气下则血归经矣，此非气为血先之义欤。夫凉血者多滞，而此乃能行之，又不以降火为行，是从下气以为行也。即小蓟根，在《食疗本草》亦谓其养气，但力劣于大蓟耳。以故行血者无补，而此乃能保之，特大蓟健养之力胜于保血者耳，是所谓不就血以为止者也。

陈士铎《本草新编》：大、小蓟，破血止血甚奇，消肿安崩亦效，去毒亦神，但用于初起之血症，大得奇功，而不能治久伤之血证也。盖性过于凉，非胃所喜，可以降火，而不可以培土故耳。

张璐《本经逢原》：小蓟根专于破血，不能消肿，有破宿生新之功，吐血血崩之用。但其力微，只可退热，不似大蓟能破瘀散毒也。然其性皆下行，故脾胃虚弱、泄泻少食者忌用。

黄宫绣《本草求真》：大、小蓟，虽书载属甘温，可以养精保血，然究精之养、血之保，则又赖于血荣一身，周流无滞。若使血瘀不消，而致见有吐衄、唾咯、崩漏之症，与血积不行，而致见有痛疼肿痛之病，则精血先已不治，安有保养之说乎？用此气味温和，温不致燥，行不过散，瘀滞得温则消，瘀块得行斯活。恶露既净，自有生新之能，痛肿潜消，自有固益之妙。保养之说，义由此起，岂真具有补益之力哉？但小蓟力微，不如大蓟力迅。小蓟只可退热凉血，若大蓟则于退热之中，犹于气不甚伤也。能理血疾，不治外科。若脾胃虚寒，饮食不思，泄泻不止者，切勿妄服。

沈金鳌《要药分剂》：完素曰：小蓟力微，只可退热，不似大蓟能健养下气也。苏恭曰：大小蓟皆破血药。但大蓟兼疗痈肿，而小蓟专主血，不能消肿。

赵其光《本草求原》：大蓟、小蓟二味根、叶，俱苦甘气平，能升能降，能破血，又能止血。小蓟则甘平胜，不甚苦，专以退热去烦，使火清而血归经，是保血在于凉血。

张锡纯《医学衷中参西录》：鲜小蓟根，味微苦，气微腥，性凉而润。为其气腥与血同臭，且又性凉濡润，故善入血分，最清血分之热。凡咯血、吐血、衄血、二便下血之因热者，服之莫不立愈。又善治肺病结核，无论何期用之皆宜，即单用亦可奏效。并治一切疮疡肿疼，花柳毒淋，下血涩痛，盖其性不但能凉血止血，兼能活血解毒，是以有以上种种诸效也。其凉润之性，又善滋阴养血，治血虚发热，至女子血崩赤带，其因热者用之亦效。

张山雷《本草正义》：二蓟主治，皆以下行导瘀为主，《别录》以大蓟根止吐血鼻衄者，正以下行为顺，而上行之吐衄可止。又谓安胎，则破瘀导滞之性适得其反，恐不可从。甄权谓主下血，亦殊未允。

胡爱萍《病证通用中药》：大蓟，甘苦而凉，入心肝二经。心主血，肝藏血，心肝得凉则血热自凉，血热凉则不妄行，故为凉血止血药。性凉且破血，脾胃虚寒而无瘀滞者勿用。

小蓟药性寒凉，善入血分，能清血分之热而凉血止血，可用于血热妄行所致的多种出血证。因其兼能利水通淋，故止血之中尤善治疗血淋。

现代药理研究

本品主含生物碱、挥发油，根含乙酸蒲公英甾醇，有明显降低血压的作用。对结核杆菌、肺炎双球菌、溶血性链球菌，及单纯性疱疹性病毒都有一定的抑制作用。能收缩血管，升高血小板数目，促进血小板聚集，增加凝血酶活性，抑制纤溶，加速血液凝固，具有止血、抗菌、抗炎、利尿、降血压、利胆、兴奋子宫等作用。

性能归纳

大、小蓟，味苦、甘，性凉，归心、肝经，无毒，为菊科草本植物蓟的地上部分或根与刺儿菜的地上部分，气微腥咸。为通、止之剂。沉、降，亦升，缓、润、静、泄，守而亦走，入血分，阴也，行下，走里，达内外之性能。凉血止血，解毒消肿。

性能应用

大、小蓟，苦甘而凉，归心、肝经血分，凉血止血，用于血热所致的多种出血证，如吐血、咯血、衄血、尿血、崩漏等。本品性寒，凉血止血不易留瘀，虽寒凉又不易伤胃，属凉血止血药中比较纯良之品。可单用，或配伍同类止血药使用。炒炭后寒凉之性减弱，收敛止血作用增强。

大、小蓟寒凉，清热解毒，用于热毒疮痈，既能凉血解毒，又可散瘀消肿。消外痈，可用鲜品捣敷，或配伍其他清热解毒药内服。

小蓟，兼能利尿通淋，故适用于治疗血淋、血尿，多与蒲黄、滑石等利尿、通淋之品同用。散瘀消肿作用略逊于大蓟。近代还以本品治疗产后子宫收缩不全，对子宫有兴奋作用。

个人体会

大、小蓟，同为菊科植物刺儿菜及蓟的地上部分。苦甘性凉，气味腥咸，故入心、肝经血分，清血分之热而凉血止血。现代药理研究本品主含生物碱，能收缩血管，升高血小板数目，促进血小板聚集，增强凝血酶的活性，抑制纤溶，加速血液凝固，有清热凉血，血热解、血即止的功效。故多用于初起的急骤之出血证，及一般外伤出血。对陈伤旧疾之血证不宜，故有止现血而不治久伤之说。《本草新编》曰："大、小蓟，破血止血甚奇，消肿安崩亦效，去毒亦神，但用于初起之血证，大得奇功，而不能治久伤之血证也。盖性过于凉，非胃所喜，可以降火，而不可以培土故耳。"

大、小蓟，甘苦而寒，清血分之热，又凉血解毒，破瘀消肿，并对多各致病细菌、病毒有抑制作用。常用于疮痈肿毒、花柳毒淋及肺病结核，有凉血解毒，破瘀消肿，养阴止血之功能。可用鲜品捣敷，或配伍其他清热解毒药内服。

大、小蓟，甘苦性寒，能升能降，为通、止之剂，有破血又能止血，止血而不留瘀之特点，皆以下气为行。《本草述》曰："下气更是止血妙理，盖气之不下者，多由于阴之不降，以致阳亢而不下也，气下则血归经矣，此非气为血先之义欤。夫凉血者多滞，而此乃能行之，又不以降火为行，是从下气以为行也。"小蓟则味不甚苦，消肿作用略逊，因其兼能利水通淋，故止血之中尤善治血淋、尿血。本品苦寒下气，脾胃虚寒、泄泻不止者勿妄服。

侧 柏 叶

古今理性录

甄权《药性本草》：止血尿，能治冷风历节疼痛。

朱震亨《本草衍义补遗》：柏叶，补阴之要药，其性多燥，久得之，大益脾土，以滋其肺。

缪希雍《本草经疏》：侧柏叶，味苦而微温，义应并于微寒，故得主诸血，崩中赤白。若夫轻身益气，令人耐寒暑，则略同于柏实之性矣。唯生肌去湿痹，乃其独擅之长也。

倪朱谟《本草汇言》：侧柏叶，止流血，去风湿之药也。凡吐血、衄血、崩血、便血、淋血、血热流溢于经络者，捣汁服之立止。凡历节风痹，周身走注，痛极不能转动者，煮汁饮之即定。唯热伤血分与风湿伤筋脉者，两病专司其用。但性味苦寒多燥，如血病系热极妄行者可用，如阴虚肺燥，因咳动血者勿用也。如痹病系风湿闭滞者可用，如肝肾两亏，血枯髓败者勿用也。

贾所学《药品化义》：侧柏叶，味苦滋阴，滞涩敛血，专清上部逆血。又得阴气最厚，如遗精、白浊、尿管涩痛属阴脱者，同牛膝治之甚效。

张志聪《本草崇原》：凡草木耐岁寒，冬不落叶者，阴中有阳也。冬令主太阳寒水，而水府属太阳，水脏属少阴，柏叶禀寒水之气，而太阳为标，禀少阴之气而君火为本，故其味苦，微温。主治吐血、衄血、痢血、崩中赤白者，得水阴之气而滋养其血液也。轻身益气，令人耐寒暑，去湿痹，生肌者，得太阳之标，少阴之本，而补益其阳气也。柏子仁气味甘平，故禀太阳寒水而兼得太阴之土气。侧柏叶气味苦微温，故禀太阳寒水而兼得少阴之君火。叶实之所以不同者如此。

汪昂《本草备要》：补阴凉血。养阴滋肺而燥土，最清血分，为补阴要药。止吐衄、崩淋、肠风、尿血、痢血一切血证。去冷风湿痹，历节风痛，肢节大痛，昼静夜剧，名白虎历节风，亦风寒湿所致。涂烫火伤，捣烂水调涂。生肌杀虫，炙罨冻疮，汁乌髭发，取侧者。丹溪曰：多得月令之气，随月建方取。万木皆向阳，柏独西指，受金之正气，坚劲不凋，多寿之木，故元旦饮椒柏酒以辟邪。

严洁《得配本草》：侧柏叶，养阴清肺，止血和阳，生肌杀虫。泻呕逆火，除汤火伤。

张璐《本经逢原》：柏叶，性寒而燥，大能伐胃，虽有止衄之功，而无阳生之力，故亡血虚家不宜擅服。然配合之力，功过悬殊，如《金匮》柏叶汤，同姜、艾止吐血不止，当无此虑矣。

黄宫绣《本草求真》：服此大能伐胃，虽有止血凉血之功，而气味与血分无情，不过仗金气以制木，借炒黑以止血耳。《别录》称为补益，似属未是，但涂汤火伤损，生肌杀虫，炙罨冻疮，汁染须发最佳。

吴仪洛《本草从新》：丹溪以为补阴要药，然终属苦寒燥涩之品，唯血分有湿热者，以此清之为宜。若真阴虚者，非所宜也。

胡爱萍《病证通用中药》：侧柏叶，苦涩性寒，苦寒能清热凉血，味涩能收敛止血，能清能涩，为治各种出血病证之要药。无论部位上下还是属寒属热，均可用之。然因善清解血热，故尤以血热出血最宜，尤善治血热之吐血。本品多服久服，每致胃部不适或食欲减退，若佐以健运脾胃之陈皮、麦芽等同用，可减少其弊。止血多炒炭用。

胡心藻《中药类比歌诀》：侧柏叶，芳香苦涩，生用清血分邪热而理血脉，涩络损，为凉血收敛之品。其液能缩短出血凝血时间，善理血热妄行之证，偏治上部出血。兼能苦寒降泄，入肺益阴，治阴虚咳嗽、痰中带血，或肺热干咳、痰黄稠艰咯者。益阴凉血而止血，偏治上部出血，尤以治吐血最为常用，但与温热药配伍，或炒炭存性，亦可治虚寒性出血。

现代药理研究

侧柏叶含挥发油，其中含侧柏烯、侧柏酮等，亦含黄酮类和鞣质等化学成分，能明显缩短出血凝血时间，有一定的止血作用，有镇咳、祛痰、平喘、松弛平滑肌等作用。亦有抗菌和抗结核作用，及一定的镇静及轻度降压作用。

性能归纳

侧柏叶，味苦、涩，性微寒，归肺、肝、大肠经，无毒，为柏科小乔木侧柏的嫩枝叶，气芳香。为清、敛之剂。升、降、不浮，润、缓、静、和，守而不走，入血分，阴也。走上下，行内达里之性能。凉血止血，化痰止咳。

性能应用

侧柏叶，苦涩微寒，凉血止血，炒炭后收敛益阴，有一定的止血作用，用治多种出血证，如吐血、衄血、咯血、便血、尿血、崩中及血热流溢经络者，尤以血热妄行之出血为宜。单用有效，复方中常与其他止血药同用。

侧柏叶，苦寒，入肺经，清热化痰止咳喘。常用于肺热咳嗽痰多，及肺阴不足之咳嗽咯血者。单用或配以复方应用。现代用本品治疗慢性支气管炎有一定疗效。

个人体会

侧柏叶扁而侧生故名，亦名片松。多寿之木，坚劲不凋，取嫩叶入药。其味苦涩，性微寒，归肝、肺、大肠经血分，苦寒能清热凉血，味涩能收敛止血，泻上制下，能清能涩，故能清血分之邪热，理血脉，涩络损，凉血止血。并含黄酮类和鞣质等化学成分，能明显缩短出血凝血时间，有一定的止血作用。常用于吐血、衄血、咯血及便血、尿血，及崩漏等多种出血证，为凉血止血、收敛止血之精品。本品苦寒，又能清肺热，益肺阴，治肺热干咳、痰黄稠黏，或阴虚咳嗽、痰中带血，亦为清肺益阴、化痰止咳之要药。《本草备要》曰："补阴凉血，养阴滋肺而燥土，最清血分，为补阴要药。止吐衄、崩淋、肠风、尿血、痢血等一切血证。"益阴凉血而止血，偏治上部出血，尤为吐血、衄血最为常用。

侧柏叶，禀寒水之气以生，耐岁寒，冬不凋零，气味芳香，故阴中有阳，亦阳中有阴。《本草崇原》曰："禀太阴寒水而兼得少阴之君火，得太阳之标，少阴之本，而补益其阳也。"本品虽性应于微寒，而气又见微温，故又能治冷风历节、风湿伤筋、痹着疼痛等证。重蒸汤洗，捣烂外敷，疼痛立定，乃以阴和阳，芳香透散之功也。《本草汇言》谓："凡历节风痹，周身走注，痛极不能转动者，煮汁饮之即定。唯热伤血分与风湿伤筋者，两病专司其用也。"

总之：本品性寒，清热益阴，凉血和阳，收敛止血，清肺止咳，外疗痹着。治烫伤，生肌，染发，冦冻疮，亦取清热益阴、和阳理血之功也。《本草崇原》谓："得水阴之气而滋养其血液。轻身益气，令人耐寒暑，去湿痹，生肌者，得太阳之标，少阴之本，而补益其阳气也。"总为寒凉之品，大能伐胃，不宜久服多用。《本经逢原》曰："柏叶，性寒而燥，大能伐胃，虽有止衄之功，而无阳生之力，故亡血虚家不宜擅服。"若使以健运脾胃之陈皮、麦芽，可减其弊。止血多炒炭用。

艾 叶

古今理性录

苏颂《本草图经》：生捣叶取汁饮，止心腹恶气。古方亦用熟艾拓金疮。又中风掣痛，不仁不随。近世亦有单服艾者，或用蒸木瓜丸之，或作汤空腹饮之，甚补虚羸。然亦有毒，其毒发则热气冲上，狂躁不能禁，至攻眼有疮出血者，诚不可妄服也。

朱震亨《本草衍义补遗》：艾，生寒熟温，生捣汁服可止血。《本草》止言其温，不言其热。其性入火灸，则气下行，入药服，则气上行。

李时珍《本草纲目》：艾叶生则微苦太辛，熟则微辛太苦，生温熟热，纯阳也。可以取太阳真火，可以回垂绝元阳。服之则走三阴，而逐一切寒湿，转肃杀之气为融和。灸之则透诸经，而治百种病邪，起沉疴之人为康泰，其功亦大矣。苏恭言其性寒，苏颂言其有毒。一则见其能止诸血，一则见其热气上冲，遂谓其性寒有毒，误矣。盖不知血随气行而行，气行则血散，热因久服致火上冲之故尔。夫药以治病，中病则止。若素有虚寒痼冷，妇人湿郁带漏之人，以艾和归、附诸药治其病，夫何不可？而乃妄意求嗣，服艾不辍，助以辛热，药性久偏，致使火燥，是谁之咎欤，于艾何尤？艾附丸治心腹少腹诸痛，调女人诸病，颇有深功。胶艾汤治虚痢，及妊娠产后下血，尤着奇效。老人丹田气弱，脐腹畏冷者，以熟艾入布袋兜其脐腹，妙不可言。寒湿脚气，亦宜以此夹入袜内。

倪朱谟《本草汇言》：艾叶，暖血温经，行气开郁之药也。开关窍，醒一切沉痼伏匿内闭诸疾。若气血、痰饮、积聚为病，哮喘逆气，骨蒸痞结，瘫痪痛疽，瘰疬结核等疾，灸之立起沉疴。若入服食丸散汤饮中，温中除湿，调经脉，壮子宫，故妇人方中多加用之。

张介宾《景岳全书》：能通十二经，而尤为肝脾肾之药。善于湿中逐冷除湿，行血中之气、气中之滞，凡妇人血气寒滞者，最宜用之，故能安胎。或生用捣汁，或熟用煎汤，或用灸百病，或炒热敷熨可通经络，或袋盛包裹可温脐膝，表里生熟，俱有所宜。

陈士铎《本草新编》：世人俱以蕲艾为佳，然野艾佳于蕲艾。盖蕲艾乃九牛草也，似艾而非艾，虽香过于艾，而功用殊不若野艾。入脾肾肺三经，祛寒气而温湿痹，安疼痛而暖关元。胎漏可止，胎动可安，月经可调，子宫可孕，且灸经穴，可愈百病。无如世人舍近而求远，舍贱求贵，为可叹耳。

严洁《得配本草》：酒制助其焰，醋炒制其燥。火灸下行，入药上行。煎服宜鲜，灸火宜陈。产后血虚生热，阴虚火动，血燥者，禁用。久服多服，热气上冲，并发内毒。

张山雷《本草正义》：古人灸法，本无一症不可治，艾之大用，唯此最多，故《别录》以冠主治之前，其作煎以下，则汤液之治疗也。止吐血者宜生用，取其辛开以疏经络之壅，然温升之性，必与上溢之症不合，古人有四生丸之制，以柏叶、荷叶、生地之清肃下降者为主，而反佐以艾叶之辛温，欲其同气相求，易于桴应，非艾之一味可以止上升之吐衄也。其止下痢，则以里寒泄泻而言，辛温升举，固其所宜。下部匿疮，则湿热生虫之恙，苦温燥湿，又能杀虫，是其专职。妇人下血，则中气虚寒，下焦无摄纳之权，以致血行失道，无故妄下。《金匮》胶艾汤温经升举，固阴和阳，是其正治，非血热妄行之下血也。生肌肉者，虚羸之人，血少形癯，得此以温养之，则气血旺而肌自丰；亦有溃疡气血两虚，阳和不运，则新肌不长，艾能温煦以和脉络，而肌肉易长，若热多烁液者，非其治也。

胡爱萍《病证通用中药》：艾叶，气味芳香，辛苦而温，辛温能温经散寒，苦温能驱逐寒湿，并能温暖气血，为温经止血、散寒调经、安胎气之要药。适用于下焦虚寒，或寒客胞宫之月经不调、痛经、崩漏下血、胎动不安等。艾叶对阴虚血热者应慎用，内服过多可产生咽喉干燥、恶心呕吐，并头痛、耳鸣、震颤、痉挛、谵语、惊厥甚至瘫痪，故不宜过量久服。温经止血，宜炒炭用。

胡心藻《中药类比歌诀》：艾叶气香性温，善走三阴而逐寒湿，能暖气血而温通经脉，能固阴血，止血溢，长于温经止血，多用于下焦虚寒出血。炒炭敛涩，作用更显著。亦可反佐而治血热妄行之吐衄，但以治崩漏出血、月经过多为主。兼能温中，除脾胃寒凝，行气滞，解脘腹冷痛。祛肾寒治经痛宫寒，为温里和中、祛寒暖宫止痛之要药。本品又有温煦气血，透达经络之功。煎汤外洗，治湿疹瘙痒。

谭同来《常用中药配对与禁忌》：艾叶辛温，功能温经理血，暖胞散寒，行血中之气、气中之滞，温散血中之寒凝。

刘典功《中药指征相类鉴别应用》：艾叶，味苦辛，性温，具有温经止血，散寒止痛，止血安胎之功效。生用行滞，炒炭止血，炒焦温中。阴虚血热者忌用。

现代药理研究

艾叶主要含挥发油，其中有桉油素、蒿醇、樟脑、龙脑等。艾叶油吸入有异丙肾上腺素相近的平喘作用，且有明显的镇咳及祛痰作用；艾叶油有抗过敏作用；对离体子宫有兴奋作用。水煎剂对多种致病细菌及真菌有轻度抑制作用。艾叶烟熏对细菌和真菌的抗菌作用较明显，实验证明艾叶烟熏用于空气消毒，对腺病毒、鼻病毒、疱疹病毒、流感病毒、腮腺炎病毒均有抑制作用。本品大剂量服用可引起中毒，主要表现为消化系统和神经系统的一系列中毒症状。

性能归纳

艾叶，味辛，性温，归肝、脾、肾经，无毒，为菊科草本植物艾的叶，气味芳香，为温、通之剂。升、浮、沉、降、缓、燥、动、和，走而能守，入血分，亦入气分，阳也，行上下，走内外，达表里之性能。温经止血，散寒止痛。

性能应用

艾叶，味辛性温，入肝经血分，温经止血，适用于虚寒性出血证，如月经过多、崩漏及妊娠下血等。本品温里散寒，能散气血，经脉之寒，暖胞宫，又可温经止血，故尤善于治虚寒性胞宫出血证，可与其他止血药配伍。若配入大队凉血止血药中，亦可用治血热妄行之出血证，如《妇人良方》之四生丸，以之与侧柏叶、生地黄、生荷叶同用，艾叶于方中既能加强其止血作用，又可防大队寒凉药致凉遏留瘀之弊。

艾叶，性温，入肝、脾、肾经，温经散寒，用于下焦虚寒，或寒客胞宫所致的月经不调、痛经，或腹部疼痛等。本品辛温通散，能运行气血，透达经络，温经止痛，亦可配伍温经散寒、止痛之品内服。可制成艾条，穴位烧灸，使热气内注。亦可外用热熨外敷，温脐膝，通经脉，温经止痛。此外，用本品煎汤外洗，可治皮肤瘙痒、湿疹。

个人体会

艾叶，味辛苦，性微温，辛温能温经散寒，苦温能驱逐寒湿。《本草纲目》曰："生温熟热，纯阳也。可以取太阳真火，可以回垂绝元阳。服之走三阴，而逐一切寒湿，转肃杀之气为融和。"故能温通十二经脉，尤为肝、脾、肾三经之药，双入气血，暖血温经，行气开郁，行血中之气，散气中之滞，温经止痛。故能除脾胃之寒凝，解脘腹之冷痛；温通经脉，祛肾寒治痛经、宫寒。为温里和中，温经止痛，暖宫安胎之要药。又有温煦气血，透达经络之功，多制成艾灸条，穴位烧灸，使热气内注，温经散寒，通经止痛。《本草纲目》又曰："灸之则透诸经，而治百种病邪，起沉疴之人为康泰，其功亦大矣。"故能开关窍，治一切沉痼伏匿内闭诸疾。艾之大用，以冠主治之先也。

艾叶，辛温，能温暖气血，走三阴下行，温经止血。治妇人中气虚寒，下焦无摄纳之权，以致血行失道，无故妄行之月经过多、崩漏及妊娠下血。《本草正义》曰："得此以温养之，则气血旺，阴阳和，虚羸得补，阴血得固而不妄行也。”又可配伍治血热妄行之吐衄，古有“四生丸”，以柏叶、荷叶、生地黄之清肃下降，佐以艾叶之辛温，以其同气相求而增加止血作用，又能防寒凉药凉遏而致留瘀之弊。

总之，艾叶性温，可温逐寒湿，温透经络，温养气血，温经止血，为温、通之剂。温通经脉，温寒止痛。《景岳全书》曰：能通十二经，温中逐冷除湿，行血中之气、气中之滞，凡妇人血气寒滞者，最宜用之。辛温之品，阴虚内热者慎服。内服过多则热气上冲，狂躁不能禁，故不宜大剂量久服。温经止血，以炒炭为宜。

花蕊石

古今理性录

苏颂《本草图经》：合硫黄同煅研末敷金疮，其效如神。又人仓卒中金刃，不及煅合，但刮石上取细末敷之，亦效。

陈嘉谟《本草蒙筌》：颜色仿佛硫黄，黄中间有白点，因名花蕊，最难求真。得之煅研粉霜，治诸血证神效。男子以童便搀半酒和，女人以童便搀半醋调，多服体即疏通，瘀血渐化黄水。诚为劫药，果乃捷方。金疮血流，敷即合口。产后血晕，舐不立安。

李时珍《本草纲目》：其功专于止血，能使血化为水，酸以收之也。而又能下死胎，落胞衣，去恶血，恶血化则胎与胞无阻滞之患矣。东垣谓胞衣不出，涩剂可以下之，故赤石脂亦能下胞胎，与此同义。葛可久治吐血出升斗，有花蕊石散；《和剂局方》治诸血及损伤、金疮、胎产，有花蕊石散，皆云能化血为水，则此石之功，盖非寻常草木之比也。

缪希雍《本草经疏》：花蕊石，其功专于止血，能使血化为水。妇人血晕、恶血上薄也，消化恶血，则晕自止矣。以酸敛之气，复能化瘀血，故敷金疮即合，仍不作脓也。

张介宾《景岳全书》：此药色如硫黄，黄石中间有淡白点，故名也。李时珍曰：此药旧无气味，今尝试其气平，其味涩而酸，盖厥阴经血分药也。其功长于止血，则不必制，但刮末敷之则合，乃不作脓，及治一切损伤失血。又疗妇人恶血血晕，下死胎，落胞衣，去恶血，血去而胎胞自落也。

刘若金《本草述》：花蕊石，其于血证，似以能化瘀为止。缪仲淳氏所云，吐血诸证，多因于火炎迫血以上行，如斯药性非宜，亦是确论也。然有血证不尽因于阴虚者，则此味又为中的之剂矣。

严洁《得配本草》：入厥阴经血分。化血为水，掺金疮、跌仆损伤、犬咬至死者。治妇人恶血奔心，胎死腹中，胎衣不下。内火逼血妄行者禁用。

黄宫绣《本草求真》：通瘀止血。花蕊石专入肝，虽产硫黄山中，号为性温，然究味酸而涩，其气亦平，故有化瘀血之功耳。是以损伤诸血，胎产恶血血晕，并子死腹中，胞衣不下，服之体即疏通，瘀血化为黄水。金疮血流，敷之即合，诚奇方也。下后止血，须以独参汤救补，则得之矣。若使过服，则于肌血有损，不可不谨。

杨时泰《本草述钩元》：凡人不属阴虚而患于血逆者应有瘀，用花蕊石以化为止，有奇效。如花蕊石散所疗产后瘀血危证，遂令终身不患血风血气。盖兹味之化瘀，似有以还其血之元，既不属强止之，亦不属峻导以重虚之。临证者审所应投，岂不藉其奏功匆遽乎？夫血逆之不属阴虚者，多属气虚不能引血以归经，此固另有补气之剂而禁用寒凉矣。然又有偶感寒凉而血泣以逆者，则补气犹宜少待，如兹味当为应候之良剂也。

施今墨《施今墨对药临床经验集》：花蕊石药性平和，止血而不使血瘀，化瘀而不伤新血，为治血病之要药。

刘典功《中药指征相类鉴别应用》：花蕊石，质坚酸涩，其性沉降，具有化瘀滞，涩血溢，敛络损，止血化瘀之功效，而以止血为主。亦可用于跌打损伤，外伤出血。无瘀滞者慎用，孕妇忌服。

现代药理研究

花蕊石含大量的碳酸钙和碳酸镁，并混有少量的铁盐、铝盐及少量的酸不溶物。本品能防止血浆渗出，促进血液凝固，有止血作用。

性能归纳

花蕊石，味酸、涩，性平，归肝经，无毒，为变质岩类岩石蛇纹大理岩的石块，质坚，色黄间有白点。为化、止之剂。沉、降不升，缓、润、静、化，守而不走，入血分，阴也，下行，走里，达内外之性能，化瘀，止血。

性能应用

花蕊石，味酸涩，入肝经血分，其功专于止血，又略兼活血化瘀之功效，是以止血不留瘀为特点，用于吐血、咯血等出血兼瘀滞者，及外伤出血等多种出血。因其性平，对出血证有瘀无瘀，或寒或热均可使用。治内出血可单用研末，童便调服，如《十药神书》之花蕊石散，或与其他止血药同用。治外伤出血，可单味研末外敷，其效亦速。

个人体会

花蕊石，颜色仿佛硫黄，黄中间有白点，固名花蕊。味酸涩，性平，质坚，归厥阴经血分。《本草蒙筌》得火煅研粉霜，治诸血证神效，多服体即疏通，瘀血渐化黄水。诚为劫药，果乃捷方。金疮流血，敷即合口。外敷金疮出血，能防止血浆渗出，促进血液凝固。有止血作用，故其功专于止血，为酸以收之之功也，可止一切损伤出血。因能使血化为水，可下死胎，脱胞衣，去恶血，故有化瘀血之功耳。花蕊石，化瘀止血，以化为止，所以疗产后瘀血之症，似有以还其血之元，有瘀血去血自止之功效。既不属强止，亦不属峻导也。故有止血不留瘀，化瘀不伤新之特点，为治血病之要药。《十药神方》之花蕊石散，用童便调服，治诸血证神效。金疮血流，敷之即合，仍不化脓；产后血晕，舐之立安，不患血风之功效。《本草纲目》曰："治诸血及损伤、金疮、胎产，有花蕊石散，皆云能化血为水，则此石之功，盖非寻常草木之比也。"诚为劫药，过服肌血有损，下后止后，须以独参汤救补则得之，不可不慎。火炎上行及内火逼血妄行者禁用，出血无瘀者不宜，孕妇当忌。

降 香

古今理性录

缪希雍《本草经疏》：降真香，香中之清烈者也，故能辟一切恶气……上部伤，瘀血停积胸膈骨，按之痛或并胁肋痛，此吐血候也，急以此药刮末，入药煎服之良。治内伤或怒气伤肝吐血，用此以代郁金神效。

卢之颐《本草乘雅半偈》：降真，新绛也，新致陈推。降者大赤，《易》曰：乾为赤，坎为大赤，贯流先天一气者欤？主利率类以从阳，远于绝类以从阴也。烧之真降，诠名降真。盖真者，仙变通乎天，提挈天地，把握阴阳，独立守神，命曰真神。故主天行时气，宅舍怪异，关邪恶气。远于生阳，显诸死阴之属者，敛曰消灭。顾赤心在中，重皮巩固，宛若卫外为固之为阳，藏精起亟之为阴也。仲景先生祖剂，主利脉革之半产漏下，佐以葱茎前通乎阳隧。君以旋覆，诚营血之师帅。旋者周旋，旌旗之指麾，覆者伏兵，奉旌旗之指麾者。而后新降起亟乎阴，卫外乎阳则行者留，留者行矣。《本草》失列品类，时珍补入《本草纲目》，疗金疮折跌出血不止者，此遵祖剂之行留而推广之。颐曰：更推广之，不但系小子妇人吉，犹可系丈人之失与亡。协旋覆葱株斯藏精而起亟，卫外而为固者也。

汪昂《本草备要》：焚之能降诸真，故名。辟恶，止血生肌。辟恶气怪异，疗伤折金疮，止血定痛，消肿生肌。周崇逐寇被伤，出血不止，敷花蕊石散不效。军士李高用紫金藤散敷之，血止痛定，明日结痂无瘢。曾救万人。紫金藤即降真香之最佳者也。

张璐《本经逢原》：降真香色赤，入血分而下降，故内服能行血破滞，外涂可止血定痛。刃伤用紫金散，即降真香。用磁瓦刮下，和血竭研末是也。又虚损吐红，色瘀味不鲜者宜加用之，其功与花蕊石散不殊。血热妄行，色紫浓厚，脉实便秘者，禁用。

胡爱萍《病证通用中药》：降香，味辛性温，气味芳香，味辛能散能行，而消瘀散滞；性温能温通血脉，而理气化瘀。行气散瘀则血脉通畅而疼痛止，故有化瘀理气止痛之功，可用于血瘀气滞之胸胁心腹疼痛。血热出血证忌用。宜后下，研末吞服。

胡心藻《中药类比歌诀》：降香，辛温芳香，行气止痛，兼入血分，能活血行瘀。偏用于治疗伤折出血，活血消肿、定痛。

刘典功《中药指征相类鉴别应用》：降香，气香清烈，善入血分，其性下驱，走表达里，善宣五脏邪气，利三焦郁热，理气滞，行瘀血，止血溢，消瘀肿，通经络，通过行瘀而生新，散郁热而止血，消瘀滞而达到止血止痛之目的。阴虚血热，便秘火盛者，忌用。

现代药理研究

降香，主要成分为异黄酮衍生物的单聚体、双聚体、肉桂烯类衍生物等。降香挥发油及其芳香水对实验性血栓形成有明显的抑制作用，可缩短钙化时间。黄檀素有微弱的抗凝作用。本品还能增加冠脉流量，减慢心律，轻度增加心跳振幅，又不引起心律不整。降香的乙醇提取物有抗惊厥、抗炎、镇痛等作用。

性能应用

降香，味辛，性温，归肝、脾经，无毒，为豆科小乔降香檀树干和根的心材，芳香清烈。为行、散、通、止之剂。沉、降亦升，燥、峻、动、行，走而亦守，入血分，亦入气分，阳中有阴，上而下，走内外，达表里之性能。化瘀止血，理气止痛。

性能应用

降香辛温，入肝经血分，气香辛散，活血散瘀，又能止血，用于瘀滞性出血证。《本草纲目》言其疗伤折金疮，止血定痛，消肿生肌。尤多用于跌打损伤所致的内、外伤出血，为伤科常用药。治刀刃伤出血，以本品研末外敷，亦可与其他化瘀止血药同用。

降香，辛散温通，入血分亦入气分，行气活血，散瘀止痛，用于血瘀气滞所致的多种痛证，如跌打损伤，气血瘀滞之胸腹胁肋疼痛，常与活血行气止痛之药配伍应用。近年亦将其用治冠心病、心绞痛，亦取其行气散瘀止痛之功。

个人体会

降香，香中之清烈者，人传，为末制香，烧烟直上，能感真仙下降，有度名禄之功，故亦名降真香。气香清烈，能辟天行时气，宅舍怪异，做香包带之，又辟邪恶之气。《本草经疏》曰："降真香，香中之清烈者也，故能降一切恶气。"李时珍将其收入《本草纲目》之中：疗伤折金疮，止血定痛，消肿生肌。

降香辛温，归肝、脾二经。亦阴亦阳，双入气血，有藏精起亟之功，又有卫外为固之能，起亟为阴，卫外为阳，为血脉中之气药。贯流一身，通行血脉，理气散瘀，消瘀行滞，止血定痛，故能行者留之，留者行之，有推陈致新之义。以行、留之功推而广之，故能用于血瘀气滞之多种痛证。如气血滞瘀之胸腹胁肋疼痛，冠心病之胸痹心痛。《通用中药》曰："降香，味辛性温，气味芳香，味辛能行能散而消瘀散滞，性温能温通血脉而理气化瘀。行气散瘀则血脉通畅而血自止，故有化瘀理气之功。"亦治跌打损伤、瘀肿疼痛、流血不止。可外敷，可涂抹，能消肿止痛，止血生肌，为治跌打损伤、金疮出血之良药，为伤科多用。其性辛温，阴虚有热，血热妄行，脉实便秘者禁用。水煎剂宜后下，或研末吞服。

伏 龙 肝

古今理性录

甄权《药性论》：单用亦可，味咸，无毒。末与醋调，涂痈肿。

陈嘉谟《本草蒙筌》：醋调或蒜捣泥，涂消痈肿毒气。和水敷脐勤换，辟除时疫安胎。疗中风不语心烦，止崩中吐血咳逆。

李时珍《本草纲目》：治心痛狂癫，风邪蛊毒，妊娠护胎，小儿脐疮重舌，口噤反胃，中恶猝魇，诸疮。

缪希雍《本草经疏》：伏龙肝得火土之气而成。《本经》味辛，气微温，无毒。甄权言咸。其质本土，味应有甘，以灶有神，故古方多以之治癫狂寐魇，及卒中邪恶等证。《本经》主妇人崩中，吐血，止咳逆。止血者，盖以失血过多，中气必损，甘能补中，微温能调和血脉，故主之也。消痈肿毒气者，辛散咸软之功也。《日华子》主催生下胞，及小儿夜啼者，取其土中有神，而性本冲和，复能镇重下坠也。

倪朱谟《本草汇言》：伏龙肝，温脾渗湿，性燥而平，气温而和，味甘而敛，以藏为用者也。故善主血失所藏，如《金匮》方之疗先便后血；《别录》方之止妇人血崩，漏带赤白；《蜀本草》之治便血血痢，污秽久延；杂病方之定心胃卒痛，温汤调服七剂即定。他如脏寒下泄，脾胃因寒湿而致动血络，成一切失血诸疾，无用不宜尔。

严洁《得配本草》：调中燥湿，消肿止血。疗赤白带下，止尿血遗精。得黄芩、阿胶治大便后血，得阿胶、蚕沙治妇人血漏，得醋调敷阴肿，得鸡子清调涂丹毒。

张秉成《本草便读》：伏龙肝即灶心土，须对釜脐下经火久炼而成形者，具土之质，得火之性，化柔为刚，味兼辛苦。其功专入脾胃，有扶阳退阴散结除邪之意。凡诸血病，由脾胃阳虚而不能统摄者，皆可用之，《金匮》黄土汤即此意。

胡心藻《中药类比歌诀》：灶心土，温中止血，治脾胃虚寒所致的吐血、便血。又治虚寒泻痢，止呕，安胎。

刘冠军《临证医方妙用》：伏龙肝，味辛微温，入脾胃二经，有温中燥湿、止呕止吐之功，适用于呕吐反胃之疾。

刘典功《中药指征相类鉴别应用》：灶心土，味辛性温，温中散寒，收涩止血，为温经止血之要药。本品现今药源已少，可用赤石脂代之。

现代药理研究

伏龙肝主要含硅酸、氧化铝、氧化铁等成分。此外，尚含氧化钠、氧化钾、氧化镁、氧化钙等。对于洋地黄酊所致的呕吐有止呕作用，对阿朴吗啡引起的呕吐无效。灶心土可缩短凝血时间，具有抑制纤维蛋白溶解酶，增加血小板第3因子活性，及止血作用。

性能归纳

伏龙肝，味辛、涩，性温，归脾、胃、肝经，无毒，为久经柴草熏烧的灶底中心的土块，质重，色紫赤，为温敛之剂。沉降不升，缓、燥、静、和，守而不走，入血分，亦入气分，阳也，下行，增内外，达表里之性能。温中止血，止呕，止泻。

性能应用

灶心土，味甘、涩，性温，入脾经，温中止血，多用于脾阳不足，不能统摄血液之吐血、便血，及虚寒崩漏等。尤其对吐血、便血更宜。可单味煎服，亦可与其他温中散寒止血药同用。

灶心土，甘涩性温。甘温入脾，温中焦，散虚寒，收摄脾气，亦可用于脾胃虚寒之久泻、久痢，尤以对久泻便血者更宜。本品能温脾涩肠，多与补气健脾、温中止泻药同用，则效果更佳。

灶心土，质重性温，入中焦脾胃，温中散寒，多用于脾胃虚寒、胃气不降所致的呕吐、反胃等。本品能温胃止呕，可单用。如《百一选方》，以本品研末米饮调服。亦可配入复方，常与补气健脾、温中止呕药同用，以增强疗效。

个人体会

灶心之土，质重镇降，味咸软坚，入肝经。灶心土得土火之气而成，其色赤紫如肝。古人以灶中有神，一家之主，故能辟邪恶卒中，镇瘛疭癫狂，解时疫蛊毒，消痈疽疮肿，皆取其重镇、咸软之功也。现已很少采用，故从略提之，以增识也。

脾不温则阳气虚，运化失职，湿浊下注，则泻痢，带下。脾阳气虚，又不能统摄血液，则吐血、便血、崩漏下血。胃不温亦寒，寒气逆则反胃、呕吐。胃中寒气损络，或吐血，便血也。便血有热者，血色新鲜而近；便血有寒则血色暗红，或为黑便而远。灶心土，取土之质，得火之性，化柔为刚。其味甘涩，质坚性温，入中焦，温中散寒，散脾胃之虚寒，温补脾阳。脾阳振则运化有序，无湿浊下注之虞，泻痢、带下可止。脾阳充则统血归经，血不妄行而止。质坚能镇，寒逆之气下降，胃反，呕吐可愈。胃寒始温，脉络何能伤损，则无吐血便血也。《本草汇言》曰："伏龙肝，温脾渗湿，性燥而平，气温而和，味甘而敛，以藏为用者也。故善主血失所藏。如脏寒下泻，脾胃因寒湿而致动血络，成一切失血诸疾，无用不宜尔。"

总之：灶心土为温、敛之剂。取土之质，久经灶火熏烧，故其性温，专入中州脾胃，温中散寒，温中止血，温中止呕，温中止泻，亦温中兼止崩漏带下也，皆取其温中之功。现今药源已少，可用赤石脂代之。

棕榈炭

古今理性录

稽含《本草求原》：棕皮，能引血归经，止上下失血，止下血尤良。不但性涩能收脱也，同发灰、侧柏、卷柏灰饭丸或煎服，止远年下血。此物止血，不在烧灰，但血见黑则止之说，痼习已久，姑从之。

李珣《海药本草》：主金疮疥癣，生肌止血，并宜烧灰使用。

李时珍《本草纲目》：棕灰性涩，若失血去多，瘀滞已尽者，用之切当，所谓涩可去脱也。与乱发同用更良。年久败棕入药尤妙。

缪希雍《本草经疏》：棕榈皮禀微阳之气以生，故其味苦涩，气平无毒。《本经》主诸病，皆烧灰用者，凡血得热则行，得黑灰则止，故主鼻衄、吐血。苦能泻热，涩可去脱，故主崩中、带下及肠风，赤白痢也。止血固脱之性，而能消瘀血，故能破癥也。凡失血过多，内无瘀滞者用之切当。与乱发灰同入更良。如暴得吐血，瘀滞方动，暴得崩中，恶露未竭，湿热下痢，初发肠风，带下方炽，悉不宜遽用，即用亦无效。

严洁《得配本草》：治泻痢肠风，止崩中带下。得发炭，治吐衄。配乌贼骨，治血淋。和枯矾末，治血崩。和蜜、茶治肠血，合栝楼炭亦可。合侧柏，卷柏炭，饭丸，止远年下血不止。笋、花、子皆可用，均宜烧炭调服，不入汤煎汁。痢初起者禁用。

吴仪洛《本草从新》：唯去血过多，滑而不止者宜之。若早服，恐停瘀为害。

胡爱萍《病证通用中药》：棕炭苦涩，涩可去脱，且药性平而不偏，为收敛止血之要药，可广泛用于各种出血证。尤善治崩漏，可单用本品研末服用。但因其收敛性强，有留瘀之弊，尤宜于崩漏而无瘀滞者。出血兼有瘀滞，湿热下痢初起者慎用。

现代药理研究

本品含大量纤维素及鞣质，棕榈子粉的醇提出物能收缩小鼠子宫，并有明显的缩短出血时间和凝血时间，及一定的止血作用。

性能应用

棕榈炭，味苦、涩，性平，归肝、肺、大肠经，无毒，为棕榈科植物棕榈的叶柄，炒炭色黑，为敛、止之剂。沉、降下行，缓、静、润、止，守而不走，入血分，阴也，行内、外，达里之性能。收敛止血。

性能应用

棕榈炭，味苦、涩，性平，入肝、肺、大肠经，收敛止血，可用于多种出血证，如吐血、衄血、便血、崩漏等。尤多用于崩漏，以无瘀滞者为宜。临床既可单用为末服用，亦可与其他止血药配伍同用。

个人体会

棕榈炭，色黑，味苦、涩，性虽平，但其味苦亦有凉义，入肝、肺、大肠经，能缩短出血凝血时间，收敛止血。凡血出者，见黑则止，遇涩能固，凉则不行。《本草求真》谓："棕皮能引血归经，止上下失血，止下血尤良，不但性涩，能收脱也。"本品黑止、涩固，凉而不行，专以收敛，为收敛止血之要药。可广泛用于多种出血证，尤善治下部之崩中、带下、肠风、便血。由于止、固、不行，专以收敛，多有留瘀之弊。《本草纲目》曰："棕灰性涩，若失血去多，瘀滞已尽者，用之切当。所谓涩可去脱也。"故宜用于瘀滞已尽之远年下血。对初病暴得下血者，若早服之，恐停瘀为害也。故对暴得崩中，恶露未竭，湿热下痢，初发肠风，带下方炽者，悉不宜遽用，用之亦无益也。

血余炭

古今理性录

孙星衍《神农本草经》：主五癃、关格不通，利小便水道，疗小儿痫，大人痓。

日华子《日华子诸家本草》：止血闷血运，金疮伤风，血痢，入药烧灰，勿令绝过。煎膏长肉，消瘀血也。

李时珍《本草纲目》：发乃血余，故能治血病，补阴，疗惊痫，去心窍之血。

张介宾《景岳全书》：味微苦，性温气盛，升也，阴中阳也。在古药性不过谓其治咳嗽，消瘀血，止五淋、赤白痢疾，疗大小便不通，及小儿惊痫，治哽噎、痈疽疔肿。烧灰吹鼻，可止衄血等证。然究其性味之理，则自阴而生，自下而长，血盛则发盛，最得阴阳之生气。以火炮制，其色甚黑，大能壮肾，其气甚雄，大能补肺。此其阴中有阳，静中有动，在阴可以培形体，壮筋骨，托疮痘；在阳可以益神志，辟寒邪，温气海。是诚精气中最要之药，较之河车、鹿角胶阴凝重着之辈，相去远矣。凡补药中，自人参、熟地之外，首当以此为亚。

汪昂《本草备要》：补阴消瘀，通关格，利二便。治诸血疾，能去心窍之血，故亦治惊痫。血痢血淋，舌血煅末，茅根汤服。鼻血，烧灰吹鼻。转胞不通，烧灰服。小儿惊热，合鸡子黄煎为汁服。鸡子能去风痰。合诸药煎膏，凉血去瘀长肉。

张锡纯《医学衷中参西录》：血余者，发也，不煅则其质不化，故必煅为炭然后入药。其性能化瘀血，生新血，有似三七，故善治吐血、衄血。而常服之又可治劳瘵，因劳瘵之人，其血必虚且瘀，故《金匮》：谓之血痹虚劳。人之发，原人心血所生，服之能自还原化，有以人补人之妙，则血可不虚。而其化瘀之力，又善治血痹，是以久久服之，自能奏效。其性又能利小便，以人之小便半从血管渗出，血余能化瘀血生新血，使血管流通故有斯效。其化瘀生新之力，又善治大便下血腥臭，肠中腐烂，及女子月信闭塞，不以时至。

刘山雁《中医四大方证治要》：血余炭，苦平，止血散瘀，补阴甚捷，利尿。

现代药理研究

血余的主要成分是一种优角蛋白。血余炭含炭素、胱胺酸及脂类。能明显缩短出血凝血时间及血浆复钙时间，且可使血小板聚集明显增加。血余炭煎剂对金黄色葡萄球菌、伤寒杆菌、甲型副伤寒杆菌及福氏痢疾杆菌有较强的抑制作用。

性能归纳

血余炭，味、涩，性平，归肝、胃经，无毒，为人发的加工品，焖煅成炭，色黑，为化、生之剂。升、降、浮、沉、润、缓、动、补，静也，守而亦走，入血分，亦入气分，亦阴亦阳，走上下，达内外，行表里之性能。化瘀生新，收敛止血。

性能应用

血余炭，苦涩，色黑，能收敛止血。多用于尿血、崩漏及吐血、衄血、咯血、便血等出血证，兼能散瘀，因此无止血留瘀之弊，故广泛用于失血症。亦常与其他止血药同用，以增加疗效。此外，又治小便不通，多与滑石等药同用，治癃闭、血淋。

个人体会

人之发赖心血所生，血盛则发盛，故为血之余。《景岳全书》谓："然究其性味之理，则自阴而生，自下而长，得阴阳之气生，为阴中之阳也。此其阴中有阳，静中有动，在阴可以培形体，壮筋骨，托疮痘；在阳可以益神志，避寒邪，温气海。"乃阴阳双益之药也。故能化瘀血，生新血，有推陈致新之功效。其主要成分是一种优质角蛋白，大能壮筋骨，补肺气，益阴精最捷，为精气中最要之药。《医学衷中参西录》曰："人之发，原人心血所生，服之能自还原化，有以人补人之妙。"故能治血痹虚劳。虚劳者，其血必虚而兼瘀。血余能化瘀血，生新血，血痹虚劳可愈也。化瘀生新可理心窍之血，又能通关格，开癃闭，利小便，及痈疽疮肿，亦化瘀血生新血之功也。《神农本草经》谓："主五癃、关格不通，利小便水道，疗小儿痫，大人痉。"为推陈致新之药也，熬膏久服必能奏效。

血余，焖煅成炭，色黑味苦涩，主入肝经血分，治诸出血证。化瘀血，生新血，其行中有止，有似三七之功效。药理研究其所含血余炭炭素，能明显缩短出血凝血时间及血浆复钙时间，且可使血小板聚集明显增加，有止血作用。善治吐血、衄血、崩漏、便血、尿血等多种出血证。常与其他止血药伍用，其止血效果更佳。总之：血余化瘀生新，药性平和，有化瘀不伤正，止血不留瘀之特点，为化、生之药。虽为补益之品，但其力微和缓，不得以重任，以此为亚足矣。焖煅制炭，苦涩收敛，其止血作用最佳。

活血祛瘀药（上）

乳　香

古今理性录

寇宗奭《本草衍义》：没药，大概通滞血，打扑损伤疼痛，皆以酒化服。血滞则气壅凝，气壅凝则经络满急，经络满急，故痛且肿。凡打扑着肌肉须肿胀者，经络伤，气血不行，壅瘀，故如是。

李梴《医学入门》：东垣云，没药在治疮散血之科。此药推陈致新，故能破宿血，消肿止痛，为疮家奇药也。

李时珍《本草纲目》：乳香香窜，入心经，活血定痛，故为痈疽疮疡，心腹痛要药。《素问》云：诸痛痒疮疡，皆属心火是矣。产科诸方多用之，亦取其活血之功。……杨清叟云：凡人筋不伸者，敷药宜加乳香，其性能伸筋。

乳香活血，没药散血，皆能止痛消肿、生肌，故二药每每相兼而用。

缪希雍《本草经疏》：风水毒肿，邪干心脾，恶气内侵，亦由二经虚而邪易犯。瘾疹痒毒，总因心脾为风湿热邪所干致之。脾主肌肉，而痛痒疮疡皆属心火。此药正入二经，辛香能散一切留结，则诸证自瘳矣。《日华子》云：煎膏止痛长肉。陈藏器云：治妇人血气，疗诸疮令内消。则今人用以治内伤诸痛及肿毒，内服外敷之药，有自来矣。没药味苦平无毒，然平应作辛，气应微寒。凡恶疮痔漏，皆因血热瘀滞而成，外受金刃及杖伤作疮，亦皆血肉受病。血肉伤则瘀而发热作痛，此药苦能泄，辛能散，治血热诸疮及卒然下血证也。肝经血热，则目为赤痛、肤翳，散肝经之血热，则目病除矣。

倪朱谟《本草汇言》：乳香，活血去风，舒筋止痛之药也。陈氏发明云，香烈走窜，故入疡科，方用极多。又跌扑斗打，折伤筋骨，又产后气血攻刺，心腹疼痛，恒用此，咸取其香辛走散，散血排脓，通气化滞为专功也。故痈疡可理，折伤可续，产后瘀血留滞可行，癥块痞积，伏血冷瘕可去矣。性燥气烈，去风活血，追毒定痛，除痈疡、产后及伤筋骨之外，皆不须用。

李中梓《本草征要》：没药，制法同乳香。宣血气之滞，医疮腐之痛。可攻目翳，堪堕胎儿。血滞则气壅，故经络满急，发肿作痛。没药善通壅滞，和血去瘀，则血行而气畅痛止也。骨节痛与胸腹筋痛，不由血瘀，而因于血虚；产后恶露去多，腹中虚痛；痈疽已溃，法咸禁之。乳香偏于调气，没药偏于散血，二者每相兼而用。

张介宾《景岳全书》：能破血散血，消肿止痛。疗金疮杖疮，诸恶疮，痔漏痈肿。破宿血癥瘕，及堕胎产后血气作痛。凡治金刃跌坠，损伤筋骨，心腹血瘀作痛者，并宜研烂热酒调服，则推陈致新，无不可愈。

陈士铎《本草新编》：消肿突恶疮、痈疽溃腐，破血止痛如神，疗坠堕跌打损伤尤效。亦内、外可用之药，而外治更奇也。

汪昂《本草备要》：香窜入心，苦温补肾，辛温通十二经。能去风伸筋，筋不伸者，敷药加用。活血调气，托里护心，香彻疮孔，能使毒气外出，不致内攻。生肌止痛。治心腹诸痛，口噤耳聋，痈疽疮肿，产难折伤，皆取其活血止痛。亦治癫狂，以能去风散瘀。

张璐《本经逢原》：乳香活血，没药散血，皆能止痛消肿生肌，故二药每每相兼为用。凡刀伤打损坠马，并宜热酒调服。若妊妇胎气不安，勿用。产后恶露去多，腹中虚痛，痈疽已溃而痛，及筋骨胸腹诸痛，若不因瘀血者，皆不可服。

严洁《得配本草》：去风伸筋，活血除痎，并疗痘后余毒，并治跌打损伤。乳香功专活血而定痛，没药功专散血而消肿。气血疼痛，疮毒壅肿，皆用乳、没治之。盖血滞则气瘀，气瘀则经络满，故痛而且肿，得乳、没以通气血，肿痛自除。然气血之瘀滞，亦有气虚不行，血虚不动者；有邪气入于肌肉，致气血凝滞者，宜审其虚实，或补或散，以乳、没为佐，勿专恃散血活血之剂以为功也。

黄宫绣《本草求真》：血因气逆，则血凝而不通，以致心腹绞痛；毒因气滞，则血聚而不散，以致痛楚异常。乳香香窜入心，既能使血宣通而筋不伸，复能入肾温补，使气与血互相通活，俾气不令血阻，血亦不被气碍，故云功能生血，究皆行气活血之品耳。非如没药气味苦平，功专破血散瘀，止有推陈之力，而无致新之妙。

姚澜《本草分经》：乳香、没药不但流通经络之气血，诸凡脏腑中，有气血凝滞，二药皆能流通之。医者但知其善入经络，用之以消疮疡，或外敷疮疡，而不知用之以调脏腑之气血，斯岂知乳香、没药者哉。乳香、没药最宜生用，若炒用之则其流通之力顿减，至用于丸散中者，生轧作粗渣入锅内，隔纸烘至半溶，候冷轧之即成细末，此乳香、没药去油之法。

张锡纯《医学衷中参西录》：乳香，气香窜，味淡，故善透窍以理气。没药，气则淡薄，味则辛而微酸，故善化瘀以理血。其性皆微温，二药并用为宣通脏腑流通经络之要药，故凡心胃胁腹、肢体关节诸疼痛皆能治之。又善治女子行经腹痛，产后瘀血作痛，月事不以时下。其通气活血之力，又善治风寒湿痹、周身麻木、四肢不遂，及一切疮疡肿痛，或其疮硬不痛。外用为粉以敷疮疡，能解毒、消肿、生肌、止痛，虽为开通之品，不至耗伤气血，诚良药也。

胡爱萍《病证通用中药》：乳香，辛苦而温，苦温通泄，以祛血瘀，辛散走窜，以行气滞。既入血分，又入气分，能行血中之气滞，而化瘀止痛，可用治一切气滞血瘀之证，并为治气滞血瘀之心腹痛要药。本品止痛之时，还能消肿生肌，故对胃十二指肠溃疡之胃痛，不仅有很好的止痛功效，还可加速溃疡病灶的愈合。同时，取活血止痛之功，对产后瘀阻腹痛亦可选用。又能行血中之气滞而消散瘀肿，还能敛伤破而生肌收口。可对跌打损伤之症，通过活血行气使瘀血消散、肿胀消退、创口生肌、瘀消肿退、创伤愈合、气血流通、疼痛自止，故为外伤科之要药，常用于跌打损伤、瘀滞肿痛、外伤出血之症。应用中既可内服，亦可外用，尤以局部外敷者更多。乳香长于行气伸筋，故对外伤所致的筋脉不利用之更佳。能行血中气滞而化瘀消痈，还能敛溃疡破疮疡而祛腐生肌，故用治疮疡，既可使初起红肿热痛者消散，又能使溃久不敛者生肌。本品内服易致恶心呕吐，故胃弱者慎服，孕妇及无瘀滞者忌服。宜炒去油。

刘冠军《临证医方妙用》：乳香、没药，辛苦走窜，有消瘀血，通心窍，舒筋骨，止疼痛之功效。

胡心藻《中药类比歌诀》：没药，气香走窜而善行，行气活血，散瘀止痛，消肿生肌，苦辛性平，气淡薄，偏于调血，可通可散，能行十二经，通滞血，散结气，长于活血散瘀，消肿定痛，破泄力大，善于治跌打损伤、痈疡肿痛。乳香，气香走窜，味淡，辛温而润，偏于行气分而调气，能行血中之滞气，散血中之瘀滞，兼能伸筋，通经舒络而止痛力强，能广泛用治诸种疼痛。还可解毒疗疮，治痈疽疮疡。

现代药理研究

乳香、没药主要含树脂、挥发油、树胶等成分。乳香树脂如乳香脂酸、乳香树脂烃等。树胶为阿糖酸的钙盐和镁盐等，挥发油主要含蒎烯。乳香有镇痛作用，能明显减轻阿斯匹林、保泰松、利血平所致的胃黏膜损伤及应激性黏膜损伤，减低幽门结扎性溃疡指数及胃液游离酸度。口服乳香后能促进多核细胞增加，以吞噬死亡的血细胞，改善新陈代谢。降低毛细血管通透性，具有明显的抗炎作用，又能加速炎性渗出的排泄吸收，促进伤口愈合。没药挥发油主含丁香油酚、桂皮醛、蒎烯等，树脂主含没药酸。药理实验证实，没药水煎剂对毛癣菌、许兰氏黄癣菌等皮肤真菌有抑制作用，所含挥发油对霉菌有轻度抑制作用。亦认为没药有局部刺激作用，可用于胃肠无力，以兴奋胃肠蠕动。没药酸对高胆固醇血证有降血脂的作用，并能防止斑块形成。

性能归纳

乳香，味辛、苦，性温，归肝、心、脾经，无毒，为橄榄科小乔木卡氏乳香树及其同属植物皮部渗出的树脂，气香烈，味淡薄，为行、散之剂。无升、降、浮、沉之偏，燥、烈、动、泻，走而不守，入血分，亦入气分，亦阴亦阳，行上、下，走内、外，达表、里之性能。活血止痛，消肿生肌。

性能应用

乳香，味辛性温，辛散温通，能活血止痛，用于瘀血阻滞之诸痛证，如心腹瘀痛、痛经、跌打损伤、痈疽疮痛，及风湿痹痛等。常与没药相须为用，亦可与其他活血止痛药配伍，以增活血止痛之功效。

乳香活血、消肿止痛、生肌敛疮，可用于疮疡溃后久不收口。临床常与没药共研细末外敷，治外科痈疽肿痛，疮疡溃后久不愈合之症，如《疮疡经验全书》之海浮散。

个人体会

乳香，气香烈，味苦辛，性温气薄，辛香走窜，以行气滞；苦温通泄，能祛血瘀。归心、肝、脾经，入血分，亦入气分，活血行气，能行血中之气滞。《本草衍义》曰："大概通血滞，血滞则气壅凝，气壅凝则经络满急，经络满急，故痛且肿。凡打扑着肌肉须肿胀者，经络伤，气血不行，壅瘀，故如是。"伤损者，其体虽伤在筋骨、肌腠、经络、脏腑，实质则伤在气血，伤在气血者，又以气机损伤在先，气动，血静，血随气行，故气行血则行，气滞血则瘀，气滞血瘀即气壅血凝，经络满急也。气壅则肿满，血凝则痛急。凡金疮坠马，跌打损伤，筋骨伤折，肌肉肿胀，瘀青疼痛，筋不能伸者，及风邪肿毒，恶气内侵，伤及肌肉脉络，而发为痈疽疮疡者，此体外损伤者。亦有内伤者，如心胃胁腹诸痛，女子行经腹痛，月事不以时下，产后瘀血作痛，宿血癥瘕，及风寒湿痹，周身麻木，四肢不遂者。皆气壅血凝，血中气滞之证者，肿满痛急也。乳香，香窜辛散，活血行气，行血中之气滞，可治一切气滞血瘀之证。故能通行十二经脉，调脏腑之气血，使气血相互流通，俾气不令血阻，血亦不被气碍，行气活血，行血中之气滞，活血而定痛，为治心、胃、胁、腹痛之要药。亦为妇人经前产后所常用，取其活血故耳。主治跌打损伤，通过活血行气，行血中之气滞，使瘀血散，肿胀消，气血流通，生肌长血，疼痛止，创伤愈合，筋脉能伸也，为伤科之要药。治痈疽疮疡，能破宿血，散留血，活血调气，托里护心，香彻疮孔，使毒气外出，不致内攻，为生肌止痛、推陈致新、外科疮家之奇药也。

乳香、没药，皆以橄榄科小乔木的树脂入药。二者同归心、肝、脾经，均气香走窜而善行，有行气活血，散瘀止痛，消肿生肌之功效，为外、伤科活血止痛药，用于一切瘀滞作痛之症。乳香，辛温走窜，偏于透窍以理气，行血中之滞气，散血中之瘀滞，活血定痛。兼能伸筋，通经舒络，而止痛力强。没药，苦辛性平，气淡薄，偏于化瘀理血，可通可散，通血滞，散结气，活血定痛，散血消肿，而破泄力大。《医学衷中参西录》曰："乳香，气香窜，味淡，故善透窍以理气。没药，气则淡薄，味则辛而微温，故善化瘀以理血。"二药常相须为用，气血并治，共奏宣通经络，活血祛瘀，消肿止痛，敛疮生肌之功。张锡纯又云："乳香、没药二药并用，为通宣脏腑，流通经络之要药。故凡心、胃、胁、肋、肢体关节疼痛皆可治之。又善治女子行经腹痛，产后瘀血作痛，月事不以时下。又兼通气活血之力，善治风寒湿痹、周身麻痹、四肢不遂，及一切疮疡肿痛或疮硬不痛。外用为粉以敷疮疡，能解毒，消肿，生肌，止痛。虽为开通之品，不至耗气伤血，诚良药也。"行散之剂，内服易致恶心呕吐，胃弱者不宜。孕妇及无瘀滞者忌服。

川　芎

古今理性录

寇宗奭《本草衍义》：头面风不可缺也，然须与他药佐之。若单服久服，则走散真气。

即使他药佐之，亦不可久服，中病即便也。

李杲《药类法象》：补血，治血虚头痛之圣药也。如妊娠妇人胎不动数月，加当归服之神效。

朱震亨《丹溪心法》：川芎味辛，但能升上而不能下守，血贵宁静而不贵躁动，四物汤用之以畅血中之元气，使血自生，非谓其能养血也。即痈疽诸疮肿痛药中多用之者，以其入心而散火邪耳。又开郁行气，止胁痛、心腹坚痛、诸痛寒冷疝气，亦以川芎辛温，兼入手、足厥阴气分，行气血而邪自散也。苍术，抚芎，总解诸郁，随证加入诸药，凡郁皆在中焦，以苍术、抚芎开提其气以升之。

陈嘉谟《本草蒙筌》：功专疗偏头痛。乃手少阳本经之药，又入手、足厥阴二经。堪佐升麻，升提气血。止本经头痛，血管头痛之不可遗；余经头痛亦宜用，俱各加引经药。散肝经诸风，头面游风之不可缺。上行头目，下行血海，通肝经，血中之气药也。治一切血，破癥结宿血，而养新血及鼻洪吐血溺血，妇人血闭无娠。治一切气，驱心腹结气，诸般积气并胁痛痰气疝气，中恶卒痛气块。排脓消瘀长肉，兼理外科。温中燥湿散寒，专除外感。得牡蛎，疗头风眩晕吐逆；得细辛，治金疮作痛呻吟；同生地黄酒煎，禁崩漏不止。用陈艾汤调末，试胎孕不无，妇人经断三四月，用此药服之，腹内觉动是孕，否则病也。

李时珍《本草纲目》：川芎，血中气药也。肝苦急，以辛补之，故血虚者宜之。辛以散之，故气郁者宜之。《左传》言麦曲、鞠穷御湿，治河鱼腹疾。予治湿泻，每加二味，其应如响也。血痢已通而痛不止者，乃阴亏气郁，药中加芎为佐。气行血调，其病立止。此皆医学妙旨，圆机之士，始可语之。五味入胃，各归其本脏。久服则增气偏胜，必有偏绝，故有暴夭之患。若药具五味，备四气，君臣佐使配合得宜，岂有此害哉？如川芎，肝经药也。若单服既久，则辛喜归肺，肺气偏胜，金来贼木，肝必受邪，久则偏绝，岂不夭亡？故医者贵在格物也。燥湿，止泻痢，行气开郁。

张介宾《景岳全书》：味辛微甘，气温，升也，阳也。其性善散，又走肝经，气中之血药也，反藜芦。畏硝石、滑石、黄连者，以其沉寒而制其升散之性也。芎归俱属血药，而芎之散动尤甚于归，故能散风寒，治头痛，破瘀蓄，通血脉，解结气，逐疼痛，排脓消肿，逐血通经。以其气升，故兼理崩漏眩晕；以其甘少，故散则有余，补则不足。唯风寒之头痛，极宜用之。若三阳火壅于上而痛者，得升反甚。今人不明升降，而但知川芎治头痛，谬亦甚矣。

陈士铎《本草新编》：川芎功专补血，治头痛有神，行血海，通肝经之脏，破癥结宿血，产后去旧生新，凡吐血、衄血、溺血、便血、崩血，俱能治之。血闭者能通，外感者能散，疗头风甚神，止金疮疼痛。此药可君可臣，又可为佐使，但不可单用，必须以补气、补血之药佐之，则力大而功倍。倘单用一味以补血，则血动，反有散失之忧；单用一味以止痛，则痛止，转有暴亡之虑。所虑者，同风药并用耳，可暂而不可常，中病则已，又何必久任哉。

张锡纯《医学衷中参西录》：温窜相并，其力上升下降，外达内透无所不至，故诸家本草，多谓其能走泄真气。然无论何药，皆有益有弊，亦视用之何如耳。其特长在能引人身清轻之气上至于脑，治脑为风袭头痛，脑为浮热上冲头痛，脑部充血头痛。其温窜之力，又能通活气血，治周身拘挛，女子月闭无子。虽系走窜之品，为其味微甘且含有津液，用之佐使得宜，亦能生血。四物汤中用川芎，所以行地黄之滞也，所以治清阳下陷时作寒热也。若其人阴虚火升，头上时汗出者，川芎即不宜用。

倪朱谟《本草汇言》：芎䓖，上行头目，下调经水，中开郁结，血中气药。尝为当归所使，非第治血有功，而治气亦神验也。味辛性阳，气善走窜而无阴凝黏滞之态，虽入血分，又能去一切风，调一切气。

张山雷《本草正义》：芎䓖有纹如雀脑，质虽坚实，而性最疏通，味薄气雄，功用专在气分，上升头顶，旁达肌肤，一往直前，走而不守。

秦伯末《谦斋医学讲稿》：味辛，气温，香烈，入肝经，兼入心包、胆经。上升巅顶，下行血海，旁达肌肤。凡风郁气滞而致血闭血痹者，用之最宜。在血虚、血燥、肝火、肝阳等证，必须禁忌，不可因为四物汤和川芎茶调散用之，而误作补血和头痛的要药。

胡爱萍《病证通用中药》：川芎，辛散温通，性善升散，既能活血行气，又能上行头目而祛风止痛，为治头痛之要药，故李东垣谓"头痛须用川芎"。因其活血行气，祛风止痛，故尤以血瘀气滞及风邪所致的头痛、偏头痛为宜。川芎辛温，归肝、胆、心包经，辛能行散气滞，温能通畅血脉，为"血中之气药"，能通达气血，具有活血行气之功。气血流通，血脉通畅，"通则不痛，痛则不通"，故又有较好的止痛之功效，适用于气滞血瘀、心脉阻滞之胸痹心痛、胸胁胀痛，及跌打损伤、瘀肿疼痛，亦取其活血行气之功耳。川芎行散走窜力强，能通周身之气血，直达宫中，"下调经水"为妇科活血调经之要药。故凡瘀血内阻，或气滞血瘀之经闭、痛经、月经不调，皆可用之。本品虽可治多种头痛，但因其辛散温通，性善上行，故阴虚火旺之头痛应慎用。多汗、热盛及无瘀之出血证和孕妇忌用。

谭同来《常用中药配对与禁忌》：川芎，辛温香窜，能升能散，能降能泄，主入肝经，偏于升散，走而不守，可上行巅顶，下达血海，外彻皮毛，旁通四肢，有较强的活血行气，散风止痛之功，为治头痛之要药。亦治风湿痹痛、半身不遂等。本品既能活血，又能行气，为血中气药；能下调经水，为妇科要药。

黄和《中药重剂证治录》：川芎，辛温，归肝、胆、心包经。通、散之剂，为血中气药，善于推动气血流动，能升能降，能行能散，有活血行气、祛风止痛之功效。活血化瘀，行气开郁，祛风燥湿，通经止痛，可上行头目，下行血海，旁达四肢，通透内外，治一切风、气、血、劳伤，调诸脉，破癥结，开脑窍。其功主十二：活血逐瘀，开郁行气，祛风，燥湿行水，通经，通痹，解痉止痛，疗伤愈疡，散癥结，助升阳气，开窍，引经。

现代药理研究

川芎含挥发油、生物碱（如川芎嗪）、酚性物质（如阿魏酸）等，具有强心，加快心率，扩张冠脉，增加冠脉血流量，抗心肌缺血，降低冠脉和脑血管阻力，增加心搏出量，增加脑血流量，减轻脑水肿，提高学习记忆功能，改善微循环，降低外周血管阻力，降血压，抑制血小板聚集，降低血浆黏度，改变血液流变性，抗血栓，纠正糖尿病血管功能改变，解痉，镇痛，促进吞噬细胞吞噬功能，增加免疫，抗过敏，增加肾血流量，减轻肾组织病变，改善肾功能，利尿，清除氧自由基，调整血栓素 A_2 和前列环素平衡，抗维生素 E 不足，抗辐射，抗肿瘤，抗菌，抗病毒等作用。

性能归纳

川芎，味辛，性温，归心、肝经，无毒，为伞形科草本植物川芎的根茎，味香气薄，为行、散之剂。升、降、浮、沉，动、燥、峻、泄，走而不守，入血分，亦入气分，阳也，走上、下，达内、外，行表、里之性能。活血行气，祛风止痛。

性能应用

川芎，辛温香窜，既能活血化瘀，又能止痛，可用于多种瘀血所致的痛证，如痛经、产后瘀滞腹痛，心脉瘀阻之胸痹心痛，跌打伤痛等。本品活血化瘀又兼行气解郁，为"血中气药"，故对血瘀兼气滞的疼痛颇为适宜，临床亦多将川芎与行气药配伍使用。川芎活血，还善"下行血海"，可"调经水"，故又为妇科活血调经之要药，对多种妇科瘀血证均为常用之品。近年以川芎及以川芎为主的复方治疗冠心病、心绞痛的报道颇多，疗效亦较好。川芎的行气作用对肝郁气滞之胁肋疼痛者亦可使用，并常与行气解郁之品配伍，如柴胡疏肝散。

川芎味辛，秉性行散，祛风止痛，可上行头目用治头痛。历代均以本品为止头痛之要药，对于风寒头痛、风热头痛、风湿头痛，川芎可发挥祛风与止痛的双重作用。对瘀血性头痛，亦有既活血又止痛的双重功效。对于其他类型的头痛，如寒邪头痛、痰湿头痛、火郁头痛、鼻渊头痛等均可使用，以发挥其擅长止头痛之特点，但须与针对病因的药物配伍，以标本兼治。此外，川芎尚有燥湿之作用，李时珍每于治湿泻方中加入川芎，《奇效良方》有芎术汤，《证治准绳》有湿郁汤，均以燥湿行气之品与川芎配伍，治湿阻中焦证。对于风湿痹痛者，本品又能发挥祛风、燥湿、活血、止痛等多种作用，故临床多常用。

个人体会

川芎，味薄气雄，辛温香窜，性最流通，为行、散之剂。可上达巅顶，下行血海，旁达肌腠，外彻皮毛，内透脏腑，通达四肢，能升能降，能行能散，走而不守，入血分，亦入气分。能行血中之气滞，散气中之血凝，为血中之气药，亦为气中之血药。故能通达气血，流通经脉，使气血通畅。《经》曰"通则不痛，痛则不通"，为行散止痛之要药矣。

川芎，气香味薄，能引清轻之气上升，可散头面之风邪，行血散风，祛血中之风，《经》曰"治风先治血，血行风自灭"，故入厥阴肝木，止头风、头痛、偏头痛，以风寒血滞头痛为宜。《别录》曰："除脑中冷动，面上游风去来。"《本草衍义》谓："头面游风不可缺也，然须用他药佐之。"《和剂局方》之川芎茶调散佐荆、防，即此意也。又可加引经药止余经之头痛，或风寒、风热、风湿、痰浊、血瘀、气郁之头痛，及浮热上冲头脑之脑充血头痛。李东垣有"头痛必用川芎"之说，故为治诸头痛之要药也。本品辛散温通，祛风散血，通达经络，又能散寒燥湿。止由风寒湿邪所致的筋脉挛急，四肢关节、周身痹痛，半身不遂之症。又能入肝经，下血海，行气散血，通经止痛，治气郁血滞之胁肋腹痛、癥瘕疝痛。又调经脉，止痛经，止产后恶露不行之腹痛。亦治血痢通而痛不止之阴亏气郁之腹痛，及跌打伤痛，痈疽肿痛。皆行散通达之功，《和剂局方》之四物汤中用川芎，亦谓此意也。

川芎，味薄气雄，辛温走窜，行气散血，通经络，行血中之气滞，散气中之血凝，为血中气药，入心经，开郁闭，治心血瘀阻之胸痹心痛。具有强心，加快心率，扩张冠脉，增加冠脉血流量，抗心肌缺血，降低冠脉血管阻力，增加心搏出量之功效。临床报道，取川芎、红花各等份，制成片剂口服，对冠心病、心绞痛有效，部分病例的心电图显示好转，治气滞血瘀之胸痹心痛为临床多用。

总之：川芎辛温，香窜善走，性最流通，通经络，散滞郁，行散通达，无处不至，为行、散之剂。虽为活血化瘀之药，但其化瘀之力不足，行散乏力有余，行血中之气滞，散气中之血凝，行气、散血、祛风、止痛，为行散止痛之要药。通过行散，使气郁开，血凝散，风邪去，经脉畅通，"通而不痛"，故治气血郁瘀不散之诸痛症。实为行散之药，非化瘀之品也。在配伍组方中，川芎虽可君可臣，可为佐使，但以其性能功用，多为辅佐之用为妥，故多为佐使之药，佐使他药贯通上下，透达内外，亦解他药之滞腻。本品性温香烈气走窜，宜走散真气，须备补气血之药佐之，不可单用。阴虚火旺，多汗、热盛及无瘀之出血证慎用，孕妇忌服。

郁　金

古今理性录

缪希雍《本草经疏》：郁金本入血分之气药，其治以上诸血证者，正谓血之上行，皆属于内热火炎。此药能降气，气降即是火降，而其性又入血分，故能降下火气，则血不妄行。

倪朱谟《本草汇言》：郁金，清气化痰，散瘀血之药也。其性轻扬，能散郁滞，顺逆气，上达高巅，善行下焦，心肺肝胃气血火痰郁遏不行者最验，故治胸胃膈痛，两胁胀满，肚腹攻疼，饮食不思等。又治经脉逆行，吐血衄血，唾血血腥。此药能降气，气降则火降，而痰与血，亦各循其所安之处而归原矣。前人未达此理，乃谓止血生肌，错谬甚矣。

李中梓《本草征要》：郁金，解郁行气，止痛活血，凉心通肺，宽胸舒胁。能开肺金之郁，故名郁金。丹溪又谓，古人用治郁遏不能升者，恐命名因此。由产地不同，尚可区分其功效。广产者色黄，善行气而有功肺部。川产者色紫，能入营而长于活血。

张介宾《景岳全书》：善下气，破恶血，去血积，止吐血衄血、血淋尿血，及失心癫狂蛊毒。单用治妇人冷气血积、结聚气滞、心腹疼痛，及产后败血冲心欲死。

陈士铎《本草新编》：郁金，血家要药。又能开郁通滞气，故治郁需之，然而终不可轻用也。因其气味寒凉，有损胃中生气，郁未必开，而胃气先弱，殊失养生之道矣。至于破血、禁血、止血，亦一时权宜之用，病去即已，而不可持之为家常日用也。或问郁金解郁，自然不宜多用，但入补剂之内，不知可常服乎？夫郁金解郁，全恃补剂，无补剂则郁不能开，多补剂则郁且始闭。故郁金可暂用于补之中，而不可久用于补之内。或问郁金为血家要药，而朱丹溪又有治血则误之语，何也？夫郁金乃入血分之气药，其治诸血证，正因血之上行，皆属于内热火炎。郁金能降气，而火自降矣，况性又入血分，故能降下火气，则血自安经而不妄动也。丹溪之论，唯真正阴虚火动，以致呕血、咯血，非关气分之拂逆者，则宜忌之耳。

张璐《本经逢原》：郁金辛香不烈，先升后降，入心及包络。治吐血衄血，唾血血腥，破恶血血淋尿血，妇人经脉逆行，产后败血冲心，及宿血心痛。今世误以为诸血圣药，病者不惜重费，医者藉为射利，咸以姜黄代充，为害非浅。凡属阴虚失血，及阴火迫血上逆，咸为切禁。

黄宫绣《本草求真》：郁金，辛苦而平，诸书论断不一，有言此属纯阴，其论所治皆属破气下血之说。有言性温不寒，其论所治则有疗寒除冷之谓。究之体轻气窜，其气先上行而微下达。凡有宿血凝积及有恶血不堪之物，先于上处而行其气，若使其邪、其气、其痰、其血在于膈上而难消者，须审宜温宜凉，同于他味，兼为调治之。俟其辛气既散，苦气下行，即为疏泄而无郁滞难留之弊矣。书云此药纯阴而寒者，因性主下而言也。有云是药性温者，因气味辛香主上而言也。各有论说不同，以致理难画一耳，因为辨论正之。

陈念祖《神农本草经读》：郁金，气味苦寒者，谓气寒而善降，味苦而善泄也。其云血积者，血不行则为积，积不去则为恶血，血逆于上，从口鼻而出，则为衄血吐血，血走于下，从便溺而出，有痛为血淋，无痛为尿血，即金疮之瘀血不去，则血水不断，不能生肌，此物所以统主之者，以其病源皆由于积血，特取其大有破恶血之功也。盖血以气为主，又标之曰下气者，以苦寒大泄其气，即所以大破其血，视他药更进一步。若经水不调，因实而闭者，不妨以此决之，若因虚而闭者，是其寇仇。且病起于郁者，即《黄帝内经》所谓二阳之病发心脾，大有深旨，若错认此药为解郁而频用之，十不救一。至于怀孕，最忌攻破，此药更不可沾唇。即在产后，非热结停瘀者，亦不可轻用。若外邪不净者，以此擅攻其内，则邪气乘虚而内陷。若气血两虚者，以此重虚其虚，则气血无根而暴脱。此女科习用郁金之害人也。

秦伯未《谦斋医学讲稿》：辛、苦、寒，入心、肝、胃三经，常用于肝病气滞，胸胁满闷胀痛。亦为气中血药，理气之外有散瘀作用，故气血郁结用之最宜。一般用广郁金，另有川郁金，祛瘀之力较强。

胡爱萍《病证通用中药》：郁金，辛苦而寒，辛能行散，苦能降泄，性寒清热，主入肝经，既能走肝经血分而活血止痛，又能入肝经气分而疏肝解郁，气行则血行，气滞则血瘀。郁金既能消无形之气滞胀痛，又可除有形之血瘀刺痛，为血分之气药，故为治疗气滞血瘀痛证之佳品。且尤宜于肝郁气滞之胸胁刺痛，及气滞血瘀之痛经。同时取其降泄清热之功，亦可用治气火上逆之妇女倒经。又能清肝胆湿热而利胆退黄，主治湿热黄疸。因其善能活血化瘀，故湿热黄疸兼瘀血阻滞者用之最宜。

谭同来《常用中药配对与禁忌》：郁金，辛、苦、寒，气味芳香，苦寒清降，辛香开泄，善凉血清心，行气解郁，祛瘀止痛，利胆退黄。有舒肝解郁，宣散郁结之功效。

胡心藻《中药类比歌诀》：郁金，辛苦而凉，清扬善窜，上达高巅，下行下焦。既能活血散瘀以止痛，又能舒肝行气以解郁，有"血分中之气药"之称。其行气力强，偏治胸胁痛，以气血瘀滞有热者用之良。兼能清心开窍，清血凉血，利胆退黄，故善治温热病，浊邪蒙蔽清窍，胸脘痞闷，神志不清，痰气壅阻，闭塞心窍之癫痫狂证。肝郁化热，迫血妄行之吐衄、尿血、倒经及黄疸、胆石症。

黄和《中药重剂证治录》：郁金，辛苦微寒，归肝、心、肺、胆经。通、散之剂，有行气活血止痛，清心解郁，利胆退黄，凉血止血之功效。其体轻气窜，两入气血，入血为主，上行下达，善通善宣，长于治郁遏不散者。其功用主十：行气开郁，活血逐瘀，化痰，除湿，止痛，通经，清热散结，愈疡，开窍醒脑，宁心安神。

现代药理研究

郁金含挥发油，其主要成分有桉叶素、松油烯、姜黄酮等。另含姜黄素，有减轻高脂血症的作用；可促进胆汁分泌和排泄，抑制胆囊中多种微生物，有利胆作用；能保护肝细胞，促进肝细胞再生，纠正肝细胞脂肪变性，抑制肝细胞纤维化，对抗肝脏病毒性病变而有保肝作用；能扩张肠系膜微血管和动静脉，增加胃酸分泌及十二指肠液分泌；对子宫有明显的兴奋作用，对多种皮肤真菌有抑制作用。能抗动脉粥样硬化，抗心律失常，增加冠脉血流量，降低心肌耗氧量，降血压，降低血液黏滞度，改善血液流变特性，抑制血小板聚集，降低红细胞聚集，降低血浆纤维蛋白含量，抑制细胞和体液免疫，抗炎，抗过敏，保护胃黏膜，抗溃疡，利胆护肝，抗自由基损伤，抗脂质过氧化，抗溶血，镇痛，镇静，催眠，利水，抗早孕，抗诱变，抗肿瘤等作用。

性能应用

郁金，味辛、苦，性寒，归肝、胆、心经，无毒，为姜科草本植物温郁金、姜黄、广西莪术或蓬莪术的根块。气香性轻扬，为清、降、通、散之剂。升降而沉，以降为主，峻、动、润、泄，走而不守，入气分，亦入血分，阴也，阳也，走上下，达内入里之性能。活血止痛，行气解郁，清心凉血，利胆退黄。

性能应用

郁金，辛能行散，既能活血止痛，又能行气解郁，故《本草经疏》称其为"血分之气药"，常用于气滞血瘀所致的胸腹或胁肋疼痛及痛经、经闭等。常与木香同用，偏气郁者倍木香，偏血郁者倍郁金，即《医宗金鉴》之颠倒木金散。气血郁滞之痛经，可与疏肝活血止痛之药配伍，如《傅青主女科》宣郁通经汤。

郁金，辛散苦泄，能清心凉血以开窍。临床常与清心除湿，化瘀开窍之药配伍，治疗湿温病湿浊蒙蔽清窍所致的神志不清，如《温病全书》之菖蒲郁金汤。对痰阻心窍所致的癫痫者，可配白矾以加强化痰开窍之功，如白金丸。

郁金，性寒，入肝经，能清肝利胆退黄。可以清利湿热，与利湿退黄之药物同用治疗湿热黄疸。若为湿热煎熬成石之胆结石症，则又可与利胆排石之药合用，治疗胆结石，可增强排石止痛之效。

郁金入肝经血分，凉血，又味苦辛能降泄顺气，可因凉血降气而达止血之功效，用于血热妄行之吐血、衄血，及妇女倒经等，多与凉血止血药配伍使用。

个人体会

郁金能开肺金之郁，又治郁遏不行之证，恐命名由此，故称郁金。郁遏者，指郁滞不得发越所致的病证。《素问》有木、火、金、土、水五气之郁，《丹溪心法》有气、血、湿、火、痰、食六郁之称；《景岳全书》提出情志之郁，包括怒、思、忧、悲、恐、惊等；《赤水玄珠》有五脏本气之郁，如肝、心、肺、脾、肾、胆等郁，其中以肝气郁结最为常见。亦常随病机的改变，可出现阳气郁而化热之郁火证，与火郁阻遏阳气之郁火恶寒证，及气、血、痰郁结之血郁、气郁、郁痰、郁冒、郁厥等。《类证治裁》曰："郁厥亦血厥，平居无疾，忽默默不知，目闭口噤，恶闻人声，移时方寤，由热升风动，郁冒而厥，妇人多有之。"似癔病、癫痫，多由精神刺激，情志不舒，气机郁结所导致的气郁血滞、痰郁郁冒等一系列病证。临床以实证为多，如肝郁气滞、痰气郁结、气郁化火，以及郁冒血厥之证，以行气活血，疏肝解郁，清肝泻火，清心行痰以治之。

郁金，味辛苦性寒，辛行散，苦降泄，性寒清热，入心肝经气分，亦入心肝经血分，为血中气药，亦为气中血药。开郁滞，顺逆气，上达巅顶，善行下焦，先升后降。此药降气，气降则火降，气降则痰与血亦各循其所安之处而归原。故能消无形之气滞胀满，散有形之血郁刺痛，清蒙蔽清窍之湿浊痰壅，降情志抑郁之郁火内热，治气、血、痰、火郁遏不行之证。主要功能为疏肝解郁，治肝郁气滞之胸胁脘腹，胀满攻痛，宿血心痛，及血热妄行之吐衄倒经，产后恶血攻心。亦治肝郁病因气血郁滞之胁痛黄疸、胆道结石，皆降气开郁之功也。本品又能疏散膈上滞郁之气血，清泄蒙蔽清窍之痰浊积壅，清心解郁，醒脑开窍，疗湿浊蒙蔽清窍之神志不清，精神萎靡，及痰气壅阻，闭塞心窍之精神抑郁、癔病癫狂。心为阳中之阳，病起于郁者，应清心解郁，行痰开窍，即《黄帝内经》所谓"二阳之病发心脾"，大有深旨矣。

总之：郁金解郁，以清、降、通、散为特点，有行气、散血、开窍之功能，疏肝解郁，行气止痛，清心解郁，行痰开窍；能疏肝利胆，治黄疸、胆结石；借降下之功，而止上逆之血。多为佐使之剂，常须配伍相应药物以增疗效。本品苦寒降泄，行气破血，能泄真气，亦能损胃中生气，即便用于解郁，亦不宜多用、频用。阴虚火旺者慎用，孕妇忌用。

姜　黄

古今理性录

朱震亨《本草衍义补遗》：东垣云：味苦甘辛，大寒无毒。治癥瘕血块、痈肿，通月经，消肿毒。其主治功力烈于郁金，又治气为最。

李时珍《本草纲目》：姜黄、郁金、术药三物，形状功用皆相近。但郁金入心治血，而姜黄入脾，兼治气；术药则入肝，兼治气中之血，为不同尔。古方五痹汤用片子姜黄，治风寒湿气手臂痛。戴原礼《要诀》云：片子姜黄能入手臂治痛，其兼理血中之气可知。

缪希雍《本草经疏》：姜黄得火气多，金气少，故其味苦胜辛劣，辛香燥烈，性不应寒，宜其无毒。阳中阴也，降也，入足太阴，亦入足厥阴经。苦能泄热，辛能散结，故主心腹结积之属血分者。兼能治气，故又云下气。总其辛苦之力，破血，除风热，消痈肿，其能事也。《日华子》谓其能治癥瘕血块，又通月经，及扑损瘀血。苏颂谓其祛邪辟恶，治气胀及产后败血攻心。方书用以同肉桂、枳壳，治右胁痛、臂痛有效。戴元礼云：能入手臂治痛何？莫非下气破血，辛走苦泄之功欤？察其气味治疗，乃介乎京三棱、郁金之药也。

张介宾《景岳全书》：味苦辛，性热。善下气破血，除心腹气结气胀，冷气食积腹痛，亦治癥瘕血块，通月经，产后败血攻心，及扑损瘀血，祛邪辟恶，散风热，消痈肿。功与郁金稍同，而气味则尤烈。

刘若金《本草述》：姜黄，试阅方书诸证之主治，如气证、痞证、胀满、喘、噎、胃脘痛、腹胁肩背及臂痛、痹、疝，虽所投有多寡，然何莫非以气为其所治之的，未有专为治血而用兹味，如《本草》所说也。且此味亦不等于破决诸剂，此味能致血化者，较与他血药有原委，不察于是，而漫谓其破血，讵知姜黄不任受"破"之一字也。

黄宫绣《本草求真》：姜黄，味辛而苦，气温色黄，既治气中之血，复兼血中之气耳。陈藏器曰：此药辛少苦多。性气过于郁金，破血立通，下气最速。凡一切结气积气，癥瘕瘀血，血闭痈疽，并皆有效，以其气血兼理耳。若血虚腹痛臂痛，而非瘀血凝滞者，用之反剧。

赵其光《本草求原》：姜黄，益火生气，辛温达火化气，气生化则津液行于三阴三阳；清者注于肺，浊者注于经、溜于海，而血自行，是理气散结而兼泄血也。

张山雷《本草正义》：姜黄始见《唐本草》，称其辛苦大寒，藏器已辨其非，谓辛少苦多，性热不冷，则《唐本》寒字，盖亦传写之误。石顽谓有二种。按：今市肆姜黄，确有二种，名片姜黄者，形似干姜，色不黄，质亦不坚，治风寒湿者即此。又一种坚实光亮，其色深黄。《唐本》谓治心腹结积，疰忤，下气破血，盖辛能散，温能通，故可破结辟恶，消瘀下气，是物功用，即在此数者之中。则正以入血泄散，故痈疡之坚肿可消，疡科普通敷药之如意金黄散用之，即是此意。故非疏风清热之作用，而乃竟以为除风热，宜乎有辛苦大寒之误矣。

胡爱萍《病证通用中药》：姜黄，辛苦而温，辛能祛风，苦能燥湿，温能散寒。既可入血分，又可入气分；既能祛散风寒湿邪，又能行气活血而通经止痛，且尤长于通行肢臂而除痹痛，故为"治风痹臂痛"之要药。主用于风湿痹痛，肩关节疼痛。

胡心藻《中药类比歌诀》：姜黄，辛苦而温，辛温相合，能外散风寒，内行气血；苦温相合，能外胜寒湿，内破瘀血，长于活血止痛。既能破血行气，调理冲任，治气滞血瘀所致的经行涩少、腹痛、胎漏经闭，又祛风除痹，横行肢臂，通利经脉，治寒凝血滞、经络不通所致的疼痛为宜。又舒肝行气，活血利胆，通经祛瘀，理伤止痛，偏于活血，为治气滞血瘀疼痛之常用药。

谭同来《常用中药配对与禁忌》：姜黄，辛温且苦，外能通利筋脉，散风寒湿邪；内可通利血脉，畅血中之气，破血中瘀滞，通经止痛。尤长于行肢臂而除痹痛。

刘典功《中药指征相类鉴别应用》：姜黄，味辛苦，性温，归经肝、脾。本品既入血分，能活血化瘀，又入气分，能行气散滞，为破血行气之品。其力强，又横行手臂，通经止痛。无瘀血及身体虚弱者慎用，月经过多者及孕妇忌用。

现代药理研究

本品含挥发油及姜黄素，对实验性高脂血症有明显的降低作用。姜黄素能增加心肌血流量，增加纤维酶活性，抑制血小板聚集。有利胆作用，能增加胆汁的生成和分泌，并增加胆囊的收缩。姜黄素及其衍生物具有与考的松相近似的抗炎作用，并对多种皮肤真菌有抑制作用。对子宫有兴奋作用。

性能归纳

姜黄，味辛、苦，性温，归肝、脾经，无毒，为姜科草本植物姜黄的根茎，色黄质坚，为行、散之剂。降而不升、浮、燥、烈、动、泄，走而不守，入气分，亦入血分，阳也，行上、下，达内、外，入里走表之性能。活血行气，通经止痛。

性能应用

姜黄，辛散温通，味苦降泄，入血分，亦入气分，能活血行气止痛，可使气滞血瘀之闭塞通畅，可用于气滞血瘀的胸、腹、胁痛，经闭，产后腹痛，及跌打损伤等。其主治与郁金相似，唯药性偏温，活血行气之力烈于郁金。临床可随症配伍活血行气止痛药，或通脉疗伤药，如《圣济总录》之姜黄散主治心腹痛，及《丹溪心法》之推气散主治经闭或产后瘀阻腹痛，又有《伤科方书》之姜黄汤主治跌打损伤，皆以姜黄为伍，组方而成。

姜黄辛温而兼苦，能通经活络止痛，长于行肩臂而除痹痛，用于风湿肩臂痹痛。临床多与祛风除湿止痛药配伍，如《赤水玄珠》之姜黄散，多与羌活等药同用。

个人体会

姜黄、郁金、蓬莪术均以姜科多年生草本植物之根茎入药，其植物科属形态、采集加工、成品功用皆相近似，故《本草纲目》曰："姜黄、郁金、术药三物，形态功用相近。但郁金入心治血，姜黄入脾，兼治气；术药则入肝，兼治气中之血，为不同尔。"姜黄色黄，又名黄丝郁金，可代充郁金而气尤烈。近代浙江温州地区种植之郁金，经采集洗净煮熟晒干入药，为温郁金；取其老头（陈年宿根）洗净切片生晒入药，为片姜黄；取新头芽子（当年新茎）洗净煮熟晒干入药，为温莪术。可唯一种植物经取材加工不同，可加工成三种常用药，片姜黄亦多为此。《本草纲目》云："片子姜黄，能入手臂止痛，其兼理血中之气可知。"《本草正义》亦谓："今市肆姜黄，确有二种，名片姜黄者，形似干姜，色不黄，质亦不坚，治风寒湿者即此。又一种坚实光亮，其色深黄。《唐本》谓治心腹结积，疰忤，下气破血。"此谓两种姜黄之别也。

姜黄色黄气香，味辛、苦，性寒。辛散苦降温通，归肝、脾经，入气分，亦入血分。既治气中之血也，复兼血中之气。《本草经疏》曰："兼能治气，故又云下气。总其辛苦之力，破血，除风热，消痈肿，其能事也。"凡一切气滞血瘀之胸腹胁痛、血闭癥瘕、跌打、痈疽，及肩臂痹痛，皆取其理气散结，散气中之血，气血兼理，通络止痛之功用也。李东垣云："味苦甘辛，大寒无毒。治癥瘕血块、痈肿，通月经，消肿毒。其主治功用烈于郁金，又治气为最。"外科常用之"如意金黄散"可散坚肿，即此意也。

片子姜黄乃用郁金药，老头切片生晒入药，质疏香散，体轻上行，先升后降，横行肢臂，偏于治疗风湿肩臂痹痛。亦取其行气中之血滞，通络止痛之功，非取疏风胜湿之用也。《本草纲目》曰："古方五痹汤片子姜黄，治风寒湿气手臂痛。戴原礼《要诀》云：片子姜黄能入手臂治痛，其兼理血中之气可知。"

总之：姜黄辛苦而寒，行散降下之药，行气活血而止痛，可使气滞血瘀诸闭塞畅通，用治气血滞瘀之胸腹胁痛、经闭、产后腹痛、跌打、痈疽肿痛，及肩臂痹痛。为行气活血之药，非破血逐瘀之品。《本草述》曰："此味能致血化者，较与他血药有原委，不察于是，而漫谓其破血，讵知姜黄不任受'破'之一字也。"香燥行散之剂，易伤真气，身体虚弱及血虚腹痛臂痛非气血凝滞者慎用，月经过多及孕妇忌用。

莪　术

古今理性录

苏颂《本草图经》：蓬莪茂，古方不见用者，今医家治积聚诸气，为最要之药。与荆三棱同用之良，妇人药中亦多使。

王好古《汤液本草》：蓬莪茂色黑，破气中之血，虽为泄剂，亦能益气，故孙用和治气短不能接续，所以大小七香丸，集香丸散及汤内多用此也。此短字乃是胃中为积所壅，舒气不长，似不能接续，非中气虚短不能接续也。若不足之短而用此，宁不杀人。

李时珍《本草纲目》：王执中《资生经》云：执中久患心脾疼，服醒脾药反胀。用耆域所载蓬莪术面裹炮熟研末，以水与酒醋煎服，立愈。盖此药能破气中之血也。

杜文燮《药鉴》：气温，味苦辛，无毒。主心膈腹痛，饮食不消。除霍乱冷气，止呕吐酸水。又破痃癖，及妇人血气，男子奔豚。黑者属血，故其色黑者，破气中之血。大都苦能泄实，辛能散积，此棱、术二剂，气味皆苦辛，用之者，中病即已，不可过服，以损真元。若用于破气药中，必须用补气药为主；用于破血药中，必须用补血药为主；用于消食药中，必须用补脾药为主。此其大法也。

李中梓《雷公炮制药性解》：莪术与三棱相似，故经络亦同，但气中血药为小异耳。性亦猛厉，但能开气，不能益气，虚人禁之。乃《大全》谓气短不能续者亦宜用之，过矣。即大小七香丸、集香丸，都用以理气，岂用以补气乎。欲其先入血则醋炒，欲其先入气则火炮。

张介宾《景岳全书》：味苦辛，气温，有小毒，走肝经，善破气中之血。通月经，消瘀血，疗跌仆损伤，血滞作痛。在中焦攻饮食气滞不消，胃寒吐酸臌胀；在下焦攻奔豚痃癖，冷气积聚，气肿水肿。制宜或酒或醋炒用，或入灰火中煨熟捣切亦可。但其性刚气峻，非有坚顽之积不宜用。

汪昂《本草备要》：莪术香烈，行气通窍，同三棱同治积聚诸气良。按：五积：心积曰伏梁，起脐上，至心下；肝积曰肥气，在左胁；肺积曰息贲，在右胁；脾积曰痞气，在胃脘右侧；肾积曰奔豚，在小腹上至心下。治之不宜专用下药，恐损真气，宜于破血行气药中，加补脾胃药。气旺方能磨积，正旺则邪自消也。经曰：大积大聚，其可犯也。衰其大半而止，过者死。

张锡纯《医学衷中参西录》：为化瘀血之要药。以治男子痃癖、女子癥瘕、月闭不通，性非猛烈而建功甚速。其行气之力，又能治心腹疼痛、胁下胀痛，一切血凝气滞之证。若与参、术、芪诸药并用，大能开胃进食，调血和血。若细核二药之区别，化血之力三棱优于莪术，理气之力莪术优于三棱。

胡爱萍《病证通用中药》：莪术，辛苦而温，归肝、脾二经，既能行散滞气，又能破除瘀血，并能消食化积而止痛，适用于食积不化之脘腹胀痛。因本品性烈力猛，对脾虚食积之脘腹胀痛，则不易单用，必须与补气健脾药配伍，以消中有补，防止损伤正气。本品辛散苦泄，温通，既入血分，又入气分，破血散瘀，消癥化积，行气止痛，可用于多种肿瘤，尤其以妇科肿瘤用之更多。破血之品，不宜过服。体虚无积、孕妇及月经过多者忌服。

胡心藻《中药类比歌诀》：莪术，苦温，性善走散，走而不守，主入气分，兼入血分，破气止痛之力大，行气破血，消瘀散积之功优。破气中之血。

刘典功《中药指征相类鉴别应用》：莪术苦辛，辛散温通。入肝脾经，破血行气，消积止痛。能化结消食，通瘀活血。疗癥瘕积聚、痞块肿硬、血瘀经闭、食积脘腹痛，还能消肿止痛，治跌打损伤、瘀血肿痛。莪术偏入气分，行气消积力强。

黄和《中药重剂证治录》：莪术，辛苦温，归肝、脾经，通、散之剂，有破血行气，消积止痛之功。辛散苦泄，温通行滞，两入气血，其性刚烈，善克消，长于破血行气，消积散滞。其功有七：逐瘀、行气、消积、散结、止痛、愈疡、通经。

现代药理研究

本品含挥发油，其中莪术根茎挥发油主要成分为倍半萜类。郁金根茎的挥发油含姜黄三酮、四甲基吡嗪等。莪术油可直接兴奋胃肠道平滑肌，对各种溃疡均有非常明显的治疗作用。莪术水提液可显著抑制血小板聚集，对体内血栓形成有明显的抑制作用。可促进微动脉血流恢复，完全阻止微动脉收缩，明显促进局部微循环恢复。莪术挥发油对多种癌细胞有直接的破坏作用，并可能通过免疫系统，使宿主特异性免疫增强而获得明显的免疫保护效应。本品具有抗肿瘤，抗菌，抗病毒，抗炎，增强免疫，促进吞噬细胞吞噬功能，升高白细胞，抗溃疡，促进胃黏膜修复，抗血栓，抑制血小板聚集，改善微循环障碍，增加动脉血流量，保肝，减少尿蛋白排出，改善肾功能，抗盆腔粘连，抗银屑病，抗早孕等作用。

性能归纳

莪术，味辛、苦，性温。归肝、脾经，无毒，为姜科植物蓬莪术、广西莪术或温郁金的根茎，色黑味香，为通、行、破、散之剂。无升、降、浮、沉之偏，峻、猛、动、泄，走而不守，入气分，亦入血分，阴中有阳，走上、下，达内、外，行表、里之性能。行气止痛，破血行瘀。

性能应用

莪术，味辛、苦，性温，辛散苦泄温通。既能破血行瘀，又能行气止痛，常用于血瘀或血瘀气滞所致的癥瘕积聚、经闭，以及心腹瘀痛。多与三棱相须为用，治癥瘕积聚。《本草图经》称其："治积聚诸气，为最要之药。"现代临床常用本品配方治肝脾肿大、肝硬化，并根据病程的新久、瘀血的轻重，及体质的强弱，配伍逐瘀软坚、补气益血药治疗。莪术既可行气止痛，又能消食积，多用于食积气滞较重者。常配伍行气导滞之品，治气滞食积之脘腹胀痛、消化不良，如《儒门事亲》之木香槟榔丸。

个人体会

莪术，辛能散积，苦能泄实，性温行散，归肝、脾经，入气分，亦入血分，但偏入气分，善破气分之积聚，兼血凝，为气分中之血药，故苏颂在《本草图经》中曰："医家治积聚诸气，为最要之药。妇人药中亦多使。"气分中积聚为病者：有食积脘腹之饮食不消，痞块结积；有肝郁气滞，聚积不散之奔豚、疝瘕、肝脾肿大。《本草纲目》曰："久患心脾痛，服醒脾药反胀，用耆域所载蓬莪术面裹炮熟研末，以水与酒醋煎服，立愈。盖此药能破气中之血也。"气分中血凝为病者：有气滞血瘀，滞瘀不通之月闭不行，癥瘕肿瘤。《景岳全书》谓："破气中血滞，通月经，消瘀血血滞之痛。"

莪术，辛香峻烈，散气分之积聚，破血分之凝滞，散伏梁，破息贲，行肥气，消痞气，息奔豚，专散气血积滞为病。性刚峻猛，恐损真元，非有坚顽之积不宜用。即便用时，须与补脾益气药配伍为妥，以消中有补，大能开胃进食，调和气血，气旺方能磨积，血旺积聚自消。《经》曰："大积大聚，其可犯也，衰其大半而止，过者死。"体虚无积、孕妇、月经过多者忌服。

三 棱

古今理性录

王好古《汤液本草》：三棱，破血中之气，肝经血分药也。三棱、莪术治积块疮硬者，乃坚者削之也。

李时珍《本草纲目》：三棱能破气散结，故能治诸病，其功可近于香附而力峻，故难久服。

杜文燮《药鉴》：气平，味苦辛，阴中之阳。破积气，消胀满，通月水，下瘀血。治老癖癥瘕结块，妇人血脉不调，心腹刺痛。白者属气，故其色白者，破血中之气。醋煮为良，畏牙硝。孕妇勿用。

李中梓《雷公炮制药性解》：主行气行血，多年癥瘕如石能消为水。按：三棱为血中气药，脾裹血，肺主气，宜并入焉。盖血随气行，气聚则血不流，故生癥癖之患，非三棱不治。然有斩关之势，虚人忌之。

张介宾《景岳全书》：善破积气，逐瘀血，消饮食胀满、气滞腹痛，除痃癖癥瘕、积聚结块，通月水，亦堕胎及产后恶血，扑损瘀血，并治疮肿坚硬。此与蓬莪术稍同，但蓬术峻而此则差缓耳。

汪昂《本草备要》：色白属金，皮黑肉白，入肺金血分，破血中之气，亦通肝经聚血，兼入脾经。散一切血瘀气结，疮硬食停，老块坚积。乃坚者削之，从血药则治血，从气药则治气，须辅以健脾补气药良。

张锡纯《医学衷中参西录》：若治陡然腹胁疼痛，由于气血凝滞者，可但用三棱、莪术，不必以补药佐之；若治瘀血积久过坚硬者，原非数剂所能愈，必以补药佐之，方能久服无弊。其补破之力皆可相敌，不但气血不受伤损，瘀血之化亦较速，盖人之气血壮旺，愈能驾驭药力以胜病也。

胡心藻《中药类比歌诀》：三棱，苦平降泄，主入血分，兼入气分，破血逐瘀力强。软坚散结，削除老块坚积之功力优，破血中之气。麸炒缓其烈性，更助消食化积；酒炒增强行气破血消癥之效；醋炒入肝，增强消瘀消积之功。

刘冠军《临证医方妙用》：三棱，苦泄入血，能散瘀血，破积聚，攻癥瘕，对脘腹走块，形态不一，软硬不等，痛或不痛，均有行气破血之功。因破血力强，应中病即止。

刘典功《中药指征相类鉴别应用》：三棱，味苦辛散温通，入肝、脾经，偏入血分，破血中之气而消散积块，具有破血行气，消积止痛之功。又能化结消食，通瘀活血，疗癥瘕积聚、痞块肿硬、血瘀经闭、食积脘痛。脾胃虚弱者及孕妇忌用。

黄和《中药重剂证治录》：三棱，苦甘平，归肝、脾经。通、散之剂，有破血气，消积止痛之功。辛散苦泄，通行削克，两入气血，能专于破血，行血中之气，其性峻猛。苦能泄而辛能散，甘能和而可入脾，血属阴而血有形，所以能治一切凝结、停滞、有形之坚积也。

现代药理研究

本品含挥发油，三棱煎剂能使离体小肠肠管收缩加强，紧张性升高，能使血栓形成时间明显延长，血栓长度缩短，抑制血小板聚集功能，明显延长血浆凝血酶原时间和白陶土部分凝血时间，能使优球蛋白溶解时间缩短。注射液能显著降低兔高黏度模型的全血黏度。具有抗凝、抗血栓、降低全血黏度、促进肠管收缩、升高白细胞、抗肿瘤、镇痛等作用。

性能归纳

三棱，味辛、苦，性平，归肝、脾经，无毒，为黑三棱科草本植物黑三棱的块茎，皮黑肉白，为通、行、破、散之剂。无升、降、沉、浮之偏，峻、猛、动、泄，走而不守，入血分，亦入气分，阴中有阳，走上下，达内外，行表里之性能。破血行瘀，行气止痛。

性能应用

三棱，性能、功用及归经，所治之病证，均与莪术基本相同。传统认为，虽然两者均长于破血祛瘀，但两者比较：三棱偏于破血，莪术偏于破气，故两药常相须配伍为用。

个人体会

三棱、莪术，二药在性能、功用、归经及所治病证，基本相同。又双入气血，治气血滞瘀之证。唯三棱偏入血分，为血中气药，治血中之气滞；莪术偏入气分，为气中之血药，治气中之血凝。气血者：人体脏腑功能活动的物质基础。气属阳，具有动、温、御、摄、气化等功能；血属阴，具有静、润、滋、养等作用。两者又具有相互依存、资生、为用等密切关系。《难经·二十二难》说："气主煦之，血主濡之。""气为血之帅，血为气之母。"故气能行血，生血，摄血；血能载气，为气之依附。气血为病，除温热病邪入卫分之气分证，及邪入营分之血分证外，还有杂证中的气分证和血分证。气分证包括气虚、气机失调。气机失调又有气滞、气逆、气陷、气闭、气脱；血分证包括血虚、血瘀、血出也。三棱、莪术行气破血，专治气血滞瘀之证。气滞者，气机滞郁不畅，多由情志内郁，或痰、湿、食、血阻滞气机，导致气机不畅或阻滞。气滞在局部可出现肿、胀、满、痛，甚至引起血瘀、水停，形成瘀血、痰饮等病理产物而致病，多以肿、胀、满为主要特点。血瘀者，血液循环迟缓不畅，多由气滞、气虚、痰阻、寒凝，或邪热煎熬导致血液凝滞，血行不畅，阻滞脏腑经络某一局部，可出现疼痛，痛有定处，甚则可形成癥瘕肿块，坚硬凝结，伴有面目黧黑、肌肤甲错、唇舌紫暗瘀斑等血液瘀滞征象，多以坚结、刺痛为主要特点。血瘀反过来又可加剧气机的阻滞，从而形成气血互滞，气滞导致血瘀者为气分中之血瘀证，血瘀导致气滞者为血分中之气滞证。莪术入气分，破气分中之血凝，偏用于食积脘腹之结积痞块；三棱入血分，散血分中之气滞，偏用于血行不畅，阻滞脏腑经络。凡气血瘀滞之五积、癥瘕、经闭、肿瘤等，偏于肿、胀、满、癖，可散可聚者宜用莪术；偏于坚结、刺痛，痛有定处者宜用三棱。气中之血，血中之气，气血互滞，其症错综复杂，两药常相须为用，方成全效。亦须辅以健脾补气药佐之，方能久服无弊，其补、破之力亦可相抵，气血不受伤损，瘀血之化亦速也。脾胃虚弱及孕妇忌用。

丹　参

古今理性录

陶弘景《名医别录》：丹参，时人服多眼赤，故性应热，今云微寒，恐为谬矣。

兰茂《滇南本草》：丹参，味微苦，性微寒。色赤属火，入心经。补心，生血，养心，定志，安神宁心，健忘怔忡，惊悸不寐，生新血，祛瘀血，安生胎，落死胎，一味可抵四物汤补血之功。

李时珍《本草纲目》：丹参，按《妇人明理论》云：四物汤治妇人病，不问产前产后，经水多少，皆可通用。唯一味丹参散主治与之相同，盖丹参能破宿血，补新血，安生胎，落死胎，止崩中带下，调经脉。其功大类当归、地黄、芎、芍药故也。

缪希雍《本草经疏》：丹参，《本经》味苦，微寒。陶云：性热，无毒。观其主心腹邪气，肠鸣幽幽如走水，寒热积聚，破癥除瘕，则似非寒药；止烦满，益气，及《别录》养血，去心腹痼疾，结气，腰脊强，脚痹，除风邪留热，久服利人，又决非热药，当是味苦平，微温。入手足少阴、足厥阴经。心虚邪气客之为烦满，结气久则成痼疾。肝虚则热甚风生。肝家气血凝滞，则为癥瘕，寒热积聚。肾虚而寒湿邪客之，则腰脊强，脚痹。入三经而除所苦，则上来诸证自除。苦能泄，温能散，故又主肠鸣幽幽如走水。久服利人，益气养血之验也。北方产者胜。

倪朱谟《本草汇言》：丹参，善治血分，去滞生新，调经顺脉之药也。主男妇吐衄、淋溺、崩漏之证，或冲任不和而胎动欠安，或产后失调而血室乖戾，或瘀血壅滞而百节攻痛，或经闭不通而少腹作痛，或肝脾郁结而寒热无时，或癥瘕积聚而胀闷痞塞，或疝气攻冲而止作无常，或脚膝痹痿而痛重难履，或心腹留气而肠鸣幽幽，或血脉外障而两目痛赤，故《明理论》以丹参一物，而有四物之功。补血生血，功过归、地，调血敛血，力堪芍药，逐血生新，唯倍芎䓖，妇人诸病，不论胎前产后，皆可常用。

陈士铎《本草新编》：丹参，专调经脉，理筋骨酸痛，生新血，去恶血，落死胎，安生胎，破积聚癥坚，止血崩带下。脚痹软能健，眼赤肿可消。辟精魅鬼祟，养正祛邪，治肠鸣亦效。仅可佐使，非君臣之药，用之补则补，用之攻乃攻，药笼中所不可缺也。其功效全在胎产之前后，大约产前可多加，产后宜少用，自然成功多，而取败少也。虽然余誉丹参，一乃曰仅可佐使，再乃曰产后多用取败，非戒之辞乎。可用而用，非教人不可用而又用也。

汪昂《本草备要》：大抵妇人之病，首重调经，调经则百病散。除烦热，功兼四物，一味丹参散，功同四物汤，为妇科要药。丹参养神定志，通利血脉，实有神验。畏咸水，忌醋。

张璐《本经逢原》：丹参，《本经》治心腹邪气，肠鸣幽幽如走水等疾，皆瘀血内滞而化为水之候。止烦满益气者，瘀积去而烦满愈，正气复也。

黄宫绣《本草求真》：丹参专入心包经，兼入肝。味苦色赤，性平而降。书载能入心包络破瘀一语，已尽丹参功效矣。然有论其可以生新安胎，调经除烦，养神安志，及一切风痹、崩带、疝癖、目赤、疝痛、疮疥、肿痛等症。四物汤亦有产前产后不得妄用，愿医者勿拘死法可耳。总皆由其瘀去，以见病无不除，非真能以生新安胎，养神定志也。凡妊娠无故大便不实者，切忌。

王士雄、王孟英《重庆堂随笔》：丹参，降而行血，血热而滞者宜之，故为调经产后要药。设经早或无血经停，及血少不能养胎而胎不安，与产后血已畅行者，皆不可惑于功兼四物之说，并以其有参之名而滥用之。即使功同四物，则四物汤原治血分受病之药，并非补血之方，石顽先生已辨之矣。至补心之说，亦非如枸杞、龙眼，真能补心之虚者，以心藏神而主血，心火太动则神不安，丹参清血中之火，故能安神定志；神志安，则心得其益矣。凡温热之邪，传入营分者则用之，亦此义也。若邪在气分而误用，则反引邪入营，不可不慎。

张山雷《本草正义》：丹参，《本经》谓之微寒，陶弘景已疑其误，缪仲醇亦疑之，至张石顽乃改作微温。详审《本经》《别录》所载主治，石顽是也。心腹邪气，肠鸣幽幽，及心腹痼疾结气，皆清阳不宣，虚寒气滞之病，丹参通调血滞，温养气机，所以主之。寒热积聚癥瘕，又皆气凝血瘀之证，非温通气血，何能清散？止烦满者，气运血随，自可除烦泄满，况味之苦者，本以泄降为专责者乎？《别录》主腰脊强、脚痹，亦以温通气血，故能宣络蠲痹。除风邪留热者，则风乘于表，郁而为热，故以温和之气散之。且古人治风，多用温药，非如今时东南之地，风热之病宜于辛凉者可比也。丹参专入血分，其功在于活血行血，内之达脏腑而化瘀滞，故积聚消而癥瘕破；外之利关节而通脉络，则腰膝健而痹著行。详核古人主治，无一非宣通运行之效，而其所以能运行者，则必有温和之气，方能鼓荡之、振动之，所以主心腹邪气、肠鸣痼疾，其义已隐隐可见。然走窜有余，必非补养之品，即《本经》所谓益气，《别录》所谓养血，皆言其积滞既去，而正气自伸之意，亦以通为补耳。唯苦味泄降，故所主各病，皆有下行为顺之意，此则于行气行血之中，又必含有下达性质，而世俗以为补血之用，及以之止崩中带下，皆非古人真旨矣。

谭同来《常用中药配对与禁忌》：丹参，味苦，性微寒，主归心、心包、肝经。功擅活血祛瘀，而性较平和，能祛瘀生新而不伤正，故古今临床广泛用于瘀血所致的各种病证。又活血止痛，用于瘀血所致的多种疼痛病证。丹参微寒而润，苦能降泄，寒能清热，入心经而清心火，兼有养血之功，其作用既可清热凉血，又能活血祛瘀安神，可用于热入营血之温热病。其次，本品凉血活血，消肿散瘀，主治热毒瘀阻所致的多种疮疡痈肿，及皮肤疾患。

胡爱萍《病证通用中药》：丹参，苦而微寒，归心、肝经，入血分，虽有参之名，则补血之力不足，活血之力有余。虽长于活血祛瘀，则祛瘀而不损伤正气。通过活血祛瘀，使瘀血得去而血脉通畅，瘀血得去则新血复生。新血复生则心脉充盈，血脉通畅则胸痹自除，心脉充盈则神安心静。尤善调经水，故为活血调经之要药。

胡心藻《中药类比歌诀》：丹参凉散，苦能降泄，微寒清热，为调理血分之首药。活血之力大于补血，通中有补，因热而瘀，舌红有瘀紫者用之为好。能凉血消痈，为调血活血之佳品，而且具有凉血不留瘀，散瘀不致血热妄行的特点。主入心经，清血中之热，而宁心安神除烦，治心悸怔忡。

黄和《中药重剂证治录》：丹参，苦微寒，归心、肝经，通、散之剂。能清养阴血，为调理血分之首药。气味轻清，行血走窍，祛瘀生新，调养血脉，通利关节，清血中之热毒。凡一切血瘀、血虚、血分火郁之证皆可治之，有活血通经，祛瘀止痛，凉血消痈，清心除烦，养血安神之功效。

现代药理研究

丹参中脂溶性成分有丹参酮，水溶性成分多为酚酸类。丹参能扩张冠状动脉，增加冠脉血流量，改善心肌缺血、梗塞和心脏功能，调整心律，并能扩张外周血管，改善微循环；有抗凝，促进纤溶，抑制血小板凝集，抑制血栓形成的作用；能降血脂，抑制实验性冠脉大分支粥样斑块的形成；可抑制或减轻肝细胞变性、坏死及炎症反应，促进肝细胞再生，并有抗纤维化作用；能提高机体的耐缺氧能力，促进组织的修复，加速骨折的愈合；能缩短红细胞及血色素恢复期，使网细胞增多；对多种细菌有抑制作用；有抑制中枢神经的作用。此外，还有增强免疫，降低血糖及抗肿瘤等作用。具有抗血栓，降血压，降低血液黏稠度，降血脂，抗动脉粥样硬化，抗脑缺血，抑制脑水肿，保护失血性休克晚期的组织细胞功能，清除自由基，抗脂质过氧化，改善肝脏微循环障碍，调节蛋白代谢，增加胃黏膜血流量，保护胃黏膜，抗溃疡，促进创面愈合，抗放射性损伤，抗雄激素活性，抑制白内障形成，镇静，镇痛，催眠，抗惊厥，抗炎，利胆，抗菌等功用。

性能归纳

丹参，味辛、苦，性微寒，归心、肝经，无毒，为唇形科草本植物丹参的根，体轻，气清，色红赤。为行、顺之剂。升、浮、沉、降，以降下为主，缓、动、润、泄，走而不守，入血分，亦阴亦阳，行上达下，走内外，行外入里之性能。活血祛瘀，凉血消痈，除烦安神。

性能应用

丹参色赤，归心、肝经血分，功擅活血祛瘀，用于瘀血所致的多种病证。其性较平和，可祛瘀生新，活血而不伤正。《妇人明理论》有"一味丹参散，功同四物汤"之说，故临床应用广泛，对妇人月经不调、痛经、经闭，及产后瘀滞腹痛，可单味为末酒调服。亦可配伍同类活血调经之品，参入治疗。若为癥瘕痞块，可与活血消癥、疏肝行气之品同用。若心腹瘀阻，气滞疼痛，可配檀香、砂仁等行气止痛之药，如《医宗金鉴》之丹参饮。现代临床多将本品广泛用于冠心病、心绞痛、血栓性脉管炎，皆用其活血祛瘀、通络止痛之功用。

丹参，味苦性微寒，清热凉血，并有凉血安神而兼活血之功效，可用于温热病热入营血之心烦不寐、烦躁昏迷，及杂病之心悸怔忡、失眠健忘等。对温热病可与清热解毒、凉血清心之药配伍，如《温病条辨》之清营汤。对杂病之血不养心、心神不安，可与养心安神之品配伍，如《摄生秘剖》之天王补心丹。本品性寒凉血，又兼活血消肿之功，用于疮疡痈肿，亦常与清热解毒药同用。

个人体会

丹参，辛能行散，苦能降泄，《本经》谓微寒，《别录》言性热，《本草经疏》认为："……则似非寒药……亦决非热药，当是味苦性平微温。"观其色赤，似有暖义，故其性平通顺也。归心、肝经血分，功擅活血行瘀。性平下行，血活则血脉通畅而不伤正，瘀祛则新血复生，顺脉调经，《妇人明理论》云："一味丹参散，功同四物汤。"故为治妇科及血脉病之要药。其性平随和，乃佐使之剂，非君臣之药，常佐寒药则凉，佐热药则温，用之补则补，佐之攻乃攻也，故通过配伍能广泛用于瘀血所致的各种病证。丹参，虽有参之名，绝无补益气血的参之用。生血安胎，养血宁神，皆瘀祛血活，气血调和之功也。降泄下行，顺脉调经，亦不可惑于"功同四物汤"而拘死法而滥用也。陈士铎在《本草新编》中说得好："可用而用，非教人不可用而又用也。"组方立法，各有其用，况丹参一味亦不可能功同四物汤也，只是形像而言。近人多取其活血行瘀之功能，疏通血管，抑制血栓形成，抗血凝，抗动脉粥样硬化，扩张冠状动脉。又能降血压，降血脂，降血液黏稠度，降低血糖，对老年"三高症"有治疗作用，皆取其轻清降泄、顺脉通经之功也。

总之：丹参，味苦辛，辛散苦泄，轻清性平，归心、肝二经血分。可升可降，亦阴亦阳，为通顺平和之药。有行散降泄之功，活血行瘀之能，平缓随和之性，行血顺脉之特点，适用于各种血行不顺之病。通散清降之剂，故能清养阴血，为调理血脉之首药。轻清泄降，行血走窍，祛瘀生新，调养血脉，通利关节，清降血中热毒。凡一切血瘀、血虚、血分火郁之证，皆可行之、养之、清之，有活血通经，祛瘀止痛，凉血消痈，清心除烦，养血安神之功效，主治月经不调、经闭痛经、产后瘀痛、血瘀心痛、脘腹疼痛、癥瘕积聚、跌打损伤、风湿痹痛、肢体疼痛、疮疡肿痛、风疹、皮肤瘙痒、热病心烦、心悸怔忡、失眠健忘等。借其轻清降泄之功，活血行瘀之能，今人常用此治疗和预防心脑血管病有一定功效，故多用之。总为通散降泄，活血行瘀之品，气血虚弱、产后及孕妇应慎用为妥。

活血祛瘀药（中）

鸡血藤

古今理性录

赵学敏《本草纲目拾遗》：活血，暖腰膝，已风瘫。

叶橘泉《现代实用中药》：为强壮性之补血药，适用于贫血性神经麻痹症，如肢体及腰膝酸痛，麻木不仁等。又用于妇女月经不调，月经闭止等，有活血镇痛之效。

胡爱萍《病证通用中药》：鸡血藤，味苦微甘而性温，但苦而不燥，微甘兼可补血，性温则能通利血脉。既能活血，又可补血，并有舒筋活络之效。尤以活血之功所见长，血得活而行，血得补而充，肢体得血之濡养则筋骨强劲，关节清利，故为治风湿痹痛、肢体麻木的常用药。因其活血，又能补血，对血滞兼血虚之经脉不畅，经络不和之风湿痹痛，用之更为适宜，但其活血之功大于补血之力。本品因其煎剂能增强子宫节律性收缩，随剂量的增大可引起痉挛性收缩，故孕妇慎服。

胡心藻《中药类比歌诀》：鸡血藤，气味平和，走守兼备，有补血而不滞，行血而不破血之特点。长于补血而疏经活络，治血瘀兼血虚证最为相宜。

王莒生《名老中医经验集》：赵炳南：鸡血藤，性温，味苦微甘，入心、脾二经，能活血舒筋，祛瘀生新，乃行血药中之补品，可治腰膝酸软、肢体麻木、月经不调等。长期服用，可调理气血之运行。

刘冠军《临证医方妙用》：鸡血藤，气味和平，走守兼备，调血脉通经络，行血补血，能温通经脉，活血舒筋，适用于手足麻木之疾。《饮片新参》言："祛瘀血生新血，流利经脉，治暑痧、风血痹证。"故凡手足抽搐，如鸡爪风，服之有通经脉、散风寒、解挛急之功效。

黄和《中药重剂证治录》：鸡血藤，苦甘温，归肝、肾经，通补之剂，有行血补血、舒筋活络、活血调经之功效。其功用唯通、补二字，乃其握要之论也。其温通之力较猛，活血为其专长，然其补性较弱，均勿以其补血之说，而率用于血证，以致其误。

现代药理研究

鸡血藤含异黄酮类、三萜及甾体等化合物，可增加实验股动脉血流量，降低血管阻力。对实验性贫血有补血作用；能增强子宫节律收缩，较大剂量更显著，已孕子宫较未孕子宫敏感；体外实验表明，一般浓度对血板聚集有明显的抑制作用。具有增强血细胞，升高血红蛋白，降血压，降血脂，抗动脉粥样硬化，抗炎，双向调节免疫功能，提高淋巴因子活性及自然杀伤细胞活性，兴奋子宫，抗早孕，镇静催眠等作用。

性能归纳

鸡血藤，味辛、苦、甘，性温，归肝经，无毒，为豆科攀援灌木密豆花的藤茎，木质色赤。为行、补之剂。无升、降、浮、沉之偏，缓、动、润、补，走而亦守，入血分，阴中有阳，走上、下，行内，达里之性能。活血补血，舒筋活络。

性能应用

鸡血藤，辛、苦、甘，性温，归肝经。本品辛而不烈，苦而不燥，既能活血祛瘀，又能补血。用于血管虚而兼瘀滞的月经不调、经闭、痛经，或产后瘀阻腹痛诸证最为适宜。若偏于瘀滞者，可配入活血调经之品；若偏于血亏者，则宜配入养血调经之药，方能全效。

鸡血藤，能养血活血而兼舒筋活络，多用于血虚而兼血瘀之肢体麻木瘫痪，及风湿痹痛。其性平和，故对以上诸证，无论血瘀、血虚或血虚兼瘀者，均可配伍使用。对肢体麻木瘫痪者，多与益气养血、活血通络等药物同用。对风湿痹痛者，宜与祛风湿止痛药配伍。此外，本品还可用于放射线引起的白细胞减少，可单用或配伍使用。

个人体会

鸡血藤，《本草纲目拾遗》曰："其藤长亘蔓地上或山崖，一茎长数十里，以刀斩断则汁出如血，干者极似山羊血，取药少许投入滚汤中，如一线似鸡血走散者真。"故名鸡血藤。苦甘性温，归肝经血分，甘可补血，性温则能通利血脉。苦而不燥，行而不破，补而不滞，有行血补血、舒筋活络之功效。又具有增强血细胞，升高血红蛋白，抗动脉粥样硬化，抗血栓，降血压，降血脂，降血糖，抗早孕等作用，为强壮性活血药。临床常用于贫血及血亏所造成的肝血不足，血不濡养筋脉之神经麻痹，如肢体及腰膝酸痛，麻木不仁，或风湿痹痛，关节不利，及妇人月经不调，经闭不行。早年用鸡血藤配牛膝、川断、当归、红花等药浸熬成膏，治贫血所致月经不调、风湿痹痛、筋骨麻木不利，被誉为血分之圣药。现今用此配伍治疗或预防心脑血管病，降低"三高"，为食疗保健所常用。总之：鸡血藤为行、补之剂，行血补血，舒筋活络，活血调经。行、补二字乃其握要之论，其行血之功大于补血之力，勿以其补血而率用于血虚证，以致其误矣。活血行血，抗早孕，虽其功平缓，孕妇亦应慎用。

益　母　草

古今理性录

陈嘉谟《本草蒙筌》：益母草单用最效，方载女科，总调胎前诸证，故加益母之名。

去死胎，安生胎，行瘀血，生新血，治小儿疳痢，敷疔肿乳痈。且制硫黄，尤解蛇毒。多服消肿下水，久服益精轻身。子味相同，亦理胎产，善除目翳，易去心烦。

李中梓《雷公炮制药性解》：益母本功治血，故入诸阴经。行血而不伤新血，养血而不滞瘀血，所以为胎产圣药。又能消疮肿者，取其行血而且辛甘发散也。

李时珍《本草纲目》：益母草之根、茎、花、叶、实，并皆入药，可同用。若治手足厥阴血分风热，明目益精，调妇人经脉，则单用茺蔚子为良。若治肿毒疮疡，消水行血，妇人胎产诸病，则宜并用为良。盖其极、茎、花、叶专于行，而其子则行中有补故也。

倪朱谟《本草汇言》：益母草，行血养血，行血而不伤新血，养血而不滞瘀血，诚为血家之圣药也，是皆临产危急之症，唯益母草统能治之。又疮肿科以之消诸毒，解疔肿痈疽，以功能行血而解毒也。眼目科以之治血贯瞳人，及头风眼痛，以功能行血而去风也。习俗以益母草有益于妇人，专一血分，故屡用之。然性善行走，能行血通经，消瘀逐滞甚捷，观其治疗疮肿痈疽，眼目血障，则行血活血可知矣。产后诸疾，因血滞气脉不和者，用之相宜。

张介宾《景岳全书》：善调女人胎产诸证，故有益母之号。能去死胎，滑生胎，活血凉血行血，故能治产难胎衣不下，子死腹中，及经脉不调，崩中漏下，尿血泻血，瘀者宜之。若血气素虚兼寒，及滑陷不固者，皆非所宜，不得以其益母之名，谓妇人所必用也。盖用其滑利之性则可，求其补益之功则未也。《本草》言其久服益精轻身，诚不足信。此外如退浮肿，下水气及打扑瘀血，通大小便之类，皆以其能利也。若治疗肿乳痈、丹毒恶毒，则可捣汁饮之，其渣亦可敷贴。

陈士铎《本草新编》：益母草，胎前、产后皆可用之，去死胎最效，行瘀生新，亦能下乳。其名益母，有益于妇人不浅，然不佐以归、芎、参、术，单味未能取胜。前人言其胎前无滞，产后无虚，谓其行中有补也。但益母草实非补物，只能佐补药以收功，故不宜多用。

张璐《本经逢原》：但功专行血，故崩漏下血，若脾胃不实，大肠不固者勿用，为其性下行也。近世治番痧腹痛呕逆，取其能散恶血也。

黄宫绣《本草求真》：益母草，消水行血，去瘀生新，调经解毒，为胎前胎后要剂。盖味辛则于风可散，血可活；味苦则于瘀可消，结可除；加以气寒，则于热可疗，并能临症酌施，则于母自有益耳。

张山雷《本草正义》：益母，虽非大温大热之药，而气烈味苦，究是温燥队中之物，观其产后连服二三日，必口燥嗌干，尤其确据，故宜于冬令寒体，而不宜于暑令热体。乃吾乡视为产后必用之物，虽酷暑炎天，亦必常备，加以畏其苦燥，恒以沙糖浓调，新产虚体，多服此浊腻苦燥之药，耗血恋邪，变生不测，更可虑也。

胡爱萍《病证通用中药》：益母草，辛苦而微寒，辛散瘀滞，苦降滑利，既能入肝经血分，善能活血调经，祛瘀通经，且活血而不伤及新血，为妇科经产之要药。用于热结血瘀之月经过多，及产后子宫出血、子宫复原不全、热结血瘀者，又能入膀胱而利水消肿，故尤宜于水瘀互阻之水肿。无瘀滞及阴虚血少的月经不调，及孕妇不宜服用。

胡心藻《中药类比歌诀》：益母草，辛散苦泄，微寒清热，滑利善走，专入血分，善行心、肝之瘀血，疏脾之郁气。功擅活血祛瘀，调经止痛，而且行血不伤新血，活血不留瘀滞，为治疗妇科经产诸证之良药，故有益母之称。但药性偏凉，总以热结血瘀为好。其利水消肿，主要用于肾虚，膀胱气化无力之小便不利，水肿胀满之症。

刘典功《中药指征相类鉴别应用》：益母草，寒能清热解毒，而辛散苦泄力强，故可活血祛瘀，清热解毒。有活血调经，散瘀消痈，利水消肿之功能。

黄和《中药重剂证治录》：益母草，苦辛微寒，有小毒，归肝、心、肾、膀胱经。通利之剂，以通行降利为特点，有活血调经，利水消肿，清热解毒之功效。

现代药理研究

本品含益母草碱、水苏碱、益母草定等多种生物碱，及亚麻酸、月桂酸、芸香苷等。益母草碱有兴奋子宫，使子宫收缩频率幅度及紧张度增加等作用；能扩张冠状动脉，增加冠脉血流量和心肌营养性血流量，减慢心率，抗心律失常，改善微循环；抗凝，降低血液黏稠度，抗血小板聚集，对实验性血栓形成的各阶段有明显的抑制作用；能扩张周围血管，降低血压，兴奋呼吸中枢，抑菌，利尿，促进巨噬细胞吞噬功能，增加细胞免疫，抗变态反应，抗移植排斥反应，抗早孕，调节肠道运动等作用。

性能归纳

益母草，味辛、苦，性微寒，归心、肝、膀胱经，有小毒，为唇形科草本植物益母草的地上部分，体轻性滑，为行、散、通、利之剂。升、降不浮，缓、动、燥、泄，走而不守，入血分，阴也，走上、下，达内、外，行表、走里之性能。活血祛瘀，利尿消肿。

性能应用

益母草，苦泄辛散，归心、肝经血分，最善活血祛瘀而调经。用于血滞经闭、痛经、行经不畅、产后瘀滞腹痛、恶露不尽等，为妇科经产要药，故有益母之名。可单用熬膏服，亦可与活血止痛、养血调经之品配伍，如《集验良方》之益母丸。因能活血止痛，故亦常用于跌打损伤、胸痹心痛等。

益母草，既能活血祛瘀，又能利尿消肿。常用于瘀血阻滞之水肿、小便不利，临床既可单用，又可与利水渗湿之药同用。近代用于治疗急性肾炎有效。此外，本品有活血消肿，清热解毒，清热利湿之功效，故尚可用于热毒疮肿及湿热疮疹，皮肤瘙痒。可煎水内服，或生捣外敷。

个人体会

益母草，辛苦微寒，入肝经血分，活血祛瘀，专散血脉留结之疾。辛能行散走窜，疏通血脉，令其条达，为"结者散之"之基础；苦能泄滞，逐其瘀滞，是"留者攻之"之原源，成无己在《伤寒明理论》中说："苦走血，血结不行，以苦攻之。"本品性寒，清热降下，通利血脉，归肝经，祛恶血，通调妇人经脉。恶血者：离经之血留结滞瘀在宫腔，经脉中而致病者。如：经血滞留宫腔之行经不畅，经闭，痛经；或早孕小产，人工流产，恶血残留宫中之经水淋沥，崩中漏下；或产中沥浆难生，子死腹中，胎衣不下；或产后滞瘀，恶露不行，儿枕腹痛；或产后恶血滞留，子宫复原不全，恶露不尽；恶血滞留，滞而生热之瘀热腹痛，经血妄行。益母草，性平且缓，有行血不伤新血，生新不留瘀滞之特点，并有兴奋子宫，增强子宫紧张度，促进子宫收缩，行血下恶血，祛瘀生新之功效。针对妇人多瘀多虚之体，治疗胎前产后、经脉不调诸证，又能通利下乳，故有益母之名，为妇产科之良药。益母草又治头风目痛，可祛血分之风；消臌胀水肿，通利血分之水；能消痈疽疮肿，散血分之毒，皆活血行瘀，散恶血之功也。总为行、散、通、利之剂，无恶血滞瘀，阴虚血少之经闭不调者，及孕妇不宜使用。

桃　仁

古今理性录

成无己《伤寒明理论》：肝者血之源，血聚则肝气燥，肝苦急，急食甘以缓之。桃仁之甘以缓肝散血，故张仲景抵当汤用之，以治伤寒八九日，内有蓄血，发热如狂，小腹满痛，小便自利者。又有当汗失汗，热毒深入，吐血及血结胸，烦躁谵语者，亦以此汤主之。

朱震亨《本草衍义补遗》：苦重于甘，阴中阳也。苦以泄滞血，甘以生新血，故凝血须用。又去血中之坚，及通月经。老人虚秘。仲景治中焦蓄血用之。

李时珍《本草纲目》：杲曰：桃仁苦重于甘，气薄味浓，沉而降，阴中之阳，手、足厥阴经血分药也。苦以泄滞血，甘以生新血，故破凝血者用之。其功有四：治热入血室，一也；泄腹中滞血，二也；除皮肤血热燥痒，三也；行皮肤凝聚之血，四也。

李中梓《本草征要》：破诸经之血瘀，润大肠之血燥。肌有血凝，而燥痒堪除，热入血室，而谵言可止。苦以推陈，甘以生新，故血疾恒需之。桃仁破血，血瘀者当用，若用之不当，大伤阴气。

缪希雍《本草经疏》：夫血者阴也，有形者也。周流乎一身者也。一有凝滞则为癥瘕，瘀血血闭，或妇人月水不通，或击扑伤损积血及心下宿血坚痛，皆从足厥阴受病，以其为藏血之脏也。苦能泄滞，辛能散结，甘温通行而缓肝，故主如上等证也。心下宿血去则气自下，咳逆自止。味苦而辛，故又能杀小虫也。桃仁性善破血。第散而不收，泻而无补，过用之及用之不得其当，能使血下不止，损伤真阴。

贾所学《药品化义》：桃仁，味苦能泻血热，体润能滋肠燥。若连皮研碎多用，走肝经，主破蓄血，逐月水，及遍身疼痛，四肢麻木，左半身不遂，左足痛甚者，以其舒经活血行血，有祛瘀生新之功。若去皮捣烂少用，入大肠，治血枯便闭、血燥便难，以其濡润凉血和血，有开结通滞之力。

张璐《本经逢原》：桃仁，为血瘀血闭之专药。苦以泄滞血，甘以生新血。毕竟破血之功居多，观《本经》主治可知。仲景桃核承气、抵当汤，皆取破血之用。又治血热入室，亦取散肝经之血结。熬香治疬疝痛痒，《千金》法也。

周岩《本草思辨录》：桃有肤毛，为肺果，仁则主攻瘀血而为肝药，兼疏肤腠之瘀。唯其为肝药，故桃核承气汤、抵当汤、抵当丸治在少腹，鳖甲煎丸治在胁下，大黄牡丹汤治在大肠，桂枝茯苓丸治在癥瘕，下瘀血汤治在脐下。唯其为肺果兼疏肤腠之瘀，故大黄䗪虫丸治肌肤甲错，《千金》苇茎汤治胸中甲错，王海藏以桂枝红花汤加海蛤、桃仁治妇人血结胸，桃仁之用尽于是矣。

施今墨《施今墨对药临床经验集》：桃得春气最厚，即得生气最足，能入血分而化瘀生新，其药性缓和而纯，无峻利克伐之弊。桃仁质硬而脆，其色乳白，富有油脂，故可润燥滑肠。

谭同来《常用中药配对与禁忌》：桃仁，味苦甘性平，主归心、肝、肺、大肠经，入血分，性柔润，祛瘀通经脉，具有良好的泄血通滞作用。应用范围甚广，为临床治疗瘀血阻滞的各类病证，如瘀血阻滞之经闭、痛经、产后恶露不尽、癥瘕、痞块、跌打损伤，及心痛、中风、痹痛、蓄血欲狂。桃仁既能活血，又能通滞开结，润燥滑肠，宜治瘀热内结，或气血凝滞所致的大便秘结之症。桃仁又入手太阴肺经，用于肺痈、肠痈初起。主要针对其病机，为热郁气血瘀滞，以"泄滞血，又去血中之热"。传统亦用治淋证，及小便不利。桃仁又可用于咽痛、牙痛、耵耳等口腔、五官科疾病，表现了一定的活血、解毒、止痛的功用，内服、外用均有效。其次，《神农本草经》载本品"主邪气，杀小虫"。临床用治热瘀疮疹、虫母阴蚀。

历代医家一致认同桃仁的活血祛瘀之功，但对其活血强弱的认识各家略有分歧，如张元素认为其功"破蓄血"，据此桃仁当属破血之品。自汪昂始，又持有桃仁行血中可生新，因而力缓者。现代中药书籍对此观点也不完全一致，反映在桃仁属破血之品，或是行血之品上。《中药大辞典》《用药心得十讲》等言桃仁功效为破血散瘀，但也有人认为桃仁活血之力不强，须配伍其他药物共同使用。一般认为桃仁为中等强度的活血药，没有三棱、莪术之峻猛，也不似鸡血藤、泽兰之平缓。

胡心藻《中药类比歌诀》：桃仁，质重沉降，甘润苦泄，祛瘀力强，偏入里，走下焦，味甘和畅气血而生新，入血分而通气，善泄血分瘀滞，为破血行血之常用品。长于破脏腑瘀血，散而不收，有泻无补，为血结血闭之要药。多偏于局部有形之瘀痛，或在下腹部者。广泛用于瘀血积滞之经闭、痛经，腹中癥瘕痞块，产后瘀阻，蓄血发狂，跌打损伤等。因主入肝、肺经血分，又质润含油脂，其性滑利，有润燥滑肠之功。味苦能泄降，导下而破瘀，用于肠燥便秘、咳嗽气喘之症。《医述》曰："夜则便难行，阴血也，宜用桃仁。"其消肿多用于内痈，如肺痈、肠痈。

刘典功《中药指征相类鉴别应用》：桃仁，归心、肝经，活血调经，祛瘀止痛，为妇科、伤科常用药。能止咳平喘而治肺痈，又能消痈排脓而治肠痈。兼入大肠，更能润肠通便。本品长于破血，故血瘀重症多配用。孕妇忌用，便溏慎用，有毒，不可过量。

现代药理研究

本品含苦杏仁苷、苦杏仁酶、挥发油、脂肪油等。因含苦杏仁苷，故药理作用类似杏仁。桃仁的醇提取物有抗凝血及较弱的溶血作用，能明显增加脑血流量，明显增加股动脉的血流量，降低血管阻力。桃仁提出物对动物肝脏表面局部微循环有一定的改善作用，可改善血液流变学状况，使出血时间显著延长。山桃仁可使凝血时间延长。桃仁中苦杏仁苷对呼吸中枢呈镇静作用。此外，桃仁及苦杏仁苷有抗炎作用，桃仁水煎剂及提取物还有一定的抗菌、镇痛、抗过敏作用。

性能归纳

桃仁，味辛、苦，性平，归肝、心、肺、大肠经，有小毒，为蔷薇科小乔木桃或山桃的成熟种仁，气薄味厚，富含油脂，体润滑利，为通、利之剂。沉而能降，缓、动、静、润、泄也，双入气、血，偏入血分，走而不守，阴中有阳，走上达下，行里入内之性能。活血化瘀，润肠通便。

性能应用

桃仁，味辛、苦，性平，入心、肝经血分，善散血滞，具有良好的活血通滞作用，用于多种瘀血证，如血瘀经闭、痛经、产后滞瘀腹痛、癥积、跌打损伤，及肺痈、肠痈等。加之药性平和，寒、热、虚、实皆可应用，故应用范围甚广，为临床治疗瘀阻病证之常用药。治血滞经闭、痛经等常与活血调经之药配伍，如《医宗金鉴》之桃红四物汤；治癥积痞块，可与活血消癥之类药物同用；对跌打损伤，可配入活血止痛疗伤之品；对热壅血瘀之肺痈、肠痈，常与清热排脓、消痈之品同用，如《千金要方》之苇茎汤，《金匮要略》之大黄牡丹皮汤。现代临床医家更在上方基础上加入清热解毒、排脓之品，其疗效更佳。

桃仁，富含油脂，性滑利，有润燥滑肠之作用，用于肠燥便秘。常与养血润肠之品配伍，如《脾胃论》之润肠丸。

个人体会

桃得春气最厚，即得生气最足，其肤有毛，故为肺果。其仁质硬而脆，其色乳白，富含油脂，苦、甘，性平，柔润滑利，通利之剂。本品含苦杏仁苷、苦杏仁酶、挥发油、脂肪油等成分。因含苦杏仁苷，药性作用类似杏仁，故入肺、大肠经气分，润燥散结。唯桃仁偏入肝经血分，能改善血液流变学状况，降低血管阻力，增加脑及部分动脉的血液量，延长出血凝血时间，抗血凝，有行血散血之功能。成无己在《伤寒明理论》中曰："肝者血之源，血聚则肝气燥，肝苦急，急食甘以缓之。桃仁之甘，以缓肝散血。"桃仁，甘缓、柔润、滑利，正合血聚、气燥、肝急，能柔润肝血聚滞之燥结，可滑利肝血涩滞之不调，甘缓能解肝脉之苦急，为化瘀活血抗血凝，滑利通经调血脉之药。专散肝血燥结，及热入血室，血结胸腹之症。《伤寒论》之抵当汤，用治"伤寒八九日，内有蓄血，发热如狂，小腹满痛，小便自利者。"又有"当汗失汗，热毒深入，吐血及血结胸，烦躁谵语者，亦以此汤主之。"《本草思辨录》曰："唯其为肝药，故桃核承气汤、抵当汤、抵当丸治在少腹，鳖甲煎丸治在胁下，大黄牡丹皮汤治在大肠，桂枝茯苓丸治在癥瘕，下瘀血汤治在脐下。唯其为肺果兼疏肤腠之瘀，故大黄䗪虫丸治肌肤甲错，《千金》苇茎汤治在胸中甲错，王海藏以桂枝红花汤加海蛤、桃仁治妇人血结胸，桃仁之用尽于是矣。"桃仁润滑通利，化瘀散结，血结胸腹得解，血热燥结自除也，多用于局部有形之瘀痛。其药性和缓而纯，甘润滑利，无峻利克伐之弊。经适当配伍，亦广泛用于血滞经闭，痛经，腹中癥瘕痞块，产后瘀阻，蓄血发狂，跌打损伤，及血滞经脉之遍身疼痛，四肢麻木，半身不遂等。总之，桃仁以柔润滑利之性，润燥散结之能，归肺经气分，润燥散痰结，利痰宣肺，治热痰壅积之肺痈，及燥痰不利之咳喘；归大肠经气分，润燥散燥结，滑肠通便，用于肠燥便秘及老人、病后之体燥结；入肝经血分，亦同样润燥散结，润化肝血聚滞之燥结，滑利通经，起到活血化瘀、通调血脉之作用。

桃仁，味苦、甘，苦重于甘，气薄味厚，沉而善降，偏入里，走下焦，散而不收，有泻无补，通利之剂。瘀结活化而新血始生，非有生新之能也。用之不当，亦能大伤阴气。孕妇忌服。有小毒，不可多用。

红 花

古今理性录

李中梓《雷公炮制药性解》：红花，逐腹中恶血，而补血虚。除产后败血，而止血晕。疗跌打损伤，疮毒肿胀，老人血少便结，女子经闭不行，催生下胎衣及死胎。酒渍用，其苗生捣敷肿毒，其子吞数粒，主天行痘疮不出。按：红花下行血海，宜入足厥阴而逐血。洁古云：苦温为阴中之阳，故手少阴而补血，然长于行血，欲其补血须少用，或佐补剂。

缪希雍《本草经疏》：红兰花，乃行血之要药。其主产后血晕口噤者，缘恶血下行，逆上冲心，故神昏而晕及口噤。入心入肝，使恶血下行，则晕与口噤自止。腹内绞痛，由于恶血不尽，胎死腹中，非行血活血则不下，瘀行则血活，故能止绞痛，下死胎也。红兰花本行血之药也，血晕解，留滞行，即止，过用能使血行不止而毙。

倪朱谟《本草汇言》：红花，破血行血，和血调血之药也。主胎产百病因血为患，或血烦血晕，神昏不语；或恶露抢心，脐腹绞痛；或沥浆难生，蹊足区不下；或胞衣不落，子死腹中，是皆临产诸证，非红花不能治。若产后血晕，口噤指搦；或邪入血室，谵语发狂；或血闷内胀，僵仆如死，是皆产后诸证，非红花不能定。又如经闭不通而寒热交作，或过期腹痛而紫黑淋沥，或跌仆损伤而气血淤积，或疮痈痒而肿溃不安，是皆气血不和之证，非红花不能调。

贾所学《药品化义》：红花，善通利经脉，为血中气药，能泻而又能补，各有妙义。若多用三、四钱，则过于辛温，使血走散。同苏木逐瘀血，合肉桂通经闭，佐归、芍治遍身或胸腹血气刺痛，此其行导而活血也。若少用七、八分，以疏肝气，以助血海，大补血虚，此其调畅而和血也；若止用二、三分，入心以配心血，解散心经邪火，令血调和，此其滋养而生血也。分量多寡之义，岂浅解哉。

叶桂《本草经解》：红花，主产后血晕口噤，腹内恶血不尽绞痛，胎死腹中，并酒煮服。亦主蛊毒。红花气温，禀天春和之木气，入足厥阴肝经。味辛无毒，得地西方之金味，入手太阴肺经。气味俱升，阳也。肝为藏血之脏，生生之经，产后血晕口噤者，产后则肝血不藏，肝枯则风炽，所以血晕而口噤。治风先治血，血行风自灭，红花辛温润血，所以主之；腹内恶血不尽绞痛，胎死腹中，皆血寒不行，不能养肝之故，红花辛温，活血畅肝，所以主之也。并酒煎服者，借酒活血润血之力也。

张秉成《本草便读》：红花行散之品，专入心肝血分，破瘀活血，是其所长。至于消肿治风，理伤疗产等法，亦在人之善用耳。红花开于盛夏，其味虽有辛甘，然毕竟苦温色赤，为心之正药。少用和血，多用行血。治风者，亦凡花皆散，又血行风自灭也。

秦伯未《谦斋医学讲稿》：为行血要药，能通经、止痛、散肿，宜于瘀滞及经脉不利等。一般常用者多为"草红花"，亦称"杜红花"，另有"西藏红花"，效力较强。但走而不守，如以疏通活血为目的，用量不宜过多。朱丹溪说"多用则破瘀，少用则养血"，有其宝贵的经验。

胡爱萍《病证通用中药》：红花，辛散瘀滞，温通经脉，入心、肝血分，为活血祛瘀、通经止痛之要药，尤为妇科血瘀病证的常用药。又善能通利血脉，消肿止痛，为治跌打损伤、瘀滞肿痛之要药，单用即能获效。辛散温通，多用则破血，故孕妇忌用。有出血倾向者慎用。

胡心藻《中药类比歌诀》：红花，质轻升浮，辛散温通，止痛力优，走而不守，迅利四达，通经活络。长祛在经、在上之瘀血，多偏散全身无定处之瘀痛，为内、外、妇、伤科之良药。而且少用则和而调，多用则行而破。再与凉血解毒药同用，还可治血热毒盛，瘀热血滞之疮痈肿毒、斑疹色暗等。

番红花，又称"藏红花""西红花"。性味甘寒，活血祛瘀，凉血解毒之功强于红花。用于温热病热入营分，身发斑疹，热毒盛，斑疹色紫红者，以之透斑疹，解血热毒邪为佳。又质润，养血的作用大于祛瘀的作用。其价格较贵，多不入汤剂同煎。常用 0.5 ~ 1.5 克，放入酒杯中，放黄酒半杯，隔杯用开水炖化，兑入汤药中内服。

刘典功《中药指征相类鉴别应用》：红花，辛散温通，入心、肝二经，具有活血调经，祛瘀止痛之功效，故可治寒凝血瘀，又可化滞消斑。不可过用，无瘀血者及孕妇忌用。

黄和《中药重剂证治录》：红花辛温，归心、肝经，通、散之剂，为血中气药，长于破血行血，和血调血。有活血调经，祛瘀止痛，化滞消斑之功效。

现代药理研究

红花含红花醌苷、新红花苷和红花苷类，又含红花黄色素。水煎剂对子宫有显著的兴奋作用，小剂量可使子宫发生节律收缩，大剂量可使子宫自动收缩加强，甚至达到痉挛的程度。红花水提物有轻度兴奋心脏，增加冠脉流量的作用，对急生心肌缺血有减轻作用，并使心率减慢。红花黄素对乌头碱所致的心律失常有一定的对抗作用。对麻醉动物有不同程度的降压作用。有抑制血小板聚集和增加纤溶作用。此外，红花油还有降血脂的作用。本品具有扩张血管，降血压，抗凝血，抗血栓，降血脂，降低全血黏度，提高耐缺氧能力，保肝，镇静，镇痛，兴奋子宫，兴奋肠道平滑肌，抗炎，调节免疫，抗盆腔粘连等作用。

性能归纳

红花，味辛，性微温，归心、肝经，无毒，为菊科草本植物红花的花，体轻色赤，为行、散之剂。升、浮且降，缓、润、动、泄，亦补，走而不守，阴中有阳，入血分，亦入气分，行上达下，走内入里之性能。活血祛瘀。

性能应用

红花，味辛性温，为通瘀活血要药，用于血滞经闭、痛经、产后瘀滞腹痛等。尤擅于通经止痛，因此常用于因血瘀所致的经闭、痛经等，单用即可奏效。如《金匮要略》之"红兰花酒"，亦可配入理气活血之品应用。

红花能活血化瘀，而达消癥、通脉、止痛、消肿之功效，用于癥瘕积聚、心腹瘀痛、跌打损伤，及痈肿疮疡等。治癥瘕积聚，多与活血消癥之品配用；治心腹瘀痛，可配入活血止痛之品。近年有单用本品治冠心病、心绞痛者，对缓解心绞痛及改善心电图有一定疗效；若跌打损伤、瘀肿作痛，可与活血疗伤之品配用；治痈肿疮疡，则当与清热解毒药配伍。

红花有活血祛瘀而化斑之功能，用于斑疹色暗，热郁血瘀者。常配伍凉血解毒之品，如《麻科活人书》之当归红花饮，其与牛蒡子、连翘等药同用。

个人体会

红花，生于早春，开于盛夏，气温色赤，故入心、肝二经血分。凡花皆散，况红花体轻升浮，走而不守，迅利四达，可行脏腑经络之血，偏散全身无定处之瘀，为行、散之剂，行血、散血、活血、调血也。辛散温通，辛散瘀滞，温通经脉，阴中有阳，血中气药也。通利血脉，消肿止痛，常用于血脉瘀滞，经脉不利之癥瘕积聚，心腹瘀痛，跌打损伤，痈疽疮肿。又能扩张血管，抗凝血，抗血栓形成，降血脂，降低全血黏度，降血压，用于冠心病、心绞痛。皆行、散之功，行血、散血、活血、调血之用也。又能下行血海，入足厥阴肝经，逐恶血，下瘀血，祛产后败血，用于胎前产后因血为患之诸病。恶血不行则经闭不通，寒热交作，或过期腹痛，紫黑淋沥；恶血上逆冲心，则血晕、口噤；产中沥浆难生，胞衣不下，或胎死腹中；产后败血阻滞，恶露不行；恶露抢心，或热入血室，神昏烦闷，谵语发狂，或僵仆如死。亦皆气血不调，积滞为患也。红花行血、散血、活血、调血。血行则经脉通，血散则恶血下，血活则新血生，血调则诸证除也。

红花，气温色赤，为心经之正药。温助心阳，赤滋阴血，阴中有阳，为血中气药，行中有补，各有妙义也。张元素曰："阴中有阳，故入手少阴而补血。然长于行血，欲其补血须少用，或佐补剂。"《药品化义》曰："若多用三、四钱，则过于辛温，使血走散，此其行导而活血也；若少用七、八分，以疏肝气，以助血海，大补血虚，此其调畅而和血也；若止用二、三分，入心以配心血，解散心经邪火，令血调和，以其滋养而生血也。分量多寡之义，岂浅解哉。"故多用行血散血，少用则活血补血也。总为行、散之药，中病即止，过用能使血行不止而毙也，故无瘀滞及孕妇忌用。

牛　膝

古今理性录

朱震亨《本草衍义补遗》：牛膝，能引诸药下行，筋骨痛风在下者，宜加用之。

李时珍《本草纲目》：牛膝所主之病，大抵得酒则能补肝肾，生用则能去恶血，二者而已。

杜文燮《药鉴》：调补一身虚羸，能助十二经脉。主手足寒湿痿痹，大筋拘挛。理膀胱气化迟难，小便短少。补中续绝，益阴壮阳。填髓，除腰膝酸痛。活血，滋须发乌黑。引诸药下走如奔。故凡病在腰腿膝踝之间，必兼用之而无缺也。

李中梓《雷公炮制药性解》：丹溪云牛膝引诸药下行，宜入足少阴经以理诸疾，妇人得之，应归血海，故行血有功。脾虚气陷及腰膝湿肿者，不宜用之。按五淋诸证，极难见效，唯牛膝一两，性主下行，且能滑窍。

缪希雍《本草经疏》：牛膝，走而能补，性善下行，故入肝肾。主寒湿痿痹，四肢拘挛，膝痛不可屈伸者，肝脾肾虚，则寒湿之邪客之而成痹，及病四肢拘挛，膝痛不可屈伸。其性走而下行，其能逐寒湿而除痹也必矣。盖补肝则筋舒，下行则理膝，血行则痛止。逐血气，犹云能通气滞血凝也。详药性，气当作痹。伤热火烂，血焦枯之病也。血行而活，痛自止矣。入肝行血，故堕胎。伤中少气，男子阴消，老人失溺者，皆肾不足之候也。脑为髓之海，脑不满则空而痛；腰乃肾之腑，脊通髓于脑。肾虚髓少，则腰脊痛；血虚而热，则发白。虚羸劳顿，则绝伤。肝藏血，肾藏精，峻补肝肾，则血足而精满，诸证自瘳矣。血行则月水自通，血结自散。

张介宾《景岳全书》：走十二经，助一身元气。主手足血热痿痹，血燥拘挛；通膀胱涩秘，大肠干结；补髓填精，益阴活血，治腰膝酸痛，滋须发枯白。其性下走如奔，故能通经闭，破血癥，引诸药下降。同麝香用，堕胎尤速。凡脏寒便滑，下元不固者，当忌用之。

张志聪《本草崇原》：牛膝，《本经》名百倍。今时所用，乃根下之茎，味甘臭酸，其性微寒。《易》曰：乾为马，坤为牛，牛之力在膝，取名牛膝者，禀太阴湿土之气化，而能滋养筋骨也。主治寒湿痿痹，言或因于寒，或因于湿，而成痿痹之证也。痿痹则四肢拘挛，四肢拘挛，则膝痛不可屈伸。牛膝禀湿土柔和之化，而滋养筋骨，故能治之。气血伤热火烂，言血气为热所伤，则为火烂之证。牛膝味甘性寒，故可逐也。根下之茎，形如大筋，性唯下泄，故堕胎。

张璐《本经逢原》：牛膝，其性虽下行走筋，然滑利之品，精气不固者，终非所宜。盖肾司闭藏，肝主疏泄。此味专司疏泄，而无固益之功，世俗妄谓益肾，而培养下元药中往往用之，与延盗入室何异。

张锡纯《医学衷中参西录》：味甘微酸，性微温。原为补益之品，而善引气血下注，是以用药欲其下行者，恒以之为引经。此皆其力善下行之效也。然《名医别录》又谓其除脑中痛，时珍又谓其治口疮齿痛者何也？盖此等证，皆因其气血随火热上升所致，重用牛膝引其气血下行，并能引其浮越之火下行，是以能愈也。为其性专下注，凡下焦气化不固，一切滑脱诸证皆忌之。

张山雷《本草正义》：牛膝，疏利降泄，所主皆气血壅滞之病。《本经》谓主寒湿，其治湿流关节之痿痹，四肢拘挛，膝痛不可屈伸。牛膝之性，偏于寒凉，故能主热伤火伤。则寒湿为病，必非其任，上文之误，更显然矣。牛膝，味苦性降，清热降火以外，已无余义。古今主治，利腰膝，通经络，破瘀活血，消积导滞，清利二便，皆在此范围之内。张景岳谓其走十二经络，亦即通经活络之意。近又用以治咽喉口舌诸疮，及胃火齿痛，皆有捷效，则皆实热壅塞，气火上炎，取其开泄宣通，导之下达耳。但其性直下，虽能通经络而利机关，亦唯股膝足胫诸证最为捷应，而手臂肩背之病，亦非怀庆牛膝所能呈功，则以根茎下达，固不能横行而上升也。所谓川牛膝，则其形甚大，而性质空松，又与石顽之说不类，然用之于肩背手臂，疏通脉络，流利骨节，其效颇著。盖其质空疏，则其力能旁行上达，以视怀牛膝之坚实直下者，功用大有区别。而世俗恒以川膝、怀膝，视为一类二种，随笔拈来，含混用之，不知分别，误矣。

胡爱萍《病证通用中药》：牛膝，味苦，甘酸而性平，归肝、肾二经。既有较强的活血祛瘀之力，又能补益肝肾，强筋健骨，且性善下行，通利降泄。其用治跌打损伤，既取活血祛瘀之力，以助疏通降泄，又取补益肝肾之功，强筋健骨，及性善下行之特点，引诸药直达病所，使气血通畅，肝肾得补，瘀肿消散，则腰膝健，疼痛止，故尤善治跌打损伤，腰膝瘀痛。用其治淋证，既取利水通淋之功，以导湿热之邪随小便而出，又取性善下行之特点，以引诸药直达病所，还取其活血祛瘀之功，以助疏通降泄，使气血畅，小便通，湿热去，淋自愈。又能补益肝肾，以治虚损之木，故常用治肝阳上亢之眩晕。牛膝下行，并能动血，故孕妇及月经过多者忌服。中气下陷，脾虚泄泻，下元不固，多梦遗精者慎服。治疗肝阳上亢之眩晕，宜生用。

胡心藻《中药类比歌诀》：牛膝，苦甘酸平，走而能补，偏主下部血分，擅长破瘀血，通经脉，兼能利水通淋，且能引火、引血、引药下行，通利关节。常用于肝肾不足所致之腰脊酸痛，足膝痿软，风湿痹痛，妇人经产诸证，以及诸淋涩作痛。又用治头部血热，风火上炎之吐衄，牙龈肿痛，口舌生疮，咽喉肿痛，为身体下部疾病的引经药。

黄和《中药重剂证治录》：牛膝，苦、甘、酸、平，通补之剂，归肝、肾二经，能补肝肾，强筋骨，以通、散、降、利而兼补为特点。其味厚气薄，通补两能，性善走而下行，主治风寒湿痹、络阻血瘀、痉挛疼痛。有活血通经，引火（血）而下行，解痉止痛，补肝肾，强筋骨，利水通淋之功。

现代药理研究

牛膝含蜕皮甾酮、牛膝甾酮及皂苷类成分，另含肽多糖及多种微量元素，有明显的兴奋子宫平滑肌的作用。怀牛膝苯提出物有抗生育、抗着床及抗早孕等作用。牛膝醇提出物对心脏有抑制作用，水煎剂有短暂的降压作用。怀牛膝具有降低全血黏度、红细胞压积、红细胞聚集指数的作用，并能延长凝血酶原时间和血浆复钙时间，并具有抗炎消肿，提高机体免疫功能，激活巨噬细胞系统对细菌的吞噬等作用；扩张血管，改善微循环，促进炎性病变吸收。本品具有抗炎，镇痛，降血压，降低全血黏度，降血糖，降低血浆胆固醇，改善肝功能，利尿，兴奋子宫，抗生育，抗病毒，蛋白质同化等作用。

性能归纳

牛膝，味辛、苦、甘，性平，归肝、肾、膀胱经，无毒，为苋菜科草本植物牛膝和川牛膝的根，直而坚，质润而柔，为通、利之剂。沉、降不升，缓、润、柔、泄、滋也，动也，入血分，亦入气分，走而不守，阴也，下行，入内，达里之性能。活血祛瘀，补肝肾，强筋骨，引血下行，利尿通淋。

性能应用

牛膝，味辛、甘，归肝经血分，活血祛瘀，性善下行，长于通调经脉，适用于瘀血阻滞之经闭、痛经、月经不调、产后腹痛，及跌打损伤等。通调月经，常用于妇科经产诸证，可与活血调经之品配伍；治跌打损伤、腰膝瘀痛者，可与活血疗伤止痛药合用，以提高疗效。

牛膝甘平，归肝、肾经，能补肝肾，强筋骨，尤以怀牛膝为佳，用于肾虚腰痛，及久痹腰膝酸痛乏力等。治肝肾虚弱腰膝酸痛，可与补肝肾、强筋骨之品同用。若肝肾亏虚之痹证日久，牛膝既能活血祛瘀，又能补益肝肾，强健筋骨，兼可祛风除湿，故尤为适宜。可与祛风强筋之品同用，如《千金要方》之独活寄生汤。若虚损较甚、痿软无力者，又当与补肾强骨之品同用。若湿热成痿者，可与苍术、黄柏及清热燥湿之品同用，如《医学正传》之三妙丸。

牛膝，苦甘性平不寒，但味苦性善降泄，能导热下泄，引血下行，以降上炎之火。多用于肝阳上亢之头痛眩晕，胃火上炎之齿龈肿痛、口舌生疮，及气火上逆、迫血妄行之吐衄等火热上炎、血热上逆之证。临床可随证相应配伍平肝潜阳、清热泻火，或凉血止血之品，协同而增加疗效。

牛膝，苦甘，性善下行，具有利尿通淋之功，用于淋证、水肿、小便不利。对淋证可与利尿通淋之品配用，如《千金要方》之牛膝汤。若劳淋或气淋，牛膝既可利尿通淋，又能补肝肾，可与补肾补气、利水通淋之品同用。对肾阳不足而水肿小便不利者，牛膝亦可发挥以上双重功效，如《济生方》之肾气丸，即用牛膝既补肝肾，又能利尿的作用。

个人体会

牛膝，乃苋菜科草本植物牛膝的根，其茎节膨大如牛膝盖。《易》曰"乾为马，坤为牛，牛之力在膝"，故名牛膝，取形象之义，可下行治足膝痿痹挛痛之症。本品味辛、苦，性平，归肝经，入血分亦入气分，下行走筋，疏利泄降，以疏通滞壅为专职，治气血滞积之病证。适用于病在腰腿膝踝之间，或因湿风，或因寒热，或因伤损而致的气血滞阻经脉之痿痹拘挛、筋骨疼痛、不可屈伸等。牛膝曲而能达，通行十二经，无微不至，禀湿土柔和之化，质润而柔，滋养筋骨。又适用于气血阻滞经络，筋骨失养，挛痛不可屈伸，或肝肾亏，火热内灼，筋骨枯而不润之痿痹拘挛，故张寿颐之《本草正义》曰："通邪者，固依为君，养正者亦赖于辅佐，所以痿软痹弱者，骨痛筋挛诸证，皆不可一日无此也。"

牛膝，疏利泄降。借其降泄之功，火热内伤自除，非有滋肝肾真阴之功；壅滞既疏，气血通利，正气自旺，非有补虚填精之能也。《本经逢原》曰："此味专司疏泄，而无固益之功，世俗妄谓益肾，而培养下元药中往往用之，与延盗入室何异。"《本草正义》亦谓："其所谓补中续绝填骨髓，益精利阴气诸说，皆壅滞既疏，正气自旺，万不可误认牛膝为填补之品。"此乃柔润滋养，通利筋骨之药，非滋补肝肾，填补虚羸之剂也。

牛膝，其茎节膨大如牛膝盖，其根直下通行如奔，疏利泄降，疏通气血滞壅之病。治月水不通，血结癥闭，跌打损伤，皆破瘀通滞之义；或腰膝痿痹，筋骨不利，经脉不调，皆疏通气血之功；或肝阴不足，虚阳独亢，头昏头痛，有泄降浮阳之举；或胃火上犯，口舌生疮，火逆吐衄，取导热下行之用；或热淋、水肿、小便不利，乃下行通利之能也。总之：牛膝为通、利之剂，有疏利泄降之功能，以导引一行为特点。行气血，降浮阳，导火热，引药下行，有导引一切应该下达而未有下达之功用。

牛膝之根坚实直下而长，而无旁生须根，虽能通经络而利机关，治股膝足胫之诸证，但不能横行上达，故手臂肩背疼痛少用。川牛膝则形大质空，疏通脉络，流利关节，其效颇佳，又能旁达上升，故手臂肩背之痛可用也。一类两种，功用有别，不可不明也。本品疏利泄降，性专下注，为滑利之品，凡下元不固、脾虚便溏者，及孕妇均忌之。

五 灵 脂

古今理性录

苏颂《本草图经》：治伤冷积聚，及小儿、女子方中多用之。今医治产妇血晕昏迷，上冲闷绝，不知人事者，入喉即愈，谓之独胜散。又治血崩不止，诸方用之极多。

寇宗奭《本草衍义》：五灵脂行经血有功，不能生血。尝有人病眼中翳，往来不定，如此乃是血所病也。盖心生血，肝藏血，肝受血则能视，目病不治血为背理。此物入肝最速，治风冷气血闭，手足身体疼痛冷麻。又有人被毒蛇咬伤，良久之间已昏困，用之无不验。

李中梓《雷公炮制药性解》：五灵脂专主血证，心主血，肝藏血，故两入之。行气血最捷，勿宜过用，以伤脏腑。

李时珍《本草纲目》：五灵脂，足厥阴肝经药也，气味俱厚，阴中之阴，故入血分。肝主血，故此药能治血病，散血和血而止诸痛。止惊痫，除疟痢，消积化痰，疗疳杀虫。治血痹、血眼诸症，皆属肝经也。失笑散不独治妇人心痛血痛，凡男女老幼一切心腹、胁肋、少腹痛，疝气，并胎前产后血气作痛及血崩经溢，俱能奏效。又按李仲南云：五灵脂治崩中，非止治血之药，乃去风之剂。冲任经虚，被风伤袭营血，以致崩中暴下，与荆芥、防风治崩义同。方悟古人识见深奥如此，此亦一说，但未及肝血虚滞，亦自生风之意。

缪希雍《本草经疏》：五灵脂，其功长于破血行血，故凡瘀血停滞作痛，产后血晕，气不得行，攻刺疼痛等证，在所必用。

张介宾《景岳全书》：大能行血行气，逐瘀止痛，凡男子女人有血中气逆而腹胁刺痛，或女人经水不通，产后血滞，男子疝气，肠风血痢，冷气恶气，心腹诸痛，身体血痹，胁肋筋骨疼痛，其效甚捷。若女中血崩，经水过多，赤带不止，宜此半炒半生，酒调服之。亦治小儿气逆癫痫，杀虫毒，解药毒，行气极速。但此物气味俱厚，辛膻难当，善逐有余之滞，凡血气不足者，服之大损真气，亦善动吐，所当避也。

陈士铎《本草新编》：五灵脂，味甘，气平，无毒。功专生血止血，通经闭，又治经行不止，去心痛，并疗血气刺痛，祛血痢肠风，逐心腹冷气，定产妇血晕，除小儿疳蛔，善杀虫，又止虫牙之痛，药笼中亦不可缺也。或问五灵脂长于治血，不识诸血证可统治之乎？夫五灵脂长于行血，而短于补血，故瘀者可通，虚者难用耳。

贾所学《药品化义》：五灵脂，苦寒泄火，生用行血而不推荡，非若大黄之力迅而不守，以此通利血脉，使浊阴有归下之功。治头风噎膈，痰痫癫疾，诸毒热痛，女人经闭，小腹刺痛，产后恶露，大有功效。炒用以理诸失血证，令血自归经而不妄行，能治崩中胎漏及肠红血痢，奏绩独胜。

严洁《得配本草》：治痰涎挟血成窠，去胸腹血结疼痛，愈疟痢，疗目翳，驱肠风。得半夏，治痰血凝结；得蒲黄，治心腹疼痛；佐胡桃、柏子仁，治咳嗽肺胀；合木香、乌药，理周身血气刺痛；酒调，治蛇咬昏溃。

谭同来《常用中药配对与禁忌》：五灵脂，味苦泄闭，性温能通，生用有散瘀之功，专入肝经血分，为治血瘀诸痛之要药。

刘冠军《临证医方妙用》：五灵脂，气味俱厚，专入血分，有消瘀血、止疼痛之功效，适用于血瘀气滞、行经腹痛之疾患。因其能缓解平滑肌痉挛，故能散瘀止痛。

胡心藻《中药类比歌诀》：五灵脂，甘温，气味俱厚，主入肝经血分，偏于温散，善利血脉，散瘀血而止痛，解肝郁而行气，其止痛之力尤强，对于一切气滞血瘀所致的各种疼痛均有良效。但善于通肝经瘀血而止心腹之痛，兼能解毒消肿，治蛇虫咬伤。

现代药理研究

五灵脂含尿素、尿酸、维生素 A 类等物质，能缓解平滑肌痉挛，能增强正常机体免疫功能，具有改善实验性微循环的功能。水煎剂在试管内对多种致病性皮肤真菌具有不同的抑制作用，能抑制结核杆菌，对实验性结核病有一定的治疗效果。

性能归纳

五灵脂，味辛、苦、咸，性温，归心、肝经，无毒，为鼯鼠科动物复齿鼯鼠的粪便，气味俱厚，膻臭难当。为行、散之剂。降而不浮，峻、动、泄、润，走而不守，入血分，亦入气分，阴也，下行，走里，达内之性能。活血止痛，化瘀止血。

性能应用

五灵脂，入肝经血分，味苦泄闭，性温能通，既可活血化瘀，以使瘀散痛止，又有止痛之功，用于瘀血阻滞所致的诸痛证，为治血瘀诸痛的常用药。常用治胸胁脘腹刺痛、痛经、产后瘀阻腹痛等，且常与化瘀止血之蒲黄同用，如《和剂局方》之失笑散。亦可与活血调经，疗伤止痛之药物配伍，治疗多种瘀阻痛证。

五灵脂化瘀止痛，又有活血止血之功效，用于出血证属于瘀血内阻，血不循经者。临床多用治妇人崩漏，月经过多，而见色紫多块，少腹刺痛者。可单用炒制研末温酒送服，亦可配入活血调经之品，如《妇科百问》以之与当归同用。此外，本品还可治蛇、蝎、蜈蚣咬伤，可内服，亦可外敷。

个人体会

五灵脂乃寒号鸟（鼯鼠）之粪便，味苦性温，气味俱厚，味苦泄闭，性温能通，专理血脉，治血病。手少阴心主血脉，足厥阴肝主藏血，故入心、肝二经血分，为阴中之阴。本品味辛，行散之药，又偏入肝经气分，为血中气药，行散极速，能行血、散血、和血，故凡瘀血停滞诸证皆主之。药理研究五灵脂能缓解平滑肌痉挛，能行气血，散瘀滞，和血而止诸痛。去胸腹血结刺痛，治手足身体血痹冷麻疼痛，其效甚捷；又能和血理血，行血止血，通畅血脉，用治瘀血内阻血不循经而妄行之崩漏、经溢及肠风血痢，亦奏效独胜。常配伍蒲黄，理血调经，止一切心腹诸痛，如《和剂局方》之失笑散。《本草纲目》曰："失笑散，不独治妇人心痛血痛，凡男女老幼一切心腹、胁肋、少腹痛，疝气，并胎前产后血气作痛及崩漏经溢，俱能奏效。"为行瘀止痛之良剂，亦为行血止血之要药也。

肝为风木之脏，气血滞瘀则生风。五灵脂行血、散血，血行风自灭，故《本草纲目》又曰："五灵脂治崩中，非止治血之药，乃去风之剂。冲任经虚，被风伤袭营血，以致崩中暴下，与荆芥、防风治崩义同。方悟古人识见深奥如此，此亦一说，但未及肝血虚滞，亦自生风之意。"故又为血中之风药，治产后惊风与小儿五痫、癫疾。药理研究：水煎剂对多种致病性皮肤真菌具有不同的抑制作用，对皮癣、疮癞及头风，亦有治疗作用。

总之：五灵脂，气味俱厚，膻臭而恶，逐下最速，活血逐瘀，行痰涎挟血成窠，散风冷积聚之痛，虽无推荡峻下之功，亦有使浊阴归下之力。散血贯瞳子而明目，下胃肠积滞而消疳，消痰血凝结之肺胀，行跌打损伤之瘀肿，止气血阻滞之诸痛，散气血凝滞之风，又解蛇、蝎、蜈蚣之虫毒。为行、散、降、泄之剂，善逐有余之滞。凡血气不足者，服之大损真气。亦善动呕，所当避之，孕妇忌服。

延胡索

古今理性录

刘翰《开宝本草》：破血，妇人月经不调，腹中结块，崩中淋露，产后诸血痛、血晕、暴血冲上、因损下血，煮酒或酒磨服。

李时珍《本草纲目》：玄胡索，味苦微辛，气温，入手足太阴、厥阴四经，能行血中气滞，气中血滞，故专治一身上下诸痛，用之中的，妙不可言。

缪希雍《本草经疏》：延胡索，温则能和畅，和畅则气行；辛则能润而走散，走散则血活。血活气行，故能主破血及产后诸病因血所为者。妇人月经之所以不调者，无他，气血不和，因而凝滞，则不能以时至而多后期之证也。腹中结块，产后血晕，暴血冲上，因损下血等证，皆须气血和而后愈，故悉主之也。崩中淋露，利守不利走，此则非与补气血药同用，未见其可。

倪朱谟《本草汇言》：玄胡索，凡用之行血，酒制则行；用之止血，醋制则止；用之破血，非生用不可；用之调血，非炒用不神。随病制宜，应用无穷者也。

张介宾《景岳全书》：善行滞气，破滞血，血中气药，故能止腹痛，通经，调月水淋滞，心气疼痛，破癥癖跌扑凝瘀，亦善落胎，利小便，及产后逆血上冲。然性唯破气逐血，必真有血逆气滞者方可用。若产后血虚，或经血枯少不利，气虚作痛者，皆大非所宜。

陈士铎《本草新编》：或问延胡索乃妇人所宜用，而子曰宜慎用者，何也？延胡索，破气、破血之药也。无气之滞，无血之瘀，用之能安然无恙乎？用之于补血、补气之内，补血而不能救其破血之伤，补气而不能救其破气之损，况全无补剂，其损伤之大，更何如哉。

汪昂《本草备要》：能行血中气滞，气中血滞，通小便，除风痹。治气凝血结，上下内外诸痛，通则不痛。癥瘕崩淋，月候不调，气血不和，因而凝滞，不以时至。产后血晕，暴血上冲，折伤积血，疝气危急，为治血利气第一药。然辛温走而不守，独用力迅，宜兼补气血药。通经坠胎，血热气虚者禁用。

张璐《本经逢原》：延胡索色黄入脾胃，能活血止痛，治小便溺血，得五灵脂，同入肝经，散血破滞。《雷公炮炙论》曰：心痛欲死，急觅延胡，以其能散胃脘气血滞痛也。盖当归、芍药，调腹中血虚痛；延胡、五灵，治胸腹血滞痛。又延胡善行血中气滞，气中血滞，与当归、桂心，治一身上下诸痛，及经癸不调，产后血病，往往独行多功，杂他药中便缓。按延胡走而不守，唯有瘀滞者宜之。若经事先期，虚而崩漏，产后血虚而晕，咸非所宜。

黄宫绣《本草求真》：延胡索，不论是血是气，积而不散者，服此力能通达。以其性温，则于气血能行能畅，味辛，则于气血能润能散，所以理一身上下诸痛，往往独行功多。然此既无益气之情，复少养营之义，徒仗辛温攻凝逐滞，虚人当兼补药同用，否则徒损无益。

张秉成《本草便读》：延胡索，辛苦而温，色黄气香，其形坚实，肝家血分药也。能行血活血，而又能理血中气滞，故一切气血阻滞作痛者皆可用之。若病不因气血阻滞不涉虚者，又不宜用。延胡索本属肝经血分之药，而能治胃痛者，以肝邪瘀滞乘胃而作痛也。

张山雷《本草正义》：延胡，虽为破滞行血之品，然性情尚属和缓，不甚猛烈，古人必以酒为引导，助其运行，其本性之不同于峻厉，亦可想见。而又兼能行气，不专于破瘀见长，故能治内外上下气血不宣之病，通滞散结，主一切肝胃胸腹诸痛，盖攻破通导之冲和品也。

秦伯未《谦斋医学讲稿》：延胡索，辛温，入肝兼入心经，能行血中气滞，气中血滞。在肝病多用于腹痛，常与金铃子配合。

胡爱萍《病证通用中药》：玄胡，辛苦而温，主入肝经，辛能行散气滞，苦能降泄血瘀，温能通利血脉，能行血中之气滞，气中之血滞，行气活血，血脉流畅，通则不痛，故为活血、行气、止痛第一要药。且尤长于止痛，无论何种痛证，气滞血瘀，偏寒偏热，均可配用，故专治一身诸痛。尤以气滞血瘀之痛证最为适宜，故有"活血化气第一品"之称。

胡心藻《中药类比歌诀》：玄胡，温而活畅，辛润走散，主入血分，但在行血之中，兼行血中气滞，长于活血祛瘀，行气止痛，善理一身内外上下诸痛，为止痛良药，偏用于腹痛筋急拒按者。其性和缓不甚峻猛，凡气滞血瘀疼痛均可配伍应用。

黄和《中药重剂证治录》：延胡，辛、苦、温，有小毒。归肝、脾经，通、散之剂。为血中气药，善于通行气血，有活血行气止痛之功，主治气滞血瘀之痛证。延胡，辛散温通，两入气血，入血为主，为活血利气第一药。功擅活血逐瘀，理气开闭，解痉止痛，乃治瘀滞疼痛之要药，定痛之良剂。尚能温化痰湿以助健中焦，化瘀祛腐以愈溃疡，通阳化气以利小便，对外伤跌打亦可疗之。

现代药理研究

本品的化学成分以生物碱为主，有镇痛作用，其中以延胡索乙素、甲素、丙素、丑素和去氢延胡索甲素生物活性较强。乙素有明显的镇痛、催眠作用。延胡索的醇提出物，特别是去氢延胡索甲素能明显扩张动物冠状血管，增加冠脉血流量。本品具有镇痛，麻醉，镇静，催眠，扩张冠脉，降低冠脉阻力，增加冠脉血流量，抗心肌缺血，抗心律失常，降血压，抑制胃液分泌，降低胃酸和胃蛋白酶量，抗溃疡，调节肠管运动，催吐，松弛肌肉等作用。

性能归纳

延胡索，味辛、苦，性温，归肝、脾、心经，有小毒，为罂粟科草本植物延胡索的块茎，质坚色黄，为行、散之剂。降而不升，沉亦不浮，缓、润、泄、动，走而不守，入血分，亦入气分，阴也，行上、下，走内、外，达里之性能。活血，行气，止痛。

性能应用

延胡索，辛散温通，尤长于止痛。能行血中气滞，气中血滞，故专治一身上下诸痛，无论何种痛证，均可配伍应用。主要用于气血瘀滞之诸痛证，单用止痛者，如《本草纲目》以本品为末，温酒调服，治胃脘痛不可忍者。若证属热者，可与泄热行气止痛之川楝子配伍，如《素问病机气宜保命集》金铃子散。若为胸痹心痛，属心脉瘀阻者，可与活血通脉之品同用，属痰浊闭阻胸阳不通者，又可与化痰通阳宽胸之品合用。若妇女痛经，产后瘀阻腹痛，又宜配入活血调经、止痛养血之品。近代临床用治多种内脏痉挛性或非痉挛性疼痛，均有较好疗效。

个人体会

延胡索，味辛、苦，性温，主入肝经。为肝经血分之药，故能行气活血。辛则能润能散，行散气滞，气滞则郁，气行则畅；苦能降能泄，降泄血滞，血滞则瘀，血行则活；温则能通能利，通利气血，气通则血和，血和则气行。气行血活，气血流畅，通则不痛，痛则不通，为活血、行气、止痛第一要药，主一身上下内外诸痛。其化学成分延胡索素生物碱，含原邪片碱，有镇痛、镇静、催眠作用。《本草纲目》曰："能行血中气滞，气中血滞，故专治一身上下疼痛，用之中的，妙不可言。"故有"活血化气第一品"之称。治气血不和因而凝滞之证，尤对气滞血瘀之痛证最为适宜。如气血阻滞之月经不调、痛经、经闭，产后恶露不行之儿枕腹痛，及逆血上冲之产后血晕，或跌打损伤之瘀血肿痛。

延胡索，质坚色黄，亦入脾胃经，治胃脘气血滞痛，及多种内脏痉挛性或非痉挛性疼痛。亦入心经，扩张冠状动脉，治气血阻滞心脉之胸痹心痛、心绞痛。皆肝经滞瘀逆犯中洲，及气血瘀闭心脉所致。本品活血逐瘀，理气开闭，解痉止痛。《雷公炮炙论》曰："心痛欲死，速觅延胡。"乃治瘀滞疼痛之要药，活血定痛之良剂，往往独行功多。此既无益气之情，亦少营养之义，走而不守，唯有瘀滞者宜。虚人滞而痛者应兼补益同用为妥。其性和缓冲和，不甚峻猛，凡气血凝滞而痛者，或寒热，或虚实，皆可配伍使用。虚而无滞及孕妇忌用。

活血祛瘀药（下）

刘　寄　奴

古今理性录

缪希雍《本草经疏》：刘寄奴草，其味苦，其气温，揉之有香气，故应兼辛。苦能降下，辛温通行，血得热则行，故能主破血下胀。然善走之性，又在血分，故多服则令人痢矣。昔人谓为金疮要药，又治产后余疾，下血止痛者，正以其行血迅速故也。

张介宾《景岳全书》：味苦，性温。能破瘀血，活新血，通妇人经脉，产后余血，损伤瘀血，下气，止心腹痛，及小便去血，俱可为散，或茶或酒调服。捣敷金疮出血不止，其效尤捷。用治汤火伤大效，但为末掺之。

郭佩兰《本草汇言》：刘寄奴，入手少阴、足太阴经。通经佐破血之方，散郁辅辛香之剂。按刘寄奴破血之仙剂也，其性善走，专入血分，味苦归心，而温暖之性，又与脾部相宜，故两入。盖心主血，脾裹血，所以专疗血证也。

陈士铎《本草新编》：下气，止心腹痛，下血消肿，解痈毒，灭汤火热疮，并治金疮。《本草》诸书言其能解产后余疾，则误之甚者也。寄奴性善走，迅入膀胱，专能逐水。凡白浊之症，用数钱同车前子、茯苓利水之药服之，立时通快，是走而不守可知；产后气血大亏，即有瘀血，岂可用此迅逐之乎？夫走而不守之药，何以能止金疮之血？盖寄奴非能止血，能逐血也。血欲外出，寄奴逐之，血不敢外出矣，此反治之道也。或问刘寄奴，以治金疮得名，而子谓非治金疮之药，非好异乎？夫寄奴逐血以止血，与治金疮之说，两无妨也。然而以之治金疮，未见捷效，以之治白浊，实得神效。吾疑刘寄奴当日治金疮，或别有他药。

张璐《本经逢原》：刘寄奴破血下胀，又能止血，故产后余疾，及金疮血、大小便血皆用之。《千金方》治折伤瘀血，《集简方》治大小便血，《卫生易简方》治血气胀满，时珍治小儿尿血，丹方治大便血。但性走散，不可过服，令人吐利。

严洁《得配本草》：入心、脾二经血分。下气破血，消痈肿毒，治汤火伤。治大小便血，治下痢赤白；治阴阳交带，下间赤白。

黄宫绣《本草求真》：刘寄奴，味苦微温，多能破瘀通经，除癥下胀，及止金疮血出，大小便血，汤火伤毒。缘血之在人身，本贵通活。滞而不行，则血益滞而不出，而癥瘕胀满愈甚；行而不止，则血亦滞而不收，而使血出益甚。寄奴总为破血之品，故能使滞者破而即通，而通者破而即收也。

黄和《中药重剂证治录》：刘寄奴，辛、苦、温，归心、肝、脾经，通散之剂。有散瘀止痛，破血通经，敛疮消肿，消食化积之功效。性善走行，主入血分，兼能行气开郁，解痉止痛。故为气血凝滞之常用。又能疗骨伤，为伤科及妇科常用。还能消痈肿，止泻痢。

现代药理研究

本品含挥发油，具有增加冠脉血流量，抗脑循环障碍性缺氧，保肝，抗菌等作用。

性能归纳

刘寄奴，味辛、苦，性温，归心、肝、脾经，无毒，为菊科多年生草本植物奇蒿的全草，体疏气香，为行、散之剂。降而不升，峻、动、润、泄，入血分，亦入气分，走而不守，阴也，亦阳，下行，走内外，达表里之性能。破血通经，散瘀止痛。

性能应用

刘寄奴，味辛、苦，性温，辛散，苦泄，温通，入心、肝经血分，破血通经。多用于血滞经闭，产后瘀阻腹痛，常与活血通经、化瘀止痛药同用。又可用治创伤瘀滞肿痛，可单用为末酒调服，如"刘寄奴散"。或与活血疗伤、化瘀止痛药配伍，以加强疗效。

刘寄奴，苦温，气芳香，入足太阴脾经，芳香醒脾，有消食化积之功。用于食积不化，脘腹胀痛。可单用煎服，亦可与消食导滞药同用。

个人体会

南朝刘宋开国皇帝刘裕小字寄奴，微时出猎射大蛇，次日遇青衣童子捣药问之，童子曰："我主被刘寄奴所伤，合药敷之。"童子散去，寄奴收药而治金疮即愈，因此称此草为刘寄奴。辛行温通，苦降下行，主破血下胀，入血分，性善走，下血止痛，以其行血迅速，破瘀血，活新血，为治金疮要药，故称刘寄奴为破血之仙剂也。破血下胀，亦治金疮出血，大小便血。《本草求真》曰："缘血之在人身，本贵通活。滞而不行，则血益滞而不出，而癥瘕胀满愈甚；行而不止，则血亦滞而不收，而使血出益甚。寄奴总为破血之品，故能使滞者破而即通，而通者破而即收也。"此逐瘀止血之论也。

刘寄奴，入手少阴心、足太阴脾经。破血下胀，佐使之剂，通经佐破血之方，散郁辅辛香之剂。又能芳香醒脾，温暖舒脾，下气消积，除胀开郁，止心腹痛。还能消散痈肿，皆取温暖之性，行散之能，下气之用也。行散降下之剂，不可过服，令人吐利也。

穿　山　甲

古今理性录

李时珍《本草纲目》：穿山甲，古方鲜用，近世风疟、疮科、通经下乳用为要药。盖此物穴山而居，寓水而食，出阴入阳，能窜经络，达于病所故也。刘伯温《多能鄙事》云：凡油笼渗漏，剥穿山甲里面肉靥投入，自至漏处补住。谚曰：穿山甲、王不留，妇人食了乳长流。亦言其迅速也。李仲南言其性专行散，中病即止，不可过服。《德生堂经验方》云：凡风湿冷痹之证，因水湿所致，浑身上下，强直不能屈伸，痛不可忍者，于五积散加穿山甲七片，看病在左右手足，或臂胁疼痛处，即于鲮鲤身上取甲炮熟，同全蝎炒十一个，葱、姜同水煎，入无灰酒一匙，热服，取汗避风甚良。

杜文燮《药鉴》：主五邪惊啼悲伤，消痈疽肿毒疮癞。治乳奶肿痛，止痔瘘来血，却暑结之疟邪，透痈疽之头点，何者？盖此物遇土穿土，遇水穿水，遇山穿山，故入药用之，取其穿经络于荣分之意也。如诸毒发不出，及无头点者，用山甲炙，未成者即消，已成者即透。

张介宾《景岳全书》：能通经络，达腠理，除山岚瘴气疟疾，风痹强直疼痛，疗小儿五邪惊啼，妇人鬼魅悲泣，下乳汁，消痈肿，排脓血，除疮疥痔瘘，通窍杀虫。佐补药行经，善发痘疮。或炮焦投入煎剂，或烧灰存性，酒服方寸匕。亦可用敷恶疮。

严洁《得配本草》：窜走经络，迅达病所。消痈疽，除痰疟，破血结，疗痹痛，去惊邪，逐鬼魅。治气痔脓血，治便毒，治浑身强直，治吹乳。性猛不可过用，肝气虚者禁用。

周岩《本草思辨录》：后人用穿山甲，多见于疮疟两门。盖疟必有风痰湿浊痹其经络，疮则肌腠壅滞，非性锐善穿之物，不能疏排而发之。若疟涉于虚，疮至溃后，则非其所能为矣。

张锡纯《医学衷中参西录》：穿山甲，味淡性平，气腥而窜，其走窜之性，无微不至，故能宣通脏腑，贯彻经络，透达关窍，凡血凝血聚为病，皆能开之。以治疔疽，放胆用之，立见功效。并能治癥瘕积聚，周身麻痹，二便秘塞，心腹疼痛。若单知其长于治疮，而忘其他长，犹浅之乎视山甲也。以治横痃，亦极效验，其已有脓而红肿者，服之红肿即消，脓亦易出。至癥瘕积聚，疼痛麻痹，二便闭塞诸证，用药治不效者，皆可加山甲作向导。

焦树德《用药心得十讲》：穿山甲，通经活络，力达全身，可用于身体任何部位的不通和疼痛。治乳汁不下，消肿排脓。

胡爱萍《病证通用中药》：穿山甲，咸而微寒，性专行散，善于走窜，既能活血化瘀而消肿毒，但重在消肿排脓，故脓肿已溃者忌用。多研末吞服。

胡心藻《中药类比歌诀》：穿山甲，味咸性凉，入肝胃经血分，气腥而窜，功专行散，泄降力猛，彻上彻下，无处不至。能宣通脏腑，贯彻经络，透达关窍，直达病所。凡血凝气聚为病，皆可散而消之。善于疏通气血，而治经络瘀滞的乳汁不下，血凝气聚的经闭癥瘕，兼能搜风通络而止痛，治风湿顽痹。还能消痈散结排脓，治瘰疬疮肿，可使未脓者消散，已成脓者速溃。

刘冠军《临证医方妙用》：穿山甲，性走窜，能活血消瘀，行瘀滞，消癥积，利九窍，散痈肿，排脓血，化腐肉。用于乳痈，可使肿消痛止，促进内消，已溃者可使排脓化腐，促进早敛。

黄煌《方药心悟》：刘永年：穿山甲，功擅通经透窍，化瘀消肿。故凡见有形之物阻塞脉络，气血运行痹阻而产生的疼痛、闭塞等症，皆可用之。至于治虚劳、营血，生化功能呆滞，可以用穿山甲使脏腑生血功能旺盛，以利新血再生。

现代药理研究

本品含蛋白质、钙、硬脂酸、胆甾醇等甾体类化合物，水溶液中含多种氨基酸及微量元素。有直接扩张血管壁，降低外周阻力，显著增加股动脉血流量的作用；能明显延长凝血时间，降低血液黏度。内服本品能使白细胞增加、抗炎，提高缺氧耐受力的作用。治疗血尿也有一定效果。

性能归纳

穿山甲，味辛、咸，性微寒，归肝、胃经，无毒，为鲮鲤科动物鲮鲤的鳞甲，质坚性锐，通、达之剂。沉、降不升，峻、润、动、泄，入血分，走而不守，阴也，走上下，达内外，行表里之性能。活血祛瘀，通经下乳，消肿排脓。

性能应用

穿山甲，善于走窜，性专行散，活血祛瘀力较强。能内达脏腑经络，通过活血而达溃坚散结，通经活络之功效，用于癥瘕积聚、血滞经闭，及风湿痹痛等。治癥瘕积聚常配伍活血消癥之品，血滞经闭则多配伍活血调经之品，于风湿痹痛又多与祛风湿止痛药合用。

穿山甲，调血脉，通经络，开窍闭，通脉下乳。用于产后因乳汁不下，或乳汁量少者。常与能通脉下乳的王不留行同用，前人有"穿山甲，王不留，妇人服了乳常流"之说。若兼气血虚弱者，又当配入大补气血的当归、黄芪等品。

穿山甲，既能活血祛瘀，又善消痈排脓，可使疮痈未成脓者消肿，已成脓者速溃，为临床治疗疮疡的常用药，用于痈肿疮毒、瘰疬等。又因兼通乳汁，对于因乳脉不通、乳汁不下而成乳痈者最为适宜，多与清热解毒、消痈之品配伍。若瘰疬结核，又常与化痰软坚、散结之品同用。

个人体会

穿山甲乃阴行之物，身披鳞甲，穴山而居，遇山穿山，遇土穿土，性猛走窜，出阴入阳穿穴食蚁，行动迅速。其鳞甲质坚而锐，味咸气腥，入药用之，取其走窜之性，迅锐之能，通经透窍，破血散瘀，能宣通脏腑，贯通经络彻上彻下，无处不至，直达病所，力贯全身。可用于全身任何部位的滞瘀不通，如气血凝滞之经闭不行，癥瘕疙癖；五邪风疟阻滞经脉之鬼魅惊啼，痔瘘便毒；或风寒湿痰痹着经络之周身痹麻，强直不伸。凡气血凝滞之证皆能开之，经脉闭塞之证皆能通之，为破滞通经之要药。

本品走窜迅速，通调血脉，通达关窍，入肝经，通经下乳。常与王不留行配伍，谚曰："穿山甲，王不留，妇人食了乳常流。"言其通窍下乳之速也。气血滞瘀或身体虚羸，荣营化生功能呆滞，乳汁量少不足者，配用穿山甲可使脏腑化生功能旺盛，以利新血再生，乳汁徒增而通。为通经下乳之圣丹。

穿山甲，味辛、咸，质坚，乃性锐善穿之物。消肿散结，疏排能发，可消散痈疽之肿毒，疏发痈疽之头点。服之痈疮红肿无脓者即消，有脓不透者即溃，化腐排脓，生肌长肉，有内消、速溃、早敛之功效。外吹蕴热，乳路不畅，或乳汁不行，滞热酿脓之乳痈者，本品又能疏通乳汁，特别对有形之物阻塞经脉，使气血痹阻不行而成痈者，最为适宜。通乳汁，排脓液，亦有此义也。总之：本品善行走窜，通达之品，通经脉，下乳汁，消痈发毒。性猛不可多用。肝气不足者慎用，孕妇忌用。

自 然 铜

古今理性录

朱震亨《本草衍义补遗》：自然铜，世以为接骨之药，然此等方尽多。大抵骨折在补气、补血、补胃，俗工唯在速效以罔利，迎合病人之意，而铜非煅不可用，若新出火者，其火毒、金毒相扇，挟热毒香药，虽有接骨之功，燥散之祸甚于刀剑，戒之。

李时珍《本草纲目》：自然铜接骨之功，与铜屑同，不可诬也。但接骨之后，不可常服，即便理气活血可尔。

缪希雍《本草经疏》：自然铜乃入血行血，续筋接骨之药也。凡折伤则血瘀而作痛，辛能散瘀滞之血，破积聚之气，则痛止而伤自和也。

张介宾《景岳全书》：能疗折伤，散瘀血，续筋骨，排脓止痛，亦镇心神，安惊悸。宜研细水飞用，或以酒磨服。然性多燥烈，虽其接骨之功不可泯，而绝无滋补之益，故用不可多，亦不可专任也。

李中梓《本草征要》：自然铜，续筋接骨，折伤者依然复旧。消瘀破滞，疼痛者倏尔消除。自然铜，虽有接骨之功，颇多燥烈之性，宜慎用。

陈士铎《本草新编》：自然铜，乃治折伤之神药，然而老弱之人，亦宜少用。盖老人孤阳而少精，弱人气虚而少血。跌损之病，虽尚接续，然必以生地、当归、川芎、牛膝之类为君臣，少加自然铜为佐使，则取效既捷，而精血又复不伤。倘止投自然铜，以求速效，绝不加入补血、补精之味，则火煅之物，其性大燥，以燥助燥，必生大热，况又是老弱之人，何能胜此乎？骨虽接续，而变病即生，其祸有不可胜状者矣。

黄宫绣《本草求真》：自然铜专入骨。因何用能接骨，盖缘骨被折伤，则血瘀而作痛，得此辛以散瘀破气，则痛止而伤自和也，而骨安有不接乎？且性秉坚刚，于骨颇类，故能入骨而接。以治跌仆损伤最效。但中病即已，不可过服，以致真气走泄耳。若产后血虚者忌服。

张秉成《本草便读》：自然铜出铜矿中，矿气凝结而成。内有铜脉，虽经火炼难为器皿者，故入药一经火煅醋淬，即可研细，便能续筋接骨，消瘀和伤。不特自然铜有功，即一切铜屑皆可。或醋煅内服，或研细外敷，每见铜匠偶遇前证用之即愈。

胡爱萍《病证通用中药》：自然铜辛平而归肝经血分，辛能行散，入血行血，既能活血祛瘀，又能续筋接骨而止痛疗伤。且尤长于促进骨的愈合，为伤科之要药。常用治跌打损伤，骨折筋断，瘀肿疼痛，内服外敷皆可。凡阴虚火旺、血虚无瘀者慎用。醋炙研末用。

现代药理研究

本品主要成分为二硫化铁，并混合铜、镍、锑、砷等物质，可促进新骨生成，能加速骨折愈合，可使骨痂生长加快，量多且较成熟，对骨接愈合有促进作用。单独使用治疗骨折效果较差，如配伍虎骨、骨碎补组成复方，表现为骨痂生长快，对骨折愈合有促进作用。

性能归纳

自然铜，味辛，性平，归肝经，有小毒，为天然黄铁矿的含二硫化铁矿石，质坚性刚，为行、散之剂。沉、降、燥、烈、动、静而和，入血分，走而亦守，亦阴亦阳，达上、下、内、外、表、里之性能。散瘀止痛，接骨疗伤。

性能应用

自然铜，味辛而散，走肝经血分，能活血散瘀，消肿止痛。又归肾经，尤长于促进骨折愈合，为伤科接骨疗伤之要药。用于跌打损伤，骨折筋断，瘀肿疼痛，内服、外敷均可。常与活血止痛疗伤之䗪虫、当归、乳香等配伍，制成散剂，以酒调服，或外敷患处，如《张氏医通》之自然铜散。

个人体会

跌打损伤，筋断骨折，其局部气血阻滞，气阻则肿胀，血滞则疼痛。自然铜，入血行血，消瘀和伤，续筋接骨之药。味辛行散，散瘀滞之血，行积聚之气，而痛止伤和，伤和则筋骨得以续接也。自然铜，秉性坚刚，专入骨而接骨，可使骨痂生长加快，量多且成熟，加速骨痂愈合，故能促进新骨生成，为伤科要药，接骨仙丹也。佐使之剂，多配伍续筋接骨、活血疗伤之药，取效迅捷，复又不伤真气也。

自然铜坚刚，煅后研细水飞可使用。其药性燥散，绝无补益之功，骨接之后，不可常服、多用。亦不可专任，以免真气走泄耳。丹溪曰："而铜非煅不可用，若新出火者，其火毒、金毒相扇，虽有接骨之功，燥散之祸甚于刀剑，戒之。"故产后血虚及孕妇忌用。

苏 木

古今理性录

李中梓《本草征要》：苏木，能除新旧之瘀血，兼宣表里之风邪。苏木理血，与红花同功，少用和血，多用即破血也，故能治跌仆损伤、壅塞作痛。其治风者，所谓治风先治血，血行风自灭也。苏木专主血分，宜入肝经。然破血之功多，而和血之功少，勿得多用，以伤阴分。

缪希雍《本草经疏》：苏方木，凡积血与夫产后血胀闷欲死，无非心、肝二经为病，此药咸主入血，辛能走散，败浊瘀积之血行，则二经清宁，而诸证自愈。《日华子》《海药》所主，悉取其入血行血，辛咸消散，亦兼有软坚润下之功，故能祛一切凝滞留结之血，妇人产后尤为所须耳。

张璐《本经逢原》：苏木，阳中之阴，降多升少，肝经血分药也。性能破血，产后血胀闷欲死者，苦酒煮浓汁服之。本虚不可攻者，用二味参苏饮，补中寓泻之法，凛然可宗。但能开泄大便，临证宜审，若因恼怒气阻经闭者，宜加用之……如产后恶漏已净，而血虚腹痛大便不实者禁用。

黄宫绣《本草求真》：苏木，功用有类红花，少用则能和血，多用则能破血。但红花性微温和，此则性微寒凉也。故凡病因表里风起，而致血滞不行，暨产后血晕，胀满以死，及血痛、血瘕、经闭、气壅痛肿，跌仆损伤等症，皆宜相症合他药调治。如疏风则与防风同用，行血则与乳香同用。

杨时泰《本草述钩元》：主治产后败血胀闷，或血晕口噤，由于恶露不下及血气心腹搅痛，月候不调。疗虚劳血癖，气壅滞，并男女中风口噤不语。治人常常呕吐者，破疮疡死血，消痈肿扑损瘀血。方书治喘郁嗽血，下血蓄血，胁痛腰痛，痛痹自汗，耳证，发散表里风气。又能破死血，产后血肿胀满欲死者宜之。禀水土之气以生，其主治悉由入血行血。辛咸消散，兼有软坚润下之功。苏木之味，甘多而兼咸，又有微辛。夫咸走血，甘入脾，然其质木也，其色赤也。是心之生血，肝之藏血，脾之统血，莫不具矣。又辛味藉肺金之气以达血之行，故于血分之用最专。大约欲和血，则少用；欲破血，则多用可也。至谓其散风，乃属血中之风，如血晕口噤，观于表里二字，义固可思。

胡爱萍《病证通用中药》：苏木，味甘咸而性平，辛能行散，咸入血分，性虽平而不偏，但活血之力则随用量增大而增强。取其调和血脉而疏通经络，破血散瘀而消肿止痛之功，可使伤损之瘀血肿胀，随血脉流通而消退，疼痛随瘀消肿退而自止，故为活血疗伤之常用品。多用于跌打损伤，骨折筋损，瘀肿疼痛。苏木行散，月经过多者和孕妇忌用。

刘冠军《临证医方妙用》：苏木味咸，功擅活血，能通达内外，宣通经络之血滞，发散内外之风气，最适用于中风，气血凝滞而肢体麻木。

黄和《中药重剂证治录》：苏木，甘咸辛平，归心、肝、脾经，通、散之剂。长于行血散瘀，通络止痛，有散瘀消肿，活血调经之功。味甘能润，其辛能散，故少用有活血之能，多用则善行善散，擅祛一切败浊瘀积之血。本品辛而不烈，药性和缓偏凉，既为妇科、骨伤科常用药，亦为治风湿性疾病之骨关节肿胀疼痛变形，及中风偏瘫诸证之良剂。亦有消疮痈肿毒之效。

现代药理研究

本品含巴西苏木素、苏木酚、挥发油、水芹烯、鞣质等成分，可使血管轻度收缩，增强心肌收缩力，抗高胆固醇血症，抑制血小板聚集，抗血凝；中枢神经抑制：有镇静、催眠、麻醉、镇痛等作用；水煎剂有广泛的抑菌作用，对金黄色葡萄球菌、伤寒杆菌作用较强，对白喉杆菌、流感杆菌、弗氏痢疾杆菌、溶血性链球菌有抑制作用，具有抗炎、抗菌、免疫抑制、抗癌等作用。

性能归纳

苏木，味辛、甘、咸，性平，归心、肝、脾经，无毒，为豆科灌木或小乔木苏木的心材，体轻质重，色红赤，为行、散之剂，沉、降不升，润、缓、动、泄，入血分，走而不守，阳中有阴，走上、下，达内、外、表、里之性能。活血疗伤，祛瘀通经。

性能应用

苏木，辛、咸，善于活血散瘀，消肿止痛而疗伤。用于跌打损伤、骨折筋伤、瘀血肿痛，既可外用，又可内服。常与红花、血竭、自然铜等活血、止痛、疗伤之品合用，如《医宗金鉴》之八厘散。

苏木不仅可活血疗伤，又能入肝经而通经络，调血脉，用于妇科多种瘀血病证，如血滞经闭、痛经、产后瘀滞腹痛等。凡妇人肝血瘀阻而致上述诸证，均可配伍使用。

此外，本品还可用治破伤风而抽搐发痉者，有行血祛风作用，《圣济总录》之独圣散以此为末，酒调服可治之。

个人体会

苏木，质重体轻色红赤，归心、肝二经，入血分，性走散，破血行血，破死血，行瘀血，治产后败血胀闷欲死，疗跌打损伤瘀肿疼痛。辛咸消散，润下软坚，能祛一切凝滞留结之血，行血滞经闭、痛经，散癥瘕滞瘀之腹痛。因其味辛，达气以行血，可宣散血中之风邪，除产后血晕口噤，疗中风偏废麻木，治顽痹关节不伸。《本草征要》曰："苏木，能除新旧之瘀血，兼宣表里之风邪，故能治跌打损伤、壅塞作痛。治风者，所谓治风先治血，血行风自灭也。"《本草经疏》亦言："凡积血与夫产后血胀闷欲死，无非心、肝二经为病，此药咸主入血，辛能走散，败浊瘀积之血行，则二经清宁，而诸证自愈。"苏木入血分而行血，常随用量之增减，少则和血，多则破血，破败浊瘀积之死血，调和诸血，疏通经脉，一切败浊瘀滞之血随血脉流通而消散。疼痛亦随瘀阻消散而自止，表里之风邪亦随血行而风自灭矣，故为行、散之剂，为伤科及妇科所常用。亦为佐使之剂，皆宜相应之证配合他药，调治为要。月经过多及孕妇忌用。

皂角刺

古今理性录

李梴《医学入门》：皂刺，凡痈疽未破者，能开窍；已破者，能引药达疮所，乃诸恶疮癣及疠风要药也。

李时珍《本草纲目》：治痈肿、妒乳、风疠恶疮，杀虫。皂荚刺治风杀虫，功与荚同，但其锐利直达病所为异耳。

倪朱谟《本草汇言》：皂荚刺，拔毒祛风，凡痈疽未成者，能引之以消散；将破者，能引之以出头；已溃者，能引之以行脓。于疡毒药为第一要剂。又泄血中风热风毒，故疠风药中亦推此为开导前锋也。沈氏曰：皂荚刺宜用头刺极尖锐者佳，刺下节如枝梗者，力薄不及也。姚继元云：治疗风癫疾、风癣风疮、瘙痒风屑，与苦参同用，其力更倍。

张璐《本经逢原》：皂刺治痘疹气滞，不能起顶灌脓者，功效最捷，而气虚者慎勿误用，恐透表过锐，反生虚泡也。若血滞不能起顶灌脓，又需鲮鲤，当非皂刺所宜。丹方治大风恶疾、眉落鼻崩，用皂角刺三斤烧灰为末，食后煎大黄汤，调一匕服之，不终剂而愈。肿疡服之即消，溃疡服之难敛，以其性善开泄也。

黄和《中药重剂证治录》：皂角刺，辛温，归肺、大肠经，通、散之剂，有托毒排脓，活血消痈之功效。辛散温通，药力锐利，为消疮排脓所常用。性善开泄，逐瘀散结，通络行滞，破死血之力甚猛。

现代药理研究

本品含黄酮苷、皂角苷、酚类及微量氨基酸，能扩张周围血管及脑血管，增加股动脉血流量，对革兰氏葡萄球菌、大肠杆菌等有抑制作用，对部分真菌亦有抑制作用。皂角苷有小毒，对胃黏膜有刺激作用；具有抗炎、抗菌、止痛等功效，用于周围性血管病及脑血管病、血栓闭塞性脉管炎，对乳腺炎、疮疡、痈疽有一定的治疗作用。

性能归纳

皂角刺，味辛，性温，归肺、大肠经，有小毒，为豆科植物皂角树之干燥棘刺，刺极尖锐，为通、散之剂。降中亦升，猛、动、润、泄，入血分，走而不守，阴中阳也，走上、下，达内、外、表、里之性能，消痈排脓，祛风杀虫。

性能应用

皂刺，辛散温通，活血通经，药性锐利，为消疮排脓所常用。脓成可排，未成能消，在疮疡痈疽脓成将溃之际用之最宜。常与穿山甲配伍，治疗痈肿初起或脓成未溃者，为消痈透脓良药。又能祛风杀虫，多用于风疮癫癣、皮肤瘙痒。

个人体会

皂角刺，辛散温通，性善开泄，药力锐利，通络行滞，活血消肿，逐瘀散结，破死血之力甚猛，拔毒祛风，消疮排脓，通散之剂，疮痈之药，能开孔窍，引药直达疮所。凡痈疽初起无脓者，能引之以消散；有脓未溃者，能引之以出头；已溃脓不行者，能引之以行脓。为疡毒药中第一要药，为消疮排脓所常用，为疮痈脓肿已成，将溃未溃之际用之最宜。攻坚散结，活血消肿，虽为通、散之药，然通散之性不烈，消散之功甚大。少用当为托剂，多用则为消药也。此物穿透之力较强，服后可出现走窜性疼痛，此乃药力反应，须知之。又能泄血中风毒，为厉风药中之开导先锋，治疬风癫疾、风癣风疮、皮肤瘙痒，此血行风之灭也。

皂刺为善开善泄之药，拔毒祛风之剂，通散透表过锐，故气虚者勿用。疮疡肿痛服之即消，溃疡不敛服之难愈也。

泽 兰

古今理性录

陈嘉谟《本草蒙筌》：理胎产百病淹缠，女科须觅；消身面四肢浮肿，湿中宜求。破宿血，去癥瘕殊功，行瘀血疗扑损易效。散头风目痛，追痛肿疮脓。长肉生肌，利关节通窍。

李时珍《本草纲目》：兰草、泽兰气香而温，叶辛而散，阴中之阳，足太阴厥阴经药也。脾喜芳香，肝宜辛散。脾气舒，则三焦通利而正气和。肝郁散，则营卫流行而病邪解。兰草走气道，故能利水道，除痰癖，杀虫辟恶，而为消渴良药；泽兰走血分，故能治水肿，涂痈毒，破瘀血，消癥瘕，而为妇人要药。虽是一类而功用稍殊，正如赤白茯苓、芍药，补泻皆不同也。雷敩言：雌者调气生血，雄者破血通积，至合二兰主治。大泽兰之为兰草，尤可凭据。血生于气，故曰调气生血也。又《荀子》云：泽、芷以养鼻，谓泽兰、白芷之气，芳香通乎肺也。

缪希雍《本草经疏》：泽兰，苦能泄热，甘能和血，酸能入肝，温通营血。佐以益脾土之药，而用防己为使，则主大腹水肿，身面四肢浮肿，骨节中水气。《药性论》总以泄热和血，行而带补之能也。

李中梓《本草通玄》：泽兰，芳香悦脾，可以快气，疏利悦肝，可以行血，流通营卫，畅达肤窍，遂为女科上剂。

张介宾《景岳全书》：善清血和血，治吐血衄血，疗妇人产前产后诸血不调，破宿血，除腹痛，清新血，利关节，通水道，除癥瘕，消扑损瘀血，并治金疮痈肿疮脓。用在清和，故为妇人要药。

卢之颐《本草乘雅半偈》：泽兰生水中，乃水气所聚，澄洁水体，宣通水用者也。故主乳妇内衄，大腹水肿四肢浮肿，骨节中水，乃金疮痈肿疮脓，悉属体失澄洁，用失宣通，其辟不祥，与中风余疾，皆体用功力耳。

陈士铎《本草新编》：或问泽兰每每用之妇人，而不用于男子，岂亦有说乎？夫男女之病，本无分别，而药味又何须分别。唯是女子善怀，一不得志，而闺中怨忧无以解其郁，郁无聊之气，而经血不行，行经作痛，千般怪病，后此生焉。泽兰气味和平，又善于解郁，尤宜于妇人，故为妇科妙药，非单宜妇人，而不宜于男子也。

张璐《本经逢原》：泽兰，专治产后血败流于腰股，拘挛疼痛，破宿血，消癥瘕，除水肿，身面四肢浮肿。《本经》主金疮，痈肿疮脓，皆取散血之功，为产科之要药。更以芎、归、童便佐之，功效胜于益母。

黄宫绣《本草求真》：泽兰，虽书载有和血舒脾、长养肌肉之妙，然究皆属入脾行水，入肝治血之味，是以九窍能通，关节能利，宿食能破，月经能调，癥瘕能消，水肿能散，产后血淋腰痛能止，吐血衄血，目痛风瘫，痈毒扑损能治。观此，则书所云舒脾和血，不过因其水消血除之意，岂真舒脾和血之味也乎。入补气补血之味同投，则消中有补，不致损真，诚佳品也。

张山雷《本草正义》：泽兰，产下湿大泽之旁，本与兰草相似，故主治亦颇相近。《本经》大腹水肿，身面四肢浮肿，骨节中水，皆苦温胜湿之功效，亦即兰草利水道之意。其治金疮痈肿疮脓者，专入血分而行瘀排脓消肿也。唯《本经》所谓乳妇内衄，颇不可解，盖即后世新产通瘀之意。《别录》内塞，当亦以瘀露不通言之。甄权谓治产后腹痛，固苦温行瘀之功，又谓治频产血气衰冷，成劳瘦羸，妇人沥血腰痛，则以温和能利血脉言之。然通利之品，能走未必能守，此当以意逆之，而可知其非虚证久服之药矣。

秦伯未《谦斋医学讲稿》：泽兰，行血祛瘀，常用于妇人经闭。《本草经疏》曾谓：主大腹水肿，身面四肢浮肿，骨节中水气。故《本草求真》称之入脾行水，入肝治血之味。凡因肝脏气血郁滞，影响脾不健运，水湿不化者，用此能兼顾。并可与补气和血药同用，消中有补，不致耗损真元。

胡心藻《中药类比歌诀》：泽兰，清香辛散，舒肝和营，悦脾快气，活血调经，和缓不峻，为活气行气之良品。凡瘀血阻滞，不论寒热皆可用之。但善治肝郁气滞血瘀，脾气呆滞，冲任受阻所致妇科经产及胁痛。虽能行水消肿，但其利水之功效为薄弱，但与血分有关的水肿效果较好。如血膨的大肚腹水，常随证选用。

谭同来《常用中药配对与禁忌》：泽兰，苦辛微温，善行肝脾之郁，和肝脾之营，以活血祛瘀，温经止痛，行水。药力横向，具有散邪通经而不伤正的特点，为妇科常用药。

刘典功《中药指征相类鉴别应用》：泽兰，味苦、甘、辛，性微温，入肝、脾经。活血调经，散瘀消痈，利水消肿。辛散苦泄之力缓，活血、消痈、利水。血虚无瘀滞者慎用。

黄和《中药重剂证治录》：泽兰，苦辛微温，归肝、脾经，通、利之剂，以通散疏利为特点，两入气血，而主入血分。气香而温，故能理脾。味辛而散，所以疏肝。长于疏郁活血，行水除湿，解毒消痈，彻内达外，通上行下，有活血调经，散瘀消痈，利水消肿之功效。

现代药理研究

本品含挥发油、糖类、三萜类等成分，对血栓形成有对抗作用，可使血小板聚集功能明显减弱，改善微循环障碍，扩张微血管，降低血液黏度，改善血液流变学。尚有一定的强心作用，具有抗血小板聚集，抗血栓，改善微循环，防止术后粘连，收缩子宫等作用。

性能归纳

泽兰，味辛、苦，性微温，归肝、脾经，无毒，为唇形科草本植物地瓜儿苗的茎叶。体轻，气香，为行、散、通、利之剂。降而亦升，润、缓、动、和、泄也，入血分，亦入气分，走而不守，阴中有阳，行上达下，横达内外，行表里之性能。活血祛瘀，利水消肿。

性能应用

泽兰，辛散温通，入肝经血分，活血调经，且行血而不峻，作用温和，故为妇科活血调经之常用品。用于妇人血瘀经闭，痛经，月经不调，产后瘀滞腹痛。《本草通玄》称其为"妇科上剂"。临床常配伍当归、芍药等活血养血，调经止痛之品，如《济阴纲目》之泽兰汤。本品又活血祛瘀，消肿止痛，治跌打损伤，可单用外敷，亦可配伍活血疗伤止痛之药同用。又能活血通经，消痈治疮。对痈疽疮肿可配入金银花、黄连等清热解毒消痈之品，如《外科全生集》之"夺命汤"。

泽兰苦温，利水消肿，利水作用缓和，单用力薄，常配伍茯苓、防己、益母草等利水消肿，健脾渗湿之品，治疗产后瘀血腹痛、身面四肢浮肿，及水肿腹水。

个人体会

泽兰，辛散温通，气芳香，入肝脾二经，调气行血。《本草纲目》曰："泽兰，气香而温，味辛而散，阴中之阳，足太阴厥阴药。脾喜芳香，肝宜辛散。脾气舒，则三焦通利而正气和；肝郁散，则营卫流行而病邪解。"芳香悦脾快气，辛散疏肝行血。流通营卫，畅达气血之药。行肝之郁则行血活血，流通血脉；和脾之气则三焦通利，运水行水。故能入肝行血，入脾行水，行血中之水，治血膨的大肚腹水，身面四肢浮肿，骨节中水气。

泽兰，入肝经血分，以澄洁之体，清平和缓之性，疏肝和营，悦脾快气，善行肝脾之郁活血调经，有祛邪不伤正之特点。疗妇人胎前产后，诸血不调，破宿血，除败血，清新血，散癥瘕，去腹痛最为适宜。《本草蒙筌》谓："理胎产百病淹缠，女科须觅。"故为女人常用，妇科妙剂也。亦治跌打损伤，痈疮疖肿，亦皆活血散瘀，通达营卫气血之功也。总为行散之剂，通利之品，走而不守，虽其性缓平和，亦非虚证久服之药。与补气补血药同用，补中不消，可不致耗损真元也。

泽兰、兰草均芳香辛散之药，其性能主治亦颇相近，学浅者常混淆不明，两相代用，误也。泽兰、兰草实为两种不同科属的两种植物。菊科植物佩兰，俗称兰草，化湿解表，为芳香化湿药。其麻叶泽兰、林氏泽兰，虽名泽兰，均属佩兰之异性或变种，可代佩兰用。唇形科植物地瓜儿苗，活血行水，为活血调经药，可行血中之水。言其舒脾悦脾，亦皆血活水行，脾复健运之意。《本草纲目》曰："兰草走气道，故能利水道，除痰癖，杀虫辟恶，而为消渴良药；泽兰走血分，故能治水肿，涂痈毒，破瘀血，消癥瘕，而为妇人要药。虽是一类而功稍殊，正如赤白茯苓、芍药，补泻皆不同也。"学者不得不明。

水　蛭

古今理性录

孙星衍《神农本草经》：凡破血之药，多伤气分，唯水蛭味咸专入血分，于气分丝毫无损。且服后腹不觉痛，并不觉开破，而瘀血默消于无形，真良药也。愚治妇女月闭癥瘕之证，其脉不虚弱者，恒用水蛭轧细，开水送服一钱，日二次，虽数年瘀血坚结，一月可以尽消。水蛭、虻虫皆为破瘀血之品。以常理论之，凡食血之物，皆能破血。然虻虫之食血以嘴，水蛭之食血以身。其身与他物紧贴，即能吮他物之血，故其破瘀血之功独优。

缪希雍《本草经疏》：其用与虻虫相似，故仲景方中往往与之并施。咸入血走血，苦泄结，咸苦并行，故治妇人恶血、瘀血、月闭、血瘕积聚，因而无子者。血蓄膀胱，则水道不通，血散而膀胱得气化之职，水道不求其利而自利矣。堕胎者，以其有毒善破血也。

倪朱谟《本草蒙筌》：水蛭，逐恶血，瘀血之药也。按《药性论》言，此药行蓄血、血癥、积聚，善治女子月闭无子而成干血痨者，此皆血留而滞，任脉不通，月事不以时下而无子。月事不以时下，而为壅为瘀，渐成为热、为咳、为黄、为瘦，斯干血痨病成矣。调其冲任，辟而成娠，血通而痨去矣。故仲景方入大黄䗪虫丸而治干血、骨蒸、皮肤甲错、咳嗽成痨者，入鳖甲煎丸而治久疟疟母、寒热面黄、腹胀而似痨者；入抵当汤、丸而治伤寒小腹鞕满、小便自利、发狂而属蓄血证者。

陈士铎《本草新编》：善祛积瘀坚瘕。仲景夫子用之为抵当汤丸，治伤寒之瘀血发黄也。治折伤，利水道，通月信，堕妊娠，亦必用之药。蓄血不化，舍此安除乎？盖血蓄之症，与气结之症不同，虽同是热证，而气结则热结于膀胱，血蓄则热结于肠胃。气结之病，可用气药散之于无形；血蓄之症，非用血物不能散之于有形也。水蛭正有形之物，以散其有形之血耳，何必过惧哉。故用之同瘀血一团，从大便中尽出，得其效最捷，何至有害乎。

徐大椿《神农本草经百种录》：凡人身瘀血方阻，尚有生气者易治，阻之久则无生气而难治。盖血既离经，与正气全不相属，投之轻药，则拒而不纳，药过峻，又反能伤未败之血，故治之极难。水蛭最喜食人之血，而性又迟缓善入，迟缓则生血不伤，善入则坚积易破，借其力以攻积久之滞，自有利而无害也。

杨时泰《本草述钩元》：水蛭以蠕动唼血之物，治血之蓄而不行者，与虻虫功用相似，故仲景方往往相辅而行，自有抵当汤丸治伤寒蓄血。而后来治蓄血诸证不因于伤寒者，亦不能外此二味，只随证以为加减而已。《简成方》治痛风血结，亦有用水蛭者，毋亦以兹物得水精气，而血固水所化乎。不然，何独不合虻虫以用也。

胡爱萍《病证通用中药》：水蛭咸苦，独入肝经血分，为虫类破血逐瘀之药。虽力峻性猛，但亦为治跌打损伤之常用药。但服后不能立即发挥作用，以入丸散，研末服之为宜。孕妇及月经过多者忌用。

胡心藻《中药类比歌诀》：水蛭，苦咸性平，归肝经血分，破血通经，无论何种原因所致的瘀血均可用之。兼入膀胱经，性善趋下，服后虽不即泻，但作用缓慢持久，为逐恶血、破瘀血之佳品。

刘冠军《临证医方妙用》：水蛭，善除瘀血，因含水蛭素，能阻止凝血酶对纤维蛋白原起作用，阻碍血液凝固，最适宜颅内血肿之疾。又缓解动脉痉挛，降低血液凝结和血液黏度。

黄和《中药重剂证治录》：水蛭，咸、苦、平，有小毒，归肝经。通、散之剂，有破血逐瘀，散结消癥之效。主在破血、逐瘀、通经，兼利水道、消痰水，凡一切瘀血、恶血、癥瘕、积聚皆可用之。其特点为破瘀血而不伤新血，不损气分。

现代药理研究

水蛭含蛋白质、水蛭素，还含有肝素、抗血栓素及组织胺样物质。水蛭素具有强大的抗凝作用，对血小板聚集有明显的抑制作用，对弥漫性血管骨凝血有很好的治疗作用。水煎剂能降低全血比黏度、血浆比黏度、红细胞压积，减少纤维蛋白含量，缩短红细胞电泳时间，改善血液流变性。对肾缺血有明显的保护作用，能明显降低血清尿素氮、肌酐水平，对升高的血清肿瘤坏死因子有明显的降低作用，对肿瘤细胞有抑制作用。水蛭的高抗凝作用，有利于抗癌及免疫活性细胞进入癌组织杀伤癌细胞。此外，对子宫有很强的刺激和兴奋作用，可显著提高子宫张力，增加频率。具有抗凝血，抗血栓，抑制血小板聚集，降低全血黏度，降血脂，增加心肌营养性血流量，抗动脉粥样硬化，扩张毛细血管和外周血管，改善微循环，保护脑组织，增加肾脏血流量，降低血清尿素氮和肌酐水平，抗肿瘤，抗炎，免疫抑制，兴奋子宫，终止妊娠等作用。

性能归纳

水蛭，味辛、咸，性平，归肝经，有小毒，为环节动物水蛭科蚂蟥，水蛭或柳叶蚂蟥的干燥全体，动缓善入，为行、散之剂，降而不升，峻、缓、润、泄，入血分，走而亦守，阴也，下行，内达，入里之性能。破血逐瘀。

性能应用

味辛、咸，入肝经血分，破血逐瘀力强，善于逐瘀以消癥结，治血以通经脉。用于癥瘕积聚，血瘀经闭，及跌打损伤等。临床常与消癥化瘀，活血调经，或疗伤止痛药配伍。若兼体虚者，则宜配伍补益药以防伤正。

现代临床还有以本品治疗血小板增多症，短期煎服有一定疗效。治脑出血、颅内血肿疗效较好，亦取其破血逐瘀之功。

个人体会

水蛭咸苦，独入肝经，为虫类破血逐瘀药。《药性论》言："此药行蓄血、血瘀、积聚。"蓄者：积存之义。蓄血者：泛指多种瘀血郁积于内，或肝郁血滞，或冲任不调，或跌打伤损，或久瘀成痨，或痰浊瘀阻栓塞血脉，或伤寒瘀热蓄结膀胱。其郁积者有瘀血、恶血、败血、死血、干血，及弥漫性血管内凝血。此有形积存，停滞不散的离经之血，全无生气，投药轻者拒而不纳，药过峻者反伤未败之血，故治之极难。水蛭，咸能散坚结，苦能泄久瘀，又为食血之物，可食有形之血，力峻性猛，且行动迟缓，善入。迟缓则生血不伤，善入者坚积易破，借其有形之物，破其有形之血。性虽善趋下，但不峻泻，作用缓而持久，用之同瘀阻败血，一起从大便排出。其效最捷，为破血逐瘀之佳品，并有破瘀血而不伤新血，不损真气之特点，大胆用之，有利无害也。所含水蛭素能阻止凝血酶对纤维蛋白原的作用，降低血液凝结和全血黏度，降血脂，抗血栓，抗动脉粥样硬化，对血管栓塞及颅内血肿有较好的治疗作用。对子宫有刺激和兴奋作用，故孕妇及月经过多者忌用。其作用迟缓持久，多入丸散，或研末服用为宜。

䗪 虫

古今理性录

缪希雍《本草经疏》：䗪虫，治跌仆损伤，续筋骨有奇效。乃足厥阴经药也。夫血者，身中之真阴也，灌溉百骸，周流经络者也。血若凝滞，则经络不通，阴阳之用互乖，而寒热洗洗生焉。咸能入血软坚，故主心腹血积，癥瘕血闭诸证。血和则营卫通畅，寒热自除，经脉调匀，月事时至而令妇人生子也。

黄元御《长沙药解》：䗪虫，善化瘀血，最补损伤，《金匮》鳖甲煎丸用之治病疟日久，结为癥瘕；大黄䗪虫丸用之治虚劳腹满，内有干血；下瘀血汤用之治产后腹痛，内有瘀血；土瓜根散用之治经水不利，少腹满痛。以其消癥而破瘀也。

黄宫绣《本草求真》：䗪虫，古人用此以治跌仆损伤，则多合自然铜、龙骨、血竭、乳香、没药、五铢钱、黄荆子、麻皮灰、狗头骨。以治下腹痛、血痛、血闭，则合桃仁、大黄。各随病证所因而用之耳。

胡爱萍《病证通用中药》：土虫咸寒，入肝经血分，性善走窜，活血力强。既能破血逐瘀而消肿止痛，又能续筋接骨而疗伤损，为伤科之常用药。且多用于骨折筋伤，瘀血肿痛。力强破血，孕妇忌用。

胡心藻《中药类比歌诀》：土鳖虫，味咸寒，又入心、脾经，性略和缓，破血不太峻，虚人亦可用之。善走血分，能行血活血，软坚散结，搜剔血积，为治疟母必用药。接补筋骨折伤为其专长，为内科消癥，伤科疗伤，妇科调经所常用，是一味破坚逐瘀，疗伤止痛的良药。

黄煌《方药心悟》：林光武：土虫，味咸性寒，有小毒，入心、肝、脾三经。具有破血逐瘀，续筋接骨之功能。《长沙药解》说："善于化瘀血而补伤损。"故凡虚人夹瘀者亦可用之。

刘典功《中药指征相类鉴别应用》：䗪虫，独入肝经，具有破血逐瘀止痛之功效。用治妇科瘀血经闭，产后瘀血腹痛，及瘀血阻滞的癥瘕痞块。尚能续筋接骨，为伤科常用药。

刘冠军《临证医方妙用》：䗪虫，性咸寒，有活血化瘀，疗伤定痛，通窍回苏之功，对跌打重伤晕厥皆有疗效。

现代药理研究

本品主要成分为氨基酸，尚含多种微量元素、甾醇和直链脂肪族化合物。对凝血酶和纤维蛋白原形成的耳缘静脉血栓有溶解作用，其纤溶活性成分为一种具有纤溶酶原激活作用的丝氨酸蛋白酶，并具有尿激酶型纤溶酶原激活物的特点。其提出物还可抑制血小板聚集，可抑制外源性的诱聚作用，并抑制血小板的释放功能，有一定的抗血栓作用。在试管内，以美蓝法测得水煎醇沉浸膏有抑制白血病患者白细胞的作用。但用瓦伯氏呼吸器法，则为阴性结果。本品与全蝎、蜈蚣混合研末制成的"结核散"，在试管内对人型结核杆菌无抑菌作用。

性能归纳

䗪虫，味辛、咸，性寒，有小毒，归肝经，为鳖蠊科昆虫地鳖、冀地鳖雌虫的全体，体轻善走。为行、散之剂。沉降不升，峻、动且缓，润、泄亦和，入血分，走而不守，阴也，走上、下，达内、外，下行为顺之性能。破血逐瘀，续筋接骨。

性能应用

䗪虫，活血逐瘀，消肿止痛。长于活血疗伤，续筋接骨，为伤科常用药。用于跌打损伤，筋伤骨折及瘀肿疼痛。可以外敷，又可内服，内服时既可单味研末黄酒冲服，亦可配伍其他活血止痛、续筋接骨、强健筋骨之品，为治骨折伤痛之要药。

䗪虫辛咸，归肝经血分，逐瘀通经消癥，用于血瘀经闭，癥瘕积聚。如治妇女瘀血经闭，可配伍活血调经药同用；治癥瘕痞块，可配伍活血消癥之品为宜。

个人体会

伤者，或伤其肌肤，或伤其筋骨，或伤其脏腑经络，首先伤在气血，气滞血瘀，肿胀疼痛。气滞血瘀又能阻滞血脉运行。《本草经疏》曰："夫血者，身中之真阴也，灌溉百骸，周流经络者也。血若凝滞则经络不通，阴阳之用互乖，而寒热洗洗生焉。"伤损何以得复，伤折何以得续。䗪虫破血逐瘀，瘀散则气血流通，肿消痛止；血活则筋骨得养，筋续骨接，脏腑经络受益，身健康复也。况䗪虫主要成分为氨基酸，尚含多种微量元素，对伤损恢复可起到营养筋骨，协同康复的作用。《长沙药解》谓："䗪虫善化瘀血，最补伤损。"故能接骨续筋，为伤科要药也。多用于骨折筋伤，瘀血肿痛。虽破血行血，其性和缓不峻，况又有补伤之义，故虚人伤损亦可用之。䗪虫味咸，善入血分，软坚散结，散癥瘕，通血闭，《本草经疏》曰："血和则营卫通畅，寒热自除，经脉调匀，月事时至而令妇人生子也。又治疟母，为必用之药。"总为破血行血之药，孕妇忌用。

虻　虫

古今理性录

苏敬《新修本草》：蜚虻，主逐瘀血，破下血积，坚痞，癥瘕，寒热，通利血脉及九窍，女子月水不通，积聚，除贼血在心腹五脏者，及喉痹结塞。

陈嘉谟《本草蒙筌》：逐瘀血血闭，寒热；能止两目赤痛，眦伤泪出。通血脉九窍喉痹，破积血癥瘕痞坚。寒热亦驱，瘀血更逐。

李时珍《本草纲目》：成无己云，苦走血，血结不行者，以苦攻之，故治蓄血用虻虫，乃肝经血分药也。古方多用，今人稀使。

缪希雍《本草经疏》：蜚虻，其用大略与䗪虫相似，而此则苦胜，苦能泄结，味应有咸，咸能走血，故主积聚癥瘕、一切血结为病，如《经》所言也。苦寒又能泄三焦火邪迫血上壅，闭塞咽喉，故主喉痹结塞也。

陈士铎《本草新编》：此物视之可憎，用之以治瘀血之症，实救命之药也。蓄血之症，必须水蛭以消之，否则瘀血硬痛，必变发黄之症。今人畏惧水蛭，谢绝不用，当以虻虫代水蛭，则蓄血病可解也。

张璐《本经逢原》：虻食血而治血，因其性而为用，肝经血分药也。《本经》治癥瘕寒热，是因癥瘕而发寒热，与蛴螬治腹胀寒热不殊。苦走血，血结不行者，以苦攻之。其性虽缓，亦能堕胎。

严洁《得配本草》：入足厥阴经血分，遍行经络，能攻真气运行不到之血，治两目赤痛及眦伤泪出。配丹皮，治扑堕瘀血。宿血在骨者，二味治之。

黄宫绣《本草求真》：虻虫专入肝，微苦微咸，气寒有毒。善啮牛马猪血，因其性以为用，故以之治一切血结诸病。故凡病血蓄而见身黄脉结，腹痛如狂，小便利，并坚瘕积块、疟母，九窍闭塞者，服之自克有效，以苦泄结，咸走血故也。且色青入肝，服之宜入肝脏血分而散之矣。但性属恶毒，以此治病，是犹刑罚之治盗贼，非得已也。

杨时泰《本草述钩元》：用虻之义，与水蛭同。先哲释抵当汤云：血蓄于下，必以咸为主，故水蛭咸寒为君；血结不行，必以苦为助，而虻虫苦寒为臣。此亦可明合用之义，非苟然而已。凡病人气血虚甚，形质瘦损者，忌之。伤寒发黄，脉沉结，少腹硬，如小便不利者，为无血证，不宜用。瘀血未审的者，不宜用。女子月水不通，非血结闭塞者，不宜用。孕妇腹中有癥瘕积聚，不宜用。

张秉成《本草便读》：苦寒有毒，入肝经，破血行血，与水蛭同性。但虻虫之性刚而猛，故服下即暴泻，药过即止。水蛭之性阴而险，服后虽不即泻，而延蔓之毒，未必即除。虻虫居陆而飞走，水蛭居水而潜伏，故于脏腑经络之间，缓急行守之治，又有不同也。

胡心藻《中药类比歌诀》：虻虫，味苦微寒，主入肝经，性急善破，最为猛烈。遍行经络，通行血脉，能除真气运行难到之处的瘀血，服后即泻，药力过后即止。逐瘀破血，通经消癥。《本草从新》：谓："虻虫，攻血遍行经络，堕胎只有须臾，非气足之人及无宿血者勿轻与之。"

刘典功《中药指征相类鉴别应用》：虻虫，苦泄性烈，专入肝经血分，破血消癥，逐瘀止痛，功能散结消块，治癥瘕积聚为主。

现代药理研究

本品含棕榈酸、硬脂酸、油酸、亚油酸及多种微量元素。虻虫的水提出物在体外有一定的抗凝血酶作用，体外和体内均有活化纤溶系统的作用，能显著延长出血时间，减少血浆纤维蛋白原含量，对血小板聚集率有明显抑制作用，抑制血小板粘附性，降低全血黏度比和血浆浓度比，降低红细胞压积，改善血液流变性。

性能归纳

虻虫，味辛、苦，性微寒，归肝经，有小毒。为虻科昆虫复带虻的雌性全虫，色青善飞，为行、散之剂。沉、降、亦升，峻、动、燥、泄，入血分，走而不守，阴也，走上下，达内外之性能。破血逐瘀。

性能应用

虻虫，苦咸，入肝经血分，破血逐瘀而消癥，通经、疗伤。用于癥瘕积聚，血滞经闭，及跌打损伤。治癥积，可与活血消癥之品，及行气消积之药同用。治血滞经闭，又宜配伍活血养血，调经之类药物。治跌打损伤，则当配伍活血疗伤止痛之药同用，以增疗效。

个人体会

虻虫，色青善飞，主入肝经，遍行经络。食血啮血，因其性而为用，故入血分治血。味辛苦且咸，辛散苦泄，咸能软坚，破血攻坚，散瘀逐瘀，可直攻真气运行不到之血结，能驱癥积蓄血而发的寒热。《本草蒙筌》曰："破积血癥瘕痞坚。寒热亦驱，瘀血更逐。"本品善飞啮血，性急能破，刚猛峻烈，逐瘀破血，通经消癥。《本草从新》曰："虻虫，攻血遍行经络，堕胎只有须臾。"如治瘀血之症，实乃救命之药也。仲景治伤寒之抵当汤、丸，大黄䗪虫丸中用之，治蓄血、干血之症确有卓效。此物视之可憎，腥臭有毒，服之即泻，性属恶毒，用此治病，似以刑罚以治盗贼，实属不得已而用之。古方多用，今人稀使也。

王 不 留 行

古今理性录

唐慎微《证类本草》：王不留行，主金疮出血，逐痛出刺，除风痹内寒，止心烦，鼻衄，痈疽恶疮瘘乳，妇人难产。久服轻身，耐老增寿。

李时珍《本草纲目》：王不留行能走血分，乃阳明、冲、任之药。俗有"穿山甲、王不留行，妇人服了乳长流"之语，可见其性行而不住也。

李中梓《雷公炮制药性解》：王不留行专疗血证，而心主血，肝藏血者也，故均入之。痈疽等症，血不和也。经曰：营气不从，逆于肉理，乃生痈肿。此主和血，故宜治之。又治风毒者，所谓治风先治血，血行风自灭也。

陈士铎《本草新编》：主金疮，止血逐痛，催生调经，除风痹，风证，内寒，消乳痈，背痈，下乳止衄，祛烦，尤利小便，乃利药也。其性甚急，下行而不上行者也，凡病逆而上冲者，用之可降，故可恃之以作臣使之用也。但其性过速，宜暂而不宜久，又不可不知也。

黄宫绣《本草求真》：王不留行专入肝、胃。在古已命其名，谓此虽有王命，其性走而不守，不能以留其行也。又按古书有云：穿山甲、王不留行，妇人服之乳长流。亦云行血之力也。观此数语，已得气味主治大要矣。又著其味曰辛、曰甘、曰平，其气曰温，其功则能入足厥阴肝经血分，祛风除痹，通经利便，下乳催生，散痈肿，拔竹刺。与瞿麦同功，则知气味疏。泄，洵尔至极，又安能有血而克止乎？何书又言止血定痛，能治金疮，似与行血之意又属相悖。颂曰：张仲景治金疮，有王不留行。贞元《广利方》治诸风痉，有王不留行汤，皆最效。讵知血瘀不行，得此则行，血出不止，得此则止，非故止也，得其气味以为通达，则血不于疮口长流，而血自散各经，以致其血自止，其痛即定，岂必以止为止哉？意义彰明。但古人表著治功，多有如此立说，以留后人思议，不可不细审焉。

杨时泰《本草述钩元》：王不留行，禀土金火之气，故味苦甘平。平者辛也，其气应温。苦能泄，辛能散，甘入血，温能行。据其得名，似于行血为擅着。然细绎诸本草，应是和血而活血之，与行血有殊。且其功专于诸淋，可见散滞以活血，非以溃决为事者也。缪氏判为厥阴肝药，肝固血脏，更司小水故也。

邹澍《本经疏证》：人身周流无滞者，血也。观《本经》《别录》取王不留行治金疮血出鼻衄，仍治妇人难产，可见其能使诸血不旁流逆出，其当顺流而下者，又能使之无所留滞，内而隧道，外而经脉，无不如之。则痈疽恶疮瘘乳，皆缘血已顺流，自然轻则解散，重则分消矣。血流于脉，风阻之为风痹；内塞血不流畅，血中之气内薄为心烦，能治之者，亦总由血分通顺，故并克取效也。仲景用治金疮，义盖本此，后人仿此义用之治淋，亦大有见解。

胡心藻《中药类比歌诀》：王不留行，味苦性平，苦泄宣通，为阳明、冲任之药。功专通利，行而不住，走而不守，善通利血脉，治血脉不通的乳汁不下。通肝经瘀滞及冲任血脉，治肝郁血滞之经闭、痛经。兼能利尿通淋，治诸淋涩痛。

刘冠军《临证医方妙用》：王不留行，性苦平，入肝、胃经。善于通利血脉，走而不守，有溶石，利水通淋，促进排石之效。

黄和《中药重剂证治录》：王不留行，苦平，归肝、胃经，通利之剂。有活血通经，下乳消痈，利尿通淋之功效。善于行瘀通络，消痈散结。走而不守，通行三焦内外，周流无滞，而活血散瘀。通经活血是其专长。

现代药理研究

本品含多种皂苷，并含王不留行黄酮苷、生物碱及香豆素类化合物，具有抗肿瘤，镇痛，利胆，抗早孕，兴奋子宫，促进乳汁分泌，调节生理功能等作用。

性能归纳

王不留行，味辛、苦，性平，归肝、胃、膀胱经，无毒。为石竹科草本植物麦蓝菜的种子，质坚园润，为通、利之剂。沉、降、无升，峻、动、润、和，入血分，走而不守，阴也，行下，走内，达里之性能。活血通经，下乳，利尿通淋。

性能应用

王不留行，苦、平，入肝经血分，活血化瘀，走而不守，有活血通经之效。常用于血滞经闭等症，可与活血化瘀、调经止痛之品同用。

王不留行，归肝、胃经，禀宣通之性，善通乳脉。用于产后乳汁不行，及乳痈等，治产后乳脉不通而致的乳汁不行，或乳汁不足者。若与穿山甲为伍，效果更好。若兼气血虚弱者，可配伍补益气血之品。若乳汁不通而酿成乳痈者，本品又能通乳脉，活血消痈，可与清热解毒消痈之药同用。

王不留行，又有利尿通淋之功效。用于淋证，可与利尿通淋之药同用，治尿路涩痛不通。

个人体会

王不留行，走而不守，王命其行，不能留行，而得名。辛、苦，性平，入肝胃经，走血分，疗血证，乃阳明、冲任之药。血者，营气，行于脉中，运行不息，流布全身，滋养脏腑、腠理、四肢、百骸，以行而为顺也。难产经闭，血脉滞也；痈疽恶疮，血不和也；风痹内寒，血不行也；乳汁不下，脉不通也；心烦鼻衄，血不顺也。血行则通，血和则活，通活下行则顺也。顺流而下，内而隧道，外而经脉，血无所滞者也。《本草新编》谓："催生调经，除风痹，内寒，消痈，下乳止衄，祛烦，尤利小便，乃利药也。"《经》曰："营气不从，逆于肉理，乃生痈肿。此主和血，故宜治之。又治风毒，所谓治风先治血，血行风自灭也。"俗有"穿山甲、王不留行，妇人服了乳长流"之语，可见其性行而不住也，故为通、利之剂。通者通顺，利者顺利，血脉通顺流利，则经脉无滞，痈疽散，乳汁通，风痹无阻，血不逆行。利尿通淋亦仿此义，故并克取效也。

王不留行，虽入血分，但不能行血化瘀，应为和血而活血。通利之剂，以通顺流利为特点，专治血脉不通、不顺、不利之症。其性急速，只宜暂用，不宜久服，孕妇忌服。

补气药（上）

白　术

古今理性录

朱震亨《本草衍义补遗》:《本草》不分苍、白，议论甚多，《四家本草》言之误矣。如古方平胃散，苍术为最要之药。《衍义》为气味辛烈，发汗尤速。又白术味亦微辛，苦而不烈，除湿之功为胜。又有汗则止，无汗则发，与黄芪同功，味亦有辛，能消虚痰。

徐彦纯《本草发挥》:洁古云：白术除湿益燥，和中益气，利腰脐间血，除胃中热。《主治秘诀》云：气浊，味甘微苦，气味俱薄，浮而升阳也。又云：脾胃受湿热，沉困无力，怠惰嗜卧，并去痰，须用白术。饮水多因致伤脾、水泻，须用白术。又云：非白术不能去湿。

陈嘉谟《本草蒙筌》:术虽两种，补脾燥湿，功用皆同，但白者补性多，且有敛汗之效；苍者治性多，唯专发汗之能。凡入剂中，不可代用。然白术既燥，《本经》又谓生津何也？盖脾恶湿，脾湿既胜，则气不得施化，津何由生？故曰膀胱津液之腑，气化出焉。今用白术以燥其湿，则气得周流，而津液亦随气化而生矣。他如茯苓亦系渗湿之药，谓之能生津者，义与此同。

杜文燮《药鉴》:除湿益燥，和中益气，利腰脐间瘀血，除胃中邪热。利水道，有除湿之功。强脾胃，有进食之效。佐黄芩，有安胎之能。君枳实，有消痞之妙。与二陈同用，则化痰除湿，消食健胃。与白芍、当归、枳实、生地之类同用，则补脾而清脾家湿热。与干姜同用，去脾家寒湿。与黄连同用，去脾家热湿。大哉白术之功乎！其去诸经之湿药乎！

缪希雍《本草经疏》:术，其气芳烈，其味甘浓，为除风痹之上药，安脾胃之神品。《本经》主风寒湿痹，死肌，痉，疸，莫不由风寒湿而成，术有除此三邪之功，故能祛其所致之疾也。止汗、除热、消食者，湿热盛则自汗，湿邪寒则发热，湿去而脾胃燥，燥则食自消，汗自止，热自除也。又主大风在身面者，术气芳烈而悍，纯阳之物，风为阳邪，发于阳部，故主之也。风眩头痛目泪出者，阳虚则风客之而眩，痰厥则头痛，风热壅则目泪出也。消痰水，逐皮间风水，结肿，除心下急痛，及霍乱吐下不止者，湿客于胃则滞而生痰，客于脾则生水，脾虚湿胜，则为水肿，湿客中焦则心下急满，脾胃俱虚，则中焦不治，而湿邪客之，则为霍乱吐下不止也。利腰脐间血者，血属阴，湿为阴邪，下流客之，使腰脐血滞而不得通利，湿去则诸证无不愈矣。益津液，暖胃消谷嗜食者，湿去则胃强，而津液自生，寒湿散则胃自暖，邪去而脾胃健，则消谷而嗜食矣。

倪朱谟《本草汇言》：白术，乃扶植脾胃，散湿除痹，消食除痞之要药也。脾虚不健，术能补之；胃虚不纳，术能助之。中气不足之证，脾阳乘陷之证，胃虚失治，脾虚下脱之证，胃虚不运，脾虚蕴湿之证，以上诸证，用白术总能治之。又如血虚而漏下不止，白术可以统血而收阴；阳虚而汗液不收，白术可以回阳而敛汗。大抵此剂能健脾和胃，运气利血。温中之剂无白术，愈而复发。溃疡之证用白术，可以托脓。

李中梓《本草通玄》：白术，补脾胃之药，更无出其右者。土旺则能健运，故不能食者，食停滞者，有痞积者，皆用之也。土旺则能胜湿，故患痰饮者、肿满者、湿痹者，皆赖之也。土旺则清气善升，而精微上奉，浊气善降，而糟粕下输，故吐泻者，不可缺也。《别录》以为利腰脐间血者，因脾胃统摄一身之血，而腰脐乃其分野，借其养正之功，而瘀血不敢稽留矣。张元素谓其生津止渴者，湿去而气得周流，而津液生矣。谓其消痰者，脾无湿则痰自不生也。安胎者，除胃中热也。

李中梓《雷公炮制药性解》：白术甘而除湿，所以为脾家要药。胎动痞满吐泻，皆脾弱也，用以助脾，诸疾自去。有汗因脾虚，故能止之；无汗因土不能生金，金受火克，皮毛焦热，既得其补脾，又藉其甘温，而汗可发矣。伤寒门有动气者，不宜用之。

张介宾《景岳全书》：其性温燥，故能益气和中，补阳生血，暖胃消谷，益津液，长肌肉，助精神，实脾胃，止呕逆，补劳倦，进饮食，利小水，除湿运痰，消浮去胀，治心腹冷痛，胃虚下痢，疟癖癥瘕。以其性涩壮气，故能止汗实表。而痈疽得之，必反多脓；奔豚遇之，恐反增气。及上焦燥热而气多壅滞者，皆宜酌用之。然冬术甘而柔润，夏术苦而燥烈，此其功用大有不同，不可不为深辨也。

陈士铎《本草新编》：除湿消食，益气强阴，尤利腰脐之气。有汗能止，无汗能发，与黄芪同功，实君药而非偏裨，往往可用一味以成功，世人未知也，吾今泄天地之奇。如人腰痛也，用白术二三两，水煎服，一剂而痛减半，再剂而痛如失矣。夫腰痛乃肾经之症，人未有不信，何以用白术一味反能取效？不知白术最利腰脐。腰疼乃水湿之气侵入于肾宫，故用补剂，转足以助其邪气之盛，不若独用白术一味，无拘无束，直利腰脐之为得。夫二者之气，原通于命门、脐之气通，而腰之气亦利，腰脐之气既利，而肾中之湿气何能久留，自然湿去而痛忽失也。通之而酒湿作泻，经年累月而不愈者，亦止消用此一味，一连数服，未有不效者。而且湿去而泻止，泻止而脾健，脾健而胃亦健，精神奋发，颜色光彩，受益正无穷也。是白术之功，何亚于人参乎。不特此也，如人患疟病，用白术二两，半夏一两，米饭为丸，一日服尽即愈，不知白术健脾开胃之神药，而其妙尤能去湿，半夏去痰，无痰不成疟，而无湿亦不成痰。利湿则痰已清其源，消痰则疟已失其党，况脾胃健旺，无非阳气之升腾，疟鬼又于何地存身哉。此效之所以甚捷也。由此观之，则白术非君药而何？人知白术为君药而留心于多用也，必能奏功如神矣。

黄宫绣《本草求真》：白术专入脾。缘何专补脾气，盖以脾苦湿，急食苦以燥之，脾欲缓，急食甘以缓之。白术味苦而甘，既能燥湿实脾，复能缓脾生津，湿燥则脾实，脾缓则津生。且其性温，服则能以健食消谷，为脾脏补气第一要药也。五脏各有阴阳，白术专补脾阳，故曰补气。然血燥无湿，肾间动气筑筑，燥渴便闭者忌服，谓其燥肾闭气，则其气益筑。刘涓子云：痈疽忌白术，以其燥肾而闭气，故反生脓作痛也。凡脏皆属阴，世人但知白术能健脾，宁知脾虚而无湿邪者，用之反燥脾家津液，是损脾阴也，何补之有。此最易误，故特表而出之。盖补脾药不一，白术专补脾阳，仲淳曰：白术禀纯阳之土气，除邪之功胜，而益阴之效亏，故病属阴虚，血少精不足者，法咸忌之。

周岩《本草思辨录》：白术除脾湿，固中气，为中流之砥柱，盖其味厚而甘，擅长于守也。仲圣治风寒湿痹方，多有不用术者，以术于风胜湿胜者为最宜，寒胜者差减。《金匮》中治痹用术诸方，非兼烦必兼重，言烦者未尝不兼湿，言重者未尝不兼风，言寒者未尝不兼风与湿、核诸《本经》主风寒湿痹，勿不吻合。

邹澍《本经疏证》：白术治眩，非治眩也，治痰饮与水耳。有痰与水，何以能使人眩？盖眩者神之动，神依于心，心恶水，水盛则心神摇曳为眩，譬如人在舟中，能发眩也。

张锡纯《医学衷中参西录》：白术，性温而燥，气香不窜，味苦微甘微辛，善健脾胃，消痰水，止泄泻。治脾虚作胀，脾湿作渴，脾弱四肢运动无力，甚或作疼。与凉润药同用，又善补肺；与升散药同用，又善调肝；与镇安药同用，又善养心；与滋阴药同用，又善补肾。为其具土德之全，为后天滋生之要药，故能于肺、肝、肾、心四脏，皆能有所补益也。

谭同来《常用中药配对与禁忌》：脾胃气虚，运化失常，可致气短、倦怠、面色萎黄、纳少便溏，或泄泻诸证。本品甘温，入脾胃经，有良好的补气健脾作用。白术味苦，能燥湿利水，对脾虚兼水湿停滞所致诸证用之尤宜。又能安定中州，助脾胃之健运，以促生化之源，使气血充盛，而诸疾无以丛生。此外，近年还发现重用生白术，有运脾、燥湿、通便之功。白术苦温性燥，有伤阴之弊，阴虚内热或津液亏损之燥渴者，皆不宜用。气滞胀满者忌服。

黄煌《方药心悟》：单会府：白术，温而不燥，补而不滞，静中有动，内外皆走。生用通便祛风，炒用健脾化湿。

黄和《中药重剂证治录》：白术，通、补之剂，以补为主，兼能通络、活血、行水。有补气健脾，燥湿利水，止汗安胎之功效，为补气健脾之要药。兼通行之性，善补能通，可升可降，能固能散，亦止亦利。其功有健中补气，燥湿利水，温阳祛寒，固表止汗，益肠，保肝利胆，安胎，除痹止痛，活血通络，消癥瘕积癖。现代又常用于降血脂，降血糖，降血压及抗肿瘤等病。

现代药量研究

白术含挥发油、白术三醇等成分，对肠管活动有双重调节作用。有防治实验性胃溃疡及强壮作用，能明显促进小肠蛋白质的合成，促进细胞免疫功能。有一定的提升白细胞作用，有明显持久的利尿作用，并能促进电解质，特别是钠的排泄。对子宫平滑肌有抑制作用。白术挥发油有镇静作用，能增强癌细胞的抗原性及机体非特异性免疫功能。具有抗衰老，抗氧化，利尿，降血脂，降血糖，抗凝血，抗肿瘤，抗菌，保肝利胆，抗溃疡，调节胃肠功能，扩张血管，降血压，抑制子宫收缩等作用。

性能归纳

白术，味甘、苦，性温，归脾、胃经，无毒，为菊科草本植物白术的根茎。味厚，气芳香。为调、补之剂。沉、降、升、浮，缓、静、燥、补，亦润，守而亦走，入气分，阳也，走上下，达内外，走表入里之性能。补脾气，燥湿，利水，固表止汗，安胎。

性能应用

白术，味甘性温，长于补气健脾，适用于脾气虚弱之证。多用于脾气不足，运化失健所致的消化迟缓，输布精微乏力，水湿内生所致的食少、便溏或泄泻、痰饮、水肿、带下诸证。对脾虚湿滞之证，本品兼能燥湿，利水，有标本兼顾之效。治脾虚有湿之食少、便溏或泄泻，常与补脾益气、利水渗湿之品配伍，如《和剂局方》之四君子汤，以之与人参、茯苓、甘草同用。脾虚中阳不振、痰饮内停者，宜与温阳化气、利水渗湿之品配伍，如《金匮要略》之苓桂术甘汤。对脾虚水肿，可与健脾利水之品同用，如《和剂局方》之参苓白术散。脾虚湿浊下注，带下清稀，可与健脾燥湿之品配伍，如《傅青主女科》之完带汤，以之与山药、苍术等品同用。此外，本品还常配伍用于脾虚、中气下陷、脾不统血及气血两虚之证，皆利用其补气健脾之功用。

白术，对于脾气虚弱、卫气不固之表虚自汗者，能补脾益气，固表止汗，用于气虚自汗证，《千金要方》单用本品治汗出不止有效。脾肺气虚，卫气不固，表虚自汗，易感风邪者，宜与补益脾肺祛风之品配伍，以固表御邪，如《丹溪心法》之玉屏风散，以之与黄芪、防风同用。

白术安胎，可用于脾虚之胎气不安。如脾虚胎萎不长者，本品可补气健脾，促进水谷、精微运化以养胎。宜与补脾益气之药配伍，如《圣济总录》之白术散，以之与人参、阿胶等品同用。对脾失健运、湿浊中阻之妊娠恶阻、呕恶不食、四肢沉重者，本品补气健脾燥湿，亦可与其他补脾健脾燥湿之药配伍，如《圣惠方》之白术丸，以之与人参、茯苓、陈皮等品同用。如脾虚妊娠水肿，本品既能补气健脾，又能利水消肿，可与健脾利水之品配伍，如《全生指迷》之白术散，以之与茯苓、大腹皮等药同用。

个人体会

脾居中州，主运化，升清。运化者：运水液至全身，化水谷为精微。升清者：升为升脾阳，清则为精微，升清可使精微物质随脾阳之升腾而化为气血。故脾为生化之源，后天之本也。脾苦湿，湿阻则脾不健运，脾不健运则湿邪留滞，为双重恶性循环，故健脾必利湿，湿去脾方健，脾健则中气旺，祛湿、健脾、补中气，此三重功用又以祛湿为先导，故有脾恶湿、脾喜燥、湿困脾阳之说。湿困脾阳则脾阳不振，体倦、神疲、头昏、乏力、面色萎黄或㿠白；脾阳不振则中气虚，虚而不固则自汗，甚者中气下陷，皆湿困脾阳之祸。湿阻中焦则中焦不运，食欲不振，脘腹胀满，大便稀溏；湿浊中阻则呕恶，湿浊下行则带下，脾湿不运则水肿。痰饮者，湿为痰之源，湿阻经络，腰脐之气不利，寒湿痹着，皆水湿停滞之患。《黄帝内经》云："脾苦湿，急食苦以燥之；脾欲缓，急食甘以缓之。"白术，味苦、甘，性温，气芳香，苦温燥湿，甘温补中，芳香健脾，专入脾、胃二经，为补气、健脾、化湿第一要药。甘温主益脾胃之清阳，苦燥兼化脾胃之水湿，故长于补气健脾、燥湿利水，还能固表止汗，固气安胎。主治脾气虚弱之食少倦怠，自汗盗汗，崩漏胎动，及脾虚湿盛之痰饮，水肿等证。《药鉴》谓："白术除湿益燥，和中益气，利腰脐间血，除胃中热，利水道，有除湿之功，强脾胃，有进食之效。"

术者，古方不分苍、白，至宋代始分为二，均为菊科苍术属草本植物之根茎。燥湿、健脾之功用相同，只是苍术性燥烈，主入胃经，祛湿邪，治湿多用；白术性缓润，偏入脾经，化湿浊，以补性多而已，总为燥湿之药。湿燥则脾胃健，运化，升清，以促生化之源，气血充盛，对心、肝、脾、肺、肾皆有所补益，故能安五脏，为后天滋生之要药，补中益气之良剂。燥湿之性，纯阳之气，除邪之功胜，而益阴之效亏，故属阴虚血少、精不足者忌之。

白扁豆

古今理性录

李时珍《本草纲目》：硬壳扁豆，其子充实，白而微黄，其气腥香，其性温平，得乎中和，脾之谷也。入太阴气分，通利三焦，能化清降浊，故专治中宫之病，消暑除湿而解毒也。其软壳及黑鹊色者，其性微凉，但可供食，亦调脾胃。

缪希雍《本草经疏》：弘景云，扁豆患寒热者不可食。盖指伤寒寒热，外邪方炽，不可用此补益之物耳。如脾胃虚及伤食劳倦发寒热者，不忌。

李中梓《雷公炮制药性解》：扁豆性味皆与脾家相得，宜独入之。然此剂最为泥膈，唯入健脾药中，则能补脾。若单食多食，极能壅气伤脾。

张介宾《景岳全书》：炒香用之，补脾胃气虚，和呕吐霍乱，解河豚酒毒，止泻痢温中，亦能清暑治消渴。欲用轻清缓补者，此为最当。

贾所学《药品化义》：扁豆，味甘平而不甜，气清香而不窜，性温和而色微黄，与脾性最合。主治霍乱呕吐，肠鸣泄泻，炎日暑气，酒毒伤胃，为和中益气佳品。又取其色白，气味清和，用清肺气，故云清以养肺，肺清则气顺。下行通利大肠，能化清降浊，善疗肛红久泻，清气下陷者，此腑虚补脏之法也。

陈士铎《本草新编》：白扁豆，佐参、茯二味，止泻实神。但味轻气薄，单用无功，必须同补气之药共用为佳矣。或问扁豆气味凉薄，亦可有可无之物，先生删药味甚多，何独不删白扁豆？夫扁豆乃五谷中最纯之味，淡而不厌，可以适用者，不止入汤剂也，或入于丸剂，或磨粉而调食，均能益人。或谓白扁豆非固胎之药，前人安胎药中往往用之，何故？盖胎之不安者，由于气之不安，白扁豆最善和中，故用之以和胎气耳，胎固和而安，即谓之能安胎也亦可。又功用不独安胎，尤善种子，凡妇人之不受孕者，半由于任督之伤也。白扁豆善理任督，又入脾胃二经，同人参、白术用之，引入任督之路，使三经彼此调和，而子宫胞胎，自易容物。予所以特登此味，以为毓麟之资，岂漫然而收录乎哉。

汪昂《本草备要》：甘温腥香，色白微黄，脾之谷也。调脾暖胃，通利三焦，降浊升清，消暑除湿。能消脾胃之暑，止渴止泻，专治中宫之病，土强湿去，正气自旺。

张璐《本经逢原》：入脾经气分，能和中止呕，得木瓜治伤暑霍乱。《金匮》云：扁豆，病寒热者不可食之，以其能滞气也。若脾虚寒热不止，则扁豆又非禁剂。

黄宫绣《本草求真》：扁豆专入脾。如何补脾？盖缘脾喜甘。扁豆得味之甘，故能于脾而有益也。脾得香而能舒，扁豆禀气芬芳，故能于脾而克舒也。脾苦湿而喜燥，扁豆得性之温，故能于脾而克燥也。脾土既实，则水道自通，三焦不混，而太阴暑湿之邪，自尔克消，安能复藏于脾而有渴、泻之病乎。但多食壅滞，不可不知。

姚澜《本草分经》：缓补，调脾和胃，通利三焦，降浊升清，除湿，能消脾胃之暑，专治中宫之病。炒则微温，多食壅气。

周岩《本草思辨录》：凡豆皆甘而入脾，故能于夏令湿盛脾弱之时，布清肃之令，复敦阜之气。此《千金》与《局方》治霍乱所以用实也。然其补脾之力极厚，必得脾受湿困而不腹痛不郁闷者，方与之宜。

胡心藻《中药类比歌诀》：白扁豆，甘平气香，能醒脾悦胃，化浊升清，补益之力虽不及白术、山药，但补脾不腻、化湿不燥，对脾胃虚弱，或大病之后，初用补剂时，先用扁豆最为合适。善于补脾和中，能调养正气，而无饱闷之弊。且能消暑化湿，治暑湿寒热头痛，脘痞吐泻。还可解毒，治砒霜、酒精、鱼蟹中毒。

刘典功《中药指征相类鉴别应用》：白扁豆，甘淡气香而性平，归脾、胃二经，健脾和中，祛暑化湿，解酒毒。祛暑化湿解毒宜生用，健脾和胃宜炒用。

现代药理研究

本品含碳水化合物、蛋白质、脂肪、维生素、微量元素、泛酸、酪氨酸酶、胰蛋白酶抑制物、淀粉酶抑制物，及血球凝集素 A、B 等成分。白扁豆水煎剂对痢疾杆菌有抑制作用，对食物中毒引起的呕吐、急性胃肠炎等有解毒作用。尚有解酒毒、河豚中毒的作用。血球凝集素 B 可溶于水，有抗胰蛋白酶活性。血球凝集素 A 不溶于水，可抑制实验性动物生长，甚至引起肝区域性坏死，加热可使毒性大减。

性能归纳

白扁豆，味甘，性微温，归脾、胃经，无毒，为豆科缠绕草本植物扁豆的成熟种子，白黄而实，气清味薄，为清、补之剂。沉、降、亦升，缓、静、润、补，入气分，守而不走，阳也，走上下，行内外，达里之性能，补脾气，化湿。

性能应用

白扁豆，味甘性温，能补气以健脾，兼能化湿，治脾气虚证。适用于脾虚湿盛之食少、便溏，或泄泻。唯其"味轻气薄"，单用无功，必须同补气药同用为佳，如《和剂局方》之参苓白术散。还可用于脾虚湿浊下注之白带过多，宜与补气健脾、除湿之品配伍，如《女科万金方》之参归丸，以之与人参、白术配伍。

白扁豆，气芳香，和中化湿，用于暑湿吐泻。暑多挟湿，夏日暑湿伤中，脾胃不和，易致吐泻。本品能健脾化湿以和中，但无温燥助热伤阴之弊，用于暑湿吐泻时，如《千金要方》可单用本品水煎服；亦可与清暑化湿之品配伍。若属于暑月乘凉饮冷，外感于寒，内伤于湿之"阴暑"证，宜配伍散寒解表、化湿和中之品，如《和剂局方》之香薷散，以之与香薷、厚朴等药同用。

个人体会

白扁豆，味甘平，气腥香，味清气薄，淡而不厌，为五谷中最纯之味，其子充实，白而微黄，性温和，甘平不甜，气清香，香而不窜，和中益人，与脾性最合，故为脾之谷。《本草求真》曰："扁豆得味之甘，故能于脾而有益也。脾得香而能舒，故能于脾而克舒也。扁豆得性之温，故能于脾而克燥也。"芳香化湿，醒脾和胃，补脾益气。其补益之功虽不及白术、山药，但补而不腻，化湿不燥，对脾胃虚弱，或大病后，初用补剂之时，或欲用轻剂缓补，调养正气者，先用扁豆最为合适。《本草新编》曰："味清气薄，单用无功，必须同补气之药共用为佳矣。"故在补益方中常佐人参、白术等品同用，最为适宜。

白扁豆，色白微黄，气味清和，入太阴经气分，和中化湿，通利三焦，上清肺气，中和脾胃，下利大肠，化清降浊。《本草求真》谓："脾土既实，则水道自通，三焦不混，而太阴暑湿之邪，自而克消，安能藏于脾而不渴、泻之病乎。"故专治炎天暑气，霍乱呕吐，肠鸣泄泻，酒毒伤胃等中宫之病。土强湿去，正气自旺矣。白扁豆，总为芳香化湿，升清降浊，为清补之剂。对脾胃虚弱，暑湿中伤，劳倦发寒热者有益，伤寒寒热不食，外邪方炽者，不可用矣。

大 枣

古今理性录

李时珍《本草纲目》：《素问》言枣为脾之果，脾病宜食之，谓治病和药。枣为脾经血分药也。

缪希雍《本草经疏》：甘能补中，温能益气，甘温能补脾胃而生津液，则十二经脉自通，九窍利，四肢和也。正气足则神自安，故主心腹邪气及大惊。中得缓则烦闷除，故疗心下悬急及少气。脾得补则气力强，肠胃清，故主身中不足及肠癖。甘能解毒，故主和百药。枣虽能补脾胃、益气，然而味过于甘，中满者忌之。小儿疳病不宜食，齿痛及患痰热者不宜食。生者尤不利人，多食致寒热。

倪朱谟《本草汇言》：沈氏曰，此药甘润膏凝，善补阴阳、气血、津液、脉络、筋俞、骨髓，一切虚损，无不宜之。如方龙潭治惊悸怔忡，健忘恍惚，志意昏迷，精神不守，或中气不和，饮食无味，四体懒重，肌肉羸瘦，此属心脾两脏元神亏损之证，必用大枣治之。佐用陈皮，调畅中脘虚滞之痰。

陈士铎《本草新编》：乃调和之品，非补益之味。《本经》曰其补者，亦因其调和之故也。

黄元御《长沙药解》：大枣，补太阴之精，化阳明之气，生津润肺而除燥，养血滋肝而息风，疗脾胃衰损，调经脉虚芤。其味浓而质厚，则长于补血而短于补气。人参之补土，补气以生血也；大枣之补土，补血以化气也，是以偏补脾精而养阴血。凡内伤肝脾之病，土虚木燥，风动血耗者，非此不可。

邹澍《本经疏证》：枣本联木火之德成，合火土之用者也。夫以味甘性缓臭香之物，苟无火气运用其间，则能滞物，而不能动物。唯有火气运用，则以补中遂能托心腹之邪以安中，遂能行十二经之气以平胃，遂能通九窍之出纳矣。寒邪著人，中气不足以逐之，缘少气也（桂枝汤、小柴胡汤之类）；热邪著人，中气不足以逐之，缘少津液也（黄芩汤、越婢汤之类）；脉结代，心动悸，十二经之气不足也；火逆上气，咽喉不利，津液不足，而胃气不平，九窍不和也（炙甘草汤、麦门冬汤）。推安中之极功，能使气之乱者收，则除夭惊矣；推助十二经之极功，能使经气嬗代者无留滞，则除四肢笪矣。入散剂以安中养脾平胃，入补剂以助经气除邪气，则谓之和百药也，实与甘草之解百药毒殊，又与石蜜之和百药异矣。

姚澜《本草分经》：脾病人宜食之，加入补剂，与姜并行，能发脾胃升腾之气。风疾痰疾俱非所宜。

张锡纯《医学衷中参西录》：大枣，味甘微辛，性温。其津液浓厚滑润，最能滋养血脉，润泽肌肉，强健脾胃，固肠止泻，调和百药，能缓猛药健悍之性，使不伤脾胃，是以十枣汤、葶苈大枣汤诸方用之。若与生姜并用，为调和营卫之妙品，是以桂枝汤、柴胡汤诸方用之。《黄帝内经》谓其能安中者，因其味至甘能守中也。又谓其能通九窍者，因其津液滑润且微有辛味，故兼有通利之能也。谓其补少气、少津液者，为其味甘能益气，其津液浓厚滑润，又能补人身津液之不足也。虽为寻常食品，用之得当，能建奇功。周伯度曰：生姜味辛色黄，由阳明入卫；大枣味甘色赤，由太阴入营。其能入营由于甘中有辛，唯其甘守之力多，得生姜乃不至过守；生姜辛通之力多，得大枣乃不至过通，二药并用所以为和营卫主剂。

胡爱萍《病证通用中药》：大枣，甘温润养，入脾、胃、心经，功能补脾益气。脾为后天之本，气血生化之源。气血生化有源，则血脉充盈，心有所养。可见本品通过补中益气，可达养心安神之效。适用于气血不足，心失充养，心神无主的脏躁神志不安，为治脏躁之要药。对虚劳烦闷不眠者尤为适宜。

胡心藻《中药类比歌诀》：大枣甘温，质润而腻。除调和药物之烈性外，还可伍生姜，调脾胃，和营卫，更擅长补脾胃之阴，滋养阴血而宁心安神。常用于脾胃气虚，营阴不足之素体虚，神疲乏力，心悸怔忡，及妇人脏躁之证。

刘典功《中药指征相类鉴别应用》：大枣，味甘性温，归脾、胃经，补脾益气，养血安神，缓和药性。本品偏于滋腻，故湿阻中满、虫积、齿病者，皆当慎用。

现代药理研究

本品含有机酸、三萜苷类、生物碱类、黄酮类、糖类、维生素类、氨基酸、挥发油、微量元素，能增强肌力，增加体重，增加胃肠黏液，纠正胃肠病损，保护肝脏。有增加血浆蛋白含量，抗变态反应，及镇静催眠作用。

性能归纳

大枣，味甘，性温，归脾、胃、心经，无毒，为鼠李科落叶乔木枣的成熟果实，味浓质厚。为调和、滋补之剂。无升、降、沉、浮而居中，缓、润、静、补，入气分，亦入血分，守而不走，亦阴，亦阳，走上下，入里达内之性能。补脾气，安神。

性能应用

大枣，甘温，补脾益气，用于脾虚，营养不良，消瘦，倦怠无力，便溏，是具有营养作用的补脾益气药。适用于脾气虚弱，营养不良之消瘦、倦怠无力、便溏等症，单用有效。若气虚乏力较甚，宜与补脾益气药配伍，如《醒园录》之枣参丸，以之与人参同用。

大枣安神，用于脏躁及失眠证，为治疗心神无主的脏躁证之要药。单用有效，如《证治准绳》，治脏躁、自悲、自哭、自笑，以红枣烧存性为末，米饮调下。因其证多与心阴不足，心火浮亢有关，且往往心气亦不足，故常与养心阴、补心气之品配伍，如《金匮要略》之甘麦大枣汤，以之与小麦、甘草同用。《千金要方》还用本品治疗虚劳烦闷，不得眠。

此外，本品与部分药性峻烈或有毒的药物同用，有保护胃气，缓和其毒烈药性之效，如《伤寒论》之十枣汤，用以缓和甘遂、大戟、芫花的烈性与毒性。

个人体会

大枣，皮红肉黄，味浓质厚，甘润膏凝，富有营养，寻常食品，脾病宜食之，故有脾果之誉。大枣味甘性温，甘能润养中焦，温能益脾和中，其汁液浓厚滑润，又富含营养物质，入脾胃二经，化精微为气血，为营养性补益药，故补脾胃能生津液，益气血善补阴阳也。《长沙药解》曰："大枣，补太阴之精，化阳明之气，生津润肺而除燥，养血滋肝而息风，疗脾胃衰损，调经脉虚芤。其味浓而质厚，则长于补血而短于补气。补血以化气也，是以偏补脾精而养阴血，凡内伤肝脾之病，非此不可。"大枣能滋养血脉，润泽肌肉，谓其少气少津、营养不良者，能补人身一切气血、阴津不足之证。气血不足则心失所养，阴津不足则心火浮亢，心神无主则脏躁不安。故心下悬急，心神不宁，喜怒无常，虚烦不眠也。大枣皮红肉黄，联木、火之德，合火、土之用，归心脾二经。脾为后天之本，气血生化之源；心为君主之官，神明出焉。今补气血而安心神，气血充盈，心有所养，故疗心脾二经元神无主之证，为治脏躁虚之要药。

大枣，甘润和缓，性温不燥，归脾、胃二经，双入气血，亦阴亦阳，亦升亦降，为调和之药。调脾胃，和阴阳，安五脏，和营卫，又能和缓猛药的峻烈，健悍之性，故有调和安中之功，治病和药之能也。和其营卫者，《本草疏证》谓："一者营卫之气为邪阻于外，欲开而出之，又恐其散之猛也；二者营卫之气为邪阻于内，欲补尔达之，又恐其补而壅也。"古方多用生姜、大枣相伍，调和营卫。生姜味辛色黄，由阳明入卫；大枣味甘色赤，由太阴入营。大枣甘守，生姜辛通，二药并用，故为和营卫之主剂也，故多用之。总之，大枣虽富含营养物质，入脾、胃，有脾果之称，但其甘润膏凝之质，能补太阴之精，非益脾阳之气，能化阳明之气，非消脾胃之积也。与生姜并行，尚能发脾胃升腾之气，乃调和之药，非补益之味。《经》曰：补者，亦因其调和之故也。大枣甘腻滞脾，故湿阻中满、虫积、齿病者慎用。

人　参

古今理性录

张元素《医学启源》：人参，善治短气，非升麻为引用，不能补上升之气。若补下焦元气，泻肾中火邪，茯苓为之使。

李杲《药类法象》：人参，能补肺中之气，肺气旺则四脏之气皆旺，肺主诸气故也。仲景以人参为补血者，盖血不自生，须得生阳气之药乃生，阳生则阴长，血乃旺矣。若阴虚单补血，血无由而生，无阳故也。《本草》十剂云，补可去弱，人参、羊肉之属是也。盖人参补气，羊肉补形，形气者，有无之象也。人参得黄芪、甘草，乃甘温除大热，泻阴火，补元气，又为疮家圣药。

王好古《汤液本草》：人参，味既甘温，调中益气，即补肺之阳，泄肺之阴也。若便言补肺，而不论阴阳寒热，何气不足，则误矣。若肺受寒邪，宜此补之，肺受火邪，不宜用也。肺为清肃之脏，贵凉而不贵热，其象可知。

薛已《薛氏医案》：人参，但入肺经，助肺气而通经活血，乃气中之血药也。《补遗》所谓入手太阴而能补阴火者，正此意也。人参一品，古方解散之药及行表药中多用此者，亦取其通经而走表也。

陈嘉谟《本草蒙筌》：大抵人参补虚，虚寒可补，虚热亦可补；气虚宜用，血虚亦宜用。虽阴虚火动，劳嗽吐血，病久元气虚甚者，但恐不能抵挡其补，非谓不可补尔。古方书云，诸痛不宜服参、芪，此亦指暴病气实者而言。若久病气虚而痛，何尝拘于此耶。东垣治中汤，同干姜治腹痛吐逆者，亦谓里虚则痛，补不足也。是以医家临病用药，贵在察证虚实为先，当减当加，自合矩度。

杜文燮《药鉴》：大哉参之功乎！其补中益气之要药乎！其和中温元圣德乎！气药用之以补气固矣，然血药用之，亦能补血者，何也？盖血附气而行，气行则血行，此其理也。苟不少加参以引导之，则血且滞矣，虽有诸补血之药，竟何用哉。况血，阴也；气，阳也。独阴不成，必借阳气一嘘，而后阴赖之以受成，此阳昌阴和之妙用，顾学者自悟何如耳。

李中梓《雷公炮制药性解》：参之用，脏腑均补，何功之宏也。盖人生以气为枢，而肺主气，经所谓相傅之官，治节出焉。参能补气，故宜入肺，肺得其补，则治节咸宜，气行而血因以活矣。古方用以解散，亦血行风自灭之意也。至于津液藏于膀胱，实上连于肺，故有生津液之功，肺寒者气虚血滞，故曰可服；肺热者火炎气逆，血脉激行，参主上升，且参浚血，故肺受伤也。性本疏通，人多泥其作饱，不知少服则壅，多则反宣通矣。

缪希雍《本草经疏》：人参能回阳气于垂绝，却虚邪于俄顷。其主治也，则补五脏，盖脏有五，以言乎生气之流通则一也，益真气则五脏皆补矣。人参本补五脏真阳之气者也，若夫虚羸怯怯，劳役饥饱所伤，努力失血，以致阳气短乏，陷于阴分，发热倦怠，四肢无力；或中暑伤气，气无以动；或呕吐泄泻，霍乱转筋，胃弱不能食，脾虚不磨食；或真阳衰少，肾气乏绝，阳道不举，完谷不化，下利清水，中风失音，产后气喘，小儿慢惊，吐泻不止，痘后气虚，溃疡长肉等，投之靡不立效。唯不利于肺家有热，咳嗽吐痰，吐血衄血，齿衄，内热骨蒸，劳瘵，阴虚火动之候。又有痧疹初发，虽热而斑点未形，伤寒始作，形证未定而邪热方炽，若误投之，鲜克免者。此皆实实之害，非药可解。

张介宾《景岳全书》：人参，气虚血虚俱能补。阳气虚竭者，此能回之于无何有之乡；阴血崩溃者，此能彰之于已裂之后。唯其气壮而不辛，所以能固气；唯其味甘而纯正，所以能补血。则人参气味颇轻而属阳者多，所以得气分者六，得血分者四，总之不失为气分之药。而血分之所以不可缺者，为未有气不至而血能自至者也。故扁鹊曰：损其肺者益其气，须用人参以益之，肺气既旺，余脏之气皆旺矣。所以，人参之性多主于气，而凡脏腑之有气虚者，皆能补之。然其性温，故积温亦能成热，若云人参不热则可，云人参之性凉，恐未必然。是以阴虚而火不盛者，自当用参为君。若阴虚而火稍盛者，但可用人参为佐；若阴虚而火大盛者，则诚有暂忌人参，而唯用纯甘壮水之剂，庶可收功一证，不可不知也。予非不善用人参者，亦非畏用而不知人参之能补阴者，盖以天下之理，原有对待，谓之曰阴虚必当忌参固不可，谓之曰阴虚必当用参亦不可，要亦得其中和，用其当而已矣，观者详之。

张璐《本经逢原》：喻嘉言曰，伤寒有宜用人参入药者，发汗时元气大旺，外邪乘势而出。若元气虚弱之人，药虽外行，气从中馁，轻者半出不出，留连致困，重者随元气缩入，发热无休，所以虚弱之人，必用人参入表药中，使药得力，一涌而出，全非补养之意。即和解药中，有用人参之大力居间，外邪遇正，自不争而退舍，亦非偏补一边之意。从仲景至今，明贤方书，无不用人参，何为今日医家屏绝不用？殊不知误用人参杀人者，皆是与黄芪、白术、干姜、当归、附子、肉桂同行温补之误所致，不与羌、独、柴、前、芎、半、枳、桔等同行汗和之法所致也。

倪朱谟《本草汇言》：人参，补气生血，助精养神之药也。故真气衰弱，短促气虚，以此补之，如荣卫空虚，用之可治也；惊悸怔忡，健忘恍惚，以此守之；元神不足，虚羸乏力，以此培之；如中气衰陷，用之可升也。又若汗下过多，精液失守，用之可以生津而止渴；脾胃衰薄，饮食减常，或吐或呕，用之可以和中而健脾；小儿痘疮，灰白倒陷，用之可以起痘而行浆；妇人产理失顺，用力过度，用之可以益气而达产。若久病元虚，六脉空大者；吐血过多，面色萎白者；疟痢日久，精神委顿者；中热伤暑，汗竭神疲者；血崩溃乱，身寒脉微者；内伤伤寒，邪实心虚者；风虚眼黑，旋晕卒倒者，皆可用也。

陈士铎《本草新编》：盖人参乃君药，宜同诸药共用，始易成功。然而人参亦有单用一味而成功者，如独参汤，乃一时权宜，非可恃为常服也。盖人气脱于一时，血失于顷刻，精走于须臾，阳绝于旦夕，他药缓不济事，必须用人参一二两或四五两，作一剂煎服以救之，否则阳气遽散而死矣。一至阳回气转，急以他药佐之，才得保其不再绝。否则阴寒逼人，又恐变生不测。可见人参必须有辅佐之品，相济成功，未可专恃一味，期于必胜也。

徐大椿《神农本草经百种录》：今医家之用参救之者少，杀人者多。盖人之死于虚者，十之一二，死于病者，十之八九。人参长于补虚，而短于攻疾。医家不论病之已去未去，于病久或体弱，或富贵之人，皆必用人参。一则过为谨慎，一则借以塞责，而病家亦以用人参为尽慈孝之道。不知病未去而用参，则非独元气不充，而病根遂固，诸药罔效，终无愈期。故曰杀人者多也。

黄宫绣《本草求真》：夫参之所以能益人者，以其力能补虚耳。果其虚而短气，虚而泄泻，虚而惊恐，虚而倦怠，虚而自汗，虚而眩晕，虚而饱闷食滞等症。固当用参填补，即使虚而嗽血，虚而淋闭，虚而下血失血，与夫虚而喘满、烦躁、口渴等症，又何可不以虚治而不用以参乎？况书有云，参同升麻则可以泻肺火，同茯苓则可以泻肾火，同麦冬则可以生脉，同黄芪、甘草则可以退热。是参更为泻火之剂，则参岂为不用，唯在虚实二字，早于平昔分辨明确，则用自不见误耳。

胡爱萍《病证通用中药》：人参，甘、微苦而平，入脾、肺、心经，功能大补元气。元气禀受于先天，又赖后天之荣养，其推动五脏六腑，一切器官组织的活动，为生化动力的源泉。人参功能大补元气，元气得以充养，则生命源泉不竭，心脉得以充盈，则虚脱转危为安，故为拯危救脱之要药，适用于元气虚极欲脱，气短神疲，脉微欲绝的重危证候。气虚欲脱兼见亡阳者，亦可选用，单用即可见效。本品大补元气，又善补脾肺，肺主一身之气，脾为后天之本，气血生化之源，气血旺盛，后天健运，则不仅可充养先天之肾气，还可使心气充盈。故本品既为治脾肺气虚的要药，也可用治心肾气虚证。气旺生津，津液来源于脾胃运化的水谷，脾胃气旺则津液充足。人参善能补气，通过补气，不仅元气充足，脾肺气旺，津液亦得以生化，故亦可治热病气虚伤津、口渴及消渴证。

胡心藻《中药类比歌诀》：人参，气味俱轻，味甘纯正，温而不燥，苦而强阴。能入五脏六腑，无经不到。长于大补元气，挽救虚脱之效，主要用于危重急症，元气虚脱及久病虚羸之人。兼具安神益智之功，常用于心脾两伤、气血亏虚所致的心悸怔忡、失眠健忘。为补虚扶弱，扶正祛邪的佳品，所以有"虚劳内伤第一药"的美称。凡大失血、大汗、大吐泻、大惊、大恐，以及一切疾病导致的元气虚极、散脱之证，单用本品有效。人参为温补峻烈之剂，用于峻补五脏阳气，急症重症可用。人参禀性中和，气冠群草，补气兼能养阴，守而不走，补五脏之气，又能益气生津。人参洗晒凉干，为生晒参，性平和，不温不燥，既可补气，又能益阴，适用于外感热病、热伤气阴、烦热口渴，可扶正祛邪。经蒸熟烘干者，为红人参，于补气之中带有刚健温燥之性，能振奋元阳，适用于元气虚脱，救急回阳。经煮浸糖后干燥者，称白糖参，药性最为平和，药力稍逊，适用于健脾益肺。各种参须，补益力弱，多用于气津亏损之轻症。野山参，大补元气，功效卓著，价高物稀，多用于危急重症的急救。

现代药理研究

本品含人参皂苷、挥发油、氨基酸、微量元素及有机酸、糖类、维生素等多种成分，具有强心作用，对心脏均有先兴奋、后抑制，小量兴奋、大量抑制的作用，并能扩张冠状动脉，增加冠脉血流量，减慢心率，抗心律失常，保护心肌，扩张血管，调节血压。能兴奋垂体肾上腺皮质系统，提高应激反应能力。对高级神经活动的兴奋的抑制过程均有增强作用，能增强神经活动过程的灵活性，提高脑力劳动功能。有抗休克，抗疲劳，促进蛋白质合成，促进造血系统功能，调节胆固醇代谢等作用。有增强机体免疫功能，调节甲状腺功能，增强性腺机能，促进性腺激素样作用。降低血脂、血糖，抑制血小板聚集，抗血栓，抗动脉硬化，抗氧化，抗衰老，抗肝损伤，抗溃疡，抗肿瘤，抗炎，抗过敏，有镇静、安定作用。人参的药理活性常因机体、机能状态不同而呈双向作用。

性能归纳

人参，味甘，性微温，归肺、脾、心、肾经，无毒，为五加科草本植物人参的根，气味苦香，纯正轻清。为补、益之剂。无升、降、浮、沉而和中，峻、静、润、补，亦缓，入气分，守而不走，阳也，可上下，亦内外，入里达外之性能。大补元气，补脾、肺、心、肾之气，生津，安神益志。

性能应用

人参甘温，能大补元气，用于元气虚极欲脱之证，为拯危救脱之要药。适用于大汗、大吐、大泻、大失血或大病久病所致的元气虚极欲脱，气短神疲，脉微欲绝的重危证候。如《景岳全书》之独参汤，单用人参一味煎服，治气虚气脱、虚证垂危者。若气虚欲脱兼见汗出、四肢逆冷等亡阳征象者，应与回阳救逆之品配伍，以补气固脱，回阳救逆，如《正体类要》之参附汤，以之与附子同用。若气虚欲脱，兼见汗出身暖、渴喜冷饮、舌红干燥等亡阴征象者，本品兼能生津，常与养阴生津、敛汗之品配伍，以补气养阴，敛汗固脱，如《内外伤辨惑论》之生脉散，以之与麦冬、五味子同用。

人参甘温，归脾、肺、心、肾经，用于脾、肺、心、肾气虚证。肺主气，本品为补肺气之要药。通过补肺气，可改善短气喘促，懒言声微等肺气虚衰症状。若属肺、肾两虚，肾不纳气者，本品兼能补益肾气，常与补益肺肾、纳气定喘药配伍，如《普济方》之人参蛤蚧散，以之与蛤蚧同用。本品亦为补脾之要药，通过补脾益气，可改善倦怠乏力、食少便溏等脾气虚衰症状。因脾虚不运，常兼湿滞，故常与健脾燥湿、利湿之品配伍，如《和剂局方》之四君子汤，以之与白术、茯苓同用。若脾气虚弱，不能统血，导致长期失血者，本品又能补气以摄血，常与补中益气之品配伍，如《济生方》之归脾汤，以之与黄芪、白术等同用。若脾气虚衰，气虚不能生血，以致气血两虚者，本品还能补气以生血，可与补益气血之品配伍，如《正体类要》之八珍汤，以之与白术、当归等同用。本品又能补益心气，改善心悸怔忡、胸闷短气、脉虚等心气虚衰症状，并能安神益志，治疗失眠多梦、健忘等，单用有效。亦常与养心安神之品配伍，如《摄生秘剖》之天王补心丹，以之与酸枣仁、柏子仁同用。本品还能补益肾气，不仅可用于肾不纳气的短气虚喘，还可用于肾气不足所致的阳痿，单用有效。若兼肾阳虚衰，肾精亏虚者，宜与补肾阳、益肾精之品配伍，如《辨证录》之扶命生火丹，以之与鹿茸、熟地等同用。

人参味甘，既能补气，又能生津，多用于热病气虚，津伤口渴，及消渴证。热邪不仅容易伤津，亦能耗气。用于气津两伤，口渴，脉大无力者，常与清热泻火之品配伍，如《伤寒论》之白虎加人参汤，以之与石膏、知母同用。消渴病，虽有在脾、在肺、在肾之不同，但常常相互影响，其病理变化主要是阴虚与燥热，且往往存在气阴两伤的情况，故不少治消渴的方剂中加用补气生津之人参。

此外，本品还常与解表药，攻下药等祛邪药配伍，用于气虚外感，或里热实结而气血虚弱等邪实正虚之证。有扶正祛邪，保护正气，预护气虚之效，如《小儿药证直诀》之败毒散，《伤寒论》之黄龙汤等。

个人体会

先天之精气，后天之谷气，大自然之清气，是构成人体维持生命活动的基本物质。《素问》有："人以天地之气生，四时之法成。天地合气，命之曰人。"气通过脾肺肾等脏器的综合作用，有推动、温煦、防御、固摄、气化之生理功能，以升、降、出、入四种形式，推动和激发着人体的短程生理活动。

人参，甘温，大补元气。元气者，人体生命活动的源动力，亦名"原气"，由先天之气、后天之气结合而成，通过三焦而流行于全身。《难经》曰："命门者，原气之所系也。三焦者，原气之别使也。"先天不足，后天失调，或因久病损耗而形成元气虚衰，虚羸尪怯者，或因大劳、大伤、大病、大失血而致元气虚极欲脱者。人参为温补峻烈之品，可峻补五脏，拯危救脱，治气虚、气脱、脉微欲绝的垂危急症。《本草经疏》曰："人参能回阳气之垂危，祛虚邪之俄顷。"故为拯危救脱之要药。又为补虚扶弱，治虚劳内伤之圣剂也。

人参，气味纯正，轻清，主入肺经补肺气。肺主诸气，《经》曰："诸气者，皆属于肺。"《医学实在易》亦说："气通于肺，凡脏腑经络之气，皆肺气所宣。"肺为"相傅之官，治节出焉"。盖人生以气为枢，肺气得补，治节咸宜，肺气旺则五脏皆旺，肺气虚则五脏皆虚也。损其肺者，益其气，益其气则五脏皆补，五脏补则生气，气生则流通，相辅相成也。

气者阳，血者阴，血有形，气无影，有无之象也。血不自生，得生阳之气乃生。皆取人参和中温元之圣德，补中益气。独阴不成，气充则血生，乃阳昌阴和之妙意也。水谷之气升腾入肺，化津液者，输布全身，气充则津液生，故人参补肺气生津液，治热病伤津，气津两伤之证。

人参，禀性中和，气冠群草，君主之位，守而不走，长于补虚，短于攻疾，宜与他药共用辅佐，始易成功。如人参以升麻为引能补上升之气，以茯苓为使能补下焦元气，以麦冬为佐则以生脉也。单用一味独参汤，以君主复出，乃急症一时权宜之法也，待阳气回转，急以他药佐之，方得其保，而不再绝也。

人参，为四大主药之一，补虚救人，作用广泛，功效显著，金贵之物，乱用、误用者多矣。医家不论病之已去未去，于病久或身弱，或富贵之人，皆必用参。而病家亦以人参为尽慈孝之道，礼尚之物而用之。不知病未去而用参者，非独元气不充，而病根遂固，终无愈期，不知选证用药，虚者补，实则泻之道，杀人多矣。用人参者，贵在察证，虚实为先，当减当加，自合矩度也。

党 参

古今理性录

李时珍《本草纲目》：补中益气，和脾胃，除烦渴。中气微弱，用以调补，甚为平妥。

张璐《本经逢原》：产山西太行山者，名上党人参，虽无甘温峻补之功，却有甘平清肺之力，不似沙参之性寒专泄肺气也。

严洁《得配本草》：补养中气，调和脾胃。得黄芪实卫，配石莲止痢，君当归活血，佐枣仁补心。补肺，蜜拌蒸熟；补脾，恐其气滞，加桑皮数分，或加广皮亦可。气滞，怒火盛者，禁用。

黄宫绣《本草求真》：讵知参有不同，性有各异。防风、桔梗乃属表散风寒伤气之味，人参甘温乃属补肺益气之味。即山西太行山新出之党参考之，张璐亦谓甘平清肺，并非等于真正党参确有补益。今人但见参贵，而即以此代参，不亦大相径庭乎。且余常见虚弱之症，亟当人参峻补，以救垂绝，而医猥用党参替代，以致病卒不起。并令豪贵之家朝夕代茶，以致肺受剥削，病潜滋长。此皆误用之害，人但习而不察耳。附记以为世之粗工妄用党参戒。

姚澜《本草分经》：补中益气，和脾胃，性味重浊，滞而不灵。止可调理常病，若遇重症断难恃以为治。

张山雷《本草正义》：党参力能补脾养胃，润肺生津，健运中气，本与人参不甚相远。

其尤可贵者，则健脾运而不燥，滋胃阴而不湿，润肺而不犯寒凉，养血而不偏滋腻，鼓舞清阳，振动中气，而无刚燥之弊。有较诸辽参之力量厚重，而少偏于阴柔，高丽参之气味雄壮而微嫌于刚烈者，尤为得中和之正，宜乎五脏交受其养，而无往不宜也。特力量较为薄弱，不能持久，凡病后元虚，每服二三钱，止足振动其一日之神气，则信乎和平中正之规模，亦有不耐悠久者。然补助中州而润泽四隅，故凡古今成方之所用人参，无不可以潞党参当之，即凡百证治之应用人参者，亦无不可以潞党参投之。

胡爱萍《病证通用中药》：党参甘平，主脾、肺二经，长于补中益气，并能补肺益气，而且性质平和，不燥不腻，为脾、肺气虚的常用药。因本品补益脾肺之功与人参相似而力弱，故常以代替古方中的人参，用治脾肺气虚证。气能生血，气旺生津，党参补气之中，又有补血生津之效。可用于气虚不能生血，或血虚无以化气的面色苍白或萎黄者。

胡心藻《中药类比歌诀》：党参，味甘气平，其性主升，以补中气为主，药力和缓，无刚燥之弊。主要用于正气不足，脾胃虚弱，血虚津少之症。

刘冠军《临证医方妙用》：党参，补脾养胃，健运中州。适用于中气不足，身倦肢乏食少，不补中气。有健脾胃之功。

黄和《中药重剂证治录》：党参甘平，归脾、肺经，有补中益气，生津养血之功效。主治中气亏虚，身倦乏力，津伤口渴，食少便溏，久泻脱肛，脏器脱垂，肺虚咳喘，气血两虚，面色萎黄，心悸头晕等症。

现代药理研究

本品含甾醇、党参苷、党参多糖、党参内脂、生物碱、氨基酸、微量元素等。党参能调节胃肠运动，抗溃疡、胃黏膜损伤，促进小肠局部血液循环。能升高动物红细胞，血红蛋白、网织红细胞。能增加动物体重，增强免疫功能，增强机体抵抗力，对兴奋和抑制两种神经过程都有影响。党参皂苷还能兴奋呼吸中枢，保护肺功能，对动物有短暂的降压作用，但又能使晚期失血性休克的血压回升。能显著升高血糖，其升血糖作用与所含糖分有关。能改善学习记忆力，改善心脏功能，改善微循环，还能延缓衰老。具有抗缺氧，抗辐射，抗炎，镇痛，抗肿瘤等作用。

性能归纳

党参，味甘，性平，归脾、肺经，无毒，为桔梗科草本植物党参、素花党参或川党参的根，色白质柔，为调、补之剂。升、降、居中，缓、润、静、补，守而不走，入气分，阳也，走上下，达内、入里之性能。补脾、肺气，生津、补血。

性能应用

党参，味甘，性平，入脾、肺经，补脾肺气，用于脾肺气虚证。本品对中气不足的体虚倦怠，食少便溏，及肺气亏虚的咳嗽气促，语声低微等症，有类似人参而弱于人参的补脾益肺作用。临床常以之代替治疗脾肺气虚证古方中的人参，用以治疗脾肺气虚的轻证。

党参味甘，补气生津，用于气、津两伤证。本品对热伤阴津的气短口渴，亦有类似人参而弱于人参的补气生津作用，适用于气津两伤的轻证，宜与麦冬、五味子等养阴生津之药同用。

党参甘平，既能补气，又能补血。常用于气虚不能生血，血虚无以化气之气血两虚证，而见面色苍白或萎黄，体倦乏力，头昏心悸等，常与白术、当归等补气、补血之品同用。

此外，亦常与解表药、攻下药等祛邪药配伍，用于气虚外感或里实热结而气血亏虚等邪实正虚证。可以扶正祛邪，具有保护正气、预护气虚的作用。

个人体会

党参，味甘性平，入脾肺二经气分，补脾肺之气，而益五脏。补气生血，益气生津与人参之功用大相径庭。虽无峻补之功，其力量亦较薄弱，但其平和，药力和缓，阴柔润泽，健运而不显燥，滋胃阴而不滞湿，润肺燥而不犯寒凉，养血而不偏滋腻。亦能鼓舞清阳，振动中气，皆无刚燥之忧，且价廉易得，常用以代替人参，补养中气，调和脾胃。《本草纲目》曰："补中益气，和脾胃。除烦渴，中气微弱，用以调补，甚为平安。"为调养脾肺气虚之常用药。气能生血，气旺生津，补气之中乃有补血生津之功效，亦可用于气血两虚及气津两伤之证候。党参，调补之品，但如见虚极重症，当以人参峻补者，而猥用党参替代，必致病卒不起。平常之人，以图调补而朝夕代茶，多用久服，滞而不灵，病潜滋长者，皆误用之害，宜察而戒之。

补气药（下）

黄　芪

古今理性录

李杲《药类法象》:《灵枢》云：卫气者，所以温分肉而充皮肤，肥腠理而司开合。黄芪既补三焦，实卫气，与桂同功，特比桂甘平，不辛热为异耳。但桂则通血脉，能破血而实卫气，芪则益气也。又黄芪与人参、甘草三味，为除燥热、肌热之圣药。脾胃一虚，肺气先绝，必用黄芪温分肉、益皮毛、实腠理，不令汗出，以益元气而补三焦。防风能制黄芪，黄芪得防风其功愈大，乃相畏相使也。

王好古《汤液本草》: 黄芪，治气虚盗汗并自汗，即表皮之药，又治肤痛，则表药可知。又治咯血，柔脾胃，是为中州药也。又治伤寒尺脉不至，又补肾脏元气，为里药。是上中下内外三焦之药。

朱震亨《丹溪心法》: 黄芪，补元气，肥白而多汗者为宜。若面黑形实而瘦者，服之令人胸满，宜以三拗汤泻之。

陈嘉谟《本草蒙筌》: 参芪甘温，俱能补益，证属虚损，堪并建功。但人参唯补元气调中，黄芪兼补卫气实表。所补既略差异，共剂岂可等分。治之悉宜补中益气，当以人参加重为君，黄芪减轻为臣。若系表虚，腠理不固，治之又宜实卫护营，须让黄芪倍用为主，人参少用为辅焉。是故治病在药，用药由人。切勿索骥按图，务须活泼泼地。先正尝曰：医无定体，应变而施。药不执方，合宜而用。

杜文燮《药鉴》: 大都表邪旺者不可用，用之反映邪气。就阴气弱者论之，亦宜少用，若用之以升元气于表，则内反虚耗矣。又表虚有邪，发汗不出者，服之自汗。此药大益胃气，能解肌热，故人参、黄芪、甘草三味，退虚热之圣药也。入手少阳、足太阴、少阴、肾命门之剂。蜜炙用之，大能止汗，生用又能发汗。人参非此则不能补，故为补中益气之要药也。但实热之症，比参尤加谨焉。恶鳖甲。

缪希雍《本草经疏》: 黄芪功能实表，有表邪者勿用。能助气，气实者勿用。能内塞补不足，胸膈气闭闷，肠胃有积滞者勿用。能补阳，阳盛阴虚者忌之。上焦热甚，下焦虚寒者忌之。病人多怒，肝气不和者勿服。痘疮血分热盛者，禁用。

张介宾《景岳全书》: 味甘气平，气味俱轻，升多降少，阳中微阴。生者微凉，可治痈疽；蜜炙性温，能补虚损。因其味轻，故专于气分而达表，所以能补元阳，充腠理，治劳伤，长肌肉。气虚而难汗者可发，表疏而多汗者可止。其所以止血崩血淋者，以气固而血自止也，故曰血脱益气。其所以除泻痢带浊者，以气固而陷自除也，故曰陷者举之。然其性味俱浮，纯于气分，故中满气滞者，当酌用之。

倪朱谟《本草汇言》：黄芪，补肺健脾，实卫敛汗，驱风运毒之药也。故阳虚之人，自汗频来，乃表虚而腠理不密也，黄芪可实卫而敛汗；伤寒之证，行发表而邪汗不出，乃里虚而正气内乏也，黄芪可以济津以助汗；贼风之疴，偏中血脉而手足不遂者，黄芪可以荣筋骨；痈疡之脓血内溃，阳气虚而不愈者，黄芪可以生肌肉；又阴疮不能起发，阳气虚而不溃者，黄芪可以托脓毒。

贾所学《药品化义》：黄芪，性温能升阳，味甘淡，用蜜炒又能温中，主健脾，故内伤气虚，少用以佐人参，使补中益气。主补肺，故表疏卫虚，多用以君人参，使敛汗固表，治自汗盗汗。诸毒溃后，收口生肌，及痘疮贯脓，痈疽久不愈者，从骨托毒而出，必须盐炒。痘科虚不发者，在表助气为先，又宜生用。若气有余，表邪旺，腠理实，三焦火动，宜断戒之。至于中风手足不遂，痰壅气闭，始终皆不加。

陈士铎《本草新编》：黄芪乃补气药，然服之增胀满者，乃黄芪之不助气也。阴阳有根，而后气血可补。阴阳之根将绝，服补药而反不受补。药见病不能受，亦不去补病矣。此黄芪补气反增胀满，乃不生气之故。然亦因其不可生而不生也，又岂有别药以解其胀哉。或问黄芪气分之药，吾子以为补血之品，是凡有血虚之症，俱宜用黄芪矣，何以古人用补血之药多，绝不见用黄芪之补血者。第以血症不同，有顺有逆，顺则宜用血药以补血，逆则宜用气药以补血也。盖血症之逆者，非血逆而气逆也，气逆而后血逆耳。血逆而仍用血分之药，则气不顺而血愈逆矣，故必须补气以安血也。气逆则血逆，气安则血安，此不易之理也。故必用补气之药于补血之中，虽气生夫血，亦气行夫血也。此黄芪补血汤所以独胜于千古也。

张璐《本经逢原》：黄芪，能补五脏诸虚，治脉弦自汗，泻阴火，去肺热，无汗则发，有汗则止，入肺而固表虚自汗，入脾而托已溃痈疡。皆用生者，以疏卫气之热。性虽温补，而能通调血脉，流行经络，可无碍于壅滞也。皆用炙者，以实卫气之虚，即《本经》补虚之谓。如痘疹用保元汤治脾肺虚热，当归补血汤治血虚发热，皆为圣药。黄芪同人参则益气，同当归则补血，同白术、防风则是运脾湿，同防己、防风则祛风湿，同桂枝、附子，则治卫虚亡阳汗不止，为腠理开阖之总司。

严洁《得配本草》：黄芪补气，而气有内外之分。气之卫于脉外者，在内之卫气也；气之行于肌表者，在外之卫气也。肌表之气，补宜黄芪；五内之气，补宜人参。若内气虚乏，用黄芪升提于表，外气日见有余，而内气愈使不足。久之血无所摄，营气亦觉消散，虚损之所以由补而成也。故内外气虚之治，各有其道。

黄宫绣《本草求真》：黄芪，入肺补气，入表实卫，为补气诸药之最，是以有芪之称。与人参比较，则参气味甘平，阳兼有阴；芪则秉性纯阳，而阴气绝少。盖一宜于中虚，而泄泻、痞满、倦怠可除；一更宜于表虚，而自汗亡阳、溃疡不起可治。且一宜于水亏而气不得宣发，一更宜于火衰而气不得上达为异耳。

邹澍《本经疏证》：黄芪，直入中土而行三焦，故能内补中气，中行营气，下行卫气。历历明征，莫非营卫之病，而营卫所以属三焦，三焦所以属中土者，三者皆本于水谷，是三焦为营卫之本，脾胃之蒸腐变化，又为三焦之本。黄芪一源三派，浚三焦之根，利营卫之气，故凡营卫间阻滞，无不尽通。所谓源清流自洁者也。

周岩《本草思辨录》：凡药之用宏而不专主于一者，辨之不精，即致贻误。如黄芪补表而不实表，不实表故不能止汗。能止汗、发汗者，则借黄芪通营卫，调和阴阳之力也。汗出表虚而宜止汗之证，仲圣用人参不用黄芪，以参能实表，芪不实表也。感伤风寒而宜发汗之证，仲圣绝不加芪，以表有邪，非表之虚也。表有邪而挟虚者，则参不宜而芪为宜。然芪能直疏不能横解，且性味甘温，驱邪岂有所胜？故风湿、风水、黄汗等证，仲圣用黄芪，亦只为防己、茯苓之辅而已。唯补虚通痹，则芪之专司。故黄芪建中汤、黄芪桂枝五物汤，皆以黄芪统率全方。仲圣之辨药，可谓精矣。

张锡纯《医学衷中参西录》：性温，味微甘。能补气，兼能升气，善治胸中大气（即宗气，为肺叶阖辟之原动力）下陷。《神农本草经》谓主大风者，以其与发表药同用，能祛外风，与养阴清热药同用，更能息内风也。谓主痈疽、久败疮者，以其补益之力能生肌肉，其溃脓自排出也。表虚自汗者，可用之以固外表气虚。小便不利而肿胀者，可用之以利小便。妇女气虚下陷而崩带者，可用之以固崩带。为其补气之功最优，故推补药之长，而名之曰芪也。

张山雷《本草正义》：黄芪，补益中土，温养脾胃，凡中气不振，脾土虚弱，清气下陷者最宜。授以东垣之补中益气汤，正以黄芪为参、术之佐，而又得升、柴以升举之，则脾阳复辟，而中州之大气斡旋矣。其皮直达人之肤表肌肉，固护卫阳，充实表分，是其专长，所以表虚诸病，最为神剂。

胡爱萍《病证通用中药》：黄芪，味甘微温，归脾、肺经。尤善入脾经而为补中益气升阳之要药。脾为后天之本，气血生化之源，气能固摄，气旺生津。黄芪补气生津，能使阳升而阴应，有云行而雨施之妙。气行血行，又能促进血液运行，常用于气虚而致的血滞之筋脉失养、肌肤麻木、半身不遂。

刘冠军《临证医方妙用》：黄芪甘温，味轻气浮，能振奋元阳，补中气，健中州，升清阳，益肺气，实皮毛，敛汗助汗出。

现代药理研究

本品主要含苷类、多糖、黄酮、氨基酸、微量元素等。黄芪能增强和调节机体免疫功能，对干扰素系统有促进作用，可提高机体的抗病能力，维持机体内环境平衡。能促进机体代谢，能促进血清和肝脏蛋白质的更新，能改善贫血的血象。有明显的利尿作用，能消除实验性肾炎蛋白尿，能升高低血糖，降低高血糖，能降低血脂。有抗衰老、抗疲劳、抗缺氧、抗辐射、保肝、保肾、兴奋呼吸等作用。能增强心肌收缩力，保护心血管系统，抗心率失常，扩张冠状动脉和外周血管，降低血压，降低血小板粘附力，减少血栓形成。还有雌激素样作用，及较广泛的抗菌作用。对流感病毒等多种病毒所致细胞病变有轻度抑制作用。抗肺动脉高压，促进造血系统功能，改善全身营养状态，抗病毒，抗菌，抗寒，抗肿瘤，镇痛，镇静，抗炎，抗骨质疏松。

性能归纳

黄芪，味甘，性微温，归脾、肺经，无毒，为豆科草本植物蒙古黄芪或膜荚黄芪的根，色白体轻，气味俱薄，为温、通之剂。升、浮，亦降，缓、润、动、补，亦静，走而亦守，入气分，阳也，走上下，达内外，行表里之性能。补脾、肺气，升阳举陷，益卫固表，利尿，托疮生肌。

性能应用

黄芪，味甘，性微温，归脾经，补脾气，用于脾气虚证，为补脾益气之要药。脾气虚弱，倦怠无力，食少便溏者，单用熬膏服，如《全国中药成药处方集》之黄芪膏。或与补气健脾药配伍。以其兼能升阳举陷，故尤擅长治脾虚中气下陷之久泻脱肛、内脏下垂，常与补中益气，升阳举陷之品配伍，如《脾胃论》之补中益气汤，以之与人参、升麻、柴胡等药同用。若脾虚水湿失运，以致浮肿尿少者，本品既能补脾益气治本，又能利尿消肿治标，故亦为治气虚水肿之要药。常与利水消肿之品配伍，如《圣济总录》之黄芪补中汤，以之与白术、茯苓等药同用。本品又为常用的补气生血药，常与补血药配伍，如《兰室秘藏》之当归补血汤，以之与当归同用。对脾虚不能统血所致的失血证，本品有补气摄血之效，常与补中益气之品配伍，如《济生方》之归脾汤，以之与人参、白术等品同用。对脾虚不能布津之消渴，本品能补气升阳，促进津液的输布而有止渴之效，常与生津润燥之品配伍，如《医学衷中参西录》之玉液汤，以之与天花粉、葛根等品同用。

黄芪，色白体疏，气味俱轻，归肺经，补肺气，用于肺气虚证。可用于咳喘日久，肺气虚弱，气短神疲者，宜与补气止咳平喘之品配伍，如《杨氏家藏方》之人参蛤蚧散。肺合皮毛，卫气由水谷精气化成，脾肺气虚可导致卫气不固，表虚自汗，黄芪可用于气虚自汗证。本品能补脾肺之气，益卫固表而止汗，常与收敛止汗之品配伍，如《和剂局方》之牡蛎散，以之与牡蛎、麻黄根等品同用。若因卫气不固，表虚自汗而易感风邪者，宜与补气固表、祛风之品配伍，以固表御邪，如《丹溪心法》之玉屏风散，以之与白术、防风同用。

黄芪，补中气，温分肉，能托毒外出，用于气血亏虚，疮疡难溃难腐，或溃久难敛。疮疡中期，正虚毒盛，不能托毒外达，疮形平塌，根盘散漫，难溃难腐者，可用本品补气生血，扶助正气，托毒外出，常与补益气血、解毒排脓之品配伍，如《外科正宗》之托里消毒散，以之与人参、当归、金银花、白芷等药同用。溃疡后期，毒势已去，因气血虚弱，脓水清稀，疮口难敛者，可用本品补气生血，生肌敛疮，常与补益气血、温通血脉之品配伍，如《和剂局方》之十全大补汤，以之与人参、当归、肉桂等品同用。

此外，因气为血帅，故痹证、中风后遗症因气虚而致的血滞不行，肌肤、筋脉失养，症见肌肤麻木或半身不遂者，亦常用本品补气以行血。对风寒湿痹，宜与祛风湿、活血通络之品配伍，如《杂病源流犀烛》之黄芪酒，以之与川乌、秦艽、川芎等品同用。对于中风后遗症，可与活血通络之品配伍，如《医林改错》之补阳还五汤，以之与当归、川芎、地龙等品同用。

个人体会

黄芪，色淡黄，深植土中，味甘性温，故归脾经，补脾气。其禀性随和，温煦纯良，有推动、防御、固摄、运化之功，有增强和调节机体免疫之能，可提高机体抗病能力。有益气蔽荫，胜似长者之义，故名黄芪。脾为后天之本，运化水谷精微，为气血生化之源。脾居中州，补脾气亦谓补中气，中气足则三焦受益，气血充则五脏得安，故能补虚损，治劳伤，治疗各种气虚不足之证，为补气药中之最也。

脾居中州，主升清。气为阳，阳气升腾则举陷，故大气下陷可救，中气下陷可举，脏气下垂可收也。阳气温煦则精微升腾，津液输布则消渴无也。痈疽疮毒亦随阳气温升而托毒外出，排脓生肌。脾主运化水液正常输布，脾泻、浮肿自消，有利尿之功。中气足则可行能摄，行则虚秘、尿闭可利，虚风、血滞能通，摄则崩漏、带下可止，虚泻、血脱可固也。中气足则三焦受益，三焦者营卫之本，营行脉中，卫行脉外，营卫调和，御邪于外，治病防病也，皆取其温煦升腾，补益固摄之功耳。

脾气一虚，肺气先绝，乃母病及子之义也。况黄芪体白，气味俱轻浮，专入气分而走表，直入肺经，补肺气。故肺气虚之咳喘气短可医，肺气绝之宗气下陷可收，亦收固肺气之功耳。肺主皮毛走表。黄芪补肺气，温煦达表而实卫。《灵枢》曰："卫气者，所以温分肉而充肌肤，肥腠理而司开合。"故能实卫固表而止汗、发汗也。《景岳全书》谓黄芪："专入气分而达表，所以能补元阳，充腠理，气虚难汗者可发，表疏而汗多者可止。"气虚外感，又能逐邪外出，有解毒清热之功。亦治虚热日久，缠绵不愈者，《经》谓"甘温除大热"，亦营卫调和之义也。

总之，黄芪甘温，体轻气薄，以温、升为特点，补益中气为目的，鼓舞、促进中焦脾土的生理活动，补脾益气，入肺走表，行使升、行、固、卫之功，以达补中益气，固表实卫之用。其应用范围之广泛，性能之随和，可与各类药物配伍，治疗各种气虚不足之证，《本草求真》谓："为补气药中之最，故有黄芪之称。"

黄芪温分肉，充肌肤，固护卫阳尤为专长，治表虚诸证最为神剂。若内气虚乏之人，由于过分升提走表，日久恐内气虚耗，而愈使不足，反增胀满。故常与人参为伍，二者皆补脾益气。人参偏补元气调中，黄芪偏补卫气走表，故补中益气以人参为主，实卫护荣则以黄芪为君矣。《本草思辨录》曰："黄芪补表而不实表，不实表故不能止汗。能止汗、发汗者，则借黄芪通营卫，调和阴阳之功也。汗出表虚而宜止汗之证，仲圣用人参而不用黄芪，以人参实表，黄芪不实表也。"黄芪补气，甘温无毒，药性平和，庸者认为只有大剂量应用，方显补虚著效而致滥用者，实为不妥。用好黄芪的关键在于辨证准确，选药恰适，配伍有理，药量得当。《本草蒙筌》谓："治病在药，用药由人，医无定体，应变而施，药不执方，合宜而用。"道出用药原则，以益后世，望勿自为也。

山 药

古今理性录

李杲《药类法象》：仲景八味丸用干山药，以其凉而能补也。亦治皮肤干燥，以此物润也。

陈嘉谟《本草蒙筌》：山药能消肿硬，因能益气补中故尔。经曰：虚之所在，邪必凑之；着而不去，其病为实，非肿硬之谓乎？故其补气，则邪滞自不容不行。

缪希雍《本草经疏》：薯蓣得土之冲气，兼禀春之和气以生，故味甘，温平无毒。观其生捣敷痈疮，能消热肿，是微寒之验也。甘能补脾，脾统血而主肌肉，甘温能益血，脾治中焦，故主伤中，补虚羸，补中益气力，长肌肉，充五脏，除烦热，强阴也。其主寒热邪气，及头面游风，头风眼眩，下气，止腰痛者，正以其甘能除大热，甘能益阴气，甘能缓中，甘温平能补肝肾。《药性论》云：薯蓣臣，能补五劳七伤，去冷是也。盖寒热邪气者，阴不足则内热，内虚则外邪客之。热则生风，缓则气下，下气则阳交于阴。五劳既去，五脏既充，则久服耳目聪明，轻身延年之效自著矣。

张介宾《景岳全书》：味微甘而淡，性微涩。所以能健脾补虚，涩精固肾，治诸虚百损，疗五劳七伤。第其气轻性缓，非堪专任，故补脾肺必主参术，补肾水必君萸地，涩带浊须破故同研，固遗泄伏菟丝相济。诸凡固本丸药，亦宜捣末为糊。总之性味柔弱，但可用为佐使。

贾所学《药品化义》：山药，温补而不骤，微香而不燥，循循有调肺之功，治肺虚久嗽，何其稳当。因其味甘气香，用之助脾，治脾虚腹泻，怠惰嗜卧，四肢困倦。又取其甘则补阳，以能补中益气，温养肌肉，为肺脾二脏要药。土旺生金，金盛生水，功用相仍，故六味丸中用之治肾虚腰痛，滑精梦遗，虚怯阳痿。但性缓力弱，剂宜倍用。

陈士铎《本草新编》：治诸虚百损，益气力，开心窍，益智慧，尤善止梦遗，健脾开胃，止泻生精。山药可君可臣，用之无不宜者也，多用受益，少用亦受益，古今颇无异议，而余独有微辞者，以其过于健脾也。夫人苦脾之不健，健脾，则大肠必坚牢，胃气必强旺而善饭，何故独取而贬之？不知脾胃之气太弱，必须用山药以健之。脾胃之气太旺，而亦用山药，则过于强旺，反能动火。世人往往有胸腹饱满，服山药而更甚者，正助脾胃之旺也。人不知是山药之过，而归咎于他药，此皆不明药性之理也。盖山药入心，引脾胃之邪，亦易入心。山药补虚，而亦能补实，所以能添饱闷也。因世人皆信山药有功而无过，特为指出，非贬山药也。山药舍此之外，别无可议矣。

张璐《本经逢原》：山药入手、足太阴，色白归肺，味甘归脾，大补黄庭，治气不足而清虚热，故《本经》治伤中寒热邪气，补而不滞，温而不热。又能益气力，长肌肉，强阴固肾，止泄精、小便频数。肺为肾之上源，源既有滋，流岂无益！《金匮》八味丸，用以强阴也。薯蓣丸以之为君，而主虚劳不足，风气百病，甘温平补，而不碍久积之邪也。其鲜者和生鲫鱼脑捣敷肿。又捣烂，和川芎末、白糖霜，涂乳癖结块，及诸痛日久，坚硬不溃，但涂上奇痒不可忍，忍之良久渐止，不过数次即愈。

黄宫绣《本草求真》：色白入肺，味甘入脾，气虽温而却平，为补脾肺之阴。时珍曰：按吴绶云，山药入手足太阴二经，补其不足，清其虚热。是以能润皮毛，长肌肉，不似黄芪性温能补肺阳，白术苦燥能补脾阳也。且其性涩，汪昂曰：性涩故治遗精，泄泻，而诸家俱未言涩，能治遗精不禁。味甘兼咸，又能益肾强阴，故六味地黄丸用此以佐地黄。然性虽阴而滞不甚，故能渗湿以止泄泻。生捣敷痈疮，消肿硬，亦是补阴退热之意。至云补阳消肿，补气除滞，理虽可通，语涉牵混，似非正说。至入汤剂以治火虚危证，难图近功，必多用之方愈，以其秉性和缓故耳。

陈念祖《神农本草经读》：山药，能补肾填精，精足则阴强、目明、耳聪。凡上品俱是寻常服食之物，非治病之药，故神农另提出久服二字。盖病不速去，元气日伤，伤极则死。凡上品之药，法宜久服，多则终身，少则数年，与五谷之养人相佐，以臻寿考。若大病而需用此药，如五谷为养脾第一品，脾虚之人，强令食谷，即可毕补脾之能事，有是理乎？

邹澍《本经疏证》：薯蓣，主伤中补虚羸，即补中益气力也。除寒热邪气云者，犹云补伤中而致之虚羸，除伤中而受之寒热邪气也。夫虚必有一处为先，他处乃连类及之者。邪之所凑，虽云其气必虚，然亦有阴阳之分，五脏六腑之异。薯蓣所主之虚之邪，须审定其由伤中伤气，方得无误。

张锡纯《医学衷中参西录》：山药之性，能滋阴又能利湿，能滑润又能收涩，是以能补肺补肾兼补脾胃。且含蛋白质最多，在滋补药中诚为无上之品，特性甚平和，宜多服常服耳。陈念祖谓山药为寻常服食之物，不能治大病，非也。若果不治大病，何以《金匮》治劳瘵有薯蓣丸。

胡爱萍《病证通用中药》：山药，甘平，归脾肺肾经，其作用和缓，既能补气，又能养阴，且补而不滞，养阴不腻，为平补三焦气阴之品，可用于脾肺肾之气阴两虚证。因作用和缓，对气虚重证恐力量不足，故多随证配伍相应药物同用。而对脾肺两虚及脾肾两虚证，本品用之寓意为培土以助生金，补益后天以助充养先天。本品补而不滞，性质平和，既可入药，又可作食品长期服用。湿盛气满或积滞内停者不宜用，不宜与碱性药混用，亦不宜煎熬过久。

谭同来《常用中药配对与禁忌》：山药，味甘微涩，长于补脾肾，既能补益脾肺肾之气，又能滋养脾肺肾之阴，为气阴双补要药。作用和缓，补而不滞，养阴不腻，为平补脾胃的常用药，具有补脾止泻，养肺益阴，益肾固精，养阴生津的作用，补脾而偏补脾阴。

胡心藻《中药类比歌诀》：山药，甘平微涩，质润和缓，善补脾养胃，主育脾阴，兼补肾涩精以强阴，补肺益气以止嗽。既可补气，又能养阴止渴，而且补而不滞，养阴不腻。凡脾虚泄泻，胃阴不足，肺虚咳喘，阴虚劳嗽，肾虚遗滑，带下尿频，均可应用。

黄和《中药重剂证治录》：山药甘平，归脾肺肾经，有益气养阴，补脾肺肾，固精止带之功效。不寒不燥，长于补益固敛，既能补脾气，又可益胃阴，兼能收敛止泻，是治疗脾胃气阴两虚之要药。本品还能补益肺肾之气阴，滋肾涩精，缩尿止带，平补阴阳，实为滋补脾肺肾三脏之佳品。

现代药理研究

本品含薯蓣皂苷元、黏液质、胆碱、淀粉、糖蛋白、游离氨基酸、止权素、维生素C、淀粉酶等。对实验性脾虚模型有预防和治疗作用，对细胞免疫功能和体液免疫有较强的促进作用，对离体肠管运动有双向调节作用，有助消化、止泻作用，能保护肠黏膜，调节肠道酸碱度，使细菌失去生存条件而止泻。水煎剂可显著降低血糖，并能对抗外源葡萄糖及肾上腺素引起小鼠血糖升高。具有降血糖，耐缺氧，增强免疫力，抗氧化，促进伤口愈合，抗衰老，抗肾功能损害等作用。

性能归纳

山药，味甘，性平，归脾、肺、肾经，无毒，为薯蓣科蔓生草本植物薯蓣的根茎，色白气轻，味略涩，为平、补之剂。无升、浮、沉、降而适中，缓、润、静、补，入气分，亦阳亦阴，守而不走，可上、下，亦内、外，能表能里之性能。补脾肺肾气，益脾肺肾阴。

性能应用

山药为具有营养作用的补脾益气药，兼能滋脾阴，用于脾虚证。常用于治疗脾气虚弱，营养不良之消瘦乏力，食少便溏，或脾虚不运、湿浊下注之妇女带下。唯其"气轻性缓，非堪专用"，对气虚重证，在复方中多居辅助地位，如治脾虚食少便溏，在《和剂局方》的参苓白术丸中；治脾虚不运湿浊带下，在《傅青主女科》的完带汤中，皆用人参、白术做为辅助药。对慢性久病或病后虚弱羸瘦而需营养调补之脾运不健者，本品又是一味营养调补佳品，可做成食品长期服食。

山药又能补益肺气，兼能滋养肺阴，用于肺虚证，适用于肺虚咳喘。其补肺之力虽不强，但对脾肺气阴俱虚者，补土有助于生金，宜与补气健脾、养阴之品配伍，如《医学衷中参西录》之资生汤，以之与白术、鸡内金、玄参等品同用。对肺肾气阴两虚者，还能补肾纳气，宜与补肺肾、纳气定喘之品配伍，如《医学衷中参西录》之参赭镇气汤，以之与人参、代赭石、苏子等配伍。

山药还能补肾气，兼能滋养肾阴，用于肾虚证。常用于治疗肾气虚之腰膝酸软、夜尿频多或遗尿、滑精早泄、女子带下清稀；肾阴虚之形体消瘦、腰膝酸软、遗精等。其补肾之力虽弱，但对肾脾俱虚者，补后天有助于养先天，故补肾阳的名方《金匮要略》之肾气丸，补肾阴的名方《小儿药证直诀》之六味地黄丸中，都配有本品。

山药治消渴。消渴一病，常与脾、肺、肾有关，多存在气阴两虚的情况。山药既能补脾肺肾之气，又能补脾肺肾之阴，符合病情需要，常与补气生津之品配伍。若内热较甚者，还须配伍清热药，如《医学衷中参西录》之玉液汤，以之与黄芪、天花粉、知母等品同用。

个人体会

山药，即薯蓣。其味香甜可口，富含淀粉、糖、蛋白、维生素 C 等多种营养物质。可作菜肴，又能果腹，为寻常食用之物。山药入药，《本草经疏》曰："治伤中，补虚赢，补中益气力。"伤中者：或因寒、热、湿、食、气郁，或因久病，或因劳伤，而伤及脾胃也。凡伤者：阳伤阴亦伤，阴阳两伤。气伤血亦伤，气血双亏，气血亏则阴津不足。阳气阴津，气阴两伤也。伤中则肺必伤，"土不生金"，脾伤则肾亦绝，"后天不养先天"，脾、肺、肾、三焦气阴皆伤，但以脾胃气阴两伤为先。伤者必虚，乃正气虚；伤则邪恋，为邪气实。治疗时，泄实必复伤正，补虚尤恐留邪，故治伤中者，应选性缓中和之剂缓图为宜。山药得土之中气，春和之气以生，入脾胃经，气轻性缓，甘平柔和，补中治虚损，最为适宜。《本经》把山药列为上品，凡上品入药者，俱是些寻常食用之物。山药即寻常食用之物，又能入药，为药食两用之品。味甘性平，甘能补阴生津液，甘能补阳助气力，甘能除大热，甘能补中州。性缓柔和，故补阳而不燥烈，补阴而不滞腻。能治伤中，补虚赢，补中益气力，长肌肉，充五脏，除烦热，强阴，专治气阴两虚之证。其味微涩，兼能敛固，止遗滑尿频、溏泄带浊。总之，本品专治伤中所致的虚赢。中虚得补，三焦受益。补肺、肾者，有"培土生金，补后天以助先天"之寓意。故能补五劳七伤，诸虚百损，补中益气力也。

山药，气轻性缓，中正平和，《本经》列为上品。陈念祖在《本草经读》中曰："上品之药，法宜久服。"故能徐徐有助脾旺之用，循循有治伤中之能，为治大病虚赢之药，非祛邪解病之用。气阴得补则脾胃旺，中伤愈则邪亦自去也。山药虽能治伤中，补虚赢，治诸虚百损，疗五劳七伤。总因气轻性缓，柔和无毒，除用量宜大外，非堪重任，多为佐使之剂，辅助他药而达治疗目的。故补气时必主人参、白术，益阴时需君茱萸、地黄，类证配伍，方显著效。食用五谷最能养脾胃益人，山药若能与五谷相伍，及上品之上品，治伤中，补虚赢最需，故本品常与五谷，或与相宜药物配伍成食补之品，长期久服，或终身服食，必奏去病延年之效。山药甘平和缓，药食两用之物，能治伤中，补虚赢，非祛邪去病之药。补其虚，亦能补其实，故邪实脾旺之人服之，能添胸腹饱闷，须知之。

黄　精

古今理性录

陈嘉谟《本草蒙筌》：味甘，气平，无毒。入药疗病，生者亦宜。安五脏六腑，补五劳七伤。除风湿，壮元阳，健脾胃，润心肺。旋服年久，方获奇功。小儿赢瘦，多啖弥佳。

李时珍《本草纲目》：黄精受戊己之淳气，故为补黄宫之胜品。土者万物之母，母得其养，则水火既济，木金交合，而诸邪自去，百病不生矣。

缪希雍《本草经疏》：黄精君，纯得土之冲气，而禀乎季春之令，故味甘气和性无毒。

其色正黄，味厚气薄，土位乎中，脾治中焦，故补中。脾土为后天生气之源，故益气。中气强，脾胃实，则风湿之邪不能干，故除风湿。五脏之气皆禀胃气以生，胃气者即后天之气也，斯气盛则五脏皆实，实则安，故安五脏。虽非治疗之所急，而为养性之上药。故仙经累赞其能服饵驻颜，久而弥胜矣。

卢之颐《本草乘雅半偈》：无缘自生，独得土大之体用，故名黄精。土位乎中，故补中而益中气。为风所侵而土体失，濡湿泥泞而用废者，黄精补土之体，充土之用，即居中府藏，亦藉以咸安矣。形骸躯壳，悉土所摄，轻身延年不饥，总属土事耳。

张璐《本经逢原》：黄精为补黄宫之胜品，宽中益气，使五脏调和，肌肉充盛，骨髓坚强，皆是补阴之功。但阳衰阴盛人服之，每致泄泻痞满，不可不知。

黄宫绣《本草求真》：谓其气平味甘，治能补中益五脏，补脾胃，润心肺，填精髓，助筋骨，除风湿，下三虫，且得坤土之精粹，久服不饥，其言极是。

邹澍《本经疏证》：黄精根既黄，干复本黄末赤，是其归根复命的火土之化，以为补中益气，确凿无疑。且黄精之补中益气，本为除风湿耳，非补中益气除风湿两分功效也。盖黄精之宽缓犹夷，决非治外受风湿之物，所谓风必淫于外，而不反之阳；所谓湿必滞于内，而不化之气。唯气滞于内而不化津化血，斯阳淫于外而不反本还原，此风湿是一气之不谐，非两气之互合矣。而脾之力，尤在行令于四末，此其两两相对之叶，又确然象人之手与足，黄精功用在四肢酸痛迟重，不为风雨而增，不因晴明而减，又复中气虚馁者，亦一以贯之矣。

张秉成《本草便读》：黄精，为滋腻之品，久服令人不饥。若脾虚有湿者，不宜服之，恐其腻膈也。此药味甘如饴，性平质润，为补养脾阴之正品。

胡爱萍《病证通用中药》：黄精，甘平质润，归脾、肺、肾经，既能养阴，又可益气，作用和缓，为平补脾肺肾三脏气阴之佳品。有培土以助生金，补后天以促先天，滋先天以养后天之效应。但重在养阴，肾精亏虚、腰膝酸软、须发早白者宜之。中寒泄泻、痰湿痞满气滞者忌服。

胡心藻《中药类比歌诀》：黄精，味甘纯正，性平和，善滋肾阴益精血，治精血亏虚，内热消渴诸证。甘平补脾胃，既能补气，又养胃阴，气阴双补，治脾胃虚弱之短气食少，及病后虚羸。还能滋肺阴，润肺燥，治阴虚肺燥咳嗽。实为脾肺肾三经平补之药，补气略胜。唯药力滋腻易助湿邪，脾虚湿盛不宜应用。黄精生用刺激咽喉，故多经蒸后入药，尤以九蒸者为良，既消除了对咽喉的刺激性，又增强了补益作用。酒制可助药力而通络，补而不腻。

黄和《中药重剂证治录》：黄精，甘平，归脾、肺、肾经，有滋阴润肺，补脾益气，补肾益精，强壮筋骨之功效。黄精补血养阴，润心肺，补中气，益五脏，充盛肌肉，坚强骨髓，尤善补脾精，为滋阴补精养血之良药。又有宁心神助睡眠之效。

现代药理研究

本品含黄精多糖、低聚糖、黏液质、淀粉及多种氨基酸。黄精能提高机体免疫功能和促进蛋白质的合成，其多糖类提出物有促进淋巴细胞转化作用。黄精煎汁具有显著的抗结核杆菌作用，黄精水提醇沉液对多种致病性真菌有抑制作用，对伤寒杆菌、金黄色葡萄球菌也有抑制作用。能增强心肌收缩，抗心肌缺血，增加冠脉血流量及降压，并能降血脂及减轻冠状动脉粥样硬化程度。黄精浸膏对肾上腺素引起的血糖过高呈显著抑制作用，有抑制肾上腺皮质的作用。可增强免疫功能，抗白细胞减少，提高机体抗自由基能力，提高超氧化岐化酶活性，有抗氧化、抗疲劳、抗菌、抗病毒、抗真菌、抗衰老、抗动脉粥样硬化、降血脂、降血糖、止血等作用。

性能归纳

黄精，味甘，性平，归脾、肺、肾经，无毒，为百合科草本植物黄精、滇黄精或多花黄精的根茎，色黄质润，味厚气薄，为平、补之剂。无升、降、浮、沉而适中，润、静、缓、补，入气分，亦阴亦阳，走而不守，走上、下，入内行里之性能。补脾、肺、肾阴，益肾精，补脾气。

性能应用

黄精，滋阴润肺，用于阴虚肺燥，干咳少痰及肺肾阴虚的劳嗽久咳。对于阴虚肺燥干咳少痰，或肺肾阴虚之劳嗽久咳，本品不仅能补益肺肾之阴，而且能补益脾气脾阴，有补土生金，补后天以养先天之效。但作用缓和，难求速效，适用于慢性久病，及病后体弱之充填调补之药。多单用熬膏服用，亦可与滋养肺肾、化痰止咳之品同用。

黄精，甘平，补脾益气，用于脾脏气阴两虚之面色萎黄，困倦乏力，口干食少，大便干燥。本品虽能补脾益气，改善脾气不足之困倦乏力等症，但因属营养充填之品，蒸熟长期服食疗效始著。其性又十分滋腻，容易壅中助湿，而脾气虚弱者，脾运不健时，又容易停湿，故临床很少将本品用于一般脾气虚证。对于脾脏气阴两虚证，本品能气阴双补，用之则较为适宜。尤宜用作久病，或病后调补之品服食。单用或与补气健脾药同用。

黄精入肾经，益肾精，用于肾精亏虚早衰。本品能补益肾精以延缓衰老，改善头晕、腰膝酸软、须发早白等早衰症状。蒸熟或熬膏长期服用疗效始著，如《千金要方》之黄精膏方，即单用本品熬膏服用，亦可与补益肾精之品配伍，如《奇效良方》之枸杞丸，以之与枸杞子同用。

此外，本品甘平体润，还可用于消渴证；可单用或与养阴生津之品配伍应用。

个人体会

阴阳互媾，产生生命。生命以先天为元始，得后天之充养来完成。先天源于肾藏元气、精气，后天始于脾胃为中气、胃气，先天之气促进后天的生理活动，后天之气滋养先气的孕育生长，两气相互依存，相互为用，故有"先天促后天，后天养先天"之说。脾胃者，位居中州，五行属土，《经》曰："土为万物之母，生气之源。"中气强则脾胃实，胃气以生，故胃气即后天之生气也。五脏六腑之气皆禀于胃气以生，胃气盛则五脏安，《经》

有"有胃气则生，无胃气则死"之论，亦属此意。脾居中焦，为后天生气之源，故补脾谓补中气；胃藏津液，以助腐熟水谷，故健胃为益胃阴。如脾胃气阴不足则虚，虚则胃气无以生，五脏无以安矣。肾虚阴亏则精髓无以为藏，肺阴虚燥则津液无以为生。阴有形，气无影，气虚则虚，阴虚则羸也。

黄精，受戊己土之淳气以生，色黄质润，味甘平，味厚气薄，入脾胃经，补中气，益胃阴，而胃气以生。胃气盛则五脏调和，《本草纲目》曰："土者，万物之母，母得其养则水火既济，木金交合，而诸邪自去，百病不生矣。"胃气盛则后天益养先天，先天以促后天，两相互益，故能补气血、安五脏、益精髓、生津液、壮筋骨、充肌肉、补五劳七伤、疗诸虚百损。且得坤土之精粹，久服不饥，轻身延年。《本草经疏》曰："虽非治疗之所急，而为养性之上药。故仙经累赞其能服饵驻颜，久而弥胜矣。"总之，黄精入脾胃经，以补后天之生气，滋养先天之精气，而安定五脏。虽为补气之药，多为补阴之用，施治阴液不足之病，故适用于慢性久病，及病后体虚。为保养用药，能起到补虚羸、疗百损、养生延年之用。其性平缓，久服始有著效。其质滋腻，痰湿痞满者忌服。

甘　草

古今理性录

李杲《药类法象》：甘草，阳不足者补之以甘，甘温能除大热，故生用则气平，补脾胃不足，而大泻心火。炙之则气温，补三焦元气，而散表寒，除邪热，去咽痛，缓正气，养阴血。凡心火乘脾，腹中急痛，腹皮紧缩者，宜倍用之。其性能缓急，而又协和诸药，使之不争，故热药得之缓其热，寒药得之缓其寒，寒热相杂者，用之得其平。

朱震亨《本草衍义补遗》：甘草味甘，大缓诸火。下焦药少用，恐大缓不能直达。

徐彦纯《本草发挥》：其用有五：和中，补阳气，调和诸药，能解其太过，去寒邪，此为五也。腹胀则忌之。又能养血补肾。生甘草梢子去肾茎之痛，胸中积热非梢子不能除。又云：补血不足，用甘草。凡用纯寒纯热之药，必用甘草，以缓其力也。寒热相杂药，亦用甘草，调和其性也。中满者禁用。经云：中满者，勿食甘。

陈嘉谟《本草蒙筌》：生泻火，炙温中，梢去尿管涩痛，节消痈疽燉肿，子除胸热，三者宜生。谟按：五味之用，苦直行而泻，辛横行而散，甘上行而发，酸束而收敛，咸上而软坚。甘草味之极甘，当云上发可也。《本草》反言下气何耶？盖甘味有升降沉浮，可上可下，可内可外，有和有缓，有补有泻。居中之道，具尽故而。

李时珍《本草纲目》：甘草外赤中黄，色兼坤离；味浓气薄，资全土德。协和群品，有元老之功；普治百邪，得王道之化。赞帝力而人不知，敛神功而己不与，可谓药中之良相也。然中满、呕吐、酒客之病，不喜其甘；而大戟、芫花、甘遂、海藻，与之相反。

杜文燮《药鉴》：生用则寒，炙用则温。生用泻火，炙则温中。能补上中下三焦元气，和诸药，解诸急。热药用之缓其热，寒药用之缓其寒。补阳不足，中满禁用。梢子生用，去茎中之痛。胸中积热，非梢子不能除。节治肿毒，在有奇功。养血补胃，身实良方。经云：以甘补之，以甘泻之，以甘缓之。此之谓也。

倪朱谟《本草汇言》：甘草，和中益气，补虚解毒之药也。健脾胃，固中气之虚羸；协阴阳，和不调之营卫。故治劳损内伤，脾气虚弱，元阳不足，肺气衰虚，其甘温平补，效与参、芪并也。

李中梓《本草通玄》：甘草，甘平之品，独入脾胃，李时珍曰能通入十二经者，非也。稼穑作甘，土之正味，故甘草为中宫补剂。《别录》云，下气治满，甄权云，除腹胀满，盖脾得补则善于健运也。若脾土太过者，误服则转加胀满，故曰脾病人毋多食甘，甘能满中，此为土实者言也。世俗不辨虚实，每见胀满，便禁甘草，何不思之甚耶？

张介宾《景岳全书》：甘草，味至甘，得中和之性，有调补之功，故毒药得之解其毒，刚药得之和其性，表药得之助其外，下药得之缓其速。助参、芪成气虚之功，人所知也，助熟地疗阴虚之危，谁其晓焉。祛邪热，坚筋骨，健脾胃，长肌肉。随气药入气，随血药入血，无往不可，故称国老。唯中满者勿加，恐其作胀；速下者勿入，恐其缓功，不可不知也。

贾所学《药品化义》：甘草，生用凉而泻火，主散表邪，消痈肿，利咽喉，解百药毒，除胃积热，去尿管痛，此甘凉除热之力也。炙用温而补中，主脾虚滑泻，胃虚口渴，寒热咳嗽，气短困倦，劳役虚损，此甘温助脾之功也。但味厚而太甜，补药中不宜多用，恐恋膈不思食也。

汪昂《本草备要》：甘草之功用如是，故仲景无不重用甘草，赞助成功。即如后人益气、补中、泻火、解毒诸剂，皆倚甘草为君，必须重用，方能见效，此古法也。奈何时师每用甘草不过二三分而止，不知始自何人，相习成风，牢不可破，殊属可笑。

张璐《本经逢原》：凡药之散者，外而不内；攻者，下而不上；温者，燥而不濡；清者，冽而不和；杂者，众而不群；毒者，暴而无制。若无甘草调剂期间，遂其往而不返，以为行险侥幸之计，不异于破釜沉舟，可胜而不可不胜，讵诚决胜之道耶？甘草所以宜于金创者，盖暴病则心火急疾赴之，当其未合，则迫血妄行。及其既合，则壅结无所泄，于是自肿而脓，自脓而溃，不异于痈疽，其火势郁结，反有甚于痈疽者。又必君之以甘草之甘缓解毒，泻火和中。浅视之，则曰急者制之以缓，其实泄火之功，为不少矣。

黄宫绣《本草求真》：张仲景附子理中汤用甘草，恐其僭上也；调胃承气汤用甘，恐其速下也，皆缓之之意。小柴胡汤有柴胡、黄芩之寒，人参、半夏之温，而用甘草者，则有调和之意。建中汤用甘草，以补中而缓脾急；风髓丹用甘草，以缓肾急而生元气也，乃甘补之意也。故入和剂则补益，入凉剂则泻热，入汗剂则解肌，入峻剂则缓正气，入润剂则养血，并能解诸药毒。至书所载，甘草反大戟、芫花、甘遂。又云，亦可并用不悖，唯深达精微者始可知之。洁古治痰癖，有用十枣汤加甘草；东垣治结核，与海藻同用；丹溪治瘰疬莲心饮，与芫花同用，皆以反其下势之锐。

张锡纯《医学衷中参西录》：古方治肺痈初起，有单用粉甘草四两，煮汤饮之者，恒有效验。皮黄者名粉甘草，性平不温，用于解毒清火剂中尤良。愚拟治霍乱两方，一为急救回生丹，一为卫生防疫宝丹，二方中皆重用甘草，则甘草之功用可想也。诚以暴病传染，皆挟有毒气流行，生用则其解毒之力较大，且甘草熟用则补，生用则补中仍有流通之力，故于霍乱相宜也。至于生用能疏通之说，可以事实证之。

张山雷《本草正义》：又按甘草治疮疡，皆言甘草节治痈疽肿毒，盖即从解毒一义而申言之。然疮疡之发，多由湿热内炽，即阴寒之证，亦必寒湿凝滞为患，甘草甘腻皆在所忌。若泥古而投之，多致中满不食，则又未见其利，先见其害。

胡爱萍《病证通用中药》：甘草甘平，可归十二经，且尤善入中焦而补脾益气，常用于脾气虚弱证。因其作用和缓，故多作为辅药应用。脾气健运则气血生化有源，气血充盈则心有所养，故本品补脾益气之时，又能补益心气而益气复脉。既能补脾益气，又善缓急止痛，常用于脾虚肝旺的脘腹挛急作痛。又有祛痰止咳之效，可使脾健则痰无由生，痰去则咳嗽自止。生用药性微寒，长于清热解毒，可用治热毒咽喉肿痛，及痈疮疖肿。蜜炙药性微温，可增强补益心脾之气的作用。本品不宜大剂量久服，以免水钠潴留而引起水肿。因本品有助湿壅气之弊，故湿胜胀满、水肿者不宜。

谭同来《常用中药配对与禁忌》：甘草能祛痰止咳，又能益气润肺。且性平而药力和缓，与热药合用能缓其燥热，以防伤阴；与寒药合用能缓其寒凉，以防伤阳；与补药同用，使补药补而不骤；与泻药同用，使泻药泻而不速，为众药之王。炙甘草补益心气利血脉，"辛甘化阴。"水肿及脾虚溏泻者忌服。

刘冠军《临床医方妙用》：炙甘草味厚气浓，味甘性平和，炙则温中，有益气补虚，滋养五脏，通行血脉，缓急止痛之功。

黄和《中药重剂证治录》：甘草甘平，归心、肺、脾、胃经，有补中益气，清热解毒，祛痰止咳，缓急止痛，调和药性之功效，尚有通利之性。其功有四：解乌、附、辛之毒；通利血脉，利血气，以助开痹之功；缓和诸烈药之性；缓解拘挛止痛。

现代药理研究

本品含三萜类、黄酮类、生物碱、多糖等成分。有抗心律失常，抗溃疡，抑制胃酸分泌，缓解胃肠平滑肌痉挛的作用，能促进胰液分泌。有镇痛作用，有明显的镇咳作用，祛痰作用也较显著，还有一定的定喘作用。有抗菌、抗病毒、抗炎、抗过敏等作用，能保护发炎的咽喉和气管的黏膜。对某些毒物有类似葡萄糖醛酸的解毒作用，有类似肾上腺皮质激素样作用，影响性激素。还具有抗利尿、降血脂、保肝、镇静、抗惊厥、解热、抗氧化、抗动脉粥样硬化、抑制血小板聚集、抗变态反应、免疫调节、提高听觉能力、抗肿瘤等作用。

性能归纳

甘草，味甘，性微寒，归心、肺、脾、胃经，无毒，为豆科草本植物甘草、胀果甘草或光果甘草的根及根茎，外赤内黄，味浓气薄，为平、补、调、和之剂。升、降、沉、浮、静、缓、润、补，入气分，阳也，守而亦走，走上下，达内外，行表里之性能。补心、脾气，止咳祛痰平喘，缓急止痛，清热解毒，调和药性。

性能应用

甘草，味甘性平，气微寒。归心经，补心气，用于心气不足的脉结代、心悸动。本品能补益心气，长于益气复脉，主要用于心气不足所致的脉结代、心悸动，如《伤寒类要》单用本品治伤寒心悸、脉结代者。若属气血两虚者，宜与补气养血之品配伍，如《伤寒论》之炙甘草汤，以之与人参、阿胶、生地黄等品同用。

甘草，味甘，归脾经，补脾气，用于脾气虚证。本品补脾益气之力虽不强，但作为辅助药能"助参、芪成气虚之功"。故常与补脾益气药配伍，用于脾气虚弱之症，如《和剂局方》之四君子汤，以之与人参、白术等品同用。

甘草，味甘质润，入肺经，止咳喘。本品能止咳，兼能祛痰，还略有平喘作用。单用有效。可配伍用于寒热虚实等多种咳喘，有痰无痰均宜。

甘草味甘，缓急止痛，用于脘腹、四肢挛急疼痛。本品善于缓急止痛，可配伍用于多种原因所致的脘腹、四肢挛急作痛。对脾虚肝旺的脘腹挛急作痛，或阴血不足之四肢挛急作痛，均常与白芍相须为用，如《伤寒论》之芍药甘草汤。

甘草，味甘性微寒，清热解毒。用于热毒疮疡，咽喉肿痛及药物、食物中毒。本品能清热解毒，用于热毒疮疡，可单用煎汤浸渍，或熬膏内服。临床更多与清热解毒之品配伍，如《外科心法》之内疏黄连汤，以之与黄连、连翘等品同用。用治热毒咽喉肿痛，对红肿不甚者可单用；或与宣肺利咽之品配伍，如《伤寒论》之桔梗汤。红肿较甚者，宜与清热解毒利咽之品配伍，如《喉科紫珍集》之清咽利膈汤，以之与连翘、黄芩、大黄、牛蒡子等品同用。本品对附子等多种药物所致中毒，或发芽马铃薯等多种食物所致中毒，有一定解毒作用。对中药毒、食毒的患者，在积极送医院抢救的同时，可用本品解毒，或与相应解毒药同用。

甘草味甘，性平和缓，调和之药，用于调和药性。本品在许多方剂中都可发挥调和药性的作用，通过解毒，可降低方中某些药的毒性；通过缓急止痛，可缓解方中某些药物刺激胃肠引起的腹痛；甘甜味浓郁，可矫正方中药物之滋味。

个人体会

甘草味甘，性平和缓，归脾经，补中宫，协和诸药，缓太过诸急，调其性，使之不争，故有药中"国老"之称。《本草纲目》曰："甘草外赤中黄，色兼坤离；气浓味薄，资全土德。协和群品，有元老之功；普治百邪，得王道之化。赞帝力而人不知，敛神功而己不与，可谓药中之良相也。"故热药得之缓其热，寒药得之缓其寒，毒药得之缓其毒，峻药得之缓其性，表药得之助其外，下药得之缓其速。能缓脾急调脾胃，和中助运；缓肺急舒气道，止咳平喘；缓心急止悸动心跳，脉结代；缓肾急利下窍，止肾茎涩痛；缓肝急止诸痛，解脘腹挛急；缓毒急利咽喉，治痈疽疮肿，皆取其和缓之能也。稼穑作甘，得土之正味，补中益气，有补三焦元气，安五脏之能。本品生用则泻火，不乏有流动之力、疏通之说，故治痈疮、霍乱可证之，皆取其味甘，《经》曰："以甘补之，以甘泻之，以甘缓之。"补中缓急，调和药性，尚有通利之性。《中药重剂证治录》云："能通利血脉，利气血，以助开痹之功。"

甘草，甘平和缓，其性随和，亦阴亦阳，能上能下，可内可外，守而亦走，随气药入气分，随血药入血分，皆取其中和之性耶。佐使之剂，多辅助参、芪以成其补益之功。和其中，补不足，缓其太过之用也。杜文燮之《药鉴》云："和诸药，缓诸急，补阳不足，在有奇功。"《本草汇言》又曰："健脾胃，固中气之虚羸；协阴阳，和不调之营卫。"甘草补中，补其虚亦补其实，故土实中满者忌之。《本草通玄》云："甘能满中，此为土实者言也。世俗不辨虚实，每见胀满，便禁甘草，何不思之甚耶？"用于协和诸药时，用量相对要少，用于补虚、缓急、解毒时，用量相对要大。《本草备要》言："故仲景无不重用甘草，赞助成功。即如后人益气、补中、泻火、解毒诸剂，皆倚甘草为君，必须重用，方能见效，此古法也。奈何时师每用甘草不过二三分而止，不知始自何人，相习成风，牢不可破，殊属可笑。"总为甘腻补益之品，邪实胀满、湿盛水肿者不宜，因大剂量久服，可导致水钠潴留，引起水肿，故宜慎之。

蜂　蜜

古今理性录

李时珍《本草纲目》：其入药之功有五：清热也，补中也，解毒也，润燥也，止痛也。生则性凉，故能清热；熟则温中，故能补中；甘而平和，故能解毒；柔而濡泽，故能润燥；缓可以去急，故能止心腹肌肉疮疡之痛；和可以致中，故能调和百药而与甘草同功。仲景治阳明燥结，大便不通，蜜煎导法，诚千古神方也。蜂蜜生凉熟温，不冷不燥，得中和之气，故十二脏腑之病，罔不宜之。但多食亦生湿热虫䘌，小儿尤当戒之。

缪希雍《本草经疏》：得草本群英之精华，合露气以酿成，故其气清和，其味纯甘。施之精神、气血、虚实、寒热、阴阳、内外诸病，罔不相宜。经曰：里不足者，以甘补之。甘为土化，土为万物之母。石蜜具天地间至甘之味，故能安五脏诸不足，及益气补中除众病也。心经有热，则为诸惊痫痉。得甘缓之气则心火降，烦热除，诸惊痫痉平矣。诸痛痒疮疡，皆属心火，故又能止肌中疼痛及口疮也。甘主解毒，故能和百药。甘主入脾，故能养脾气。脾气得所养，而饮食自下，肠癖止矣。简误：石蜜虽称补五脏，益脾胃，然而生者性寒滑，能作泄。大肠气虚完谷不化者，不宜用。呕家、酒家，不宜用，中满蛊胀不宜用，湿热脚气不宜用。生者有小毒，尤不宜食。青赤酸者，食之令人心烦。不可与生葱同食害人。若与莴苣同食，令人利下。

张志聪《本草崇原》：草本百卉，五色咸具，有五行之正色，复有五行之间色，而花心只有黄白二色，故蜜色有黄白也。春夏秋集采群芳，冬日退藏于密，得四时生长收藏之气，吸百卉五色之精。主治心腹邪气者，甘味属土，滋养阳明中土，则上下心腹之正气自和，而邪气可治也。诸惊痫痉，乃心主神气内虚，蜂蜜花心酿成，能和心主之神，而诸惊痫痉可治也。安五脏诸不足者，花具五行，故安五脏之不足。益气补中者，气属肺金，中属胃土，蜂采黄白金土之花心，故益气补中也。止痛解毒者，言蜂蜜解毒，故能止痛也。除众病，和百药者，言百药用蜂蜜和丸，以蜂蜜能除众病也。久服强志，金生水也。

张璐《本经逢原》：赤蜜味酸，食之令人烦，唯降火药用之。白蜜虽补脾肺，然性凉润，脾胃不实，肾气虚滑，及湿热痰滞，胸痹不宽者，咸须忌之。故琼玉膏用糖霜，枳术丸用荷叶裹饭，左金丸用米饮，牛黄丸用蒸饼，黑锡丹用酒曲，磁朱丸用神曲，虎潜丸用酒，香连丸用醋，茸珠丹用红枣，滚痰丸用水泛，各有所宜。今人修制丸剂，概用蜂蜜，殊失先哲用方之义。

严洁《得配本草》：润燥生津。除心烦，通便闭，能缓燥急之火，并解诸般之毒。得姜汁，治初痢；和生地汁，治心腹刺痛；拌薤白，涂汤火伤；入牙皂，通便结。作锭塞粪门，便自下。

徐大椿《神农本草经百种录》：蜜者，采百花之精华而成者也。天地春和之气，皆发于草木，草木之和气，皆发于花。花之精英，酿而为蜜，和合众性则不偏，委去糟粕而不滞。甘以养中，香以理气，真养生之上品也。但其性极平和，于治疾则无速效耳。凡天地之生气，皆正气也。天地之死气，皆邪气也。正则平和，邪则有毒。毒者，败正伤生之谓。蜜本百花之蕊，乃生气之所聚，生气旺，则死气不能犯，此解毒之义也。

胡爱萍《病证通用中药》：蜂蜜，甘能补益，为富含营养成分的补脾益气药。适用于脾气虚弱，营养不良。因其不寒不燥，被誉为人体健康之友，故可作食品长期服用。入药多作为补脾气，丸剂、膏剂的赋形剂，或作炮制补脾益气药的辅料。脾土分健旺则肺金得生，本品既能补脾益气，又可补肺益气，润肺止咳，有培土生金之效。本品甘平质润，以滋养润燥为特长。入脾能补中气益津液，入大肠能润肠道，通大便，故可用于肠燥便秘。尤善治老人，小儿，久病体弱，津液不足之肠燥便秘。本品甘可缓急，为补脾益气止痛药。对中虚脘腹疼痛，不仅可补中益气，还能缓急止痛，可收标本兼顾之效。本品助湿壅中，故湿阻中满及便溏泄泻者慎用。

胡心藻《中药类比歌诀》：蜂乳，又名蜂王浆，为工蜂咽腺分泌的白色胶状物和蜂蜜配制而成的液体。性味甘酸平，具有滋补、强壮、益肝、健脾之功。为高级营养品，适用于病后虚弱，小儿营养不良，老年体衰。近代用治传染性肝炎、高血压、风湿性关节炎、十二指肠溃疡、进行性肌营养不良，及各种肿瘤等。

现代药理研究

本品含糖类、挥发油、蜡质、有机酸、泛酸、烟酸、乙酰胆碱、维生素、抑菌素、酶类、微量元素等多种成分。有促进小肠推进运动的作用，能显著缩短排便时间。能增强体液免疫功能，对多种细菌有抑制作用。有解毒作用，以多种形式使用均可减弱乌头毒性，能减轻化学药物的毒副作用。有加速肉芽组织生长，促进创伤组织愈合的作用。有延年益寿、抗衰老、保肝、降血糖、降血脂、降血压、抗肿瘤等作用。

性能归纳

蜂蜜，味甘，性平，归肺、脾、大肠经，无毒，为蜜蜂科昆虫中华蜜蜂或意大利蜜蜂所酿成的蜜，气清和，味甘纯。为润、养之剂。无升、降、浮、沉而适中，缓、润、静、补，入气分，守而不走，亦阴亦阳，走上、下，达内、外，行表、里之性能。补脾、肺气，润肺止咳，缓急止痛，通便，解毒。

性能应用

蜂蜜，为富含营养成分的补脾益气药，用作脾气虚弱、营养不良者的营养调补药，用于脾气虚弱、营养不良及中虚脘腹疼痛。可作食品服用，更多作为补脾益气之丸剂、膏剂的赋型剂，或作为炮炙补脾益气药的辅料应用。对中虚脘腹疼痛，腹痛喜按，空腹痛甚，食后稍安者。本品兼能缓急止痛，可标本兼顾，单用有效。亦可与补中缓急止痛之品配伍。

蜂蜜，既能补益肺气，又能润肺止咳，多用于肺虚久咳及燥咳证，如虚劳咳嗽日久、气阴耗伤、气短乏力、咽燥痰少者。还可通过营养补脾，补土以生金。《药品化义》单用本品治肺虚咳嗽不止。亦可与补气养阴之品配伍，如《洪氏集验方》引铁瓮方之琼玉膏，以之与人参、生地黄等品配伍同用。燥邪伤肺，干咳无痰或痰少而黏者，亦可用本品润肺止咳，宜与养阴清燥、润肺止咳之品配伍，如《类证治裁》之杏仁膏，以之与阿胶、杏仁等品同用。本品用于润肺止咳，更多的是作为炮炙止咳药的辅料，或作为润肺止咳的丸剂、膏的赋型剂。

蜂蜜，有润肠通便之效，用于肠燥便秘，可单用冲服。或随证与滋阴、养血、生津、润肠通便之品配伍。亦可将本品制成栓剂，纳入肛门，以通导大便，即《伤寒论》之蜜煎导法。本品作成栓剂肛内给药，通便效果较口服更捷。

蜂蜜解毒，与乌头类药物同煎，可降低其毒性，如《金匮要略》治历节不可屈伸疼痛者之乌头汤，即用蜂蜜先行另煎乌头，以降低其毒性。服乌头类药物中毒者，大剂量服用本品，有一定的解毒作用。另外本品外用，对疮疡肿毒，有解毒消疮之效。对溃疡、汤火伤，亦有解毒防腐，生肌敛疮的作用。

个人体会

天地万物，赖精气以生，先天合后天，育养长成，丰茂天癸至，阴、阳交合，精气再生，接续万年。草木风华正茂时，百卉花开，花蕊乃生气所聚，雌精雄气趋发，此时蜂采草木百卉之精英，得天地春和之真气，酿而成蜜。蜜者：百花之精华所成，为天地间至甘至纯之物，得四时生长收藏之气，其气清和，和合众性而不偏，故能安五脏诸不足，益气补中除众病也。《经》曰："里不足者，以甘补之，甘为土化，土为万物之母。"甘以养中，甘能补益，并富含营养成分，真养生之上品也，故被誉为人体健康之友。本品甘缓质润，以益养润燥为特点，缓燥急之性，解诸般之毒，故能润肺止咳，润肠通便，缓急解毒也。辅佐之品，多为炮炙补益，润养药物之辅料，及丸剂、膏剂的赋型剂。总为甘润补益之品，助湿壅中，故湿助中满及便溏者慎用。

补阳药（上）

紫 河 车

古今理性录

朱震亨《丹溪心法》：紫河车治虚劳，当以骨蒸药佐之，气虚加补气药，血虚加补血药。以侧柏、乌药叶，俱酒洒，九蒸九曝，同之为丸，大能补益，名补肾丸。

缪希雍《本草经疏》：人胞，乃补阴阳两虚之药，有反本还元之功。然而阴虚精涸，水不制火，发为咳嗽吐血，骨蒸盗汗等证，此属阳盛阴虚，法当壮水之主，以制阳光，不宜服此并补之剂，以耗将竭之阴也。胃火齿痛，法亦忌之。

李中梓《雷公炮制药性解》：紫河车味甘，宜其归脾；父之精也，宜归肾脏；母之血也，宜入心家。夫其精血所结，未有男女，先立胚胎，浑然太虚，实乾坤之橐籥，铅汞之根基，九九数足，儿则载而乘之，故名河车。又曰紫者，以红黑色相杂也，合坎离之色，得妙合之精，虽成后天之形，实禀先天之气，补益之功，更无足与俦者。第其性温，若有火证者，必得便制，斯无他患耳。

张介宾《景岳全书》：味甘咸，性温，能补男妇一切精血虚损，尤治癫痫失志，精神短少，怔忡惊悸，肌肉羸瘦等证，此旧说也。但此物古人用少，而始于陈氏《本草》，自后丹溪复称其功。

陈士铎《本草新编》：胞乃先天之母气，亦后天之父气也。故儿虽脱离于胞，而阴阳之气未散，仍存于胞也。人得此胞而生身体，自然可得此胞而生气血也。或者曰：胞在腹中，则元气未漓，胞落地下则元气尽失。总之，胞是先后天之父母，又安能生无根之气血乎？虽然胞成于阴阳之气，是胞即阴阳之根也。凡花木之根，得土气而重生，人身何独不然？胞入脾胃之中，自然生气勃发，况又益之以补气、补血、补精之品，则气得根而再壮，血得根而再溢，精得根而再满矣。古人所定大造丸，尚未得天地之奥，服之效验亦是平常，遂疑紫河车非出奇之物，弃而不用，为可惜也。

张璐《本经逢原》：紫河车禀受精血结孕之余液，得母之气血居多，故能峻补营血，用以治骨蒸羸瘦，喘咳虚劳之疾，是补之以味也。

姚澜《本草分经》：大补气血，而补阴之功尤为极重。治一切虚劳损极，大有奇效。且根气所钟，必达元海，病由膀胱虚者用之尤宜。

熊笏《中风论》：中风日久，则卫气必衰，欲在表之卫气盛，必须益其肾间动气，如树木培其根本，则枝叶畅茂也，然诸药总不如紫河车之妙，其性得气血之余，既非草木可比，且又不寒不热，而为卫气生发之源。盖以血肉之属，为血肉之补，同气相求也。

刘冠军《临证医方妙用》：紫河车，气味甘温。有大补元气，滋阴补虚之功，有壮元阳，益精血，安神志之效。适用于久喘多虚，短气难续之疾。具有增强抵抗力，促进康复，防复发之功效。该品用于补虚损劳极，癫痫，失志恍惚，有安心养血，益气补精之效。可促进女性乳腺及生殖发育，用于妇人虚损，久不孕育者，可使肾气充盈，精足易孕。

现代药理研究

本品含多种抗体、干扰素、多种激素、多种有价值的酶，还含有与血液凝固有关的成分，尚含有红细胞生成素、磷脂、多糖等。

此外，胎盘的酸提出物中主要含多种氨基酸。紫河车能提高免疫功能，增强机体的抗病力；有激素样作用，能促进乳腺、子宫、阴道、卵巢、睾丸、甲状腺的发育；有延缓衰老，抗过敏等作用。

性能归纳

紫河车，味甘、咸，性温。归肾、肺、心经，无毒，为健康人的胎盘，味厚气薄，为味补之剂。升、降、浮、沉，静、缓、润、补，入气分，守而不走，亦阴亦阳，走上下，达内外之性能。补肾阳，益肾精，补脾、肺气，补血。

性能应用

紫河车，既能补肾阳，又能益肾精，还能补血，用于肾阳不足，精血亏虚的不孕不育、月经不调、带下、遗精、腰痛骨痿等。以治疗肾阳不足，精血亏虚所致的生长发育不良，虚劳早衰见长。尤长于治生殖器发育不良，及因此而致的女子不孕，男子不育。本品不燥不腻，作用温和持久，对上述证候，需较长时间服药，疗效显著。可单用，或根据阴阳气血虚衰的具体情况做相应配伍，如《本草纲目》引《诸证辨疑》之大造丸，配伍补阳益阴、补气养血之杜仲、人参、生地黄等品，治疗无子、女子月经不调、带下、男子阳痿遗精；《病因脉治》之河车封髓丹，配伍滋阴养血、益气之熟地黄、人参等品，治疗腰痛遗精、骨痿不起之证。

紫河车，既能补肺益气，又能补肾纳气，还能补脾益气，补土以生金。可单用，或与补益肺肾之品配伍，如《妇人良方》之河车丸，以之与人参、山药等品同用。对哮喘而肺肾两虚者，发作期以本品与祛痰平喘之品配伍，标本兼顾，可提高疗效，愈后减少复发；缓解期用本品扶正固本，可减少发作。

紫河车，能补气补血，用于气血亏虚之萎黄消瘦，及产后乳少。本品能改善气血亏虚症状，令乳汁发源充足。可单用或与补气养血之品配伍，如《医方集略》之大造丸，以之与人参、当归等品同用。

紫河车，能补益气血阴阳，用于癫证恢复期，痫证时发正气多虚。在痫证的恢复期，一般以虚为本，痰浊瘀血为标。本品补益气血阴阳，为癫痫恢复期扶正固本之良药。常与补气健脾、化痰活血之品配伍，如《医学心悟》之河车丸，以之与人参、远志、丹参等品同用。

个人体会

紫河车，胞衣也。父之精，母之血，精血所结，先立胚胎，胎乘胞衣，得先天之气，盘居宫中，纳后天之营而孕育成形，九九数满，载胎儿随浆水而下，故名河车，亦名胎盘。胎儿虽离，则阴阳之气未散，仍存于其中。儿既得其气而成形，人服胎盘而生气血，有反本还元之功无疑矣。《本经逢原》曰："紫河车禀受精血结孕之余液，得母之气血居多，故能峻补营血，是补之以味也。"精血之余液，阴阳之根本，肾得之元基始固而精满，脾得之生气振奋则气充，心得之血脉充盈则神藏，精、气、神得补，培其根本，补脾以生金，肝肾本同源，故能壮元阳，益精血，安神志，补虚羸，安五脏也。况本品含多种抗体、多种激素，如：促性腺激素、催乳素、促甲状腺素及多种有价值的酶，或磷脂、多糖、氨基酸等。能提高免疫功能，增强机体抗病能力，促进性腺及生殖器后期发育。有祛病健体、益寿延年、抗衰老的作用。补益之剂，壮元阳而不散寒凝，补真阴又不制阳光，专以血肉之体补血肉之躯，亦为同气相求，补之以味也。总为温补之剂，虚火旺者慎服。

蛤　蚧

古今理性录

寇宗奭《本草衍义》：补肺虚劳嗽有功，治久嗽不愈。肺间积虚热，久则成疮，故嗽出脓血，晓夕不止，喉中气塞，胸膈噎痛。

李时珍《本草纲目》：昔人言补可去弱，人参羊肉之属。蛤蚧补肺气，定喘止渴，功同人参；益阴血，助精扶羸，功同羊肉。近世治劳损痿弱，许叔微治消渴，皆用之，俱取其滋补也。刘纯云：气液衰，阴血竭者，宜用之。何大英云：定喘止嗽，莫佳于此。

缪希雍《本草经疏》：蛤蚧得金水之气，故其味咸气平，有小毒。入手太阴、足少阴经。其主久肺劳传尸、鬼物邪气、咳嗽、淋沥者，皆肺肾为病。劳极则肺肾虚而生热，故外邪易侵，内证兼发也。蛤蚧属阴，能补水之上源，则肺肾皆得所养而劳热咳嗽自除，邪物鬼气自去矣。肺朝百脉，通调水道，下输膀胱。肺气清，故淋沥水道自通也。

陈士铎《本草新编》：至神功用，全在于尾，尾损则无用也。然亦必得人参、麦冬、五味子、沙参为奇。蛤蚧生于西粤者佳，夜间自鸣声至八九声者为最胜。捕得之须护其尾，尾伤即有毒，所断之尾反可用也。

张璐《本经逢原》：蛤蚧、龙子，性皆温补助阳，而举世药肆中，皆混称不分，医者亦不辨混用。龙子则剖开如皮，身多赤斑，偏助壮火，阳事不振者宜之；蛤蚧则缠束成对，通身白鳞，专温肺气，气虚喘乏者宜之，虚则补其母也。

黄宫绣《本草求真》：蛤蚧专入命门，兼入肺。大助命门相火，故书载为房术要药。且色白入肺，功兼人参、羊肉之用，故用能治虚损痿弱，消渴喘嗽，肺痿吐沫等症，专取交合肺肾诸气。入药去头留尾，酥炙，口含少许，虽疾走而气不喘，则知益气之功为莫大焉。

胡爱萍《病证通用中药》：蛤蚧咸平，入肺肾二经，功能补肺气，助肾阳而纳气平喘，为治多种虚证咳喘的佳品。对肺肾两虚，肾不纳气之虚喘用之尤宜。

谭同来《常用中药配对与禁忌》：蛤蚧，味咸性平，血肉有情之品，益肾填精，温肾纳气力雄。虚喘之证，多责于肺肾，肺司呼吸为气之主，肾主纳气为气之根。肺气虚则呼吸无力，咳喘短气；肾气虚则摄纳无权呼多吸少，动辄喘甚。

刘典功《中药指征相类鉴别应用》：蛤蚧，味咸性平，归肺肾经，补肾益肺，纳气定喘，治肺肾虚喘，及肾阳不足之阳痿不举，腰膝酸软。兼益精血，助阳补肾，用于肾阳不足、精血亏虚之证。外感实热之喘咳者忌用。

现代药理研究

本品含蛋白质、脂肪、微量元素和氨基酸，还含有一定量的胆固醇、正交硫、硫酸钙等。蛤蚧尾中锌、铁的含量均高于蛤蚧体，特别是锌的含量高42倍。蛤蚧尾中8种游离的必需氨基酸均高于蛤蚧体。蛤蚧具有雄性激素样作用（其效力弱于蛇床子、淫羊藿、海马），能使小鼠交尾期延长，卵巢、子宫重量增加（与注射雌激素相似）。能增强机体免疫功能，能解痉平喘、抗炎、降低血糖。有一定的抗衰老作用，尾部作用大于体部，作用随用药时间的延长而明显增强。

性能归纳

蛤蚧，味甘、咸，性平，归肾、肺经，无毒，为壁虎科动物蛤蚧除去内脏的干燥体，味厚气薄，为补、益之剂。升、降、润、缓、静、补，入气分，守而不走，阳也，走上下，达内外之性能。补肾阳，益肾精，补肺气，定喘嗽。

性能应用

蛤蚧甘平，归肺经，补肺气止喘嗽，用于劳嗽虚喘，为治劳嗽虚喘的要药。对肺虚劳嗽，宜与养阴、退虚热、止咳祛痰之品配伍，如《圣惠方》之蛤蚧散，以之与麦冬、胡黄连、款冬花等品同用。咳喘日久，肺气久虚必损及肾，本品既能补肺肾以纳气，又能定喘嗽，常与补益肺肾、化痰止咳平喘之品配伍，如《镐京直指》之蛤蚧固金汤，以之与冬虫夏草、山药、贝母等品同用。

蛤蚧咸平，归肾经，补肾阳，益肾精，用于肾虚阳痿，早泄精薄。对肾阳不足，肾精亏虚所致的阳痿及早泄精薄，有壮阳起痿添精之效。可单用浸酒服，或与补肾益精、壮阳之品配伍，如《辨证录》之补天育麟丹，以之与鹿茸、海狗肾、淫羊藿等品同用。还可用于肾虚早衰体弱，有补益强壮的作用。

个人体会

蛤蚧得金水之气，故归肺肾二经气分而补气，治气虚喘嗽。肺司呼吸，为气之主，虚则呼吸无力，咳喘气短。肾主纳气，为气之根，虚则摄纳无权，呼多吸少，动辄喘甚。蛤蚧色白，入肺补肺气，味咸；归肾纳肾气，专取交合肺肾之功，治肺肾两虚咳喘之证，为治劳嗽虚喘之要药。《本草衍义》谓："补肺虚劳嗽有功，治久嗽不愈。"但外感实热之喘咳忌用。

此物雌雄成对，雄者为蛤，雌者为蚧，雌雄相随不离，朝暮自鸣其名，故名蛤蚧。血肉有情之物，味甘咸性温，故能益精血，补肾阳，用于肾阳不足、精血亏虚之腰膝酸软，阳痿不举，早泄精薄，故书载为房术要药。现代药理研究：蛤蚧有雌雄性激素样作用，含多种微量元素，能增强机体免疫力和机体的抗病能力，有一定的抗衰老作用，为补益强壮，抗肾虚早衰之精品。

冬虫夏草

古今理性录

赵学敏《本草纲目拾遗》：其气阳性温，保肺气，实腠理，确有征验，用之皆效。物之变化，必由阴阳相激而成，阴静阳动，至理也。然阳中有阴，阴中有阳，所谓一阴一阳，互为其根。如无情化有情，乃阴乘阳气；有情化无情，乃阳乘阴气。夏草冬虫，乃感阴阳二气而生，夏至一阴生，故静而为草；冬至一阳生，故动而为虫。辗转循运，非若腐草为萤，陈麦化蝶，感湿热之气者可比，入药故能益诸虚，理百损，以其得阴阳之气全也。然必冬取其虫，而夏不取其草，亦以其有一阳生发之气为贵。若取其夏草服之，能绝孕无子，犹黄精、钩吻之相反，殆亦物理之奥云。

姚澜《本草分经》：补肺肾，止血化痰，治劳嗽。

王士雄、王孟英《重庆堂随笔》：冬虫夏草，具温和平补之性，为虚疟、虚痞、虚胀、虚痛之圣药，功胜九香虫。凡阴虚阳亢而为喘逆痰嗽者，投之悉效，不但调经种子有专能也。周稚圭先生云，须以秋分日采者良。雄谓夏取者可治阳气下陷之病。

唐宗海《本草问答》：冬虫夏草，《本经》不载，今考其物，真为灵品。此物冬至生虫，自春及夏，虫长寸余粗如小指，当夏至前一时犹然虫也。及夏至时，虫忽不见，皆入于土，头上生苗，渐长于秋分后，则苗长三寸，居然草也。秋分后即微雪，采虫草者，看雪中有数寸无雪处，一锄掘起，而虫草即在其中。观其能化雪，则气性纯阳，盖虫为动物，自是阳性，生于冬至，盛阳气也。夏至入土，阳入阴也，其生苗者，则是阳入阴出之象，至灵之品也。故欲补下焦之阳，则单用根。若益上焦之阴，则兼用苗，总显其冬夏二令之气化而已。

张山雷《本草正义》：冬虫夏草，始见于吴氏《本草从新》，称其甘平，保肺，益肾，补精髓，止血化痰，已劳嗽。近人恒喜用之，皆治阴虚劳怯，咳嗽失血之证，皆用吴氏说也，然却未见其果有功效。《四川通志》明谓之温暖，其说甚是。又称其补精益髓，则盛言其功效耳，不尽可凭也。赵氏又引潘友新说，入房中药用，周兼士亦谓其性温，治蛊胀，近日种子丹用之云云。则此物补肾，乃兴阳之作用，宜于真寒，而不宜于虚热，能治蛊胀者，亦脾肾之虚寒也。赵氏又引《文房肆考》，称孔裕堂之弟患怯而汗大泄，盛夏密室犹畏风寒，以此和作肴馔，食之而愈，则此之怯症，洵是真寒之证，大汗亡阳，而常畏寒，本是当用参、附者，乃冬虫夏草能愈之，其温补又可知。此种虚劳，恰与阴虚劳怯咳嗽痰红之相火上凌者相反，乃吴氏竟谓其止血化痰已劳嗽，遂使今人如法施治，而相火愈肆，甚至咳愈甚而血愈多。赵氏所引诸家之说极多，皆言其兴阳温肾。独《从新》则曰甘平保肺，不知何所见而云然。

胡爱萍《病证通用中药》：冬虫夏草，甘平，甘能补益，性平偏温，归肺肾二经，入肾经补肾阳，益肾精，有兴阳起痿之功，固本培元之力。肺司呼吸，肾主纳气，肺肾不足则摄纳无权而气虚作喘。本品不仅补肾阳，益肾精，还可养肺阴，为平补肺肾之佳品。适用于肺肾两虚，摄纳无权，气虚作喘。又能止血化痰，亦常用于久咳虚喘之劳嗽痰血。本品质润不燥，其性平和，药食兼用，近代多作调补之品。有表邪者不宜用。阴虚火旺及肺热咳血者，不宜单味应用。

现代药理研究

本品含蛋白质、氨基酸、糖类、醇类、核苷类、维生素、有机酸、微量元素。此外，尚含胆甾醇软脂酸、麦角甾醇过氧化物、麦角醇及生物碱、十二烷、谷甾醇等。冬虫夏草有平喘作用，并有一定的镇咳、祛痰作用。有抗菌、抗病毒、抗炎及镇静、抗惊厥等作用，有一定的拟雄激素样作用和抗雌激素样作用，对性功能紊乱有调节恢复作用。能增强肾上腺皮质激素的合成与分泌，可明显改善肾衰患者的肾功能状态，有明显的保护作用，并能增强体液免疫功能。对多种肿瘤细胞有抑制作用，提高细胞免疫调节功能。有减慢心率，降血压，抗实验性心律失常及抗心肌缺血，抑制血栓形成，降低胆固醇、甘油三脂的作用。对延缓衰老和老年保健，具有一定的意义。

性能归纳

冬虫夏草，味甘、性平，归肾、肺经，无毒，为麦角菌科真菌冬虫夏草寄生在蝙蝠蛾科昆虫幼虫上的子座及幼虫尸体的复合体，气厚味薄，为平、补之剂。升、降、静、润、缓、补，守而不走，入气分，亦阳亦阴，走上下，达内外之性能。补肾阳，益肾精，补肺气，祛痰止咳平喘。

性能应用

冬虫夏草，味甘性平，入肺经，补肺气，兼能祛痰止咳，用于劳嗽虚喘，为治劳嗽虚喘之要药。可单用常服。若属气阴两虚者，宜与西洋参、北沙参、川贝母、阿胶等益气养阴、清肺化痰、止咳止血之品同用。若肺虚及肾、肾不纳气、虚喘短气者，又能补肾纳气，兼能平喘，宜与补益肺肾，化痰止咳平喘之品配伍，如《镐京直指》之蛤蚧固金汤，以之与蛤蚧、山药、贝母等品同用。

冬虫夏草，既能补肾阳，又能补肾精，用于肾虚阳痿。对肾阳不足，肾精亏虚所致的阳痿、早泄精薄，有壮阳起痿添精之效。可单用浸酒服，或与菟丝子、巴戟天、淫羊藿等补肾益精之品同用。

此外，病后体虚不复，易感外邪者，用本品同鸡、鸭、猪肉等炖服，或为散剂常服，能补虚扶弱，促进机体功能恢复。

个人体会

冬虫夏草，味甘性平，主入肾经，补肾阳又补肾精。阳为元阳，精为真阴，人生之本元耶。《易传》谓："一阴一阳为之道。"《黄帝内经》曰："物生谓之化，物极为之变。"冬虫夏草，感阴阳化变而成。冬至为阴极阳始，生其虫；夏至乃阳极阴生，化为草，阴阳出入之象，至真至灵之物，故能调补阴阳，为阴阳双补之品，用于肾阳不足、肾精亏虚的劳怯之证。本品处高耐寒，其性虽平，似有暖义，但助阳力缓。有情至灵之物，阴阳双补。补肾壮阳，非散寒祛邪之药；益阴添精，非壮水制阳之剂。专治阳痿不举，早泄精薄，有拟雄激素样作用和抗雌激素样作用，对性功能紊乱有调节恢复作用，为壮阳补精、房中之珍品也。

冬虫夏草，味甘性平，归肺、肾经。肺司呼吸以生气，肾为根本以纳气，金水相生，肺肾和合，补肺肾，养肺阴，兼有止咳平喘作用，故能去肺肾劳怯、气虚喘嗽，为治劳嗽、虚喘之要药。若相火上凌之阴虚劳嗽咳红者，不宜单味服用，则须伍用益阴降火之品佐之为妥。平补之药，补虚扶羸，对病后体弱及年老体虚者，有强身健体，益寿延年，促进机体功能恢复的功用。性平和缓，多用久服方可显效，多作调补之品，药食兼用。至灵之物，价值不菲，今人多作礼品往来相酬，以表至诚。

补骨脂

古今理性录

甄权《药性论》：主男子腰疼，膝冷囊湿，逐诸冷痹顽，止小便，利腹中冷。

李时珍《本草纲目》：白飞霞《方外奇方》云：破故纸属火，收敛神明，能使心包之火与命门之火相通，故元阳坚固，骨髓充实，涩以治脱也。胡桃属木，润燥养血。血属阴，恶燥，故油以润之。佐破故纸，有木火相生之妙。故语云：破故纸无胡桃，犹水母之无虾也……济生二神丸，治脾胃虚寒泄泻，用破故纸补肾，肉豆蔻补脾。二药虽兼补，但无斡旋，往往常加木香以顺其气，使之斡旋，空虚仓廪。仓廪空虚，则受物矣。屡用见效，不可不知。

张介宾《景岳全书》：以其暖肾固精，所以能疗腰膝酸疼，阴冷囊湿，缩小便，暖命门少腹，止腹中疼痛、肾泄。以其性降，所以能纳气定喘。唯其气辛而降，所以气虚气短，及有烦渴眩晕者，当少避之，即不得已，用于丸中可也。

缪希雍《本草经疏》：补骨脂禀火土之气，而兼得乎天令之阳，故其味辛，其气大温，性则无毒。阳中微阴，降多升少。入手厥阴心包络、命门、足太阴脾经。能暖水脏，阴中生阳，壮火益土之要药也。其主五劳七伤，盖缘劳伤之病多起于脾肾两虚，以其能暖水脏，补火以生土，则肾中真阳之气得补而上升，则能腐熟水谷，蒸糟粕而化精微，脾气散精上归于肺，以荣养乎五脏，故主五脏之劳、七情之伤所生病。风虚冷者，因阳气衰败，则风冷乘虚而客之，以致骨髓伤败，肾冷精流。肾主骨而藏精，髓乃精之本，真阳之气不固，即有证见矣。固其本而阳气生，则前证自除。男子以精为主，妇人以血为主，妇人血气者，亦犹男子阳衰肾冷而为血脱气陷之病，同乎男子之肾冷精流也。大温而辛，火能消物，故能堕胎。补骨脂，阳药也。凡病阴虚火动，阳道妄举，梦遗，尿血，小便短涩，及目赤，口苦，舌干，大便燥结，内热作渴，火升目赤，易饥嘈杂，湿热成痿，以致骨乏无力者，皆不宜服。

严洁《得配本草》：气不归肾，动用破故纸纳之。岂知气之上泛，由精水之不足，水虚则生火，破故纸补命门之火，以火济火，真水益涸，虚火益炽，火有余便是气，其气更浮于上而不下。且此动胞络之火，君相火炽，烦而且躁，其病未有不危者矣。莫若重投熟地，佐以茯苓、磁石，加砂仁为使，则气自归元，乃至稳至当之剂也。

黄元御《玉楸药解》：温暖水土，消化饮食，升达脾胃，收敛滑泄，遗精，带下，溺多，便滑诸证。

邹澍《本经疏证》：妇人血气堕胎者，承上之词，亦以血气虚冷伤败，而不能系胎元也，此物当与天雄之治阴寒精自出，巴戟天之治大风邪气阳痿不起互参也。

陈念祖《神农本草经读》：《开宝》云堕胎者，言其人素有堕胎之病，以此药治之，非谓此药堕胎也。盖胎藉脾气以长，藉肾气以举。此药温补脾肾，所以大有固胎之功。数百年来，误以黄芩为安胎之品，遂以温药碍胎，见《开宝》有堕胎二字，遽以"堕"字不作病情解，另作药功解。所以善堕，古文错综变化，难与执一而论。

周岩《本草思辨录》：按《开宝》补骨脂主治，以五劳七伤冠首而踵以风虚冷，是风虚冷由五劳七伤而致也。再继之以骨髓伤败、肾冷精流，又由风虚冷而致也。此则因虚冷而生风，故宜以味辛大温之补骨脂拯之。

胡爱萍《病证通用中药》：补骨脂，苦辛而温，并兼有涩性，主入脾肾二经，既可补肾壮阳而固精缩尿，又能温补脾肾而收敛止泻，为脾肾阳虚及下元不固之要药。可治肾阳虚衰之腰膝冷痛，及肾不纳气之虚喘证。其性温燥，易伤阴助火，故阴虚火旺、大便秘结者忌服。

胡心藻《中药类比歌诀》：补骨脂，性刚烈，善补命门之火，壮肾阳，逐里寒。其补肾壮阳，固精缩尿之功胜于温脾，且兼有收敛固涩之功，为脾肾阳虚、下元不固之要药。并善纳气平喘，温脾止泻，故适用于命门火衰之阳痿、滑精、腰膝冷痛、肾虚作喘及五更泻下和顽固性的遗尿证。补骨脂炒后缓其苦燥，减其辛窜，功偏温阳止泻。盐水拌炒，加强补肾之功；酒炒治肾阳虚弱，寒湿所乘之痛着痹证。

现代药理研究

本品含香豆素类、黄酮类、单萜酚类、脂类、豆甾醇、胡萝卜苷、三十烷、葡萄糖、挥发油、树脂、皂苷、不挥发萜类油、有机酸、糖苷等。补骨脂能扩张冠状动脉，兴奋心脏，提高心脏功率，有较强的雌激素样作用，可使雌鼠动情期延长，子宫重量明显增加。有明显的兴奋离体子宫的作用。补骨脂提取物能使肠管兴奋，能增强免疫和内分泌功能，调节神经系统功能，能促进骨髓造血，有止血作用。补骨脂素能舒张支气管平滑肌，对支气管哮喘有一定的治疗作用，可不同程度地改善肺功能。有抗衰老，升高白细胞的作用。补骨脂粗制剂有致光敏作用，内服或局部用药后，使皮肤对紫外线照射敏感，易出现色素沉着。补骨脂挥发油有抗癌作用。

性能归纳

补骨脂，味辛、苦，性大温，归肾、脾经，无毒，为豆科一年生草本植物补骨脂的成熟果实，色黑形肾，气浓。为温、补之剂。降、静、烈、燥、补，亦润，守而不走，阳中微阴，入气分，走下，入内之性能。补肾阳，温脾阳，止泻，缩尿，固精，平喘。

性能应用

补骨脂，味甘、苦、涩，性温燥、刚烈，归肾经补肾阳，治肾阳不足之证。兼能归脾经温脾阳，逐内寒，暖水脏，补火以生土。又温补固敛，为脾肾阳虚，下元不固之要药。故能止泻、缩尿、固精、止带下，临床尤多用于肾虚不固之证。本品味甘气降，又能纳肾气，止咳喘，对肾阳虚衰、肾不纳气之虚喘，亦有标本兼顾之功效。经适当配伍，用于肾阳虚衰所致的多种证候。如《内科摘要》之四神丸，以之与温中涩肠之肉豆蔻、五味子等品同用，治脾肾虚寒之五更泄泻；《补要袖珍小儿方论》之破故纸散，单用本品为末服，治小儿遗尿；《景岳全书》之巩堤丸，以之与温肾缩尿之益智仁等品同用，治命门火衰，小便不禁；《医学正传》之斑龙丸，以之与补肾阳、益肾精、固精止遗之鹿角胶、鹿角霜、菟丝子等品同用，治肾亏体虚、遗精阳痿不育；《和剂局方》之黑锡丹，以之与温肾散寒，纳气定喘之附子、肉桂、沉香、黑锡等品同用，治肾阳虚衰、肾不纳气、上气喘促。另外，治疗肾阳不足，命门火衰之腰痛、四肢无力、崩漏、带下、水肿、早衰等症的古方中，亦有用本品温补肾阳。

个人体会

补骨脂，色黑形肾，甘温燥烈，独入肾经气分，补命门，暖水脏。命门相火，水脏肾也。相火得补，肾中阳气生。阳气升则固其本，肾气秘闭，肾冷精流，小便失禁能止；相火补则逐其寒，寒祛肾暖，膝冷囊湿，腹中冷痛可解；肾阳充实则骨健髓盈，腰膝酸痛，风冷虚痹自除；命门补则元阳坚固，阳痿不举，肾虚早衰可医；元阳固则纳其气，肾阳虚衰，肾不纳气虚喘能愈也。补命门，暖水脏，真阳之气得补而升，脾阳受益，补火生土也。脾阳温则能腐熟水谷，运化升达，五更泄泻自止；脾阳健则运化精微，散精于上，荣养五脏，五劳七伤能医也。《本草经疏》曰："其气大温……能暖水脏，阴中生阳，壮火益土之要药也。"总之：补骨脂，味甘性温，补命门，暖水脏，阴中生阳，为温补之剂。补肾阳，逐虚寒，纳气平喘，治肾阳虚衰所致的多种证候。又能补肾阳而温脾阳，兼有敛固之功，为脾肾阳虚，下元不固之要药。其性温燥，易伤阴助火，故阴虚火旺，大便秘结者忌服。

肉苁蓉（锁阳）

古今理性录

李中梓《雷公炮制药性解》：苁蓉性温，为浊中之浊，故入命门而补火，唯尺脉弱者宜之，相火旺者忌用。多服令人大便滑。

张介宾《景岳全书》：味甘咸，微辛酸，气微温。味重阴也，降也，其性滑。以其味重而甘温，故助相火，补精与阳，益于嗣；治女人血虚不孕，暖腰膝，坚筋骨，除下焦寒痛。以其补阴助阳，故禁虚寒遗沥泄精，止血崩尿血。以其性滑，故可除茎中寒热涩痛，但骤服反动大便。若虚不可攻而大便闭结不通者，洗淡，暂用三四钱，一剂即通，神效。

缪希雍《本草经疏》：肉苁蓉得地之阴气，天之阳气以生，故味甘酸咸，微温无毒。入肾，入心包络，命门。滋肾补精血之要药，气本微温，相传以为热者，误也。甘为土化，酸为木化，咸为水化。甘能除热补中，酸能入肝，咸能滋肾。肾肝为阴，阴气滋长则五脏劳热自退，阴茎中寒热痛自愈。肾肝足则精血日盛，精血盛则多子。妇人癥瘕，病在血分，血盛则行，行则癥瘕自消矣。膀胱虚则邪客之，得补则邪气自散，腰痛自止。久服则肥健而轻身，益肾肝，补精血之效也。若曰治痢，岂滑以导滞之意乎？此亦必不能之说也。软而肥厚，大如臂者良。

陈士铎《本草新编》：肉苁蓉，味甘温而咸、酸，无毒，入肾，最善兴阳，止崩漏。久用令男女有子，暖腰膝。但专补肾中之水火，余无他用。若多用之，能滑大肠。古人所以治虚人大便结者，用苁蓉一两，水洗出盐味，加用净水煮服，即下大便，正取其补虚而滑肠也。然虽补肾，而不可专用，佐人参、白术、熟地、山茱萸诸补阴阳之药，实有利益。使人阳道修伟，与驴鞭同用更奇，但不可用锁阳。锁阳虽能补阴兴阳，而功效甚薄，故神农薄而不取。近人舍苁蓉，而用锁阳，余所以分辨之也。

张璐《本经逢原》：肉苁蓉与锁阳，总是一类，味厚性降，命门相火不足者宜之。峻补精血，骤用反动大便滑泄。《本经》主劳伤补中者，是火衰不能生土，非中气之本虚也。治妇人癥瘕者，咸能软坚而走血分也。又苁蓉止泄精遗溺，除茎中热痛，以其能下导虚火也。锁阳治腰膝软弱，以其能温补精血也。总皆滋益相火之验。老人燥结，宜煮粥食之。

但胃气虚者服之，令人呕吐泄泻。强阳易兴而精不固者忌之。

黄元御《玉楸药解》：肉苁蓉，暖腰膝，健骨肉，滋肾肝精血，润肠胃燥结。其性从容不迫，未至滋湿败脾，非诸润药可比。方书称其补精益髓，悦色延年，理男子绝阳不兴，女子绝阴不产，非溢美之词。

黄宫绣《本草求真》：肉苁蓉专入肾，兼入大肠。甘酸咸温，体润色黑。诸书既言峻补精血，又言力能兴阳助火，是明因其气温，力专滋阴，得此阳随阴附，而阳自见兴耳。唯其力能滋补，故凡癥瘕积块，得此而坚即消。唯其滋补而阳得助，故凡遗精茎痛，寒热时作，亦得因是而除。若谓火衰至极，用此甘润之品，同于附桂，力能补阳，其失远矣。况此既言补阴，而补阴又以苁蓉为名，是明因其功力不骤，气专润燥，是以宜于便闭，而不宜于胃虚之人也。谓之滋阴则可，谓之补火正未必然。

锁阳专入肾，兼入大肠，本与苁蓉同为一类，甘咸性温，润燥养筋。凡阴气虚损，精气衰败，大便燥结，治可用此为啖，并代苁蓉煮粥弥佳。则知其性虽温，其体仍润，未可云为命门火衰必用之药也，故书有载大便不燥结者勿用。益知性属阴类，即有云可补阳，亦不过云其阴补而阳自兴之意。但古表著药功，多有隔一隔二立说，以致茫若观火，究之细从药之气味形质考求，则孰阴孰阳，自尔立见，又奚必沾沾于书治功是求者乎。

张山雷《本草正义》：肉苁蓉，《本经》主治，皆以藏阴言之，主劳伤补中，养五脏，强阴，皆补阴之功也。茎中寒热痛，则肾脏虚寒之病，苁蓉厚重下降，直入肾家，温而能润，无燥烈之害，能温养精血而通阳气，故曰益精气。主癥瘕者，咸能软坚，而入血分，且补益阴精，温养阳气，斯气血流利而痞寒通矣。《别录》除膀胱邪气，亦温养而水府寒邪自除。腰者肾之府，肾虚则腰痛，苁蓉益肾，是以治之。但咸味能下降，滑能通肠，以主大便不爽，颇得捷效，且性本温润，益阴通阳，故通腑而不伤津液，尤其独步耳。苁蓉主遗泄带下，甚且以主血崩溺血，盖以补阴助阳，谓为有收摄固阴之效。要知滑利之品，通导有余，奚能固涩，《本经》除阴中寒热痛，正以补阴通阳，通则不痛耳。乃后人引申其义，误认大补，反欲以通利治滑脱，谬矣。

胡爱萍《病证通用中药》：肉苁蓉，甘咸而温，甘能补益，咸能入肾，甘能补阳，质润滋养，且温而不燥，补而不竣，滋而不腻，性质平和而从容，为补肾阳、益精血之良药，平补肾阴肾阳之佳品。适用于肾阳不足，精血亏虚之精神倦怠、阳痿、遗精。又入大肠，能润肠燥，通大便，润下而不滑泄，故尤善治老人肾阳不足，精血亏虚之肠燥便秘，具有温肾益精，润肠通便之作用。本品助阳、滑肠，故阴虚火旺及大便溏泄者不宜服用。肠胃实热，大便秘结者亦不宜服用。

胡心藻《中药类比歌诀》：肉苁蓉，性温润，补肾壮阳，益精生血之功优，偏用于女子不孕，带下血崩，又长于润肠通便。《本草汇言》曰："养命门，滋肾气，补精血之药也。男子丹元虚冷而阳道久沉，妇人冲任失调而阴气不治，此乃平补之剂，温而不热，补而不竣，暖而不燥，滑而不泄，故有从容之名。"

锁阳性较温燥，补肾润燥、养筋壮骨为好，多用于筋骨痿弱之证，唯药力和缓，久用方效。临床肉苁蓉和锁阳可相互代用。

刘典功《中药指征相类鉴别应用》：锁阳，味甘性温，入脾、肾、肝、大肠经，补肾壮阳，健筋骨，润燥养筋，又润肠通便。

现代药理研究

肉苁蓉含甜菜碱、谷甾醇、胡萝卜苷、三十烷醇、咖啡酸糖脂、甘露醇、硬脂酸、抑得洛苷、紫丁香苷、多种微量元素、微量生物碱等。有调整内分泌、促进代谢及强壮作用，有激活肾上腺释放及皮质激素的作用，对阴虚和阳虚动物的肝脾核酸含量下降和升高均有调整作用。能增加实验动物的体重和肌力，有一定的抗衰老作用，能增强免疫能力，可显著提高小鼠小肠推进度，缩短通便时间，同时对大肠的水分吸收有明显的抑制作用；有降压作用。

性能归纳

肉苁蓉，味甘、酸、咸，性微温，归肾、肝、大肠经，无毒。为列当科寄生草本植物肉苁蓉带鳞叶的肉质茎，气重浊，体润滑，为温、润、滋、补之剂。降、静、润、缓、补，守而不走，入气分亦入血分，亦阳亦阴，下行，入内之性能。补肾阳，益肾精，润肠，通便。

性能应用

肉苁蓉，味甘咸性温，主入肾经，既能补肾阳，又能益肾精，为阴阳双补之品，常用于肾阳不足，肾精亏虚的筋骨痿弱、阳痿、不孕等。由于作用和缓从容，难求速效，多与补肾阳、益肾精之品配伍应用。如《素问病机气宜保命集》之金刚丸，治肾虚骨痿，以之与杜仲、菟丝子等品同用；《医心方》之肉苁蓉丸，治男子阳痿，以之与蛇床子、菟丝子、五味子等品同用；《万氏女科》之乌鸡丸，治妇人冲任损伤无子，以之与杜仲、补骨脂、熟地黄等品同用。此外，肾阳不足，肾精亏虚之头晕眼花、耳鸣失聪，及须发早白等证，亦可用本品补肾阳、益肾精而治本。

肉苁蓉，从容质润，具有平和的润肠通便作用，可用于肠燥便秘，如《先醒斋医学广笔记》单味重用治年高血枯之便秘。以其本属补肾阳、益肾精之品，故用于老年人或病后体虚的肠燥便秘，因精血亏虚、肾阳不足者最为适宜。如《景岳全书》之济川煎，治病涉虚损、大便闭结不通，以之与当归、枳壳等品同用，如肾虚，可再加补肾益精之品。

锁阳，性能功用类似肉苁蓉，补肾阳，益肾精，但补阳之力缓，助热之弊少，以其兼强筋骨，尤长于治肾虚精亏，筋骨不健之腰膝痿软。偏于肾阳虚者，宜与补肾阳、强筋骨之品配伍，如《北京市中成药成方集选》之参茸卫生丸，以之与鹿茸、杜仲、巴戟天等品同用；偏于肾阴虚者，宜与补肾阴、强筋骨之品配伍，如《丹溪心法》之虎潜丸，以之与熟地黄、龟板等品同用。亦可用以补肾阳，益肾精，治肾阳不足，阳痿遗精，如《鳞爪集》之金锁固精丸，及《医学六要》之壮精固本丸，治肾虚阳痿、精关不固、无梦频遗等证。

个人体会

肉苁蓉，得天地之气生，味甘、咸、酸，性微温，质润性降，温润滋补之药。归肝肾二经，补肝肾。肝藏血，肾藏精，为温补精血之要药。肝肾为阴，精血亦为阴性之物，体阴、用阴、重阴之品，故为补阴之药也。《本经》云："皆以藏阴言之，主劳伤补中，养五脏，强阴，皆补阴之功也。"《阴阳论》谓："无阳则阴无以生，无阴则阳无以化，阳依存于阴，阴依存于阳。"故血足则气充，精盈则阳强，阴阳互根之理。精血充足则阳道修伟，方能兴阳助阳，令男女交媾而有子矣。《本草求真》曰："诸书既言峻补精血，又言力能兴阳助火，是明因气温，力专滋阴，得此阳随阴附，而阳自见兴耳。"故为补阴助阳之药，理男子绝阳不兴，女子绝阴不产之证，为治精虚阳痿之要药。

肾藏精主骨，精足髓盈，故能强筋骨，暖腰膝，治肾精亏虚之筋骨痿软、腰膝酸痛之证。《本草正义》曰："苁蓉重厚下降，直入肾家，温而能润，能温养精血而通阳气，斯气血流利而痞塞通矣。补阴通阳，通则不痛耳。"总为补益精血之药，以补阴助阳，补阴通阳，和缓从容为特点，有补劳伤，养五脏，通痞塞，强身健体，益养天年之功效。本品体润性滑，润肠通便，善治肠燥便秘，老人精血不足之肠燥便秘者，尤为适宜。

锁阳、肉苁蓉，均生于砂地之多年生肉质草本植物的根茎。虽物种各异，质地功用类似，皆味甘性温，主入肾经，同为补阴助阳、补阴通阳之药，有壮阳益精之效，治肾阳不足、阳痿遗精、肝肾不足、筋骨痿软等。又能养阴润燥，润肠通便，可治老人、虚人、产后血虚、津枯肠燥之便秘，尤以老人肾虚便秘为佳。但肉苁蓉性较温润，补肾壮阳益精血之功较优，偏用治女子不孕、带下血崩，又长于润肠通便。锁阳性较温燥，补肾润燥、养筋壮骨多用。健步虎潜丸用锁阳，治肝肾不足，筋骨痿软，腿足消瘦，行步乏力，腰脚酸楚等。唯药力和缓，久用方效。温润之品，阴虚火旺、胃肠实热之大便秘结，不宜服用。大便溏泻者忌服。

巴 戟 天

古今理性录

张介宾《景岳全书》：虽曰足少阴肾经之药，然亦能养心神，安五脏，补五劳，益志气，助精强阴。治阳痿不起，腰膝疼痛，及夜梦鬼交，遗精尿浊，小腹阴中相引疼痛等证。

缪希雍《本草经疏》：其主大风邪气，及头面游风者，风为阳邪，势多走上。经曰：邪之所凑，其气必虚。巴戟天性能补助元阳而兼散邪，况真元得补，邪安所留？此所以愈大风邪气也。主阴痿不起，强筋骨，安五脏，补中增志益气者，是脾肾二经得所养而诸虚自愈矣。其能疗少腹及阴中引痛，下气并补五劳，益精利男子者，五脏之劳肾为之主，下气则火降，火降则水升，阴阳互宅，精神内守，故主肾气滋长。元阳益盛，诸虚为病者，不求其退而退矣。巴戟天性温属阳，故凡病相火炽盛，思欲不得，便赤口苦，目昏目痛，烦躁口渴，大便燥闭，法咸忌之。

陈士铎《本草新编》：男妇俱有益，不止利男人也。世人谓其能使痿阳重起，故云只利男子。不知阳事之痿者，由于命门火衰，妇人命门与男子相同，安在不可同补乎？夫命门火衰，则脾胃虚寒，即不能大进饮食，用附子、肉桂以温命门，未免过于太热，何如用巴戟天之甘温，补其火而又不烁其水之为妙耶。或问巴戟天近人罕用，只用于丸散之中，不识亦可用于汤剂中耶？曰：巴戟天，正汤剂之妙药，无如近人不识也。巴戟天，温而不热，健脾开胃，既益元阳，复填阴水，真接续之利器，有近效，而又有远功。夫巴戟天虽入心、肾，而不入脾、胃，然入心，则必生脾胃之气，故脾胃受其益。汤剂用之，其效易速，必开胃气，多能加餐，及至多餐，而脾乃善消。又因肾气之补，薰蒸脾胃之气也，谁谓巴戟天不宜入于汤剂哉。巴戟天温补命门，又大补肾水，实资生之妙药。单用一味为丸，更能补精种子，世人未知也。

严洁《得配本草》：入足少阴经血分。助阳起阴，治一切风湿水肿，少腹引阴冷痛，夜寐梦交精泄。得纯阴药，有既济之功。巴戟、锁阳，暖肾经之寒；熟地、杞子，制肾脏之热。肾脏虚多热，肾经虚多寒。经脏不同，水火判别，毋得误用。

黄宫绣《本草求真》：据书称为补肾要剂，能治五劳七伤，强阴益精，以其体润故耳。好古曰：巴戟肾经血分药也。权曰：病人虚损，加而用之。然气味辛温，又能祛风除湿，故凡腰膝疼痛，风气脚气水肿等症，服之更为有益。观守真地黄饮子，用此以治风邪，义实基此，未可专作补阴论也。

胡爱萍《病证通用中药》：巴戟天，辛甘而微温，归肝肾二经。甘温能补肾助阳，辛温能祛风除湿，且性质柔润，温而不燥，补而不滞，有补肾要剂之称。阴虚火旺及有热者不宜服用。

胡心藻《中药类比歌诀》：巴戟天，气雄味烈，而性润不燥，补而不滞，为补药之翘楚。用于补气之中可以健脾而开胃气，用于补血之中可以润肝以养肺阴。长于补肾阳、通冲任，偏入肾经血分。功专温暖下元，补血海，治男子阳痿、尿频，妇人下元虚冷，少腹冷痛，月经不调，不孕等证。祛风湿之力逊，虽治痹证，实取其温肾散寒。巴戟天补肾须盐水炮制，才能增强入肾补肾之功。盖其既益元阳，又填阴精，宜用于肾虚精亏，阳痿不育，遗精早泄诸证。

黄和《中药重剂证治录》：巴戟天，甘辛微温，归肝肾二经，温补之剂，以补为主，有补肾助阳，强筋健骨，祛风除湿之效。甘温善补，辛而通散，有补而不滞，宣而不燥之特点，以大补元阳，复填阴水，兼可散邪，更能通补奇脉，并可敛浮越之阳，以藏纳归元；健脾胃，暖胞宫。

现代药理研究

本品主要含糖类、黄酮、甾体三萜、氨基酸、有机酸、强心苷、微量蒽醌类成分、维生素C、树脂和环烯醚萜苷等。此外，尚含铅、铁、锰、锌、钾、钙、铜等多种无机成分。有明显的促肾上腺皮质激素作用，并能增强下丘脑—垂体—卵巢促黄体功能，对阳虚患者有雄激素样作用，对精神性或功能性阳痿遗精有治疗作用。具有抗甲状腺功能低下，增加体重，抗疲劳，升高血中白细胞数量，增加血中皮质酮含量，增加细胞免疫，抗炎，抗抑郁，抗应激，利尿，安定，降压等作用。

性能归纳

巴戟天，味甘、辛，性微温，归肾、肝经，无毒，为茜草科藤本植物巴戟天之根，气雄味烈，为温、补之剂。降、润、静、缓、补，入气分，亦入血分，守而亦走，阳也，阴也，下行，走内外，达里之性能。补肾阳，益肾精，强筋骨，祛风湿。

性能应用

巴戟天，甘温质润，入足少阴肾经，补肾阳，益命门，用于肾阳虚证。本品补肾阳之力温和，温而不燥热，不仅能"补其火而不烁其水"，且略具益精髓作用。古方多将本品用于肾阳虚所致的多种证候。其中，除对肾虚筋骨不健者兼能强筋骨外，对肾阳之其他证候均旨在补肾阳，益肾精以治本。宜随证做相应配伍，如《古今医鉴》之壮本丹，以之与补肾阳、强筋骨之杜仲等同用，治肾虚腰痛，久则寒冷；《景岳全书》之赞育丹，以之与补肾阳、益肾精之仙茅、淫羊藿、枸杞子等品同用，治阳痿精衰，虚寒无子；《济生方》之固精丸，以之与补肾涩精之鹿角霜、韭子、龙骨等品同用，治梦遗白浊等症。

巴戟天，甘辛而温，气雄味烈，补命门之火，暖肾经之寒，强筋骨，祛风湿，可用于风湿痹证，腰膝冷痛，筋骨不利。如《张氏医通》之巴戟天汤，以之与祛风湿、散寒止痛之五加皮、附子等品同用，治冷痹、脚膝冷痛。因对久患风湿，久病及肾，筋骨不健，或素体肾阳不足，筋骨不健之人又患风湿痹痛者，其祛风湿、补肾阳、强筋骨三种作用可协同奏效，故尤为适宜。如《圣惠方》之巴戟丸，治下焦久积风冷，肾脏虚乏，筋骨痿弱，及下元虚冷，脚膝无力，风气相攻，均以之与补肾阳、强筋骨之附子、牛膝等品同用。

此外，巴戟天还有一定的降压作用，适用于高血压患者兼有肾阳不足表现者。治妇女阴阳两虚型的更年期高血压，如《中医方剂临床手册》之二仙汤，即配用本品。

个人体会

巴戟天，甘温质润，主入肾经，甘温补肾助阳益命门。元阳得补，阳痿重起，尿频遗滑得固；下元得温，少腹引阴，宫寒冷痛能祛；益命门助相火，君相互济，养心神，益志气，精神内守，夜寐梦交自除；益命门补元阳，脾阳受益，开胃进食，故能安五脏，诸虚为病者不求其愈而自愈矣。甘温质润，大补元阳益肾精，补阳起阴，复填阴水，阴阳互济之意。强阴益精，资生之妙，治肾虚精亏，阳痿不育，遗精早泄，能补精种子也。又补精益髓，强筋健骨，治肾虚筋骨痿弱，腰膝酸软无力。本品辛温，温暖肾经之寒，辛散肾经伏风，况又强筋健骨，可用治风寒湿痹，腰膝冷痛，筋骨不利。总之：巴戟天，温补之剂，甘温补肾阳，甘润益肾精，辛温祛风寒，有补而不滞、温而不热、宣而不燥之特点。补肾阳，益精髓，补阳起阴，治命门火衰，阴精不足诸证，有补肾要药之称。并能暖下元，补血海，散寒祛风，治少腹引阴冷痛，及风寒湿痹。《本经》谓："治大风邪气，阴痿不起，强筋骨，安五脏，补中，增志，益气。"本品虽气雄味烈，但因温润性缓，大补元阳，复填阴水，补阳起阴为阴阳双补之品，可敛浮越之阳而藏纳归元，治妇人阴阳两虚，更年期高血压有效。阴阳双补，肾脏虚则多热，肾经虚则多寒。本品佐温热之药可散肾经之寒，本配凉润之剂可制肾脏之热，皆既济之功也，故多与相应药物配伍应用为宜。总为甘温之剂，补肾阳，益命门，阴虚火旺及有热者法当忌之。

胡桃仁

古今理性录

陈嘉谟《本草蒙筌》：味甘，气温，无毒。频食健身生发，兼补下元；多食动风生痰，且助肾火。经脉堪通，血脉能润。

李时珍《本草纲目》：胡桃仁，外皮水汁皆青黑，故能入北方，通命门，利三焦，益气养血，与补骨脂同为补下焦命门之药。夫命门气与肾通，藏精血而恶燥。若肾、命不燥，精气内充，则饮食自健，肌肤光泽，肠腑润而血脉通。此胡桃佐补药，有令人肥健能食，润肌黑发固精，治燥调血之功也。命门既通则三焦利，故上通于肺而虚寒喘嗽者宜之，下通于肾而腰脚虚痛者宜之，内而心腹诸痛可止，外而疮肿之毒可散矣。但胡桃性热，能入肾肺，唯虚寒者宜之。而痰火积热者，不宜多食耳。

陈士铎《本草新编》：实温补命门之药，不必佐之补骨脂始愈腰痛。尤善安气逆，佐人参、熟地、山药、麦冬、牛膝之类，定喘实神。世人但知为食物，而不知用入于补剂，其成功更奇也。

张璐《本经逢原》：补骨脂属火，能使心包与命门之火相通。胡桃属水，润燥养血，佐补骨脂，有水火相生之妙。同补骨脂、杜仲、青盐、名青娥丸，治肾虚腰痛，以其能补肾也。同人参名应梦散，治肺寒咳喘，以其能敛肺也。治鼠瘘痰核，总取以通郁结也。

黄宫绣《本草求真》：味甘气热，皮涩肉润汁黑。诸书皆言能通命火，助相火，利三焦，温肺润肠，补气养血，敛气定喘，涩精固肾。盖因味甘则三焦可利，汁黑则能入肾通命门，皮涩则气可敛而喘可定，肉润则肺得滋而肠可补，气热则食不敢多而有动风脱毛，火烁消融化铜之弊耳。是以疮肿鼠瘘痰核，取其用能通郁解结。

张锡纯《医学衷中参西录》：内含油质，将油榨出，须臾即变黑色。为滋补肝肾，强健筋骨之要药，故善治腰疼腿疼，一切筋骨疼痛。为其能补肾，故能固齿牙，乌须发，治虚劳喘嗽，气不归元，下焦虚寒，小便频数，女子崩带诸证。其性又能消坚开瘀，治心腹疼痛，砂淋、石淋杜塞作痛，肾败不能漉水，小便不利。或误吞铜物，多食亦能消化。又善消疮疽及皮肤疥癣，头上白秃；又能治疮毒深入骨髓，软弱不能步履。

胡爱萍《病证通用中药》：核桃仁，甘温而润，归肺、肾经。既能温补肾阳，又可补益肺气，还可入大肠而润肠通便。用于咳喘乃取其长于补肺肾而定喘咳，故主用于肺肾不足之虚寒咳喘，及肺虚久咳等症。且核桃仁，药力较缓，富含营养，可作食疗常服，能起到滋补强壮，保持肠道通畅之效。为补阳之品，对阴虚火旺，热痰咳嗽者不宜用。便溏者亦不宜用。

刘冠军《临证医方妙用》：胡桃仁，味甘而涩，油润滋腻。有健脑，益气，养血，止痛之效。

现代药理研究

本品含脂肪油、蛋白质、碳水化合物、微量元素、胡萝卜素、维生素 B 等。尚含黄酮类、苷类及糖类物质。可使体重增加，血清蛋白增加，而血胆甾醇水平升高较慢，可能影响胆甾醇体内合成及氧化、排泄。有较强的镇咳作用。

性能归纳

胡桃肉，味甘，性温，归肾、肺、大肠经，无毒，为胡桃科乔木胡桃成熟果实的核仁，肉润汁黑，富含油脂，为温、润之剂。升、降、润、缓、静、补，入气分，守而不走，阳也，亦阴，走上下，达内外，入里之性能。补肾阳，补肺气，强筋骨，止咳平喘，润肠通便。

性能应用

核桃肉，味甘性温，入肾、肺经，温补肾阳，补肺气。多用于肾阳不足所致的腰膝酸软，对肺、肾两虚，肾不纳气之久咳虚喘，有标本兼顾之效，而为临床多用。本品补阳作用和缓，多作辅助药应用。如《和剂局方》之青娥丸，以之与补肾阳、强筋骨之补骨脂、杜仲等品同用，治肾虚腰痛;《济生方》之人参胡桃汤，以之与补肺肾之人参同用，治肺肾虚衰之咳喘。此外，古方还将本品配伍相应药物，用于肾阳不足所致的男子阳痿遗精，女子带下，小便频数，及须发早白等。本品富含营养成分，作食品少量常服，有滋养强壮之效。尤宜于久病体虚，营养不良而肾阳不足者。

胡桃肉，甘润，富含油脂，归大肠经，润肠通便，适用于大肠燥结之便秘，尤宜于老年人或病后之肠燥便秘而兼肾阳不足者。可单用，或与润肠通便之品配伍，如《小儿卫生总微论方》之柏子仁膏，以之与柏子仁、松子仁同用。本品又能软坚开瘀，消鼠瘘痰核，消结石。《海上方》用本品治石淋。现代用治尿路结石，有排石之效。

个人体会

核桃肉，甘温，主入肾经，温补肾阳，助相火，精气内充。精气内充则五脏受益。入心则君相互济，精神足，神志聪，健脑补髓而聪明;入肺则母子相依，补肺气，纳肾气，肺肾双补，久咳虚喘自除;入肝则肝肾同源，肝主筋，肾主骨，筋骨强健，腰膝酸软，筋骨不利可愈。脾居中州，先天补后天，后天养先天，五脏皆安，体健延年。本品温补肾阳，通命门，利三焦。《经》曰："三焦者：决渎之官，原气之别使也。"总司全身气机和气化功能，有疏通之义，是气机升降出入与生化的通道。《中藏经》认为："总领五脏六腑，营卫经络，内外、左右、上下之气也；三焦通利则内外、左右、上下皆通也。"说明人身之气是通过三焦而输布到五脏六腑，经络营卫而充沛全身的。三焦通利，气充则血盈，故能益气养血而润养五脏也。核桃肉，甘温质润，温补润养之品。通过补肾阳，可通命门，利三焦，安五脏，益气养血。况本品富含营养物质成分及微量元素，有益气养血，强身健脑，乌须黑发，润肠燥之功能。药用和缓，宜于营养不良，久病体虚，老年体弱及学习用脑者，为调补食用之品而常服。甘温之剂，痰火积热便溏者，不宜多食。

益 智 仁

古今理性录

李时珍《本草纲目》：益智，行阳退阴之药也。三焦、命门气弱者宜之。按杨士瀛《直指方》云：心者脾之母，进食不止于和脾，火能生土，当使心药入脾胃药中，庶几相得。故古人进食药中多用益智，土中益火也。

缪希雍《本草经疏》：益智子仁，以其敛摄，故治遗精虚漏，及小便余沥，此皆肾气不固之证也。肾主纳气，虚则不能纳矣。又主五液，涎乃脾之所统，脾肾气虚，二脏失职，是肾不能纳，脾不能摄，故气逆上浮，涎秽泛滥而上溢也，敛摄脾肾之气，则逆气归元，涎秽下行。

黄宫绣《本草求真》：益智，气味辛热，功专燥脾温胃，及敛脾肾气逆，藏纳归源，故又号为补心补命之剂。是以胃冷而见涎唾，则用此以收摄，脾虚而见不食，则用此温脾；肾气不温，而见小便不缩，则用此……名缩泉丸以投；与夫心肾不足，而见梦遗崩带，则用此以为秘精固气。若因热成气虚，而见崩浊、梦遗等症者，则非所宜。此虽类于缩砂蜜，同为温胃，但缩砂蜜多有快滞之功，此则止有逐冷之力，不可不分别而审用耳。

张山雷《本草正义》：益智，始见于藏器《本草拾遗》，谓之辛温，不言其涩，但诸家所述主治，无一非温涩功用。杨仁斋《直指方》云：古人进食药中，多用益智，土中益火也。案此为脾虚馁而不思食者立法，脾土喜温而恶寒，喜燥而恶湿，寒湿困之，则健运力乏而不思纳谷，且食亦无味，此唯温煦以助阳和而斡旋大气，则能进食。益智醒脾益胃，固亦与砂仁、豆蔻等一以贯之。仁斋说到益火生土上去，附会心经之药，尚是舍近求远，故意深言之，亦殊不必。濒湖又谓治心气不足，梦泄、赤浊，则以肾阳无权，滑泄不禁者立论，故可用此温涩一法，然遗浊之虚寒证绝少，石顽谓因于热者，色黄干结，不可误用，极是。濒湖又谓治热伤心系，吐血血崩诸证，则既是热伤，而反用此大辛大热之药，何其背谬一至于此。

胡爱萍《病证通用中药》：益智仁，辛温气香，兼能涩敛，为温补脾肾之佳品。脾主运化，在液为涎。肾主封藏，在液为唾。脾肾阳虚，则肾不能纳，脾不能摄涎唾而泛滥上逆。本品温补脾肾之中，尤长于摄敛涎唾，故对脾胃虚寒，食少而多涎唾者，单用含之即可。

胡心藻《中药类比歌诀》：益智，气香而燥，行阳退阴，长于温煦助阳而斡旋大气，醒脾燥湿而开胃降浊。其温暖脾胃，散寒燥湿，摄涎止呕之力胜于温肾，故主要用于中寒腹痛，呕吐腹泻，时唾清涎，及遗精遗尿。《本草备要》云："益智仁，能涩精固气，温中进食，摄涎唾，缩小便，治呕吐腹泻，客寒犯胃，冷气腹痛，崩带泄精。"本品行多补少，有耗气之弊，临床应用时，宜与补药同用为妥。燥热尿赤涩痛尿频数者，不宜使用。

现代药理研究

本品含二苯庚体类、类倍半萜类、挥发油类、维生素类、微量元素、氨基酸、油酸、亚油酸、胡萝卜苷、可溶性糖、类脂、蛋白质等，有强心、健胃、抗利尿、减少唾液分泌、抑制回肠收缩、抗肿瘤、抑制前列腺素合成酶的活性等作用。

性能归纳

益智仁，味甘、涩，性温，归肾、脾经，无毒，为姜科草本植物益智的成熟果实，气味俱厚，为温、补之剂，升、降、燥、动、缓、补，入气分，走而亦守，阳也，行上、下，达内、外之性能。补肾阳，温脾阳，缩尿，固精，摄涎，止泻。

性能应用

益智仁，甘涩性温，归肾经，温肾阳，涩精固遗，为补涩之品，对下元虚冷，肾虚不固之尿频、遗尿、遗精有敛固之用。其作用偏于固涩，固涩方面又以缩尿见长。如肾虚不固之尿频遗尿的名方，《妇人良方》之缩泉丸，系以本品为主，辅以温肾散寒之乌药等品组成；《卫生宝鉴》之固真丹，以之与补阳、涩精之肉苁蓉、龙骨等品同用，治肾阳不足之梦泄遗精。

益智仁，甘温气香，温脾肾，兼能敛涩固气，用于脾肾虚寒之涎唾泄泻。本品长于摄涎唾。因能温补脾肾，故以用于脾阳不振，摄纳失职，水液上溢之多涎，或肾阳虚衰，气化不行，水液上泛之多唾为宜。单用含咽有效，或与温脾肾之品配伍，如《千家妙方》用固涩散加益智仁、炮附子，治小儿多涎，肢冷畏寒者。本品对中焦虚寒之泄泻，既能止泻，又能温中，可与补气升阳之品配伍，如《兰室秘藏》之黄芪补胃汤，以之与黄芪、升麻、柴胡等品同用。对脾肾虚寒之泄泻亦适用，宜与温补脾肾之品配伍，如《症因脉治》之五味子丸，以之与补骨脂、肉豆蔻等品同用。

个人体会

《本草纲目》曰："脾生智。"益智仁，辛甘而温，补命门益脾胃，火能生土，故名益智。脾土者，喜温燥，恶寒湿。寒湿困脾，健运乏力，故虚馁而不思饮食，《直指方》曰："古人进食药中，多用益智，土中益火也。"肾主纳，脾主摄。脾胃冷则涎唾，命门寒则尿频，益智仁行阳退阴，补火祛寒冷，能温煦助阳而斡旋大气，有固敛升降之功，故中能温里摄涎唾，下能温肾缩尿频。使脾、肾上逆下行之气斡旋而藏纳归元，故又能止呕泄，固精气，治客寒犯胃之呕吐腹泻，冷气腹痛，及下元虚寒之尿频不缩，梦遗精冷。《本草备要》曰："益智仁，能涩精固气，温中进食，摄涎唾，缩小便，治呕吐腹泻，客寒犯胃，冷气腹痛，崩带泄精。"总之：益智仁，辛甘涩温，温补之剂，助肾阳，行命门，暖脾胃，利三焦，使气机升降斡旋，摄纳固敛而缩尿摄涎。香燥之品，行散之性，暖胃醒脾之力胜于温肾，固敛散寒之功胜于补阳。其行多补少，有耗气之弊，宜与补药同用为妥。赤涩尿频有火者不宜。

仙 茅

古今理性录

李时珍《本草纲目》：仙茅，性热。补三焦、命门之药也。唯阳弱精寒，禀赋素怯者宜之。若体壮相火炽盛者，服之反能动火。

张介宾《景岳全书》：味辛、温，有小毒，阳也。能助神明，强筋骨，益肌肤，培精血，明耳目，填骨髓，开胃消食，助益房事，温利五脏，补暖腰脚。许真君书云：仙茅久服，可以长生。其味甘能养肉，辛能养节，苦能养气，咸能养骨，滑能养肤，酸能养筋，宜和苦酒服之，必效也。然仙茅性热，服之大能动火，不可不察。

缪希雍《本草经疏》：仙茅禀火金之气，然必是火胜金微，虽云辛温，其实辛热有毒之药也。气味俱厚，可升可降，阴中阳也，入手足厥阴经。命门真阳之火，即先天祖气，天非此火不能生物，人非此火不能有生。故真火一衰，则是虚劳无子，阳道痿弱，老人失溺，风冷外侵，为腰脚不利，挛痹不能行，冰不能生土，以致脾虚腹冷不能食。此药味辛气热，正入命门补火之不足，则诸证自除，筋骨自利，皮脉自益也。命门之系，上通于心，相火得补则君火益自振摄，故久服能通神强记也。长精神明目者，言真阳足，阴翳消，肝肾俱补之极功耳。凡味之毒者必辛，气之毒者必热。仙茅味辛，气大热，其为毒可知矣。虽能补命门，益阳道，助筋骨，除风痹，然而病因不同，寒热迥别，施之一误，祸如反掌。况世之人，火旺致病者十居八九，火衰成疾者百无二三，辛温大热之药，其可常御乎。

陈士铎《本草新编》：此种药近人最喜用之，以《本草》载其能助阳也，然而全然不能兴阳。盖仙茅气温，而又入肾，且能除阴寒之气，以止老人之失溺，苟非助阳，焉能如此。而予独谓全不兴阳者，以仙茅之性，与附子、肉桂迥异。仙茅虽温，而无发扬之气，长于闭精，而短于动火。闭精则精不易泄，止溺则气不外走，无子者自然有子，非因其兴阳善战，而始能种玉也。子辨明其故，使世之欲闭其精者，用之以固守其精。而元阳衰惫，痿弱而不举者，不可惑于助阳之说，错用仙茅，归咎于药之不灵也。

黄宫绣《本草求真》：仙茅专入命门，辛热微毒。据书皆载，功专补火助阳暖精。凡下元虚弱，阳衰精冷，失溺无子，并腹冷不食，冷痹不行，靡不服之有效。以其精为火宅，火衰则精与血皆衰，而精自尔厥逆不温，溺亦自尔失候不禁矣。此与附、桂、硫黄、胡巴、破故纸、淫羊藿、蛇床子、远志同为一例，但附子则能以除火衰寒厥，肉桂则能以通血分寒滞，胡巴则能除火衰寒疝，淫羊藿则能以除火衰风冷，蛇床子则能以祛火衰寒湿，硫黄则能以除火衰寒结，破故纸则能以理火衰肾泻，远志则能以除火衰怔忡。虽其所补则同，而效各有攸建，未可云其补火，而不分其主治于其中也。故凡火衰病见，用之不离附桂，余则视证酌增，然亦须视禀赋素怯则宜。

张山雷《本草正义》：仙茅是补阳温肾之专药，亦兼能祛除寒痹，与巴戟天、仙灵脾相类，而猛烈又过之，唯禀性阴寒者，可以为回阳之用，而必不可以为补益之品。《开宝》又称其主丈夫虚劳，则古人之所谓虚劳，本属虚寒之病，《金匮》用建中等方，而《千金》《外台》皆用温药，其旨可见，正与今人阴虚火动之虚劳病相反。而又谓其助筋骨，长精神云云，李珣又称其明耳目，填骨髓，皆因其助阳而故甚言之，不可为训也。

胡心藻《中药类比歌诀》：仙茅，辛热燥烈，补命门助肾阳之力强，为温补肾阳之峻剂。亦可温运脾阳，以增进食欲，治脾肾阳虚，腹痛冷泄。仙茅生用补肾阳，强筋骨，祛寒湿。经蒸后缓其毒性。酒拌增强助阳祛寒湿之功。

刘典功《中药指征相类鉴别应用》：仙茅，辛热有毒，归肝、肾经，具有温肾壮阳，强壮筋骨，祛风除湿之功效。药性燥烈，散寒祛湿之力强，久服则有伤阴之弊，出现唇焦口燥之象。

现代药理研究

本品含多种环木菠萝烷型三萜及其糖苷、甲基苯酚及氯化甲基苯酚的多糖苷类，其他尚含氮类化合物、甾醇、脂肪类化合物和黄酮醇苷等。仙茅有雄性激素样作用，能增强免疫功能，有抗炎、镇痛、解热作用，还有抗衰老、轻度降血压、镇静、抗血栓等作用。

性能归纳

仙茅，味甘、辛，性热，归肾、肝、脾经，有毒，为石蒜科草本植物仙茅的根茎，气味俱厚，为温、补，助阳之剂。降亦升，峻、燥、动、补，走而亦守，阳也，入气分，下行走上，达内、外、表、里之性能。补肾壮阳，强筋骨，祛风湿。

性能应用

仙茅，辛热燥烈，补命门助肾阳之药，长于壮阳，强筋骨，为温补肾阳之峻剂，适用于命门火衰之阳痿精冷，腰膝冷痛，遗精尿频，崩漏及早衰之人。如《本草纲目》之仙茅酒，单用本品浸酒饮用，治命门火衰，阳痿精冷，腰膝冷痛。若命门火衰而肾精亏虚者，宜与补益肾精之品配伍，如《景岳全书》之赞育丹，以之与肉苁蓉、枸杞子、熟地等品同用，治阳痿精衰，虚寒无子等。其次，治命门火衰之遗精、尿频、崩漏及早衰等证的古方中，亦有用本品温补肾阳者。

仙茅，辛热有毒，归肝、肾经，温肾壮阳，强筋骨，又能祛风除湿，用于风湿久痹。

对风湿久痹，肾阳不足，筋骨不健，或素体肾阳不足，筋骨不健，又患风湿痹证者有兼顾之效，故尤为适宜。宜与祛风湿，活血通络之品配伍，如《圣济总录》之仙茅丸，以之与威灵仙、姜黄等品同用，治风湿痹证，身体疼痛，四肢拘急，腰脚沉重。

此外，本品还有一定的降压作用，适用于高血压患者有肾阳不足见症者。

个人体会

仙茅，辛热燥烈，归肾经，补命门，温肾寒之峻药。命门者，先天祖气，真阳之火，人无此祖气不能以生续，身无此真阳不能逐阴寒。命门火衰则下元虚冷，阳痿失溺，寒痹不行，虚劳无子也；真阳不足则不能蒸腾于脾，脾阳不温，中焦不运，腹冷不食也；命门火衰不能上通于心，则君火不能振摄，精神萎靡，耳目不聪，失忆健忘也。故《本草纲目》曰："仙茅性热，补三焦、命门之药，唯阳弱精寒，禀赋素怯者宜之。"肾寒则精冷不固，阴冷则失溺不禁。仙茅性热，温肾寒，逐阴冷，无补益发扬之气，故能止其溺，守其精，止则气不外走，守则精不易泄，逐阴寒助阳道，故能兴阳善战始能有子也。《本草新编》警曰："而元阳衰惫，痿弱而不举者，不可惑于助阳之说，错用仙茅，归咎于药之不灵也。"总之：仙茅性热，专入命门，补火助阳逐阴寒，虽无补益发扬之气，但能通过补命门之火衰，祛寒助阳，秘精止溺，逐肾寒之痹痛，又能温运脾阳，振摄心阳，皆补命门火衰而散阴寒之功也。其药性燥烈，久服有伤阴之弊，可现唇焦口燥之证，宜慎之。辛热有毒之品，不可过量服用。

蛇床子

古今理性录

缪希雍《本草经疏》：蛇床子，味苦平，《别录》辛甘无毒。今详其气味，当必兼温燥，阳也。故主妇人阴中肿痛，男子阴痿湿痒，除痹气，利关节，恶疮。《别录》温中下气，令妇人子脏热，男子阴强，久服轻身，令人有子。盖以苦能除湿，温能散寒，辛能润肾，甘能益脾，故能除妇人男子一切虚寒湿所生病。寒湿既除，则病去身轻，性能益阳，故能已疾，而又有补益也。

陈士铎《本草新编》：蛇床子，功用颇奇，内外俱可施治，而外治尤良。若欲修合丸散，用之于参、芪、归、地、山萸之中，实有利益，然亦宜于阴寒无火之人，倘阴虚火动者，服之非宜。

张璐《本经逢原》：蛇床子不独助男子壮火，且能散妇人郁抑，非妙达《本经》经义，不能得从治之法也。

张山雷《本草正义》：蛇床子，温暴刚烈之品，《本经》虽称其苦辛，然主治妇人阴中肿痛，男子阴痿湿痒，则是皆主寒湿言之，必也肾阳不振，寒水弥漫，始可以为内服之品。观雷敩制法，以浓蓝汁同浸，再以生地黄汁拌蒸，无非监制其燥烈之性。故近今医籍，绝少用为内服之药，况市肆中以为贱品，皆不炮制，而可妄用以入煎剂乎。《本经》又谓除痹气，利关节，癫痫，则燥烈之性，本能通行经络，疏通关节，然非寒湿，及未经法制者，慎弗轻投。《本经》又主恶疮，则外治之药也。外疡湿热痛痒，浸淫诸疮，可作汤洗，可为末敷，收效甚捷，不得以贱品忽之。

胡爱萍《病证通用中药》：蛇床子，辛苦而温，刚烈而燥，主归肾经，在内可温肾壮阳而散寒，在外能燥湿祛风而杀虫。多作外用之药，用于皮肤及妇科诸证。亦常用治肾阳亏虚之阳痿，及寒湿兼肾虚所致的带下腰痛等症。阴虚火旺及下焦湿热者不宜内服。

刘冠军《临证医方妙用》：蛇床子，杀虫止痒，温阳散寒之品。单用该品即能祛风杀虫，燥湿止痒。每用蛇床子液冲洗阴道，即杀阴道滴虫。

现代药理研究

本品含多种香豆素类成分，并含挥发油。蛇床子有局部麻醉作用，能明显拮抗组织胺、慢反应物质，故有抗变态反应作用；有抗微生物、寄生虫的作用。蛇床子有雄性激素样作用，能增加子宫、卵巢的重量，延长交尾期，对小鼠前列腺、精囊、提肛肌重量有增加作用。蛇床子总香豆素尚有平喘、祛痰、催眠等作用。

性能归纳

蛇床子，味辛、苦，性温，归肾经，无毒。为伞形科草本植物蛇床的成熟果实，气味俱厚，温、燥之剂。可升能降，燥、烈、动、补，亦静，入气分，阳也，走而亦守，行上、下，达内、外、表、里之性能。外用止痒，燥湿杀虫。内服温肾壮阳，祛寒燥湿。

性能应用

蛇床子，辛苦而温，刚烈而燥，燥湿祛风，杀虫止痒。多作外用之药，用于皮肤及妇科之阴部湿疹、疥癣及皮肤瘙痒。本品外用长于止痒，对湿痒、干痒，均有止痒效果。但对湿痒者，又长于燥湿。对疥癣、滴虫还能杀虫治本。单用煎汤熏洗有效，临床常与收湿止痒、杀虫之品配伍，如《外科正宗》之蛇床子汤，以之与苦参等品配伍煎水，先熏后洗，治肾囊风、疙瘩作痒；《濒湖集简方》以之配白矾煎汤频洗，治妇人阴痒；《中医皮肤病学简编》之蛇床子软膏，用蛇床子粉以白凡士林调成软膏外涂，治湿疹；《鸡峰普济方》之蛇床子散，以之配硫黄、轻粉等品为末，菜油调涂，治疥疮；《圣济总录》之蛇床子散，单用本品为末，以猪油调敷，治小儿诸癣瘙痒；《中医皮肤病学简编》之蛇床百部酊，以之与百部等份为末，用酒精浸泡，外用，治皮肤瘙痒及神经性皮炎。

蛇床子，温暴刚烈，入肾经，内服能助肾阳，尤长于壮阳，用于男子阳痿不育，女子宫冷不孕及寒湿带下。用于肾阳不足之男子阳痿不育时，常与补肾壮阳之品配伍，如《女科切要》之壮阳丸，以之与仙茅、肉苁蓉、海狗肾等品为丸，治阳痿无子。本品内服外用均可暖宫祛寒燥湿，可治女子宫寒不孕及寒湿带下，如《惠直堂方》之交泰丸，以之与菟丝子、肉苁蓉、五味子等品为丸，治下元虚冷，女子绝阴不育；《方脉正宗》以之与鹿角胶、枯矾等为丸内服，治白带因寒湿者。外用宜与温燥寒湿之品配伍，如《御药院方》之麝香丸，以之与吴茱萸、白芷、枯矾等品蜜丸，绵裹纳入阴中，治妇人阴中久冷，白带淋漓，久无子息。

蛇床子，性温燥，祛寒燥湿，可用于寒湿痹证，以其能温肾助阳，故尤宜于寒湿久痹而兼肾阳不足者，宜与补肾阳逐寒湿之药同用，如《千金翼方》之杜仲酒，以之与杜仲、附子、细辛等品配伍浸酒内服。

个人体会

蛇床子，辛苦性温，温暴刚烈之品，苦能燥湿，温能散寒，辛能祛风也。主入肾经，在内可温肾壮阳而逐寒湿，在外能燥湿祛风可杀虫止痒。尤长于外用，祛肾经之寒湿，除肾经之风痒。《本经》曰："主妇人阴中肿痛，男子阴痿湿痒，除痹气，主恶疮。"可作汤洗，可为末敷，收效甚捷。《别录》曰："温中下气，令妇人子脏热，男子阴强，令人有子。"又宜阴寒无火之男子阳痿不育，女子宫寒不孕及寒湿带下，故除妇人、男子一切虚、寒、湿所生病。寒湿既除则病去，肾阳受益能已疾也。刚烈温燥之品，故阴虚火旺及下焦湿热者不宜内服。

补阳药（下）

淫羊藿

古今理性录

陈嘉谟《本草蒙筌》：淫羊藿即仙灵脾，味辛，气寒，无毒。羊食贪合，故此著名。治男子绝阳不兴，女人绝阴不产。却老景昏耄，除中年健忘。益骨坚筋，增力增志。久服有损，明载《本经》。

李时珍《本草纲目》：淫羊藿，味甘气香，性温不寒，能益精气，乃手足阳明、三焦、命门药也。真阳不足者宜之。

李中梓《雷公炮制药性解》：仙灵脾入肾而主绝阳等症，其为补也明甚，乃继之曰久服无子，毋乃惑乎。不知此剂专助相火，令人淫欲不休，欲太甚则精气耗。经曰：因而强力，肾气乃伤，高骨乃坏。且命门之火，乘水之衰挟土来克，生之不保，其能嗣耶。

张介宾《景岳全书》：味甘，气辛，性温，乃手足阳明少阴、三焦命门药也。主阳虚阳痿，茎中作痛。化小水，益精气，强志意，坚筋骨，暖下部一切冷风劳气，筋骨拘挛。补腰膝、壮真阴，及年老昏耄，中年健忘。凡男子阳衰，女子阴衰，艰于子嗣者，皆宜服之。服此之法，或单用浸酒，或兼佐丸散，无不可者。

缪希雍《本草经疏》：淫羊藿本得金土之气，而上感天之阳气，故其味辛甘，其气温而无毒。《本经》言寒者，误也。入手厥阴，为补命门之要药，亦入足少阴、厥阴。可升可降，阳也。辛以润肾，甘温益阳气，故主阴痿绝阳，益气力，强志。茎中痛者，肝肾虚也，补益二经，痛自止矣。膀胱者，州都之官，津液藏焉，气化则能出矣。辛以润其燥，甘温益阳气以助其化，故利小便也。肝主筋，肾主骨，益肝肾则筋骨自坚矣。辛能散结，甘能缓中，温能通气行血，故主瘰疬赤痈及下部有疮，洗出虫。丈夫久服令人无子者，因阳旺则阳道数举，频御女而精耗伤，故无子也。

刘若金《本草述》：淫羊藿，《本经》首主阴痿绝伤，《日华子》亦首言其疗男子绝阳，女子绝阴，则谓入命门、补真阳者是也。盖命门为肾中之真阳，即人身之元气也，其所谓绝阳绝阴，不本之元气，何以嘘之于既槁。所谓益气力，强志，并治冷气劳气，筋骨挛急等证，皆其助元气之故。至若茎中痛，小便不利，皆肝肾气虚所致，此味入肾而助元阳，即是补肾气，而肝肾固同一治也。老人昏耄，中年健忘，皆元阳衰败而不能上升者也。以是思功，功可知矣。须知此味以降为升，其升由于能降也。

陈士铎《本草新编》：补命门而又不大热，胜于肉桂之功，近人未知也。夫男女虽分阴阳，而五脏六腑正各相同，并无小异。男子命门寒则阳不举，女子命门寒则阳不容，非男子绝阳不能生，女子绝阳尚可产也。《本草》言女子绝阴不产者，乃讹写也。淫羊藿补阳而不补阴，取补男女之阳，则彼此之化生不息。阴中有阳，则男子精热而能施，女子亦精热而能受。倘谓补其阴绝，则纯阴无阳，何以生育乎？此等药，中年以后之人，正可朝夕吞服，庶几无子者可以有子。而《本草》又戒久服有损，想因命门有火而言之也。命门有火者，初服即不相宜，又何待日久始有损哉。

严洁《得配本草》：助相火，强精气，除风冷，解拘挛。今人动以此为种子良方，服之者多致阳亢阴竭，精液干涸，反受其害，则惑之甚者也。

张山雷《本草正义》：淫羊藿，禀性辛温，专壮肾阳，故主阴痿。曰绝伤者，即阳事之绝伤也。茎中痛，亦肾脏之虚寒。利小便者，指老人及虚寒人之阳事不振，小便滴沥者言之，得其补助肾阳而小便自利。非湿热蕴结，水道赤涩者可比。读书慎勿误会。益气力，强志，坚筋骨，皆元阳振作之功。然虚寒者固其所宜，而阴精不充、真阳不固者，万不可为揠苗之助长也。消瘰疬、赤痈，盖亦因其温通气血，故能消化凝结。然痈疡之病，由于阴血不充，肝阳燔灼，而煎熬津液，凝结痰浊者为多，幸勿误读古书，反以助其烈焰。洗下部之疮，则辛燥能除湿热，亦犹蛇床子洗疮杀虫耳。《日华子》主丈夫绝阳，女子绝阴，一切冷风劳气，筋骨挛急，四肢不仁，补腰膝，则辛温之品，固不独益肾壮阳，并能通行经络，祛除风寒湿痹。但《日华子》又谓治老人昏耄，中年健忘，则未免誉之太过。而景岳且谓男子阳衰，女子阴衰之艰于子嗣者，皆宜服之，则偏信温补，其弊滋多，更非中正之道矣。

胡爱萍《病证通用中药》：淫羊藿，气味辛甘，性温燥烈，甘温能补肾壮阳，辛温能祛风除湿。归肝肾二经，尤长于入肾经，壮肾阳，补命门，适用于肾阳虚弱，命门火衰之阳痿。通过补益肝肾，又能强壮筋骨，又可用于肾阳不足之风湿痹痛，筋骨不利。阴虚火旺者不宜服用，对肝有损伤作用。

刘冠军《临证医方妙用》：淫羊藿，辛以润肾，温以助阳，有补肾壮阳，益精起痿之力，对男子阳痿早泄，妇人宫冷不孕有效。辛能走窜，有通经络、祛风湿、通百脉、强筋骨、温中有散、宣痹通络之效。

谭同来《常用中药配对与禁忌》：淫羊藿甘温，补命门、助肾阳作用强，善治肾阳虚微，下元虚冷而致的阳痿遗精、滑泄、腰膝无力、宫冷不孕等症。风寒湿邪侵袭人体，痹着经脉，血脉凝滞，阳气不达四肢，出现肢体冷痛，肌肤麻木，筋骨拘挛、抽搐，口眼歪斜，半身不遂等。本品辛温燥散，既能祛风湿寒邪，又能强固冲任壮筋骨，温通阳气降血压，促进血液循环，血行痛止而风自灭，故上诸症常用之。

胡心藻《中药类比歌诀》：仙灵脾又名淫羊藿，辛温，温肾助阳，甘温峻补，补肾阳偏入肾经气分，略具燥性，壮阳力强，祛风湿之力亦较胜。长于内壮肾阳而强筋骨，外散风湿而疗痹痛。善治四肢风冷不仁，骨痿瘫痪。一般生用为多。若以羊酥油制，补肾壮阳之力增强。酒炙炒祛风除湿，蜜炙炒用于肾虚咳喘。

黄和《中药重剂证治录》：淫羊藿，辛甘温，归肝肾经。通补之剂。有温肾壮强，强筋骨、祛风湿之功效。善补善通，补肝肾，通督脉，理冲任，燮理阴阳，祛风湿，健筋骨，通络止痛，又善活血逐瘀，祛痰平喘，解痉缓急，实为通补阳气，兼能理血之佳品。

现代药理研究

本品主要含淫羊藿苷等黄酮苷、甾醇、多糖、生物碱、挥发油、维生素 E 等成分，此外尚含鞣质、脂肪酸等。淫羊藿有雄激素样作用，能促进精液分泌，提高性欲；对机体免疫功能有双向调节作用，特别是对肾虚病人免疫功能低下有改善作用，有抑菌、抗炎作用。淫羊藿多糖有诱生干扰素作用，对脊髓灰质炎病毒及其他肠道病毒有抑制作用。淫羊藿注射液对试管内鸡胚股骨的生长及鸡胚股骨蛋白多糖的合成活性，均有明显的促进作用；有降压及增加冠状动脉流量和提高耐缺氧能力的作用，又有扩张外周血管，增加肢端血流量，改善微循环，以及扩张脑血管，增加脑血流量，降血压，抗凝，降低全血黏度，加快血液循环，脑保护，降血脂，降血糖，抗炎，抗过敏，降低毛细血管通透性，祛痰，镇咳，平喘，抗氧化，抗衰老，促进骨生长，抗骨质疏松，镇静等作用。

性能归纳

淫羊藿，味甘、辛，性温，归肾、肝经，无毒。为小檗科草本植物淫羊藿、箭叶淫羊藿、柔毛淫羊藿、巫山淫羊藿或朝鲜淫羊藿的地上部分，体轻气香。通补之剂。降而亦升，燥、峻、动、补，可润亦静，守而能走，阳也，入气分，走上下，达内外，行表里之性能。补肾壮阳，强筋骨，祛风湿，祛痰止咳。

性能应用

淫羊藿甘温，补肾壮阳，用于肾阳虚之阳痿不育、宫寒不孕及尿频、遗尿等症。本品不仅能壮阳起痿，还能改善因肾阳虚而致的精子生成减少，精子活动低下或畸形，主要用于肾阳虚之男子阳痿不育，单用有效。若兼肾精亏损者，须与补益肾精之品配伍，使阳得阴助，方能生化无穷。如《食医心镜》之仙灵脾酒，即单用本品泡酒服；《景岳全书》之赞育丹，以之与补肾阳，益肾精之仙茅、巴戟天、枸杞子等品同用，治阳痿精衰、虚寒无子。其次治女子宫寒不孕，于肾阳虚之尿频遗尿的方中加入本品，可增强补肾助阳之力，有助于暖宫助孕与固脬缩尿。

淫羊藿辛温，辛行温通，祛风除湿，用于风寒湿痹，肢体不遂之风湿痹痛，如《圣惠方》之仙灵脾丸，以之与祛风湿、止痛之羌活、海桐皮、附子等品同用，治风寒湿痹，肢节疼痛。其祛风湿作用不强，对风寒湿痹实证非其所长。因其长于温补肾阳，兼能强筋骨，故尤宜于风湿痹证，久病及肾；或素体肾阳不足、筋骨不健之人患风湿痹痛者，宜与补肾阳、强筋骨、祛风湿之品配伍，如《博济方》之牛膝煎丸，以之与附子、巴戟天、牛膝等品同用。

淫羊藿辛温，祛痰止咳，用于咳嗽有痰，如《圣济总录》之杏仁汤，以之与化痰止咳平喘之贝母、款冬花、杏仁等品同用，治小儿一切咳嗽。因其长于温补肾阳，对肾阳不足者尤为适宜。可与补肾、化痰止咳之品配伍，如《圣济总录》以之与覆盆子、五味子同用，治三焦咳嗽。

此外，淫羊藿，归肝肾经，可调节阴阳，有降低血压的作用，可用于高血压患者有阳虚表现者，如《中医方剂临证手册》之二仙汤，以之与补肾阳、滋阴降火之仙茅、巴戟天、知母、黄柏等品同用，治妇女更年期高血压，属阴阳两虚者。

个人体会

淫羊藿，甘温下行，补命门、益精气，有雄性激素样作用，能促进精液分泌，提高性欲，真阳不足者宜之。《本草蒙筌》谓："羊食贪合，故此著名。治男子绝阳不兴，女子绝阴不产。"以其助元阳、暖下焦，除一切真阳不足之证，为壮阳起痿，补命门之要药也。男女虽分阴阳，除女子经带产外，五脏六腑尽皆相同，男子命门寒真阳不足则阴器不举，女子命门寒宫中阴冷则阳气不容。淫羊藿补命门、益精气，补阳而能益阴，男女之阴阳彼此生化不息，阳中有阴则男子精足而能举，阴中有阳则女子宫暖而能纳。故非男子绝阴阳痿之专用，乃促男女交合之药，亦称仙灵脾、阴阳合。中年以后，阳气衰败，精气不足者，朝夕吞服，可入命门，补肾中真阳，促阴阳交合，凡无嗣者，可以有子也。若阳强之人误以其能种子，淫欲贪欢，频御女则精气耗伤，精液干涸，生不以保，庶能有嗣，乃揠苗助长，复伤其本，非中正之道也。《本经》谓久服有损，命门有火者，初服即不相宜，又何待久服而惑之。

淫羊藿，禀性甘温，助元阳，暖肾寒。肾之虚寒，真阳不固则小便滴沥，遗精早泄；肾之虚寒，元阳不振则老人昏耄、中年健忘；肾之虚寒，阳气不运则血脉凝滞、瘰疬、赤痛；肾之虚寒，真阳不达则肢体冷痛，冷风劳痹也。《本草纲目》："淫羊藿，味甘气香，性温不寒，能益精气，真阳不足者宜之。"故本品能温肾寒，助元阳，肾之虚寒诸证自瘳矣。凡风寒湿邪痹着经脉，阳气不达者，血脉经络滞塞不通则腰膝冷痛，筋骨不利。淫羊藿辛温，温以助阳，辛能走窜，归肝肾经，善补善通。补肝肾、通督脉、理冲任、燮理阴阳，壮筋骨、通阳气、理血脉、促进经络运行。又能降血压、抗血凝，加快血液循环。风寒湿邪可除，中风痿痹能医，皆温助阳气，通经活络之功，为通补之剂也。阴虚火旺者不宜。久服对肝有损伤作用。

狗　脊

古今理性录

缪希雍《本草经疏》：狗脊，其味苦，其气平。《别录》云：甘，微温，无毒，兼火化也。苦能燥湿，甘能益血，温能养气，是补而能走之药也。肾虚则腰背强，机关有缓急之病。滋肾益气血，则腰背不强，机关无缓急之患矣。周痹寒湿膝痛者，肾气不足而为风寒湿之邪所中也。兹得补则邪散痹除而膝亦利矣。老人肾气衰乏，肝血亦虚，则筋骨不健。补肾入骨，故利老人也。失溺不节，肾气虚脱故也。《经》曰："腰者肾之府，动摇不能，肾将惫矣。"此腰痛亦指肾虚而为湿邪所乘者言也。气血不足，则风邪乘虚客之也。淋露者，肾气与带脉冲任俱虚所致也。少气者，阳虚也。目得血而能视，水旺则瞳子精明。肝肾俱虚，故目暗。女子伤中关节重者，血虚兼有湿也。除湿益肾，则诸病自瘳。脊坚，则俯仰自利矣。

倪朱谟《本草汇言》：或瞳子昏蒙，或失溺不节，或淋露奔豚诸疾，凡属肝肾虚疲，有风寒湿气者，皆需用之。又《济生方》治冲任寒冷，妇女白带，此又属机关不利为病，并可治奇经诸脉，阳维阴维，阳跷阴跷，以及督与十二经脉，经络之机关失利为症，与诸病沿及机关者，俱可投入。以此推取，真不胜其用矣。如肾虚有蓄热，肝虚有郁火，精亏血热，多欲铺丧之人，以致已上诸疾，或小水不利，或短涩赤黄，口苦舌燥者，皆忌用之。

张志聪《本草崇原》：狗脊，主利骨节而通经脉之药也。治腰背强，机关缓急，利骨节也。血脉不和，则为周痹，或因于寒，或因于湿，皆能为痹。治周痹寒湿，通经脉也。又曰膝痛者，言机关缓急，则膝亦痛。老人精血虚而机关不利，故颇利老人。

刘若金《本草述》：《本经》于狗脊主治，首云腰背，次乃机关缓急，更次乃及膝也，岂非知所先后哉。又如疗脚弱，并毒风软脚，皆由大关节之处，有留滞邪气恶血，故在下部之经脉有伤，而见于脚者，其机关不利如是耳。然则狗脊主气乎？主血乎？夫其所治，《别录》言风邪淋露，少气目暗。甄权又言毒风脚软，肾气虚弱，即此可以思其功。夫经脉所以濡筋骨、利机关，非血无以濡之，非气无以响之。故此味乃主下焦肝肾之阴气，与上焦心肺之阳气微不同耳。《本经》谓颇利老人，缘老人下焦之阴气多虚，多有不利故也。更绎《本经》但言寒湿，而《别录》、甄权又出风邪毒风之治，非有二也。盖肾者水脏，全藉风木以达阳而化阴；风木虚则阳不达，阳不达则阴不化，阴不化则寒湿病乎血，病乎血则风化自病而为风邪，久之为毒风，还病于肾脏，而为肾脏风毒。或有化为湿热，以为肝种种之病者，皆坐风虚也。此味能益肾气，若主辅得宜，使阳得达而阴得化，有何关节不利而风湿不瘳乎？但病各有所因，则剂各有所主，诚即方书治寒湿脚气，必用益阳气、除寒湿之剂；治风湿，必用活血、除风湿之剂，而此特逐队以奏功。又有脚气宜补心肾者，主以益心肾之味，而此特佐之。然则此味固不任攻击之功，即冀其奏补益之效，亦未能专恃也矣。

黄宫绣《本草求真》：狗脊，何书既言补血滋水，又曰去湿除风，能使脚弱、腰痛、失溺、周痹俱治，是明因其味苦，苦则能以燥湿；又因其味甘，甘则能以益血；又因其气温，温则能以补肾益气。盖湿除而气自周，气周而溺不失，血补而筋自强，筋强而风不作，是补而能走之药也。故凡一切骨节诸疾，有此药味燥入，则关节自强，而俯仰亦利，非若巴戟性兼辛散，能于风湿则直除耳。

陈念祖《神农本草经读》：味苦气平，则性专主降，唯其苦中有甘，平而微温，乃为降中有升。降中有升，是以下不能至地，本专主降，是以上不能至天，而盘旋于中下之际。为活利之所凭藉，非补虚亦非泄邪，有邪者能活利，无邪者亦能活利，是以颇利老人句，著于周痹膝痛两证之外，以见其不专治邪耳。其《别录》以疗失溺不节，更治男女有异何也？盖溺虽出于膀胱，而启闭由于肾，启闭之以时，犹关节之以利，启闭之机关，可验屈伸之机关，以屈伸之机关，可揣启闭之机关，用是知狗脊所治之失溺不节，必机关有倔强之萌者矣。治痿者独取阳明，阳明者主宗筋，宗筋主束骨而利机关。故男子用狗脊，遇弱而无力，即应投之。女子用狗脊，虽至关节已重可也。

张山雷《本草正义》：今之所用，能温养肝肾，通调百脉，强腰膝，坚脊骨，利关节，而驱痹著，起痿废，又能固摄冲带，坚强督任，治疗女子经带淋露，功效甚宏，诚虚弱衰老恒用之品。且温而不燥，走而不泄，尤为有利无弊，颇有温和中正气象，而人多忽之，不以为重，殊可惜也。缪氏《经疏》谓肾虚有热，小水不利，或短涩赤黄，口苦舌干者忌用，盖以其性温而示之禁例也。然狗脊性温，乃温和温养之用，非温热温燥之例，如果肝肾之虚，阴不涵阳，以此固摄下元，引经向导，亦无不可。

施今墨《施今墨对药临床经验集》：狗脊补肝肾，强腰膝，祛风湿，坚筋骨，利关节。可用于肝肾不足，风湿日久，腰背酸痛，足膝无力，病后足肿。也可用于腰背僵硬，疼痛，屈伸不利等症。还可治疗尿频，遗精，带下。

胡心藻《中药类比歌诀》：狗脊，苦甘温，补而能走，温而不燥，走而不泄，入督脉经，善坚脊骨，能温通血脉，以除风寒湿邪，故肝肾亏虚，又兼风寒湿邪内侵所致的腰痛脊强，不能俯仰，膝痛脚弱者，非此莫除。又能温补固摄，缩尿，止带。生用苦燥，虽能祛风湿除痹，然肝肾亏虚者不宜用。经酒蒸制能加强补肾功能。

黄和《中药重剂证治录》：狗脊，苦甘温，归肝肾经，通、补之剂。有补肝肾、强筋骨、祛风湿之功效。善通能补，宣行十二经及奇经八脉，又善通补肾督之阳。补而不滞，行而不泄，温而不燥，为通补肾督阳气之第一药也。《本草便读》言："长于治风寒湿痹，利关节，强腰膝，是其本功。至于益肝肾，壮筋骨，补性似不足耳，如肝肾虚而有风寒湿邪痹着关节，最为相宜。若纯虚无邪，亦非其治也。"

现代药理研究

狗脊含绵马酚、山柰素、鞣质及淀粉等成分，具有增加心肌营养性血流量的作用。金黄色绒毛有止血作用，可外用于止血。

性能归纳

狗脊，味辛、甘、苦，性温，归肝、肾经，无毒，为蚌壳蕨科草本植物金毛狗脊的根状茎，气味俱薄。为通、补之剂。降而亦升，缓、动、燥、补，亦润，走而亦守，阳也，入气分，走上下，入内达里之性能。祛风湿，补肝肾，强腰脊。

性能应用

狗脊，味辛苦性微温，辛散苦燥温通剂，用于风寒湿痹证，可温散关节筋骨间之风寒湿邪。又能补肝肾，强筋骨，故宜用于风寒湿痹而兼肝肾不足，筋骨软弱之证，且常与其他祛风湿药及补肝肾药配伍，如《中国医学大辞典》之狗脊饮，以其与杜仲、川牛膝、木瓜、松节等药同用。

狗脊甘温，补肝肾，强筋骨，用于肝肾不足，腰痛脊强，俯仰不利，及肾气不固，遗尿尿频，白带过多。本品长于补肝肾，强筋骨而坚腰脊，利俯仰。对肝肾不足，腰脊失养之腰痛脊强，不能俯仰，不论有无风寒湿痹，俱宜使用，如《圣惠方》之狗脊丸，以其与菟丝子、萆薢同用。本品有补肝肾之功，还有温肾气，固冲任之效，治肾气不固之尿频、遗尿，宜与温肾缩尿之桑螵蛸、益智仁等同用。治冲任虚寒，带下清稀量多，宜与补精血，固冲任之药物配伍，如《普济方》之白蔹丸，以其与鹿茸、白蔹等同用。

个人体会

狗脊，甘苦辛，性微温，入肝肾二经。肾主水，藉风木以达阳化阴。益肝肾者两相得宜，阳得达而阴得化，气血双盈，故能濡养经脉筋骨而利机关。《本草经疏》曰："甘能益血，温能养气，是补而能走之药也。滋肾益气血，则腰背不强，机关无缓急之患矣。"机关者：肌体枢纽之关键也。主关启十二经脉，冲任督带，奇经八脉，经络之机关。又主一切筋骨关节，活利屈伸，及肾督枢纽，仰俯活利、动摇之关键。之颐曰："狗脊主肝肾，体用权衡，形脏之机关者也。"肝肾不足，冲任督带机关启闭无权，则淋露失溺，遗精带下；肝肾不足，筋骨不健，风寒湿邪乘虚直入，痹着筋骨关节，则强直僵硬，俯仰不利，机关缓急而痛；肝肾不足，气血虚乏，风寒湿邪乘虚痹着经脉，腰背酸痛，足膝痿软，周身疼痛者，亦为周痹也。狗脊气平，温而不燥，补而不滞，行而不泄，可益肝肾，强筋骨，通利经脉，启闭机关，活利骨节而祛周痹寒湿也。但补性似其不足，又不任攻击之力，温和中正之药，枢纽活利之所凭，非补虚之剂，亦非祛邪之药，有邪者能活利，无邪者亦能活利，为通启活利筋骨关节之剂。《本经》谓："颇利老人。"缘老人肝肾常不足，筋骨多有不利故也。《本经》又曰："腰者，肾之府，动摇不能，肾将惫矣。"本品主入肾经，循督脉，壮脊骨，活利脊椎关节，除强直不能仰俯，为通肾督助阳气第一要药也。狗脊总为通利之剂，为启闭机关，活利关节之药。临床多与补肝肾，强筋骨，祛风除湿，活血通经之药配伍。本品兼有固涩之性，肾虚有热，小便不利者不宜使用。

杜　仲

古今理性录

陈嘉谟《本草蒙筌》：补中强志，益肾添精。腰痛不能屈者神功，足疼不能践者立效。除阴囊湿痒，止小水梦遗。

李时珍《本草纲目》：杜仲，古方只知滋肾，唯王好古言是肝经气分药，润肝燥，补肝虚，发昔人所未发也。盖肝主筋，肾主骨，肾充则骨强，肝充则筋健，屈伸利用，皆属于筋。杜仲色紫而润，味甘微辛，其气温平，甘温能补，微辛能润，故能入肝而补肾，子能令母实也。杜仲能治腰膝痛，以酒行之，则为效容易矣。

张介宾《景岳全书》：因其气温，故暖子宫；因其性固，故能安胎气。内热火盛者，亦当缓用。

缪希雍《本草经疏》：杜仲禀阳气之微，得金气之厚，故其味辛，气平无毒。气薄味厚，阳中阴也。入足少阴，兼入足厥阴经。按《本经》所主腰脊痛，益精气，坚筋骨，脚中酸痛，不欲践地者，盖腰为肾之府，《经》曰：动摇不能，肾将惫矣。又肾藏精而主骨，肝藏血而主筋，二经虚则腰脊痛而精气乏，筋骨软而脚不能践地也。《五脏苦欲补泻》云：肾苦燥，急食辛以润之；肝苦急，急食甘以缓之。杜仲辛甘俱足，正能解肝肾之所苦，而补其不足也。强志者，肾藏志，益肾故也。除阴下湿痒，小便余沥者，祛肾家之湿热也。益肾补肝，则精血自足，故久服能轻身耐老。其主补中者，肝肾在下，脏中之阴也，阴足则中亦补矣。

李中梓《雷公炮制药性解》：杜仲虽温，而不助火。

陈士铎《本草新编》：至于肾经中湿，不特宜同熟地并施，且宜生用为妙，并不可火炒。盖肾既有湿，得熟地则增润，反牵制杜仲。一加火，则失其本性，但补而不攻，而湿邪反不得遽散。夫杜仲不炒则湿，何反宜于治湿。盖杜仲燥中有湿，湿非水气之谓也。邪湿得真水而化，生用，正存其真气耳。

徐大椿《神农本草经百种录》：杜仲，木之皮，木皮之韧且浓者此为最，故能补人之皮。又其中有丝连属不断，有筋之象焉，故又能续筋骨。因形以求理，则其效可知矣。

严洁《得配本草》：肾中之气不足，因之寒湿交侵，而腰足疼痛。用杜仲温其气，燥其湿，而痛自止。若精水不足，内多虚热者，用此治之，水益燥，火益盛，其痛更甚。如略用钱许，为熟地之使，则又能理气而使之不滞。

倪朱谟《本草汇言》：方氏《直指》云：凡下焦之虚，非杜仲不补；下焦之湿，非杜仲不利；足胫之酸，非杜仲不去；腰膝之疼，非杜仲不除。然色紫不燥，质绵而韧，气温而补，补肝益肾，诚为要剂。如肝肾阳虚而有风湿病者，以盐酒浸炙，为效甚捷；如肝肾阴虚，而无风湿病，乃因精乏髓枯，血燥液干而成痿痹，成伛偻，以致俯仰屈伸不用者，又忌用之。

贾所学《药品化义》：杜仲，沉下入肾，盖肾欲坚，以苦坚之，用此坚肾气，强壮筋骨，主治腰脊酸疼，脚膝行痛，阴下湿痒，小便余沥。东垣云功效如神应，良不爽也。牛膝主下部血分，杜仲主下部气分，相须而用。

黄宫绣《本草求真》：杜仲，且性辛温，胎滑梦遗切要。若使遗精有痛，用此益见精脱不已，以其气味辛温，能助肝肾旺气也。胎因气虚而血不固，用此益见血脱不止，以其气不上升反引下降也。杜仲性补肝肾，能直达下部筋骨气血。在肾经虚寒者，固可用此温补以固胎元。固肾托胎之类，绣见今时医士，不审虚实，用此安胎甚多，殊为可惜。若气陷不升，血随气脱，而胎不固者，用此则益陷不升，其血必致愈脱不已。故凡用药治病，须察脉证虚实，及于上下之处，有宜不宜，以为审用。若徒守其一曲，胎动症类甚多，若不细心揣摩，安得不守一曲，以应无穷之变，非为无益，且以增害。不通医士，多犯是弊，可惜可惜。

邹澍《本经疏证》：阴下湿痒，小便余沥，腰脊以外事，何又能除？夫肾固主收摄一身水气，分布四藏，以为泣为涎为汗为涕为唾而伸其变化云，为是之谓作强，是之为技巧，假使所居之境，所治之地，而渗漏不已，关键无节，又安得筋骨之能坚，志之能强！故唯能除阴下湿痒，小便余沥，而后筋骨可坚，志可强，实皆腰脊以内事，不得云在腰脊外也。即《别录》所注脚中酸疼，不欲践地，尚是腰脊以内事，盖唯下一欲字，已可见其能而不欲，非欲而不能也。夫脚之用力皆出于腰，设使欲而不能，是脚不遵腰令，今曰不欲，则犹腰之令不行于脚，故曰尚是腰脊以内事。

胡爱萍《病证通用中药》：杜仲甘温，归肝肾二经，功能补肝肾，强筋骨，主治腰脊痛，尤宜于肾虚腰痛。对其他原因所致之腰痛，如风湿腰痛、外伤腰痛等，用之有扶正固本之效。温补之品，对阴虚火旺者慎用。

黄煌《方药心悟》：杜仲补肾，能温助肾阳，益精补髓，养肝而平肝潜阳，扩张外周血管而降血压。调摄冲任，益血养营而安胎，为平补肝肾之要药。

谭同来《常用中药配对与禁忌》：杜仲，味甘性温，长于补养，有补而不走之特点。此外，还对高血压有一定的治疗作用。

胡心藻《中药类比歌诀》：杜仲甘温，偏入肾经气分，以补为胜，守而不走，温肾助阳，益精补髓，适用于肾经气虚，寒湿交侵所致的肾虚腰膝痹痛。又能补肝肾，益精气，使肾气足而胎元自固，故为腰膝酸痛、胎动不安之佳品。还能治肝肾两虚，肝阳上亢之眩晕头昏。

刘冠军《临证医方妙用》：杜仲，性温味甘，入肝肾二经，入滋补药益筋骨之气血，入去邪药除筋骨之风寒。

黄和《中药重剂证治录》：杜仲，甘微温，归肝肾经。通补之剂，有补肝肾，强筋骨，祛风湿，安胎之功效。为通补肝肾之要药。两入气血，主入气分，以其甘温而善能补固肝肾之虚，强筋健骨。以其辛润，又能通行经络，除痹止痛。《本草便读》云："杜仲，去邪之力有余，补养之功不足。"

现代药理研究

本品含杜仲胶、杜仲苷、杜仲醇、酚类、有机酸、脂肪、黄酮类、醛糖、鞣质等。此外，尚含多种游离氨基酸、多种微量元素、微量生物碱及一定量的维生素 C 等。杜仲能增强机体的免疫功能，对细胞免疫显示双相调整作用；有抗炎作用，增强动物肾上腺皮质功能，可能是其抗炎的机理之一；有镇痛及镇静作用，煎剂对离体心脏有明显的加强作用；有利尿、抗衰老、抗应激、促性腺发育、抗肿瘤等作用，能减少胆固醇的吸收及降血脂；可使肝糖原含量和血糖含量显著升高，能使离体子宫自主收缩减弱，并拮抗子宫收缩剂而达解痉的作用。盐炙杜仲对离体子宫自主收缩的抑制作用增强，小鼠口服杜仲煎剂可缩短出血时间；能扩张血管平滑肌，降低血压；水煎剂的降压作用比乙醇提出物强，炒炭后的煎剂比生药强。

性能归纳

杜仲，味辛、甘，性温，归肾、肝经，无毒。为杜仲科乔木杜仲的树皮，质绵而韧，气薄味厚。为通、补之剂。沉降不升，缓、静、润、补，入气分，阳也，守而不走，下行，入里，达内之性能。补肾阳，强筋骨，止痛，安胎。

性能应用

杜仲甘温，能补肾阳，用于肾阳虚证。因其长于益精补髓，强筋骨，又能止痛，故以治肾虚筋骨不健之腰膝酸痛，下肢痿软所见长。如《不知医必要》单用本品，水、酒各半煎服，治肾虚腰痛脚软。《本草便读》曰："杜仲，去邪之力有余，补养之功不足。"古方中虽将本品广泛配伍用于肾虚所致的多种证候，但阳痿、尿频等其他肾阳虚证用本品，除可补肾阳治本以外，别无所长，故多在复方中作辅助药使用，且以伴有腰膝酸痛，下肢痿软者更为适宜。

杜仲，气温性固，能安胎气，用于肾虚胎动不安，胎漏下血或滑胎。因其长于补肾阳，暖子宫，故主要用于肾阳不足，冲任不固，胎失所养而导致的胎动不安等症。如《中医妇科治疗学》之补肾安胎饮，以之与补肾安胎之菟丝子、续断等品同用，治肾虚胎动不安，时或阴道流血;《叶氏女科》之固胎丸，以之与补肾安胎，补益气血之续断、黄芪、当归等品同用，治滑胎、胎漏。其次，亦可配伍活血、养血、安胎之品用于劳伤所致的胎动不安，如《产孕集》之安脉汤，以之与当归、川芎、阿胶、菟丝子等品同用，治劳役伤胎，胎动不安。

此外，本品还能扩张外周血管以降血压。因其长于补肾阳，故尤宜于高血压兼有肾阳不足表现者，单用，或入复方应用。如果与平肝清肝之品同用，亦可用于高血压兼有肝阳上亢表现者，如《杂病证治新义》之天麻钩藤饮。

个人体会

杜仲乃木之皮，色紫且韧，中有丝连不断，有筋之象焉。味甘微辛，气温性平，甘温能补，微辛能润，沉降下行，入足厥阴经气分，补肝而润肾。《本草纲目》曰："能入肝而补肾，子能令母实也。"肝藏血而主筋，肾藏精而主骨，肝充则筋健，肾足则骨强，故能益精血。续断强骨，治肝肾不足，筋骨痿软，腰脊疼痛。《本经》曰："所主腰脊痛，益精气，坚筋骨，脚中酸痛，不欲践地者。"《经》曰："腰为肾之府，动摇不能，肾将惫矣。肾苦急，急食辛以润之;肝苦急，急食甘以缓之。"杜仲味辛甘，正解肝肾之所苦，而补其不足也。因其气温，故能暖子宫，调冲任而安胎气，治肝肾不足，胎动不安之胎漏、滑胎;因其性燥，又能去阴部湿痒，小便余沥。总之:杜仲，味辛甘而温，入肝经气分而补肾益精血，壮筋骨，以补为胜，守而不走。《直指方》云："凡下焦之虚，非杜仲不补;下焦之湿，非杜仲不利;足胫之酸，非杜仲不去;腰膝之痛，非杜仲不除。"诚为补肝益肾之要剂也。温补之品，阴虚火旺者忌服。

菟丝子

古今理性录

张介宾《景岳全书》：补髓添精，助阳固泄，续绝伤，滋消渴，缩小便，止梦遗带浊余沥，暖腰膝寒痛，壮气力筋骨，明目开胃，进食肥肌，禁止鬼交，尤安梦寐。汤液丸散，任意可用，古人不入煎剂，亦一失也。欲止消渴，煎汤任意饮之。

缪希雍《本草经疏》：五味之中，唯辛通四气，复兼四味，《经》曰：肾苦燥，急食辛以润之，菟丝子之属是也。与辛香燥热之辛，迥乎不同矣。学者不以辞害义可也。为补脾肾肝三经要药。主续绝伤，补不足，益气力。肥健者，三经俱实，则绝伤续而不足补矣。脾统血，合肌肉而主四肢，足阳明、太阴之气盛则力长而肥健。补脾故养肌，益肝肾故强阴，坚筋骨。暖而能补肾中阳气，故主茎中寒，精自出，溺有余沥。口苦燥渴者，脾肾虚而生内热，津液因之不足也，二脏得补而二病自愈。寒血为积者，劳伤则血瘀，阳气乏绝则内寒，血随气行，气弱不能统血以行，久而为积矣。凡劳伤皆脾肾肝三脏主之，肝脾气旺则瘀血自行也。久服明目轻身延年者，目得血而能视，肝开窍于目。瞳子神光属肾，肝肾实则目自明，脏实精满则身自轻，延年可必矣。肾家多火，强阳不痿者，忌之。大便燥结者，亦忌之。

倪朱谟《本草汇言》：菟丝子，补肾养肝，温脾助胃之药也。但补而不峻，温而不燥，故入肾经。虚可以补，实可以利，寒可以温，热可以凉，湿可以燥，燥可以润。如《神农本草经》称为续绝伤，益气力，明目睛，皆由补肾养肝，温理脾胃之征验也。

陈士铎《本草新编》：可以重用，亦可一味专用，世人未知也，余表而出之。遇心虚之人，日夜梦，精频泄者，一服即止，且永不再遗，其故何也？盖梦遗之病，多起于淫邪之思想，思想未已，必致自泄其精，精泄之后，再加思想，则心火暗烁，相火乘心之虚，上夺君权，火欲动而水亦动矣，久则结成梦想而精遗。于是玉关不闭，不必梦而亦遗矣。此乃心、肝、肾三经齐病，水火两虚所致。菟丝子正补心、肝、肾之圣药，况又不杂之别味，则力尤专，所以能直入三经以收全效也。

徐大椿《神农本草经百种录》：凡药性有专长，此在可解不可解之间，虽圣人亦必试验而后知之。如菟丝子之去面皯，亦其一端也。以其辛散耶，则辛散之药甚多；以其滑泽耶，则滑泽之物亦甚多，何以他药皆不能去，而独菟丝子能之？盖物之生，各得天地一偏之气，故其性自有相制之理。但显于形质气味者，可以推测而知，其深藏于性中者，不可以常理求也。故古人有单方及秘方，往往以一二种药治一病而得奇中。及视其方，皆不若经方之必有经络奇偶配合之道，而效反神速者，皆得其药之专能也。药中如此者极多，可以类推。

张璐《本经逢原》：菟丝子，祛风明目，肝肾气分药也。其性味辛温质黏，其功专于益精髓，坚筋骨，止遗泄。主茎寒精出，溺有余沥，去膝胫酸软，老人肝肾气虚，腰痛膝冷。凡阳强不痿，大便燥结，小水赤涩者勿用，以其性偏助阳也。

张山雷《本草正义》：菟丝子为养阴通络上品。其味微辛，则阴中有阳，守而能走，与其他滋阴诸药之偏于腻滞者绝异。缪仲醇谓五味之中，辛通四气，《经》言辛以润之，菟丝子之属是也。与辛香燥热之辛，迥乎不同，所解极为剀切。《本经》续绝伤，补不足，益气力，肥健人，于滋补之中，皆有宣通百脉，温运阳和之意，汁去面䵟，亦柔润肌肤之功用。久服则阴液足而目自明。《别录》所谓养阴强肌，坚筋骨，亦阴阳两调之义。茎寒精滑，则元阳不运而至阴不摄也。溺有余沥，则肾阳不布而大气不举也。若夫口苦燥渴，明为阴液之枯涸，寒血成积，亦为阳气不宣，唯此善滋阴液而又敷布阳和，流通百脉，所以治之。以视地黄辈之专于补阴，守而不走者，固有间矣。

胡爱萍《病证通用中药》：菟丝子，辛甘而平，辛以润燥，甘以补虚，性平不燥，质地滋润，既可助阳，又可补阴，且补阳而不损阴，补阴而不腻滞，为平补肝肾阴阳之品。本品入肾经偏补肾阳，益肾精，适用于肾虚腰痛，阳痿遗精，尿频，宫冷不孕，安胎气。其平补肝肾之中，故能益精养血而明目。又能温补脾阳，治脾肾阳虚之泄泻。虽为平补之品，但偏于补阳，故阴虚火旺，大便燥结，小便短赤者不宜服用。

胡心藻《中药类比歌诀》：菟丝子，性平正，既能补阳，又可益阴，为平补肝肾脾之要药。偏于生精强肾，可治久无子女，兼补火扶土，温暖脾肾而止泻。又能固冲任而安胎元。《药性论》曰："菟丝子，治男子、女人虚冷，添精益髓，去腰膝冷痛，又主消渴热中。"

王超《临证用药心悟》：菟丝子补肾阳，能蒸腾肾水上升，以复下注之津液耳。《本草思辨录》曰："他物补肾，补之而已。此物能于补中寓升，故其治精自出溺有余沥，不得以涩剂目之。治消渴，则是化肾中之阴以升其液，亦非滋阴之谓。"

黄和《中药重剂证治录》：菟丝子，甘温，归肝肾脾经。长于补肾养肝，健脾助胃，治阳气不足诸证。能温养肾水，补肝虚，下焦得以温养，脾亦受益耳，故为平补三阴之药。

现代药理研究

本品含胆甾醇、菜油甾醇、谷甾醇、豆甾醇、三萜酸类、树脂及糖类。菟丝子有强心作用，能增强机体免疫功能，对小鼠之阳虚模型有治疗作用；有雌激素作用，能增加下丘脑—垂体—卵巢促黄体功能，能促进动物性活动，促进睾丸及附睾的发育，促进造血功能；能抑制肠运动，兴奋离体子宫，降低胆固醇，软化血管，降低血压。有抗衰老、抗氧化、抗不育、抗菌、抗白内障等作用，并有保肝明目、壮阳等功能。

性能归纳

菟丝子，味辛、甘、涩，性温，归肾、肝、脾经，无毒，为旋花科寄生缠绕草本植物菟丝子的成熟种子，滑泽质黏。为固、补之剂。降且能升，缓、润、静、补，入气分，阳也，阴也，守而能走，走上下，入里，达内之性能。补肾阳，益肾精，明目，固精，缩尿，止带，止泻，安胎。

性能应用

菟丝子，甘温补肾，用于肾虚证。本品补而不峻，温而不燥，既能补助肾阳，又能补益肾精，并兼具固涩作用。对肾虚不固之证有标本兼顾之效，可随配伍广泛用于肾阳不足，肾精亏虚所致的多种证候。如《济生方》之秘精丸，以之与益肾固精之桑螵蛸、韭子等品配伍，治阳痿遗精；《不知医必要》之菟丝子饮，以之与温肾缩尿之益智仁等品配伍，治下焦虚冷之小便不禁或遗尿；《先醒斋医学广笔记》之脾肾双补丸，以之与温肾暖脾之补骨脂、砂仁、肉豆蔻等品配伍，治肾阳虚衰，脾失温煦之泄泻；《圣济总录》之茯苓散，以之与补肾固冲，温经止血之杜仲、艾叶、乌贼骨等品配伍，治妇人血海不调，崩中不止；《女科切要》之内补丸，以之与补肾固涩之鹿茸、沙苑子等品配伍，治肾虚带下；《积善堂方》之七宝美髯丹，以之与补肝肾，益精补血之枸杞子、何首乌等品同用，治肾阳不足，精血亏虚所致的早衰，须发早白，腰膝酸软，牙齿动摇等症。此外，治疗肾阳不足，肾精亏虚之男子阳痿不育，女子宫寒不孕，短气虚喘，水肿等症的古方中，亦有用本品补肾阳，益肾精者。

菟丝子，补肾养肝而明目，用于肝肾不足之内障目昏。对肾精亏虚，精气不能上荣之内障目昏，本品能益精明目；若兼肾阳不足者，又能补助肾阳，故为眼科治内障目昏的常用药。常与益精养血明目之品配伍，如《证治准绳》之驻景丸，以之与熟地黄、枸杞子等配伍。

菟丝子，温补肝肾调冲任，用于肾气不足，冲任不固之胎动不安，为常用的安胎药。适用于肾虚冲任不固，胎失所养引起的胎动不安，常与补肾安胎之品配伍，如《医学衷中参西录》之寿胎丸，以之与桑寄生、续断等品同用。

此外，菟丝子辛甘而润，还可治疗肾虚消渴，如《全生指迷方》之菟丝子丸，单用本品为丸服治疗消渴。本品浸酒外涂，对白癜风亦有一定疗效。

个人体会

菟丝子，味辛甘，性微温，主入肾经，辛以润肾，甘以补虚，温助肾中阳气也。肾主水，肝属木，母子相生，水足以涵木，故谓补肾以养肝也。肾藏精，肝藏血，"肝肾同源。"精血互滋，互生，相互转化，亦称"精血同源"。精血同补，故能孕育生子也。肝主筋，肾主骨，肝肾同补，故能坚筋骨，壮腰膝，筋骨痿弱可医。肝开窍于目，肾主瞳神，肝肾同补，精血上注于目，睛光神明，内障昏蒙可除。补肾阳，温脾阳，以先天温养后天，脾阳振奋，健运升降有序，饮食水谷，精微输布，力长而肌健。《神农本草经》称：续绝伤，补不足，益气力，明目睛，肥健人者，皆补肾养肝，温理脾胃，有温助阳和之意，为平补三阴之药也。

菟丝子，质地滑润，性平不燥，降而有升，守而能走，虚可补，实可利，寒可温，热可凉，既可助阳，亦可补阴，补阳而不损阴，补阴而不滞阳，中正调和之剂，补肝肾，调阴阳之药。可治肝肾不足，阴阳失调之证。肝肾不足，阴阳失调，气血不能上荣肌肤面颊，而生面䵟、蝴蝶斑。肝肾不足，阴阳失调，冲任不固，崩中带下，胎动不安。肝肾阴亏，相火乘心虚上夺君权，火动水亦动，鬼交梦遗。肾阳不足，元阳不运，至阴不摄，则精寒遗滑，溺有余沥，阳痿不举，腰膝冷痛。肾阳不足，脾阳不振，健运失常，食少便溏也。《别录》所谓：养阴强肌，坚筋骨，固冲任，皆阴阳两调之功。本品体滑质黏，性温润，能助阳补阴，乃助元阳补精髓之意。《成方便读》曰："菟丝子，补肾阳，能蒸腾水气上升，以复下注之津液也。"升其阳，固其气。《本草思辨录》曰："他物补肾，补之而已。此物能于补中寓升，故其治精自出溺有余沥，不得以涩剂目之。治消渴，则是化肾中之阴以升其液，亦非滋阴之谓。"性温焉能滋阴，体滑怎能敛涩，实为补肾升阳之药耶。阴虚火旺，大便燥结，小便短赤者不宜服用。

续　断

古今理性录

杜文燮《药鉴》：续筋骨，调血脉，能疗跌仆损伤。消肿毒，生肌肉，会理金疮痈疡。乳痈瘰疬殊功，肠风痔瘘立效。犹暖子宫，能育妊孕。

李中梓《雷公炮制药性解》：肾主骨而藏精，肝主筋而藏血，续断补精血而理筋骨，宜入二经矣。胎产之证，尤为要药。

张介宾《景岳全书》：味苦而涩，苦重涩轻，气微凉。凡用此者，用其苦涩，其味苦而重，故能入血分，调血脉，消肿毒乳痈、瘰疬痔瘘，治金损跌伤，续筋骨血脉；其味涩，故能止吐血衄血、崩淋胎漏、便血尿血，调血痢，缩小便，止遗精带浊。佐之以甘，其效尤捷。

倪朱谟《本草汇言》：续断，补续血脉之药也。大抵所断之血脉非此不续，所伤之筋骨非此不养，所滞之关节非此不利，所损之胎非此不安。久服常服，能益气力，有补伤生血之效，补而不滞，行而不泄，故女科、外科取用恒多。

贾所学《药品化义》：续断，苦养血脉，辛养皮毛，善理血脉伤损，接续筋骨断折，故名续断。外消乳痈、瘰疬，内清痔瘘、肠红，以其气和味清，胎产调经，最为稳当。且苦能坚肾，辛能润肾，可疗小便频数、精滑梦遗、腰背酸痛、足膝无力，此皆肾经证也。

陈士铎《本草新编》：续断，味辛，气微温，无毒，善续筋骨，使断者复续得名。亦调血脉，疗折伤最神，治血证亦效。固精滑梦遗，暖子宫，补多于续，但不可多用耳。盖续断气温，多用则生热，热生则火炽矣。少用则温而不热，肾水反得之而渐生。阴生于阳之中也。他本谓其能愈乳痈、瘰疬、肠风痔瘘，岂有气温之药，而能愈温热之病乎？恐非可信之论也。

张璐《本经逢原》：续断入肝，主续筋骨，为妇人胎产崩漏之首药。又主带脉为病。久服益气力，利关节，治腰痛，暖子宫，疗金疮折伤，散痈肿瘀血，疗妇人乳难。《本经》治伤中补不足等病，总取和血通经之义。又能止小便多，治遗泄。宁肯无顾名思义之实乎？

黄宫绣《本草求真》：续断专入肝、肾。因何以续为名，盖缘其味苦，其性温，能入肾经以补骨。又缘其味辛，能入肝经以补筋。辛能散风，风除而筋活。味兼甘，又入中州以补虚。甘味不多，补不甚专。凡跌扑折伤痈肿，暨筋骨曲节血气滞之处，服此即能消散。续断力实消散，止痛生肌，且审其味涩。故能止血治漏，并缩小便，固精安胎。下部血分寒滞者宜此。久服能气力倍增，血气不滞。筋断复续，实疏通二字贴切，气血筋骨第一药也。第因气薄而见精脱胎动，溺血失血等证，则又深忌，以性下行者故耳。

张山雷《本草正义》：续断，其气温和，气味俱厚，故兼入气血，能宣行百脉，通利关节，凡经络筋骨血脉诸病，无不主之，而通痹起痿，尤有特长。又其味苦而涩，能行能止，则疗崩漏、带下、血痢、淋浊，而女科之胎产经带，奇经八脉诸病，及伤科跞闪跌扑诸证，外疡痈肿溃腐，支节酸疼，屈伸不利等病，类皆赖以成功，其效甚宏，其用颇广，加以成功颇捷，而性又柔和，无燥烈刚暴之弊。

焦树德《用药心得十讲》：杜仲入肾经气分，偏治腰膝酸痛；续继入肾经血分，偏治腰膝关节不利，行动艰难，二药常同用。

胡爱萍《病证通用中药》：续断，辛苦而微温，辛苦以宣泄，辛温以润养，归肝肾二经，善能温补肝肾，又能宣通血脉，止血安胎。具有补而能宣，宣不动血之特点。故补益肝肾而不腻滞，止血安胎而不凝滞，适用于肝肾不足，冲任不固之胎动不安，滑胎等。因其功在温补肝肾，宣通血脉，止血安胎，故对跌打伤胎所致的腰酸腹坠，或阴道出血，用之也尤为适宜。

胡心藻《中药类比歌诀》：川续断，气味平和，偏入肾经血分，以通为用，可行可止，有行而不破，止而不滞的特点。常用于生精益血，通利血脉，续折疗伤。又固冲止崩，固经安胎，为妇科、伤科之要药。

黄和《中药重剂证治录》：川续断，苦甘辛微温，归肝肾经，通补之剂。有补肝肾，强筋骨，调血脉，止疼痛，止血安胎，疗伤续折之功。为治疗内损外伤之良剂，补续筋骨之要药。概其功者主四：通、补、固、止也。川续断补肝肾，养血安胎，尤妙在活血而不动血，既补充肝肾之阳气，结聚肝肾之精血，以安养胞胎。真可谓通而不动，补尔弥坚。川续断长于温散寒湿，活血通经，健续筋骨，消肿止痛，温肾助阳。而其主于温散寒湿者，实乃通补之功也。补者：补肝、补肾、补阳、补气、补筋骨；通者：通血脉、通经络、通督任冲带，而其他作用如除寒、祛湿、止痛，在其次也。为何痹证多用之耶？盖以其通、补之功，面面俱至而殊能君佐也。

现代药理研究

本品含三萜皂苷类、挥发油、龙胆碱、胡萝卜苷、蔗糖、无机元素。续断有抗维生素E缺乏症的作用，能促进子宫卵巢的生长发育，其总生物碱、挥发油能抑制妊娠子宫收缩幅度，降低妊娠子宫肌条张力。有镇痛、止血，促进骨损伤愈合，促进组织再生，抗菌，抗滴虫等作用。

性能归纳

续断，味甘、辛、苦，性微温，归肾、肝经，无毒。为川续断科草本植物川续断的根，气味清和厚重，为通、补之剂。沉、降不升，缓、润，静、补，入血分，亦入气分，亦阳亦阴，守而亦走，行下达里，走内外之性能。补肾阳，强筋骨，活血通络，续骨，止痛，安胎。

性能应用

续断，甘温补肾，用于肾阳虚证。本品补阳之力不强，因其补而能行，兼能强筋骨，活血通络，止痛，以起痿通痹，故以治肾阳不足，寒凝血滞，或风湿痹证而肾虚之腰痛脚软，或挛急疼痛见长。如《扶寿精方》之续断丸，以之与补肝肾之杜仲、牛膝等品同用，治肾虚腰痛，脚酸腿软;《杨氏家藏方》之循络丸，以之与祛风湿，活血通络，补肝肾，强筋骨之川乌、当归、地龙、杜仲等品同用，治风痹气滞，血脉凝涩，筋脉拘挛，肢节腰膝强痛，行履艰难。此外，古方亦将本品广泛配伍用于肾阳不足所致的其他证候，但多居辅助地位。

续断，苦辛温，能续筋骨疗伤损，活血通络，用于跌打损伤，瘀肿疼痛，骨折，习惯性关节脱位。本品为伤科常用药，对外伤肿痛，可活血消肿止痛，如《伤科补要》之定痛活血汤，以之与活血止痛之乳香、没药、桃仁、红花等品同用，治扭挫伤瘀肿疼痛。对骨折，不仅可活血化瘀止痛，还可强筋续骨，如《伤科大成》之壮筋续骨丹，以之与活血化瘀，强筋续骨之䗪虫、骨碎补等品同用，治骨折或膝骭处油盖骨脱出。对习惯性关节脱位，可强筋以防脱位，如《伤科补要》之补肾壮筋汤，以之与补肝肾、强筋骨之杜仲、五加皮、牛膝等品同用，治肾经虚损，习惯性关节脱位。

续断，补精血，固胎气，用于胎动不安，胎漏，滑胎。本品又为较常用的安胎药，对肾虚冲任不固之胎动不安、滑胎，能补肾、安胎;对外伤所致的胎动不安、胎漏，能活血、安胎，如《医学衷中参西录》之寿胎丸，以之与补肝肾、安胎之桑寄生、菟丝子等品同用，治肾虚胎动不安、滑胎;《医宗金鉴》之加味圣愈汤，以之与活血行气安胎之当归、川芎、砂仁、杜仲等品同用，治妊娠胎伤，腹痛下血。

个人体会

续断，味辛甘，性温和，通、补之剂，主入肝肾二经血分。肝主筋藏血，肾主骨藏精，故能补精血，强筋骨。因其补而不滞，行而不泄，力实宣通，可行可止，尤善理血脉损伤，接续筋骨断折，使断折能复续而得名。《药鉴》谓:"续筋骨，调血脉，能疗跌仆损伤，生肌肉。尤暖子宫，能育妊孕。"《本草汇言》强调:"所断之血脉非此不续，所伤之筋骨非此不养，所滞之关节非此不利，所损之胎非此不安。"皆取其补肝肾，强筋骨，活血通络之义。现代药理研究:续断能促进组织再生，促进骨损伤愈合，镇痛止血。又能促进子宫卵巢的生长发育，能抑制妊娠子宫的收缩幅度，止血安胎，故为伤科、妇科之要药。

本品辛苦而温，气味清和，补阳之力不足，宣通之力有余。因其补而能行，活血通络，起痿通痹，多用于腰背酸痛，足膝无力。对风寒湿痹，此非疏风散寒祛湿之药，实乃通补之能也。对其肾阳不足所致的滑泄梦遗，小便频数，带下清稀者，亦多为佐使之剂，以使辅助之功也。续断气温，少用则温而不热，肾水反得之而渐生，阴生于阳之中也，故能益精血。多用则生热，热生则火炽，《得配本草》告戒："初痢勿用，怒气郁者禁用。"故阴虚火旺者忌服。

骨 碎 补

古今理性录

李时珍《本草纲目》：骨碎补，足少阴经药也，故能入肾，入牙，及久泄痢。盖肾主大、小便，久泄属肾虚，不可专从脾胃也。雷公用此方治耳鸣，耳亦肾之窍也。两足痿软，或痛或痹，遂成痢风，此亦从肾虚骨痿而治也。

张介宾《景岳全书》：能活血止血，补折伤，疗骨中邪毒，风热疼痛，及痢后下虚。或远行，或房劳，或外感风湿，以致两足痿弱疼痛，俱宜以四斤丸、补阴药之类佐而用之。或炒熟研末，用猪腰夹煨，空心食之，能治耳鸣及肾虚久痢牙疼。

陈士铎《本草新编》：入骨，用之以补接伤碎最神。疗风血积疼，破血有功，止血亦效。同补血药用之尤良，其功用真有不可思义之妙；同补肾药用之，可以固齿；同失血药用之，可以填窍，不止祛风接骨独有奇功也。

汪昂《本草备要》：苦温补肾，故治耳鸣，耳鸣必由肾虚，及肾虚久泻。肾主骨，故治折伤，以功命名，粥和敷伤处。经曰：肾者胃之关也。前阴利水，后阴利谷。牙痛，炒黑为末擦牙，咽下亦良。又入厥阴心包、肝，能破血止血。入血行伤，故治折伤。

周岩《本草思辨录》：骨碎补，《开宝》主破血，止血，补伤折。其所破之血，乃伤折之瘀血；所止之血，乃伤折之好血，非谓其于他处能破血复能止血也。伤在皮肤曰伤破，伤在筋脉曰伤断，伤在骨曰伤折。宛似效力于骨碎之处而调其血脉。气味苦温，故能入肾坚骨补伤折，其补肾之功，自不可没。则他方书治耳鸣牙痛，亦必不虚。要知其为苦温之剂，勿施于阳胜之体而可耳。

张山雷《本草正义》：骨碎补，甄权谓主骨中毒气，风血疼痛，上热下冷。盖温养下元，能引升浮之热，藏于下焦窟宅，是以可治上热下冷。李濒湖谓研末同猪肾煨食，可治耳鸣，及肾虚久泄，牙痛，皆是此意。非可通治胃家实火之齿痛。阆仙朱先生尝用以治寒痰凝滞，牙关不利，颊车隐痛之骨槽风重证，甚有捷验。又凡阴虚于下，而肝胆浮阳挟痰上凝之齿痛，牙槽不利，及阴寒逼阳上浮之喉痛喉癣诸证，用此亦颇有效，皆即濒湖用治牙痛之意，而阳邪实盛者，类皆不可妄试。昔人每谓此药入肾治骨，并能治骨伤碎，因得此名者，皆当识得此意。非阴虚有热之骨痛骨痿，果可以一概主治也。戴元礼《证治要诀》谓痢后下虚，不善调养，遂成痢风，则以肾之虚寒而言，此药温肾，能起骨痿宜矣。唯痢后风之脚软膝肿，亦有阴虚生内热者，则宜魏玉璜之一贯煎，戴氏此法，非可概投。

胡爱萍《病证通用中药》：骨碎补，功能活血散瘀，消肿止痛，续筋接骨，同时还能入肾而温肾补阳，强健筋骨，对骨折筋损之证，可促进骨折的愈合复原，而收标本兼顾之效，因此以入肾治骨，疗骨折伤碎而得名。被誉为伤科要药，补骨佳品，治疗跌打损伤，或创伤所致的筋骨损伤，瘀滞肿痛。肾主骨，齿为骨之余，其治疗牙痛，既能补肾坚骨，又能收降浮阳，以治肾虚齿松牙痛及肾虚阳浮之牙痛。又能温补肾阳以聪耳，可用治肾虚所致的耳鸣、耳聋、腰膝酸软无力者。阴虚火旺、血虚风燥者慎用。大剂量煎服，会引起中毒，应注意。

刘冠军《临证医方妙用》：骨碎补，味苦性温，善入肝肾，有祛风湿，强筋骨之力。兼可活血止痛。《本草述》载："治痛行痹、中风、鹤膝风、挛急证。"

谭同来《常用中药配对与禁忌》：骨碎补，味辛而苦，性温。活血补肾，主"骨中毒气"，临床观察证实：骨碎补有防治链霉素对耳的毒性反应的作用。经曰："肾开窍于耳，肾和则能辨五音。"

现代药理研究

本品含柚苷、骨碎补双氢黄酮苷等。骨碎补可预防高脂饲料所致的家兔血精胆固醇、甘油三脂增高，并防止主动脉粥样硬化斑块形成。骨碎补能促进骨对钙的吸收，并提高血钙和血磷水平，对骨的发育生长有促进作用；有利于骨的钙化和骨质形成，从而有利于骨折的愈合，并能抑制骨质丢失，防治骨质疏松。骨碎补双氢黄酮苷有明显的镇静和镇痛作用。骨碎补对卡那霉素、链霉素引起的耳聋有保护作用，能减轻耳蜗的毒性作用，对耳毒性损害有解毒和预防作用。

性能归纳

骨碎补，味辛、甘、苦，性微温，归肝、肾经，无毒。为水龙骨科附生蕨类植物槲蕨或中华槲蕨的根茎，质坚色红，为通、补之剂。沉、降不升，静、润、缓、补，守而能走，阳也，入血分，走上下，达内入里之性能。活血续筋，补肾强骨。

性能应用

骨碎补，主入肝、肾二经，行血脉，续筋骨，疗伤止痛。用于跌打损伤，骨折筋断，瘀肿疼痛，为伤科常用药。尤宜于骨损筋伤之证，或单用，或内服，或外敷。如《泉州本草》以本品浸酒服，另晒干研末外敷，以其能接骨续筋；或配入复方，临床多与活血止痛疗伤接骨之品同用，如《圣惠方》之骨碎补散，以其与自然铜、没药等药同用。

骨碎补，甘温入肾，温补肾阳又强筋健骨，有补虚益损之功，用于肾虚腰膝痿软，耳鸣耳聋，牙齿松痛，及久泻等肾虚诸症。可单用，或配伍使用，均有疗效。

个人体会

骨碎补，甘温，主入肾经而补肾，肾主骨生髓，齿为骨之余。肾开窍于耳及前后二阴，故能强筋健骨，治肾虚腰膝酸软疼痛，牙齿松动，及耳鸣耳聋，肾虚久痢等。《本草纲目》曰："骨碎补，足少阴经药也，故能入骨、入牙，及久泄痢。用此治耳鸣，耳亦肾之窍也。两足痿弱，或痛或痹，此亦从肾虚骨痿而治也。"本品补肾，肾者，水脏也，虚则阴不抱阳，虚阳上浮则耳鸣、牙痛、齿槽颊肿。治则取其温养下元，引浮越之阳下潜归宅，诸证消矣。久痢亦温固也。

骨碎补，专以补接骨之伤碎而名。本品补阳助阳之功似不足，温通血脉之力常有余，调血脉，治血止血。因治在骨伤，活血止血亦于骨伤之处而调其血脉，止其出血，血止，瘀散，肿消，有利骨伤之接续也。《开宝本草》曰："主破血，止血，补伤折。其所破之血乃伤折之瘀血，所止之血乃伤折之出血，非其理血药之活血复能止血也。"本品行血止血调血脉，续筋接骨，疗伤止痛，用于跌打损伤，筋骨断折，瘀血肿痛，为伤科常用药。因其能促进骨对钙的吸收，对骨的发育生长有促进作用，有利于骨的钙化和骨质形成，从而有利于骨折的愈合。并能抑制骨质丢失，防止骨质疏松，为补骨接骨之佳品也。因其性温，阴虚火旺、血虚风燥者慎用。大剂量煎服，会引起中毒，应注意。

鹿　茸

古今理性录

李中梓《雷公炮制药性解》：鹿茸，咸温之品，舍肾奚归。功效虽宏，须脉沉细，相火衰弱者，始为相宜。若有火热者用之，何异抱薪救火，其角亦然。盖其性热，生生不已，旧者未去，新者随之，气化浓密孰能与。京诸贤盛述其功，良有以也。

张介宾《景岳全书》：味甘咸，气温。益元气，填真阴，扶衰羸瘦弱，善助精血，尤强筋骨，坚齿牙，益神志。治耳聋目暗，头脑眩晕。补腰肾虚冷，脚膝无力，夜梦鬼交，遗精滑泄，小便频数，虚痢尿血，及妇人崩中漏血，赤白带下。道家云：唯有斑龙顶上珠，能补玉堂关下血者，即此是也。若得嫩而肥大如紫茄者，较之鹿角胶，其功力为倍。

缪希雍《本草经疏》：鹿茸禀纯阳之质，含生发之气，故其味甘气温。《别录》言微酸温。气薄味厚，阴中之阳也。入手厥阴、少阴、足少阴、厥阴经。妇人冲任脉虚则为漏下恶血，或瘀血在腹，或为石淋；男子肝肾不足则为寒热惊痫，或虚劳洒洒如疟，或羸瘦，四肢酸疼，腰脊痛，或小便数利，泄精溺血。此药走命门、心包络，及肝肾之阴分，补下元真阳，故能主如上诸证，及益气、强志、生齿、不老也。痈肿疽疡，皆荣气不从所致，甘温能通血脉，和腠理，故亦主之。

陈士铎《本草新编》：鹿一身皆益人者也，而鹿茸最胜。凡阳痿而不坚者，必得茸而始能坚，非草木兴阳之药可比，但必须用茸为妙。然而用鹿为膏，又不若用鹿胎，为全鹿丸之更妙也。用大鹿为全鹿丸者，误。鹿脂为丸，大能生先天之气，益后天之母，健脾生精，兴阳补火，至神之丸，奈世人未识耳。

张璐《本经逢原》：鹿是山兽，属阳，性淫而游山。鹿茸功用，专主伤中劳绝，腰痛羸瘦，取其补火助阳，生精益髓，强筋健骨，固精摄便，下元虚人，头旋眼黑，皆宜用之。《本经》治漏下恶血，是阳虚不能统阴，即寒热惊痫，皆肝肾精血不足所致也。角乃督脉所发，督为肾脏外垣。外垣既固，肾气内充，命门相火，不致妄动，气血精津，得以凝聚。扶阳固阴，非他草木可比。八味丸中加鹿茸、五味子，名十补丸，为峻补命门真元之专药。

徐大椿《神农本草经百种录》：鹿茸之中，唯一点胚血，不数日而即成角，此血中有真阳一点，通督脉，贯肾水，乃至灵至旺之物也，故入于人身为峻补元阳益血之要药。又其物流动生发，故又能逐瘀通血也。鹿茸气体全而未发泄，故补阳益血之功多。鹿角则透发已尽，故拓毒消散之功胜。先后迟速之间，功效辄异，非明乎造化之机者，不能测也。

黄宫绣《本草求真》：鹿，气味纯阳，其茸能于右肾补其精气不足，大为补精暖血之剂。是以书载能补髓养血，强筋健骨，凡腰肾虚冷，遗精崩带等证，服皆有效。鹿虽属阴，而茸又属阴中之阳，故能入于左肾补其血液不足。且诸茸皆发督脉之背，鹿鼻常反向尾，能通督脉，其华在角，取以补命门，补精补气，皆以养阳也，不可不细为明辨耳。为补肝滋肾之要药也。

邹澍《本经疏证》：凡兽血皆不能至角，唯鹿则角中有血，是本能引血至上者，况茸乃当旧角才解，积血岔涌，将欲作角之时，遏其曳引之力，正厚取其推送之势方张，而下溜者转而上供，馁怯者易而雄骏，能为益其气，强其志矣。宜建其作强之机，益其雄壮之势矣。其他主治，则犹角之所能，而此更加灵耳。

胡爱萍《病证通用中药》：鹿茸，甘咸而温，甘咸滋肾，甘温补阳，乃纯阳峻补之品，尤长于补肾阳，益精血，使阳生而阴长。治疗肾阳虚衰，精血不足之畏寒肢冷，阳痿早泄，宫冷不孕，小便频数等。兼能固冲任，止带下。肾为元阳，为一身阳气之根本，肾阳充足，不仅全身脏腑经络得以温煦，还可鼓舞阳气，托疮外出，具有温补托疮之功。本品补肾阳、益精血、强筋骨之功，还可用于肾虚骨弱，腰膝无力，或小儿五迟之证。纯阳峻补之品，故凡有热毒发热者均当忌用。宜从小量开始，缓慢增加用量，不可骤用大量，以免阳升风动，头晕目赤，或伤阴血而吐衄。

刘冠军《临证医方妙用》：鹿茸，性味甘咸，入肝肾经，有壮肾阳、益精血、强筋骨之力。《本草纲目》言："生精补髓，养血益阳，强健筋骨。"该品含有氨基酸、鹿茸精，对人体有强壮作用，能提高机体功能，减轻疲劳，改善睡眠，促进食欲。故有峻补元阳，生精益血之效。鹿茸血，能和血，补心阴，且有生精益髓之力，为养心安神之要药。它不仅能益阴血，还能通脉气。清代汪颖曾用鹿血治疗心痛病人，屡见功效。

现代药理研究

本品含氨基酸、雌激素、雄激素、前列腺素、微量元素等。鹿茸精系鹿茸的醇提出物。鹿茸有强壮作用，可加快大幅度运动后疲劳的恢复，有很强的抗疲劳和减轻疲劳的作用，并能提高机体工作效率，改善睡眠，促进饮食，改善阳虚状态时能量代谢低下的病理变化；能增强小鼠对高温或低温的耐受力，提高机体对冷热刺激的适应性；能提高机体的免疫功能，有性激素样作用；能使离体子宫的张力提高，节律收缩增强；能增加肾脏利尿机能，能促进幼龄动物体重增长和子宫发育，对老年小鼠具有抗衰老作用；能增强再生过程，促进伤口、骨折的愈合，有明显的抗溃疡作用；能增强红细胞、血色素和网质红细胞的新生，升高白细胞；有强心作用，能防治实验性心率失常，提高耐缺氧能力，加快急性失血性低血压的恢复。此外，鹿茸多糖具有明显的抗炎作用。

性能归纳

鹿茸，味甘，咸，性温，归肾、肝经，无毒，为鹿科动物梅花鹿或马鹿的雄性鹿头上未骨化的幼角。其色紫红，气薄味厚，为温、补之剂。沉、降，亦升，峻、动、燥、补，亦静，能润，守而能走，入血分亦入气分，亦阳亦阴，走上、下，达内、外，行表入里之性能。补肾阳，益精，补血，强筋骨，托毒生肌。

性能应用

鹿茸，甘咸性温，主入肾经，峻补元阳，又补精血，强筋骨，用于肾阳虚证。肾阳虚所致诸症都可用本品峻补元阳以治本。其中，对筋骨不健者，兼能强筋骨；对冲任不固者，能固冲任；对精血亏虚者，能益精补血。可单用，或随证配伍应用。如治肾虚筋骨不健，腰膝酸软冷痛，步履乏力，宜与补肝肾、强筋骨之品配伍，如《百一选方》之补髓丹，以之与杜仲等品同用。治冲任虚寒不固，崩漏不止，宜与止血固崩之品配伍，如《圣惠方》之鹿茸散，以之与收敛固涩之乌贼骨等品同用。治小儿发育不良，宜与补肝肾、益精血之品配伍，如《活幼心书》之补肾地黄丸，以之与川牛膝、熟地黄等品同用。治成人早衰，宜与补火助阳、益精补血之品配伍，如《济生方》之十补丸，以之与附子、山茱萸、熟地黄等品同用。

鹿茸，性温，峻补元阳，能鼓舞阳气，托疮生肌，用于疮疡坍塌不起，或溃久不敛。疮疡已成，因正虚毒盛，不能托毒外达，疮顶塌陷不起，难溃难腐者，用本品补肾阳、益精血可托毒外出。可与补火助阳、补益气血之品配伍，如《万病回春》之回阳酒，以之与附子、黄芪、当归同用。疮疡后期，毒势已去，因气血虚弱，脓水清稀，溃久难敛者，本品研末外用，有生肌敛疮之效，如《赵炳南临床经验集》之回阳生肌散，以之配雄黄、乳香等解毒生肌之品，研细末，外用，治慢性顽固性溃疡。

鹿茸，既能补血，促进营血生长，又能温补肾阳。用于血虚证兼阳气不足者，较一般补血药要全面。临床用治再生障碍性贫血，属肾阳虚衰者，疗效优于一般补血药，为补血药中之圣品。

个人体会

鹿乃山中之兽，善奔且游，纯阳之体，有生发之气，淫欲而温顺，人称斑龙，至灵至旺之物，宜于饲养。宰杀之后，或蒸或煮，可药可食。其味甘咸性温，主入肾经，温补之剂。补肾阳，益精血，强筋壮骨，能治虚羸，又能鼓舞阳气，托疮生肌。其一身皆能入药，故《本草纲目》有"鹿之一身，皆宜人也"之说。鹿角乃督脉所发，故其华在角，能通督脉，生用则微热，偏于行血，消肿辟邪，治痈疡肿毒；熬炼成胶，则入肝肾，偏于补精血，益虚羸，能助阴中之阳。鹿角霜则偏于收敛固涩，能固遗泄崩漏，止血敛疮。其未骨化之幼角，色紫透红，气薄味厚，外复茸毛，故名"鹿茸角"。主入肾经之右，补命门，生精血，补阳中之阴，使阳生阴长，为纯阳峻补之品；峻补命门真阳之专药。《神农本草经百种录》曰："鹿茸之中，唯一点胚血，不数日而即成角，此血有真阳一点，通督脉，贯肾水，乃至灵至旺之物也，故入于人身为峻补元阳益精血之要药。"况本品富含氨基酸、鹿茸精、多种微量元素，并有性激素样作用，治肾阳虚衰，精血不足，骨痿筋弱之证。《本草纲目》曰："生精补髓，养血益阳，强健筋骨，为一身阳气之根本。"为补肾壮阳，益精髓，兼能固冲任，止带下，托毒生肌之要药也。古人曰："唯有斑龙顶上珠，能补玉堂关下血。"即此是也。其药用价值较鹿角为胜也。

除此之外，鹿之肾则偏于益精髓、壮肾阳，能治阳痿、宫冷；鹿之尾则偏于暖腰脊，益肾精，治腰脊酸痛、不能屈伸；鹿之骨则偏于壮筋骨、补虚羸，能续绝伤；鹿之筋则偏于壮筋骨，治劳损转筋、关节不利；肾之髓则偏于补阳益阴，生精润燥，疗肺痿咳嗽；鹿之血则偏于入血脉，补虚和血，疗心悸失眠；鹿之肉则偏于调血脉，补五脏，治虚劳羸瘦；鹿之皮则偏于补气，涩虚滑，治崩漏带下；鹿之油脂则偏于温腠理，疗面疮，润肤生肌；鹿胆汁消散痈毒，鹿𪲍唇则治瘿瘤；鹿头、鹿蹄皆入药，治虚劳消渴，疗脚膝骨中酸痛，不能践地；唯有全鹿丸、鹿胎膏，则偏于补虚生精，温下元，暖宫寒，疗虚损劳瘵，又调经种子也，真乃至神之物，全身是宝。李中梓曰："气化浓密孰能与，京诸贤盛述其功，良有以也。"只恐世人未识耳，故此累述增晰也。鹿乃纯阳生发之体，全身入药，温、通、固、托之剂，阳气不足者宜之，阴虚有热者慎之。

沙苑子

古今理性录

张介宾《景岳全书》：若用固精补肾，止遗沥尿血，缩小便，止烦渴，去燥热，则亦可用此。

倪朱谟《本草汇言》：沙苑蒺藜，补肾涩精之药也。其气清香，能养肝明目，润泽瞳人。补肾固精，强阳有子，不烈不燥，兼止小便遗沥，乃和平柔润之剂也。

张璐《本经逢原》：沙苑蒺藜，产于潼关，得漠北之气，性降而补益肾，治腰痛，为泄精虚劳要药。最能固精，故聚精丸用此佐鳔胶，大有殊功。以之点汤代茶，亦甚甘美益人。但肾与膀胱偏热者禁用，以其性温助火也。

严洁《得配本草》：甘、温，入足少阴经气分。固肾水之泄，暖少阴之精。其能去燥热，治烦渴，疗尿血，止余沥，皆得精之固而并效也。得甘菊，除风热；入鱼胶，摄精髓；入补剂，炒熟；入凉药，生用。媾精难出者禁用。

焦树德《用药心得十讲》：沙苑子，配续断、牛膝、杜仲等，用于肾虚腰痛；配山萸肉、五味子、莲须、龙骨、巴戟天、仙茅等，可用于肾虚所致的遗精、阳痿；配桑螵蛸、菟丝子、覆盆子、益智仁、补骨脂等，可用于老年肾虚小便频数或失禁；配枸杞子、菊花、刺蒺藜、菟丝子、决明子等，可用于肾虚所致的头晕眼花。

胡爱萍《病证通用中药》：沙苑子，甘温，兼有涩性，甘温补益，涩能收敛，且不燥不烈，柔和润泽，功能平补肝肾，而且收涩见长。入肾经，能补肾而固精缩尿，对肾虚遗精、遗尿尿频等，单用即可获效。若配伍补肾固涩之药同用，则疗效更佳。

胡心藻《中药类比歌诀》：沙苑子，甘温不燥，平和柔润，兼有涩性。偏于温助肾阳，固精缩尿。治肾虚阳痿，遗精早泄，尿频，带下之症为好。其养肝血，益肾阴而养肝明目，常用治肝肾两虚，头晕目眩之症。沙苑子清炒，能增强补肾固精之力；盐水炒，则加强补益肝肾之功。

刘典功《中药指征相类鉴别应用》：沙苑子，味甘性温，入肝肾二经，长于补肾固精，为补肝肾、明目要药。又甘补性收，善治白带，止遗精、涩溺。阴虚火旺及小便不利者慎用，性欲亢奋者忌用。

现代药理研究

本品含三萜糖苷、黄酮、异黄酮及其糖苷、氨基酸、脂肪酸、生物碱、微量元素、维生素 A 等成分。沙苑子能调节机体的生理功能，能增强机体的免疫能力，提高机体的非特异性和特异性免疫功能；有抗疲劳及抗炎、抗利尿、镇静、镇痛等作用，还能降血压，增加脑血流量，改善血液流变学指标，抑制血小板凝聚。

性能归纳

沙苑子，味甘、涩，性温，归肾、肝经，无毒，为豆科草本植物扁茎黄芪的成熟种子。其气清香，为固、补之剂，沉、降不升，缓、润、静、补，入气分，守而不走，阳也，下行，达上入内，走里之性能。补肾阳，益肾精，固精、缩尿、止带、明目。

性能应用

沙苑子，味甘、涩，性温，入肾经气分，能补肾阳，益肾精，兼能固精，缩尿，止带浊，用于肾虚不固之遗精、遗尿、带下及腰痛、阳痿。但其补益之力有限，特点在于补而能涩，对肾虚不固之证有标本兼顾之效。常与补肾固涩之品配伍，如《医方集解》之金锁固精丸，以之与芡实、莲子等同用，治肾关不固之遗精滑泄；《杂病源流犀烛》之沈氏固胞汤，以之与桑螵蛸、山茱萸等品同用，治肾虚遗尿、小便频数；《女科切要》之内补丸，以之与鹿茸、菟丝子等品同用，治肾虚带下。对肾虚腰痛，本品还略有止痛作用，单用有效。本品虽不长于壮阳起痿，但肾虚精亏之阳痿，亦可用本品补肾益精，如《医学六要》之壮精固本丸，以之与鹿角胶、枸杞子等品同用，可治阳痿。

沙苑子，补肾益精，又有一定的明目作用，治内障目昏。对肾精不足，精气不能上荣，目失涵养之内障目昏，宜与补肝肾明目之品配伍，如《万病回春》之明目地黄丸，以之与枸杞子、菟丝子等品同用。

个人体会

沙苑子，蒺藜也，味甘涩性温，主入足少阴气分，补、固之剂，补肾阳，暖肾精，固敛肾气。肾阳足，则阳强起痿；肾精暖，则精旺有子；肾气固，则遗滑尿频，白带能止耶。《本草纲目》曰："补肾治腰痛泄精，虚损劳乏。"现代药理研究：沙苑子能调节机体的生理功能，能增强机体的免疫能力，提高机体的非特异性或特异性免疫功能，有抗疲劳作用。本品温而不燥，柔和润泽，又入肝经，平补肝肾，肾精上荣，涵养肝目，能治内障目昏。《本草汇言》曰："沙苑蒺藜，补肾涩精之药也。其气清香，能养肝明目，润泽瞳人。补肾固精，强阳有子，不烈不燥，乃和平柔润之剂也。"本品甘温能补，性涩能固，但其补益之力不足，固敛之功见长，多用于止遗精、缩小便，故小便不利、媾精难出者禁用。蒺藜子以豆科草本植物、偏茎黄芪或华黄芪的种子（灰褐光滑呈绿色）为正品入药，补肾益精，缩尿明目。《本草图经》："又一种白蒺藜，今生同州沙苑。"《本草纲目》："白蒺藜状如羊肾而带绿色，今人谓之沙苑蒺藜。"《增订伪约条辨》："陕西潼关外出者名潼蒺藜，质最佳；亳州出者为亳蒺藜，次之；山东出者为东蒺藜，最次，不得不辨也。"其沙苑子是以地域为名，即沙苑所产蒺藜子也。

另有蒺藜科草本植物蒺藜的种子，色白有刺，亦名白蒺藜或刺蒺藜，入药平肝息风明目，与沙苑蒺藜子名同而实异，医生处方用药时宜审之。

补血药

当归

古今理性录

张元素《医学启源》:《主治秘诀》云当归其用有三:心经本药一也,和血二也,治诸病夜甚三也。治上、治外,须以酒浸,可以溃坚,凡血受病须用之。又云:血壅而不流则痛,当归身辛温以散之,使气血各有所归。

王好古《汤液本草》:用头则破血,用尾则止血,若全用则一破一止,则和血也。入手少阴,以其心主血也;入足太阴,以其脾裹血也;入足厥阴,以其肝藏血也。头能破血,身能养血,尾能行血,用者不分,不如不使。佐使定分,用者当知。《药性论》云:补女子诸不足。此说尽当归之用矣。

杜文燮《药鉴》:多用,大益于血家,诸血证皆用之,但流通而无定,由其味带辛甘而气畅也,随所引导而各至焉。入和血药则血和,入敛血药则血敛,入凉血药则血凉,入行血药则血行,入败血药则血败,入生血药则血生,各有所归也,故名当归。痘疮临收之际用之,恐行血作痛。此又不通之论也。盖肠胃既燥,则血药尽能里润肠胃,将何者外行痘疮哉。经云:有故无殒,亦无殒也,其斯之谓乎。便泄者勿用。

张介宾《景岳全书》:当归,其味甘而重,故专能补血,其气轻而辛,故又能行血,补中有动,行中有补,诚血中之气药,亦血中之圣药也。凡有形虚损之病,无所不宜。佐之以攻则通,故能祛痛通便,利筋骨,治拘挛、瘫痪、燥、涩等。营虚而表不解者,佐以柴、葛、麻、桂等剂,大能散表卫热,而表不敛者,佐以大黄之类,又能固表。唯其气辛而动,故欲其静者当避之;性滑善行,大便不固者当避之。凡阴中火盛者,当归能动血,亦非所宜;阴中阳虚者,当归能养血,乃不可少。若血滞而为痢者,正所当用,其要在动、滑两字。若妇人经期血滞,临产催生,及产后儿枕作痛,俱当以此为君。小儿痘疹惊痫,凡属营虚者,必不可少。

缪希雍《本草经疏》:《别录》:活血补血之要药,故主咳逆上气也。温疟寒热洗洗在皮肤中者,邪在厥阴也,行血则厥阴之邪自解,故寒热洗洗随愈也。妇人以血为主,漏下绝子,血枯故也。诸恶疮疡,其已溃者温补内寒,则补血而生肌肉也。金疮以活血补血为要,破伤风亦然,并煮饮之。内虚则中寒,甘寒益血,故能温中。血凝则痛,活血故痛自止。血溢出膜外,或在肠胃,曰客血。得温得辛,则客血自散也。内寒者,甘温益血之效也。中风痉，痉即角弓反张也。汗不出者，风邪乘虚客血分也。得辛温则血行而和，故痉自柔而汗自出也。痹者，血分为邪所客，故拘挛而痛也。风寒湿三者合而成痹，血行则邪不能客，故痹自除也。中恶者，内虚故猝中于邪也。客气者，外来之寒气也，温中则寒气自散矣。虚冷者，内虚血不荣于肉分故冷也。补五脏生肌肉者，脏皆属阴，阴者血也，阴气足则荣血旺而肌肉长也。患人虚冷，加而用之。当归性辛温，虽能活血补血，终是行走之性，故致滑肠。又其气与胃气不相宜，故肠胃薄弱，泄泻溏薄，及一切脾胃病，恶食不思食，及食不消，并禁用之。即在产后胎前，亦不得入。

倪朱谟《本草汇言》：诸病夜甚者，血病也，宜用之，诸病虚冷者，阳无所附也，宜用之。温疟寒热，不在皮肤外肌肉内，而洗洗在皮肤中，观夫皮肤之中，营气之所会也，温疟延久，营气中虚，寒热交争，汗出洗洗，用血药养营，则营和而与卫调矣，营卫调和，何温疟之不可止乎。

陈士铎《本草新编》：或疑当归滑肠，产妇血燥，自是相宜。然产妇亦有素常肠滑者，产后亦可用当归乎？曰：产后不用当归补血，实无第二味可以相代。即平素滑肠，时当产后，肠亦不滑，正不必顾忌也。或过虑其滑，即前条所谓佐之白术、山药，则万无一失矣。

张璐《本经逢原》：凡血虚发热者，宜当归补血汤；心下刺痛者，一味当归酒煎服，专主血分诸病。海藏言当归血药，何《本经》治咳逆上气？当归辛散，乃血中气药，故咳逆上气，有阴虚阳无所附者，用血药补阴，则血和而气降矣。凡冲、任、督、带病，皆不可少，唯泄泻家、痰饮家禁用。

徐大椿《神农本草经百种录》：当归辛香而润，香则走脾，润则补血，故能透入中焦营气之分，而为补营之圣药。当归为血家必用之药，而《本经》无一字及于补血养血者，何也？盖气无形可骤生，血有形难速长。凡通闭顺气，和阴清火，降逆生津，去风利窍，一切滋润通和之品，皆能令阴气流通，不使亢阳致害，即所以生血也。当归辛芳温润，兼此数长，实为养血之要品，唯著其血充之效，败血之得所养，不待言而可知。此等当参全经而悟其理。

黄宫绣《本草求真》：古方合白芍、川芎、地黄同用，名为四物汤总剂，盖谓得芎以为长养生发之机，地黄以为滋补化源之自，白芍以为救阴敛阳之本，则血始能以生。故凡用四物以治血者，不可不察。随其病之所向，以为出入加减，要使血滞能通，血虚能补，血枯能润，血乱能抚，俾血与气附，气与血固，而不致散乱而无所归耳。书命其名曰归，即是此意。当归专入心经，辛甘温润，诸书载物为人心生血之上品。

张锡纯《医学衷中参西录》：至于女子产后受风发搐，尤宜重用当归。因产后之发搐，半由于受风，半由于血虚（血虚不能荣筋），当归既能活血以祛风，又能生血以补虚，是以愚治此等证，恒重用当归一两，少加散风之品以佐之，即能随手奏效。

张山雷《本草正义》：归身主守，补固有功，归尾主通，逐瘀自验，而归头乘上行之性，便血溺血，崩中淋带等之阴随阳陷者，升之固宜，若吐血衄血之气火升浮者，助以温升，岂不为虎傅翼？是止血二字之所当因症而施，固不可拘守其止之一字而误谓其无所不可也。且凡失血之症，气火冲激，扰动血络，而循行不守故道者，实居多数，当归之气味俱厚，行则有余，守则不足，亦不可过信归所当归一语，而有循名失实之咎。

胡爱萍《病证通用中药》：当归，甘辛而温，质地滋润，甘温补血，辛温活血，补中有行，行中有补，可治一切血证，补一切虚劳。且尤长于补血，为补血之圣药，可用治血虚所致的各种病证。因其补血又能活血，故对血虚兼血瘀诸证用之更宜，其补血之功大于活血之力。适用血虚，血不养心之心悸失眠，对血虚兼心瘀之心悸更为适宜。用于血虚所致的月经失调，无论血虚、血瘀、寒热、虚实，皆可运用。尤长于对血虚兼血瘀之月经不调，经闭，痛经最为适宜。用于跌打损伤，瘀血作痛，取其活血，补血，止痛之功，活血而不伤正，祛瘀而能生新，瘀去新生，血脉通畅，则瘀肿疼痛自止矣。本品既能补心肝之血，又能润肠胃之燥，有补血而润肠通便之功，善治血虚肠燥便秘。甘补辛散，苦泄温通，本品既能补血，又能活血而平喘。《血证论》谓："气以血为家，喘则流荡而忘返。"故对咳喘日久，气滞而致血瘀者，或因外伤胸部瘀血，以致肺气壅滞，上逆而咳逆气急者尤为适宜。

谭同来《常用中药配对与禁忌》：当归味甘，入心肝二经血分而善补血，用治心、肝血虚证，但其性温，以血虚有寒者宜之。味甘而辛，长于活血，行滞止痛，故为补血调经之良药。妇人以血为本，凡血虚、血瘀，或兼气滞而致的月经不调、痛经、经闭等，必为主药用之。本品为血分中之气药，有活血之功，运血之力，补中有动，行中有补，性温而不寒，不仅为调经之要药，还能补血养血，令血盛以养胎，亦为妊产期疾患之良药。故妇女妊期，产后诸疾多选用，且血虚血瘀有寒者尤宜。当归味辛，能活血化瘀，使瘀血消散，肿消痛止，故又常用于跌打损伤，瘀血肿痛，筋伤骨折等。本品行血，又善散寒止痛，投之可致血盈畅流，筋脉得养，寒邪可除，又能治痹痛麻木之症。补血活血，消肿止痛，又能排脓生肌，可治外科疮疡痈疽。津血同源，血虚可致肠液亏乏，大便燥结。本品油润味甘，补血润肠通便，故血虚便秘常用之。当归气轻味辛，和血活血，止咳喘作用颇佳。对老年咳喘更为适宜，湿盛中满及大便溏泄者忌服。中风属痰湿、气火、正气虚弱引起者亦忌服。

胡心藻《中药类比歌诀》：当归，甘补辛散，苦泄温通，为血中气药，动而能走，补中有通，能行气止痛，活血散寒。对固寒而瘀，舌有瘀紫斑纹者更为适宜。兼能托毒消肿，为血虚血滞之要药。《医学衷中参西录》谓：当归，"为生血、活血之要药，而又能宣通气分，使气血各有所归，故名当归。其力能升（因其气厚而温），能降（因其味厚而辛），内润脏腑（因其液浓而甘），外达肌表（因其味辛而温）。"

黄和《中药重剂证治录》：当归，甘辛温，归肝、心、脾经，通、补之剂。有补血活血，调经止痛，润肠通便之功效，兼具补养、柔润、通散、开窍之功。两入气血而专主血分诸证。能补擅攻，通上达下，彻里透表，散而能固，温而能润。尤具补血活血，通补脏腑，通调冲任之效，堪为"血中圣药"之称。古有"一物之用"之说，及归身补血，归尾止血，全归养血活血，各有所长，至今宗之。

现代药理研究

本品含挥发性成分、有机酸、糖类、维生素、氨基酸、无机元素、碱性成分及豆留醇、谷留醇等其他成分。当归水浸液能显著促进血红蛋白及红细胞的生成，当归多糖可使实验动物白细胞和网织红细胞增加。当归浸膏能显著扩张冠状动脉，增加冠状动脉血流量，降低心肌耗氧量。其中性油对实验性心肌缺血有明显的保护作用，并能对抗多种药物所致的心律失常，可使心率减慢，室性心动过速减少，使室颤出现推迟，致颤阈提高。当归挥发油对大脑有镇静作用，对延脑先兴奋后抑制；有降压作用，其挥发油能引起血压上升，水溶性物质则可引起血压下降；有某种程度抗氧化及抑制自由基等作用，可减轻脑缺氧。当归水浸膏能使兔眼压下降，房水减少；所含挥发油和阿魏酸能抑制子宫平滑肌收缩，而其水溶性或醇溶性非挥发性物质，则能使子宫平滑肌兴奋，对子宫的作用取决于子宫的机能状态而呈双向调节作用；能抗维生素 E 缺乏，防止流产；能扩张外周血管，缓解外周血管平滑肌痉挛，增加血流量，改善外周循环；有降低血小板聚集及抗血栓作用，对非特异性和特异性免疫功能都有增强作用；有保肝作用，能防止肝糖原降低，促进肝细胞再生和恢复肝脏某些功能；有保肾作用，纠正蛋白质代谢紊乱，利尿；能促进神经损伤后的功能恢复，有促进创面愈合的作用，对局部组织不仅能止血，还能加强末梢循环，外用能使上皮迅速增生；有镇痛，抗炎，抗菌，镇静，抗肿瘤，抗辐射等作用；所含藁本内酯及正丁烯酰内酯可松弛支气管平滑肌，对抗乙酰胆碱引起的支气管哮喘，有显著的平喘作用。用药后不仅有缓解症状和体征的作用，还能显著改善肺通气功能。

性能归纳

当归，味甘、辛，性温，归肝、心、大肠经，无毒，为伞形科草本植物当归的根，质地滋润，味厚气薄，为通、补之剂。沉、降、升、浮、静、缓、润、补，动也，守而能走，阴也、阳也，入血分，亦入气分，走上、下，达内、外，走表、入里之性能。补血，活血，止痛，调经，润肠通便。

性能应用

当归，味辛甘性温，入心、肝、脾经血分，补血要药，用于血虚诸证。补血活血，为通补之剂，对血虚血滞之证有兼顾之效。本品能补血以养心，常配伍用于心虚心失所养之惊悸怔忡，心烦，失眠，多梦，健忘等症。宜与养心安神之品配伍，如《摄生秘剖》之天王补心丹，以之与酸枣仁、柏子仁等品同用。又能补血以养肝，常配伍用于血虚肝失所养之眩晕、耳鸣、两目干涩、视力减退、雀盲、肢体麻木、拘急、震颤、月经延期、量少色淡、经闭等。因其既能补血，又能调经，还能活血止痛，对血虚或血虚血滞之月经不调、痛经、经闭、腹痛等能较全面地缓解病情，故为妇科要药。常与补血行血之品配伍，如《和剂局方》之四物汤，以之与熟地、白芍、川芎同用。临床常用四物汤化裁，治疗各科疾病属于血虚或血虚血滞者。

当归,辛散,行血活血,又为活血化瘀之要药,用于血瘀诸证。对妇科血滞血瘀,跌打损伤,胸腹胁肋瘀滞疼痛,经脉瘀滞,肢体疼痛,麻木,半身不遂,痹证,癥瘕积聚,疮痈,瘀滞所致出血等与血滞血瘀有关的病证,不仅都适用,而且都常用。以其兼能止痛,又长于补血,故尤宜于伴有疼痛的瘀血证及瘀滞与血虚并存者。对于妇科之瘀滞证,本品不仅能活血、止痛,还长于调经,故尤为常用。常与活血化瘀药配伍,如《医宗金鉴》之桃红四物汤,以之与桃仁、红花、川芎等品同用。治血瘀所致的妇女月经不调,痛经,或血瘀而致的月经过多等;《医学衷中参西录》之活络效灵丹,以之与乳香、丹参等品同用,治气血凝滞,心腹疼痛,腿臂疼痛,跌打损伤,癥瘕积聚及内外疮痈等。

当归,滋柔润滑,润肠通便,可用于肠燥便秘。因其长于补血,尤宜于血虚肠燥便秘。宜与养血润燥药配伍,如《证治准绳》之益血润肠丸,以之与熟地黄、肉苁蓉、火麻仁等品同用。

当归气轻味辛,还有一定的平喘作用。可用于肺气壅遏之咳喘,宜与化痰平喘止咳药配伍。如《和剂局方》之苏子降气汤,以之与苏子、半夏、前胡等品同用。因其长于活血,故以用于咳喘日久,气滞导致血滞血瘀;或因外伤胸部瘀血,以致肺气壅滞上逆之喘咳气急者,尤为适宜。

个人体会

都言当归味甘而厚,专能补血,通治血虚诸病,为补血之圣药也。而《本经》则无一字言及补血养血,何也?《黄帝内经》曰:"气无形可骤生,血有形难速长。"欲要生其血,必先益其气。气者:阳也,动也,可行可走,能通能和,通闭塞,和阴气,令阴气流通,不受元阳致害。阴气者,血也。故谓生血养血,通而补之也。

当归味辛气薄,专入肝经,能宣通气分,为血中气药。能升能降,通上达下,彻里透表,散而能固,温而能润,通调血脉,使气血各有所归,故名当归也。本品补中有动,行中有补,有活血之功,运血之力,补血活血,调经止痛,润通脏腑,通调冲任,活血不伤正,祛瘀能生新,无论血虚、血瘀、寒热、虚实,皆以君药之身份而用之。陈士铎之《辨证奇闻》论当归曰:"如痢疾也,非君之以当归,则肠中之积秽不能去;如跌伤也,非君之以当归,则骨中之瘀血不能消;大便燥结,非君之以当归,则硬粪不能下;脾中血干,当归少用,则难以滋养。是当归必宜多用,而后可以成功也。倘畏其过滑而不敢多用,则功用薄而迟矣。"故当归大益于血家,诸血证皆可用之。唯其性动、滑,流通而无定功,由其味辛气畅也。中正随和之药,常随所引导而各至也。《辨证奇闻》又曰:"其性甚动,入之补气药中则补气,入之补血药中则补血,入之升提药中则提气,入之降逐药中则逐血也。而且用之寒则寒,用之热则热,实无定功也。"总之:当归,味厚气薄,血中之气药,性动滑流通,行血活血而和血止痛也,通、补之剂。凡虚、实、寒、热、瘀、毒、燥、出、新、旧、上、下、内、外、表、里诸血分病,皆可配伍应用,为通治诸血证之要药也。泄泻,痰饮家禁用。

白 芍

古今理性录

王好古《汤液本草》：芍药，东垣云：但涩者为上。或问：古今方论中多以涩为收，今《本经》有利小便一句者，何也？东垣云：芍药能停诸湿而益津液，使小便自行，本非通行之药，所当知之。又问：有缓中一句，何谓缓中？东垣云：当用四物汤，以其内有芍药故也。赤者利小便下气，白者止痛散气血，入手、足太阴经。大抵酸涩者为上，为收敛停湿之剂，故主手、足太阴经。收降之体，故又能至血海，后至厥阴经也。《难经》云，损其肝者缓其中，即调血也。腹中虚痛，脾经也，非芍药不能除。

朱震亨《丹溪心法》：芍药泻脾火，性味酸寒，冬月必以酒炒，凡腹痛多是血脉凝涩，亦必酒炒用。然止能治血虚腹痛，余并不治，为其酸寒收敛，无温散之功也。下痢腹痛必炒用，后重者不炒。产后不可用者，以其酸寒伐生发之气也，必不得已，亦酒炒用之。

李时珍《本草纲目》：白芍药益脾，能于土中泻木；赤芍药散邪，能行血中之滞。《日华子》言赤补气，白治血，欠审矣。何独避芍药耶？

缪希雍《本草经疏》：酸以收之，甘以缓之，甘酸相合用，补阴血通气而除肺燥。芍药味酸寒，专入脾经血分，能泻肝家火邪，故其所主收而补。制肝补脾，陡健脾经，脾主中焦，以其正补脾经，故能缓中。土虚则水泛滥，脾实则水气自去，故去水气。土坚则水清，故利膀胱大小肠。中焦不治，则恶气乘虚而客之，为腹痛，补脾则中自和而邪不能留，腹痛自止矣。脾虚则湿气下流客肾，故腰痛得补则脾气运而上行，故腰痛自愈。女人以血为主，脾统血，故治女人一切病。胎前产后，无非血分所关，酸寒能凉血补血，故主胎产诸病。土实则金肃而木气自敛，故治风除热。益血，故能补劳退热除烦。脾统后天元气，得补则旺，故益气。酸寒能泻肝，肝平则脾不为贼邪所干，脾健则母能令子实，故安脾肺。胃气属土，土虚则缓而散，木化作酸，故收胃气。脾虚则中气下陷而成泻痢，东垣以中焦用白芍药，则脾中升阳，又使肝胆之邪不敢犯，则泻痢自止矣。肺主皮毛腠理，脾主肌肉，而为肺之母，母能令子实，故固腠理。脾统血，脾和则血脉自和。酸敛入阴，故收阴气，敛逆气，理中气。脾虚则中满，实则满自消。治中则心下不痞，泻肝则胁下不痛。善噫者，脾病也，脾健则不噫。肝脾之火上炎，则肺急胀逆喘咳，酸寒收敛以泻肝补脾，则肺自宁，急胀逆喘咳之证自除。凉血补血，则太阳衄衄自愈。脾虚则目涩，得补则涩除。肝家无火，则肝血自足。阳维病苦寒热，及带脉病苦腹痛满，腰溶溶如坐水中，皆血虚阴不足之候也。肝脾和，阴血旺，则前证自瘳矣。

张介宾《景岳全书》：其性沉阴，故入血分，补血热之虚，泻肝火之实，固腠理，止热泻，消痈肿，利小便，除眼痛，退虚热，缓三消。诸证因于热而致者为宜，若脾气寒而痞满难化者忌用。止血虚之腹痛，敛血虚之发热。白者安胎热不宁，赤者能通经破血。此物乃补药中之稍寒者，非若极苦大寒之比。若谓其白色属金，恐伤肝木，寒伐生气，产后非宜，则凡白过芍药，寒过芍药者，又将何如？如仲景黑神散、芍药汤之类，非皆产后要药耶？用者还当详审。若产后血热而阴气散失者，正当用之，不必疑也。

贾所学《药品化义》：白芍药微苦能补阴，略酸能收敛。因酸走肝，暂用之生肝。肝性欲散恶敛，又取酸以抑肝，故谓白芍能补复能泻，专行血海，女人调经胎产，男子一切肝病，悉宜用之调和气血。其味苦酸性寒，本非脾经药，炒用制去其性，脾气散能收之，胃气热能敛之。主平热呕，止泄泻，除脾虚腹痛，肠胃湿热。以此泻肝之邪，而缓中焦脾气，《难经》所谓损其肝者缓其中。同炙甘草为酸甘相合，调补脾阴神妙良法，若久嗽者借此以收肺。又治痢疾腹痛，为肺金之气，郁在大肠，酸以收缓，苦以去垢，故丹溪治痢，大有功效。若纯下血痢，又非其所宜也。若痘疮血不归附者，用以敛血归根，唯疹子忌之。

张志聪《本草崇原》：芍药，气味苦平，风木之邪，伤其中土，致脾络不能从经脉而外行，则腹痛。芍药疏通经脉，则邪气在腹而痛者，可治也。心主血，肝藏血，芍药禀木气而治肝，禀火气而治心，故除血痹。除血痹，则坚积亦破矣。血痹为病痛，则身发寒热；坚积为病，则或疝或瘕。芍药能调血中之气，故皆治之。止痛者，止疝瘕之痛也。肝主疏泄，故利小便。益气者，益血中之气也。益气则血亦行矣。芍药气味苦平，后人妄改圣经，而曰微酸。元明诸家相沿为酸寒收敛之品，凡里虚下利者，多用之以收敛，夫性功可以强辩，气味不可讹传，试将芍药咀嚼，酸味何在？又谓新产妇人忌用芍药，恐酸敛耳。夫《本经》主治邪气腹痛，且除血痹寒热，破坚积疝瘕，则新产恶露未尽正宜用之。若里虚下痢，反不当用也。

黄元御《玉楸药解》：芍药酸寒入肝，专清风燥而敛疏泄，故善治厥阴木郁风动之病。肝胆表里同气，下清风木，上清相火，并有捷效。然能泄肝胆风火，亦伐脾胃之阳。

黄宫绣《本草求真》：血之盛者，必赖辛为之散，故川芎号为补肝之气。气之盛者，必赖酸为之收，故白芍号为敛肝之液，收肝之气，而令气不妄行也。其用凡六：安脾经，一也；治腹痛，二也；收胃气，三也；止泻痢，四也；和血脉，五也；固腠理，六也。是以书言能理脾、肺者，因其肝气既收，则木不克土，土安则金亦得所养，故脾、肺自尔安和之意。至于书载功能益气除烦，敛汗安胎，补痨退热，及治泻痢后重，痞胀胁痛，肺胀嗳逆，痈肿疝瘕，鼻衄目涩，溺闭，何一不由肝气之过盛，而致阴液之不敛耳。杲曰：经曰，损其肝者缓其中，即调血也。产后不宜妄用者，以其气血既虚，芍药恐伐生气之意也。倘腹痛非因血虚者，不可误用，盖诸腹痛宜辛散，而芍药敛收故耳。凡遇发热，不论虚实辄投，致令虚阳浮越，惜哉。然用之得宜，亦又何忌。唯在相证明确耳。

张锡纯《医学衷中参西录》：善滋阴养血，退热除烦，能收敛上焦浮越之热下行自小便泻出，为阴虚有热小便不利者之要药。为其味酸，故能入肝以生肝血；为其味苦，故能入肝而益胆汁；为其味酸而兼苦，且又性凉，又善泻肝胆之热，以除痢疾后重，疗目疾肿痛。唯力近和缓，必重用之始能建功。

张山雷《本草正义》：芍药，古无赤白之分，而功用自别。白者苦而微酸，能益太阴之脾阴，而收涣散之大气，亦补益肝阴，而柔驯肝气之横逆。《本经》主邪气腹痛，寒热疝瘕，止痛益气，《别录》所谓缓中者，无一非养毓肝脾两脏之真阴，而收摄两脏之逆气，斯邪气退藏，正气裨益，腹痛及心胃之痛皆除，中气和调，寒热自已，疝瘕自定，皆白芍药养脾柔肝之功用也。每谓腹痛是肝木凌脾，芍能助脾土而克肝木，故为腹痛之主药。要知肝秉刚强之性，非借阴液以涵濡之，则暴戾恣睢，一发而不可制，当其冲者，实唯脾土先蒙其害，凡心胃痛、腹满痛、胸胁刺痛、支撑胀闷，无一非刚木凌脾之病。仲圣以芍药治腹痛，一以益脾阴而摄纳至阴耗散之气，一以养肝阴而和柔刚木桀骜之威，与行气之药，直折肝家悍气者，截然两途，此泻肝与柔肝之辨。而芍药所以能治腹痛胀满、心胃刺痛、胸胁胀痛者，其全体大用，即是此法，必不可与伐肝之剂作一例观也。凡腹痛之当用芍药者，皆太阴气滞，肝络郁结不舒为病，非属于虚寒一边，而中气虚寒，则又有建中法在，非芍药一味之所能治，此寇宗奭所以有气虚寒人禁用之说也。

胡爱萍《病证通用中药》：白芍，苦酸微寒，归肝、脾二经，尤善入肝经，收敛肝阴而养肝血，肝血不足，血不养心则心悸；肝血不足，胞宫枯则月经不调。又能调畅肝气，用于血虚肝郁之月经不调最为适宜。肝为刚脏，喜疏散而恶敛，故以辛为补，以酸为泄，来制约其刚盛气旺。养肝柔肝，扶脾抑肝，缓急止痛。肝阴不足，气盛横逆，或生胁痛，或犯脾土，肝脾不和，脘腹胀满，腹痛下痢。或筋脉失养，拘挛疼痛。肝血得补，肝阴得敛，亢盛之气得以抑制，肝阳上亢自能平降，有平抑肝阳之功。虚寒腹痛泄泻，及中寒胃冷者慎服。

黄煌《方药心悟》：白芍入肝脾经血分，酸能收敛，苦凉泄热，故能化阴补血，和营敛阴，滋润肝脾，柔养经脉，为肝家要药。

王超《临证用药心悟》：白芍软肝柔肝。女子以肝为先天，体阴用阳。凡肝火亢盛，或肝阴亏虚诸证均可选用此药为主。

谭同来《常用中药配对与禁忌》：白芍味酸入肝，养血敛阴，常用于肝血亏虚诸证。性微寒，故血虚有热者最宜。通过养血、敛阴、柔肝，故有良好的调经止痛作用，为调经良药。阴血不足，水不涵木，则虚风内动。本品又善于平抑肝阳，常用于抽搐、眩晕等肝阳上亢诸证。肝主筋，筋脉失养，则发诸痛证，本品柔肝止痛，为肝急诸痛必用之方。又可敛阴止汗，可医盗汗。总之：白芍酸寒入肝，柔肝平肝，具有养肝体、敛肝气、平肝阳，令肝气不妄动之功用，偏治肝虚之本。

胡心藻《中药类比歌诀》：白芍酸寒，补血偏于养阴，其性静而主守，入肝经能抑肝阳，长于敛阴平肝，缓急止痛。补血作用较弱。凡血虚肝旺，头痛眩晕，胁肋胀痛，四肢挛急，肝脾不调，泄痢腹痛多用。总之以血虚肝旺有热者为宜，且又可敛阴止汗。《本草备要》云白芍："补血泻肝，益脾，敛肝阴，治血虚之腹痛。"白芍，生用敛肝平肝，潜阳止眩晕力胜；酒炒可缓其酸寒之性，养血活血，缓急止痛之力强；土炒，安脾止泄力专；醋炒，长于缓肝柔肝，止痛收敛；煨制，有暖胃止呕之功；炒炭，长于敛血止血。

黄和《中药重剂证治录》：白芍，苦甘酸微寒，归肝脾经，为通、补之剂，有养血调经，平肝止痛，敛阴止汗之功效。能补能泻，两入气血，而主阴血诸证。不仅滋养阴血，还具泻木疏土、益阴化阳、通利二便之功。今之世医只知白芍能补、能缓、能敛，而不知其能泻、能散、能通、能利。以其通泻之性而伍用，不必拘于虚证也。小剂和气血，调阴阳，以和为主；中大剂量养血益阴，兼以抑阳，以补为主；重剂量平肝抑阳力强，且有通利之功，以泻为主，而解痉止痛之效尤著。其止痛效果常与用量呈正相关。陈士铎之《本草新编》曰："用之补则补，用之泻则泻，用之散则散，用之收则收，要在人善用之。"而善用其平泻通利之功者能有几哉？真善知白芍者，寥矣。

现代药理研究

本品含芍药苷、牡丹酚、芍药花苷、芍药内酯苷、氧化芍药苷、苯甲酰芍药苷、芍药吉酮，还含有苯甲酸、谷甾醇、鞣质、挥发油、脂肪油、树脂、糖、淀粉、黏液质、蛋白质和三萜类等成分。白芍能增加心肌营养血流量，有抗血小板聚集和抑制血栓形成作用，对子宫平滑肌有抑制作用；通过解除血管平滑肌痉挛，显示扩张外周血管及轻度降压作用；对胃肠平滑肌有明显的抑制作用；能抑制胃酸分泌，预防应激性溃疡的发生；有明显的止痛效果，与甘草同用，有协同镇痛作用，治因中枢性或末梢性肌痉挛，以及因痉挛引起的疼痛。水醇提出物对肝损伤，有预防和逆转作用；具有镇静、抗惊厥、改善睡眠、镇痛、抗炎、解热、调节免疫功能、解经、抗溃疡、神经肌肉阻断、镇咳、保肝、调节血压、降血糖、抗心肌缺血、扩张冠状动脉、增加冠脉血流量、抗血栓、抗缺氧、抗氧化、清除自由基、增强学习记忆功能、抗菌、抗病毒等作用。

性能归纳

白芍，味甘、酸、苦，性微寒，归肝、脾、心经，无毒，为毛茛科草本植物芍药的根，质重味厚，为敛、补之剂。沉、降不升，静、缓、润、补，入血分，亦入气分，守而不走，阴也，行下，入内，达里之性能。补血，平抑肝阳，缓急止痛，止汗。

性能应用

白芍，苦甘且酸，性微寒，归肝、脾、心经血分，收敛肝阴而养血，为补血常用药，适用于血虚证，广泛用于配伍治疗血虚心肝失养诸证。血虚心失所养之心悸怔忡，失眠等症，可用本品补血以养心。常与养血、安神之品配伍，如《医方类聚》之益荣汤，以之与当归、酸枣仁、柏子仁等品同用。血虚肝失所养之诸证，亦常用本品补血以养肝。对于血虚肝阳上亢眩晕者，本品兼能平肝阳。宜与养血、平肝之品配伍，如《赤水玄珠》之补肝养荣汤，以之与当归、菊花等品同用。血虚筋脉失养而拘挛者，本品既能补血以柔肝，又能缓急，宜与养血之品配伍，如《杂病源流犀烛》之养血地黄汤，以之与生地、当归、阿胶等品同用。《和剂局方》之四物汤中亦有用本品，随证化裁，可用于各科疾病属血虚证者。

白芍，体重，味苦酸，主入肝经，能平抑肝阳，用于肝阳上亢所致的眩晕、头痛。对肝阳上亢之头痛，能止痛。肝阳上亢多因肝肾阴虚所致，故常与滋养肝肾之品配伍，如《医学衷中参西录》之镇肝息风汤，以之与龟板、天门冬等品同用。

白芍，养阴补血，主入肝经，缓肝急，止疼痛，多用于胁肋、脘腹、四肢拘挛之疼痛。因其能养血以柔肝，故尤宜于因血虚肝失所养，筋脉拘急所致的拘急疼痛。常与甘草相须为用，如《伤寒论》之芍药甘草汤。临床常以此方为基础随证化裁，治疗多种疾病过程中的拘挛疼痛。

白芍，味酸收敛，敛肝阴，止汗出，用于盗汗、自汗。治疗虚证汗出及阴虚盗汗，宜与滋阴降火之品配伍，如《丹台玉案》之滋阴抑火汤，以之与知母、黄柏等品同用。治气虚自汗，宜与益气固表之品配伍，如《赤水玄珠》之芍药黄芪汤，以之与黄芪、白术等品同用。

个人体会

《素问》曰："肝者，将军之官，谋虑出焉。罢极之本，魂之居也。"主疏泄，主藏血，为气血之脏也。肝在五行属木，位居东方，阳气生发之地。主动，主升，主疏泄。在脏为阴，其用为阳，阴为阳用，故阴常不足，阳常有余也。如疏泄太过，肝阴越发不足，肝阳独亢，气机不降，木枯不藏血；如疏泄不已，肝阳越发有余，气机升降失调，滞郁不畅也。可谓太过亦实，不已亦实，一发不可制也。必以摄纳浮阳，敛养肝阴，促罢极之本以生阴液，以涵濡之功，和柔之力，以制刚木桀骜之威，方可收肝木生发之气也。

白芍，味苦酸而涩，性寒降。酸涩者敛也，寒降者泄也，施敛降之用，主入厥阴肝经，收敛肝阴而化阴生血，濡养刚木，平抑肝阳，制桀骜之威而养肝柔肝，又敛肝阴，收浮阳，摄纳耗散之阴液。肝血得补，肝阴收敛，亢盛之气得以制约，肝阴上亢自能平降；肝阴得敛，滋水涵木，虚风内动，抽搐眩晕自止；肝血补则疏泄有常，润养筋脉，缓急止痛，或筋脉失养，或经血不调，或血虚腹挛之诸痛可解，有柔肝缓急之功；肝血得补，心阴得养，心悸怔忡可缓，心液得敛，阴汗可止，乃五行相生之义也。谭氏同来曰："白芍酸寒入肝，柔肝平肝，具有养肝体、敛肝气、平肝阳，令肝气不妄动之功用，偏治肝虚之本。"《方药心悟》谓："化阴补血，和营敛阴，柔养经脉，为肝家要药。"总为收降之体，敛肝阴，降元阳，制约刚盛之气，平抑肝阳之亢，疏泄气机之郁，缓解肝脉之急。调气机，和血脉，通经络，畅情志，体阴用阳，收降耗散之阴气，敛养罢极之本阴，收肝木生发之气，心肝经脉得养，不补血而补血也，协调平衡气机的升降出入，调节疏泄功能沿正常规律运行，以上诸证不治自愈也。

白芍，甘酸微寒，以收降为用，敛养肝阴而和柔刚木桀骜之威以平抑肝木。肝木平则木不犯土，故可缓中州，益脾胃，调和肝脾。腹痛胀闷，胃脘刺痛及下痢痛泄，无一不是刚木凌土为病。今泄肝益脾，中焦缓，泄木疏土，又入土中泄木，肝脾调和，上证可愈也。《汤液本草》有："《难经》云：损其肝者，缓其中。即调血也，腹中虚痛，脾经也，非芍药不能除。"总之：白芍酸寒，主入肝经，收敛肝阴，使肝阳不亢，虚风不动，筋脉不急。又泄木疏土，调肝脾，止腹痛，皆取酸寒收降之用也。虽非通行之剂，而行通利之用；虽无温散之功，可散血凝止腹痛；虽非行气伐肝之药，但能柔肝、舒肝而缓急。常以敛涩通降之性而伍用。《本草新编》曰："用之补则补，用之泻则泻，用之散则散，用之收则收，要在人善用也。"故不必拘于虚证也。寒凉之剂，脾胃虚寒，痞满难化者，不宜。

熟 地 黄

古今理性录

王好古《汤液本草》：东垣云：生地黄治手足心热，及心热，入手足少阴、手足厥阴，能益肾水而治血，脉洪实者宜此。若脉虚则宜熟地黄。地黄假火力蒸九数，故能补肾中元气。仲景制八味丸，以熟地黄为诸药之首，天一所生之源也。汤液四物以治藏血之脏，亦以干熟地黄为君者，癸乙同归一治也。蒸捣，不可犯铁，若犯铁令人肾消。

陈嘉谟《本草蒙筌》：丹溪云：气病补血，虽不中病亦无害也。读之不能无疑焉。夫补血药剂，无逾地黄、当归，若服过多，其性缠滞，每于胃气亦有亏尔。此皆因血药伤其冲和胃气，安得谓无害耶？大抵血虚固不可专补其气，而气虚亦不可过补其血。所贵认证的真，量剂佐助，庶几不失于偏损也。

李时珍《本草纲目》：按王硕《易简方》云：男子多阴虚，宜用熟地黄；女子多血热，宜用生地黄。又云：生地黄能生精血，天门冬引入所生之处。熟地黄补精血，用麦门冬引入所补之处。虞抟《医学正传》云：生地黄生血，而胃气弱者服之恐妨食。熟地黄补血，而痰饮多者服之恐泥膈。或云：生地黄酒炒则不妨胃，熟地黄姜汁炒则不泥膈，此皆得用地黄之精微者也。

张介宾《景岳全书》：其色黄，土之色也。其味甘，土之味也。得土之气，而曰非太阴、阳明之药，吾弗信也。唯是生者性凉，脾胃喜暖，故脾阳不足者，所当慎用。至若熟则性平，禀至阴之德，气味纯静，故能补五脏之真阴，而又于多血之脏为最要，得非脾胃经药耶？且夫人之所以有生者，气与血耳。气主阳而动，血主阴而静，补气以人参为主，补血以熟地为主。人参有健运之功，熟地禀静顺之德，一阴一阳，相为表里，一形一气，互主生成，性味中正，无逾于此，诚有不可假借而更代者矣。凡诸真阴亏损者，非熟地之守不足以聚之；阴虚而火升者，非熟地之重不足以降之；阴虚而燥动者，非熟地之静不足以镇之；阴虚而刚急者，非熟地之静不足以缓之。阴虚而水邪泛滥者，舍熟地何以自制？阴虚而真气散失者，舍熟地何以归源？阴虚而精血俱损，脂膏残薄者，舍熟地何以厚肠胃？且犹有最玄最妙者，则熟地兼散剂方能发汗，何也？以汗化于血，而无阴不作汗也。熟地兼温剂始能回阳，何也？以阳生于下，而无复不成乾也。然而阳性速，阴性缓，有谓阳能生阴，阴不能生阳者，则阴阳之理，原自互根，彼此相须，缺一不可，无阳则阴无以生，无阴则阳无以化，故《黄帝内经》曰精化为气，得非阴亦生阳乎？孰谓阳之能生，而阴之不能长也。又若制用之法，有用姜汁拌炒者，有用砂仁制者，有用酒拌炒者，使无此数者，而必欲强用制法，是不知用熟地者正欲用其静重之妙，而反为散动以乱其性，何异画蛇而添足？今之人即欲用之补阴，而必兼以渗利，则焉知补阴不利水，利水不补阴，而补阴之法不宜渗。即有用之补血，而复疑其滞腻，则焉知血虚如燥土，旱极望云霓，而枯竭之阳极喜滋。设不明此，则少用之尚欲兼之以利，又孰敢单用之而任之以多？单用而多且不敢，又孰敢再助以甘而尽其所长？是又何异因咽而废食也？嗟，嗟！熟地之功，其不申于时用者久矣，其有不可以笔楮尽者尚多也，予今特表而出之，尚祈明之自悟焉。

贾所学《药品化义》：熟地，藉酒蒸熟，味苦化甘，性凉变温，专入肝脏补血。因肝苦急，用甘缓之，兼主温胆，能益心血，更补肾水。凡内伤不足，苦志劳神，忧患伤血，纵欲耗精，调经胎产，皆宜用此。安五脏，和血脉，润肌肤，养心神，宁魂魄，滋补真阴，封填骨髓，为圣药也。取其气味浓厚，为浊中浊品，以补肝肾，用滋阴血，所谓阴不足者，补之以味也。

陈士铎《本草新编》：夫肾有补而无泻，是肾必宜补矣。然而补肾之药，正苦无多。舍熟地又用何药哉？此熟地必宜用也。熟地系君药，可由一两以用至八两，盖补阴之药与补阳之药，用之实有不同。补阳之药，可少用以奏效，而补阴之药，必多用以取效。熟地亦可以独用者也。凡遇心肾不交之病，只消熟地二两，煎汤饥服，而心肾交于眉睫。人以为熟地乃肾经之药，谁知其能上通于心乎。夫心肾之枯干，肾得水之滋，而肾之津即上济于心，心得肾之济，而心之气即下交于肾，又何黄连、肉桂之多事哉。

张璐《本经逢原》：熟地黄假火力蒸晒，转苦为甘，为阴中之阳，故能补肾中元气。盖脐下痛，属肾脏精伤；胫股酸，系下元不足；目疏疏如无所见，乃水亏不能鉴物，皆肾所主之病，非熟地黄不除。

黄宫绣《本草求真》：景岳尚论熟地，最为明确，独中所论脾肾寒逆为呕，可用地黄以治，是亦千虑之一失耳。夫既脾肾虚寒，则脾与肾已受寒累，正宜用以辛热，以为扫除，如太阳既至，坚冰自解，乃复坠入霜雪，投以阴剂，不更使寒滋甚乎。虽曰熟地性温，寒以温散，然寒至上逆为呕，则寒已甚，岂有熟地之温，而可令寒外散乎。但或阳盛阴微，阳藉阴化，偶有感冒，用此杂于温散之中，或有见效；若真纯阴无火，厥气上逆则呕，则此又为深忌。

陈念祖《神农本草经读》：张景岳以百病之生，俱从肾治，误以《神农本草经》上品服食之地黄，认为治病之药。滋润胶粘，反引邪气敛存于少阴而无出路，盖以熟地黄之胶粘善着。女人有孕服四物汤为主，随证加入攻破之药而不伤，以四物汤中之熟地黄能护胎也。知其护胎之功，便可悟其护邪之害。胶粘之性最善着物，如油入面，一着遂不能去也。

张山雷《本草正义》：地黄，为补中补血良剂。然究属寒凉之品，唯虚而有热者为宜，若真阴不充，而无热证，则用干地黄，犹嫌阴柔性质，不利于虚弱之脾胃。于是唐、宋以来，有制为熟地黄之法，蒸晒多次，则借太阳之真阳，以变化其阴柔性质，俾中虚者服之，不患其凝滞难化，所以熟地黄且有微温之称，乃能补益真阴，性情功效，已非昔比，而质愈厚重，力愈充足，故能直达下焦，滋津液，益精血。大剂频投，其功甚伟。熟地之补阴补血，功效固不可诬，然亦唯病后元虚，及真阴素薄者，可以为服食补养之用。今人多以入滋补膏方中，正是恰到好处。苟其人胃纳素薄，及虚弱成瘵者，得此亦必中满妨食，甚且作胀，其为害亦颇。

张锡纯《医学衷中参西录》：其性微温，甘而不苦，为滋阴补肾主药。治阴虚发热，阴虚不纳气作喘，劳瘵咳嗽，肾虚不能漉水，小便短少，积成水肿，以及各脏腑阴分虚损者，熟地黄皆能补之。

胡爱萍《病证通用中药》：熟地，甘而微温，质地滋润，归肝、肾二经，补血养阴，填精益髓，为养血补虚之要药，亦为滋补肾阴之要药。血虚者易导致阴虚，阴虚者多兼有血虚，本品补血又能滋阴，故对血虚而兼阴虚者，用之最宜。其质地粘腻，有碍消化，故气滞痰多，脘腹胀满，食少便溏者忌服。

胡心藻《中药类比歌诀》：熟地黄，甘温味厚，质柔润腻，守而不走，其性静补血。能滋养五脏，化生阴血，益精填髓，养血调经，滋阴之力较大，适用于血亏及肝肾阴虚之证。唯滋腻碍胃，配理气、健胃之药同用为宜。

刘冠军《临证医方妙用》：熟地黄，苦甘而温，滋阴纯正，其性和缓，守而不走，能补肾生精，封填骨髓，可治筋骨痿弱之疾。

谭同来《常用中药配对与禁忌》：熟地黄，味甘滋润，入肝肾，善补阴血，滋阴力强，为滋阴治虚要药。对肝肾阴虚，阴不制阳之头痛眩晕、耳鸣耳聋等症常选用。又能补精益髓，可治一切成人早衰、须发早白、视物昏花。

黄和《中药重剂证治录》：熟地甘温，善补五脏之阴，养血力强，为养血补虚之要药。凡失血所致之血虚证，非熟地不可。阴阳将脱者，非重用熟地不能救其阴。熟地又具摄纳之性，有纳肾气，固胞胎，止血之效。

现代药理研究

本品含梓醇、地黄素、甘露醇、维生素 A 类物质、糖类及氨基酸等。熟地黄有强心作用，对衰弱的心脏更为显著；对心肌劳损和冠状动脉供血不足有一定的改善作用，能改善脑血流量；有镇静作用，有降低血压，降低胆固醇，降血糖，降血脂，抗血栓，止血，保护心肌，抗氧化，抗衰老，抗肿瘤，抗炎，抗甲状腺机能亢进及利尿作用。所含铜离子能促进铁的吸收，促进红细胞的成熟和释放；可促进贫血动物红细胞、血红蛋白的恢复，加快多能造血干细胞、骨髓红系造血祖细胞的增殖分化作用；能升高外周白细胞。其增强免疫作用较生地黄弱；有抑制免疫作用，防止激素所致的垂体—肾上腺皮质轴失衡；促进肝糖原合成；能明显对抗凝血酶和内毒素诱发大白鼠弥散性血管内凝血的发生。

性能归纳

熟地黄，味甘，微温，归肾、肝、心经，无毒，为生地黄经加黄酒拌蒸至内外色黑，油润，或直接蒸至黑润而成。质重粘腻，气味浓厚，纯净中正，为润、补之剂。沉、降无升，静、润、缓、补，走而不守，入血分，阴也，下行，入内，走里之性能。补血，滋肾、肝阴，益肾精。

性能应用

熟地黄，味甘性微温，入肝肾经，滋阴补血，适用于血虚诸证，为补血要药。常与当归相须为用，对阴血俱虚者有兼顾之效。入心经，对血虚心失所养之心悸怔忡、心烦、失眠多梦、健忘等症，常用本品补血以养心。亦常与养心安神药配伍，如《万病回春》之四物安神汤，以之与当归、酸枣仁、柏子仁等品同用。阴血俱虚者，本品又能滋阴，可与养阴药配伍，如《医方类聚》之天地丸，以之与天门冬等品同用。如血虚肝失所养所致的眩晕、耳鸣，两目干涩，视力减退，雀目，肢体麻木，拘急震颤，妇女月经延期、量少、色淡，经闭等，亦常用本品补血以养肝。可随证配伍，或以《和剂局方》之四物汤为基础，随证化裁，治疗各科疾病属于血虚证者。

熟地黄，补肝肾，养血益阴，其滋阴力强，为补阴之要药。犹长于滋肾阴，兼能养肝阴，可广泛用于肝肾阴虚诸证，常用为滋阴剂之主药。真阴不足，不能滋养润泽，髓海空虚，头目昏眩，腰膝酸软者，宜与滋阴补肾之品配伍，如《景岳全书》之左归丸，以之与龟板胶、枸杞子等品同用。阴虚火旺，骨蒸劳热，虚烦盗汗，腰膝酸痛，遗精者，宜与滋阴降火之品配伍，如《医宗金鉴》之知柏地黄丸，以之与知母、黄柏等品同用。阴虚阳亢眩晕者，宜与滋阴平肝之品配伍，如《全国中成药处方集》之补肾丸，以之与龟板、白芍等品同用。

熟地黄，补肾阴，益肾精，适用于肾精亏虚证，对肾精亏虚所致的小儿生长发育迟缓，及成人早衰诸症尤为适宜。因肾精是肾阴与肾阳的物质基础，阴阳互根，无阴则阳无以化，无阳则阴无以生，所以，肾精亏虚者往往阴阳俱虚，治疗方面也常须阴阳双补。如《寿世保元》之加味地黄丸，以之与鹿茸等品同用，治小儿骨髓不充而行迟者；《扶寿精方》之还少丹，以之与何首乌、肉苁蓉、补骨脂等品同用，以祛病延年，有乌须黑发之功。

个人体会

生地黄，借酒拌蒸晒至内外油黑，药性由苦甘寒凉、滋阴凉血之药，化为甘温补肾、生精养血之剂。温者：阳也，生化之动力。其味甘而纯正，质重味厚，直入肾经，以温补肾中元阳，复生肾中真阴，为温肾元、补肾水之药。肾水者：精、血、津、液生化之本源，皆赖元阳以之生化。《景岳全书》曰："无阳则阴无以生，无阴则阳无以化。然阳性速，阴性缓，有谓阳能生阴，阴不能生阳者，则阴、阳之理，源自互根，彼此相须，缺一不可。"真水受元阳之蒸腾，入心生血，入肝藏血，入脾统血，故为补血之圣药也。水为阴液，入肝涵木养阴，入心则水火交通，入肺则润能益阴，故又为养阴益阴之药。《景岳全书》曰："熟地黄，禀静顺至阴之德，能补五脏之真阴。凡诸真阴亏损者，非熟地之守不足以聚之；阴虚而火升者，非熟地之重不足以降之；阴虚而燥动者，非熟地之静不足以镇之；阴虚而刚急者，非熟地之静不足以缓之。"景岳之论，亦为明确也。

总之：生地黄经酒拌九蒸九晒，始为熟地黄，同时亦改变了药性，以苦甘而寒化为甘温。入肾经，以温补肾中元气，复生肾中真阴。肾中真阴借肾中元阳之气，化精藏肾，肾精充则体健，故能抗衰老。促生长，乌须黑发，有祛病延年之功。肾中真阴借肾中元阳之气之蒸腾，入心生血，心血足则惊悸怔忡，心烦多梦，失眠健忘可愈。入肝藏血，肝血足则头昏目眩，视力减退，月经量少能医；入脾统血，后天充则血不妄行，经带胎产，崩中下陷可止也。本品温补肾元以生肾水，为养阴补阴之要药，对真阴不足，髓海空虚之头目昏眩，腰膝酸软有效。《药品化义》谓："凡内伤不足，苦志劳神，忧患伤血，纵欲耗精，调经胎产，皆宜用此。安五脏，和血脉，润肌肤，养心神，宁魂魄，滋补真阴，封填骨髓，为圣药也。取其气味浓厚，为浊中浊品，以补肝肾，用滋阴血，所谓阴不足者，补之以味也。"总为胶粘之性，最善着物，胃气弱者服之恐妨食，痰饮多者服之恐腻膈矣，须慎之。

何首乌

古今理性录

李时珍《本草纲目》：何首乌，足厥阴、少阴药也。白者入气分，赤者入血分。肾主闭藏，肝主疏泄。此物气温，味苦涩。苦补肾，温补肝，涩能收敛精气。所以能养血益肝，固精益肾，健筋骨，乌髭发，为滋补良药。不寒不燥，功在地黄、天门冬诸药之上。气血太和，则风虚痈肿瘰疬诸疾可知矣。此药流传虽久，服者尚寡。嘉靖初，邵应节真人，以七宝美髯丹方上进。世宗肃皇帝服饵有效，连生皇嗣。于是何首乌之方，天下大行矣。

杜文燮《药鉴》：疗头面风，消诸痈肿。长筋骨而悦颜色，益气力而止心疼。久服添精，令人有子。与血药同用，能黑须发。与利药同用，能收痘疮。佐白芷，又止痘疮作痒。君寄生，又祛风疾作痛。大都多年肥大者为美。

缪希雍《本草经疏》：其主瘰疬者，肝胆气郁结则内热，荣气壅逆，发为是病。十一脏皆取决于胆，与肝为表里，为少阳之经，不可出入，气血俱少，乃风木所主，行胆气，益肝血，则瘰疬自消矣。调荣气则痈肿消。治风先治血，血活则风散，故疗头面风疮。肠癖为痔，痔者湿热下流，伤血分而无所施泄，则逼近肛门肉分，迸出成形为种种矣。风能胜湿，湿热解则痔将自平。心血虚则内热，热则心摇摇而作痛，益血则热解而痛除。

倪朱谟《本草汇言》：何首乌，前人称为补精益血，种嗣延年，又不可尽信其说。但观《开宝》方所云，治瘰疬，消痈肿，灭五痔，祛头面热疮，苏腿足软风，其作用非补益可知矣。唯其性善收涩，其精滑者可用，痢泄者可止，久疟虚气散漫者可截，此亦莫非意拟之辞耳。倘属元阳不固而精遗，中气衰陷而泄痢，脾元困疲而疟发不已，此三证，自当以甘温培养之剂治之，又不必假此苦涩腥劣，寒毒损胃之物所取效也。

卢之颐《本草乘雅半偈》：观夫赤白交结，则金火亡刑，火金合璧矣。更观夜合昼疏，则通乎昼阳辟则辟，夜阴之阖则阖矣。仍可使风归动摇，火归暖热，水归润湿，地归坚固，而众眚除。驻五形，充五脏，美毛发，悦颜色，此盖益其寿命而强者也。

陈士铎《本草新编》：唯生首乌用之治疟，实有速效，治痞亦有神功，世人不尽知也。虽然首乌蒸熟，以黑须鬓，又不若生用之尤验。以石块敲碎，晒干为末，共捣为丸，全不见铁器，反能乌须鬓，而延年至不老也。

张璐《本经逢原》：何首乌，生则性兼发散，主寒热痎疟，及痈疽背疮皆用之。今人治津血枯燥及大肠风秘，用鲜者数钱，煎服即通，以其滋水之性最速，不及封藏，即随之而下泄也。与苁蓉之润燥通大便无异，而无助火之虞。肠风脏毒，用干者为末，盖其内温肝肾，外祛少阴风热之验也。丹方治久疟，用生干何首乌，乃散中寓收，补中寓散之法。

黄宫绣《本草求真》：何首乌，诸书皆言滋水补肾，黑发轻身，备极赞赏。与地黄功力相似，独冯兆张辨论甚晰。其言首乌苦涩微温，阴不甚滞，阳不甚燥，得天地中和之气。熟地、首乌虽俱补阴，然地黄禀仲冬之气以生，蒸虽至黑，则专入肾而滋天一之真水矣，其兼补肝者因滋肾而旁及也。首乌禀春气以生，而为风木之化，入通于肝，为阴中之阳药，故专入肝经以为益血祛风之用。其兼补肾者，亦因补肝而兼及也。一为峻补先天真阴之药，故其功可立救孤阳亢烈之危；一系调补后天营血之需，以为常服，长养精神，却病调元之饵。先天后天之阴不同，奏功之缓急轻重亦有大异也。况名夜合，又名能嗣，则补血之中，尚有化阳之力，岂若地黄功专滋水，气薄味厚，而为浊中浊者，坚强骨髓之用乎！斯言论极透辟，直冠先贤未有，不可忽视。

陈念祖《神农本草经读》：何首乌，余于久疟久痢多取用之。首乌妙在直入少阳之经，其气甚雄，雄则足以折疟邪之势。其味甚涩，涩则足以堵疟邪之路。久痢亦用之者，以土气久陷，当于少阳求其生发之气也，亦以首乌之味最苦而涩，苦以坚其肾，涩以固其脱。此外，如疽疮、五痔之病，则取其通经络；瘰疬之病，则取其入少阳之经；精滑、泄泻、崩漏之病，则取其涩以固脱。若谓首乌滋阴补肾，凡物之能滋润者，必其脂液之多也；物之能补养者，必气味之和也。试问涩滞如首乌，何以能滋？苦劣如首乌，何以能补？今之医辈，竟奉为补药上品者，盖惑于李时珍《本草纲目》不寒不燥，功居于地黄之上之说也。

王士雄、王孟英《重庆堂随笔》：何首乌，内调气血，外散疮痈，功近当归，亦是血中气药。第当归香窜，主血分风寒之病，首乌不香，主血分风热之疾为异耳。故同为妇科要药，兼治虚疟，并滑大肠，无甚滋补之力，昔人谓可代熟地，实未然也。

张山雷《本草正义》：首乌，专入肝肾，补养真阴，且味固甚厚，稍兼苦涩，性则温和，皆与下焦封藏之理符合，故能填益精气，具有阴阳平秘作用，非如地黄之偏于阴凝可比。好古谓泻肝风，乃是阴不涵阳，水不养木，乃致肝木生风。此能补阴，则治风先治血，血行风自灭，亦其所宜。但此是滋补以息风，必不可误以为泻肝。

胡爱萍《病证通用中药》：何首乌，苦甘涩，性微温，归肝肾二经，入药有生用、制用之别。制用甘味大于苦味，善补肝肾，益精血，乌须发。因其性质温和，不寒不燥，补而不滞，尤宜于虚不受补和长期缓补者，为滋补良药。大便溏泻及痰湿较重者不宜用。

黄煌《方药心悟》：何首乌，古今皆言补益肝肾。殊不知生首乌有"扫疮"之号的雅称，有扶正化毒之功，录之以广见闻。

胡心藻《中药类比歌诀》：何首乌，苦甘而涩，性质温和，不寒不燥，不腻膈，不碍胃，又有养血祛风之功，系调补后天营养之佳品。兼能收敛正气，固崩止带。

刘冠军《临证医方妙用》：何首乌，善补肝肾，益精血。因含有丰富的卵磷脂，有健脑强壮，促进血液生成之功效。又有养血祛风之力，适用于肝肾阴亏，须发早白，有养血祛风，调解神经和内分泌的功能。养发，促进头发黑色素的生成，为护发、养发、生发之要药。

黄和《中药重剂证治录》：何首乌，甘涩微温，归肝肾经，味甘能补，功擅滋阴补血，性温不燥，无滋腻之弊。其补肝肾，益精血之功在地黄、麦门冬之上，更有壮阳之效，为滋阴、补血、强壮之良剂。生首乌，甘苦平，有小毒，性偏凉，归心肝大肠经，能润肠通便，解毒截疟。其补益之功较弱，且少收敛之性，可通便治疮。

现代药理研究

本品含蒽醌类衍生物，主要为大黄酚、大黄素，其次为大黄酸、大黄酚蒽酮等。此外，还含有淀粉、粗脂肪、卵磷脂等。何首乌所含卵磷脂能促进红细胞的生长发育，卵磷脂还是构成神经组织的成分。何首乌有健脑益智作用，对离体蛙心有兴奋作用，特别是对疲劳心脏，强心作用更显著；有降低血清胆固醇，降血脂，降血糖及防止和减轻动脉硬化作用，并有纤溶活性；有减慢心率，轻度增加冠脉流量，及预防心肌缺血作用；有促进肾上腺皮质功能。制首乌能使肝糖元大为增高，有保肝作用；能使老龄小鼠的胸腺不致萎缩，甚至保持年轻时的水平，能延长实验动物的平均生存时间，延长寿命，能增加脑和肝中蛋白质含量，增加正常白细胞总数，可通过多种途径发挥抗衰老作用；能增加免疫功能，主要为增强网状内皮系统功能和细胞免疫；能促进肠蠕动，抗脂质过氧化，清除自由基，抗寒，抗菌，抗病毒。

性能归纳

何首乌，味甘、涩，性微温，归肝、肾、心经，无毒。为蓼科草本植物何首乌的块根，经黑豆汁拌匀，蒸晒至内外呈棕黑色入药为制首乌。味薄气厚，为敛、补之剂。沉、降不升，缓、润、静、补，入血分，守而不走，阴也，下行，入内，行表、里之性能，补血，益精，截疟。

性能应用

何首乌，甘温，补血养肝，虽有一定的补血作用，但在临床诸补血方中较少应用。古方用本品补血者，亦主要用于血虚心、肝失养之失眠，视力减退，筋脉拘急等症。如《惠直堂方》之地黄酒，以之与熟地黄、当归、龙眼肉等品同用，治虚证不眠；《集验良方》之乌须明目丸，以之与熟地黄、枸杞子等品同用，以养血益精，乌须明目；《杂证会心录》之养血舒筋汤，以之与丹参、当归、苡仁等品同用，治血虚不能荣筋之筋脉拘挛。

何首乌，甘温性涩，既能补血，又能益肾固精，健筋骨。其性温和，不燥不腻，临床常用于肝肾精血亏虚所致之早衰，须发早白，头晕眼花，耳鸣重听，腰膝无力等症。其中尤以延缓衰老，以保持须发乌黑见长。常与补肾，益精血之品配伍，如《世补斋医书》之首乌延寿丹，以之与菟丝子、女贞子等品同用。

何首乌，既能补精血，又能截疟，用治久疟不止而见长。《景岳全书》之追疟饮，用制首乌与柴胡、青皮、当归等品同用，治疟疾积滞去后，寒热不止。久疟体虚者，宜与补益气血之品配伍，如《景岳全书》之何人饮，以之与人参、当归等品同用。

其生何首乌，味甘苦，性平，归心肝大肠经，有截疟、解毒、止痒之功用，又能通便。常用于痈疽、瘰疬及皮肤瘙痒，内服外用均可。如《疡医大全》之何首乌汤，以之配伍金银花、连翘、苦参、白鲜皮等品内服，治湿热风毒，遍身脓窠，黄水淋漓，肌肉破烂；《普济方》之何首乌散，以之配伍苦参、薄荷等品，水酒煎洗，治遍身疮肿痒痛；《普济方》之何首乌膏，单用本品洗净，生嚼常服，又取叶捣敷疮上，治瘰疬。对于皮肤瘙痒，亦有止痒之效，如《外科证治全书》之养血定风汤，以之与生地、当归、僵蚕等品同用，治遍身瘙痒。用于肠燥便秘时，其通便机理类似大黄而力缓，适用于肠燥便秘而不宜推荡，又不容久闭之证。宜与养血润肠之品配伍，如《症因脉治》之四物麻仁丸，以之与当归、麻仁等同用。

个人体会

何首乌，禀春气以生，为风木之化，味甘苦，性平偏凉，有小毒。归肝、心、大肠经，走而不守，为行散之剂。养血祛风，截疟，解毒，散结，止痒，通便，内服外用皆可。《本经逢原》曰："生则性兼发散，主寒热疟疾，及痈疽背疮皆用之。今人治津血枯燥之大肠风秘。"有扶正化毒之功，故生首乌有"扫疮"之雅称。

首乌经酒拌蒸晒，即改变了性能，由苦甘性凉化为甘涩微温，味薄气厚，守而不走，主入肝经血分补血。本品得天地中和之气，调补后天营血之需，补血之中尚有化阳之力，为阴中阳药，但阴不甚滞，阳不甚燥，不寒不热，补而不腻，有益精血之功，助元阳之效，为益阴、补血、强壮之良剂。现代药理研究：何首乌所含卵磷脂能促进红细胞的生长发育，增加正常白细胞总数，有补血之功效；肝肾同源，补肝补肾而兼及也，故又能益精补髓，强壮筋骨。卵磷脂还是构成神经组织的主要成分，能健脑益智，长养精神。还能促使胸腺不致萎缩，甚至能保持年轻时水平，延缓平均生存时间，故能补后天之营血，益先天之精气，有抗衰老的作用。何首乌又含蒽醌类衍生物，能降低胆固醇，降低血脂，降血糖，防止和减轻动脉硬化，降血压，增加冠脉血流量，使肝糖元增高，有强心、保肝、增加免疫、调节神经和内分泌的功能，又能乌须黑发；对老年病及"三高症"有很好的保健治疗作用，为祛病延年之圣药。《本草乘雅半偈》曰："驻五形，充五脏，美毛发，悦颜色，此盖益其寿命而强者也。"为补血益精，长养精神，祛病调元之佳剂。尤宜于虚不受补，或须长期缓补将养者，为滋补良药。大便溏泻及痰湿较重者不宜。

桑 椹

古今理性录

缪希雍《本草经疏》：桑椹者，桑之精华所结也。其味甘，其气寒，其色初丹后紫，味厚于气。合而论之，甘寒益血而除热，其为凉血补血益阴之药无疑矣。消渴由于内热津液不足，生津故止渴。五脏皆属阴，益阴故利五脏。阴不足则关节之血气不通，血生津满，阴气长盛，则不饥而血气自通矣。热退阴生则肝心无火，故魂安而神自清宁，神清则聪明内发，阴复则变白不老。甘寒除热，故解中酒毒。性寒而下行利水，故利水气而消肿。皆自然之道也。甘寒带滑，故润而下行，脾胃虚寒作泄者，勿服。

刘若金《本草述》：乌椹益阴气便益阴血，血乃水所化，故益阴血，还以行水，风与血同脏，阴血益则风自息。

张璐《本经逢原》：桑椹，手足少阴、太阴血分药。《本经》所主皆言桑椹之功，而宗奭云：《本经》言桑甚详，独遗其椹。即濒湖之博识，尚不加察，但以其功误列根皮之下，所以世鲜采用，唯万寿酒用之。

严洁《得配本草》：甘、凉。入足少阴经血分。补水生津，和血脉，利五脏，通关窍，解酒毒。入糯米酿酒，治水肿胀满。得生熟地，治阴虚火动。清小肠之热，生用；通关节，酒蒸晒；补肾阴，熟地汁拌蒸晒。胃寒，大便滑，二者禁用。

黄宫绣《本草求真》：甘凉色黑，治能除热养阴止渴，乌须黑发。《月令》云：四月宜饮桑椹酒，能理百种风。又，椹可以汁熬烧酒，藏之经年，味力愈佳。

谭同来《常用中药配对与禁忌》：桑椹，甘寒滋润，补益肝肾阴血。"壮水之主，以制阳光，"则劳热骨蒸可除。

刘典功《中药指征相类鉴别应用》：桑椹子，味甘酸，性温，入心、肝、肾经，滋阴生津，补血，润肠，为平补之品。长于滋阴补血，适用于肝肾不足，阴血亏虚之证。脾胃虚寒，大便溏软者，忌用。

现代药理研究

本品含糖、鞣酸、苹果酸、维生素 B_1、维生素 B_2、维生素 C、胡萝卜素、蛋白质、芸香苷。桑椹油的脂肪酸，主药由亚油酸和少量硬脂酸组成。桑椹有中度促进淋巴细胞转化的作用，能促进 T 细胞成熟，从而使衰老的 T 细胞功能得到恢复；对青年小鼠体液免疫功能有促进作用，对粒系祖细胞的生长有促进作用。桑椹能降低红细胞膜酶的活性，可能是其滋阴作用的原理之一。

性能归纳

桑椹，味甘，性寒，归肝、肾经，无毒，为桑科灌木桑的果穗。味厚气薄，色紫赤，为润、补之剂。沉、降不升，润、缓、静、补，守而不走，入血分，阴也，下行，入内，达里之性能。补肝、肾阴，补血，生津，润肠。

性能应用

桑椹子，甘寒益阴，补血。入肝肾经治肝肾阴虚诸证，适用于肝肾阴虚之头晕耳鸣，目暗昏花，关节不利，失眠，须发早白等。对肝肾阴虚兼血虚血不养肝者，兼能补血养肝。作用平和，宜熬膏常服，或与滋肾、益精、补血之品配伍。如《中药成方配本》之桑椹子膏，即单用本品熬膏服;《世补斋医书》之首乌延寿丹，以之与生地黄、菟丝子、何首乌等同用。

桑椹子又能生津止渴，润肠通便，用于津伤口渴，内热消渴，及肠燥便秘等。如兼阴血亏虚者，又能补阴养血。对津伤口渴，内热消渴及肠燥便秘者，用鲜品大量食用有效。亦可随证配伍。

个人体会

桑之枝、叶、果实及根皮皆能入药，其味甘，性寒凉，有清热、益阴、祛风、利水之共性，只是各有所长而已。桑椹子为桑之精华所结，其味甘寒纯正，其色赤紫，味厚气薄，主入肾经，甘寒滋润，能补肾水，《经》曰:"壮水之主，以制阳光。"故能滋阴清热，劳热骨蒸可解，内热消渴能除。《本草述》曰:"乌椹益阴气，便益阴血，血乃水所化。"故又入肝经，以水涵木而补肝血。肝为血，风之脏，阴血益则风自灭也，头晕耳鸣，目暗昏花，关节不利可解。又入手太阴肺，肺为娇脏，阴气充则劳嗽燥咳自愈。润能下行，下利兼行水也。《本草经疏》曰:"五脏皆属阴，益阴故利五脏，故魂安而神自清宁，神清则聪明内发，阴复则变白不老。"总为补肾水，益肝阴，补血，润燥之药，平补之品，聪耳明目，缓补延年之剂也。性寒下行，脾胃虚寒，大便溏泄者，忌之。

枸杞子

古今理性录

李时珍《本草纲目》:所谓热淫于内，泻以甘寒也。至于子则甘平而润，性滋而补，不能退热，止能补肾润肺，生精益气。此乃平补之药，所谓精不足者，补之以味也。此药性平，常服能除邪热，明目轻身。

张介宾《景岳全书》:味重而纯，故能补阴，阴中有阳，故能补气，所以滋阴而不致阴衰，助阳而能使阳旺。虽谚云:离家千里，勿食枸杞。不过谓其助阳耳，似亦未必然也。此物微助阳而无动性，故用之以助熟地最妙。其功则明耳目，壮神魂，添精固髓，健骨强筋，善补劳伤，尤止消渴。真阴虚而脐腹疼痛不止者，多用神效。

缪希雍《本草经疏》:枸杞子，味甘平，其气微寒，润而滋补，兼能退热，而专于补肾润肺，生津益气，为肝肾真阴不足，劳乏内热，补益之要药。老人阴虚者，十之七八，故服食家为益精明目之上品。明目者，盖热退则阴生，阴生则精血自长，肝开窍于目，黑水神光属肾，二脏之阴气增益，则目自明矣。

陈士铎《本草新编》：（地骨皮、枸杞子）二药同是一本所出，而温寒各异，治疗亦殊者，何也？盖枸杞秉阴阳之气而生，亲于地者，得阴之气，亲于天者，得阳之气也。得阳气者益阳，得阴气者益阴，又何疑乎？唯是阳之中又益阴，而阴之中不益阳者，天能兼地，地不能包天。故枸杞子益阳而兼益阴，地骨皮益阴而不能益阳也。然而，二物均非君药，可为褊裨之将。枸杞佐阳药以兴阳，地骨皮佐阴药以平阴也。

倪朱谟《本草汇言》：俗云枸杞善能治目，非治目也，能壮精益神，神满精足，故治目有效。又言治风，非治风也，能补血生营，血足风灭，故治风有验也。殊不知枸杞能使气可充，血可补，阳可生，阴可长，火可降，风湿可去，有十全之妙用药。

李中梓《本草通玄》：枸杞子，补肾益精，水旺则骨强，而消渴、目昏、腰疼膝痛无不愈矣。按枸杞平而不热，有补水制火之能，与地黄同功。

黄宫绣《本草求真》：枸杞专入肾，兼入肝，甘寒性润。据书皆载祛风明目，强筋健骨，补精壮阳。然究因于肾水亏损，服此甘润，阴从阳长，水至风息，故能明目强筋，是明指为滋水之味，故书又载能治消渴。今人因其色赤，妄谓枸杞补阳，其失远矣，岂有甘润气寒之品，而尚可言补阳耶？医道不明，总由看书辨药不细体会者故耳。试以虚寒服此，不唯阳不能补，且更见有滑脱泄泻之弊矣，可不慎欤。

周岩《本草思辨录》：枸杞子内外纯丹，饱含津液，子本入肾，此复似肾中水火兼具之象。味厚而甘，故能阴阳并补，气液骤增而寒暑不畏，且肾气实则阴自强，筋骨自坚，嘘吸之一出一入自适于平。液枯之体，大小肠必燥，得之则利。唯多用须防其滑，而纯丹又能增火也。

刘冠军《临证医方妙用》：枸杞子，肉厚色红，味甘气平，质地滋润，微寒无毒，入肝、肾、肺经。补肝肾之阴，添精益髓，补血润燥。《药性本草》言："能补精血不足，易颜色变白，明目安神，令人长寿。"说明久服有滋补肝肾，轻身长寿，返老还童之效。

胡心藻《中药类比歌诀》：枸杞子，味甘气平，质地滋润，长于滋肝肾，益精血，阴阳平补，最宜于肝肾阴亏，精血不足之证。兼能润肺止咳，治劳嗽咳血，实为滋补佳品。其药性平和，无寒热之偏，亦无碍胃之弊。体弱虚羸之人需缓补者最宜。可以久服。

刘典功《中药指征相类鉴别应用》：枸杞子，长于滋补肝肾，益精明目，最宜于肾虚腰痛、阳痿及肝肾亏损等。补肝肾，益精血，阴阳双补之品。外有表邪，内有实热及脾虚湿滞肠滑者忌用。

现代药理研究

本品含甜菜碱、多糖、粗脂肪、粗蛋白、硫胺素、核黄素、烟酸、胡萝卜素、抗坏血酸、尼克酸、谷甾醇、亚油酸、微量元素及氨基酸等。枸杞子对细胞免疫和体液免疫均有促进作用，增强巨噬细胞功能，调节神经内分泌免疫调节网络，同时具有免疫调节作用；在一定程度上可提高血睾酮水平，起强壮作用；对实验动物有生长刺激作用，可使体重增加；对造血功能有促进作用，对正常的健康人也有显著升高白细胞的作用；可使血液中一些反应机体机能状态的客观指标向年轻化方向逆转，有抗衰老作用；还能抗突变，抗应激，抗氧化，抗疲劳，抗肿瘤，抗辐射，耐缺氧，抗动脉硬化，抗脂肪肝，保肝，降血脂，降血糖，降血压，等等。

性能归纳

枸杞子，味甘，性平，归肝、肾经，无毒，为茄科灌木宁夏枸杞的成熟果实，肉厚色赤，质地滋润，为平、补之剂。沉、降不升，润、静、缓、补，入血分，亦入气分，守而不走，阴中有阳，下行，入内，达里之性能。补肝肾阴，益精，补血，明目。

性能应用

枸杞子，质地滋润，味甘性平，入肝、肾二经，补肝肾，益精血，适用于肝肾阴虚之证。治疗肝肾阴虚所致的视力减退，内障目昏，头晕目眩，腰膝酸软，遗精滑泄，胁痛，耳聋，牙齿松动，失眠多梦，潮热盗汗及消渴等症的古方中，都有用本品滋养肝肾者。若兼精亏，血虚者，本品还能益精，补血。以其还能明目，故尤多用于肝肾阴虚或精血亏虚之两目干涩，内障目昏，常与滋肾养肝明目之品配伍。《医级》之杞菊地黄丸，以之与熟地、山茱萸、山药、菊花等品同用，如精血亏虚之须发早白，视力减退，腰膝酸软，梦遗精滑等。本品又能益精补血，适用于精血亏虚所致的早衰等。单用，或与补肝肾、益精补血之品配伍，如《寿世保元》之枸杞膏，单用本品熬膏服；《医方集解》之七宝美髯丹，以之与怀牛膝、菟丝子、何首乌等品同用。

个人体会

枸杞子，色赤味厚，质地滋润，味甘性平，气微寒，富含多种维生素、微量元素及氨基酸等营养物质。故能入肝补血，血充能濡筋明目；入肾生精，精足则阴强骨健；入肺益气，气益则升降运化，五脏受益也。况甘滋益阴，色红助阳，阴中有阳，有水，火相兼之象，故能气血双补，阴阳两益，滋阴而不致阴衰，助阳而能使阳旺，为平补阴阳之剂，补益之要药。《本草汇言》曰："能使气可充，血可补，阳可生，阴可长，火可降，风湿可去。"《本草经疏》亦言："专于补肾润肺，生津益气，为肝肾真阴不足，劳乏内热，补益之要药。"故能聪耳明目，健脑益智，补精固髓，健骨强筋，善补劳伤，润养五脏。多用于视力减弱，头晕目眩，腰膝酸软，遗精滑泄，牙齿松动，失眠多梦，潮热盗汗及消渴等症。其药性平和，无寒热之偏，亦无碍胃之弊，体弱虚羸之人需缓补者最宜，亦可久服。《药性本草》曰："补益精血诸不足，易颜色变白，明目安神，令人长寿。"说明久服可滋补肝肾，补益气血，生精助阳，能使轻身不老，返老还童，为延年益寿之圣药。谚曰"离家千里，勿食枸杞"，只对精足阳强之人而言，固其能补精也。髓枯精乏之人，即便多食，可亦无虑也。因能滑肠，脾虚湿滞肠滑者，忌用。

阿 胶

古今理性录

李时珍《本草纲目》：养肝气，益肺气。肺虚极损，咳嗽唾脓血，非阿胶不补。仲景猪苓汤，用阿胶滑以利水道。《活人书》四物汤加减例，妊娠下血者，加阿胶。阿胶《大要》只是补血与液，故能清肺益阴而治诸证。成无己云："阴不足者补之以味，阿胶之甘以补阴血。"杨士瀛云："凡治喘嗽，不论肺虚肺实，可下可温，须用阿胶以安肺润肺。其性和平，为肺经要药。"小儿惊风后瞳人不正者，以阿胶倍人参煎服最良。阿胶育神，人参益气也。又痢疾多因伤暑伏热而成，阿胶乃大肠之要药，有热毒留滞者，则能疏导；无热毒留滞者，则能平安。数说足以发明阿胶之蕴矣。

杜文燮《药鉴》：能保肺气，养肝血，补虚羸，故止血安胎，止嗽止痢，治痰治痿，皆效。唯久嗽久痢久痰，及虚劳失血之症者宜用。若初发邪胜者，不可骤用，恐强闭其邪，致生他证也。

缪希雍《本草经疏》：阿胶，主女子下血，腹内崩，劳极洒洒如疟状，腰腹痛，四肢酸疼，胎不安及丈夫少腹痛，虚劳羸瘦，阴气不足，脚酸不能久立等，皆由于精血虚，肝肾不足，法当补肝益血。《经》曰："精不足者，补之以味。味者阴也，此药具补阴之味，俾入二经而得所养，故能疗如上诸证也。血虚则肝无以养，益阴补血，故能养肝气。入肺肾，补不足，故又能益气，以肺主气，肾纳气也。今世以之疗吐血、衄血、血淋、尿血、肠风下血、血痢、女子血气痛、血枯、崩中、带下、胎前产后诸疾，及虚劳咳嗽、肺痿、肺痈脓血杂出等证者，皆取其入肺、入肾，益阴滋水，补血清热之功也。"

刘若金《本草述》：阿胶，其言化痰，即阴气润下，能逐炎上之火所化者，非概治湿滞之痰也。其言治喘，即治炎上之火，属阴气不守之喘，非概治风寒之外束，湿滞之上壅者也。其言治血痢，如伤暑热痢之血，非概治湿盛化热之痢也。其言治四肢酸痛，乃血涸血污之痛，非概治外淫所伤之痛也。即治吐衄，可徐徐奏功于虚损，而暴热为患者，或外感抑郁为患者，或怒气初盛为患者，亦当慎用。

周岩《本草思辨录》：阿胶为补血圣药，不论何经，悉其所任。味浓为阴，阿胶之味最浓，用必以补，不宜补者勿用。阿胶性易下行，且滑大肠，于下痢非宜。何以白头翁加甘草阿胶汤治下痢？不知此乃滞下之热痢，正借其滑利之功。故张洁古加减平胃散治热痢，以脓多而用之。

胡爱萍《病证通用中药》：阿胶甘平，归肝、肾、肺经。血肉有情之品，质润粘腻，入肝可补血，入肾以滋阴，入肺能润燥，并善能凝固血络而止血，故可用治血虚诸证。尤以出血而致血虚者，用之更佳。尤善滋补肺肾之阴，多用治肺阴虚之燥咳，及热病伤阴，肾阴亏虚而心火亢盛者。

谭同来《常用中药配对与禁忌》：阿胶，味甘性平，归肺、肝、肾经，偏于补血滋阴，润肺柔肝益肾。质地滋腻，有碍消化，故脾胃虚弱，不思饮食，或纳食不消，痰湿呕吐，泄泻者不宜。

黄煌《方药心悟》：阿胶，入肺、肝、肾三经，其止血、生血、养阴之功，为医者所熟知，但对其生精子与提高精子活力，则为人所鲜知。《本草经疏》说："入肺肾，补不足，故又能益气，以肺主气，肾纳气也。"可见该药为血中之气药，故能生精，提高精子的活力。

刘典功《中药指征相类鉴别应用》：阿胶，甘平，长于补血，滋阴润燥，又可止血。对血虚及阴虚风动等证皆可应用。有止血、润肺、安胎之功。以蛤粉炒清肺，以卜黄炒止血。

现代药理研究

本品主要由骨胶原组成，经水解后可得到多种氨基酸，另含钙、硫等成分。阿胶有强大的补血作用，能增加血中血红蛋白，促进红细胞增长，促进造血功能，其抗贫血作用优于铁剂；具有强壮作用，能提高小鼠耐缺氧、耐寒冷、耐疲劳和抗副射的能力；对因放血而造成休克的动物，可使血压升高而抗休克；能预防和治疗进行性肌营养障碍，有促进健康人淋巴细胞转化的作用；能改善动物体内钙平衡，促进钙的吸收和在体内的存留；能扩张血管，尤以对静脉扩张最为明显，同时伴有代尝性扩容作用及增加血小板计数作用，对病理性血管通透性增加有防治作用。阿胶所含胶原蛋白具有粘滞性，人体服用后，附着在毛细血管表面，可加速血液的凝固过程，起到止血作用。服用阿胶后，血浆蛋白质提高，血中胶体渗透压升高，有益于利尿消肿。有延缓衰老，健脑益智等效应。

性能归纳

阿胶，味甘，性平，归肺、肝、心、肾经，无毒，为马科动物驴的皮经煎煮，浓缩制成的固体胶，质润粘腻，味厚，为润、补之剂。沉、降不升，润、缓、静、补，守而不走，入血分，阴也，下行，入内，达里之性能。补血，止血，滋阴润燥。

性能归纳

阿胶，甘平。补血益阴，为补血要药，适用于血虚诸证。因长于止血，故多用于失血所致之血虚证。又能兼滋阴，对阴血俱虚者有兼顾之效。本品能补血以养心，可配伍用治血虚心失所养之心悸怔忡、心烦、失眠、健忘等症，常与养血、安神之药配伍。如《活人心统》之养心丹，以之与当归、丹参、酸枣仁等品同用。本品亦能补血以养肝，可配伍用治血虚肝失所养之眩晕，两眼昏花，筋脉拘挛，妇女月经不调，经闭等症。可随证配伍，或以《杂病源流犀烛》之阿胶四物汤为基础，随证化裁，治疗各科疾病属血虚证者。本品滋养生血，以助于安胎养胎，止血又可治胎漏下血，故不少安胎方中都用本品。本品又长于滋阴止血，适用于多种出血证。因其长于补血滋阴，故尤宜于失血而有血虚、阴虚表现者。单用或与止血药配伍，如《惠直堂方》之血余丸，以之与血余炭同用。

阿胶甘平，性滋润，能润养肺、心、肝、肾之阴，而以滋阴润肺见长。如阴虚肺燥，干咳痰少或无痰，可用本品滋阴润肺。若兼肾阴亏损者，能肺肾双补。痰中带血者，又能止血。常与养阴润肺，化痰止咳之品配伍，如《医学心悟》之月华丸，以之与麦门冬、天门冬、川贝母、百部等品同用。燥热伤肺者，宜与清燥润肺、止咳之品配伍，如《医门法律》之清燥救肺汤，以之与麦门冬、石膏、桑叶、杏仁等品同用。如心阴不足，心失所养，阴虚不能制阳，心火偏亢，心烦不眠者，可用本品滋养心阴。常与养阴清心之品配伍，如《伤寒论》之黄连阿胶汤，以之与鸡子黄、黄连等品同用。如肝肾阴虚，肝阳上亢，头目眩晕，筋脉失养，虚风内动者，可用本品滋养肝肾之阴。常与滋阴潜阳息风之品配伍，如《通俗伤寒论》之阿胶鸡子黄汤，以之与生地、白芍、石决明、钩藤等品同用。本品还可滋润肠燥，可用于阴血亏虚，大便失濡之便秘，如《仁斋直指方》之胶蜜汤，以之与润肠通便之蜂蜜等品同用。此外，本品还可用于阴虚之小便不利。如《伤寒论》之猪苓汤，以之与猪苓、泽泻、滑石等品同用，治水热互结，邪热伤阴之小便不利。

个人体会

阿胶，由驴皮熬煮，浓缩而成，质地滋腻，其味浓厚，含多种氨基酸等营养成分，能增加血中血红蛋白，促进红细胞生长，促进造血功能，有很强的补血作用。主入肝经，以补阴血，可用治血虚诸证，尤以失血而致之阴伤贫血最宜。《经》曰："阴不足者，补之以味。"血者、阴也，肝血充则阴气旺，五脏之阴皆受益。肝阴足则虚阳不亢，头昏目眩，虚风不动也。心阴足则心阳受制，心烦不寐，惊惕能除。尤善滋补肺、肾之阴，滋阴润肺，补不足，治劳嗽咳血也。阿胶入肝经，补血益阴，以养肝气。又入肺肾，保肺气，纳肾气，益气而补不足，为血中之气药，阴阳双补，具有强壮作用，补虚羸，救劳损。《本草纲目》曰："补肝气，益肺气，肺虚极损，非阿胶不治。"补肺润肺，为肺经要药。阴不足则火旺，血随火而妄行。阿胶能益阴止血，况所含胶原蛋白具有粘滞之性，人体服用后，附着于毛细血管表面，可加速血液的凝固过程，起到止血作用，故适用于各种出血证，尤宜于失血后有阴血不足表现者。总之：阿胶为血肉有情之物，主入肝经补血，补血而能益阴，故能润五脏，补不足。通过益阴更能止血，补血止血，为血家常用。总为粘腻滋润之剂，有碍胃气，脾胃虚弱、纳气不消、痰湿、泄泻者不宜。

龙 眼 肉

古今理性录

李时珍《本草纲目》：食品以荔枝为贵，而资益则龙眼为良，盖荔枝性热，而龙眼性和平也。严用和《济生方》治思虑劳伤心脾有归脾汤，取其甘味归脾，能益人智之义。

李中梓《雷公炮制药性解》：龙眼甘温之品，脾家所悦。心者脾之母也，母无顾子之忧，则心血可保，故入兹二经。然甘能作胀，凡中满气膈之证，均宜远之。

缪希雍《本草经疏》：龙眼禀稼穑之化，故其味甘，气平，无毒。入足太阴、手少阴经。少阴为君主之官，藏神而主血，甘能益血补心，则君主强，神明通，五脏邪气俱除矣。甘味补脾，脾得补则食自寡而饮，心得补则火下降而坎离交，故能安志。肝藏魄，主纳血，心家血满，则肝有所受而魂强。甘能解毒，故主去毒。久服聪耳明目，轻身不老，总之补益心脾之验也。

张璐《本经逢原》：龙眼补血益肝，同枸杞熬膏，专补心脾之血。归脾汤用之治思虑伤心脾，皆取甘味归脾，能益人智之义。然中满家、呕家勿食，为其气壅也。师尼、寡妇勿用，以其能助心包之火，与三焦之火相煽也。

黄宫绣《本草求真》：龙眼专入心、脾，气味甘温，多有似于大枣，但此甘味更重，润气尤多，于补气之中，又更存有补血之力。润则补血，故书载能益脾长智，脾益则智长。养心保血，血保则心养。为心脾要药，是以心思劳伤，而见健忘怔忡惊悸。盖血虽属心生，而亦赖脾以统。思虑而气既耗，则非甘者不能以补；思虑而神更损，则非润者不能以济。龙眼甘润兼有，既能补脾固气，复能保血不耗，则神气自尔长养，而无惊悸健忘之病矣。按古归脾汤有用龙眼肉以治心脾伤损，义实基此。非若大枣力专补脾，气味虽甘，其性稍燥，而无甘润和柔，以至于极之妙也。至书有言久服令人轻身不老，百邪俱辟，止是神智长养之谓。蛊毒可除，三虫可杀，止是气血充足而蛊不食之谓。

张锡纯《医学衷中参西录》：味甘，气香，性平。液浓而润，为心脾要药。能滋生心血，兼能保合心气，能滋补脾血，兼能强健脾胃，故能治思虑过度，心脾两伤，或心虚怔忡，寝不成寐，或脾虚泄泻，或脾虚不能统血，致二便下血。为其味甘能培补脾土，即能有益肺金，故又治肺虚劳嗽，痰中带血。食之甘香适口，以治小儿尤佳。

刘冠军《临证医方妙用》：龙眼肉，性味甘温，入归心、脾。有养心安神，润五脏，补心血，宁神志之功效。《本经》载："主五脏邪气，安志，厌食，久服强魂魄，聪明。"《滇南本草》言："养血安神，长智敛汗，开胃益脾。"

现代药理研究

本品含葡萄糖、蔗糖、酒石酸、腺嘌呤、胆碱、蛋白质、脂肪及维生素 A、B_1、B_2、C、P 等。龙眼肉能刺激造血系统，增加红细胞及血红蛋白，升高血小板；有一定的镇静和健胃作用，能抑制使人衰老的黄素蛋白酶的活性，可作为抗衰老食品。龙眼肉和蛤蚧提取液，对实验动物可促进其生长，增强体质，可明显增加体重，对抗利血平化体重下降；有抗应激作用，可显著增长小鼠常压耐缺氧的存活时间，减少低温下的死亡率，并延长动物高温下的存活时间；能增强免疫功能。

性能归纳

龙眼肉，味甘，性温，归心、脾经，无毒，为无患子科乔木龙眼的假种皮，液浓气香，味厚重，为润、补之剂。沉、降不升，润、缓、静、补，入血分，亦入气分，守而不走，阴也，下行，入内，达里之性能。补血，益心、脾气，安神。

性能应用

龙眼肉，为具有营养作用的滋补药，其补血作用主要用于血虚心失所养的心悸怔忡，心烦，失眠，健忘及气血不足，体质虚弱等。如兼心脾气虚，心神不安者，又能益气安神，常与补血益气、养心安神之品配伍。如《济生方》之归脾汤，以之与人参、当归、酸枣仁等品同用。病后或年老体弱，气血不足者，可作食品常服以调补气血，如《老老恒言》之龙眼肉粥，以之与红枣、粳米一同煮粥服用。《随息居饮食谱》之玉灵膏，单用本品加白糖蒸熟，开水冲服。

个人体会

血虽心生，亦赖脾统。脾主思，思过则气耗，虑过则神损，故思虑则劳伤心脾也。心者，君主之官，藏神而生血，伤则血不能生，血少心不得保，故怔忡、健忘、惊悸盗汗。脾居后天，主思而裹血，劳则气血不运，不运则血不归脾，故体倦、不眠、肌热、食少。龙眼肉，甘纯滋润，性平和，资益之药，入心脾二经，甘能培补脾土，润能益养心君，补血益气。脾益则智长，心保则神明，故能益心脾而和神智，为补益心脾之要药也。古方之归脾汤，即配龙眼肉，治思虚劳伤心脾，及脾不统血诸证。亦多以此配制食疗药方，长期服食，滋补调养，能补气血，益神智，聪耳明目，有延年益寿之功。《本草求真》曰："龙眼甘润，既能补脾固气，复能保血不耗，则神气自尔长养。久服令人轻身不老。"故对病后或年老体弱，气血不足者最宜。然甘能作胀，凡中满气膈之证，均宜远之。

补阴药

北沙参

古今理性录

李时珍《本草纲目》：人参甘苦温，其体重实，专补脾胃元气，因而益肺与肾，故内伤元气者宜之。沙参甘淡而寒，其体轻虚，专补肺气，因而益脾与肾，故金受火克者宜之。一补阳而生阴，一补阴而制阳，不可不辨之也。

张介宾《景岳全书》：能养肝气，治多眠，除邪热，益五脏阴气，清肺凉肝，滋养血脉，散风热瘙痒、头面肿痛，排脓消肿，长肌肉，止惊烦，除疝痛。然性缓力微，非堪大用。特以其甘凉而和，补中清火，反而言之，故有是论。

缪希雍《本草经疏》：沙参禀天地清和之气。王好古谓甘而微苦。苦者，味之阴也；寒者，气之阴也；甘乃土之冲气所化，合斯三者，故补五脏之阴。故主血积，惊气，除寒热，补中益肺气。《别录》又疗胸痹，心腹结热，邪气头痛，皮间邪热者，苦能泄热，寒能除热，甘能缓急，益血补中，故疗诸因热所生病，而其功用驯致安五脏补中，久服利人也。脏腑无实热，肺虚寒客之作嗽者，勿服。

陈士铎《本草新编》：治诸毒，排脓消硬，宁五脏，益肺补肝，止疝气绞痛实神，散浮风瘙痒，除邪热，去惊烦。可以君药，但其功甚缓，必须多用分量为得。夫沙参止入肺、肝二经，益肝、肺二脏之阴，非补心、脾、肾三脏之阴也。沙参补阴非多用，必难取效。

徐大椿《神农本草经百种录》：肺主气，故肺家之药气胜者为多。但气胜之品必偏于燥，而能滋肺者，又腻滞而不清虚，唯沙参为肺家气分中理血之药，色白体轻，疏通而不燥，润泽而不滞，血阻于肺者，非此不能清也。

黄宫绣《本草求真》：沙参专入肺。甘苦而淡，性寒体轻，故能入肺以泄热及泻肺火，风久嗽肺痿，金受火克者，服此最宜。盖以热气熏蒸，非用甘苦轻淡不能以制焚烁之热，故嗽必藉此止。若寒客肺中作嗽，切勿妄用。以嗽既属寒成，复以寒药为治，不更使寒益甚乎？至书有言补肺养肝，及益脾肾，皆是从肺子母受累推究而出，服此肺不受刑，子母皆安，即肝亦不受累，诸脏并见安和耳，非真能以补阴也。热在于肺宜用，肺热清而阴不受累，故书言人参补五脏之阳，沙参补五脏之阴。凡书所载药性补泻，类多如此，不独沙参为然。

　　周岩《本草思辨录》：沙参主血积，惊气，除寒热。血积二字，唯徐氏最为得解，云沙参为肺家气分中理血之药，色白体轻，疏通而不燥，润泽而不滞，血阻于肺者，非此不能清之。曰理血，曰血阻，曰清之，恰合沙参治血之分际。与桃仁为肺药而主瘀血之闭者，大有不同。热伤其气，斯气阻而血亦阻，心以扰乱而惊气，营卫愆其度而有寒热，非甚重之证，故得以沙参主之。《别录》演之为疗胸痹，则失其实矣。沙参生于沙碛而气微寒，色白而折之有白汁。茎抽于秋，花开于秋，得金气多。味微甘则补肺中之土，微苦则导肺气而下之，金主攻利，寒能清热，复津润而益阴。故肺热而气虚者得之斯补，血阻者得之斯通，惊气寒热，咸得之而止。

　　焦树德《用药心得十讲》：本品对阴虚内热，肺痨阴伤等有养阴清热作用。例如肺痨咳嗽，午后潮热，干咳少痰，形体消瘦，痰中带血，脉象细数等，可用本品配合生地黄、玄参、地骨皮、贝母、白及等同用。

　　谭同来《常用中药配对与禁忌》：沙参，体质轻清，味甘入肺，能滋阴润燥。味微苦性微寒，能清肺祛痰，故对燥咳痰黏兼热者尤宜。且轻清上浮，兼表邪者亦常用之。热邪伤肺，肺失清肃，肺热伤阴，痰稠难咯者为适宜。对肺虚劳嗽，日久伤阴，无论有痰无痰皆宜。又入胃经，能益胃生津。对热病后期，或久病胃阴被伤所致的口燥咽干，大便秘结，舌红少津诸症常用。此外，与他药配伍还可用于虚火牙痛，产后无乳等。

　　胡心藻《中药类比歌诀》：北沙参，轻扬上浮，走而不守，多入上焦而清肺中之火，养肺中阴液，长于润肺止咳，善治阴虚肺燥，干咳少痰。甘寒质润，生用清热生津之力较强，经炒后缓其寒性。养阴而不腻，益肺胃而不碍脾。加米炒能和胃，长用于外邪未尽，而宜于脾胃气弱者。蜜制增强润肺养胃，止咳祛痰之功。

　　黄和《中药重剂证治录》：沙参，味甘微苦，性微寒，归肺、胃二经。有养阴清肺，益胃生津之功效。禀甘凉之性，长于滋五脏之阴而清其热。尤善清肺胃之热而兼能养阴益气，擅治热病伤阴，体虚发热，阴虚燥咳之证。为阴虚证之良剂，肺、胃家之要药。

现代药理研究

　　本品主含生物碱、淀粉、多糖、香豆素类成分，另含微量挥发油。北沙参的乙醇提取物有降温和镇痛作用。北沙参多糖对免疫功能有抑制作用，常用于红斑狼疮等与体内免疫功能异常亢进有关的疾病，具有调节免疫功能的作用，既可抑制体液免疫，又可提高细胞免疫的作用。北沙参水浸液在低浓度时能加强离体心脏收缩，浓度增高则出见抑制直至心室停跳，但可以恢复。静脉注射北沙参注射液可使麻醉兔的血压略升，呼吸加强，切断迷走神经后，此等作用仍然存在；具有强心，改善血液黏稠度，祛痰，解热，镇痛，抗环磷酰胺毒素反应，抗突变，抗辐射，抗菌等作用。

性能归纳

　　北沙参，味甘，微苦，性微寒，归肺、胃经，无毒，为伞形科草本植物珊瑚菜的根，色白体轻，为清补之剂。升、浮亦降，缓、润、静、补，入气分，亦入血分，走而亦守，阴也，走上下，达内外，行里之性能。补肺胃阴，清肺胃热。

性能应用

北沙参，甘苦微寒。入肺经，能补肺阴，用于肺阴虚证。兼能清肺热，适用于阴虚肺燥，有热之干咳少痰，咳血或咽干喑哑等。宜随证配伍润肺清肺，止咳平喘，止血，利咽开喑之品。如《医醇賸义》之清金保肺汤，以之与麦门冬、南沙参、杏仁、茜草等品同用，治肺受燥热，发热咳嗽，甚则喘而失血；《医级》之清宁膏，以之与麦门冬、天门冬、诃子等品同用，治肺受火刑，咳嗽喑哑。又入胃经，补胃阴，用于胃阴虚证，兼能清胃热，适用于胃阴虚有热之口干多饮，饥不欲食，大便干结，舌苔光剥或舌红少津，及胃痛、胃胀、嘈杂等。常与养阴生津之品配伍，如《中医儿科学》之养胃增液汤，以之与石斛、玉竹、乌梅等同用。胃阴脾气俱虚者，还应配伍益气健脾之品，如《名老中医秘方验方精选》之养阴健中汤，以之与石斛、玉竹、山药、山楂等品同用。

个人体会

火热者，阳盛也。朱丹溪曰："气有余，便是火。"肺为娇脏，五行属金，火热焚烁必刑金，耗气伤阴，气阴两伤。《经》曰"壮火食气"，即此意也。火热刑金，肺必燥热，干咳少痰，或热咳痰稠，咽干喑哑，或咳血也。肺合皮毛，润养御外，热伤肺卫，腠理郁闭，气血阻滞，或寒热，或惊气，或肿痛，风痒。肺为华盖，布津天下，热伤源绝，五脏俱损，形体消瘦，五心烦热，潮热盗汗。胃为"太仓""水谷之海"，喜润恶燥，热伤胃阴，通降失和，饥不欲食，嘈杂痛满，舌红少津，舌苔斑剥，口干多饮也。北沙参，甘淡性寒，气味俱阴，其气清和，体轻虚。主入肺经，以甘寒清淡之体，制焚烁火热之邪，故能清肺热，泻肺火，使火热不克肺金，肺无热气熏炙，气阴不伤，津液得复，燥热可清，卫外始固，气血疏通，津液疏布。非其真能补阴，乃肺热清而阴不受累故也。《本草纲目》言："沙参甘淡而寒，其气清虚，专补肺气，故金受火克者宜之。"肺阴充，津液足，五脏受益。脾肾得补，亦是肺不受火刑，母子皆安之义也。胃阴得复，亦赖其清热泻火，火热不再炼烁胃津之故。胃阴复生，通降调和，《经》曰"阳明燥土，阴复自安"，是也。总之：沙参甘淡性寒，乃清、润之剂，热去阴自复，非壮水制阳之药。性缓力微，非多用力难取效也。

西洋参

古今理性录

赵其光《本草求原》：肺气本于肾，凡益肺气之药，多带微寒，但此则苦寒，唯火盛伤气，咳嗽痰血，劳伤失精者宜之。

张锡纯《医学衷中参西录》：西洋参，性凉而补，凡欲用人参而不受人参之温补者，皆可以此代之。唯白虎加人参汤中之人参，仍宜用党参，而不可代以西洋参，以其不若党参具有升发之力，能助石膏逐邪外出也。且《本经》谓人参味甘，未尝言苦，适与党参之味相符，是以古之人参，即今之党参。若西洋参与高丽参，其味皆甘而兼苦，故用于古方不宜也。

曹炳章《增订伪药条辨》：西参滋阴降火，东参提气助火，效用相反，凡是阴虚火旺，劳嗽之人，每用真西参，则气平火敛，咳嗽渐平。若用伪光参，则反现面赤舌红，干咳痰血，口燥气促诸危象焉。

严世芸《简明中医辞典》：性味苦，微甘、凉。功能养阴，清火，生津。主治肺阴不足，咽干口渴，阴虚发热，咳嗽咯血，虚火牙痛，消渴等。

胡爱萍《病证通用中药》：西洋参，甘微苦而凉，功能补益元气，虽作用弱于人参，但药性清凉，兼能清火、养阴、生津，为清、补之品，故适宜于热病等所致的气阴两脱证。近代临床多以之代替生脉散中人参应用，因此张锡纯谓："凡欲用人参而不受人参之温补者，皆可以此代之。"热邪最易耗气伤阴，单纯清热，不能顾及气阴，单纯补气或养阴，又恐恋邪。而西洋参既能补益脾、肺、心气，又能滋养脾、肺、心阴，并可清火生津。故适用于火热耗伤脏腑气阴所致的肺气虚及肺阴虚证，或心、脾气阴不足证。脾之气阴得补，水谷得以运化，则气血源泉不绝；心得气血濡润，心之气阴不虚，则心有所养，心悸心痛诸证自愈。

胡心藻《中药类比歌诀》：西洋参，质润甘凉，苦寒降泄，归心、肺、肾经。功擅补气养血，清火生津，故气阴两伤，火邪炽盛，烦倦口渴，劳咳咯血多用。

现代药理研究

本品含人参皂苷、挥发性成分、树脂、淀粉、糖类、氨基酸及无机盐等。西洋参皂苷有抗休克作用，能显著提高失血性休克的存活率，并能改善微循环的灌流量，从而保护了细胞膜及亚细胞膜的完整性。西洋参对大脑有镇静作用，对生命中枢则有中度兴奋作用，还能抗缺氧，抗心肌缺血，对实验动物心肌缺血有明显的保护作用；抗心肌氧化，增加心肌收缩力，抗心律失常，缩短心律失常时间，纠正房室早搏、窦性心律不齐和心室颤动；具有抗疲劳，抗应激，抗惊厥等作用。此外，西洋参总皂苷还能降血糖，影响脂质、蛋白质代谢，但均比人参弱。

性能归纳

西洋参，味甘，微苦，性寒，归肺、心、肾、脾经，无毒。为五加科草本植物西洋参的根，气味俱厚，为清、补之剂。沉、降亦升，缓、润、静、补，入气分，亦入血分，守而不走，阴也，阳也，走上下，达内外，行表里之性能。补气养阴，清火生津。

性能应用

西洋参，味苦甘，性寒，清火养阴生津。其补益元气作用弱于人参，用于气阴两脱证。适用于热病因大汗、大泻、大失血，耗伤元气阴津所致的神疲乏力，气短息促，自汗热黏，心烦口渴，尿短赤涩，大便燥结，舌燥，脉细数无力的气阴两脱证，常与养阴生津、敛汗之品同用，临床常以之代替《内外伤辨惑论》之生脉散中的人参。

西洋参，补气益阴，用于肺、心、肾、脾之气阴两虚证。入肺能补肺气，兼能养肺阴，清肺火。适用于肺脏气阴耗伤，短气喘促，咳嗽痰少，或痰中带血等，单用有效。常与益气养阴、化痰止咳之品同用，如《重订通俗伤寒论》之加减玉竹饮子，以之与玉竹、川贝母等品同用，治秋燥伏暑，津气两伤，经治痰少咳减者；入心能补益心气，兼能养心阴，适用于气阴两虚之心悸心痛，失眠多梦，单用有效。常与补气养阴清心之品同用，如《笔花医镜》之洋参麦冬汤，以之与甘草、麦门冬、生地黄等品同用，治心经虚热而痛；入肾又能补肾气，兼能益肾阴，适用于肾气肾阴两虚之腰膝酸软，遗精滑精。可配伍补肾益精之品，如《鸡鸣录》之培本丸，以之与山茱萸、枸杞子、沙苑子等品同用。属肾阴阳两虚者，可与补肾阳、滋肾阴之品同用，如《温病条辨》之天根月窟膏，以之与鹿茸、龟板、沙苑子等品同用；入脾还能补脾气，兼能益脾阴，适用于脾气阴两虚之纳呆食滞，口渴思饮，如《麻症集成》之养荣健脾丸，以之与玉竹、建曲、谷芽等品同用，治脾虚不足，饮食不思。

西洋参，既能补气，又能养阴生津，清热以止渴，用于热病气阴伤津之口渴及消渴证。适用于热伤气津，症见身热汗多，口渴心烦，体倦少气，脉虚数者。常与清热养阴之品同用，如《温热经纬》之清暑益气汤，以之与西瓜翠衣、竹叶、麦门冬等品同用。临床亦常用于消渴病气阴两伤之证。

个人体会

西洋参、人参皆为五加科草本植物参属之根，皮白质淡黄，含人参皂苷及微量元素、氨基酸等补益成分。味甘性平，入脾、肺、心、肾经，大补元气生津液，治气虚欲脱之证。只是人参性温，偏补元阳之气，西洋参性凉，偏补元阴之气。如红人参性偏温，生晒人参性偏凉同义，而西洋参偏凉之幅度较大一些而已。张锡纯之《医学衷中参西录》曰："凡欲用人参而又不受人参温补者，皆可以此代之。"

西洋参为清、补之剂，补气中之阴，阴中之气。阴有形，气无影，阴中有阴，阴中亦有阳，阴阳互根之理，古有"有形之阴不能速生，无形之气始能速固"之说。西洋参味甘性凉色淡黄，主入脾经，补脾气，生津液。脾气得补，水谷得以运化，精微得以输布，则气血源泉不绝，五脏受益。补五脏之气，养五脏之阴，生津，止渴，治五脏气阴不足诸证。特别对大汗、暴泻、大失血，耗伤元气，气阴不固，或热病耗伤脏腑气阴之气阴两脱，及热病气虚津伤之口渴、消渴等，最为适宜。总为寒凉之品，脾胃虚寒、大便溏薄者忌用。

太子参

古今理性录

吴仪洛《本草从新》：太子参，虽甚细如参条，短紧结实，而有芦纹，其力不下大参。

赵学敏《本草纲目拾遗》：太子参，即辽参之小者，非别种也。

叶小峰《本草再新》：治气虚肺燥，补脾土，消水肿，化痰止渴。

《陕西中草药》：补气益血，健脾生津，治病后体虚，肺虚咳嗽，脾虚腹泻，小儿虚汗，心悸，口干，不思饮食。

胡爱萍《病证通用中药》：太子参，味甘微苦，性平而偏凉，主入脾、肺二经，既能补益脾肺之气，又可养阴生津，故为补气药中的"清补"之品。适用于脾肺气虚而兼阴亏者，且尤宜于热病后期气阴两亏者，不宜温补者。然因作用平和，药力薄弱，故需大量持续服用，方可显效。而且多用于小儿及入复方作为病后调补之品，及病情较轻者。若气虚重症恐力量不足，而延误病情，应及时调配他药为妥。

胡心藻《中药类比歌诀》：太子参，甘平，入脾、肺二经，能补脾气，养胃阴，益肺气，养肺阴，润肺燥，为清补之品。性缓力弱，故阴气不足，火邪不盛之口干乏力，自汗心悸，每多用之。而且不壅不滑，邪气未尽者也可用之，无恋邪之忧是其所长。故病后体虚，脾胃被伤，或补进补剂时，用之尤宜。所以，临床上气阴不足的轻证，可以太子参代西洋参用。

现代药理研究

本品含氨基酸、多糖、皂苷、黄酮、鞣质、香豆素、甾醇、三萜及多种微量元素。太子参对淋巴细胞有明显的刺激作用。

性能归纳

太子参，味甘微苦，性平，归脾、肺、心经，无毒，为石竹科草本植物异叶假繁缕（孩儿参）的块根，色黄白，质肥润，味厚气薄，为清、补之剂。升中有降，缓、润、静、补，入气分，守而不走，亦阴亦阳，走上、下，达内、外，行表、里之性能。补气，养阴，生津。

性能应用

太子参，味甘微苦，性平，能补脾、肺、心经之气，兼能养阴生津，用于脾、肺、心经之气、阴两虚证。由于作用缓而平和，多入复方作辅助药应用。临床常用作病后调养用药，用于脾气虚弱，胃阴不足所致的食少倦怠，口干舌燥，宜于山药、石斛等益气养阴之品同用；用于气虚肺燥之咳嗽、气短、痰少者，宜与南沙参、麦门冬等补肺气、养肺阴之药同用；用于心气阴两虚所致的心悸不眠，虚热多汗者，宜与五味子、酸枣仁等补气养心、安神敛汗之品同用。本品属补气药中的清补之品，尤宜于热病之后的气阴两亏，倦怠自汗，饮食减少，口干少津，及不受温补者。

个人体会

古人称五加科植物人参之少者为太子参，或孩儿参、童参。《本草纲目拾遗》云："太子参即辽参之小者。"《本草纲目》亦谓："其似人形者谓之孩儿参。"其功用"大补元气，其力不下大参"。现今临床用太子参者，系石竹科植物异叶假繁缕之块根，亦称孩儿参、童参。实为两种不同科属的两种植物，其形怠性能各异，多有混淆，用者应审而辨之。

太子参，色黄白，质肥润，味甘微苦，性平微寒，归脾、肺二经。补中益气，生津养阴。津液为人体一切正常水液之总称，是构成人体或维持人体生命的基本物质。热病伤津，久病耗津，小儿为纯阳之体，阳气浮越汗出津亏者。津为阴液，津伤则燥渴，阴亏则烦热。太子参，味甘微苦，性平微寒，质肥润。味甘补中益气，苦寒清热益阴，质润生津养阴，为补气养阴之品，治气阴两伤之病。《中药类比歌诀》曰："能补脾气养胃阴，益肺气养肺阴润肺燥，为清补益阴之品。"但性缓力弱，只适用于病后体虚，气阴不足之轻证，为调养之剂。临床须大剂量，持续服用方可显效。若气阴两虚之重症，恐力量不足而延误病情，应及时调配他药为妥，或以西洋参代之。

石　斛

古今理性录

李中梓《雷公炮制药性解》：石斛入肾，则专主下部矣。而又入胃者，盖以其味甘耳。助肾而不伤于热，平胃而不伤于燥故也。故多功于水土二脏，但气性宽缓，无捷奏之功，古人以此代茶，甚清膈上。

张介宾《景岳全书》：此药有两种，《本草》云圆细者为上，且谓其益精强阴，壮筋补虚，健腰膝，驱冷痹，却惊悸，定心志。但此物性味最薄，焉能滋补如此？唯其扁大而松，形如钗股者，颇有苦味，用除脾胃之火，去嘈杂善饥，及营中蕴热。其性轻清和缓，有从容分解之妙，故能退火养阴除烦，清肺下气，亦止消渴热汗。而诸家谓其厚肠胃，健阳道，暖水脏，岂苦凉之性味所能也？不可不辨。

缪希雍《本草经疏》：石斛禀土中冲阳之气，兼感春之和气以生，故其味甘平而无毒。气薄味厚，阳中阴也。入足阳明、足少阴，亦入手少阴。甘能除热，甘能助脾，甘能益血，平能下气，味厚则能益阴气，故主伤中，下气，补五脏虚劳羸瘦，强阴益精，补内绝不足，平胃气，长肌肉，久服厚肠胃，轻身延年。定志除惊者，以其入胃，入肾，入心、脾，补益四经，则四经所主病皆得治疗，盖皆益脾、益胃、益肾、益心之功力也。又主除痹逐肌肤邪热痱气，脚膝疼冷痹弱者，兼能除脾胃二经之湿故也。

贾所学《药品化义》：石斛气味轻清，合肺之性，性凉而清，得肺之宜。肺为娇脏，独此最为相配。主治肺气久虚，咳嗽不止，邪热痱子，肌表虚热。其清理之功，不特于此，盖肺主气，肾纳气，子母相生，使肺气清则真气旺，顺气下行，以生肾水，强阴益精。且上焦之势，能令肺气委曲下行，无苦寒沉下之弊。

卢之颐《本草乘雅半偈》：石斛功力，宛如胃府，运化精微，散精于肾，淫气于骨，散精于肝，淫气于筋，以及从脾淫肌肉，从心淫血脉，从肺淫皮毛，何莫非水谷之源，次第敷布于神藏，次第满溢于形藏者。设痹塞则中伤，致令胃失所司，不能下精与气，遂成神藏之虚劳，形藏之羸瘦耳。久服则量而满，故肠胃厚，满而溢，故虚劳补，羸瘦充。设非强益谷精，安能逐除痹塞，以续伤中乎。

张志聪《本草崇原》：石斛生于石上，得水长生，是禀水石之专精而补肾。味甘色黄，不假土力，是禀中土之气化而补脾。斛乃量名，主出主入，治伤中者，运行其中土也。除痹者，除皮、脉、肉、筋、骨、五脏外合之痹证也。夫治伤中则下气，言中气调和，则邪气自下矣。除痹则补五脏虚劳羸瘦，言邪气散除，则正气强盛矣。脾为阴中之至阴，故曰强阴。肾主藏精，故曰益精。久服则土气运行，水精四布，故厚肠胃。

陈士铎《本草新编》：石斛却惊定志，益精强阴，尤能健脚膝之力，善起痹病，降阴虚之火，大有殊功。盖金钗石斛，生于粤闽岩洞之中，岩洞乃至阴之地，而粤闽又至阳之方也。秉阴阳之气以生，故寒不为寒，而又能降虚浮之热。夫虚火，相火也，相火宜补，而不宜泻。金钗石斛妙是寒药，而又有补性，且其性又下行，而不上行。若相火则易升，而不易降者也，得石斛则降而不升矣。夏月之间，两足无力者，服石斛则有力，岂非下降而兼补至阴之明验乎。金钗石斛补中有泻也。金钗石斛本非益精强阴之药，乃降肾中命门虚火之药也。去火之有余，自然益水之不足；泻肾中之虚火，自然添骨中之真水矣，故曰：强阴而益精。此脚膝之所以健也。此金钗石斛妙在微寒，以泻为补也。

汪昂《本草备要》：石斛石生之草，体瘦无汁，味淡难出，置之煎剂，猝难见功，必须熬膏，用之为良。光泽如金钗，股短而中实，生石上者良，名金钗石斛。长而虚者名水斛，不堪用。

黄宫绣《本草求真》：石斛专入脾、肾。甘淡微苦性咸平，故能入脾而除湿热，入肾而涩元气，及能坚筋骨，强腰膝。凡骨痿痹弱，囊湿精少，小便余沥者最宜。以其本生于石，体坚质硬，故能补虚弱，强筋助骨也。但形瘦无汁，味淡难出，非经久熬，气味莫泄，故止可入平剂，或熬膏用之为良。以治虚热，补性虽有，亦唯在人谅病轻重施用可耳。

邹澍《本经疏证》：石斛自是补剂，然其调处阴阳，交联上下，有扶危定倾之概，遂不得但目为补剂，故施之于外感。凡火痹于中，气结于上，阴伏于下者，尤见收功莫测，以意消息而用之也可。

周岩《本草思辨录》：石斛，为肾药，为肺药，为肠胃药。《本经》"强阴"二字，足赅全量。所谓阴者，非寒亦非温，用于温而温者寒，用于寒而寒者温。《别录》遂皮肤邪热痱气，是温者寒也；疗脚膝疼冷痹弱，是寒者温也，要不出《本经》除痹、补虚二端。大凡证之恰合乎斛者，必两收除痹、补虚之益。若专以之除痹，专以之补虚，则当弃短取长，而制剂之有道可矣。

胡爱萍《病证通用中药》：石斛，甘寒养阴，入肾经，能滋肾阴，降虚火。肾水充，津液足，则目有所养而自明，故能补益肝肾而明目，用治肝肾阴虚、目失所养之目暗不明，及肝肾阴虚、阴虚火旺所致的瞳神散大、视物昏花、羞明流泪等内障疾病。温热病不宜早用，湿温尚未化燥者忌用。

谭同来《常用中药配对与禁忌》：石斛苦寒善清阳明虚热，为滋养胃阴之常用要药，亦有滋肾阴的作用。石斛能敛邪助湿，故脾胃虚寒、大便溏薄、舌苔厚腻者忌用。

黄和《中药重剂证治录》：石斛，味甘性微寒，归胃、肺、肾经。有养阴清热，益胃生津，明目之功效。石斛，甘凉和缓，轻清通解，以滋、清、润、通为特点。长于益精强阴，补虚清热，却惊悸，定心志。尤能清肺、胃、肾之虚热，且善滋阴生津，以除烦渴。更能坚筋骨，强腰膝，通经络，散结热，通痹止痛。

现代药理研究

本品含石斛碱、石斛胺、石斛次胺、石斛星碱、石斛因碱等生物碱及黏液质、淀粉等。石斛煎剂口服，能促进胃液的分泌而助消化，至肠道则使其蠕动亢进而通便，但若用量增大，反使肠肌麻痹。石斛可扩张肠系膜血管。石斛碱有一定的镇痛解热作用，其作用与非那西汀相似而较弱。石斛煎剂可提高小鼠巨噬细胞吞噬作用，石斛多糖能恢复小鼠免疫功能，石斛水煎剂对晶状体中的异常生化变化有阻止及纠正作用。对半乳性白内障不仅有延缓作用，能保持透明晶体，而且有一定的治疗作用。石斛碱大剂量可抑制家兔心脏，降低血压，抑制呼吸，并引起离体子宫收缩。石斛碱可引起家兔的中度血糖升高；有提高免疫功能，抗衰老，抗氧化，抗癌，降血糖，延年益寿的功能。

性能归纳

石斛，味甘，性微寒，归胃、肾经，无毒，为兰科草本植物石斛、马鞭石斛、黄草石斛、铁皮石斛或金钗石斛的茎。色黄，轻清，气薄味厚，为清、补之剂，降而不升，缓、润、静、补，守而不走，入气分，阴也，下行，走内，达里之性能。补胃肾阴，清胃热，降肾火。

性能应用

石斛，甘寒，入胃经，补胃阴，用于胃阴虚证。兼能清胃热，适用于胃阴虚有热之低热烦渴，口燥咽干，胃脘嘈杂，隐痛或灼痛等，宜与养阴生津之品配伍。如《时病论》之清热保津法，以之与天花粉、鲜生地、麦门冬等品同用，治热病伤津，烦渴，舌干苔黑等；《阎氏小儿方论》之甘露饮子，以之与生地黄、麦门冬、黄芩等品同用，治胃热阴虚之胃脘疼痛，牙龈肿痛，口舌生疮；治胃阴虚有热之饥不欲食，干呕，呃逆，大便干结等症的古方中，亦有用本品养胃阴，清胃热者。

石斛，降而下行，入肾经，又能滋肾阴，用于肾阴虚证。兼能降肾中虚火，适用于肾阴亏虚之目暗不明，筋骨痿软，及阴虚火旺，骨蒸劳热等证。肾阴亏虚，目暗不明者，常与补肝肾明目之品配伍，如《原机启微》之石斛夜光丸，以之与枸杞子、熟地黄、菟丝子等品同用；肾阴亏虚，筋骨痿软者，常与补肝肾、强筋骨之品配伍，如《圣惠方》之石斛丸，以之与干地黄、山茱萸、杜仲、牛膝等品同用；肾虚火旺，骨蒸劳热者，宜与滋肾阴、退虚热之品配伍，如《胎产指南》之先天大造丸，以之与生地黄、枸杞子、黄柏、胡黄连等品同用。

个人体会

石斛生于石上，得水而长，禀水石之精、阴阳之气以生。性虽微寒，兼有补性，轻清和缓，阴中有阳，故寒而不寒，能降虚浮之热，且能强阴。《本草思辨录》曰："所谓阴者，非寒亦非温，用于温而温者寒，用于寒而寒者温。"故入足阳明胃土，清胃火，强胃阴，祛嘈杂善饥。胃强则升降运化，输布精微，为水谷之源，散精于五脏六腑，而安五脏，补虚羸。又委曲下行入肾，达命门降相火。相火者，虚火也，宜补不宜泻，宜降不宜升。取石斛以寒、补、下行之性，补命门，降相火，强阴益精，壮筋骨，驱冷痹，补内绝不足，虚劳羸瘦。《本经》谓："主伤中，除痹，下气，补五脏虚劳羸瘦，强阴，久服厚肠胃。"故能轻身延年，为清火强阴之药也。但其味淡难出，气性宽缓，无捷奏之功，有从容分解之妙，可入平剂，先煎久煮方可取效。或熬膏久服为良。

石斛药用，市埠之上种类繁多，采集、种植不详，鱼龙混珠，良莠不齐。从价格而言，多则上万，少则十几。《本草衍义》曰："今人多以木斛浑行，医工亦不能辨。世又谓之金钗石斛，盖后人取象而言，然甚不经。"故多常以其色金黄，质地坚实，生嚼脂膏粘舌者为良品，如细小如草，晦暗枯槁者，最为贱货。医者不得不明也，否则误人不浅。石斛能敛邪助湿，故脾胃虚寒、大便溏薄、舌苔厚腻者忌用。

麦门冬

古今理性录

李东垣《药类法象》：治肺中伏火，脉气欲绝，加五味子、人参二味，谓之生脉散。补肺中元气不足须用之药。

杜文燮《药鉴》：阳乃肺药，微阴去肺中之伏火，火去则肺金生，金生则烦渴止，而心亦清矣，心清而神亦保安矣。唯肺金得令，则金能生水，又能强阴益精，心清神安，则气血和畅，又能治血妄行。夫曰解烦渴补虚劳者，正以其润肺清心也。心清而肺润，则心统气行，而郁结之患可释矣。夫曰能复脉者，何也？盖心主脉，而百脉之朝宗于肺。若肺润心清，则脉亦调和，气血无所阻，必听命以遂脉之通畅也。能引生地至所生之处。痘家用之，以止烦渴。

张介宾《景岳全书》：味甘寒苦，性微寒，降也，阳中阴也。去心用，恐令人烦。其味甘多苦少，故上行心肺，补上焦之津液，清胸膈之渴烦，解火炎之呕吐，退血燥之虚热。益精滋阴，泽肌润结；肺痿肺痈，咳唾衄血；经枯乳汁不行，肺干咳嗽不绝；降火清心，消痰补怯。复脉须仗人参，便滑中寒者勿投。

徐大椿《神农本草经百种录》：麦冬甘平滋润，为纯补胃阴之药。后人以为肺药者，盖土能生金，肺气全恃胃阴以生，胃气润肺自资其益也。

倪朱谟《本草汇言》：麦门冬，清心润肺之药也。主心气不足，或肺热肺燥，或虚劳客热、津液干少，或脾胃燥涸、虚秘便难，此皆心肺肾脾元虚火郁之证也。然而味甘气平，能益肺金，味苦性寒，能降心火，体润质补，能养肾髓，专治劳损虚热之功居多。

陈士铎《本草新编》：麦门冬，泻肺中之伏火，清胃中之热邪，补心气之劳伤，止血家之呕吐，益精强阴，解烦止渴，美颜色，悦肌肤，退虚热，解肺燥，定咳嗽，真可持之为君而又可借之为臣使也。但世人未知麦冬之妙用，往往少用之而不能成功为可惜。更有膀胱之火，上逆于心胸，小便点滴不能出，人以为小便火闭，用降火之剂不效，此又何用乎？盖膀胱之气，必得上焦清肃之令行，而火乃下降，而水乃下通。故欲通膀胱者，必须清肺金之气，清肺之药甚多，终不若麦门冬清中有补，能泻膀胱之火，而又不损膀胱之气，然而少用之，亦不能成功。盖麦门冬气味平寒，必多用之而始有济也。

黄宫绣《本草求真》：东垣曰：人参甘寒，泻火热而益元气；麦冬苦寒，滋燥金而清水源；五味酸温，泻丙火而补庚金，益五脏之气也。至于乳汁不开，用此则能通活；热血妄行，用此是能即止。他如膈上之稠痰，得此则消；心下之支满，得此则除。脾有积热则化，胃有火呕则止，色因血枯即润，嗽久不止即愈。诚保肺之津梁，清心之指南也。

邹澍《本经疏证》：麦门冬，其味甘中带苦，又合从胃至心之妙，是以胃得之而能输精上行，肺得之而能敷布四脏，洒陈五腑，结气自尔消溶，饮食得为肌肤，谷神旺而气随之充也。香岩叶氏曰：知饥不能食，胃阴伤也。太阴湿土，得阳始运，阳明燥土，得阴乃安，所制益胃阴方，遂与仲景甘药调之之义合。盖麦门冬之功，在提曳胃家阴精，润泽心肺，以通脉道，以下逆气，以除烦热。若非上焦之证，则与之断不相宜。

张锡纯《医学衷中参西录》：能入胃以养胃液，开胃进食。更能入脾，以助脾散精于肺，定喘宁嗽，即引肺气清肃下行，统调水道以归膀胱。盖因其性凉、液浓、气香，而升降濡润之中，兼开通之力，故有种种诸效也，用者不宜去心。

张山雷《本草正义》：麦冬，其味大甘，膏脂浓郁，故专补胃阴，滋津液，本是甘药补益之上品。《本经》《别录》主治，多就养胃一层立论，必当识得此旨，方能调达此中利弊。《别录》又以麦冬主痿蹶者，正是《黄帝内经》治痿独取阳明之意。阳明经热，则经脉弛缓而不收，胃液干枯，则络脉失润而不利，补胃之津，而养阳明之液，是为治痿起废之本。但亦有湿流关节，而足废不用者，则宜先理其湿，又与滋润一法，遥遥相对，不知辨别，其误尤大。《别录》又谓其定肺气，而后人遂以麦冬为补肺主药，盖以肺家有火，则滋胃之阴以生肺金，亦是正法。然肺为贮痰之器，干燥者少，湿浊者多，设使痰气未清，而即投粘腻，其害已不可胜言。麦门冬本为补益胃津之专品，乃今人多以为补肺之药，虽曰补土生金，无甚悖谬，究其之所以专主者，固在胃而不在肺，寇宗奭谓治肺热，亦无不可。《日华》谓主肺痿，固亦以肺火炽盛者言之也。然又继之曰吐脓，则系肺痈矣，究之肺痿、肺痈，一虚一实，虚者干痿，实者痰火。麦冬润而且腻，可以治火燥之痿，不可治痰塞之痈。故肺虽痿，亦必痰咳频仍，咯吐不已，亦只宜清养肺气，渐理其烁金之火。故不独脓痰肺痈所大忌，即虚痰之肺痿，亦必有不可误与者。《日华》又谓麦门冬治无劳七伤，盖亦《本经》主伤中之意，养胃滋阴，生津益血，夫孰非调和五脏之正治。然以为服食之品，调养于未病之先则可，若曰劳伤已成，而以阴柔之药治之，又非阳生阴长之旨。且劳损之病，虽曰内热，然亦是阴虚而阳无所附，补脾之气，助其健运，尚能击其中坚，而首尾皆应。徒事滋润养阴，则阴寒用事，而脾阳必败，不食、泄泻等证，又皆阴柔之药以酿成之矣。

胡爱萍《病证通用中药》：麦门冬，甘而微苦，药性微寒。甘寒质润可养阴，苦寒清泄可除热。归肺胃心经，尤长于养肺胃之阴，清肺胃之热，并能养心阴，清心热而除烦安神。治疗胃阴虚，有热之舌干口渴，胃脘疼痛，饥不欲食，及热邪伤津之便秘。又治阴虚肺燥，有热之鼻燥咽干，干咳少痰，及心阴虚，有热之心烦、失眠、多梦等。脾虚泄泻者忌服。

胡心藻《中药类比歌诀》：麦冬体润，药性清泄，又入心经，善入中焦，而养阴清心除烦。最宜于热伤气阴，热伤心营及心火旺盛之证。为清凉润泽，凉金泻热之上品。

黄和《中药重剂证治录》：麦冬，味甘微苦，性微寒，归肺、胃、心经。清、润之剂。有养阴润肺，益胃生津，清心除烦之功效。其性甘凉而微苦，专入肺胃，更能益心，因其寒润多汁，故为养阴清热之佳品。

现代药理研究

本品含多种甾体皂苷、谷甾醇、豆甾醇、高异黄酮类化合物、多种氨基酸、各种类型的多聚糖、维生素A样物质、铜、锌、铁、钾等。家兔用麦冬煎剂肌肉注射，能升高血糖。麦冬多糖对实验性高血糖有降低作用，且药效持久，无副作用，能促使胰岛素细胞恢复，有降血糖作用；能增强网状内皮系统吞噬能力，升高外周白细胞，提高免疫功能；能增强垂体肾上腺皮质系统作用，提高机体适应性；能显著提高实验动物耐缺氧能力，增强冠脉流量，对心肌缺血有明显的保护作用，并能抗心律失常，及改善心肌收缩力；具有改善左心室功能与抗休克的作用，但作用短暂，再次给少量麦冬可明显延长作用时间；具有促进胃肠道运动，增强造血细胞功能，抗白细胞减少，抗脂质过氧化，抗菌，抗炎，抗惊厥，抗辐射，抗疲劳，镇静，延长寿命的作用。

性能归纳

麦门冬，味甘，微苦，性微寒，归胃、肺、心经，无毒，为百合科草本植物麦冬的块根，汁浓体润，味厚气薄，为清、补之剂。升，亦降，缓、润、静、补，守而不走，入气分，阴也，走上，达下，行内、外，入里之性能。补胃肺心阴，清胃肺心热，除烦安神。

性能应用

麦门冬，甘苦微寒，归胃、肺、心经，补阴清热。本品长于滋养胃阴，用于胃阴虚证，兼能清胃热。临床广泛用于胃阴虚有热之舌干口渴、胃脘疼痛、饥不欲食、呕逆、大便干结等，常与养阴生津之品配伍。如《温病条辨》之益胃汤，以之与生地黄、玉竹、沙参等品同用，治胃阴受伤，口干舌燥及胃阴虚有热之胃脘隐痛，饥不欲食；《圣经总录》之麦门冬汤，以之与乌梅同用，治消渴；《金匮要略》之麦门冬汤，以之与半夏等品同用，治胃阴不足之气逆呕吐；《温病条辨》之增液汤，以之与生地黄、玄参同用，治热邪伤津之便秘。本品又能养肺阴，用于肺阴虚证。兼能清肺热，适用于阴虚肺燥有热之鼻燥咽干，干咳痰少，咳血，咽痛喑哑等症。宜与润肺清肺及对症之品配伍，如《医门法律》之清燥救肺汤，以之与阿胶、石膏、桑叶、枇杷叶等品同用，治燥伤肺阴，鼻燥咽干，干咳痰少；《摄生秘剖》之二冬膏，以之与天门冬同用，治肺胃燥热，咳嗽痰少，痰中带血，咽痛喑哑。本品还能养心阴，用于心阴虚证。兼能清心热，并略具除烦安神作用，可用于心阴虚有热之心烦，失眠多梦，健忘，心悸怔忡等，宜与养阴安神之品配伍，如《摄生秘剖》之天王补心丹，以之与生地黄、酸枣仁、柏子仁等品同用。热伤心营，神烦少寐者，宜与清热凉血养阴之品配伍，如《温病条辨》之清营汤，以之与黄连、生地黄、玄参等品同用。

个人体会

麦门冬，味甘性微寒，膏脂浓郁，滋润柔缓，主入胃经，补胃阴。胃阴得补，津液得充，胃阴伤之舌燥口渴，饥不欲食，大便干结可解。《本草经疏》曰："阳明燥土，得阴乃安。"《本经》亦谓麦门冬："主治：多就养胃一层立论，必当识得此旨，方能调达此中利弊。"故在养胃益阴，开胃进食诸方中最为多用，为甘补胃阴之上品。本品液浓气香，在升降濡润之中，又能曳胃家阴精上行，以润补上焦之阴液，降肺中之伏火，清心经之邪热，清心润肺，以通脉道，以下逆气，以解烦渴。《药鉴》曰："火去则肺金生，金生则烦渴止，而心亦清矣，心清而神亦保安矣。"心清则安心神，除烦热，祛心悸怔忡；肺润则清燥救肺，止燥咳、咳血，去咽干喑哑。心清肺润，肺朝百脉，心统气行，血脉调和，隧脉通畅，郁结可释，散结，通便，下乳汁，又复心脉也。总之：麦门冬，甘平滋润，补胃中阴液，降肺中伏火，清心经邪热，清中有补，补中有通，可持之为君，亦可借之为臣。辅五味子、人参能补胸中元气不足而复脉，能引生地黄而至所生之地，强阴益精，补虚劳，治劳损虚热之功居多。甘润无毒，药性平和，必多用之，力量始大，功效亦甚矣。脾虚泄滑者忌服。

天 门 冬

古今理性录

寇宗奭《本草衍义》：治肺热之功为多。其味苦，但专泄而不专收，寒人多禁服。

李东垣《药类法象》：保肺气。治血热侵肺，上喘气促，加黄芪、人参用之为主，神效。

徐彦纯《本草发挥》：味苦、甘，性寒，味厚气薄，阴也。苦以泄滞血，甘以助元气，及治血妄行，此天门冬之功也。

李时珍《本草纲目》：天冬清金降火，益水之上源，故能下通肾气，入滋补方，合群药用之有效。若脾胃虚寒人，单饵久，必病肠滑，反成痼疾。此物性寒酸润，能利大肠故也。

杜文燮《药鉴》：大要：苦能泄滞血，甘能助元气，寒能去肺热，此三者，天冬之功也。虚热者用之，虚寒者禁忌，何也？盖味之苦者，但泄而不收故耳。又能引熟地而至所补之处。

张介宾《景岳全书》：入肺肾两经，除虚劳内热。其味苦寒，故上定热喘，下去热淋，苦杀三虫，润滋骨髓，解渴除烦，消痰止嗽，降火保肺，退热滋阴，大润血热燥结。

缪希雍《本草经疏》：天门冬正禀大寒初之气以生，得地之阴精独厚。味虽微苦，甘而带辛，其气大寒，其性无毒。要以甘多者为胜，味厚于气，阴也，降也，除肺肾虚热之要药也。其主诸暴风湿偏痹，杀三虫，去伏尸，保定肺气，去寒热者。苦以泄湿，寒以清热，热去则风止，湿泄则痹瘳。强骨髓者，肾为作强之官而主骨。肾欲坚，急食苦以坚之。且肾者水脏也，平则温而坚，虚则热而软，味苦气寒，正入肾而除热坚软，故强骨也。三虫伏尸，必生于脾肾俱虚、内热气弱之人，苦能杀虫，辛能散结，故杀三虫而降伏尸也。肺为华盖之脏，喜清肃而恶烦热。肺清则津液流通，气得下降，而诸证自止矣。又肺为水之上源，朝百脉而主气，热邪退则肺得所养。冷而能补者，热盛则肺肾俱虚，除虚热即补肺肾也。久服轻身益气，延年不饥者，热退则水足，水足则精固，精固则肾气益实。肾为先天真气之源，肾实骨强，延龄可知已。然大寒而苦，不利脾胃阴虚之人。脾胃多弱，又以苦寒损其胃气，以致泄泻恶食则危殆矣。何者？后天元气生于胃气，五脏之气皆因之以为盛衰者也。阴虚精绝之病，正赖脾胃之气强，能纳能消以滋精气。若脾胃先困，则是后天生气之源绝矣。若非胃气无损，焉能纳而消之以各归其根，奏平定之功哉？必不得已，用麦门冬代之可也。误用之必泄。

陈士铎《本草新编》：补虚劳，杀虫，润五脏，悦颜色。专消烦除热，止嗽定咳尤善，止血消肺痈有神。大约天冬，凡肾水亏而肾火炎上者，可权用之以解氛，肾大寒而肾水又弱者，断不可久用之以滋阴也。

张璐《本经逢原》：天门冬，手太阴肺经气分药，兼通肾气，咳逆喘促，肺痿肺痈，吐血衄血，干咳痰结。其性寒润能滋肺，肺气热而燥者宜之。肺为清虚之脏，凉则气宁，热则气腾。天门冬能保肺，使气不受火扰。

黄宫绣《本草求真》：天门冬专入肺。甘苦大寒，据书载泻肺火及兼补肾，然究止属苦寒，安能滋肾而补水乎？所云能补水者，以肺本清虚，凉则气宁而不扰，热则气行而不生，且肺为肾母，肺金失养，则肾亦燥而不宁，肾气上攻，则肺益燥而受克。得此清肃之品，以为化源之自，则肾未必即补，而补肾之基，未必不于所清而先具也，是以又云补肾。

黄元御《长沙药解》：天冬润泽寒凉，清金化水之力十倍于麦冬，土燥水枯者甚为相宜。阳明伤寒之家，燥土贼水，肠胃焦涸；瘟疫斑疹之家，营热内郁脏腑燔蒸；凡此闭涩不开，必用承气，方其燥结未甚，以之清金泄热，滋水滑肠，本元莫损，胜服大黄。

张锡纯《医学衷中参西录》：味甘微辛，性凉，津液浓厚滑润。其色黄兼白，能入肺以清燥热，故善利痰宁嗽；入胃以消实热，故善生津止渴。津浓液滑之性，能通利二便，流通血脉，畅达经络，虽为滋阴之品，实兼能补益气分。《神农本草经》谓天冬主暴风湿偏痹，强骨髓二语，经后世注解，其理终未透彻。原含有生生之气，其气挟其浓滑之津液以流行于周身，而痹之偏于半身者可除，周身之骨得其濡养而骨髓可健。天冬之物原外刚内柔也，而以之作药则为柔中含刚，是以痹遇其柔中之刚，则不期开而自开，骨得其柔中之刚，不唯健骨且能健髓也。至《名医别录》谓其"保定肺气，益气力，冷而能补"诸语，实亦有以见及此也。

张山雷《本草正义》：天门冬肥厚多脂，《本经》虽曰苦平，其实甚甘，气薄味厚，纯以柔润养液为功。《本经》主暴风，盖指液枯内动之风而言，滋润益阴，则风阳自息，此即治风先治血之义。《本经》又曰强骨髓，则固益液滋阴之正旨。三虫伏尸，即血枯液燥之劳瘵，甘寒清润，原以滋燥泽枯，是以治之。《别录》谓保定肺气，则以肺热叶焦，燥金受灼而言，甘寒润燥，本是补肺正将。养肌肤，益气力，皆阴液充足之义。可知天冬偏于寒凉，唯燥火炽盛，灼烁阴液者宜之，而阳气式微者，即有不胜其任之意。故宜此甘寒柔润以滋养之，则气逆可平，喘息可定，即《名医别录》保定肺气之意。张洁古亦谓治血热侵肺，上气喘促，皆为虚证一边着想，而浊痰窒塞之喘促咳逆，必非其治。断不宜此柔润多脂之药，一虚一实，大有径庭，连类及之，不无误会。

胡心藻《中药类比歌诀》：天门冬，甘苦大寒，性滋腻。清火润燥，功在上、下二焦，能润肺滋肾，尤善通肾气，滋肾阴，降肾火之力强，故肾阴亏损，内热消渴，盗汗，遗精多用天门冬。

黄和《中药重剂证治录》：天冬，甘苦性寒，归肺、肾经，有滋阴润燥，清肺降火之功效。苦寒沉降，功擅清肺降火，滋肾壮水，为除肺肾虚热之要药。凡阴不足而有火邪者，皆宜用之。

现代药理研究

本品含天门冬酰胺、黏液质、谷甾醇、甲氧基甲基糖醛、甾体皂苷、多种氨基酸、新酮糖、寡糖及多糖等。天门冬酰胺有一定的平喘镇咳祛痰作用，煎剂体外试验对炭疽杆菌、甲型及乙型溶血性链秋菌、白喉杆菌、类白喉杆菌等均有不同程度的抑制作用。煎剂或醇提出液可促进抗体生成，延长抗体生存时间；对实验动物有非常显著的抗细胞突变作用，抑制肿瘤细胞增殖。天门冬素可使外周血管扩张，血压下降，心收缩力增强，心率减慢和尿量增加；能阻止口服阿司匹林引起的胃黏膜损伤。天门冬提出液有抗风湿性关节类效应。本品具有增强机体免疫力，增强肝脏功能，促进巨噬细胞吞噬功能，促进骨髓造血功能，抗菌，抗肿瘤，抗衰老等作用。

性能归纳

天门冬，味甘、苦，性寒，归肺、肾、胃经，无毒，为百合科草本植物天冬的块根，色黄兼白，肥厚多脂，气薄味厚，润、补之剂。沉、降，不升，润、缓、静、补，守而不走，阴也，入气分，下行，走内，入里之性能。补肺肾胃阴，清肺胃热，降肾火，止咳祛痰。

性能应用

天门冬，味甘、苦，性寒，入肺肾胃经，补肺肾胃阴，用于肺肾胃阴虚证。用于肺阴虚证时，因兼能清肺热，适用于阴虚肺燥有热之干咳痰少，咳血，咽痛暗哑及上消等。对咳嗽咯痰不利者，兼能止咳祛痰。若兼肾阴亏虚，肾火刑金者，本品又能滋肾阴，降肾火，常与润肺清肺及对症之品配伍。如《摄生秘剖》之二冬膏，以之与麦门冬同用，治肺胃燥热，咳嗽痰少，痰中带血，咽痛暗哑;《症因脉治》之归芍天地煎，以之与生地黄、山栀子等品同用，治肾火刑金而致的内伤嗽血;《医醇賸义》之逢原饮，以之与北沙参、石斛、麦门冬等品同用，治肺火炽盛，阴液消亡之上消证。用于肾阴虚证时，本品能滋肾阴，兼能降肾火，适用于肾阴亏虚之眩晕，耳鸣，腰膝酸痛，及阴虚火旺之骨蒸潮热，内热消渴等。肾阴亏虚，眩晕耳鸣，腰膝酸痛者，常与滋肾益精、强筋骨之品配伍。如《全国中成药处方集》之河车大造丸，以之与熟地黄、枸杞子、紫河车、牛膝等品同用。阴虚火旺，骨蒸潮热者，宜与滋阴降火之品配伍，如《证治准绳》之保真汤，以之与生地黄、麦门冬、知母、黄柏等品同用。《医醇賸义》之乌龙汤，以之与滋阴补肾，利水通淋之生地黄、山药、女贞子、车前子等品同用，治肾阴久亏，饮一溲一或饮一溲二，挟有浊淋之下消证。本品又能清胃热，益胃阴，用于热病伤津之食欲不振，口渴及肠燥便秘等。本品还有一定的益胃生津作用，兼能清胃热，可用于热伤胃津之证。气阴两伤，食欲不振，口渴者，宜与养阴生津益气之品配伍，如《温病条辨》之三才汤，以之与干地黄、人参同用。津亏肠燥便秘者，宜与养阴生津、润肠通便之品配伍，如《瘟疫论》之六成汤，以之与生地黄、当归、肉苁蓉等品同用。

个人体会

天门冬，味甘、苦，性大寒，气薄味厚，沉降，阴也。膏脂肥厚，津浓液滑，为润泽养阴之药，力能清金降火，益水之上源；滋肾壮水，坚肾之真阴，为除肺肾虚热之要药。《别录》曰"保定肺气"，指甘寒润燥，肺金不受烁灼而言。《本草衍义》谓："治肺热之功多，其味苦，但专泄而不专收。"故能解消渴，止燥咳，通利二便，疏通血脉，畅达经络。为滋阴之品，亦具益气之用，"冷而能补"之义也。肺为华盖，朝百脉而主气，清肃而恶火热，如肺金失养，肾水亦枯，命门火炽，肺阴必燥，五行相生相克之理也。今肺清则津液流通，下通肾气，滋肾阴，降肾火。火不烁阴则暴风偏痹可救，眩晕耳鸣可停，腰膝酸痛能除，骨蒸潮热、内热消渴能医也。

天门冬，苦寒，但专泄而不专收。非补肾之药，清金降火，以益水之上源，下通肾气，可降命门火旺，"肾未必补，而补肾之基"故也。又苦寒液浓，非益胃阴之药。苦寒损其胃气，液浓裹其运行，胃阴未清，脾运先困，后天生气之源绝，怎奏平定之功。《本草经疏》谓："必不得已，用麦门冬代之可也。"本品亦非君臣补益之药，以辅助之用入滋补方中，合群药用之有效，故有"随熟地黄而至可补之处""加黄芪、人参用治肺热喘促神效"之说。脾胃虚寒，误用必泻，禁之。

百　合

古今理性录

刘若金《本草述》：百合之功，在益气而兼之利气，在养正而更能去邪，故李氏谓其为渗利和中之美药也。如伤寒百合病，《要略》言其行住坐卧，皆不能定，如有神灵，此可想见其邪正相干，乱于胸中之故，而此味用之以为主治者，其义可思也。

缪希雍《本草经疏》：主邪气腹胀。所谓邪气者，即邪热也，邪热在腹，故腹胀，清其邪热则胀消矣。解利心家之邪热，则心痛自瘳。肾主二便，肾与大肠二经有热邪则不通利，清二经之邪热，则大小便自利。甘能补中，热清则气生，故补中益气。清阳明三焦心部之热，则上来诸病自除。

卢之颐《本草乘雅半偈》：百合，百瓣合成也。雌雄二种，雄主藏用，雌主藏体。俱入心主包络，心主百脉故也。腹满心痛，便不利，此夏气病藏之邪，百合力能益气以补中虚，则邪无所容，从内以出，即夏大张布于外者，亦无内顾之虞矣。《金匮》云：百合病者，百脉一宗悉致其病也。即假药象，以着病形尔。颐曰：经云：肺朝百脉，输精皮毛，毛脉合精，行气于腑，腑精神明，留于四脏，气归权衡，权衡以平，气口成寸，一线穿成，不烦造作，此正象形也。

张志聪《本草崇原》：主治邪气腹胀心痛者，邪气下乘于脾，则地气不升而腹胀；邪气上乘于肺，则天气不降而心痛。盖腹者脾之部，肺者心之盖也。利大小便者，脾气上升，肺气下降，则水津四布，糟粕运行矣。补中者，补脾；益气者，益肺也。

陈士铎《本草新编》：安心益志，定惊悸狂叫之邪，消浮肿痞满之气，止遍身疼痛，辟鬼气时疫，又治伤寒坏症，兼能补中益气。此物和平，有解纷之功，扶弱除强，祛邪助正。但气味甚薄，必须重用，其功必倍。是百合可为君主，而又可为佐使者也。或问百合能止喘，百合非止喘之药也，但能消痞满耳。喘生于痞满，痞满消而喘胀除，故言痞满，而治喘在其中矣也。

张璐《本经逢原》：百合能补土清金，止嗽利小便，仲景百合病，兼地黄用之，取其能消瘀血也。其曰利大小便者，性专降泄耳。其曰补中益气者，邪热去而脾胃安矣。然性专降泄，中气虚寒，二便滑泄者忌之。

徐大椿《神农本草经百种录》：味甘、平。主邪气，腹胀心痛，肺气不舒之疾。利大小便。肺为水源。补中，甘能补脾。益气，肺主气，补肺则气益矣。此以形为治也，百合色白而多瓣，其形似肺，始秋而花，又得金气之全者，故为清补肺金之药。

黄宫绣《本草求真》：百合专入心、肺，甘淡微寒。功有利于心肺，而能敛气养心，安神定魄。朱二允曰：百合之甘敛，胜于五味之酸收。然究止属清邪除热利湿之品。因其气味稍缓，且于甘中有收，故于心肺最宜，而不致与血有碍耳。

邹澍《本经疏证》：于邪气腹胀心痛之候，能利其大小便以愈之，似为通利之物矣。何以复能补中益气耶？不知唯于通利中能补中益气，方足为百合，而其用可明也。小便者化于肺而出于膀胱，金水之相接也。大便者化于胃而出于大肠，土金之相接也。设使阳不化阴，大小便不利焉，其治固无与于百合矣。若阴不济阳，虽化而不能出，则舍百合其谁与归？百合之性，从横行而下行，以其形也；百合之用，能使痰涎别于津液，以其溃之则白沫自出也。百合之能事尽矣。

张山雷《本草正义》：百合，乃甘寒滑利之品，《本经》虽曰甘平，然古今主治，皆以清热泄降为义，其性可见。《本经》主邪气，《别录》主寒热，皆以蕴结之热邪言之。《本经》又以为补中益气，《日华》又有安心益志等说，皆谓邪热去而正气自旺，非径以甘寒之品为补益也。仲景《金匮》以主伤寒后之百合病，本为伤寒病后余热未清之证，所以神志恍惚，莫名苦，故谓之百脉一宗，悉致其病，百合能清泄肺胃之热，而通调水道，导泄郁热，是以治之。

胡爱萍《病证通用中药》：百合，甘润微寒，功能养阴润肺，清心安神，且尤长于养肺阴，润肺燥，兼能止咳祛痰，清泻肺热，为治疗阴虚燥咳、劳嗽咯血的常用药。又能养心阴，清心热而宁心安神。心阴得以滋养，则虚热自除，心神自安。适用于阴虚内热，虚热上扰之失眠心悸。其性质平和，补虚而不碍邪，去邪而不伤正，故以热病后余热未清，虚烦失眠者用之更宜。为补益之品，多用于病后的食疗调补。脾胃虚寒，大便滑泻者忌服。

黄和《中药重剂证治录》：百合，甘凉滑润，归肺、心经，两入气血，清气为主，以清润通降而兼开泄为其特点。长于清五脏郁热，清润解燥，更能开结通利，泄降郁火，止疼痛。有清热滋阴，润肺止咳，清心安神，开郁止痛，通利二便之功效。

现代药理研究

本品含酚酸甘油脂、丙酸酯衍生物、酚酸糖苷、酚酸甘油酯糖苷、甾体糖苷、甾体生物碱、微量元素、淀粉、蛋白质、脂肪等。百合水提液对实验动物有止咳祛痰作用，可对抗组胺引起的哮喘。水煎醇沉液有耐缺氧作用，还可防止环磷酰胺所致的白细胞减少证；有明显的镇静作用，明显增加戊巴比妥钠的睡眠时间，及阈下剂量的睡眠率；具有止咳，平喘，祛痰，镇静，抗迟发型过敏反应，保护强的松所致的肾上腺皮质功能衰竭，抗疲劳，强壮，耐缺氧，升高外周白细胞，保护胃黏膜，抗肿瘤等作用。

性能归纳

百合，味甘，性微寒，归肺、心、胃经，无毒，为百合科草本植物百合或细叶百合的肉质鳞叶，色白多瓣，气味俱薄，为清、补之剂。沉、降，亦升，润、缓、静、补，守而不走，阴中有阳，双入气血，下行，达内、入里之性能。补肺心阴，清肺心热，止咳化痰，安神。

性能应用

百合，甘寒色白，归肺经，补肺阴，用于肺阴虚证，兼能清肺热。其作用平和，润肺清肺之力不及北沙参，但兼有一定的止咳祛痰作用。适用于阴虚肺燥有热之干咳少痰，咳血或咽干喑哑等，宜与润肺清肺及对症之品配伍。如《慎斋遗书》之百合固金汤，以之与生地黄、玄参、桔梗、贝母等品同用，治劳嗽痰血，咽燥而痛；《罗氏会约医镜》之清燥汤，以之与麦门冬、天门冬、桔梗、贝母等品同用，治肺被火烁，咳痰不爽，喉痒，大便干燥；《景岳全书》之百合丸，以之与诃子等品同用，治肺燥失音不语。

百合又入心经，用于心肺阴虚内热之百合病，以恍惚迷离，不能自主，口苦，小便赤，脉微数等为主要见症的百合病心肺阴虚内热证，用本品既能养心肺之阴，又能清心肺之热，还有一定的安神作用。其作用平和，补虚不碍邪，去邪不伤正，故为治虚不受补之百合病心肺阴虚内热证的主药。常与养阴清热之品配伍，如《金匮要略》之百合地黄汤，以之与生地黄同用。

百合甘寒，又入胃经，清胃热，养胃阴，对胃阴虚有热之胃脘疼痛有较好的疗效。如《时方歌括》之百合汤，以之与行气止痛之乌药同用，治心口痛服诸热药不效者。临床将本品配伍用于糜烂性胃炎、萎缩性胃炎等胃阴虚有热见症者，有较好疗效。

个人体会

凡由内外火热致病者，称为邪热或热邪，但邪热不能独伤人。《经》曰："正气内存，邪不可干。""邪气盛则实，精气夺则虚。"《金匮要略》之百合病，即因邪、正相争，乱于胸中，阴阳失调，则出现神志恍惚，迷离，不能自主，莫名其苦，如有神灵之症，故论曰："百合病者，百脉一宗，悉致其病也。"因其主治药物为百合，故而得名，亦说明百合专能去邪热与正气相争之证。

百合色白多瓣，形象似肺，故入肺经。朝百脉，布津下行，化而能出；气味甘寒，清邪热，缓补于中；其性和缓，甘中有收，又能敛精气也。《景岳全书》曰："益气兼利气，养正而能祛邪，藉其平缓不峻，以收失散之缓功耳。"故百合以甘收为补，清平生气，有和缓解氛之力，行扶正祛邪之功，使邪无容身之地，从内而消也。

邪热伤于肺，肺主气，气逆不降则喘咳心痛；邪热积于胃，阳明津枯，气机不运则脘腹胀满。《本草崇原》曰："邪气下乘于脾，则地气不升而腹胀；邪气上乘于肺，则天气不降而心痛。"故百合甘寒清润，入肺胃经，益中气，祛邪热，胃脘胀满心痛可去，胀满除则喘促亦止也。总之：百合甘寒，清平和缓之品，益中气，祛邪热，邪热去则阴津生，邪热去则正气旺，非补益之药而行补益之功耳。有清润平和之特点，补虚不留邪，祛邪不伤正，用需重剂，其功始倍。可为君臣，亦可为佐使，为治虚不受补之阴虚内热证之要药；病后体虚，食疗调补之佳品。性寒下行，脾胃虚寒、大便滑泻者忌服。

玉　竹

古今理性录

李时珍《本草纲目》：萎蕤，性平，味甘，柔润可食。故朱肱《南阳活人书》治风温自汗身重，语言难出，用萎蕤汤以之为君药。去每用治虚劳寒热，疟疾及一切不足之症，用代参、芪，不寒不燥，大有殊功。不止于去风热湿毒而已，此昔人所未阐者也。黄精、萎蕤，性味功用大抵相近，而萎蕤之功更胜。

缪希雍《本草经疏》：详味诸家所主，则知其性本醇良，气味和缓，譬诸盛德之人，无往不利，终始一节，故可长资其利，用而不穷。正如斯药之能补益五脏，滋养气血，根本既治，余疾自除。夫血为阴而主驻颜，气为阳而主轻身。阴精不足，则发虚热；肾气不固，则见骨痿及腰脚痛；虚而火炎，则头痛不安，目痛眦烂泪出；虚而热壅，则烦闷消渴；上盛下虚，则茎中寒，甚则五劳七伤，精髓日枯，而成虚损之证矣。以一药而所主多途，为效良多，非由滋益阴精，增长阳气，其能若是乎？迹其所长，殆亦黄精之类欤？以《本经》二物混同一条故耳。

张志聪《本草崇原》：萎蕤润泽腻，禀性阴柔，故《本经》主治中风暴热，古方主治风温灼热，所治皆主风热之病。近医谓萎蕤有人参之功，无分寒热燥湿，一概投入，以为补剂，不知阴病内寒此为大忌。盖缘不考经书，咸为耳食所误。

陈士铎《本草新编》：萎蕤性纯，其功甚缓，不能救一时之急，必须多服始妙。用之于汤剂之中，冀目前之速效，难矣。且萎蕤补阴，必得人参补阳，则阴阳有既济之妙，而所收之功用实奇。故中风之症，萎蕤与人参并服，必无痿废之忧；惊狂之病，萎蕤与人参同饮，断少死亡之痛。盖人参得萎蕤而益力，萎蕤得人参而鼓勇也。

汪昂《本草备要》：萎蕤，温润甘平，中和之品，若蜜制作丸，服之数斤，自有殊功。若仅加数分于煎剂，以为可代参、芪，则失之远矣。大抵此药性缓，久服方能见功。未尝恃之为重剂也。若急虚之证，必须参、芪方能复脉回阳，斯时即用萎蕤斤许，亦不能敌参、芪数分也。因李时珍有可代参、芪之语，凡遇虚证，辄加用之，曾何益于病者之分毫哉！

张璐《本经逢原》：萎蕤，甘润性平，滋肺益肾，补而不壅，善调厥阴久袭之风，故《本经》治中风暴热等病，皆取其养正祛邪之力也。其性虽润，而无伤犯脾胃、夺食泄泻之虞，但其性之缓耳。

黄宫绣《本草求真》：一名玉竹，味甘性平，质润。据书载能补肺阴，及入肝脾肾以祛风湿，与人参、地黄称为补剂上品。并云可以当参，其说未尝不是。但此气平力薄，既与人参力厚不若，复与地黄味浓不合，即使用至斤许，未有奇功。较之人参之补元，地黄之滋阴，不啻天渊矣。矧可用此当参以挽垂绝不倾乎！况书载云祛风除湿，不无疏泄，于补更云不及，曷云可称上剂耶？

邹澍《本经疏证》：凡有节有液之物皆能通，故竹沥通风火阻经，菖蒲通风痰阻窍，萎蕤则通风热阻络者也。

张秉成《本草便读》：萎蕤，质润之品，培养肺、脾之阴，是其所长，而搜风散热诸治，似非质润味甘之物可取效也。如风热风温之属虚者，亦可用之。考玉竹之性味、功用，与黄精相似，自能推想，以风温风热之证，最易伤阴，而养阴之药，又易碍邪，唯玉竹甘平滋润，虽补而不碍邪，故古人立方有取乎此也。

张山雷《本草正义》：玉竹，味甘多脂，为清热滋润之品。《本草》虽不言其寒，然所治皆燥热之病，其寒何如？古人以治风热，盖柔润能息风耳。阴寒之质，非能治外来之风邪，凡热邪燔灼、火盛生风之病最宜。今唯以治肺胃燥热、津液枯涸、口渴咽干等证，而胃火炽盛、燥渴消谷、多食易饥者，尤有捷效。不知阴柔之性，纯阴用事，已足以戕伐生生之机，况虚劳之病，阴阳并亏，纵使虚火鸱张，亦无寒凉直折之法，又岂有阴寒腻滞之质，而能补中益气之理，诸家之说，皆误读《本草经》"诸不足"三字。

焦树德《用药心得十讲》：常用于肺胃阴伤或燥邪伤肺而致的咳嗽少痰，咽干舌燥，燥热口渴等。温热病后期，因高热时伤耗了胃阴而出现口渴舌燥，食欲缺乏，胃部不适等。玉竹养阴偏在肺胃，性平而不伤胃，虽养胃阴但不妨脾阳。

胡爱萍《病证通用中药》：玉竹补阴而不滋腻，清养而不恋邪，作用平和，为阴虚有热之消渴视为佳品。痰湿内蕴，胸闷气滞及中寒便溏者忌服。

胡心藻《中药类比歌诀》：玉竹，甘寒气缓，偏补肺胃之阴，能养阴润肺而治干咳少痰，益胃生津而止口渴，且养阴而不腻，为热病津伤口渴，胃阴不足所常用。兼可用治阴虚外感而不恋邪，为治肺清胃，内伤外感之良药。玉竹生用，生津止渴力专，阴虚感冒，燥热干咳者常用。蒸制后则滋阴益气力强，热病后期，气阴两伤或虚劳发热者常投。

黄和《中药重剂证治录》：玉竹，味甘微寒，归肺、胃经，有养阴润燥，生津止渴之功效。凉而不寒，润而不滑，和而不偏，善补五脏之阴，滋养气血，又能清热息风，利血脉。凡阴虚津枯，气血虚弱，热燔生风，燥渴消谷者，用之皆有良效。

现代药理研究

本品含甾体皂苷、黄酮及糖苷、微量元素、氨基酸及其他含氮化合物，尚含黏液质、白屈菜酸、维生素A样物质。玉竹的乙醇提出物能促进实验动物抗体生成，显著提高实验动物腹腔巨噬细胞的吞噬百分数和吞噬指数；促进干扰素合成，能抑制结核杆菌生长，可降低感染结核小鼠的死亡率，而病变则略有减轻；有降低血糖的作用，对肾上腺葡萄糖及四氧嘧啶引起的动物高血糖均有抑制作用；有降血脂及缓解动脉粥样斑块形成的作用；可使外周血管和冠脉扩张，能双向调节血管，双向调节血压，抗心肌缺血，改善心肌缺血症状及心电图，并有耐缺氧、强心等作用；有类似肾上腺皮质激素样作用。玉竹黄酮成分有抗氧化作用。本品具有降血脂，降血糖，增加免疫功能，延长生物寿命，抗衰老，抗白癜风等作用。

性能归纳

玉竹，味甘，性微寒，归肺、胃、心经，无毒，为百合科草本植物玉竹的根茎，色黄润泽，味厚气薄，为润、补之剂。沉、降、亦升，静、缓、润、补，入气分，阴也，亦阳，守而不走，行上、下，达内、入里之性能。补肺、胃、心阴，清肺、胃、心热。

性能应用

玉竹，味甘，性微寒，入肺、胃、心经，补阴清热。用于肺胃心经之阴虚证，尤胜养肺阴，并能润燥清热，适用于阴虚肺燥有热之干咳少痰、咳血、声音嘶哑等。宜与润肺清肺及对症之品配伍，如《温病条辨》之沙参麦冬汤，以之与沙参、麦门冬、桑叶等品同用，治燥伤肺阴、干咳无痰；《医醇賸义》之金水济生丹，以之与麦门冬、山药、贝母、茜草等品同用，治火升体羸、咳嗽失血、咽破失音。又能养胃阴，清胃热，适用于胃阴虚有热之口干舌燥、纳差、消渴、呕吐、肠燥便秘等。宜与养阴生津及对症之药配伍，如《温病条辨》之玉竹麦门冬汤，以之与麦门冬、沙参等品同用，治燥伤胃阴、口干舌燥、饮食不振；《千金要方》之消热止渴方，以之与石膏、知母、麦门冬、天花粉等品同用，治胃热伤津之消渴；《外台秘要》之止呕人参汤，以之与人参、知母、芦根等品同用，治胃热阴伤、气逆呕吐；《千家妙方》之加味滋阴润燥方，以之与枳壳、生首乌等品同用，治肠燥便秘。还能养心阴，清心热，常用于心阴不足之烦热惊悸。如遇热伤心阴，烦热多汗，惊悸等，宜与清热养阴安神之品配伍，如《圣惠方》之葳蕤散，以之与石膏、麦门冬、甘草、远志等品同用。

此外，玉竹气味甘缓平和，滋阴而不碍邪，故《重订通俗伤寒论》之加减葳蕤汤，以之与疏散风热之薄荷、淡豆豉等品同用，治阴虚之体感冒风温及冬温咳嗽，咽干痰结等，可使发汗而不伤阴，滋阴而不留邪。

个人体会

玉竹，葳蕤也。甘纯柔润，质肉多脂。荒年常挖食之，以养人也。缪氏赞曰："其性本醇良，气味和缓，譬诸盛德之人，无往不利，终始一节，故可长资其利，用而不穷。"故能补益五脏，滋养气血也。气为阳，血为阴，阴津不足则燥热，阳气不固则虚烦。《本经》虽曰甘平，然其用能去虚烦躁热，其性微寒可鉴。甘润微寒，纯阴用事，故专入肺胃二经，治肺胃阴津损伤之久嗽少痰，消渴善饥，口舌咽干诸症，尤为捷效。又善调厥阴久袭之风。《本经》治中风暴热，亦取其甘润柔和，养正祛邪，通风热阻络之功。一药多途，为效良多也。

玉竹，甘缓和平，润泽阴柔。清润不滋腻，益阴不恋邪，祛邪不伤正，中和之品。虽有补益养人之功，但其和缓力薄，不能救一时之急。若急虚之证，须伍参、芪，方能复脉回阳，以求速效也。亦常与人参同用，玉竹益阴，人参补阳，阴阳互济，方收奇妙之功。《本草新编》曰："盖人参得萎蕤而益力，萎蕤得人参而鼓勇也。"玉竹可代人参之语，阴阳峻缓，天渊之别，岂可代之。如多服久服，长资其力，阴精得补，阳气倍增，五脏益，气血充，可益寿延年也。阴润之质，痰湿内蕴，胸闷气滞及中寒便溏者忌之。

桑寄生

古今理性录

陈家谟《本草蒙筌》：外科散疮疡，追风湿，却背强腰痛笃疾；女科安胎孕，下乳汁，止崩中漏血沉疴。健筋骨，充肌肤，愈金疮，益血脉。长须长发，坚齿坚牙。

缪希雍《本草经疏》：桑寄生感桑之精气而生，其味苦甘，其气平和，不寒不热，固应无毒。详其主治，一本于桑，抽其精英，故功用比桑尤胜。腰痛及小儿背强，皆血不足之候。痈肿多由于荣气热，肌肤不充由于血虚。齿者骨之余也，发者血之余也，益血则发华，肾气足则齿坚而须眉长，血盛则胎自安。女子崩中及内伤不足，皆血虚内热之故。产后余疾，皆由血分，乳汁不下，亦由血虚，金疮则全伤于血。上来种种疾病，莫不悉由血虚有热所发。此药性能益血，故并主之也。兼能祛湿，故亦疗痹。

张志聪《本草崇原》：寄生感桑气而寄生枝节间，生长无时不假土力，夺天地造化之神功。主治腰痛者，腰乃肾之外候，男子以藏精，女子以系胞。寄生得桑精之气，虚系而生，故治腰痛。小儿肾形未足，似无腰痛之症，应有背强痈肿之疾。充肌肤，精气外达也；坚发齿，精气内足也。精气外达而充肌肤，则须眉亦长；精气内足而坚发齿，则胎亦安。盖肌肤者，皮肉之余；齿者，骨之余；发与须眉者，血之余；胎者，身之余。以余气寄生之物，而治余气之病，同类相感如此。

张璐《本经逢原》：寄生得桑之余气而生，性专祛风逐湿，通调血脉，故《本经》取治妇人腰痛，小儿背强等病。血脉通调，而肌肤眉须皆受其荫，即有痈肿，亦得消散矣。

徐大椿《神农本草经百种录》：主腰痛，得桑之气，亦能助筋骨也。主明目，桑性驱风，肝为风脏，而开窍于目，风去则目明也。轻身通神，寄生乃感风露之气以生，故服之亦有清虚之妙应。寄生乃桑之精气所结，复生小树于枝间，有子之象焉，其性与桑相近，故亦能驱风养血。其生不着土，资天气而不资地气，故能滋养血脉于空虚之地，而取效更神也。

黄宫绣《本草求真》：桑寄生号为补肾补血要剂，缘肾主骨，发主血，苦入肾，肾得补则筋骨有力，不致痿痹而酸痛矣。甘补血，血得补则发受其灌荫而不枯脱落矣。故凡内而腰痛、筋骨笃疾、胎堕，外而金疮，肌肤风湿，何一不藉此以为主治乎。

邹澍《本经疏证》：张隐庵谓为余气寄生之物，善治余气寄生之病，若肌肤为皮肉之余，齿为骨之余，发眉须为血之余，胎为身之余，而能充之坚之长之安之，是亦最善体会矣。

朱良春《朱良春用药经验集》：桑寄生为祛风湿，补肝肾良药。其祛风湿的作用略同于桑枝，但桑寄生则多用于腰腿痛，虚人久痹，也用于痿证或腰膝酸痛。也为安胎之圣药。

胡爱萍《病证通用中药》：桑寄生，味甘补益，性平质润，不寒不热，主入肝肾二经。肝肾同源，冲任隶属肝肾，肝肾不足而冲任不固，血虚则胎无所养。桑寄生既能补益肝肾，又能养血益精，可使肝肾精血充足，而达到固冲任、安胎气之效。本品性质平和，临床大剂量应用，但治疗胎动不安不宜过量。

谭同来《常用中药配对与禁忌》：桑寄生，味甘微苦，性平，偏益血脉。有补肝肾，强筋骨，安胎之功，且有祛风湿之力，以滋补阴血为先。

胡心藻《中药类比歌诀》：桑寄生，苦甘平和，入肝肾二经。甘润苦利，守胜于走，不寒不热，既可祛风湿，舒筋脉而利关节，又能补肝肾，益血脉。以补肝肾、养肝血、通经脉见长，为育肾阴、强筋骨、蠲痹起痿之佳品。兼能养血海，固冲任。又常用治胎动不安，胎漏下血及乳汁不下等症。

刘典功《中药指征相类鉴别应用》：桑寄生，甘润苦利，守胜于走，能除血中之风，滋肝肾之阴而复虚损。对于痹痛日久，肾亏腰酸，血虚胎动，颇为适用。

黄和《中药重剂证治录》：桑寄生，苦甘平，归肝肾经。通、补之剂。其味苦而甘，性平而和，不寒不热，既通且补，两入气血，以通散而兼补性为特点。长于通经络，通调血脉，通利关节，舒和筋肉。更能补益肝肾，壮骨强筋，安固胎元。

现代药理研究

桑寄生含槲皮素、萹蓄苷、磷脂等，叶中含槲皮素、儿茶素、槲皮苷、金丝桃苷等。槲寄生含齐墩果酸、黄酮苷、香树酯醇、有机酸和果胶等。桑寄生有降血压，扩张冠状动脉，增加冠状动脉血流量，减慢心率，利尿，降低胆固醇，镇静，抗菌，抗病毒等药理作用。槲寄生有改善心功能，抗血小板凝集，改善微循环，抑制肿瘤细胞生长等作用。现代报道，桑寄生和槲寄生对冠心病心绞痛、心律失常、高血压、高血脂等病，均有一定疗效。桑寄生、槲寄生因所寄生的植物不同，其性能和功用亦有差异，其化学成分和药理作用亦存在区别。目前，初步认为二者均能祛风湿、补肝肾，但桑寄生更长于强筋骨，固冲任，止胎漏、崩漏下血及高血压。其确切差异，尚有待研究。

性能归纳

桑寄生，味甘、辛、苦，性平，归肝、肾经，无毒，为桑寄生科小灌木桑寄生或槲寄生的带叶茎枝，味厚气薄，为通、补之剂。升而能降，润、缓、静、补，入气分，亦入血分，亦阴亦阳，守而能走，走上、下，达内、外，行表、里之性能。祛风湿，通经络，补肝肾，健筋骨。

性能应用

桑寄生，味辛性平，能祛风湿，通经络，以除痹痛，祛邪之力较为平和，用于风湿痹证。因其长于补肝肾以强筋健骨，故治风寒湿痹日久不愈，损及肝肾而腰膝酸软，筋骨无力者更为适宜。多与其他祛风湿、补肝肾及益气血之药配伍，如《千金要方》之独活寄生汤，以之与独活、杜仲、当归、牛膝等药同用。

桑寄生甘平，主入肝、肾二经，有补肝肾之功，可收健筋骨，固冲任而安胎，止血之效。用于肝肾不足诸证。可用以治疗肝肾不足，冲任不固，胎漏或崩漏下血，以及筋骨不健，肝阳上亢，中风不遂等。治冲任不固、胎漏或崩漏下血，常与滋补肝肾药和止血药配伍，如《医学衷中参西录》之寿胎丸，以之与续断、菟丝子、阿胶等同用。治肝阳上亢、肝风上扰，常与平肝息风药同用，如《杂病证治新义》之天麻钩藤饮；治筋骨失养、软弱无力，宜与续断、牛膝、杜仲等补肝肾、健筋骨之药同用。

个人体会

桑寄生，感桑之余气以生，复桑之精气与天之清气所结，不借土力，生长无时，其性与桑相近，其功比桑尤胜。《神农本草经百种录》谓：其性似桑，驱风养血，资天气而不资地气，故能滋养血脉于空虚之地，而取效更神也。言其性平，其气微寒，故入肝肾二经，补肝肾之阴而益精血。然寄生为桑的寄生之物，资天之清虚之气而生。形象比类，以寄生之物治寄生之病，故非是补肝肾有形之精血，而医肝肾精血虚亏所资生之病也。肝肾不足，筋骨不健，而患腰痛背强，足膝酸软无力。齿摇而痛，齿为骨之余；肝肾不足，冲任不固，而致胎元不固，崩漏下血，胎动不安，胎为身之余；肝肾不足，血虚生风，则发头昏目眩，肢体麻木，痿痹偏废，肌肤不仁，肌肤为皮肉之余；肝肾不足，气血不运，则呈经脉不利，乳汁不下，面色不华，须发早白，发为血之余。《本草崇原》曰："以余气寄生之物，而治余气之病，同类相感如此。"总之：桑寄生感桑之余气而生，借桑之本性味甘苦，性平微寒，祛风清热。寄生偏于下行，入肝肾二经，益肝肾之阴气，而不补有形之精血，可医肝肾精血虚亏所资生之病。以清为补，以通为用，两入气血，亦阴亦阳，以清、散、通、补为特点，益肝肾，强筋骨，通调血脉，安固胎元，祛风通络，有蠲痹起痿之功，调固冲任之力，为清润通补之剂也。

女贞子

古今理性录

陈家谟《本草蒙筌》：女贞子，味苦、甘，气平，无毒。黑发黑须，强筋强力。安五脏补中气，除百病养精神。多服补血祛风，久服健身不老。

李时珍《本草纲目》：女贞实乃上品无毒妙药，而古方罕知用者，何哉？《典术》云：

女贞木乃少阴之精，故冬不落叶。观此，则其益肾之功，尤可推矣。

李中梓《雷公炮制药性解》：女贞子苦走心，甘走脾，性用平和，经冬不凋，诚补阴之上剂也。今罕有能用之者，亦未既其功耳。

缪希雍《本草经疏》：夫足少阴为藏精之脏，人身之根本，虚则五脏虽无病而亦不安，百疾丛生矣。《经》曰：精不足者，补之以味。盖肾本寒，因虚则热而软，此药气味俱阴，正入肾除热补精之要品。肾得补，则五脏自安，精神自足，百疾去而身肥健矣。其主补中者，以其味甘，甘为土化，故能补中也。此药有变白明目之功，累试辄验，而经文不载，为阙略也。

卢之颐《本草乘雅半偈》：凡藏室委顿，以及精神魂魄意志，离散而为百病者，靡不相宜。故久服则散精于肝，而淫气于百骸，肥健轻身不老，其外征也。

张志聪《本草崇原》：三阳为男，三阴为女，女贞禀三阴之气，岁寒操守，故以为名。味苦性寒，得少阴肾水之气也。凌冬不凋，得少阴君火之气也。作蜡坚白，得太阴肺金之气也。结实而园，和太阴脾土之气也。四季常青，得厥阴肝木之气也。女贞子属三阴而禀五脏五行之气，故主补中，安五脏也。水之精为精，火之精为神，禀少阴水火之气，故养精神。人身百病，不外五行，女贞备五脏五行之气，故除百病。

刘若金《本草述》：女贞实，固入血海益血，而和气以上荣。由肾至肺，并以淫精于上下，不独髭须为然也。即广嗣方中，多用之矣。

张璐《本经逢原》：女贞，性禀纯阴，味偏寒滑，脾胃虚人服之，往往减食作泻。《本经》以枸骨主治，误列此味之下，后世谬认女贞有补中安五脏之功，多致误用，滋患特甚，因表而出之。

陈士铎《本草新编》：多服补血祛风，健身不老。近人多用之，然其力甚微，可入丸以补虚，不便入汤以滋益。然又为丸则验，不可责其近效也。女贞子缓则有功，而速则寡效，故用之速，实不能取胜于一时，而用之缓，实能延生于永久，亦在人用之得宜耳。盖女贞少用则气平，多用则气浮也。

胡心藻《中药类比歌诀》：女贞子，甘苦性凉，滋补肝肾之阴，使真阴复则上荣于头，故有明目聪耳，乌须发之功。宜用于肝肾阴虚之头昏、耳鸣、须发早白及眼目干涩、视物不清等。补益之外，又兼苦泄清凉，善退虚热除骨蒸，是一味清、补之品。

刘典功《中药指征相类鉴别应用》：女贞子，味甘苦，性微凉，归肝肾经，为滋补肝肾之要药。补而不腻，用治久病虚损，精亏早衰，阴虚发热，骨蒸劳热，兼能明目。脾胃虚寒泄泻者忌服，亦可佐补脾暖胃之药同用。

黄和《中药重剂证治录》：女贞子，苦甘凉，归肝肾经，有滋补肝肾，乌须明目之功效。擅入肝肾而益阴，为除热补精之要品。长于清虚火，滋肾水，足精神，安和五脏，壮体轻身。

现代药理研究

本品含齐墩果酸、乙酰齐墩果酸、熊果酸、甘露醇、葡萄糖、棕榈酸、硬脂酸、油酸、亚油酸。女贞子可增强非特异性免疫功能，并对抗强地松龙的免疫抑制作用，对异常的免疫功能具有低调高、高调低的双向调节作用；对化疗或放疗所致的白细胞减少有升高作用，对红系造血有促进作用；可降低实验动物的血清胆固醇，有预防和消减动脉粥样硬化斑块和减轻斑块厚度的作用；能减少冠状动脉粥样硬化病变数并减轻其阻塞程度，扩张冠状动脉，增加冠脉血流量；具有抗心肌缺血，强心，抗衰老，清除自由基，抗炎，抗菌，抗变态反应，抗突变，抗肿瘤，双向调节内分泌系统，抗染色体损伤，抗光氧化，耐缺氧，保肝，降血糖，降血脂，抗动脉粥样硬化，抗血小板聚集，促进造血机能，促进肠道推进功能，降眼压，利尿，止咳，缓泻等作用。

性能归纳

女贞子，味甘、苦，性凉，归肝、肾经，为木犀科乔木女贞的成熟果实，质坚色黑，味厚气薄，为清、补之剂。沉、降、升、浮，润、静、缓、补，入气分，阴也，守而亦走，下行，亦上，走内，达外，行表，入里之性能。补肝肾阴，乌须明目。

性能应用

女贞子，甘苦性凉，气味俱阴，下行入肝肾二经，补肝肾之阴，适用于肝肾阴虚诸证。以其兼能乌须明目，多用于肝肾阴虚所致的目暗不明，视力减退，须发早白，眩晕耳鸣，失眠多梦，腰膝酸软，遗精，消渴及阴虚内热，心烦等。尤宜于肝肾阴虚所致的目暗不明，须发早白，常与墨旱莲配伍，如《医方集解》之二至丸。如阴虚有热，目微红羞明，眼珠作痛者，宜与滋阴清肝明目之品配伍，如《医醇賸义》之滋阴降火汤，以之与生地黄、石决明、谷精草等品同用。肾阴亏虚而消渴者，宜与滋阴补肾之品配伍，如《医醇賸义》之乌龙汤，以之与生地黄、天门冬、山药等品同用。阴虚内热之潮热心烦者，宜与养阴、清虚热之品同用。

个人体会

女贞子，冬青之子也。味苦，性凉，冬不凋零，故禀三阴之气以生，为纯阴之品。阴者，女子也，岁寒操守，故名女贞。贞操难守，酸甜苦辣咸，神魂魄志意也。藏室委顿不振，五行、五脏之气离散不收。足少阴肾，元始之本，水火之脏，藏精。《本草崇原》谓："水之精为精，火之精为神。"肾虚不藏，精神涣散，气不能上荣于肺，血不能下藏于肝，阴不能上济于心，阳不能下交于肾，中焦不远，阴阳气血本衰，五脏不安，神魂魄意志不收也。《本草经疏》曰："夫足少阴为藏精之脏，人身之根本，虚则五脏虽无病而亦不安，百疾丛生矣。"

女贞子，冬不凋零，味苦性凉，纯阴之品，备五行、五脏之气，性阴阳、气血之用。其子色黑坚实，下行入肾，气薄味厚，诚为补肾益精之上品也。《经》曰："精不足者，补之以味。"肾经得补，肝木受荫，肝藏血，和气以上荣，故能明目，聪耳，乌须黑发，可用于肝肾不足之头昏、目暗、须发早白、耳鸣不聪。又兼苦泄清凉，善清虚热，可用于久病虚损，精亏早衰，阴虚发热，劳热骨蒸。肾精得补，上荣于肺，淫精于上下，布荫于五脏，五脏安则精神自足，肥健轻身而延年。《本草崇原》谓："人身百病，不外五行、五脏，女贞备五行、五脏之气，故除百病。"然其药力甚微，作用和缓，不可责之于速效也。《本草新编》曰："故用之速，实不能取胜于一时，而用之缓，实能延生于永久。"亦不可以之取胜而多用，盖女贞子少用则气平，多用则气浮也。故多入丸散以久服，少入汤剂以求速效也。脾胃虚寒泄泻者，忌之。

墨旱莲

古今理性录

陈嘉谟《本草蒙筌》：染白发回乌，止赤痢变粪。须眉稀少，可望速生而繁；火疮发红，能使流血立已。

缪希雍《本草经疏》：鳢肠善凉血。须发白者，血热也，齿不固者，肾虚有热也；凉血益血，则须发变黑，而齿亦因之而固矣。故古今变白之草，当以兹为胜。鳢肠性冷，阴寒之质，虽善凉血，不益脾胃。病人虽有血热，一见脾胃虚败，饮食难消，及易溏薄作泄者，勿轻与服。孙真人方用姜汁和剂，盖防其冷而不利于肠胃故也。

卢之颐《本草乘雅半偈》：为肾之心药肝药，肝之肾药心药，心之肝药肾药也。《经》云：肾之合骨也，其荣发也，其主脾也；肺之合皮也，其荣毛也，其主心也。又为肺之脾药肾药，心之肝药也。故鳢肠白华在秋，禀庚金之化，色味乃充，气平味甘，亦即土大舒和之用。又为脾之肾药心药，肝药肺药也。若主血痢，正胃失通畅，致谷道不泌不分。盖鳢至难死，自非连者比。至主针灸疮发，洪血不止，鳢肠脉胜而通心，色胜而通肝，则脉有所主，血有所藏，心主肾也，肝主肺也，水火既济，木金互交矣。

陈士铎《本草新编》：能乌须鬓，止赤痢，治火疮。虽能乌须发，然不与补肾之药同施，未见取效之捷。煎膏搽须发，亦必同五倍子、明矾为佳。世人动欲治发白，而不知其道，毋怪其不效也。夫须发之早白也，虽由于肾水干燥，亦由于任督之亏虚。然而补任督之药无多，乃宜补肾以生任督，盖任督原通于肾，故补肾而任督之气自生。旱莲草只能入肾，而不能入任督，所以必宜与补肾之药同施，方有济耳。

黄宫绣《本草求真》：旱莲草专入肝、肾，即书所云鳢肠草、金陵草是也。味甘而酸，性平色黑。功专入肝入肾，为止血凉血要剂。是以血痢煎膏用之，其血即止；须白汁涂，变白为黑；火疮发红，其红即退；齿牙动摇，擦之即固。合冬青子名二至丸，以补肝肾。但性阴寒，虽善凉血，不益脾胃。《经疏》：若不同以姜汁，椒红相兼修服者，必腹痛作泻。

张山雷《本草正义》：鳢肠，入肾补阴而生长毛发，又能入血，为凉血止血之品，又消热病痈肿。但纯阴用事，非阳盛之体，不应多用，脾虚泄泻尤忌。凡劳怯诸症，阴虚火旺者，不可以此等阴药专治其标，须与补中健脾之剂，相辅成功，乃为万全无弊之策。

胡爱萍《病证通用中药》：旱莲草，甘酸而寒，归肝肾二经，既能补阴，又可清热，补中有清，为清补肝肾的常用药。适用于肝肾阴虚，或阴虚内热所致的须发早白、头晕目眩、失眠多梦、腰膝酸软、遗精耳鸣等。因其汁黑补肾，故尤长于滋养肾阴，黑发乌须。阴虚则内热，热盛则迫血妄行而出血。本品既长于补益肝肾之阴，又能凉血止血，故对阴虚血热之出血证尤为适宜。脾胃虚寒或肾阳不足者忌服。

胡心藻《中药类比歌诀》：旱莲草，味甘汁黑，酸寒并济，偏于泄热凉血止血，滋阴作用略逊。善治各种出血及阴虚血热之证。

刘典功《中药指征相类鉴别应用》：旱莲草，味甘酸苦，性偏寒凉，质地阴润，长于滋阴退火，益肾养肝，又能凉血止血。其味甘酸而善滋阴，为血热出血及阴虚血热之出血要药，对肝肾阴虚有热之下部出血较宜。味酸能收敛杀虫，祛风止痒，治浸淫湿疮有效。

黄和《中药重剂证治录》：旱莲草，甘酸寒，归肝肾经，有滋补肝肾，凉血止血，祛湿止痒之功效。为补益肝肾阴之良药，亦为凉血止血之佳品。且能疏风祛湿除痹，又具有强壮作用。

现代药理研究

本品含皂苷、鞣质、维生素 A 样物质、鳢肠素、三噻嗯甲醇、散噻嗯甲醛、蟛蜞菊内酯、去甲蟛蜞菊内酯、去甲蟛蜞菊内酯苷及烟碱等。墨旱莲可提高机体非特异性免疫功能，能增强细胞与体液免疫，促进吞噬细胞吞噬功能，升高外周白细胞；能消除氧自由基，对染色体损伤有一定的保护作用；有保肝作用，可促进肝细胞的再生；抗诱变，抗变态反应；有增加冠状动脉血流量的作用；能延长小鼠在常压缺氧下的生命，并能在减压缺氧的情况下，提高小鼠的存活率；对小鼠的镇静、镇痛作用非常显著；能促进毛发生长，使头发变黑；有止血作用；能降低毛细血管通透性而直接对抗炎症介质，从而具有抗炎、抗菌等作用。

性能归纳

墨旱莲，味甘、酸，性寒，归肝、肾经，无毒，为菊科草本植物鳢肠的地上部分，阴润汁黑，为清、补之剂。沉、降，升、浮，润、缓、静、补，入血分，亦入气分，阴也，守而亦走，行上、下，达内、外，走表、里之性能。补肝肾阴，凉血止血。

性能应用

墨旱莲，味甘性寒，入肝肾经，补肝肾阴，适用于肝肾阴虚所致的须发早白、头晕目眩、失眠多梦、腰膝酸软、遗精耳鸣等症，单用或与滋养肝肾之品配伍，如《医灯续焰》之旱莲膏，即单用本品熬膏服；《医方集解》之二至丸，以之与女贞子同用。

墨旱莲甘寒，入血分凉血止血，适用于上下内外多种出血证。因其长于补肝肾阴，又能凉血，尤宜于阴虚血热之出血证。可单用，或与滋阴凉血止血的生地黄、阿胶等品同用。

个人体会

墨旱莲，鳢肠也，甘酸性寒，其汁墨黑，纯阴之剂，入血分。血者，热则鲜红，寒则黑暗。其汁黑似寒血，故凉血之性可知也。《本草经疏》曰："鳢肠善凉血。"故主治血分有热诸证。血分有热则脉络伤，肝不藏，脾不统，脉不收，血热妄行而出。血分有热则阴气伤：肾阴伤则骨痿齿摇（齿为骨之余），肝阴伤则须发早白（发为血之余），心阴伤则神离梦遗（心肾不交），大肠血痢，皮燥毛枯，皮肤瘙痒（肺主皮毛），营血热蒸腠理肌肤，而生脓疮（脾主肌肉腠理也），此皆血分有热，或血热伤阴，累及五脏之候也。

墨旱莲，汁黑似血，虽入肝、肾二经，其所治之证，五脏皆至，难分主次。《本草乘雅半偈》谓此五行互呈，故得其藏，故曰："肾之心药肝药，肝之肾药心药，心之肝药肾药也。又为肺之脾药肾药，心之肝药也。又为脾之肾药心药，肝药肺药也。"故旱莲草之所归经，不独入肝肾也。总之：旱莲草酸寒，凉血止血，凉血益阴。五脏六腑，上下内外，外用内服，可君可臣，可单用，亦可组方配伍。偏于泄热凉血止血，及脓疮疖肿，皮肤瘙痒等，其滋补作用堪逊。治须发早白，骨痿齿摇。本品只能清热益阴以治标，不能补精补血而治本，故宜配他药同用，方可相辅成功矣。纯阴用事，非阳盛之体不应多用。脾虚泄泻尤忌。

龟 甲

古今理性录

朱震亨《本草衍义补遗》：属金而有水，阴中阴也。大有补阴之功，而《本草》不言，惜哉！其补阴之功力猛而兼去瘀血，续筋骨，治劳倦。其能补阴者，盖龟乃阴中至阴之物，禀北方之气而生，故能补阴，治阴血不足。止血，治四肢无力。龟以其灵物，方家故用以补心，然甚有验。

李时珍《本草纲目》：龟、鹿皆灵而有寿。龟首常藏向腹，能通任脉，故取其甲以补心、补肾、补血，皆以养阴也。鹿鼻常反向尾，能通督脉，故取其角以补命、补精、补气，皆以养阳也。乃物理之去微，神工之能事。观龟甲所主诸病，皆属阴虚血弱，自可心解矣。

李中梓《雷公炮制药性解》：龟甲禀壬癸之气而生，其补阴也甚捷。心主血，肝藏血，脾裹血，故并入之。骨蒸云云等症，靡非阴虚所致，用此主之，不亦宜哉。

张介宾《景岳全书》：能治痎疟，破癥坚，祛湿痹伤寒劳役，骨中寒热，消五痔阴蚀诸疮。下甲能补阴血，清阴火，续筋骨，退劳热，疗腰脚酸痛，去瘀血，止血痢漏下赤白，利产难，消痈毒。烧灰可敷小儿头疮难燥，妇人阴疮，臁疮，亦治脱肛。龟板膏功能亦同龟板，而性味浓厚，尤属纯阴。能退孤阳阴虚劳热，阴火上炎。吐血衄血，肺热咳喘，消渴烦扰，热汗惊悸，谵妄狂躁之要药。然性禀阴寒，善消阳气，凡阳虚假热，及脾胃命门虚寒等证，皆切忌之，毋混用也。若误用，久之则必致败脾妨食之患。

缪希雍《本草经疏》：禀金水之气，故味咸而甘，气平，其性神灵能变化。凡入药，勿令中湿，中湿则遂其变化之性而成癥瘕于腹中，故言有毒也。气味俱阴，入足少阴经。方家多入补心药用，以心藏神，而龟性有神，借其气以相通，且得水火既济之义，实非补心之正药也。

贾所学《药品化义》：龟底甲纯阴，气味厚浊，专入肾脏。主治咽痛口燥，气喘咳嗽，或劳热骨蒸，四肢发热，产后阴脱发躁，病属肾水虚，致相火无依，此非气柔贞静者，不能息其类上之火。又取其汁润滋阴，味咸养脉，主治朝凉夜热，盗汗遗精，神疲力怯，腰痛腿酸，瘫痪拘挛，手足虚弱，久疟血枯，小儿囟颅不合。病由真脏衰，致元阴不生，非此味浊纯阴者，不能补其不足之阴。古云：寒养肾精，职此义耳。

张璐《本经逢原》：龟禀北方之气而生，乃阴中至阴之物，专行任脉，上通心气，下通肾经，故能补阴治血治劳。大凡滋阴降火之药，多寒凉损胃，唯龟板炙灰，则益大肠，止泄泻，故漏下赤白，亦能疗之。其治小儿囟不合，专取滋水坚骨之功，皆龟之所主。其破癥瘕痎疟，五痔阴蚀，湿痹重着，皆秦龟之功用，以能入脾经，治风湿也。观龟板所主之病，皆属阴虚精弱，腰脚酸痿，可心解矣。

严洁《得配本草》：恶沙参。通血脉，疗蒸热。治腰脚血结，及疟邪成痞。血虚滞于经络，得此可解。其结邪气郁于隧道，得此可通其塞。开骨节，辟阴窍，是其所能。如谓滋阴补血，则未之有得。

黄宫绣《本草求真》：龟板专入肾，兼入心。甘咸微寒，禀北方之气而生，乃阴中至阴之物。入足少阴肾经，兼龟性有神，故能入心以通肾。远志补火以通心阳，龟板补水以通心阴。凡心虚血弱而见劳热骨蒸，蒸及于骨，必得至阴骨药以治。

陈念祖《神农本草经》：龟甲，诸家俱说大补真水，为湿阴第一神品。而自余视之，亦不尽然，大抵介虫属阴，皆能除热；生于水中，皆能利湿；其甲属金，能攻坚，此外无他长。

邹澍《本经疏证》：此所以能治水之病人，亦能治火之病人，并能治水火相啮而病人也。此所以能治中病应外，外病应中，并能治中外有病而不相谋也。此所以能治当开不开之病，当阖不阖之病，并能治开阖参争之病也。夫龟生理之异，在乎无间水火，而人之一身，无不以水火为枢机，诸证者能审明水火之参差进退以为患，则又何不可知其所主之病之别耶？盖气张而体不随之开者，此能助之开；气翕而体不随之阖者，此能助之阖。火无水养而亡命奔进者，得此能使水存于中而招火外归；水为火格而延缘游溢者，得此能使火息于外而引水内济。以至水停关节，而火之途径难通，火燔骨干，而水之滋溉难及，均藉此以交互耸动之。曰龟甲善滋阴，亦浅视龟甲甚矣。

胡爱萍《病证通用中药》：龟甲甘寒，归肝肾心经，为血肉之品，能大补肾阴，兼能滋养肝阴。通过滋补肝肾之阴，使筋脉得以濡养，则手足瘛疭自愈。此乃阴虚动风者，非真风也，实为阴血不足，不能养筋而致筋脉拘挛，故常取本品滋补肝肾阴液。本品既能滋阴，又能养血，能入肾滋阴益智，能入心养心补心，安神定志。适用于阴血不足，心肾失养之惊悸、健忘、失眠等。纯阴之品，滋补肾阴，又能潜敛浮阳。常用于阴虚阳浮，不能摄敛之阴虚盗汗。

刘冠军《临证医方妙用》：龟板，血肉有情之品，味咸质润。能滋肾阴，固肾气，充骨髓，健筋骨，可疗筋骨痿弱，足不任地者。入肾经补水以制火，可疗骨蒸潮热，盗汗之疾。又能滋阴补血，有益心智、止咳嗽之功效。

谭同来《常用中药配对与禁忌》：龟板，甘寒质重，入肝肾二经，既善补肝肾之阴，又善镇上越之浮阳，治疗肝阳亢逆之证，可使阴阳潜，标本同治，故每每选用。阴虚液亏，筋脉失养，虚风内动，龟板善滋阴潜阳，对热病后期阴血大伤、久病阴血内耗可医。龟板滋阴力强，阴足则虚热可退，故又治阴亏液损，虚火上炎之证。肾藏精主骨，肾阴亏损，筋骨不健，龟板益肾健骨，用之必效。龟板味甘入心，既滋阴，又养血补心，对血虚心神失养之证治之亦宜。阴虚血热，血不归经，龟板甘寒，滋阴养血补血，对由此而致之崩漏、月经过多治之有效。此外，龟板煅烧研末，可外用来治疗痈肿疮毒。

胡心藻《中药类比歌诀》：龟板，性味咸寒，禀性至阴，质重潜降，通心入肾以滋阴液。偏入肾经，长于滋阴潜阳，且可益肾健骨，养血补心，固经止崩。最宜于阴虚火旺，肝阳上亢，及肝肾阴虚，筋骨痿软，心虚健忘，血虚崩漏等。

现代药理研究

本品含动物胶、角蛋白、脂肪、骨胶原、多种氨基酸及钙、磷、锶、锌、铜等多种微量元素，二氧化硅的含量特别高。龟上甲与下甲所含成分相似。龟甲对动物"阴虚"证候群病理模型能降低耗氧量，改善甲亢型阴虚动物机能状态，使之恢复正常；能增强免疫功能，具有双向调节 DNA 合成率的效应；对离体和在体子宫均有兴奋作用，有解热、补血、镇静作用；尚有抗凝血，增加冠脉流量和提高耐缺氧能力等作用。龟甲胶有一定的提升白细胞数作用。能降低血清铜，可能是其缓解阴虚症状的机制之一。

性能归纳

龟甲，味甘、咸，性寒，归肾、肝、心经，无毒。为龟科动物乌龟的腹甲及背甲，质坚而重，气味厚浊，为清、补之剂。沉、降、不升，静、峻、润、补，守而不走，入气分，亦入血分，阴中至阴，下行、走里，达内、外之性能。补肾肝阴，潜阳、健骨、止血、养血安神。

性能应用

龟甲，甘咸性寒，主入肾经，长于滋补肾阴。因肝肾同源，肾阴充足则可滋养肝木，故多用于肝肾阴虚证。常用于肝肾阴虚所致之阴虚阳亢，阴虚内热，阴虚风动诸证。对阴虚阳亢之头目眩晕之症，本品兼能潜阳，常与滋阴潜阳之品配伍，如《医学衷中参西录》之镇肝息风汤，以之与天门冬、白芍、牡蛎等品同用。阴虚内热，骨蒸潮热，盗汗遗精者，宜与滋阴降火之品配伍，如《丹溪心法》之大补阴丸，以之与熟地黄、知母、黄柏等品同用。阴虚风动，神倦瘛疭者，宜与滋阴养液之品配伍，以柔肝息风，如《温病条辨》之大定风珠，以之与阿胶、鳖甲、生地黄等品同用。

龟甲，入肾健骨。因其长于滋肾养肝，故多用于肝肾阴虚之筋骨痿弱诸症，及小儿鸡胸、龟背、囟门不合等。阴虚火旺者，宜与滋阴降火、强筋壮骨之品配伍，如《丹溪心法》之虎潜丸，以之与熟地黄、知母、黄柏、锁阳等品同用。小儿脾肾不足，阴血亏虚，发育不良，出现鸡胸、龟背，宜与补脾益肾、益精养血之品配伍，如《奇方类编》之补天大造丸，以之与紫河车、鹿茸、山药、当归等品同用。

龟甲性寒，长于凉血止血，多用于阴虚血热、冲任不固之崩漏、月经过多等。因其长于滋养肝肾，性偏寒凉，故尤宜于阴虚有热，冲任不固之崩漏、月经过多，常与滋阴清热、凉血止血之品配伍，如《简明中医妇科学》之清热固经汤，以之生地黄、栀子、黄芩、地榆等品同用。

龟甲，又入心经，养血安神，用于阴血亏虚之惊悸、失眠、健忘。本品又能通心入肾，心肾双补，对心肾不足、神明失聪之健忘，宜与安神药配伍，如《千金要方》之孔子大圣知枕中方，以之与石菖蒲、远志、龙骨等品同用。

个人体会

乌龟，神灵之物，能耐饥渴而长寿也。血肉有情之品，其肉甘平鲜美，人捕食之，益阴补血。《别录》谓："肉作羹膳，大补。"故久病虚劳之人服此最宜。其甲为骨，质坚且重，气味厚浊，富含动物胶、角蛋白、骨胶，并含有十八种氨基酸及多种微量元素等营养补益成分。入肝肾经，补血益阴，强筋骨。可用于腰膝酸软，瘫痪拘挛，及小儿囟门不合、鸡胸、龟背等真阴不足，筋骨痿软之证。《药品化义》曰："病由真脏衰，致元阴不生，非此味浊纯阴者，不能补其不足之阴。"此以阴养阴，以骨补骨之用也。

乌龟为水陆两栖之物，静缓慢行，穴居阴寒，乃阴中至阴之性，其甲能大补阴液。《本草通玄》曰："龟甲咸平，肾经药也，大有补水制火之功。"故能清阴火，退虚热，用于阴火上炎；补阴液，潜浮阳，用于阴虚阳亢；补肾水，通心阴，有水火互济之用；降相火，固冲任，有固经止崩漏之功。总为阴中至阴之物，大补肾中阴液。左肾水，右命门，水火互制，阴阳消长之理也。阴寒之药，必损胃阴，唯龟甲能益大肠，止泄泻，使人进食，皆因有益阴固敛之用也。打碎先煎，脾胃虚寒者慎用。

鳖　甲

古今理性录

寇宗奭《本草衍义》：鳖甲，《经》中不言治劳，唯蜀本《药性》云"治劳瘦，除骨热"，后人遂用之。然甚有据，亦不可过剂。

李时珍《本草纲目》：鳖甲乃厥阴肝经血分之药，肝主血也。鳖色青入肝，故所主者，疟劳寒热，痃瘕惊痫，经水痈肿阴疮，皆厥阴血分之病也。介虫阴类，故并主阴经血分之病，从其类也。

缪希雍《本草经疏》：鳖甲全禀天地至阴之气，故其味咸平无毒。润下作咸，象水明矣。本乎地者亲下，益阴何疑？鳖甲主消散者，以其味兼乎平，平亦辛也。咸能软坚，辛能走散，故《本经》主癥瘕、坚积、寒热，去痞疾、息肉、阴蚀、痔核、恶肉。《别录》疗温疟者，以疟必暑邪为病，类多阴虚，水衰之人，乃为暑所深中，邪入阴分，故出并于阳而热甚，入并于阴而寒甚，元气虚赢，则邪陷而中焦不治，甚则结为疟母。甲能益阴除热而消散，故为治疟之要药，亦是退劳热在骨及阴虚往来寒热之上品。血瘕腰痛，小儿胁下坚，皆阴分血病，宜其悉主之矣。劳复、女劳复为必须之药。劳瘦骨蒸，非此不除。产后阴脱，资之尤急。妊娠禁用。凡阴虚胃弱，阴虚泄泻，产后泄泻，产后饮食不消，不思食，及呕吐等，咸忌之。

倪朱谟《本草汇言》：鳖甲，除阴虚热疟，解劳热骨蒸之药也。亦禀至阴之性，入肝，统主厥阴血分为病。厥阴血闭邪结，渐至寒热，为癥瘕，为痞胀，为疟疾，为淋沥，为骨蒸者，咸得主之。倘阳虚胃弱，食饮不消，呕恶泄泻者，阴虚胃弱，吞咽不下，咳逆短气，升降不足息者，用此无益也。

张志聪《本草崇原》：鳖生泄泽，随日影而转，在水中必有津沫上浮，盖禀少阴水气，而上通于君火之日。又，甲介属金，性主攻利，气味咸平，禀水气也。鳖禀水阴之气，上通君火之神，神气内藏，故治在内之癥瘕坚积。又曰去痞疾者，言癥瘕坚积，身发寒热。若痞疾，则身无寒热，而鳖甲亦能去也。夫心腹痞积，病藏于内。若息肉，阴蚀，痔核，恶肉，则病见于外。鳖甲属金，金方攻利，故以外之恶肉，阴痔，亦能去也。

陈士铎《本草新编》：鳖甲善能攻坚，又不损气，阴阳上下，有痞疾不除者，皆宜用之。但宜研末调服，世人俱炙片，入汤药中煎之，则不得其功耳。又，疑鳖甲善杀痨虫，有之乎？曰：不杀痨虫，何以除痨瘦骨蒸。鳖甲杀虫，而又补至阴之水，所以治骨蒸之病最宜。鳖性动而不静，为末以攻坚也。攻坚者，可以暂用成功。虽鳖甲入之补阴之中、攻坚之内，未尝不可久用以滋阴而长服。

张璐《本经逢原》：鳖色青，入厥阴肝经及冲脉，为阴中之阳。阳奇阴偶，故取支胁为肝经之向导。其所主者，不出《本经》主治也。凡骨蒸劳热自汗皆用之，为其能滋肝经之火也。然究竟是削肝之剂，非补肝药也。妊妇忌用，以其能伐肝破血也。肝虚无热禁之。

姚球《本草经解》：鳖甲气平，禀天秋收之金气，入手太阴肺经，味咸无毒，得地北方之水味，入足少阴肾经。气味俱降，阴也。心腹者，厥阴肝经经行之地也，积而有形可征谓之症，假物而成者谓之瘕。坚硬之剂，致发寒热，厥阴肝气凝聚，十分亢矣。鳖甲气平入肺，肺平可以制肝，味咸可以软坚，所以主之也。

黄宫绣《本草求真》：书虽载属补肝，然究皆属除热削肝之品。介虫皆属阴寒，故能除热，非真滋肝也。凡厥阴血分积热，而见劳嗽骨蒸，寒热往来，温疟疟母，及腰腹胁坚，血瘕痔核，经阻产难，疡痈疮肿，惊痫斑痘等，服之咸平，能以消除。诸症皆就阴虚邪入而论，故用鳖甲入阴除热散结。若肝虚无热，切忌。

邹澍《本经疏证》：夫热不以风不清，风不以雨不息，以热生风者因雨而遂和，以其性谓之水之化。肉者，柔而阴也，甲者刚而阳也，以肉裹甲，此其形为柔中有刚，阴中有阳。水木之化，乃钟于柔中有刚，阴中有阳之内，是故癥瘕坚积之在心腹者可除，痎疾之外有寒热者可去。凡窍之能开能阖者属阳，口目是也；不能开阖者属阴，耳鼻前后阴是也。鼻生息肉，后阴生痔核，前阴遭蚀腐，非柔中有刚阴中有阳而何？故亦能去之。

胡心藻《中药类比歌诀》：鳖甲，味咸性寒，质重潜降，禀性至阴，走肝益肾以除热，偏入肝经，长于搜阴分热邪而清虚热，且能通利血脉，软坚散结。善清骨间邪热，最宜于阴虚劳热，骨蒸盗汗，及久疟、疟母、经闭、癥瘕、肝脾肿大等。吴鞠通曰："青蒿不能直入阴分，有鳖甲领之入也；鳖甲不能独出阳分，有清蒿领之出也。"

刘典功《中药指征相类鉴别应用》：鳖甲，甘咸性寒，归肝、肾、脾经。咸寒益阴，培肝补肾，滋阴清热，潜降入里，为血肉有情之品。治阴伤欲渴，虚风内动。又善入血分，通利血脉，破结泄热，清热滋阴，软坚散结，破坚积，消癥瘕。滋阴潜阳宜生用，软坚散结宜醋炙用。入汤药时要先煎本品。无阴虚内热者、消化不良者、肠冷便溏者、脾胃虚寒者、妇人妊娠者均忌用。

现代药理研究

本品含动物胶、骨胶原、角蛋白、氨基酸、碳酸钙、磷酸钙、碘、维生素 D，及锌、铜、锰等微量元素，能降低实验性甲亢动物血浆的异常反应，能提高淋巴母细胞转化率，延长抗体存在时间，增强免疫功能；能保护肾上腺皮质功能，促进造血功能，提高血红蛋白含量；能抑制结缔组织增生，故可消散肿块；有防止细胞突变作用，还有一定的镇静作用。

性能归纳

鳖甲，味甘、咸，性寒，归肝、肾经，无毒，为鳖科动物鳖的背甲，质坚且重，气薄味厚，为通、补之剂。沉、降、不升，静、缓、润、补，亦峻，阴中至阴，亦阳，入血分，亦入气分，守而亦走，走上、下，达内、外，行里之性能。补肝肾阴，退虚热，软坚散结，潜阳。

性能应用

鳖甲，甘寒，能滋养肝肾之阴，用于肝肾阴虚证，适用于肝肾阴虚所致的阴虚内热、阴虚风动、阴虚阳亢诸证。对阴虚内热证，本品兼能退虚热，有标本兼顾之效，故尤为临床多用。温病后期，阴液耗伤，邪伏阴分，夜热早凉，热退无汗者，常与清热凉血、养阴生津、清虚热之品配伍，如《温病条辨》之青蒿鳖甲汤，以之与丹皮、生地黄、青蒿等品同用。杂病阴血亏虚，骨蒸潮热者，常与养血、清虚热之品配伍，如《卫生宝鉴》之秦艽鳖甲散，以之与当归、秦艽、地骨皮等同用。阴虚风动，手足瘛疭者，常与滋阴养液之品配伍，以育阴潜阳息风，如《温病条辨》之大定风珠，以之与阿胶、生地黄、麦门冬等品同用。肝肾阴分大亏，风阳翕张，眩晕较甚者，亦可用大定风珠育阴潜阳。

鳖甲，甘咸，长于软坚散结，适用于肝脾肿大等癥瘕积聚，常与活血化瘀药配伍。如《金匮要略》之鳖甲煎丸，以之与丹皮、桃仁、厚朴、䗪虫、半夏等品同用，治疟疾日久不愈，胁下痞硬成块，结成疟母；《圣惠方》之鳖甲丸，以之与琥珀、大黄同用，治妇人月水不通，渐成症块者。

个人体会

鳖甲，《本草纲目》曰："鳖甲乃厥阴肝经血分药。肝主血也，故并主阴经血分之病。"血分虚则劳，血分热则蒸，血分结则癥瘕积聚也。阴血亏虚则虚羸劳瘦，骨蒸潮热；温疟寒热，阴液耗伤，邪热暗伏则夜热早凉；阴虚阳亢，虚风内动，筋脉瘛疭，头晕目眩。血脉结而不通，气血凝聚，凝者为癥，聚者为瘕。坚积寒热，疟母痞疾，息肉痔核，阴蚀恶肉矣。此皆阴分血病，故宜鳖甲主之。鳖，色青入肝，介虫之属，阴寒之性，阴中至阴之品。肝藏血，故能补血益阴。阴血足则内热清，邪热去，羸瘦骨蒸除，夜热早凉解；阴液充则虚阳潜，阴风息，筋脉瘛疭缓，头目昏眩去也。鳖甲味咸，软坚散结，甲介属金，善主功利，故能通血脉，削坚积而散癥瘕痞块。《本草新编》曰："鳖甲善能攻坚，又不损气，阴阳上下，有痞疾不除者，皆宜用之。"况本品能抑制结缔组织增生，可消散肿块，有防止细胞突变的作用。总之：鳖甲为通、补之剂，以清热削坚为特点，治虚劳寒热，癥瘕痞块诸疾。虽攻不损气，总为寒凉之品，亦损胃阴而不食。脾胃虚寒者宜忌之。

龟、鳖二物，皆虫介之属，水陆两栖，阴寒之性，入肝、肾二经，清虚热，去骨蒸，滋阴潜阳。只是乌龟色黑，偏入肾经气分，补筋骨软弱，有敛固之功。老鳖色青，偏入肝经血分，治阴经血病，有通利之用而已。

消导药、驱虫药

莱菔子

古今理性录

李时珍《本草纲目》：莱菔子之功，长于利气。生能升，热能降。升则吐风痰，散风寒，发疮疹；降则定痰喘咳嗽，调下痢后重，止内痛，皆是利气之效。苏、寇二氏止言其下气速，孙真人言久食涩营卫，亦不知其生则噫气，熟则泄气，升降之不同也。大抵入太阴、阳明、少阳气分，故所主皆肺、脾、肠、胃、三焦之病。李九华云：莱菔多食渗人血。则其白人髭发，盖亦由此，非独因其下气、涩营卫也。

陈士铎《本草新编》：萝卜子，味辛、辣，气温，无毒，入脾、胃二经。却喘咳下气甚神，解面食至效。治风痰，消恶疮，善止久痢，除胀满亦奇，但宜少少用之。补气之药得之，而无大过之忧；利湿之剂入之，而有善全之妙。多服则损气，久服则伤阴也。或问萝卜子专解人参，用人参，而一用萝卜子，则人参无益矣。此不知萝卜子，而并不知人参者也。人参得萝卜子，其功更补。盖人参补气，骤服，气必难受，非止喘胀之症也，然得萝卜子，以行其补中之利气，则气平而易受。是萝卜子平气之有余，非损气之不足，实制人参以平其气，非制人参以伤其气也。世人动谓萝卜子解人参，误也。

张璐《本经逢原》：莱菔子治痰，有推墙倒壁之功，长于利气。生能升，熟能降，升则吐风痰，降则定痰嗽，皆利气之效。同苏子、白芥子为三子散，治痰喘胸满。其根生升熟降，生则克血消痰，熟则生痰助湿。

黄宫绣《本草求真》：莱菔子专入脾、肺。气味甚辛，生用研汁，能吐风痰，有倒墙壁之功，迅利莫御。若醋研敷，则痈肿立消。炒熟则下气定喘，消食宽膨。一生一熟，性气悬殊。

张锡纯《医学衷中参西录》：生用味微辛，性平，炒用气香性温。其力能升能降，生用则升多于降，炒用则降多于升。取其升气化痰宜用生者，取其降气消食宜用炒者。究之，无论或生或炒，皆能顺气开郁，消胀除满，此乃化气之品，非破气之品。而医者多谓其能破气，不宜多服、久服，殊非确当之论。盖凡理气之药，单服久服，未有不伤气者，而莱菔子炒熟为末，每饭后移时服钱许，借以消食顺气，转不伤气，因其能多进饮食，气分自得其养也。若用以除满开郁，而以参、芪、术诸药佐之，虽多服久服，亦何至伤气分乎。

胡爱萍《病证通用中药》：莱菔子，辛甘而平，归肺、脾、胃经。辛能行散而善走，走肺经能降气化痰，止咳平喘；走脾胃，虽没有健运脾胃之功，但能消食化积，行气消胀，为消食除胀之要药。本品性平和缓，专走脏腑，重在行肺脾胃之气，消食除胀，故寒痰热痰皆可用之，且尤善治痰壅咳喘，胸闷兼食积者。莱菔子，辛散耗气，气虚及无食积、痰滞者慎用。

黄煌《方药心悟》：莱菔子，性平味甘辛，辛能利气，甘能润其液，且质润多油，故能润肠通便，促进胃肠运化传导，治小儿及老年便秘。

谭同来《常用中药配对与禁忌》：本品长于辛散，功擅消食化积，行气除胀，专治风痰，自《丹溪心法》始用于食积气胀，消化不良或由食滞引起的腹痛、腹泻等。又因其入肺经，降气化痰，止咳平喘之功甚善，故朱震亨有"莱菔子治痰，有推墙倒壁之功。"用治咳嗽痰壅，胸闷食少者尤宜，单用即有效。另能活血化瘀，行气止痛，用生品捣烂，热酒调敷，可治跌打损伤、瘀血胀痛。

胡心藻《中药类比歌诀》：莱菔子，辛甘气香，能升能降，涌上行下，走脏腑，调气机，善于降气祛痰，消食导滞。主肺胃大肠痰食之滞，常用治宿食痞满、寒痰、热痰、咳嗽喘逆。生用能引起呕吐，具涌吐痰涎之作用。炒后去皮取仁入药，能下气化痰消食。

刘典功《中药指征相类鉴别应用》：莱菔子，滑利辛开，消壅化气，能消宿积，攻积导滞，宽胸舒膈。治宿食痞满、咳嗽喘逆为宜，亦可用于肠燥便秘。

黄和《中药重剂证治录》：莱菔子，辛甘平，归肺、脾、胃经，为通、散之剂，长于利气开郁，消胀除满，为化气之品，非破气之物。

现代药理研究

本品含脂肪油、少量挥发油，生用或炒用均能增强实验动物的胃肠运动功能，能增强回肠的节律性收缩，抑制小白鼠的胃排空，进而有利于食物在小肠内消化吸收，提高幽门部环行肌紧张性和降低胃底部纵行肌紧张性，并能拮抗肾上腺素对肠管的抑制作用。炒用作用大于生品。莱菔子的有效成分莱菔素，在 1mg/ml 浓度对葡萄球菌和大肠杆菌具有显著抑制作用，水浸剂对多种致病性皮肤真菌有抑制作用。本品具有抗炎，抗菌，抗真菌，抗病毒，祛痰，镇咳，平喘，解毒，及降血压等作用。

性能归纳

莱菔子，味辛、甘，性平，归脾、胃、肺经，无毒，为十字花科草本植物萝卜的种子，质润多油，性滑利，为通、散之剂。升、浮，且降，缓、润、动、泄，走而不守，入气分，阳也，走上、下，达内、外，行表、里之性能。消食、行气、祛痰。

性能应用

莱菔子，辛甘而平，入脾、胃经，能升能降，消食行气，用于食积气滞证。本品既能消食化积，又善行气消胀，故尤宜于食积气滞所致的脘腹胀满、嗳气吞酸、腹痛等症。多与消食、行气药同用，如《丹溪心法》之保和丸，以之与山楂、神曲、陈皮等品同用。

莱菔子，消食化痰，降气止咳喘，用于咳喘痰多，胸闷少食者。本品常与其他祛痰药同用，如《韩氏医通》之三子养亲汤，以之与白芥子、苏子同用。临床亦有单用本品者，如《医学集成》之清金散，即以本品蒸熟服用。

个人体会

莱菔子，消食化痰之药。食积于胃，升降失调，气机不畅，积郁膨胀也；痰储于肺，肺气不宣，壅塞气道，痰喘满闷矣。本品生则辛辣性平而气升，能涌吐痰涎、开胸气；熟则气香性温而气降，能消食化痰、通积郁。《本草纲目》曰："升则吐风痰，熟则定痰喘，皆是利气之效。"故不论生用、炒用，皆长于利气。取其升、降之用，通、顺之功，消食化痰，除胀消满，止咳喘，只是生偏于升，熟偏于降而已。《本草新编》谓："却喘咳下气甚神，解面食至效，除胀满亦奇。"此乃化气利气之品，非行气破气之药，补气药得之而无太过之忧，利湿之剂入之而有善全之妙，有可借消食顺气之功，开胃进食，气分自得其养也。《医学衷中参西录》曰："医者多谓其能破气，不宜多服、久服，殊非确当之论。"人言莱菔子专解人参，怎知人参补气，多服骤补，时有气壅难受而不受补者，如得莱菔子以平其气，其补更益。故不与人参同用之忌，误也。总为通、散之剂，辛开滑利，消壅化气，消宿食，利大肠，宽胸舒膈，消胀除满，治宿食痞满，咳嗽喘逆之症。辛散之药，气虚及无食积、痰滞者慎用。

<h1 style="text-align:center">神　曲</h1>

古今理性录

李杲《药类法象》：消食，治脾胃食不化。须用于脾胃药中少加之。

朱震亨《本草衍义补遗》：性温入胃，麸皮面性凉，入大肠，俱消食积。红曲，活血消食，健脾暖胃，赤白痢，下水谷，陈久者良。

杜文燮《药鉴》：不制，性温入胃中，能消宿食。微炒，性凉入大肠，能除深积。作糊丸痰药，治诸痰气如神。作糊丸嗽药，理诸咳嗽最妙。何也？盖痰与嗽，俱因气动上逆而致也。今用此剂为佐使，则气顺而脾胃之津液为之四布矣。气顺而不上逆逼肺，何嗽之有？脾胃之津液四布而荣筋脉，何痰之有？

李中梓《雷公炮制药性解》：主调中止泻，开胃消食，破癥结，逐积痰，除胀满。又主胎上抢心，血流不止，亦能下鬼胎。神曲甘温，为脾胃所喜，故两入之。

缪希雍《本草经疏》：古人用曲，即造酒之曲。其气味甘温，性专消导，行脾胃滞气，散脏腑风冷，故主疗如诸家所言也。神曲，乃后人专造以供药用，力倍于酒曲。胀欲死者，煮曲汁饮之立消。简误：脾阴虚，胃火盛者，不宜用。能落胎、孕妇宜小食。

李时珍《本草纲目》：神曲治目病，生用能发其生气，熟用能敛其暴气也。

张景岳《景岳全书》：神曲，味甘气平，炒黄入药，善助中焦土脏，健脾暖胃，消食下气，逐痰积，破癥瘕，运化水谷，除霍乱胀满呕吐。其气腐，故能除湿热，其性涩，故又止泻痢。疗女人胎动因滞，治小儿腹坚因积。

贾所学《药品化义》：神曲味甘，炒香，香能醒脾，甘能洽胃，以此平胃气，理中焦，用治脾虚难运，霍乱吐逆，寒湿泄泻，妇人胎动抢心，下血不止。若生用力胜，主消米谷食积，痰滞癥结，胸满疟痞，小儿腹坚，皆能奏绩。

张璐《本经逢原》：神曲入阳明胃经，其功专于消化谷麦酒积，陈久者良。但有积者能消化，无积而久服，则消人元气，故脾胃阴虚火盛，当禁也。

黄宫绣《本草求真》：神曲，辛甘气温。其物本于白面、杏仁、赤小豆、青蒿、苍耳、红蓼六味，作饼蒸郁而成，其性六味为一，故能散气调中，温胃化痰，逐水消滞，小儿补脾，医多用此以为调治，盖取辛不甚散，甘不甚壅，温不见燥也。然必合以补脾等药，并施则佳。

胡爱萍《病证通用中药》：神曲，甘辛而温，归脾胃经，辛可行散消食，甘能健脾开胃，性温但不燥烈，故为消食和胃之佳品。可用治多种食积所致的脘腹胀满，食少纳呆，肠鸣腹泻等症。因其含有解表退热成分，故对外感表证兼食积者用之尤宜。因本品含大量面粉，具有粘性，将之与金石类药物同用，既可作赋形剂，又能助金石药物消化吸收。

胡心藻《中药类比歌诀》：神曲，味辛性温，但辛而不烈，温而不燥，消散兼俱，和中有摄。善消面食之积滞，亦能助金石药物之消化。兼能发散表邪，行瘀止痛，除湿回乳。对面食所伤的泄泻腹胀、感冒停食、瘀血所致的外伤疼痛及断乳，宜用之。

现代药理研究

本品属曲剂，含酵母菌、淀粉酶、维生素 B 复合体、麦角甾醇、蛋白质及脂肪、挥发油等成分。借其发酵作用，以促进消化机能，故能消食助消化，增进食欲，下气调中。本品为一种酵母制品，含有多种消化酶，不宜炒用。但对于胃酸过多，发酵异常的患者，应避免使用。

性能归纳

神曲，味甘、辛、性温，归脾、胃经，无毒，为用大量面粉、麸皮与适量鲜辣蓼、鲜青蒿、杏仁、赤小豆粉及鲜苍耳混合后经发酵而成的加工品，气腐味厚，为消、散之剂。升、降，且浮，缓、静、燥、泄，亦动，走而亦守，阳也，入气分，走上、下，达内、外，行表、里之性能。消食化积。

性能应用

神曲，味甘性温，能消食和中，又能行脾胃滞气，多用于饮食积滞之症。炒焦后又具有止泻之功，对食积腹泻可发挥多重作用。常与焦山楂、焦麦芽同用，习称"焦三仙"。又因本品含解表退热之成分，故对食积而兼外感发热者，用之更宜。

此外，神曲消食化积，主消面食，又可助金石药品之消化吸收。故凡丸剂中有金石药品者，则难于消化吸收，古方中常以本品为赋形剂，作糊为丸，如磁朱丸。

个人体会

古人用曲，多选造酒所用之酒曲，取其酵母发酵之功，行腐熟水谷之用，性专消导，以行脾胃之气而助消化。后人以面粉、青蒿、杏仁、苍耳、赤小豆、辣蓼六味作饼发酵成曲，专供药用。取六味之性合而为一，以达散气调中、温胃化痰、逐水消滞之功，和脾胃、消宿食、除胀满、破癥结、逐积痰、止泄泻，又主胎动抢心，其力倍于酒曲，其效如神，故名神曲。

神曲，为酵母制品，味甘性温，含多种消化酶，借其发酵作用，以促进消化机能，故能消食助消化，增进饮食，下气调中。其性平不甚散、甘不甚壅、温不见燥，消散兼俱，和中有摄，善消面食之积滞，亦助金石药的消化，故为消食和胃之佳品，能去食积消化不良所致诸症。兼能发散表邪，对外感表证兼食积者尤宜。本品生用力胜，陈者良，炒焦者增收敛之性。总为消散之剂，有积者能消化，无积者久服，则消人元气。酵母制品，胃酸过多、发酵异常者应避之。脾阴不足、胃火炽盛者不宜。

山　楂

古今理性录

朱震亨《丹溪心法》：山楂，大能克化饮食。若胃中无食积，脾虚不能运化，不思食者，多服之，反克伐脾胃生发之气也。

杜文燮《药鉴》：痘家用之，行气化痰，起胀解毒。又能破人参之滞气，痘家不得已用参，多以此监之。

缪希雍《本草经疏》：山楂，《本经》云味酸气冷，然观其能消食积，行瘀血，则气非冷矣。有积滞则成下痢，产后恶露不尽，蓄于太阴部分则为儿枕痛。山楂能入脾胃消积滞，散宿血，故治水痢及产妇腹中块痛也。大抵其功长于化饮食，健脾胃，行结气，消瘀血，故小儿、产妇宜多食之。《本经》误为冷，故有洗疮痒之用。

李中梓《本草通玄》：山楂，味中和，消油垢之积，故幼科用之尤宜。若伤寒为重症，仲景于宿滞不化者，但用大、小承气，一百一十三方中并不用山楂，以其性缓不可为肩弘任大之品。核有功力，不可去也。

张介宾《景岳全书》：其性善于消滞。用此者，用其气轻，故不甚耗真气。善消宿食痰饮吞酸，去瘀血疼痛，行结滞，驱膨胀，润肠胃，去积块，亦祛颓疝。仍可健脾，小儿最宜。亦发疱疹。妇人产后儿枕痛，恶露不尽者，煎汁入砂糖服之，立效。煎汁洗漆疮亦佳。肠滑者少用之。

汪昂《本草备要》：健脾行气，散瘀化痰，消食磨积。消油腻、腥膻之积，与麦芽消谷积者不同，凡煮老鸡硬肉，投数枚则易烂，其消肉积可知。发小儿痘疹，止儿枕作痛。多食令人嘈烦易饥，反伐脾胃生发之气。破泄太过，中气受伤。凡服人参不相宜者，服山楂即解，一补气，一破气也。

陈士铎《本草新编》：大约消食理滞，是其所长，祛膨胀，疗颓疝，是其所短。或疑山楂有功有过，未可见是伤肉食而概用之也。曰：山楂之功，全在于消肉物。使伤肉食者忌用，又用何物以化之乎？夫山楂之过，在于消肉之过伤，以消其脏腑之气也。然能用山楂于补气、补血之中，不特善于消肉，而更且善于利气。是山楂之功过，全在用之有方与无方耳。

张璐《本经逢原》：山楂入足阳明、太阴、厥阴三经血分，大能克化饮食。《本经》言其酸冷，然其功长于消肉积、行滞血，性温可知。若胃中无食积，脾虚不能运化，不思饮食者服之，反克伐脾胃生发之气，良非所宜。炒黑治产后儿枕作痛，亦以其能消血也。今痢疾初起多积垢者，用姜汁炒。治偏坠疝气，为散酒服，不过半月效，用核尤捷。若外感风寒，兼伤饮食，举世以发表消导并进。中气实者，幸而获痊，虚者表邪乘虚陷于腑，而生内变者多矣。

黄宫绣《本草求真》：何书既言健脾，又曰能伐脾胃生化之气，得非自相矛盾乎？使明其理以推，则知所谓健脾者，因脾有食积，用此酸咸之味，以为消磨，俾食行而痰消，气破而泄化，谓之为健，止属消导之健矣。如系冒昧之辈，便以补益为名，以为用药进步，讵知实而用此轻平消导，得此则健，虚而用此，保无书云伐生之说乎？

张锡纯《医学衷中参西录》：皮赤肉红黄，故善入血分为化瘀血之要药。能除疢癖癥瘕，女子月闭，产后瘀血作痛。为其味酸而微甘，能补助胃中酸汁，故能消化饮食积聚，以治肉积尤效。其化瘀之力，更能蠲除肠中瘀滞，下痢脓血，且兼入气分以开气郁痰结，疗心腹疼痛。若以甘药佐之，化瘀血而不伤新血，开郁气而不伤正气，其性尤和平也。女子至期，月信不来，用山楂两许煎汤，饮之即愈。

胡爱萍《病证通用中药》：山楂，酸甘性微温，入脾、胃、肝经。不仅为消肉食积滞之要药，并可入肝经行气散结而消滞，活血祛瘀而止痛，使气血通畅，瘀滞消散，瘀阻疼痛自然而愈。还能通行气血，消除胀满而止痛。单用即可奏效，若配伍消食行气药同用，则疗效更佳。取其活血行气止痛之功，对瘀阻之胸腹痛亦可选用。脾胃虚弱而无积滞者，或胃酸分泌过多者，慎服。

谭同来《常用中药配对与禁忌》：山楂，性温，入脾胃两经，功善健脾消食，行气导滞和止泻，治一切饮食积滞之伤食、腹痛、泄泻，长于消化油腻肉食积滞。又因其味酸，酸能收涩，入血分，在活血祛瘀之中，行补脾、消滞、止泻痢之功。亦能散瘀止痛，治气滞血瘀所致的多种疼痛。《方脉正宗》独用山楂煎汤饮治疗诸滞腹痛。又能入肝经，功在疏导，有行气、活血、止痛之用。对肝经湿热、食积、瘀血所致的疝痛，用之每每有效。又能醒脾开胃，促进饮食。又入肝经血分，散瘀行滞，化结消胀，治血瘀癥瘕腹痛。

胡心藻《中药类比歌诀》：山楂，味酸而甘，微温不热，消中有敛，行中有破，善消腥膻油腻。并入血分能化瘀血，化瘀血不伤新血，开郁气不伤正气，其性尤为和平。生用活血化瘀，炒焦消食健脾，炒炭入血分而化瘀止血，入肠道消积止泻。

黄和《中药重剂证治录》：山楂，酸甘微温，归脾、胃、肝经。消、导之剂，以通行消散为特点，有消食化积，行气导滞，活血散瘀之功效。长于克化食物，消磨肉积，开郁行血。主治食滞不化，肉食积滞所致的脘腹胀满疼痛，嗳气吞酸，腹痛便溏泄痢，疝气痛，瘀阻胸腹止疼痛，痛经，产后瘀阻腹痛，恶露不尽。

现代药理研究

本品含黄酮类化合物，其次为多种有机酸，如山楂酸、齐墩果酸、熊果酸等，此外还含有内酯苷类、脂肪酶、维生素 C 及糖类等。山楂提出物有强心，降压，增加冠脉流量，扩张血管及抗心律失常，抗心肌缺血、缺氧等作用。其中山楂水解物、总黄酮和三萜类均有降压作用，可降低动脉粥样硬化的发生率，但以三萜酸类降压效应最强。其次，山楂具有明显的降血脂，消除冠状动脉的脂质沉积和弹性纤维断裂、缺损、溃疡及血栓形成，减轻动脉粥样硬化的作用；提高免疫功能，可增加家兔血清溶菌酶含量及 T 淋巴细胞转化率等，对痢疾杆菌及大肠杆菌等在体外均有较强的抑制作用；能增加胃中消化酶的分泌，增加胃液分泌量，促进消化，所含脂肪酶可促进脂肪类食物的分解，使肉类食物易于消化。所含多种有机酸能提高蛋白酶的活性，对受刺激的胃平滑肌活动，有双向调节作用，能调节功能紊乱的胃肠活动，促进肠系膜微循环的恢复，达到健脾消食效果。因本品有强心、增加冠脉血流量、降血压、降血脂等作用，临床用以治疗冠心病、高血压、高血脂等，均有一定疗效。本品还具有保肝、止痛、抗氧化、镇静、催眠、利尿、收缩子宫、抗肿瘤等作用。

性能归纳

山楂，味酸、甘，性微温，归脾、胃、肝经，无毒，为蔷薇科灌木或小乔木山里红或山楂的成熟果实，皮红肉黄，气轻薄，为行、散之剂。沉、降且升，缓、润、动、泄，亦静，入气分，亦入血分，阳也，走而不守，走上下，入里达内之性能。消食化积，活血散瘀。

性能应用

山楂，甘酸，消食化积，用于饮食积滞之症，尤善消化油腻肉食，为治油腻肉食积滞之要药。单用煎服有效，临床常与同类消食药配伍，以增强消食之功。如《痘科类编》之三仙散，即以之与神曲、麦芽同用。

山楂，色赤入血分，活血散瘀，用于产后恶露不尽，瘀滞腹痛。本品活血散瘀而性较平和，《医学衷中参西录》言其"化瘀血而不伤新血"。故对产后恶露不尽者，可化其瘀血而不加重其出血。使用时既可单味煎汤饮之，又可与其他活血祛瘀药同用。

此外，本品还可用于泻痢腹痛，及疝气疼痛等。治泻痢腹痛，《医钞类编》以山楂肉炒为末治之，亦可与解毒行气导滞之品配伍。治疝气疼痛，多与长于治疝之行气止痛药同用。

个人体会

山楂，皮红肉黄，味酸气轻，行、散之剂，入气分，亦入血分。现代药理研究，本品除含黄酮类化合物外，还含多种有机酸、内脂苷、脂肪酶，能消油垢之积。入气分，走胃肠，能促进消化酶的分泌，增加胃液，促进消化。所含有机酸能提高蛋白酶活性，所含脂肪可使脂肪类食物分解，使油腻肉类食物易于消化，消食导滞。油腻肉食积滞，气机升降失调，脘腹胀满疼痛，嗳气吞酸，腹痛泻痢，小儿疳积疝气。对胃肠功能有双向调节作用，为消肉食积滞之要药。本品入血分，走脉络，能降低血脂，消除冠脉的脂质沉积，降低动脉粥样硬化的发生率，疏通血管，降低血压，增加冠脉血流量，抗心肌缺血缺氧，抗心律失常。总黄酮有降低血压的作用。临床用以治疗和预防冠心病、高血压、高脂血症，均有一定疗效。又入血分，通血脉，消血行血而化瘀。《医学衷中参西录》曰："善入血分，为化瘀血之要药，能除疢癖癥瘕、女子月闭、产后瘀血作痛。"常用治妇人血瘀经闭，产后恶露不尽，儿枕作痛。总之，山楂为行、散之剂，消肉食油垢之积。《本草备要》曰："凡老鸡硬肉，投之数枚则易烂，其消肉食之滞可知。"双入气血。入胃肠则消食导滞，治肉食积滞引起的消化不良诸症。入脉络，消脂质沉积，通血脉，降"三高"，对心脑血管病有预防和治疗作用。又活血化瘀，通调血脉，治血瘀经闭及产后儿枕痛。本品性缓气轻，不甚消耗正气，为和平之剂。《医学衷中参西录》曰："若以甘药佐之，化瘀血不伤新血，开郁气不伤正气。"故多入补气补血药中，治疗小儿及产后之症。总为克化消磨油垢沉积之滞，然亦消磨克伐脾胃生成之气，以消脏腑之气。多食令人嘈烦易饥，故脾虚气弱，胃酸过多者良非所宜，须慎之。

鸡内金

古今理性录

缪希雍《本草经疏》：肶是鸡之脾，乃消化水谷之所，其气通达大肠、膀胱。二经有热则泄痢遗溺，得微寒之气则热除而泄痢遗溺自愈矣。烦因热而生，热去故烦自止也。今世又以之治诸疳疮多效。

沈金鳌《要药分剂》：小儿疳积病，乃肝脾二经受伤，以致积热为患。鸡肶皮能入肝而除肝热，入脾而消脾积，故后世以此治疳病如神也。

张锡纯《医学衷中参西录》：鸡内金，鸡之脾胃也。中有瓷、石、铜、铁皆能消化，其善化瘀积可知。脾胃居中焦以升降气化，若有瘀积，气化不能升降，是以易致胀满。用鸡内金为脏器疗法，若再与白术等分并用，为消化瘀积之要药，更为健补脾胃之妙品，脾胃健壮，益能运化药力以消积也。且为鸡内金含有稀盐酸，不但能消脾胃之积，无论脏腑何处有积，鸡内金皆能消之。是以男子痃癖、女子癥瘕，久久服之皆能治愈。又凡虚劳之证，其经络多瘀滞，加鸡内金于滋补药中，以化其经络之瘀滞而病始可愈。至以治室女月信一次未见者，尤为要药，盖以其能助归、芍以通经，又能助健补脾胃之药，多进饮食以生血也。

吉良晨《名老中医经验集》：白术健脾燥湿，益气生血，和中消滞，固表止汗，兼能安胎。鸡内金健脾消食，为强有力的消导之品。还可固摄缩尿，能消结石。白术、鸡内金伍用，出自《医学衷中参西录》之鸡䏏汤，为张锡纯所创立。二药伍用，白术偏于补，鸡内金善于消。白术多服久服有壅滞之弊，与鸡内金为伍，其弊可除。使补不壅滞，消不伤正，正合中焦纳化之机，二药一补一消，消补合用，健脾开胃之效甚佳。

胡爱萍《病证通用中药》：鸡内金，甘平和缓，入脾、胃经，有较强的消食化积之功，并可健运脾胃。脾胃健运，既可运化药力以助消积之功，又可防止脾虚而宿食复聚。消食而不耗气，健脾又可疗疳，故可广泛用于米面、薯芋之淀粉食积及乳积、肉积等各种食积证和疳积证，并且能固精缩尿止遗，用于肾虚遗精、遗尿。脾虚无积滞者慎用，研末冲服效果好。

谭同来《常用中药配对与禁忌》：鸡内金，味甘性平无毒，可生发胃气，养胃阴，生胃津，长于健脾消食。《千金方》称之为专治消化不良引起的反胃吐食。为消食健脾之要药。消食磨积，凡积滞，不论肉积、乳积、谷积，还是其他积滞皆宜。本品微寒，既能清下焦膀胱湿热，有化坚消石通淋之效，又有缩尿固精止遗之功。古人还认为有"消乳蛾""治消瘅"等作用。《本草纲目》谓："主喉闭乳蛾，一切口疮，牙疳诸疮。"《本草述》谓："治消瘅。"后世对此功能探讨发挥不多，以致影响了对鸡内金的治疗乳蛾、消瘅功能的认识。

刘冠军《临证医方妙用》：鸡内金，味甘性平，能健脾胃、消食积、行壅滞、助消化，用于饮食不节所致的脘腹胀满、嗳气吞酸，有健脾消食，导滞除满之效。亦有助消化、除食积之功。《滇南本草》载："破血，治小儿疳块积聚，消年深坚积。又味甘涩，归脾、胃、膀胱经，有培土生金，益气通窍，消积磨坚，化石通淋之效。

刘典功《中药指征相类鉴别应用》：鸡内金，消食磨积，攻补兼施，能化久积，补益中州，消滞散瘀，缩补小便，化尿中结石。

现代药理研究

本品含有胃液素、淀粉酶、少量蛋白酶、角蛋白及多种维生素。成人服用后，能增加胃蛋白酶、胰蛋白酶的活性，可使胃液分泌量、酸度和消化力明显增高，胃运动功能增强，胃排空速率加快，或是消化吸收后，通过体液因素兴奋胃壁的神经肌肉所致。实验表明，水煎液对加速排除放射性锶有一定作用；酸提出物较水煎剂效果好，尿中排除的锶比对照组高 2～3 倍。

性能归纳

鸡内金，味甘、性平，归脾、胃、膀胱经，无毒，为雉科动物家鸡的沙囊内壁，色淡黄，味厚气薄，为消、补之剂。沉、降、亦升，缓、润、静、补、亦动，入气分，亦入血分，阳也，亦阴，走而不守，下行，入里、达内之性能。消食健脾，涩精止遗，化结石。

性能应用

鸡内金，甘平，消食健脾，用于饮食积滞及小儿疳积。本品消食作用较佳，又有健脾作用，故对食积兼脾虚者尤为多用。小儿疳积多属本虚而标实，常见脾虚而饮食停积，故本品亦十分适宜。病情较轻者，可单用研末服；若病情较重，可用同类药配伍；兼脾虚者，再配入补气健脾之品。

鸡内金，味甘性涩，有固精止遗之功，可用于肾虚遗尿、遗精。常与补肾固涩之品同用，如《圣惠方》之鸡膍胵散，以本品与菟丝子、桑螵蛸、鹿茸共为末，以温清粥饮调下，治肾虚遗尿。临床亦有用本品炒焦为末，黄酒送服治遗精者。

此外，本品还有化坚消石之功，用于石淋及胆道结石，多与通淋利尿或疏肝利胆之品配伍。

个人体会

鸡内金，消食导滞，磨坚化积之药。《医学衷中参西录》曰："鸡内金，鸡之脾胃也。中有瓷、石、铜、铁皆能消化，其善化瘀积可知。"以能消化瘀积之物，治食积坚结之证，取其性能再续之象；以鸡之脾胃复入脾胃二经，可生发胃气，健运脾胃，是以脏治脏之理。其消食化积之功较强，凡积滞之证，不论是食积、肉积、乳积还是其他积滞，皆能化之。《医学衷中参西录》谓："为消化瘀积之要药，更为健补脾胃之妙品。"脾胃健运又能运化药力，入气血，走经络，化瘀消积，不但能化脾胃之积滞，而且无论脏腑何处，凡有瘀积之候，皆能消之、化之。取其消积磨坚之力，化瘀消结之功，消年深日久之坚积，肝胆、尿路之结石，及小儿脾疳之积瘀。《医学衷中参西录》曰："是以男子痃癖、女子癥瘕，又凡虚劳之证，以化其经络之瘀滞而病始可愈。至以治室女月信一次未见者，尤为要药。"总为健脾消坚积，以消促补，消补兼施，平和之剂，消不耗正气，补不滞脾胃。脾居中州，后天之本，主升降气化，因其性涩，又有固精止遗之功。虽为消、补之剂，消食化积瘀力胜，补脾益气血功弱。辅助之品，入疏泄通利药中，以化经脉之积瘀；入健补脾胃药中，可增进食欲而化生气血也。脾虚无积滞者慎用，研末冲服效果好。

麦　芽

古今理性录

李时珍《本草纲目》：麦蘖、谷芽、粟蘖，皆能消导米面诸果食积。观造饧者用之，可以类推。但有积者能消化，无积而久服，则消人元气，不可不知。若久服者，须同白术诸药兼用，则无害。

缪希雍《本草经疏》：麦蘖，功用与米蘖相同，而此消化之力更紧，其发生之气，又能助胃气上升，行阳道而资健运，故主开胃补脾，消化水谷及一切结积冷气胀满。

倪朱谟《本草汇言》：大麦芽，和中消食之药也。补而能利，利而又能补，如腹之胀满，膈之郁结，或饮食之不纳，中气之不利，以此发生之物而开关格之气，则效非常比也。

李中梓《雷公炮制药性解》：麦芽甘而且温，宜职中州。夫麦性泥滞，不过水浸生芽，气虽少清，性犹未化，功效何若是殊哉？全在多炒，使其性枯尔，不然是积食矣，岂复能消耶？丹溪云：大麦有火，能生热病，其芽能行上焦滞血，除腹内寒鸣，然多用久服，令人消肾。

张介宾《景岳全书》：久病不食者，可借此谷气以开胃；元气中虚者，毋多用此以消肾。亦善催生落胎。单用二两，能消乳肿。其耗散血气如此，而脾胃虚弱、饮食不消方中，每多用之何也？故妇有胎妊者，不宜多服。

贾所学《药品化义》：大麦芽，炒香开胃，以除烦闷。生用力猛，主消麦面食积，癥瘕气结，胸膈胀满，郁结痰涎，小儿伤乳，又能行上焦滞血。若女人气血壮盛，或产后无儿饮乳，乳房胀痛，丹溪用此二两，炒香捣去皮为末，分作四服立消，其性气之锐，散血行气，迅速如此，勿轻视之。

刘若金《本草述》：谷、麦二芽俱能开发胃气，宣五谷味。第微咸能行上焦滞血，使营和而卫益畅，更能腐化水谷，且脾主湿，血和而湿行，湿行而脾运，尤非谷芽所可几也。

陈士铎《本草新编》：大麦芽，味咸，气温，无毒。入脾、胃二经。尤化米食，消痰亦效。孕妇勿服，多用恐堕胎元。多食极消肾水，必损胎元矣。

赵其光《本草求原》：凡麦、谷、大豆浸之发芽，皆得生升之气，达肝以制化脾土，故能消导。凡怫郁致成膨膈等症，用之甚妙，人知其消谷而不知其疏肝也。

张锡纯《医学衷中参西录》：大麦芽，能入脾胃，消化一切饮食积聚，为补助脾胃之辅助品，若与参、术、芪并用，能运化其补益之力，不至胀满。为其性善消化，兼能通利二便，虽为脾胃之药，而实善舒肝气。夫肝主疏泄，为肾行气，为其力能舒肝，善助肝木疏泄以行肾气，故又善于催生。至妇人乳汁为血所化，因其善于消化，微兼破血之性，故又善回乳。入丸散剂可炒用，入汤剂皆宜生用。

胡爱萍《病证通用中药》：麦芽，甘平，入脾胃经，既能消食化积，又能健运脾胃，消中有补，补而能消，故消化食积而不伤胃气，且尤善促进淀粉类食物的消化。还有回乳之功，哺乳期妇女不宜服用。

谭同来《常用中药配对与禁忌》：麦芽，味甘而性微温，生发胃气，能启脾开胃，消食和中，治食积不消，脘腹胀满，呕吐泄泻等症。生麦芽调肝在于宣通，能舒肝解郁。

黄煌《方药心悟》：生麦芽，味甘性平，醒脾和胃，斡旋中焦机枢，尤长疏肝解郁，久服无贼害之忧。又快膈宽肠，调脾和中，利胆，益胃生津，散气中之血。

胡心藻《中药类比歌诀》：麦芽，气味俱薄，味甘性温，能助胃气上行，而滋脾健运。

使浊气下降，而除胀宽肠，善消一切果实、米面之积滞。且能舒肝下气，通乳回乳。

刘典功《中药指征相类鉴别应用》：麦芽，行气消食，长于促进淀粉类食物的消化及小儿乳食停滞，亦可疗泻痢腹痛及肝胃不知之脘腹胀痛。

现代药理研究

本品含淀粉酶、转化糖酶、蛋白质分解酶、维生素 B、麦芽糖、葡萄糖等。本品所含消化酶，能将淀粉分解成麦芽糖和糊精，有促进消化、增进食欲的效应。其水煎剂对胃酸与蛋白酶的分泌有促进作用，可助消化。其所含淀粉酶不耐高温，煎剂消化淀粉的功效仅相当于粉剂的三分之一，炒黄后效价约丧失一半。生麦芽中所含麦角类化合物有抑制催乳素的分泌作用，麦芽浸膏口服有降低血糖的作用。本品所含微量大麦芽碱可兴奋心脏，收缩血管，扩张支气管，抑制肠运动，并对放射性损伤有保护作用。

性能归纳

麦芽，味甘，性平，归脾、胃、肝经，无毒，为禾本科草本植物大麦的成熟果实经发芽干燥而成，气味俱薄，为消、导之剂。沉、降、亦升，缓、润、动、泄，阳也，入气分，亦入血分，走而不守，走上、下，入里、达内之性能。消食化积，回乳。

性能应用

麦芽，味甘性平，消食化积，用于饮食积滞之证。《本草纲目》谓：消食化积，而尤以"消化一切米面诸果食积"为主，故最适宜于米面薯芋食积症。可单用本品煎服或研末服用，亦常与山楂、神曲同用，如《痘科类编》之三仙散。

麦芽含麦角类化合物，有回乳的作用，用于产后断乳，或乳汁郁积引起的乳房胀痛。临床单用生麦芽或炒麦芽一百二十克煎服，回乳效果显著。

个人体会

麦芽，大麦发芽干燥而成。体枯气轻，味甘性平，入脾、胃二经气分。借其发生之气而行疏散消导之用，生发胃气，开启关格，消食导积，和中健脾。利而能补，补而能利。《本草经疏》曰："其生发之气，能助胃气上升，行阳道而资健运，故主开胃健脾，消化水谷及一切结积冷气胀满。"可用于消化米面诸果食积，尤善于促进淀粉类食物的消化。治由于消化不良而引起的脘腹胀满、呕吐泄泻等症。借其生升之气、疏散之功，可斡旋中焦气机，又长于舒肝解郁，能解胸膈郁结，怫郁烦闷之症。《医学衷中参西录》曰："虽为脾胃之药，而实善舒肝气。"又味咸入肝经血分，散气中之血，行上焦滞郁。乳汁为血所化，故能消乳肿，散乳房胀痛而通乳、回乳。因其力能舒肝，善助肝木疏泄而行肾气，故又能催生助产。如多食则能消肾而损胎元，故孕妇少食为宜。总为消散之剂，能耗散气血，虚而无积者，不可久服多用。

槟　榔

古今理性录

薛已《本草约言》：槟榔，入胸腹破滞气而不停，入肠胃逐痰癖而直下，能调诸药下行，逐水攻脚气。治利取其坠也，非取其破气也，故兼木香用之，然后可也。一云能杀寸白虫，非杀虫也，以其性下坠，能逐虫下行也。

陈嘉谟《本草蒙筌》：槟榔，久服能损真气，多服则泻至高之气，较诸枳壳、青皮，此尤甚也。

李时珍《本草纲目》：按罗大经《鹤林玉露》云，岭南人以槟榔代茶御瘴，其功有四：一曰醒能使之醉，盖食之久，则熏然颊赤，若饮酒然，苏东坡所谓"红潮登颊醉槟榔"也；二曰醉能使之醒，盖酒后嚼之，则宽气下痰，余醒顿解，朱晦庵所谓"槟榔收得为祛痰"也；三曰饥能使之饱；四曰饱能使之饥。盖空腹食之，则充然气盛如饱，饱后食之，则饮食快然易消。

缪希雍《本草经疏》：槟榔，入手、足阳明经。夫足阳明为水谷之海，手阳明为传导之官，二经相为贯输，以运化精微者也。二经病则水谷不能以时消化，羁留而生痰癖，或湿热停久，则变生诸虫，此药辛能散结破滞，苦能下泄杀虫，故主如上诸证也。甄权宣利五脏六腑壅滞，破胸中气，下水肿，治心痛积聚；日华子下一切气，通关节，利九窍，健脾调中，破癥结；李珣：主奔豚气、五膈气、风冷气、脚气、宿食不消，皆取其辛温走散，破气坠积，能下肠胃有形之物耳。

倪朱谟《本草汇言》：槟榔，主治诸气，祛瘴气、破滞气、开郁气、下痰气、去积气、解蛊气、清谷气、逐水气、散脚气、杀虫气、通上气、宽中气、泄下气之药也。方龙潭曰：如巅顶至高之气不清而为头痛寒热，下焦后重之气不利而为积痢肠癖；或胸痛引背，两胁肢满而喘逆不通；或气痞痰结，水谷不运而关格臌胀；或水壅皮肤、肢体肿胀而行动即喘；如奔豚脚气之下而上升，如五膈五噎之上而不下；或寸白虫结于肠胃之中，或疮痍癣癞流延于肌膜之外。种种病因，因于水谷不能以时消化，羁留而至疾者，此药宣行通达，使气可散，血可行，食可消，痰可流，水可化，积可解矣。

张介宾《景岳全书》：槟榔，本草言其破气极速，较枳壳、青皮尤甚。若然，则广南之人朝夕笑噬而无伤，又岂破气极速者。总之，此物性温而辛，故能醒脾利气，味甘兼涩，故能固脾壮气，是诚行中有留之剂。观《鹤林玉露》云，饥能使之饱，饱能使之饥；醉能使之醒，醒能使之醉。于此四句详之，可得其性矣。

胡爱萍《病证通用中药》：槟榔，苦辛而温，辛能行散，苦能降泄，入胃与大肠经。既善行胃肠之气而消积导滞，又兼能润滑肠道而缓泄通便。有较强的杀虫消积之功，且驱虫谱广，并以能泻下而驱虫体为其优点。缓泻之品，脾虚便溏或气虚下陷者忌服，孕妇慎用。大量过服可出现恶心、呕吐、腹泻、头晕，故治疗食积气滞的用量宜小。生用力佳，炒用力缓。

胡心藻《中药类比歌诀》：槟榔，质重而坚，宣行通达。辛温，归脾、胃、大肠经。行气消滞，利水消肿，能破坚宣滞消积。前人经验认为："性如铁石之降，能使人体最高部位之滞气、降泻至极下之处。"善消有形之坚积，长于降气导滞，化湿利水。多用治食积气滞，泻痢后重，气急喘满，胸腹胀闷。并疗湿淫经络，气血不行而致脚气水肿，疼痛重着无力。还能截疟杀虫，用治痰湿偏胜，疟疾久发不止，及多种肠道寄生虫。槟榔，辛开苦泄，其性降下，宣壅行滞，利气止痛，善治寒凝气滞之疝痛。又宣滞通关，调中散满，行气逐水。

谭同来《常用中药配对与禁忌》：槟榔，性苦辛而温，除能去虫，治多种肠道寄生虫外，又辛苦芳香，能开泄。其性沉降，既宣五脏六腑之壅滞，行气消积，用于食积气滞，泻痢后重之症。还能行气利水，可用于水肿脚气肿痛。消痰浊化脂质，为行气导滞，化湿利水常用药。

现代药理研究

本品含总生物碱，主要为槟榔碱。生槟榔含生物碱比制品为高。槟榔对猪肉绦虫有较强的作用，可使全虫体麻痹，对牛肉绦虫则仅能麻痹头部和未成熟节片，对蛲虫、蛔虫、钩虫、姜片虫等亦有驱杀作用。水浸液对皮肤真菌、流感病毒有抑制作用。槟榔碱性质较稳定，作用持久，对平滑作用较显著，在适当剂量时，可增强肠管的胀力和蠕动，有轻泻作用，能使胃黏膜分泌亢进，故有健胃作用。又拟有胆碱作用，能兴奋胆碱受体，促进唾液、汗腺分泌，增加肠蠕动，减慢心率，降低血压。滴眼可使瞳孔缩小，可用于青光眼。

性能归纳

槟榔，味苦、辛，性温，归胃、大肠经，有小毒，为棕榈科乔木槟榔的成熟种子，质重而坚，为消、导之剂。沉、降、不升，峻、润、动、泄，入气分，阳也，走而不守，下行，走里，入内，达外之性能。驱虫，行气导滞，利水。

性能应用

槟榔，味苦性降，驱虫药，对绦虫、钩虫、蛔虫、蛲虫、姜片虫等多种肠道寄生虫有驱杀作用，用于多种肠道寄生虫病。然最善驱杀绦虫，可单用本品研末服，亦常与南瓜子相须为用。治其他虫证时，可做相应配伍。

槟榔，质坚沉降，味辛，入胃、大肠经。既能行胃肠之滞气，又能缓泄以导其积滞，用于食积气滞或痢疾里急后重。对食积气滞证，常配伍青皮、大黄等行气导滞之品增强疗效，如《儒门事亲》之木香槟榔丸。对湿热痢疾之里急后重，还当配入清热燥湿解毒之品，如《素问病机气宜保命集》之芍药汤，以之与黄连、黄芩等药同用。

槟榔，行气利水，可用于水肿或脚气肿痛。本品有利水作用，治水肿可配入利水渗湿药中使用。治寒湿脚气肿痛，则可与温散寒湿、化湿舒筋之品配伍，如《类编朱氏集验方》之鸡鸣散。若湿热偏盛，又当与清利湿热之品同用，如《丹溪心法》之防己饮。此外，用其化湿利湿，亦可治疗疟疾，常与常山配伍，一般认为能减轻常山催吐的副作用，如《简易方》之截疟七宝饮。

个人体会

槟榔，质重且坚，沉降下行，古有"性如铁石之降，能泻至高之气，降泻至极下之处。"取沉降坠下之力，通调气机，宣行通达。故能祛巅顶至高不清之头痛寒热，行下焦里急后重之积痢痰癖，消肢体肿胀，止行动喘逆，消水谷积滞，通关格滇满；并疗湿淫经络，气血不行之脚气水肿，疼痛重着无力，兼能截疟杀虫。《本草约言》曰："槟榔，入胸腹破滞气而不停，入肠胃逐痰癖而直下，能调诸药下行，逐水攻脚气。"皆取其沉降坠下之力，使气可散、血可行、食可消、痰可降、水可化、积可解，非取行气破气之功也。临床常与木香等药配伍，方宣行通达，破气坠积，通关节，利九窍，下一切气。《本草汇言》谓："槟榔，主治诸气，祛瘴气、破滞气、开郁气、下痰气、去积气、解蛊气、消谷气、逐水气、散脚气、杀虫气、通上气、宽中气、泄下气之药也。"可使奔豚之气下而不升，降五膈五噎之上而不下。本品辛开苦泄，沉降下行，宣行通达。宣散五脏六腑之壅滞，降泄至高达至下之处之气滞。主入胃、大肠经气分，破气坠积，消食化痰癖，除后重，下胃肠积滞之有形，又驱杀肠道寄生虫。此皆饮食不能以时化，羁留而生痰癖结积，积热停久变生诸虫之故也。为消滞导积，驱蛔杀虫之要剂也。总为消、导之剂，以沉、降、宣、通为特点。行气消积，利水杀虫，消痰浊，化脂质。缓泻之品，脾虚便溏或气虚下陷者忌服，孕妇慎用。

使君子

古今理性录

李时珍《本草纲目》：凡杀虫药多是苦辛，唯使君子、榧子甘而杀虫，亦异也。凡大人、小儿有虫病，但每月上旬侵晨空腹食使君子仁数枚，或以壳煎汤咽下，次日虫皆死而出也。或云：七生七煨食亦良。此物味甘气温，既能杀虫，又益脾胃，所以能敛虚热而止泻痢，为小儿诸病要药。

缪希雍《本草经疏》：使君子，为补脾健胃之要药。小儿五疳、便浊、泻痢及腹虫，莫不皆由脾虚胃弱，因而乳食停滞，湿热瘀塞而成。脾健胃开，则乳饮自消，湿热自散，水道自利，而前证俱除矣。不苦不辛，而能杀疳蛔，此所以为小儿上药也。

张介宾《景岳全书》：使君子，凡小儿食此，亦不宜频而多，大约性滑，多则能伤脾也。但使君子专杀蛔虫，榧子专杀寸白虫耳。

张山雷《本草正义》：使君子，甘温是温和之温，殊非温燥可比，故能助饮食之运化，而疏导肠中积滞，且富有脂液，所以滑利流通。《丹宝》所谓小便白浊者，即指疳积证而言。凡小儿腹膨有积，每每小便如粉浆，此盖肾中输尿之路，分泄不清，即以饮食所化之精液，并入小溲而出，所见最多，非大人之赤白浊，不可误认。又谓其主泻痢，亦是疳积中之一症，唯其消化失职，以致大便改常，或为泄泻，或为积滞，此物又能助消化，且去积滞，故并治之，即濒湖所谓能益脾胃，除虚热，治小儿百病之意也。

胡爱萍《病证通用中药》：使君子，甘温，归脾胃经，既能杀虫消积，又能健脾疗疳。《本草纲目》言："为小儿诸病要药。"因为使君子不苦不辛，杀蛔虫之中又能健运脾胃，此所以为小儿疳药也。尤宜于小儿疳积有虫，及脾虚食积之疳积，治疗小儿疳积、面色萎黄、形瘦腹大、腹痛有虫者。大剂量服用，或与热茶同服，易出现呃逆、腹泻等反应，故不宜大剂量服用，不宜与热茶同服。

刘典功《中药指征相类鉴别应用》：使君子，味甘气香而不苦，性温，归经于脾胃。既有良好的驱杀蛔虫、蛲虫作用，又具有缓慢的滑利肠道之性能，尤宜于小儿疳积，以健脾消疳。

现代药理研究

使君子含使君子酸钾、脂肪油、蔗糖、葫芦巴碱、吡啶等成分。使君子对蛔虫、蛲虫均有较强的麻痹作用，有明显的驱蛔效果。还有驱杀绦虫的作用。驱虫的有效成分主要是使君子酸钾，亦有报道与所含的吡啶有关。使君子水浸剂，在体外对某些常见致病性皮肤真菌有一定的抑制作用。使君子酸对麻痹大鼠有升压作用。使君子粗制给犬口服，可致呕吐、呃逆。

性能归纳

使君子，味甘，性温，归脾、胃经，无毒，为使君子科灌木使君子的干燥果实，富含脂液，体滑、气香，为麻痹、驱杀之剂。沉、降、不升，缓、润、动、泄，入气分，阳也，走而不守，走上、下，入里、达内之性能。驱蛔杀虫。

性能应用

使君子，善驱蛔虫，用于蛔虫症。因其味甘甜，易于服用，且药性和缓，不易伤正，故尤宜小儿。治疗小儿蛔虫腹痛轻症，可单用本品嚼服；若重症体实者，又可与同类药配伍以增强疗效。如《证治准绳》之使君子散，以本品与苦楝子、芜荑等药同用。又因使君子味甘而性缓，不易伤正气，临床亦常用治虫积内停，损伤脾胃，渐成疳积羸瘦者。常与补气健脾之品同用，如《医宗金鉴》之肥儿丸，以本品与人参、白术等药同用。

个人体会

"疳者，干也。"乃泛指小儿因多种慢性疾病、营养不良而致的形体干瘦、津液干枯之症，临床多以面黄肌瘦、毛发焦枯、肚大青筋、精神萎靡为特征。《小儿药证直诀》有"疳皆脾胃病"之说，又曰脾疳，可见疳证多由小儿喂养不当而致脾胃虚弱、消化不良、胃肠积滞所致。《证治准绳》亦有"积为疳之母，有积不治，乃成疳候"之说。饮食不洁，生虫成积，积热停久，变生诸虫，虫噬精微，营养不良，亦为虫疳。总之：疳为脾胃虚弱，胃肠积滞之病。使君子，味甘气香，专入脾胃二经。温而不燥，能助饮食之运化，疏导肠胃之积滞。且富含脂液，滑利流通，不苦不辛，能麻痹肠道寄生虫而驱杀之，故尤宜于小儿疳积有虫之证。疳积消散，脾健胃开，乳饮自消，积热自散，水道通利，小儿肥健，为小儿诸病之上药也。大约性滑，多则亦能伤脾，易出现呃逆腹泻，故不宜大量服用。亦勿与热茶同饮。

贯 众

古今理性录

孙星衍《神农本草经》：主腹中邪热气，诸毒，杀三虫。

李时珍《本草纲目》：贯众，大治妇人血气。王海藏治夏月痘出不快，快斑散用之，云贯众有毒，而能解腹中邪热之毒。病因内感而发之于外者多效，非古法之分经也。

缪希雍《本草经疏》：贯众，以其苦寒，故主腹中邪热气诸毒。苦以泄之，亦兼有散之之义，故破癥瘕。苦寒能除风热，故止头风。金疮出血后必发热，泄热散结，则金疮自止。

倪朱谟《本草汇言》：贯众，杀虫化癥之药也。前古主腹中邪热结气，故时人用为杀虫化癥，皆属腹中邪热，湿郁结气也。苏氏方，又治下血崩淋，衄血不止，亦取其气味苦寒散结热耳。但性寒气燥有毒，如病人营虚血槁，肝肾有火，并阴虚咳嗽人，不可加用。

张山雷《本草正义》：贯众，苦寒沉降之质，故主邪热而能止血，并治血痢下血，甚有捷效，皆苦以燥湿，寒以泄热之功也。然气亦浓厚，故能解时邪热结之毒。《别录》除头风，专指风热言之，凡大头疫肿连耳目，用泄散而不遽应者，但加入贯众一味，即邪热透泄，而热解神清。不独苦寒泄降，亦气之足以散邪也。故时疫盛行，宜浸入水缸中，常饮则不传染，而井中沉一枚，不犯百毒，则解毒之功，尤其独著，不得以轻贱而忽之。

胡爱萍《病证通用中药》：贯众，苦而微寒，入气分，清气分湿热，可清热解毒。治疗感冒，虽无辛散之力，轻扬之性，但取其苦寒清热解毒之功，对温热毒邪所致之症，无论邪在卫分气分，还是在营血分，皆可用之。治疗风热感冒可单用。本品不仅可治疗风热感冒，对风热感冒及流行性感冒，还有预防作用。又能入血分，解血分热毒，止血热出血，故可用于血热衄血、吐血、便血、崩漏等，尤善治血热之崩漏下血，又有很好的杀虫之功。本品有小毒，用量不宜过大，内服忌食油腻之物。脾胃虚寒者及孕妇慎用。

现代药理研究

贯众主要含间苯三酚衍生物绵马精，该成分不稳定，能缓慢分解产生绵马酸类。绵马精的驱虫效力最强。本品另含挥发油、三萜类化合物及鞣质等，有抗病毒、抗菌等作用，对多种流感病毒均显示明显的抑制作用。炒炭后，能明显缩短小鼠的出血和凝血时间，有止血作用。绵马素对无脊椎动物平滑肌有毒性，能使绦虫、钩虫麻痹变硬，而达到驱除肠道寄生虫的效用；有抗血吸虫、肿瘤的作用，其乙醚提取物有较强的收缩子宫作用。绵马素有毒，中毒时可引起中枢神经系统障碍，过用轻者可出现头昏、头痛、恶心呕吐、腹痛腹泻，重者可出现黄疸、惊厥、失明，甚至昏迷、呼吸麻痹、心力衰竭等。绵马素一般在肠道不吸收，但肠道内有过多脂肪时，可促进吸收而中毒，故服药时忌油腻。

性能归纳

贯众，味苦，性寒，归肝、胃、肺经，有小毒，为鳞毛蕨科草本植物贯众、绵马鳞毛蕨或紫萁科草本植物紫萁等的带叶柄基部的根茎，气厚味薄，为清、解之剂。沉、降、亦升、燥、峻、动、泄，入气分，入血分，亦阴，亦阳，走而亦守，行上、下，达内、外，入里、走表之性能。清热解毒，凉血止血，杀虫。

性能应用

贯众，性味苦寒，清热解毒，可用于风热感冒，温热病及痄腮等。本品既入气分，又入血分，用于治疗感冒和流行性感冒，并有一定的预防作用。因其为清泄里热之品，主治风热感冒，或温热病邪在卫分，须与发散风热药同用，以利于祛邪外出。如《中华人民共和国药典》之抗感颗粒，以其与金银花等药配伍，治温热病热入营血，或温毒发斑。本品具有清热解毒、凉血止血等多种针对性的功效，故较为多用，并常与玄参、大青叶、水牛角等凉血解毒药配伍。《小儿药证直诀》之快斑汤，则与赤芍、升麻等药合用，主治痘疹血热、透发不畅。治痄腮红肿疼痛，本品亦可与牛蒡子、连翘、青黛等清热解毒药同用，内服与外用均宜。

贯众，苦寒，入血分，清热凉血止血，用于血热崩漏及吐血、衄血等。可用以治疗各种血热妄行的内科病证，可单用，但更常与相宜的止血药同用，以增强凉血止血之效。如《万病回春》之管仲汤，以其与侧柏叶、血余炭等药配伍，主治吐血。因本品对子宫有明显的收缩作用，故尤善治血热崩漏等妇科出血证，如《本草汇言》治此证，以其与蒲黄、丹参同用。本品现代用于治疗功能性子宫出血、流产和人工流产后出血等，均有一定效果。

贯众有杀虫作用，可收驱除或杀灭绦虫、蛔虫、蛲虫等多种肠道寄生虫的功效，用于多种肠道寄生虫病。因其有毒，一般不宜单味重用。用以驱杀绦虫，宜与槟榔、雷丸等善驱绦虫的药物同用。治蛔虫病，宜与使君子、苦楝皮等同用。治蛲虫，可单用本品煎浓汁，临睡前浸洗和搽于肛门处。亦宜入复方服用。

此外，本品苦寒，清热解毒，还可用于热毒疮痈疖肿等病证。

个人体会

贯众，苦寒，清热解毒，清解体内邪热病毒，以毒解毒也，又能毒杀绦虫、蛔虫、蛲虫。《神农本草经》谓："主腹中邪热气，诸毒，杀三虫。"三虫者，腹内邪热湿郁结气也。

体内邪热滞结成毒：入肠道、生热痢、里急后重、泻痢脓血；入气分、发瘟疫、风热头风、痄腮、大头瘟、入营分、生血毒、瘾疹斑斑、痘疮、火丹；入血分、致血热妄行、崩漏、吐衄、便血也。以上诸证，虽发于外，实因于内矣。贯众虽无辛散之功，又无轻扬之性，但取其苦寒、沉降，清内热，涤毒邪，故对体内邪热毒气所致之症，无论邪在卫气还是营血，或内或外，皆可用之。《本草纲目》云：贯众有毒，而能解腹中邪热之毒，病因内感而发于外者，多效。故专能透泄清解体内邪热毒气，邪热除，病毒解，血清气畅，热解神清，诸症愈解矣。现代药理研究：贯众抗病毒，对多种病毒和流感病毒均有抑制作用，故对感冒、流行性感冒、瘟疫痄腮、痘疹疮毒，皆有一定的治疗效果和预防作用，因而被广泛应用。本品有小毒，用量不宜过大，内服时忌食油腻之物。脾胃虚寒，阴虚有火，及孕妇慎用。

温化寒痰药

半　夏

古今理性录

寇宗奭《本草衍义》：半夏，今人唯知去痰，不言益脾，盖能分水故也。脾恶湿，湿则濡而困，困则不能制水。《经》曰，湿胜则泻。

张元素《医学启源》：治寒痰及形寒饮冷伤肺而咳，大和胃气，除胃寒，进饮食。治太阴痰厥头痛，非此不能除。《主治秘要》云，燥胃湿，化痰，益脾胃气，消肿散结，除胸中痰涎。

成无己《伤寒明理论》：辛者散也，半夏之辛以散逆气，以除烦呕。辛入肺而散气，辛以散结气，辛以发声音。

王好古《汤液本草》：俗用为肺药，非也。止吐为足阳明，除痰为足太阴，小柴胡中虽为止呕，亦助柴胡能止恶寒，是又为足少阳也；又助黄芩能去热，是又为足阳明也。往来寒热，在表里之中，故用此有各半之意，本以治伤寒之寒热，所以名半夏。《经》云：肾主五液，化为五湿，自入为唾，入肝为泣，入心为汗，入脾为痰，入肺为涕。有涎曰嗽，无涎曰咳，痰者因咳而动，脾之湿也。半夏能泄痰之标，不能泄痰之本，泄本者泄肾也。咳无形，痰有形，无形则润，有形则燥，所以为流湿润燥也。

李时珍《本草纲目》：脾无留湿不生痰，故脾为生痰之源，肺为贮痰之器。半夏能主痰饮及腹胀者，为其体滑而味辛性温，涎滑能润，辛温能散亦能润，故行湿而通大便，利窍而泄小便，所谓辛走气能化液，辛以润之是矣。洁古张氏云：半夏、南星治其痰，而咳嗽自愈。丹溪朱氏云：二陈汤能使大便润而小便长。聊摄成氏云：半夏辛而散，行水气而润肾燥。又《局方》有半硫丸治老人虚秘，皆取其滑润也。世俗皆以南星、半夏为性燥，误矣。湿去则土燥，痰涎不生，非二物之性燥也。古方治咽痛喉痹，吐血下血，多用二物，非禁剂也。二物亦能散血，故破伤打扑皆主之。唯阴虚劳损，则非湿热之邪，而用利窍行湿之药，是乃重竭其津液，医之罪也，岂药之咎哉？《甲乙经》用治夜不眠，是果性燥者乎？

缪希雍《本草经疏》：半夏，柴胡为之使。辛温善散，故主伤寒邪在表里之间，往来寒热。苦善下泄，邪在胸中，则心中坚，胸胀咳逆；邪在上焦，则头眩；邪在少阴，则咽喉肿痛。《别录》亦谓其消心腹胸膈痰热满结，咳逆上气，心下急痛坚痞，时气呕逆，亦皆邪在上焦胸中所致，故悉主之也。中焦者，足太阴之所治也，有湿有热，清浊不分则肠鸣，湿热胜则自汗，入足太阴故并主之。辛能散结，故消痈肿。脾家湿热，则面色痿黄，实脾、分水、燥湿，则前证俱除，面目因而滑泽矣。辛温有毒，体滑性燥，故堕胎也。而其所大忌者，乃在阴虚血少，津液不足诸病。故古人立三禁，谓血家、渴家、汗家也。其所最易误而难明者，世医类以其能去痰，凡见痰嗽莫不先投之，殊不知咳嗽吐痰，寒热骨蒸，类皆阴虚肺热津液不足之候，误服此药，愈损津液，则肺家愈燥，阴气愈虚，脓痰愈结，必致声哑而死。若合参、术，祸不旋踵。盖以其本脾胃家药，而非肺肾药也。寒湿痰饮作嗽，属胃病者固宜，然亦百之一二。又有似中风痰壅失音，偏枯拘挛，及二便闭涩，血虚腹痛，于法并忌。犯之过多，则非药可救，吉凶贸理，悔不可追，责在司命，谨诸！戒诸！

陈士铎《本草新编》：盖肾中之痰，必须肾气丸始能逐之，非半夏所能祛也。半夏治痰之标，不能治痰之本。半夏性沉而降，似乎能入至阴之中，然阳多于阴，止可浅入脾阴，而不能深入肾阴。况半夏泄阴而不补阴，而肾经又可补而不可泄，半夏欲入于肾，而肾所不受也。半夏既不能入肾之内，又何以化肾中之痰哉？可见痰在脾为标，痰在肾为本，以脾之痰出于肾也，消脾之痰，不可以见标本之异哉。

陈念祖《神农本草经读》：今人以半夏功专祛痰。盖此药是太阴、阳明、少阳之大药，祛痰却非专长，故仲景诸方加减，俱云呕者加半夏，痰多者加茯苓，未闻以痰多加半夏也。

吉益为则《药征》：余尝读《本草纲目》半夏条曰，孕妇忌半夏，为其燥津液也，不思之甚矣。古语有之曰，有故无殒，此证而用此药，夫何忌之有。妊娠呕吐不止者，仲景氏用干姜人参半夏丸，余亦尝治孕妇留饮掣痛者，与十枣汤数剂，及期而娩，母子无害也。

张锡纯《医学衷中参西录》：禀秋金收降之性，故力能下达为降胃安冲之主药。为其能降胃安冲，所以能止呕吐，能引肺中、胃中湿痰下行，纳气定喘，能治胃气厥逆、吐血、衄血。

张山雷《本草正义》：半夏味辛，辛能泄散，而多涎甚滑，则又速降，《本经》以主伤寒寒热，是取其辛散之义，又治心下坚满而下气者，亦辛以开泄其坚满，而滑能降达逆气也。咽喉肿痛，头眩咳逆，皆气逆上冲，多升少降使然，滑而善降，是以主之。胸胀即心下之坚满，肠鸣乃腹里之窒塞，固无一非泄降开通之效用。止汗者，汗出多属气火上逆为病，此能抑而平之，所以可止，固非肌腠空疏，卫气不固之虚汗可知。后人止知半夏为消痰主将，而《本经》乃无一字及于痰饮，然后知此物之长，全在于开宣滑降四字，初非以治痰专长，其所以能荡涤痰浊者，盖即其开泄滑下之作用。《本经》主治，皆就其力量之所以然者而诠次之。至《别录》主治，大率皆与《本经》同义，唯多痈肿痿黄两症，盖痈肿仍是脉络之结滞，痿黄又多湿热之不通，此能主之，亦犹是开泄之力。悦泽面目，则外敷之面脂药也。俗本医书，皆谓半夏专治痰湿，贝母专治燥痰，此其说实自汪切庵开之。究之古用半夏治痰，唯取其涎多而滑降，且兼取其味辛而开泄，本未有燥湿之意，唯其涎荟甚，激刺之力甚猛，故为有毒之品，多服者必有喉痛之患，而生姜则专解此毒。古无制药之法，凡方有半夏者，必合生姜用之，正取其克制之义。古书每谓半夏善治风痰，说者辄以辛能散风作解，遂谓治大人中风，小儿惊痫，皆其祛风搜风之功。其实半夏泄降，唯积痰生热，积热气升，而内风自动者，此能降气开痰，则风阳自息，决非可以发散外感之风。《灵枢》谓阳气满则阳跷盛，不得入于阴，阴虚则目不瞑，饮以半夏汤通其阴阳，其卧立至。昔人解此说者，辄曰半夏生于夏之半，故能通阴阳。寿颐常求其议而不可得，终无解于当夏之半，何以能通阴阳。其实所谓阳跷盛者，止是阳升太过，阴不涵阳，故不得眠。唯其善降，则阳入于阴矣，此治不得眠之真旨也。

焦树德《用药心得十讲》：半夏偏用于治疗呕吐，清半夏、法半夏偏用于化痰燥湿健脾胃，半夏曲化痰兼能助消化。

朱良春《朱良春用药经验集》：半夏用治吐衄诸证，不仅仅在于能降胃气，其本身即有良好的消瘀止血作用。

胡爱萍《病证通用中药》：半夏味辛，性温而燥，为脾胃二经之主药。功能燥湿化痰，温化寒痰，尤善治脏腑之痰湿。脾湿生痰，脾为生痰之源。半夏既为燥湿化痰之要药，又为降逆和胃之佳品。湿痰内停：湿痰犯胃则升降失司，上逆呕恶，本品性滑降，为止呕要药，尤以痰饮或胃寒所致之呕吐最宜；湿痰壅于中则胃气不和，上扰于心则夜寐不安，本品滑降和中，适用于痰饮内盛，胃气失和之夜寐不安；湿痰上犯清阳则头晕目眩，甚则呕吐痰涎，本品功在化痰降逆，使痰消而不犯清阳，浊阴亦可下降，头晕目眩自愈。燥湿化痰，偏治痰之标，不治痰之本。本品燥湿化痰，又能辛开散结，亦可用治湿痰凝聚之瘰疬、瘿瘤、痰核等。外用又能消肿止痛。温燥之剂，阴虚血少、津液不足、舌红少苔及妊娠后期，均宜禁忌。

黄煌《方药心悟》：半夏燥湿化痰，降逆止呕，消痞散结，是历代医家治疗喘咳痰多、呕吐反胃、痰厥头痛、眩晕必用之药。《神农本草经读》曰："头眩上气者，邪逆于巅顶胸膈以上，其主之者，以其平而降也。"痰不自生，生必有故，或因风、或因寒、或因湿、或因暑、或因燥、或因酒滞、或因食积、或因脾虚、或因肾虚。今之治痰者，但知南星、半夏为治痰之药，而不知治痰之本，故痰愈生而病难除也。

胡心藻《中药类比歌诀》：半夏，辛散温燥，辛而能守，专理脾胃，辛散降逆，温燥化痰，功在脾经之痰湿，和胃止呕，为降逆化痰之要药。兼能消散痞结，常用于气逆湿阻的呕吐、痞满、气逆痰郁的咳嗽吐痰，及气郁痰结的梅核气等。最适于寒痰、湿痰，还能化湿润燥，通便和胃，用治老人虚秘及胃不和而卧不安之证。

黄和《中药重剂证治录》：半夏，辛温有毒，归脾、胃、肺经，为通、散之剂。具辛开温通而沉降之性，长于燥湿化痰，通阳化饮，和胃降逆，消痞散结，为脾胃之专药。可消散肿结，又能和解寒热，亦治不寐。重在温通二字，温者：助阳散寒，燥湿蠲饮，化痰也；通者：升降行散利也。在气在血，在经在络，表里上下，五脏六腑，其药力无处不到，实为温通之佳品。

现代药理研究

本品含挥发油、少量脂肪、淀粉、生物碱、黏液质、多种氨基酸、皂苷、糖苷、辛辣性醇类等。其水煎液有镇咳、祛痰、解除支气管平滑肌痉挛作用，并能抑制呕吐中枢而止呕。半夏蛋白有抗早孕作用。可降低兔眼压，能抑制小鼠的自主运动，明显增加阈下剂量的戊巴比妥纳的睡眠率，延长睡眠时间。其所含葡萄糖醛酸衍生物有明显的解毒作用，水浸及稀醇浸出液对实验性肿瘤有明显抑制任用。本品尚有轻度利尿，促进胆汁分泌，增加肠道蠕动，抑制唾液分泌，抗心律失常，抑制心功能，降血压，镇痛，镇静，催眠，抗惊厥，兴奋迷走神经，糖皮质激素作用，激活免疫系统，解毒，抗肿瘤，抗白血病，降低血管通透性，抑制胰蛋白酶水解，抗矽肺等作用。生半夏的氯仿和丙酮提出物对白色葡萄球菌、金黄色葡萄球菌有抑制作用。

性能归纳

半夏，味辛，性温，归肺、脾、胃经，有毒，为天南星科植物半夏的块茎，质坚涎滑，味厚气薄，为通、补之剂。沉、降，不升，润、缓、动、泄，亦静，走而能守，阳中有阴，入气分，亦入血分，走上下，达内外，行表里之性能。燥湿化痰，止咳降逆止呕，消肿散结止痛。

性能应用

半夏，辛温而火燥，长于燥湿化痰浊，用于湿痰、寒痰，为燥湿化痰之要药，并通过化痰以收消痞散结之效，故适宜于脏腑湿痰诸证。用治湿痰阻肺之咳嗽气逆，本品既可燥湿，又有良好的祛痰、止咳之效，常与理气健脾化痰之橘皮配伍，如《和剂局方》之二陈汤。若治寒痰之咳嗽气喘，常与温肺散寒药物配伍，如《伤寒论》之小青龙汤，以之与细辛、干姜等同用。用治湿热痰浊内阻，心下痞满不适，常与清热燥湿药物配伍，如《伤寒论》之半夏泻心汤，以之与黄连、黄芩等同用。若痰热阻于胸中，胸闷不适者，宜与清热、化痰、行气之品配伍，如《伤寒论》之小陷胸汤，以之与栝楼、黄连等同用。痰气郁结之梅核气，自觉咽喉中如有梅核状物梗阻，吞之不下，吐之不出者，可与行气、燥湿化痰之品配伍，如《金匮要略》之半夏厚朴汤，以之与厚朴、苏梗等同用。用治湿痰上扰清窍之眩晕、头痛、胸闷者，亦可选用，如《医学心悟》之半夏白术天麻汤，以之与白术、天麻等同用。

半夏滑降，有良好的降逆止呕作用，为止呕要药，可用于各种原因所致的呕吐，常与生姜配伍，止呕之力更增，且毒性减弱，尤宜于痰饮或胃寒所致之呕吐，如《金匮要略》之小半夏汤。亦可随证配伍应用。若胃热呕吐，宜与清胃热止呕之品，如黄连、竹茹等药同用。若胃气虚弱之呕吐，常与补益脾胃之品，如人参、蜂蜜等同用。苦胃阴不足之呕吐，可与益胃生津之品，如麦冬、石斛等配伍。若妊娠呕吐者，宜与扶正安胎之品，如白术等同用。

半夏内服可消痰散结，用于痰核、瘿瘤之证，常与消痰散结之品配伍，如与昆布、海藻等品同用。外用亦能攻毒消肿止痛，治痈疽、毒蛇咬伤等，可生用研末调敷，或用鲜品捣敷患处。

个人体会

半夏辛温，归肺、脾、胃经，燥湿化痰消痞，降逆止呕止咳，消肿散结止痛，为温化寒饮之佳品，燥湿化痰之要药，然《神农本草经》无一字及于痰饮。《神农本草经读》亦谓："今人以半夏功专祛痰。盖此药是太阴、阳明、少阳之大药，祛痰却非专长。"张仲景之伤寒杂病诸方加减，皆云"呕者加半夏，痰者加茯苓"，未闻痰者加半夏也。痰者：水湿所化，脾为生痰之源。但半夏含黏液质，涎滑而润，又能行水而通虚秘，悦泽面目，此黏涎滑润之品，何能燥湿而能化痰矣。《本草纲目》曰："脾无留湿不生痰。世俗皆以南星、半夏性燥，误也。"本品入脾、胃经，助脾之清阳，降胃之浊阴，脾无留湿之余，胃无化饮之源，湿去土燥，痰饮不生，非其能燥湿化痰也。再者，半夏辛散有毒，多服能刺激咽喉，有麻辣燥痒之不适，不明者疑其性燥，用生姜即解之，故为毒副作用，非真燥也。《本草衍义》亦曰："半夏，今人唯知祛痰，不言益脾，盖能分水故也。脾恶湿，湿则濡而困，困则不能制水。"

此物生于夏半，为阳气不充，阴气尚存之时，阴中有阳，阳中有阴，制约消长，故能和阴阳也。入中焦，和脾胃之阴阳，助脾之清阳，降胃之浊阴，分利水湿；入上焦归心和阴阳，使阴能涵阳，阳能入阴，故夜寐安卧不醒；入足少阳利枢机，取柴胡升散，黄芩泄降，唯半夏和解阴阳，去烦满欲呕，寒热往来也。本品辛温滑润，有和阴阳之功。又兼开宣泄降之用，开宣坚满，降达逆气，泄痰行水。可双入气血，走而不守，通经络，行表里，达上下，入脏腑腠理，其药力无处不至矣。故能消痞满，散坚结，消肿止痛，降逆止呕。又入肺经，泄痰饮，止咳喘；分水润肠通二便。综上所述，众说纷纭，归根结底是药的性与能、功与用的理性关系没有理顺而已。如半夏多黏涎，味辛性温，归肺、脾、胃经气分，有小毒，此性也；调和阴阳，开、宣、通、降乃能也；润、走、动、泄为功，化痰、消痞、止呕、止咳、消肿、散结、止痛乃用也。"有其性，有其用"乃至理也。理是死的，论是活的，往往要用多种论述来证明一个理，故学习参透每味药的性、能、功、用，其理自通矣。总之：半夏味辛性温，能和阴阳，主入脾胃二经，助脾之清阳，降胃之浊阴，脾无留湿之余，胃无化饮之源，此痰之根本也。兼能开、宣、通、降，行表里上下，达五脏六腑，气血经脉，其药力无处不达，又实为通散之剂。无补益之功，故只能泄痰之标，不能治痰之本。阴虚血少，津液不足，及妊娠后期禁服。

白 附 子

古今理性录

李时珍《本草纲目》：白附子乃阳明经药，因与附子相似，故得此名，实非附子类也。按《楚国先贤传》云：孔休伤颊有瘢，王莽赐玉屑白附子香，与之消瘢。

李中梓《雷公炮制药性解》：白附色白味辛，故宜入肺，以治风痰。甘而且温，故宜入脾，以治皮肤。

　　缪希雍《本草经疏》：白附子感阳气而生，故其味应辛微甘，气大温有小毒，性燥而升，风药中之阳草也。东垣谓其纯阳，引药势上行而已。其主心痛血痹者，风寒之邪触心，以致痰壅心经则痛，寒湿邪伤血分则成血痹。风能胜湿，辛温散寒，故主之也。风性升腾，辛温善散，故能主面上百病而行药势也。《日华子》用以治中风失音，一切冷风气，面皯瘢疵。李珣用以治诸风冷气，足弱无力，疥癣风疮，阴下湿痒，头面斑痕，入面脂用。丹溪用以治风痰，皆祛风燥湿散结之功也。

　　陈士铎《本草新编》：此物善行诸气之药，可恃之为舟楫者也。近人未知，止用之外治以减瘢，下治以收囊湿，为可惜也。再其性甚燥，凡气血枯槁，虽有风，似不可用。即痰涎壅塞，而若系有火之证，亦非所宜也。

　　黄宫绣《本草求真》：白附子，为阳明经要药。按诸书皆载治头面游风瘢疵，及中风不语，诸风冷气，血痹冷痛，阴下虚痒，皆当用此调治。此药非性燥，何以可治冷气虚痒？设非冷气冷痒，又曷可用燥烈之药以治乎？是以阴虚类中，并小儿脾虚慢惊，皆不宜用，其气味辛烈故耳。辛能散气，燥能劫阴。此则专散阳明风冷，而于湿邪则未及耳。

　　邹澍《本经疏证》：血痹由尊荣人骨弱肌肤盛重，因疲劳汗出，卧不时动摇，加被微风，而为身体不仁，如风痹状，则其始病于血脉以渐内应于主血脉心，乃为痛矣，当未痛时，原不妨用黄芪桂枝五物汤可愈。既至心痛，则不得不藉白附子之阳气布散，血脉中阴邪仍有限制，不相侵越。遍检《千金方》用白附子，唯坚癥积聚篇小狼毒圆一方可服，余则尽系外敷，外敷之中，除一龋齿虫痛方外，余则尽为面药，皆湿热滞气之所为。气既滞而不生光华，泽复涩而反增晦黯，则行气宣泽之中，断不能不有用阳布阴之物，驾驭其间以行药势，其为治固甚精微，而其功力亦云微矣。以是二义而扩充之，则在上用之以气行津，在下用之以气行血与痰湿，皆可无微不入矣。

　　赵其光《本草求原》：白附子，破胃阴以达阳，而上通心肺，引药上行，凡阳虚而风寒郁结成热者，借之以通达，可佐风药以成功，非散风之品也。治心痛血痹，诸风冷气，足弱，阴下湿痒，中风失音，疠风，眩晕，痫，疝，风痰，急惊，皆阳虚阴结而为热之风病。

　　胡爱萍《病证通用中药》：白附子，其性味辛温，善能升散，且有祛风痰，解痉止痛之功。因性上行，能引药势上行头面，故尤擅治头面部诸疾。以治风痰实邪为主要特点，常用于中风痰壅，口眼歪斜，及痰厥头痛，偏头风痛。同时，对风痰留滞经络之半身不遂，手足麻木等症，有祛经络中风痰之功效。辛温燥烈，有毒之品，阴虚，血虚动风，或热性动风，及孕妇均不宜用。

　　刘典功《中药指征相类鉴别应用》：白附子，辛甘大热，性燥烈，兼入胃经，其性升散，善于上行而治头面之风邪。又能逐寒，燥湿化痰，祛风止痉，常用治风痰之证。

现代药理研究

　　本品含黏液质、草酸钙、蔗糖、皂苷、糖苷、肌醇，亦含有生物碱、胆碱、琥珀酸、亚油酸、酪氨酸、尿嘧啶等成分。禹白附有抑制结核杆菌、镇静、镇痛作用，其炮制品镇静作用较强；含有本品的玉真散有抗惊厥作用。禹白附尚有止咳、祛痰、降血清胆固醇及抗癌等作用。禹白附除因毒性较少，还可解毒散结，现已作为白附子的正品使用，而关白附毒性较大，功偏于散寒止痛，现今较少使用。

性能归纳

白附子，味辛，性温，归肺、肝、脾经，有毒，为天南星科草本植物独角莲的块茎，色白多涎，为通、散之剂。升、浮、不降，峻、动、燥、泄，入气分，阳也，走而不守，上行，走内外，达表里之性能。燥湿化痰，祛风止痉，解毒散结。

性能应用

白附子，味辛温，性燥烈，有燥湿化痰之功，用于湿痰、寒痰之证。用治湿痰、寒痰之咳嗽，可与半夏等药配伍。因其止咳作用较弱，故不常用。

白附子，既能燥湿化痰，又可祛风止痉，宜用于风痰阻络诸证，用于口眼歪斜、偏头痛、破伤风、痫证等。治风中经络之口眼歪斜时，常与祛风止痉通络之品，如全蝎、僵蚕等同用。若治偏头痛，宜与祛风止痛之品，如川芎、白芷等同用。破伤风头项强急，角弓反张，亦常与祛风止痉药物配伍，如《中华人民共和国药典》之玉真散，以之与防风、天南星、天麻等同用。若痫证、惊风等神昏抽搐者，可与化痰开窍、息风止痉之品，如牛黄、石菖蒲等配伍。

白附子，还有化痰散结、解毒之功效，用于瘰疬、痰核、毒蛇咬伤。治瘰疬、痰核时可单用外敷。用于毒蛇咬伤，单用或配伍解毒散结之品，内服或外敷。

个人体会

白附子感阳气以生，味辛性温，气燥烈，为通、散之剂，温化寒痰之药，且能祛风痰。风痰者：素有痰饮，寒凝气结，滞而生热，热动为风。壅于头面则口眼歪斜、偏正头风，留滞经络则半身不遂、肢体麻木，结于血脉则血痹风冷、肌肤不仁、惊痫急惊风也。《本草求原》谓："皆阳虚阴结而为热之风病。"临床亦有风证兼痰、痰病感风者，皆以风痰为治。

本品辛散温通，善行走，行诸气，可持之为舟楫。行散之中，又取温阳布散之力以行药势。在上以气行津消痰，在下以气行血通结，破阴达阳，通络止痛，无微不入也。因性上行，能引药势上行头面，尤擅治头面诸疾。同为温化寒痰药，入肺、胃、脾经，但其性辛散温通，外达上行，用阳布阴，善散外在经络、血脉、头面、肌腠之痰凝。虽曰祛风痰，实为痰去风自息，《本草求原》曰："借之以通达，可佐风药以成功，非散风之品也。"本品辛温善走，燥烈有毒之品，阴虚、血虚因热之风动慎用，孕妇忌之。

旋覆花

古今理性录

寇宗奭《本草衍义》：旋覆花，行痰水，去头目风，亦走散之药也。

李时珍《本草纲目》：旋覆所治诸病，其功只在行水、下气、通血脉尔。

缪希雍《本草经疏》：旋覆花，其味首系之以咸，润下作咸，咸能软坚；《别录》加甘，甘能缓中；微温，温能通行，故主结气，胁下满；心脾伏饮则病惊悸，饮消则复常矣。除水，去五脏间寒热，及消胸上痰结，唾如胶漆，心胁痰水，膀胱留饮，风气湿痹，皮间死肌，目中眵蔑，利大肠者，皆软坚、冷利、润下、消痰饮除水之功也。其曰补中下气者，以甘能缓中，咸能润下故也。通血脉，益色泽者，盖指饮消则脾健，健则能运行，脾裹血又统血故也。

倪朱谟《本草汇言》：旋覆花，消痰逐水，利气下行之药也。主心肺结气，胁下虚满，胸中结痰，痞坚噫气，或心脾伏饮，膀胱留饮，宿水等症。大抵此剂微咸以软坚散痞硬，性利以下气行痰水，实消伐之药也。《本草》有定惊悸、补中之说，窃思痰闭心包脾络之间，往往令人病惊，旋覆破痰逐饮，痰饮去则胞络清静而无碍，五志自宁，惊悸安矣。又饮消则脾健，脾健则能运行饮食，中气自受其益而补养矣。又：童玉峰云，若热痰，则多烦热；湿痰，则多倦怠软弱；风痰，则多瘫痪奇症；惊痰，则多心痛癫疾；冷痰，则多骨痹痿疾；饮痰，则多胁痛臂痛；食积痰，则多癖块痞满。

张介宾《景岳全书》：旋覆花，开结气，降痰涎，通水道，消肿痛，凡气壅湿热者宜之。但其性在走散，故凡大肠不实及气虚阳衰之人，皆所忌用。

陈士铎《本草新编》：或问旋覆花治气逆甚神，为伤寒要药，但不识可于伤寒之外而亦治之乎？夫气逆之症不止伤寒，旋覆花之治气逆，尤于伤寒之外见奇，但伤寒气逆，不必加人参，而杂症中之气逆非人参不能奏功，必须共用耳。或问旋覆花不可独用见奇有之乎？旋覆花故不可独用也，得代赭石则能收旋转之功。凡逆气而不能旋转者，必须用之下喉而气则转矣。二者不止能转气，而且能安气，亦必须人参尤奇。

黄宫绣《本草求真》：其性虽兼辛温，凡阴虚劳嗽，风热燥咳，不可误用，用之其嗽必甚。究之味苦而咸，性主下降，凡心脾伏饮，胁下胀满，胸上结痰，唾如胶漆，风气湿痹，皮间死肉，服之即能有效。更能续筋敷伤。筋断，捣汁滴伤处，以渣敷上，半月即愈。时珍曰：凡藤蔓之属，像人之筋，所以多治筋病。旋覆花藤细如筋，可啖，故能续筋敷伤。是以仲景之治伤寒汗下后，心下痞坚，噫气不除，有旋覆代赭石汤。

张山雷《本草正义》：旋覆花，其主治当以泄散风寒、疏通脉络为专主。《别录》治风气湿痹、皮间死肉、通血脉，宗奭去头目风，皆其轻疏泄散之功也。以治风寒喘嗽，寒饮渍肺，最是正法。或谓旋覆花降气，寒邪在肺者，不宜早用。则只知疏泄之力足以下降，而不知其飞扬之性本能上升。且《本经》明谓其温，寇宗奭又以为辛，则疏散寒邪，正其专职。若其开结泄水，下气降逆等治，则类皆沉重下达之义，颇嫌其与轻扬之本性，不甚符合。按《本经》旋覆花一名金沸草，疑古人本有用其茎叶，而未必皆用其花者。考草本花叶之功用，不同者甚多，或升或降，各有取义，亦其禀赋使然，不容混合。且茎则质重，花则质轻，亦物理自然之性，况旋覆花之尤为轻而上扬者乎。乃今人恒用其花，而并不用茎叶，竟以重坠之功，责之轻扬之质，恐亦非古人辨别物性之真旨也。且其花专主温散，疏泄之力亦猛，宜于寒饮，而不宜于热痰，石顽已谓阴虚劳嗽，风热燥咳，误用之，嗽必愈甚，是亦以其轻扬，升泄太过，正与降气之理相反。唯其轻灵之性，流动不滞，自能流通气化而宣窒塞，固非专以升散见长。若但以逐水导湿为治，似不如兼用其茎叶较为近理，《别录》称其根专主风湿，其意可晓然也。

焦树德《用药心得十讲》：本品性下降，前人有"诸花皆升，唯旋覆花独降"的经验记载。根据前人的经验，曾用旋覆花随证加减，用于梅核气，可取得一定效果。梅核气为痰气凝滞所结成，故用此降气消痰之品，往往有效。

胡爱萍《病证通用中药》：旋覆花，苦辛而咸，苦能下气行水，辛能宣通壅滞，咸能软坚消痰。其虽为花类，但性善降，入肺、胃经，既能降肺气化痰饮，又能降胃气止呕噫。故在用治多种呕吐、噫气之中，尤善治痰浊中阻，胃气上逆之噫气呕吐、胃脘痞硬者。本品有绒毛，易刺激咽喉作痒，而致呛咳呕吐，故须布包入煎。气虚下陷，阴虚劳嗽，风热燥咳者忌用。

胡心藻《中药类比歌诀》：旋覆花，辛散温通，咸润苦降，虽属花类，但性属沉降，故有"诸花皆升，旋覆独降"之说。善于轻宣降泄胃气上逆，又能降气化痰而平咳喘，消痞利水而除痞满，和调肝脾而止呕逆。多用于顽痰胶粘难咯，脾胃虚弱之呕逆，胸胁胀痛。

黄和《中药重剂证治录》：旋覆花，苦辛咸，微温，有小毒，归肺、脾、胃、大肠经。通、降之剂，以轻疏泄散、行降化利为特点，有消痰行水，降气止呕，软坚散结之功效。体轻而苦降辛散，咸以软坚，温能通行。长于泄散风寒，疏通脉络，宣行肺胃，善治上中二焦凝滞坚积之痰。为降气止呕，消痰行水，祛头目风之要药。

现代药理研究

本品含黄酮苷、旋覆花甾醇、槲皮素、绿原酸等。其黄酮苷有缓解组织胺引起的支气管痉挛作用，并有利尿作用。其水煎剂有镇咳、保肝的作用；对金黄色葡萄球菌、炭疽杆菌等有抑制作用。口服绿原酸可增加人胃盐酸的分泌量，并可增加小肠蠕动。本品具有平喘，镇咳，抗菌，杀虫，兴奋肠道平滑肌，促进消化，利胆，保肝，增强肾上腺素，兴奋中枢，抗炎等作用。

性能归纳

旋覆花，味辛、苦、咸，性微温，归肺、胃经，有小毒，为菊科草本植物旋覆花或欧亚旋覆花的头状花序，体轻飞扬，为行、散之剂。沉、降，亦升，浮、峻、动、润、泄，入气分，阳也，走而不守，下行，走内外，达表里之性能。祛痰平喘，降逆止呕。

性能应用

旋覆花，辛散温通，味咸苦降，既能祛痰，又可止咳平喘。寒痰、热痰及外感所致的咳喘实证，皆可配伍应用，治喘咳痰多之症。用治寒痰咳喘，痰多清稀者，宜与温肺平喘、化痰之品，如半夏、苏子等配伍。治热痰咳喘，痰稠色黄，胸闷不舒者，可与清热化痰、降气平喘之品配伍，如《圣济总录》之旋覆花汤，以之与桔梗、桑白皮等同用。外感风寒表证之喘咳咯痰者，可与发表散寒之品配伍，如《类证活人书》之金沸草散，以之与荆芥、细辛、生姜等同用。

旋覆花，又有降胃气而止呕吐之功效，用于嗳气呕吐等症，常配伍使用。治痰浊中阻，胃气上逆之嗳气、呕吐，胃脘胀满不适者，可与燥湿化痰、降逆止呕之药物配伍，如《伤寒论》之旋覆代赭石汤，以之与代赭石、半夏、生姜等同用，亦可以之治疗眩晕呕吐、妊娠呕吐等症。

个人体会

旋覆花，体轻飞扬，味辛、甘且咸，性微温。辛温疏散风寒，甘咸化痰软坚，温化寒痰之药也。《本草衍义》曰："行痰水，去头目风，亦走散之药也。"花叶同功，取其地上全草，名为"金沸草"。临床常以《类证活人书》之金沸草散，治外感风寒之咳喘痰多者，效著，其轻疏泄散之性可知。旋覆花轻灵飞扬，疏散流通之性多倍于茎叶，常以之代用。如痰饮水气阻滞上中二焦，气机升降失衡，上不得上，下不得下，而致痰浊痞硬气结，胸胁满闷，梅核痰结；或心脾伏饮、呕恶、惊悸，或膀胱留饮，或皮间死肌。本品又能流动气化，疏通脉络，开宣窒塞，有化痰饮、行水之功，散痞硬、下气之用，《本草纲目》曰："旋覆花所治诸病，其功只在行水、下气、通血脉尔。"故本品主借行、散、通、利之功，而起到消痰饮、散痞结、利水、下气、通脉之用。

古有"诸花皆升，旋覆独降"之说。余观之，其行散通利之中自然兼有下行之义。其骤降逆气，止呕噎之力不足，不可独用而见奇功者，需配伍相应药物，方能以负其职矣。《本草新编》曰："夫气逆之症，旋覆花故不可独用也，得代赭石则能收旋转之功。凡逆气而不能旋转者，必须用之下喉而气则转矣。二者不止能转气，而且能安气。"故常与代赭石配伍，《伤寒论》之旋覆代赭石汤，即此意也。本品有绒毛，且有小毒，易刺激咽喉作痒，而致呛咳呕吐，故须布包入煎。气虚下陷，阴虚劳嗽，风热燥咳者须忌之。

天 南 星

古今理性录

朱震亨《本草衍义补遗》：天南星，欲其下行，以黄柏引之。

李时珍《本草纲目》：虎掌、天南星，味辛而麻，故能治风散血；气温而燥，故能胜湿除涎；性紧而毒，故能攻积拔肿，而治口歪舌糜。杨士瀛《直指方》云：诸风口噤，宜用南星，更以人参、石菖蒲佐之。南星得防风不麻，得牛胆则不燥，得火炮则不毒。

杜文燮《药鉴》：欲上行，以桔梗载之。抱龙丸用之以镇惊，豁痰丸用之以开迷。大都姜制，亦可，不若胆浸为上。

李中梓《雷公炮制药性解》：大抵与半夏同功，但半夏辛而能守，南星辛而不守，其燥急之性，甚于半夏，故古方以牛胆苦寒之性制其燥烈。且胆又有益肝镇惊之功，小儿尤为要药。

倪朱谟《本草汇言》：天南星，开结闭，散风痰之药也。但其性味辛燥而烈，与半夏略同，而毒则过之。半夏之性，燥而稍缓，南星之性，燥而颇急；半夏之辛，劣而能守，南星之辛，劣而善行。若风痰湿痰，急闭涎痰，非南星不能散。

陈士铎《本草新编》：斩关夺门之将，可一用，而不可再用也。三生饮用之，佐附子以出奇，祛痰而化滞，非借其清肺而安心，故只可暂用耳。虽然三生饮中，若无人参为君，则附子、南星皆无用矣。即一三生饮，可以悟用药之妙也。或问天南星消顽痰以开关，破积坚捣，其勇往之气，实又藉附子以鼓勇，无附子，恐不能如是之猛矣。或三生饮不可常用，在他方或可以常用乎？盖消痰之药，未有如南星峻猛者也。中风闭关，不得不用之斩关直入。若其他痰病，原未有关之坚闭，又何必用南星哉。

张璐《本经逢原》：南星、半夏，皆治痰药也。然南星专走经络，故中风麻痹以之向导；半夏专走肠胃，故呕逆泄泻以之为向导。

严洁《得配本草》：虽曰南星主风，半夏主湿，然湿痰横行经络，壅滞不通，至语言费力，身手酸痛者，唯南星为能，合诸药开导其痰，而湿气顿消。其有湿生火、火生痰，痰火相搏而成风象，口眼歪斜，手足瘫痪，诸症悉见者，唯半夏为能，从清火之剂以降其湿，而风痰悉化。总在用之者得当耳。

张山雷《本草正义》：生者仅可为止血定痛消肿，外敷药料中之辅佐品。后世盛行牛胆制法，今已久为通用之品，则取用其开宣化痰之长，而去其峻烈伤阴之弊。古称南星大毒，然如此用之，已可谓之无毒，法至善也。但市肆中之所谓陈胆星者，形色亦颇不一，价值甚有低昂，唯以黑色润如膏者为佳，其枯梗干燥者，亦不堪用。

焦树德《用药心得十讲》：制南星化痰，辛而不守，主要是化经络风痰，主用于中风、破伤风等。常用制南星配伍，随症加减，用于治疗脑血栓形成、脑栓塞等病表现为痰盛者。也常用胆南星配伍随症加减，用于治疗癫痫、小儿惊风等，效果较好。

朱良春《朱良春用药经验集》：天南星功能燥湿化痰，祛风定惊，消肿散结，尤善治骨痛，对包括类风湿关节炎在内的各种骨痛均有良效。盖久痛多瘀，亦多痰，凡顽痹久治乏效，关节肿痛，活动受限，多是病邪与痰瘀凝聚经隧，胶结难解，故常规用药，恒难奏效。必须采用透骨通络、涤痰化瘀之品，始能搜剔深伏经隧骨骱之痰瘀，痰去瘀消，则肿痛可止。证之现代药理研究，天南星确有明显的镇痛、镇静作用，故用之多效。

胡爱萍《病证通用中药》：天南星，苦辛而温，开泄走窜，主入肝经，专走经络，善祛风痰而止惊厥，为开涤风痰之专药，适用于风痰壅盛之抽搐、破伤风等。本品有毒，内服有较强的燥湿化痰之功，外用又能消肿散结止痛。可用于多种肿瘤而属痰湿郁阻凝聚者，阴虚燥痰及孕妇忌用。

胡心藻《中药类比歌诀》：天南星，辛散温燥，开泄走窜之性胜，辛而不守，毒性强，多用治风痰、顽痰、咳嗽、胸膈胀闷。又因主入肝经，专走经络，善通经透络，祛经络中风痰，祛风止痉。治风痰眩晕，中风痰壅，口眼歪斜，癫痫抽搐，及治破伤风之良品，且散血消肿之功好。生用有毒，仅供外用。以姜矾制其毒，称制南星，燥湿化痰，祛风解痉。由生南星末与牛胆汁混合加工而成胆南星，性味苦凉，有清热化痰、息风定惊之用，化痰而不温，息风而不燥，其功力缓和。

刘冠军《临证医方妙用》：胆南星味苦，亦有开泄走窜之力，适用于痰热蒙蔽清窍，及致中风痰壅之疾。

黄和《中药重剂证治录》：天南星，苦辛温，有毒。归肺、肝、脾经，通、散之剂，温燥辛散，开泄走窜，专行经络、为开结闭、散风痰、息风散血、胜湿除涎、攻积消肿、通络止痛之良药。又擅祛经络风痰，透骨走络，涤痰化瘀，善止骨痛。

现代药理研究

本品含三萜皂苷、安息香酸、D-甘露醇、二酮哌嗪类生物碱及多种氨基酸等。其水煎剂有明显的祛痰作用，可能与含皂苷有关；有明显的镇静效应和一定的抗惊厥作用，尚能部分消除实验室动物的肌肉震颤症状，对破伤风毒素所致惊厥，可推迟动物死亡时间；有镇痛作用，D-甘露醇有抑制实验性肿瘤作用，对宫颈癌细胞有抑制作用；二酮哌嗪生物碱有对抗乌头生物碱所致实验性心律失常的作用。

性能归纳

天南星，味辛、苦，性温，归肺、肝、脾经，有毒，为天南星科草本植物天南星、异叶天南星或东北天南星的块茎，辛麻有毒。为通、散之剂，沉、降、亦升，峻、燥、动、泄，入气分，阳也，走而不守，走上下，入里达内之性能。燥湿化痰，祛风止痉，消肿散结，止痛。

性能应用

天南星，燥湿化痰，用于湿痰、寒痰证。由于其毒烈之性强于半夏，而祛痰止咳之力又稍逊于半夏，故治疗湿痰、寒痰所致咳嗽，本品不如半夏常用。治湿痰咳嗽，用时常配伍半夏，如《济生方》之导痰汤。寒痰咳嗽，可与温肺散寒化痰饮之药配伍。

天南星既能化痰，又能祛风止痉，故宜于风痰留滞经络所致诸症，可用于中风、破伤风、癫痫等。治中风半身不遂、口眼歪斜等，宜与祛风、化痰、通络之品配伍，如《和剂局方》之青州白丸子，以之与白附子、川乌等药同用。若破伤风角弓反张，可与祛风、止痉药物配伍，如《外科正宗》之玉真散，以之与防风、天麻等药同用。治痫证抽搐、神昏者，可与化痰开窍、息风止痉药物，如石菖蒲、牛黄等同用。

天南星外用有以毒攻毒，消肿散结，止痛之功效，用于痈疽、毒蛇咬伤，可单用或配伍应用。治痈疽、瘰疬，可用生南星研末，醋调敷。毒蛇咬伤，可用鲜品捣烂外敷，或与解毒之品，如雄黄等配伍外用。

个人体会

天南星，多黏涎，辛麻有毒，消痰之药。苦辛性温，然不甚燥。性猛峻烈，开泄走窜，横行经络，有斩关夺门之能；颇急善行，走而不守，通散滞塞，有涤痰开闭之用。《本草新编》曰："盖消痰之药，未有如南星峻猛者也。中风闭关，不得不用之斩关直入。消顽痰以开关。"故能走经络，开关窍，化经络之风痰，通痰凝之闭塞，祛风止痉。治中风、癫痫、破伤风等急闭不开之证，亦为治风痰眩晕、中风痰壅、口眼歪斜、语言蹇塞、半身偏废、癫痫抽搐之要药也。又能走经络，开骨窍，通经隧，化痰浊，治顽痹久治乏效之痰瘀骨痛。《朱良春用药经验集》认为："盖久痛多瘀，亦多痰。关节肿痛，活动受限，多是病邪与痰瘀凝聚经隧，胶结难解，必须采用透骨通络、涤痰化瘀之品，始能搜剔深伏经隧骨骱之痰瘀，痰去瘀消，则肿痛可止。"

大凡化痰药之性能，升浮上行，走表祛风，能散风痰；沉降上行，入里化浊，可消痰浊。天南星沉降亦升，且降胜于升，故又能化痰浊，平喘咳，开胸闷，止带下，散瘰疬，消痰核，散痈疽肿痛，抗肿瘤也。药理研究，天南星有抑制实验性肿瘤作用，对宫颈癌细胞有抑制作用。皆消肿散结，化痰浊之功也。

天南星生用有大毒，仅供外用，以姜、矾可制其毒烈之性。胆制南星谓胆南星，性凉味苦，能清热化痰，息风定惊，用于热痰蒙蔽清窍之癫痫惊狂，小儿痰热惊风等。温燥有毒之品，阴虚燥咳，孕妇忌用。

白芥子

古今理性录

朱震亨《丹溪心法》：痰在胁下及皮里膜外，非白芥子莫能达。古方控涎丹用白芥子，正此义也。

李时珍《本草纲目》：白芥子辛能入肺，温能发散，故有利气豁痰、温中开胃、散痛消肿、辟恶之功。韩懋《医通》云：凡老人苦于痰气喘嗽，胸满懒食，不可妄投燥利之药，反耗真气。懋因人求治其亲，静中处三子养亲汤治之，随试随效。

杜文燮《药鉴》：善开滞消痰，疗咳嗽喘急，反胃呕吐，风毒流注，四肢疼痛，尤能祛辟冷气，解肌发汗，消痰癖疟痞，除胀满极速。因其味厚气轻，故开导虽速而不甚耗气。既能除胁肋皮膜之痰，则他近处者不言可知。善调五脏，亦熨散恶气，若肿毒乳癖痰核初起，研末用醋或水调敷甚效。

缪希雍《本草经疏》：白芥子，味极辛，气温，能搜剔内外痰结，及胸膈寒痰，冷涎壅塞者殊效。然而肺经有热，与夫阴火虚炎，咳嗽生痰者，法在所忌。

贾所学《药品化义》：白芥子味辣，横行甚捷，体细，通行甚锐，专开结痰，痰属热者能解，属寒者能散。痰在皮里膜外，非此不达；在四肢两胁，非此不通。若结胸证，痰涎邪热固结胸中及咳嗽失音，诚利气宽胸神剂。

陈士铎《本草新编》：白芥子善化痰涎，皮里膜外之痰无不消去，实胜于半夏、南星。半夏性燥而烁阴，南星味重而损胃。独白芥子消化痰涎，又不耗损肺、胃、肝、心之气，入于气分而实宜，即用于血分而亦当者也。或疑白芥子止能消膈膜之痰，而不能消肺胃之痰，似乎消肺之痰必须贝母，消胃之痰必须半夏也，而谁知不然。夫膜膈之痰，统胃、肺而言之也。肺、胃中之膜膈，尤善藏痰者也。白芥子消膜膈之痰，是有痰之处无不尽消，况且肺、胃浅近之间，岂有反不能消之理。试看疟疾，正痰藏于膜膈之中也。疟止之后，神气不倦，非消痰而不耗气之明验乎。故白芥子消痰，实胜于贝母、半夏，谁谓肺、胃之痰不能消也。白芥子虽消膜膈之痰，未必气之不耗，天下安有消痰之药而不耗气者乎？曰：白芥子实不耗气，能安五脏。耗气则五脏不安矣，岂有五脏安而耗气者乎？其余消痰之药，总不如白芥子之能安五脏也。此所以实胜于各消痰之药耳。白芥子止可消膜膈之痰，而肾中之痰，不能消也。服白芥子而仍有痰者，宜补其肾，肾足而痰自化，何疑白芥子非消膜膈之痰乎。

胡爱萍《病证通用中药》：白芥子，辛温走散，主入肺经，能散肺寒化寒痰，故尤善治寒痰壅肺，咳喘胸闷，痰多难咯者。又能利气机，通经络，能直达皮里膜外，通行于经络之间，故能通过透皮吸收，直捣内脏寒巢，祛除凝滞之寒痰，而且取其能透达筋骨经络，善除皮里膜外之痰的特点。还可以治湿痰流注所致的阴疽肿毒，痰湿阻滞经络的肢体麻木或关节肿痛。外用适量，研末调敷或作发泡用。

谭同来《常用中药配对与禁忌》：白芥子，辛能入肺，温可散寒，走窜利气，长于理气豁痰，温中散寒，又能通达经络而止痛。尤善搜胁下皮间膜外、筋骨经络之间的寒痰。白芥子，辛温燥烈，易伤阴耗气动火，故久嗽肺虚及阴虚火旺者忌用。且对皮肤黏膜有刺激，易发泡，患有消化道溃疡、出血及皮肤过敏者忌用。因其辛辣，刺激性大，口服过量可导致腹痛腹泻。古籍中也指出该药"多食昏目，泄气，伤精"。

刘冠军《临证医方妙用》：白芥子，辛温气锐，善于走窜，有温化寒痰，利气豁痰之功。除寒暖中，散肿止痛，治咳嗽反胃。

黄煌《方药心悟》：白芥子，味辛苦温，豁痰利气，散肿止痛。其性善走善通，搜剔痰结，无处不走。与止咳化痰药同用以除有形之痰，与活血温经通络药同用，可消无形之痰。

胡心藻《中药类比歌诀》：白芥子，辛温气锐，燥烈而性升，善走散，功在上焦。长于温肺利气，豁痰，利膈宽胸，走经络，偏除皮里膜外、胸胁之处的寒痰。故凡痰阻气滞、咳逆胸胁，或痰留经络、肢体疼痛等症，皆可应用。兼能散结消肿，治阴疽漫肿，不论内服外敷，取效尤速；炒后打碎入煎。辛散作用较缓，而温中散寒、化痰利气之功效著。

现代药理研究

本品含芥子苷、芥子碱、芥子酶、脂肪酸、氨基酸、生物碱等。芥子粉可使唾液分泌增加，淀粉酶活性增强，小量可增加胃液的分泌有助消化作用，又能引起反射性气管分泌增加。白芥子内服有呕吐性祛痰作用，有催吐作用。其水浸液对堇色毛癣菌、许兰氏黄癣菌等真菌有抑制作用。其所含的白芥子苷水解后生成白芥子油，对皮肤有较强的刺激作用，可致充血、发泡。

性能归纳

白芥子，味辛、性温，归肺、胃经，无毒，为十字花科草本植物白芥的种子，味厚气轻，为通、散之剂。升、降、峻、动、润、泄，入气分，走而不守，阳也，走上下，达内外，行表里之性能。温肺化痰，通络散结。

性能应用

白芥子，味辛性温，温肺散寒，且能化痰涎，故宜于寒痰之证，用于寒痰咳喘、冷哮等。治寒痰壅肺之咳喘胸闷，可与温肺化痰行气之品配伍，如《韩氏医通》之三子养亲汤，以之与苏子、莱菔子同用。若治冷哮喘鸣反复发作者，亦可配温肺散寒之品，如细辛等共研为末，外敷于肺俞、心俞等穴位。若咳嗽痰多，胸满胁痛之悬饮，可与峻下逐水类药物配伍，如《三因方》之控涎丹，以之与甘遂、大戟等同用。

白芥子，性温，能温通经络，消除阻滞于经络之痰，而达通络散结之效，用于阴疽、痰结、肢体麻木、关节肿痛等。治阴疽流注，常与助阳补血、温通经脉之品配伍，如《外科全生集》之阳和汤，以之与鹿角胶、熟地、肉桂等同用。若寒湿瘀血阻滞，肢体麻木或关节肿痛，可与活血行气、通络止痛之品配伍，如《妇人良方》之白芥子散，以之与马钱子、没药、木香等同用。

个人体会

白芥子，味极辛。世人常以芥末面或芥末油凉拌菜下饭，一口吃多，辛辣之气直冲鼻咽，可致鼻涕、眼泪齐下，其走窜透达、利气豁痰之功可知。况其辛温气锐，横行甚捷，开导极速，又直利气机。专消胸膈胁下，皮里膜外之痰涎、积液、结胸悬饮，所致之胸满胁痛、喘咳痰多。《丹溪心法》曰："痰在胁下及皮里膜外，非白芥子莫能达。古方控涎丹用白芥子，正此义也。"又直通经络，透达筋骨，搜剔痰结，用于湿痰流注之阴疽肿毒，及痰湿阻滞经络筋骨之肢体麻木或关节积液肿痛。胡爱萍医师讲得好："利气机，通经络，能直达皮里膜外，通行于经络之间，故能通过透皮吸收，直捣内脏寒巢，祛除凝滞之寒痰。"可内服，亦可外敷，皆借其通利气机、走窜透达、利气豁痰之功也。

本品性温，少用温中，可增加胃液分泌，促进消化，又能温肺，化痰饮止喘咳，去胸满憋闷。《本草纲目》曰："利气豁痰，温中开胃。凡老人苦于痰气喘咳，胸满懒食，不可妄投燥利之药，静中处三子养亲汤治之，随试随效。"亦取其通利气机，开导极速，温肺、胃，化痰饮之功也。通利大于化痰，可为利气宽胸之神剂也。

总之：白芥子，性温，为通、散之剂。通利气机，以走窜通透极速为特点，利气豁痰，治寒痰冷饮留滞于胸膈胁下，脏腑经络，筋骨关节，并能温中开胃，温肺去咳喘。其芥子油对皮肤、黏膜有很强的刺激作用，可引起红肿发泡，故对消化道溃疡、出血及皮肤过敏者慎用。肺经有热、阴虚火炎者忌服。

白　前

古今理性录

寇宗奭《本草衍义》：保定肺气，治嗽多用。以温药相佐使，则尤佳。

陈嘉谟《本草蒙筌》：咳嗽上气能降，胸胁逆气堪驱。气壅膈，倒睡不得者殊功；气冲喉，呼吸欲绝者立效。仍治气塞咽嗌，时作水鸡声鸣。故古人气嗽方中，每每用之不遗，亦以其善主一切气也。

李时珍《本草纲目》：白前色白而味微辛甘，手太阴经药也。长于降气，肺气壅实而有痰者宜之。若虚而长哽气者，不可用也。

倪朱谟《本草汇言》：白前泄肺气，定喘嗽之药也。疗喉间喘呼，为治咳之首剂；宽膈之满闷，为降气之上品。

缪希雍《本草经疏》：白前，入手太阴肺家之要药。甘能缓，辛能散，温能下，以其长于下气，故主胸胁逆气，咳嗽上气二病。皆气升气逆，痰随气壅所致，气降则痰自降，能降气则病本立拔矣。白前辛温，走散下气之药，性无补益。凡咳逆上气，咳嗽气逆，由于气虚气不归元，而不由于肺气因邪客壅实者，禁用。《深师方》中所主久咳上气，体肿短气胀满，当是有停饮、水湿、湿痰之病乃可用之。病不由于此者，不得轻施。

卢之颐《本草乘雅半偈》：为治咳之君主药。

邹澍《本经疏证》：后天之病，外邪所感，如痰热上壅奔豚上冲之类，所谓上实下虚，下实上虚者，随其所主而以是为先导，庶几近之，此其所当然，固如是矣。其所以然，卒未明也。粗长坚直，绝似力益猛者，然脆而易折，究竟进锐退速，且味甘微温，自然降力觉缓，是其形质受牵制于气味，即遂其所欲诣，亦不过自上及中止矣。而此则坚刚俊爽，一往无前，不过不能耐久，乘兴而行，兴尽即止耳。

张山雷《本草正义》：白前，专主肺家，为治咳嗽降气之要药。《别录》谓其微温，以其主治寒嗽，则能疏散寒邪，其性质必含温养之气也。然白前治嗽，亦不专于寒嗽一面，即痰火气壅上逆咳嗽，亦能定之，则又有似乎寒降，是以苏恭竟作微寒。然其所以能止嗽者，则在于平逆顺气，使膈下之浊气不上凌而犯肺金，斯肺气得顺其清肃之性而咳自除，此以静肃为用，必不可遽谓其温。且古今主治，恒用于火逆气升之证，无不应手，自当以苏恭微寒之说为长。且寒邪寒饮之咳，辛温开肺，别有专司，固非白前之长技，特微寒顺气，故为定喘止嗽之主药，而绝无流弊。虽不见于《本经》，而《别录》主胸胁气逆，咳嗽上气，甚至称其治呼吸欲绝，可见其清肃肺家功效卓绝。白前顺气，清肃肺金，是其全体大用，此外别无效力。而《日华子本草》且称其治奔豚肾气，殆因其能降肺逆而推广言之。然白前主治上焦，而不能下坠直降，肾气之治，失其旨矣。

胡爱萍《病证通用中药》：白前，味辛而苦，性微温而不燥烈。主入肺经，长于降气，气降则痰涎自消咳嗽自止，故有"肺家咳嗽要药"之称。凡肺气壅滞，咳嗽痰多，无论属寒属热，外感内伤，新嗽久咳，均可用之。尤以湿痰或寒痰阻肺，肺气失降者为宜。

胡心藻《中药类比歌诀》：白前，甘缓辛散，性味平和，长于祛痰，肃降肺气。故凡肺气壅实，咳嗽痰多者，无论寒热，皆可使用。

现代药理研究

柳叶白前含皂苷，芫花叶白前含三萜皂苷，其中主要为白前皂苷类，尚有华北白前醇、谷甾醇和脂肪酸，所含皂苷有较明显的镇咳、祛痰和抗炎作用。

性能归纳

白前，味辛、苦，性微温，归肺经，无毒，为萝摩科草本植物柳叶白前或芫花叶白前的根茎及根，色白，质脆，气轻，为行、散之剂。降而不升，峻、动、燥、泄，亦静，亦缓，入气分，阳也，亦阴，走而不守，下行，入内，走里之性能。祛痰止咳。

性能应用

白前，性微温而不燥，长于祛痰而止咳，用于咳嗽痰多之症。故无论外感内伤，还是属寒属热之痰咳，皆可配伍应用。尤以治寒痰咳嗽痰多者为宜，常与温肺化痰止咳之品，如半夏、紫菀等同用。若外感风寒之咳嗽有痰者，宜与宣肺发表散寒药物，如荆芥、紫苏等药同用。肺热咳喘痰壅盛者，宜与清肺热、化痰平喘之品配伍，如《圣济总录》之白前丸，以之与桑白皮、葶苈子等同用。

个人体会

白前治咳嗽，有"肺家咳嗽要药"之称，古《唐本草》名为"嗽药"。其味辛苦微温，质坚脆气轻，善走能降，入肺经气分，降气泄肺，止咳嗽之药。《本草蒙筌》曰："咳嗽上气能降，胸胁逆气堪驱。气壅膈，倒睡不得者殊功；气冲喉，呼吸欲绝者立效。"故为定气治喘嗽之上品也。胸满逆气，咳嗽上气，皆气升，气逆，痰随气壅所致之症。本品走散下气之药，气降则痰自降，气下则嗽自平，逆降则气顺，膈下痰浊之气，不能上凌犯肺。肺气顺而清肃，痰嗽自除，皆平逆顺气之功，肺气清肃之用也。《本草纲目》曰："手太阴经药也。长于降气，肺气壅实而有痰者宜之。"

总之：白前专理肺气，气上者可顺，气逆者能降，气顺痰清，咳嗽自平。故无论外感内伤，寒痰热壅，新久咳嗽皆能除也。为行、散之剂，药力短暂而局限，绝无补益之性，亦非治本之药。《本经疏证》谓："粗长坚直，绝似力益猛者，然脆而易折，究竟进锐退速，不能耐久，乘兴而行，兴尽即止矣。"其主治在上焦，肾气之治，虚不归元，则失其旨矣。

桔　梗

古今理性录

李杲《珍珠囊补遗药性赋》：其用有四：止咽痛兼除鼻塞，利膈气仍治肺痈，一为诸药之舟辑，一为肺部之引经。

朱震亨《本草衍义补遗》：能开提气血，气药中宜用之。桔梗能载诸药不能下沉，为舟辑之剂耳。

杜文燮《药鉴》：盖气血凝滞，则痰涎因之而作，今用之以开提，则气血流行，而痰壅自是疏通矣。故诸疮疡痈疽，及在表实者，皆当用之。且苦能泄毒，辛能散肿，又为诸疮疡痈疽之要药也。经曰苦以泄之，辛以散之，是也。

李中梓《本草通玄》：桔梗之用，唯其上入肺经，肺为主气之脏，故能使诸气下降，世俗泥为上升之剂不能下行，失其用矣。

缪希雍《本草经疏》：桔梗，观其所主诸病，应是辛苦甘平，微温无毒。伤寒邪结胸胁，则痛如刀刺；邪在中焦，则腹满及肠鸣幽幽，辛散升发，苦泄甘和，则邪解而气和，诸证自退矣。其主惊恐悸气者，心脾气血不足则现此证。诸补心药中，借其升上之力，以为舟楫胜载之用，此佐使之职也。《别录》利五脏肠胃，补气血者，盖指邪解则脏腑肠胃自和，和则血气自生也。除寒热风痹，温中，疗咽喉痛，下蛊毒者，皆散邪解毒通利之功也。消谷者，以其升载阳气，使居中焦而不下陷，则脾中阳气长浮，而谷食自消矣。甄权用以治下痢及去肺热气促者，升散热邪之故也。日华子用以除邪辟瘟，肺痈排脓。洁古用以利窍除肺部风热，清利头目咽嗌，胸膈滞气及痛，除鼻塞者，入肺开发和解之功也。

张介宾《景岳全书》：用此者，用其载药上升，故有舟楫之号。入肺、胆、胸膈、上焦，载散药表散寒邪，载凉药清咽痛喉痹，亦治赤目肿痛；载肺药解肺热肺痈，鼻塞唾脓，咳嗽；载痰药能消痰止呕，亦可宽胸下气。引大黄可使上升，引青皮平肝止痛。能解中恶蛊毒，亦治惊痫怔忡。若欲专用降剂，此物不宜同用。

张志聪《本草崇原》：桔梗治少阳之胁痛，上焦之胸痹，中焦之肠鸣，下焦之腹满。又，惊则气上，恐则气下，悸则动中，是桔梗为气分之药，上中下皆可治也。张元素不参经义，谓桔梗乃舟楫之药，载诸药而不沉。今人熟念在口，终身不忘。夫以元素杜撰之言为是，则《本经》几可废矣。医门豪杰之士，阐明神农之《本经》，轩岐之《灵》《素》，仲祖之《论》《略》，则千百方书，皆为糟粕。设未能也，必为方书所囿，而蒙蔽一生矣，可畏哉。

陈士铎《本草新编》：为药中必用之品，而不可多用者也。盖少用，则攻补之药，恃之上行以去病；多用，则攻补之药，借之上行而生殃。唯咽喉疼痛，与甘草多用，可以立时解氛，余则戒多用也。或问桔梗乃舟楫之需，毋论攻补之药，俱宜载之而上行矣，然亦有不能载之者，何故？夫桔梗上行之药，用下行之药于攻补之中，则桔梗欲上而不能上，势必下行之药，下而不能下矣。

黄宫绣《本草求真》：桔梗味苦气平，质浮色白，系开提肺气之圣药，可为诸药舟楫，载之上浮，能引苦泄峻下之剂至于至高之分成功。俾清气既得上升，则浊气自克下降。降气之说，理根于是。是以好古加味甘桔，无不因症加药。

邹澍《本经疏证》：排脓何以取桔梗？盖皮毛者肺之合，桔梗入肺，畅达皮毛，脓自当以出皮毛为顺也。散之所至者深，汤之所至者浅。可见排脓者必以桔梗，而随病之浅深以定佐使，是桔梗者，排脓之君药也。

王士雄、王孟英《重庆堂随笔》：桔梗，开肺气之结，宣心气之郁，上焦药也。肺气开则腑气通，故亦治腹痛下利，昔人谓其升中有降者是矣。然毕竟升药，病属上焦实证而下焦无病者，固可用也；若下焦阴虚而浮火易动者，即当慎之。其病虽见于上焦，而来源于下焦者，尤为禁剂。昔人舟楫之说，最易误人。夫气味轻清之药，皆治上焦，载以舟楫，已觉多事。质重味厚之药，皆治下焦，载以上行，更属无谓。故不但下焦病不可用，即上焦病，亦唯邪痹于肺，气郁于心，结在阳分者，始可用之。如咽喉痰嗽等症，唯风寒外闭者宜之。不但阴虚内伤为禁药，即火毒上升之宜清降者，亦不可用也。

谭同来《常用中药配对与禁忌》：桔梗，辛散苦泄，宣开肺气，既升且降，以升为主，功善宣通肺气，升清降浊，清源利水，宣心气之郁，畅通肠胃。以升提上行之力为最，故前人有"载药上行"之说。又可宣通肺气而通二便，同治癃闭便秘。关于桔梗为"舟楫"之说，有肯定和否定两种决然不同的观点。桔梗乃肺经之药，又归入手少阴心经，兼入足阳明胃经，因痰浊致病者皆可用之。"舟楫"之说，与归经应用联系。桔梗言治二便不通，其理何在？因肺为水之上源，肺气不宣，通调失职则为癃闭。桔梗宣开肺气，则小便自利，即前人所谓"提壶揭盖"之法；而治便秘是：肺合大肠，肺气不调则大肠传导不行而便秘，故桔梗宣开肺气而助通便。

胡爱萍《病证通用中药》：桔梗，辛苦性平，主入肺经，以开宣肺气为主要特点。外邪犯肺，肺气壅滞，宣降失常，或发为痰壅咳嗽，或痰滞胸闷。气机不利，桔梗能开宣肺气，祛痰利气，且性质平和，故外邪犯肺之痰多咳嗽，无论寒热皆可应用。总之，桔梗以开宣肺气见长，所主之病，皆在宣肺祛痰，故肺气不宣之寒痰、热痰均可应用。桔梗升散，气机上逆之呛咳及阴虚火旺之咯血者不宜用。因对胃黏膜有刺激性，剂量过大可引起轻度恶心，甚至呕吐，故用量不宜过大。胃及十二指肠溃疡者慎服。

刘冠军《临证医方妙用》：桔梗，《神农本草经》列为下品。味苦辛，入肺经，能引药开提肺气之结，宣散心气之郁。具有开宣肺气，祛痰排脓之功，适用于咳嗽痰多，胸膈满闷，咽痛喑哑之疾。

黄和《中药重剂证治录》：桔梗，苦辛平，有小毒，归肺、胃经，为通、散之剂。以善升而能降，宣散而能柔，通行而能清利为特点，有清宣肺气，祛痰利咽，排脓消痈清毒之功效。辛散苦泄，通达三焦，宣阳行气，又能利膈宽肠，消痈排毒、风寒风热皆可用之。又因其具宣壅通滞之功，有疏通肠胃及通调水道之功。

现代药理研究

本品含多种皂苷，主要为桔梗皂苷，亦含甾体及其糖苷、脂肪油，脂肪酸等，能反射性地增加支气管黏膜分泌亢进，从而使痰液稀释，易于排出，故而有较强的祛痰作用，并能镇咳。桔梗皂苷可抗炎，增强免疫，对口腔、咽喉及胃黏膜有直接刺激及抗溃疡作用。其粗皂苷有镇静、镇痛、解热、降血糖、降胆固醇、降血压、降血脂、松弛肠道平滑肌、利尿消肿、解痉等药理作用。此外，桔梗菊粉对腹水性肿瘤有抑制作用。桔梗皂苷有局部刺激和相当强的溶血作用。

性能归纳

桔梗，味苦、辛，性微寒，归肺、胃经，有小毒，为桔梗科草本植物桔梗的根，色白，质疏，气味俱薄，为通、散之剂。升、浮、亦降，缓、动、润、泄，阳也，走而不守，入气分，亦入血分，走上下，达内外，行表里之性能。祛痰止咳，利咽，排脓。

性能应用

桔梗苦辛，归肺经，有良好的祛痰和止咳功效，用于咳嗽痰多之症。又能宣肺利气，故无论属寒属热，新感久病，皆可配伍应用。若治外感风寒之咳嗽痰多、鼻塞流涕等，常与发散风寒类药物同用，如《温病条辨》之杏苏散，以之与杏仁、紫苏等配伍。治风热咳嗽，痰稠黄，口渴，身热者，常与疏散风热类药物配伍，如《温病条辨》之桑菊饮，以之与桑叶、菊花等药同用。用于咳嗽日久，咯痰不爽，口干咽痛者，可与止咳祛痰类药物配伍，如《医学心悟》之止嗽散，以之与百部、紫菀等药同用。

桔梗有宣肺利咽而开音之效，用于咽喉肿痛、失音之症。若外感风热之咽痛失音，可与疏散风热利咽之品，如牛蒡子、蝉蜕等同用。热毒上攻致咽喉肿痛，宜与清热解毒利咽之品，如板蓝根、射干、马勃等品同用。

桔梗既能祛痰，又可解毒排脓，用于肺痈、肺脓疡。如肺痈咳吐脓血、痰黄腥臭、发热胸痛者，宜与清热解毒、泻火排脓之药，如鱼腥草、黄芩、苡米等药配伍。

个人体会

桔梗，肉白心黄，故入肺、胃二经。质疏气薄，苦辛性平，气薄能升，辛散苦泄，宣开肺气散痰结，升降脾胃之枢机，运载诸药之舟楫也。朱丹溪之《本草衍义补遗》曰："桔梗，能开提气血，气药中宜用之。能载诸药不能下沉，为舟楫之剂。"为"开提""舟楫"之药耳。开提者：宣散上行，宣开肺气之关窍，开散经脉之滞郁；升提胃气清阳，升载诸药上行。舟楫者：舟为船，载物之器；楫为橹，运转之机，可运载转输气血津液、病邪痰涎、经气药物等可载之物而达应达之地，不只独载药上行矣。借其开提宣散之能，舟楫运转之用，上行下达，横走内外，经络脏腑，无处不至也。《本草崇原》曰："桔梗为气分之药，上中下皆可治也。"

桔梗，质疏气薄之品，毕竟为升提之药，又能引药上行，主治中、上二焦之病。入胃则升清阳降浊阴，脾胃和则运化自如，中焦陷则能升，谷食入胃能消也。入肺则宜散肺中寒邪，升散阳气邪热，外感痰嗽能解，热壅喘促可除，肺痈痰结自消，咽痛鼻塞可愈也。现代药理研究：所含桔梗皂苷能刺激胃、气管、鼻咽等处黏膜，使分泌液增加，使痰液稀释易于排出，有较强的祛痰止咳、抗炎消肿作用。又能增加胃液分泌，促进消化。肺气开则腑气通，升中有降是矣。肺为水之上源，肺气宣开则癃闭除，有"提壶揭盖"之用。肺合大肠，肺气调则便秘解，有肺清津下之意。解毒排脓常为君药，开泄升散之功，亦应随病之轻重深浅，适时以定佐使也。

因其升提，能载药上行而不沉，如升降二药同用，势必欲上不能上，欲下不能下，至理是也，升麻、柴胡升清举陷，亦有此意。可用可不用，多用或少用，怎么用，无不因证调整方药，方能勿误，医之技巧也。总之，桔梗为通、散之剂，以开提升散为特点，以舟楫运转为功能，流通气血，祛痰涩，引药直达病所；能刺激胃黏膜，故不可多用。有胃溃疡者，慎用。

皂　荚

古今理性录

寇宗奭《本草衍义》：甚疏导五脏风热壅。但过咽则须吐涎，又暑中湿热时，或久雨，合苍术烧，辟瘟疫邪湿气。

杜文燮《药鉴》：主治诸般肿毒恶疮，能引诸品直至溃处，外科之圣药也。凡痈疽未破者，能引之以开窍，已破者，能引之以排脓。又诸恶疮癣痘毒及属风中之必用也。盖皂荚气味辛畅，而有小毒，故能引至毒处而疏散之，且能通气导痰，又敷肿即除，搐鼻即嚏，皆疏散之力也。孕妇所禁。

缪希雍《本草经疏》：皂荚利九窍，疏导肠胃壅滞，洗垢腻，豁痰涩，散风邪。暴病气实者，用之殊效。第似中风证，由于阴虚火炎，煎熬津液，结而为痰，热极生风，以致猝然仆蹶，世人多以稀涎散吐之，损其不足，竭其津液，津液愈耗则经络无以荣养，为拘挛偏废之证矣。法所最忌也。

陈士铎《本草新编》：或问皂荚开关之药，单用以取捷乎？夫皂荚之功用，不止此也。凡心痛之病，随愈而随发者，必用皂荚，始可除根，此《本草》所未言也。然而，皂荚非治心痛之药，借其开窍引入于心之中，使诸药直攻其邪也。或问用皂荚末以治中风，吐其痰而不愈，反成偏枯之症，何也？曰：皂荚用末以吹鼻，使中风之人关开，实治方之功也。若入于稀涎散中吐之，非治也。

张璐《本经逢原》：大、小二皂，所治稍有不同。用治风痰，牙皂最盛；若治湿痰，大皂力优。古方取用甚多，然入汤药最少。其于烧灰存性，能治大肠风秘燥结，祛风逐秽之性可知。

邹澍《本经疏证》：予谓皂荚之治，始终只在风闭。风闭之因有二端，一者外闭毛窍，如风痹死肌邪气；一者内壅九窍，如风头泪出是已。而仲景之用皂荚丸一方，所治乃咳逆上气，时时唾浊，但坐不得眠，亦可见其气自上而痰自随，气不从阴化，痰不从阳化矣。更征以千金桂枝去芍药加皂荚汤，方治肺痿吐涎沫，不必开阴以布阳，却宜从金以化木，又可见其阴与阳之相从徒相轧而不相入矣。用是物者尚其识之。

谭同来《常用中药配对与禁忌》：皂荚辛温，攻走血脉，消肿托毒，润肠通便，利大肠燥结。有小毒，对胃肠有强烈的刺激性，服用过量可引起呕吐或腹泻，故对孕妇及气虚阴亏有咯血倾向者，不可用。

胡爱萍《病证通用中药》：皂荚，辛咸而温，能开通关窍之阻闭。味咸软坚，能软化胶结之痰凝，而且性极锐利，故一般痰证少有用之，主要用于顽痰胶阻于肺，咳喘气逆，痰稠难咳者。其性善走窜，入鼻取嚏，入喉则吐，能达到祛痰通窍醒神之功。治疗痰涎涎盛之闭证神昏，或中风痰厥之寒闭神昏。

刘冠军《临证医方妙用》：皂荚，味辛性温，有小毒，归肺、大肠经，因其辛散走窜，有较强的祛痰导滞作用。适用于顽痰阻滞，肺失清肃，胸闷咳喘，咳痰不爽之疾。

现代药理研究

本品主要含三萜皂苷、鞣质，尚含蜡醇、豆甾醇、谷甾醇等。本品所含皂苷能刺激胃黏膜，反射性地引起呼吸道黏膜分泌增多而产生祛痰作用，并能抑制革兰氏阴性肠内致病菌，对某些皮肤真菌有抑制作用。其皂苷尚有溶血作用。

性能归纳

皂荚，味辛，性温，归肺、大肠经，有小毒，为豆科植物皂荚的果实，大而扁者为大皂荚，小而弯者为猪牙皂荚，气味俱薄，为通、散之剂。升、降、峻、动、润、泄，入气分，阳也，走而不守，走上下，达内外，行表里之性能。祛痰、通窍、开关，外用杀虫止痒。

性能应用

皂荚有较强的祛痰作用，常用于咳喘痰多之症。由于能使呼吸道黏膜分泌增加，故宜于咳喘气逆而痰稠胶粘难咯者，可单用，亦可配伍应用。

皂荚能祛痰，外用吹鼻有通窍之功，用于卒然昏厥之闭证。治痰涎壅盛之闭证，如《医方易简新编》之通关散，以本品配细辛共研为末，吹鼻取嚏。亦可与开窍醒神之品配伍，内服。

皂荚外用，又有祛风杀虫止痒之效，用于皮肤瘙痒诸症，治癣证瘙痒，可单用，以陈醋浸泡后研末调涂。此外，本品外用又有散结消肿之功，熬膏外敷，可治疮肿未溃者。

个人体会

皂荚，味辛气薄，性善走窜，为末吹鼻，取嚏声响，气冲脑门，醒神开闭。本品有开通关窍阻闭之功，又味咸性温，化痰结，能反射性刺激呼吸道黏膜分泌增加而稀释痰结，有软化胶结痰凝之用。两相互参，能开痰涎壅盛阻闭之关窍，可治中风痰闭，卒然昏厥，神志不清，头风头昏等。开肺窍，化顽痰胶结难咯之痰喘。又开下窍，祛湿痰胶结难下之便滞。《本草纲目》曰："皂荚通肺及大肠气，稠痰粘结，不能清涤，非此不可。"故为开关醒神，化胶结痰涎之要药也。《本草经疏》又曰："皂荚利九窍，豁痰涎，散风邪。暴病气实者，用之殊效。"

皂荚性善走窜，气极锐利，攻逐痰凝血滞，消肿托毒，能引至毒处而疏散之，故能散痈疽恶疮。凡痈疽未溃者，能引之以开窍，已溃者能引之以排脓。又去癣证瘙痒。杜文燮《药鉴》曰："皂荚治诸般肿毒恶疮，能引诸药直至溃处，外科之圣药也。"皂荚与皂刺同株，其刺锐利之气更殊，窜透之力尤甚，外科痈疽之证，用皂刺者多，用皂荚者寡也。总为通、散之剂，以走窜通利为特点，因其味甚麻辣，有小毒，刺激性忒强，故一般痰证少有用之。多用于痰壅闭阻及胶结难出，多为散剂，外敷痈毒癣痒，或吹鼻取嚏而开关窍。对胃肠有强烈的刺激性，服用过量可引起呕吐、腹泻，故孕妇及气虚阴亏有咯血倾向者，勿服。

清热化痰药

栝　楼

古今理性录

朱震亨《本草衍义补遗》：栝楼实，属土而有水。《本草》言治胸痹，以味甘性润，甘能补肺，润能降气。胸有痰者，以肺受火逼，失降下之令，今得甘缓润下之助，则痰自降，宜其为治嗽之要药也。又云：洗涤胸膈中垢腻，治消渴之细药也。

李时珍《本草纲目》：张仲景治胸痹痛引心背，咳唾喘息，及结胸满痛，皆用栝楼实。乃取其甘寒不犯胃气，能降上焦之火，使痰气下降也。成无己不知此意，乃云苦寒以泻热。盖不尝其味原不苦，而随文附会尔。

缪希雍《本草经疏》：栝楼根禀天地清寒之气，故味苦气寒而无毒。能止渴清身热，烦满大热。热散则气复，故又主补虚安中。凉血则血和，故主续绝伤，并除肠胃中痼热。苦寒能除热，故主八疸身面黄，唇干口燥，短气。血凉则不瘀，故通月水。膀胱热解则小便不频，故能止小便利。

刘若金《本草述》：栝楼实，阴厚而脂润，故于热燥之痰为对待之剂。若用于寒痰、湿痰、气虚所结之痰，皆无益而有害者也。

陈士铎《本草新编》：最能下气涤秽，尤消郁开胃，能治伤寒结胸，祛痰，又解渴生津，下乳。但切戒轻用，必积秽滞气结在胸上，而不肯下者，始可用之以荡涤，否则，万万不可孟浪。盖栝楼实最消人之真气，伤寒结胸，乃不得已用之也。苟无结胸之症，何可轻用。至于消痰、解渴、下乳，只可稍稍用之，亦戒不可重任。他本言其能治虚怯劳嗽，此杀人语，断不可信，总惑于补肺之说也。夫栝楼乃攻坚之药，非补虚之品。或问栝楼，实能陷胸中之邪，为伤寒要药，而吾子切切戒之，何不删去栝楼，独存天花粉之为当哉？曰：医道必王、霸并用，而后出奇制胜，始能救生死于顷刻。结胸之症，正死在须臾也，用栝楼以消痞满，其功捷。大痞大满之症，非栝楼断然不可。又在人临证细辨，非栝楼之竟可不用也。或疑栝楼推胸中之食，荡胃中之邪，其势甚猛。伤寒至结胸，其正气已大丧矣，又用此推荡之，不虚其虚乎？曰：伤寒不顾其虚，则邪且铄尽人之元气，顷刻即死矣，乌可肆然不顾乎。用栝楼以陷胸，正所以顾其虚也。是推荡其邪气，非即急救其正气之明验乎。倘畏首畏尾，不敢轻用栝楼，虽久则食消，亦可化有事为无事。然所伤正气多矣，此栝楼之宜急用，而不可失之观望耳。

王士雄、王孟英《重庆堂随笔》：栝楼实，润燥开结，荡热涤痰，夫人知之；而不知其舒肝郁，润肝燥，缓肝急之功有独擅也。（魏）玉璜先生言之最详。

张秉成《本草便读》：栝楼，性味与花粉相同，唯润降之功过之。故凡上焦郁热，垢腻痰火咳嗽等症，皆可用之。一切肺痈、肠痈、乳痈之属火者，尤为相宜。

周岩《本草思辨录》：草木之根茎，其性上行，实则性复下降。栝楼根能起阴气上滋，故主燥热之烦渴，实能导痰浊下行，故主粘腻之结痛。故结胸胸痹非此不治。然能导之使行，不能逐之使去。盖其性柔，非济之以刚，则下行不力。伍以苦辛迅利之品，用其所长，又补其所短也。

张锡纯《医学衷中参西录》：栝楼，能开胸间及胃口热痰，故仲景治结胸有小陷胸汤。若但用其皮，最能清肺、敛肺、宁嗽、定喘；若但用其瓤，最善滋阴、润燥、滑痰、生津；若但用其仁，其开胸降胃之力较大，且善通小便。

贾所学《药品化义》：栝楼仁，体润能去燥，性滑能利窍。凡薄痰在膈，易消易清，不必用此。若郁痰浊，老痰胶，顽痰韧，食痰黏，皆滞于内，不得升降，致成气逆胸闷，咳嗽，烦渴少津，或有痰声不得出，借其滑润之力，以涤膈间垢腻，则痰消气降，胸宽嗽宁，渴止津生，无不奏效。其油大能润肺滑肠，若邪火燥结大便，以此助苦寒之药，则大肠自润利矣。

谭同来《常用中药配对与禁忌》：栝楼，味甘，性微寒，甘能润燥，寒凉清热。燥得润则是渴解，内热清则饮水自然减少，消渴必得以缓解，故主消渴。生津润燥而不令气壅留饮，理气清热而不致耗津助燥，为治疗伤津肺燥致咳嗽之佳品。本品又能消肿散结，随其配伍不同，可用于内痈、外痈及各种疮疡。

胡爱萍《病证通用中药》：栝楼，味甘微苦而性寒，入肺、胃、大肠经，甘寒可以润燥，苦寒能降泄清热。入肺经，可清肺热，润肺燥而化热痰燥痰；入胃经，能下气畅中，导痰浊下行而宽胸；入大肠经，能润肠通便，利肺气肃降而泻上痰火。上下畅通则气机通利，痰浊下行则胸宽结散，为治疗胸痹之良药。总之，栝楼长于清热，并理气宽胸，润肠通便，对痰热阻肺，咳嗽痰黄，胸闷兼肠燥便秘者，用之佳。甘寒而滑，脾虚便溏者及寒痰、湿痰证忌用。

胡心藻《中药类比歌诀》：栝楼，甘寒滑润，导痰浊下行为其特长。属清、利之品，既能上清肺胃之热而涤痰导滞，又能宽胸下气以开胸散结，且能下滑大肠而润燥通便，兼可消肿疗痈，故凡上焦郁热，痰火咳嗽，痰稠难咯等，皆可用之。而对痰热互结之胸膈痞闷，心痛彻背，尤为必和之品。对乳痈、肺痈、肠痈兼有大肠秘结者，用之更佳。

黄和《中药重剂证治录》：栝楼，甘微苦，性寒，归肺、胃、大肠经，为通、散之剂。所治病位在肺、胃、肠、肝、经络，能入肺清痰宽胸，入心行瘀，入肝开郁，入胆退黄，入胃愈疡，入肠导浊，入脑醒窍，入膀胱利水。药效以清、散、通、利为特点。微寒而苦，祛壅热火毒，此其清也；开胸痹，散肝郁，散肿结，畅疏三焦内外，此其散也；行气血利经络，达上走下，善降上焦之火，此其通也；导泻痰秽毒浊从大便出，引脏腑热浊从小便出，此其利也。故能开郁气、散结气、行瘀滞、通经络、消痈肿、荡浊毒，乃治痰之要药，为化痰四药之一。

现代药理研究

本品含三萜皂苷、有机酸及盐类、树脂、糖类、色素等。栝楼皮含挥发油、多种氨基酸及生物碱。其种子含脂肪油、皂苷、甾醇等，所含皂苷及皮中总氨基酸有祛痰作用。栝楼注射液可扩张冠状动脉，增加冠脉流量，改善心肌缺血，对心肌有保护作用，能显著缩小缺血再灌注心肌的梗死范围，降低血脂。栝楼中尚含致泻物质，与栝楼仁所含油脂均有致泻作用。最新研究，栝楼煎剂及栝楼皮，体外实验有抗癌作用。此外，本品对金黄色葡萄球菌、肺炎双球菌、绿脓杆菌、大肠杆菌、溶血性链球菌及流感杆菌有抑制作用。本品具有祛痰，导泻，抗溃疡，保护胃黏膜，抑制肠管收缩，抗心律失常，降低心率，抑制血小板聚焦、红细胞压积及血黏度，抗菌，抗肿瘤，耐缺氧，延缓衰老等作用。

性能归纳

栝楼，味甘、微苦，性寒，归肺、胃、大肠经，无毒，为葫芦科藤本植物栝楼或双边栝楼的成熟果实，色黄，味厚脂润，为通、散之剂。沉、降、不升，缓、润、动、泄，走而不守，亦阴亦阳，入气分，走上下，达内外，行表里之性能。清热化痰，宽胸散结，润肠通便。

性能应用

栝楼，甘苦而寒，清热化痰，长于去除阻于肺窍之痰浊。又可清肺，用于热痰咳喘，燥热痰咳之症。治肺热阻肺，肺气上逆之咳喘痰稠，常与清热化痰类药物配伍，如《医方考》之清气化痰丸，以之与胆南星、黄芩等同用。治燥热痰咳，可与清肺润燥、祛痰止咳药配伍，如《医学心悟》之贝母栝楼散。

栝楼，清热化痰，宽胸利膈，常用于胸痹，痰热互结之胸脘胀满。治痰浊阻痹之胸痹痛，常以栝楼壳与薤白同用，以增行气消痰、宽利胸膈之效，如《金匮要略》之栝楼薤白白酒汤、栝楼薤白半夏汤。治痰热互结于胸脘，按之痛者，可与清热泻火、行气化痰药物配伍，如《伤寒论》之小陷胸汤，以之与黄连、半夏同用。

栝楼仁富含油脂，有润肠通便的作用。用于肠燥便秘，常与润肠通便类药物，如郁李仁、火麻仁等配伍以增疗效。此外，本品还有消痈散结之效，常配伍清热解毒、消散痈肿的药物，用以治疗肺痈、肠痈、乳痈等。

个人体会

栝楼，体大色黄，其瓤黏润甘甜者为上，谓糖栝楼，故味甘。禀天地清寒之气以生，阴厚脂润，故性寒。甘寒之剂，甘能生津润燥，寒可清热降下，此乃常理，故为甘润寒降之药也。甘润化痰结，降下导痰浊，乃治痰之要药，为"化痰四药"之一。脾主运化精微，主升清。胃能腐熟水谷，可降浊。如升清降浊失职，升不得升，降不能降，反挟裹垢腻秽浊之物留滞胸中。或与痰热互结在胸，痞硬满闷，胸脘胀痛，为结胸证；或与气血瘀阻心脉，痹着在胸，心痛彻背，胸满憋闷，泛恶欲呕者，为胸痹证；或痰阻肺窍，肺气亦壅，郁而生热，痰热咳喘。甚则热痰壅肺，阻碍肺络，滞而成痈，咳吐脓血浊痰而胸胁胀痛也。栝楼色黄中空，主入肺、胃二经气分，降胃气导痰浊下行，清金肃肺，宽胸散结，使上下畅通，结胸散，胸痹解，痰咳自愈，肺痈亦自消也。《本草纲目》曰："张仲景治胸痹痛引心背，咳唾喘息，及结胸满痛，皆用栝楼实。乃取其甘寒不犯胃气，能降上焦之火，使痰气下降也。"皆赖栝楼理气降气，导痰浊下行之功也。为理气降气之药，因而只能导痰浊以行，不能逐风痰以去也。治痰浊结胸、胸痹之要药矣。

栝楼，理气降气，故又入肝经，治产后乳房胀痛，乳汁不下，及痰瘀积滞之乳痈胀痛，肠痈腹痛，肺痈胁痛。此皆肝经循行部位，故而主之。本品疏肝气可散结，缓肝急能止痛，导痰荡浊可消痈排脓，益阴润燥能长肉生新。《重庆堂随笔》曰："栝楼实，润燥开结，荡热涤痰，夫人知之；而不知其舒肝郁，润肝燥，缓肝急之功有独擅也。"皆降浊化痰，祛垢散结之功矣。

本品甘寒，甘则益胃生津，寒则清热去烦渴。生津润燥而不令气壅留饮，下气清热而不致耗津助燥，为治消渴之良药也。《本草衍义补遗》曰："栝楼实，属土而有水，以味甘性润，治消渴之细药也。"又借甘寒润滑之功，可导痰浊下行而清肺。肺金清则又能布津于下而利大肠，润肠燥，通调水道，用治肠燥便秘及热壅癃闭之证。脾虚便溏及寒痰湿痰者，忌用。

川 贝 母

古今理性录

王好古《汤液本草》：贝母，乃肺经气分药也。仲景治寒实结胸，外无热证者，三物小陷胸汤主之，白散亦可，以其内有贝母也。成无己云：辛散而苦泄，桔梗、贝母之苦辛，用以下气。

缪希雍《本草经疏》：贝母，肺有热，因而生痰，或为热邪所干，喘嗽烦闷，必此主之。其主伤寒烦热者，辛寒兼苦，能解除烦热故也。淋沥者，小肠有热也，心与小肠为表里，清心家之烦热，则小肠之热亦解矣。邪气者，邪热也，辛以散结，苦以泄邪，寒以折热，故主邪气也。《经》曰：一阴一阳结为喉痹，一阴者少阴君火也，一阳者少阳相火也，解少阴少阳之热，除胸中烦热，则喉痹自愈矣。乳难者，足厥阴、足阳明之气结滞而不通，辛能散结气，通其结滞，则乳难自瘳。热解则血凉，血凉则不痛，故主金疮。热则生风，故主风痉。《别录》又疗腹中结实，心下满；洗洗恶风寒者，肺主皮毛也；目眩者，热上攻也；项直，即风痉也；咳嗽上气，气上逆也；烦热渴邪不解、汗不出者，邪热盛也。其性专能散结除热，则上来诸证，皆自愈矣。病去则五脏自安，骨髓自利也。

贾所学《药品化义》：贝母，苦能下降，微辛能散邪，气味俱清，故入心肺，主治虚痰、郁痰、热痰及痰中带血，虚劳咳嗽，胸膈逆气，烦渴热甚，此导热下行，痰气自利也。取其下利则毒去，散气则毒解，用疗肺痿、肺痈、瘿瘤、痰核、痈疽疮毒，此皆开郁散结，血脉流通之功也。又取其性凉能降，善调脾气，治胃火上炎。冲逼肺金，致痰嗽不止，此清气滋阴，肺部自宁也。

倪朱谟《本草汇言》：贝母，开郁、下气、化痰之药也。润肺消痰，止咳定喘，则虚劳火结之证，贝母专司首剂。若解痈毒，破癥结，消实痰，敷恶疮，又以土者为佳。然川者味淡性优，土者味苦性劣，二者以分别用。

张介宾《景岳全书》：半夏、贝母，俱治痰嗽，但半夏兼治脾肺，贝母独善清金；半夏用其辛，贝母用其苦；半夏用其温，贝母用其凉；半夏性速，贝母性缓；半夏散寒，贝母清热。性味阴阳，大有不同，俗有代用者，其谬孰甚！

陈士铎《本草新编》：或问贝母消痰，消热痰也，然火沸为痰，非热乎，何以用之而绝无效耶？曰：火沸生痰，乃肾中之火上沸，非肺中之火上升。贝母只可治肺中之火痰，不化肾中之火痰也。岂唯不能化肾中之火痰，且动火而生痰矣。夫肾中之火，非补水不能除，肾火之痰，亦非补水不能消。贝母消肺中之痰，必铄肺中之气，肺虚则肾水之化源竭矣，何以生肾水哉。肾水不生，则肾火不降。肾火不降，又何以健脾而消痰哉，势必所用水谷不化精微而化痰矣。然则用贝母以治火沸为痰，不犹添薪而望止沸乎。毋怪沓无功效也。

张璐《本经逢原》：贝母浙产者，治疝瘕喉痹，乳痈金疮风痉，一切痈疡。皆取其开郁散结，化痰解毒之功也。

黄元御《长沙药解》：贝母苦寒之性，泄热凉金，降浊消痰，其力非少，然清金而不败胃气，甚可嘉焉。

赵学敏《本草纲目拾遗》：叶闇斋云：象贝苦寒，解毒利痰，开宣肺气。凡肺家挟风火有痰者宜此。川贝味甘而补现矣，不若用象贝治风火痰嗽为佳。若虚寒咳嗽，以川贝为宜。

张山雷《本草正义》：象贝母，味苦而性寒，然含有辛散之气，故能除热，能泄降，又能散结。今人乃以通治风热、温热、时气热邪，则寒能胜热，辛能散邪也。主郁气痰核等证，则辛散苦泄，开结散郁也。催生下乳，又其泄降之余义。至于治疝治疡，清喉咽，主吐衄，疗痰嗽，通二便种种功用，无非"清热泄降"四字足以赅之。象贝之用，世恒以为消痰止咳辅佐之品，司空见惯，往往视为无足轻重。不知降气化痰，且能除热解结，其力颇猛，抑且破坚消核，治痈肿、疬疡、痰核，其效甚速，则其性之峻利尤可想见。故用之得当，其功奇捷，而用之过剂，为害亦巨。且苦寒泄降，无不伤脾败胃，而人多忽之，亦不可不察者也。川产之贝母，今人恒视为贵重之品，每以为功用必在象山贝之上。然考古书竟无川产之说，则古人本不以川贝为珍品。且贝母之用虽多，约言之，仅苦寒泄降而已。川产不苦而淡，已失贝母之作用，后人强以"甘"字加之，乃市肆所售之物，其甘又复何在？而世俗珍之者，徒以价值渐昂，以耳为目，作坡公想当然之意见耳。然较之用象贝者，奏效之迟，亦自凿凿有据，此景岳所以有功力颇缓，用须加倍之说，则何如投以象贝而物廉价美，一举两得之为愈乎！

焦树德《用药心得十讲》：川贝母味苦甘性平，主要功能润肺化痰，开郁宁心。因能润肺化痰，故常用于阴虚劳热所致的咳嗽。肺痈溃后，脓已吐尽，尚有咳嗽、吐痰、气短、午后烦热、口燥咽干者，可配合桔梗、当归、生黄芪、甘草、麦冬、天花粉等同用。因其有开散心经气郁的作用，故也可用于心胸气机郁结而致的胸闷、胸痛、心悸、少眠、善忘、郁郁不乐等症。浙贝母味辛、苦，性微寒，功能与川贝母差不多，但辛散、清热之力大于川贝母，故适用于外感咳嗽。对于痰火郁结而致颈部起瘰疬、肿大疼痛，或单侧或双侧，或单个或成串者，可用本品散郁清热，消痰散结。疮疡肿毒等初起，局部硬结肿痛者，可以本品散结开郁以助疮毒消散。

黄和《中药重剂证治录》：贝母有川、浙之分，归肺、心经，为通、散之剂，均具清热润肺，化痰止咳，开郁散结之功效。川贝母，苦甘微寒，滋润性强，长于润肺化痰，适用于肺热燥咳及阴虚劳嗽。浙贝母，苦寒降泄，长于清热化痰，开郁散结，适用于痰热郁肺之咳嗽痰黄，瘰疬痈肿。而其上通下利，开郁散结之功，又用治一切内外痰结肿块。尚能消黄疸，通淋闭之证。

现代药理研究

本品含多种生物碱，贝母总生物碱及非生物碱部分均有不同程度的祛痰镇咳作用。其中低浓度浙贝母碱有扩张支气管平滑肌的作用，有明显的镇咳作用。贝母总碱尚有抗溃疡作用。此外，川贝母碱、西贝母碱均有降压作用，西贝母碱亦能解痉。体外实验表明，贝母碱有抑制大肠杆菌及金黄色葡萄球菌的作用。本品具有抗炎，镇咳，祛痰，平喘，松弛肠道平滑肌，解痉，降血压，扩张冠状动脉，营养心肌，抗血管收缩，减慢心率，耐缺氧，升高血糖等作用。浙贝母尚有较强的兴奋子宫作用，已孕子宫比未孕子宫更敏感。

性能归纳

贝母，味苦、甘，性微寒，归肺经，无毒，为百合科草本植物川贝母、浙贝母及暗紫贝母、甘肃贝母，或棱砂贝母的鳞茎，色白，气清味薄，为通、散之剂。沉、降，亦升，缓、动、润、泄，走而不守，阴也，亦阳，入气分，走上下，达内外，行表里之性能。清热化痰，润肺止咳，消痰散结。

性能应用

川贝母，浙贝母均有清热祛痰、镇咳的功效，用治热痰咳嗽。川贝母有润肺之功，多用于阴虚燥咳。浙贝母苦泄清热，宜用于外感风热及痰热咳嗽。治阴虚久咳，肺劳久嗽，常与养阴润肺药物，如沙参、麦冬、知母等同用。若肺燥咳痰不利，常与清肺润燥之品配伍，如《医学心悟》之贝母栝楼散，以之与天花粉、栝楼等同用。肺热咳嗽痰多色黄者，亦可与清泻肺热、化痰止咳药物配伍。治风热咳嗽，常与疏散风热药物配伍，如《温病条辨》之桑杏汤。

贝母既能清热，又能消痰散结，用于瘰疬、瘿瘤及乳痈、肺痈等证。其消痰散结之力，浙贝母较优于川贝母，多用治痰火郁结之瘰疬，常与清热解毒、软坚散结之品配伍，如《医学心悟》之消瘰丸，以之与玄参、牡蛎等同用，以增清热解毒散结之效。若治瘿瘤，可与消痰散结药物，如昆布、海藻等药物同用。若治乳痈、肺痈、痈肿疮毒，宜与清热解毒、消痈散结之品，如蒲公英、鱼腥草、桔梗、金银花等药配伍。

个人体会

贝母，在《本草纲目》前历代文献并无川贝、浙贝、土贝之分，明代倪朱谟的《本草汇言》始有川者为妙之说。直至清代，《本草从新》才有象山贝母、土贝母之性味功用的记载，《百草镜》记："贝母，出川者曰川贝，出象山者曰象贝，绝大者为土贝。川产者味甘，间有微苦，总不似他产者之一味苦而不甘者。"除土贝母为葫芦科攀援性蔓生草本植物假贝母之根茎（因其个大亦称大贝）外，余者均为百合科草本植物贝母属之鳞茎入药。因其产地有别，品种不同，故有川贝、西贝、北贝、浙贝之分。其中川产有松贝（其中小者为珍珠贝）、青贝、炉贝，新疆、甘肃产有岷贝、伊贝，产于北方有平贝，产于浙江、安徽、江苏者为浙贝（其中大的呈元宝状为元宝贝，小者为珍珠贝），产于象山者为象贝。可见，其种类繁多，产地、品种不同，有其共性，亦有其个性，其药之性味、功用、治疗各有偏重，理所必然。现代药理研究，谓诸多贝母均含多种生物碱，按产地可分川贝母碱、西贝母碱、浙贝母碱等。其贝母总碱及非生物碱，均对支气管平滑肌、肠道平滑肌有松弛和扩张作用，对冠状动脉亦有扩张作用，并对大肠杆菌、金黄色葡萄球菌有抑制作用，具有镇咳、祛痰、平喘、解痉、降血压、扩张冠状动脉、营养心肌、抗血管收缩、减慢心率、耐缺氧、升高血糖、兴奋子宫等作用，对肺痈、乳痈、瘰疬、淋巴结核有治疗作用。

总之：贝母味辛苦，性微寒，色白，入肺经气分，辛散、苦降、寒清热，为通、散之剂。用治热邪所干，肺中有热而生痰，热痰壅肺，宣降肃散受阻，则痰嗽热喘，胸闷烦热，为清热化痰止咳喘之要药；气郁痰火，郁而不散而结滞之瘰疬、痰核、痈疽、疮毒、乳难肿痛也，亦为化痰开郁散结滞之要药。《本草正义》曰："味苦而性寒，然含有辛散之气，故能除热，能泄降，又能散结。"只是川贝母味苦，性平，偏于润肺化痰，开郁宁心，用于阴虚劳热咳嗽，及心胸气机郁结而致的胸闷、胁痛、心悸、少眠、善忘、郁郁不乐等。浙贝母味苦辛，性寒，偏于清热消痰，开郁散结，用于外感邪热，热痰壅肺之咳喘痰嗽，及痰火郁结之瘰疬、瘿瘤、痰核、肺痈、疮毒等。平贝、岷贝、伊贝母均味苦，性微寒，偏于清热化痰，开郁散结的同时，又偏于扩张外周血管，降低血压，对十二指肠、小肠、子宫有松弛解痉作用，止痛抗溃疡。土贝母味苦，性凉，可散结毒，消痈肿，专治乳痈、肺痈、瘰疬、痰核、疮疡肿毒及蛇虫咬伤而已。故以上诸贝母，只有价格高低之分，而无贵贱比较之别。因产地、品种不同，性能功用主治有偏，医者应深入了解，参透药性，以分别而用之可也。寒凉之药，脾胃虚寒及湿痰寒饮咳嗽者禁用。

竹 沥

古今理性录

杜文燮《药鉴》：痰家之要药也。必用姜汁佐之，方行经络。故痰在四肢者，非竹沥不能开。痰在皮里膜外者，非加姜汁不能除。痰在胸间者，当用竹沥，风痰亦用。能治热痰，又能养血清热。有痰厥不省人事几死者，得竹沥灌之立醒。

寇宗奭《本草衍义》：竹沥行痰，通达上下百骸毛窍诸处，如痰在巅顶可降，痰在胸膈可开，痰在四肢可散，痰在脏腑经络可利，痰在皮里膜外可行。又如癫痫狂乱，风热发痉者可定。痰厥失音，人事昏迷者可省。为痰家之圣剂也。

朱丹溪《本草衍义补遗》：竹沥，《本草》大寒，泛观其意，似与石膏、芩、连等同类，而诸方治产后胎前诸病及金疮口噤与血虚自汗，消渴尿多，皆阴虚之病，无不用。《黄帝内经》曰：阴虚发热，大寒而能补，正与病对。薯蓣寒而能补，世或用之，唯竹沥因大寒置疑。竹沥味甘气缓，能除阴虚之有大热者，大寒言其功也，非以气言，幸相与可否。若曰不然，人吃笋自幼至老者，可无一人因笋寒而有病。沥即笋之液也，况假于火而成者，何寒如此之甚。

李时珍《本草纲目》：竹沥性寒而滑，大抵因风火燥热，而有痰者宜之。若寒湿胃虚肠滑之人服之，则反伤肠胃。丹溪谓大寒，言其功不言其气，殊悖于理。谓大寒，竹性虽寒，亦未必大寒也。

缪希雍《本草经疏》：竹沥，竹之津液也。《经》云大寒，亦言其本性耳。得火之后，寒气应减，性滑流利，走窍逐痰，故为中风家要药。凡中风之证，莫不由于阴虚火旺。煎熬津液，结而为痰，壅塞气道，不得升降，热极生风，以致猝然僵仆，或偏痹不仁。此药能遍走经络，搜剔一切痰结，兼之甘寒，能益阴而除热，痰热既祛，则气道通利，经脉流转，外证自除矣。其主胸中大热止烦闷者，取其甘寒清热益阴之功耳。观古人以竹沥治中风，则知中风未有不因阴虚痰热所致，不然，如果外来风邪，安得复用此甘寒滑利之药治之哉。简误：寒痰、湿痰及饮食生痰不宜用。

张璐《本经逢原》：竹叶兼行肌表，故能疗疮杀虫；竹茹专清胃腑，故能止呕除烦；竹沥善透经络，能治筋脉拘挛。痰在皮里膜外，筋络四肢，非竹沥不能化之。纯阴之性，虽假火逼，然须姜汁鼓动其势，方得应手取效。《千金》治风痱身无痛，四肢不收，志乱不甚，有竹沥饮子。详《本经》疗筋急，专取竹沥之润以濡之也。《千金》治四肢不收，则兼附、桂、羚羊之雄以振之也。一以舒急，一以收缓，妙用不可思议。或言竹沥性寒，仅可施之热痰，不知入于附桂剂中，未尝不开发湿痰寒饮也。唯胃虚肠滑，及气阻便秘者误投，每致呃逆不食，脱泻不止而死。不发则已，发则必暴，卒难挽回也。

胡爱萍《病证通用中药》：竹沥，甘寒，性极滑利，有较强的祛痰之功，通上达下，行走内外。入心经能清心泄热而涤痰开窍，入肝经能行经络而开窍定惊。为涤痰泄热，开窍定惊之圣剂。

胡心藻《中药类比歌诀》：竹沥，甘寒，性极润滑，走窍逐痰，通达内外，善清心、肝、肺三经之火，长于透络搜痰，有"痰家圣药"之称。又能清心定惊，故善治热入心包，痰火咳嗽，中风痰迷，半身不遂，小儿惊痫，大人癫狂等。因为纯阴之品，须借阳药鼓动其势，方能发挥疗效。

现代药理研究

本品含多种氨基酸及愈创木酚、甲酚、苯酚、甲酸、乙酸、苯甲酸、水杨酸等。此外，尚含葡萄糖、果糖、蔗糖。竹沥具有明显的祛痰镇咳作用。

性能归纳

竹沥，味苦，性寒，归肺、心、肝经，无毒，为禾木科植物新鲜的青杆竹或淡竹等竹杆经火烤所流出的淡黄色汁液，性极润滑，为通、散之剂。沉、降，亦升，润、缓、动、泄、静也，走而亦守，纯阴，入气分，走上下，达内外，行表里之性能。清热化痰，清心定惊。

性能应用

竹沥性寒，既能清热，又具祛痰止咳之功效，用于热痰咳喘。治热痰咳喘痰稠难咯者，可单用，或配伍清热、化痰等药物，如《沈氏尊生书》之竹沥达痰丸，以之与黄芩、半夏同用。

竹沥苦寒，清热化痰，又能清心定惊，可用于中风、小儿惊风。治痰浊上蒙清窍之中风神昏、口噤者，宜与化痰开窍之品同用，以增其效。治小儿惊风属肝风挟热痰所致高热、神昏、惊厥者，可与清热解毒、开窍息风药物，如牛黄、羚羊角等同用。

个人体会

凡火热煎熬津液，结而为痰者，为燥痰热结也。如痰壅气道，不能上下则热痰咳嗽，黏稠难咯，或阴伤燥咳，少痰带血；如痰滞经络，不能通达则筋脉失养，四肢不收，偏痹不仁，屈伸不利；或痰滞胸膈，蒙蔽清窍；或痰留脏腑、皮里膜外。如肝阳虚亢，热极生风，猝然僵仆，不省人事，或痰厥发痉，癫痫惊狂者，皆阴虚有热，燥痰热结作祟也。

竹沥，为竹之津液，苦甘性寒，滑润流利。苦寒清热泻火，甘寒益阴除热，润滑能软化燥痰，流利热结，畅通脏腑经络，走上下，达内外，涤痰开窍，清心定惊。善治热入心包，痰火咳喘，四肢不收，中风痰迷，小儿惊痫，大人癫狂等痰结有热诸证，为"痰家之要药"也。《本草衍义》曰："竹沥行痰，通达上下百骸毛窍诸处，如痰在巅顶可降，痰在胸膈可开，痰在四肢可散，痰在脏腑经络可利，痰在皮里膜外可行。又如癫痫狂乱，风热发痉者可定。痰厥失音，人事昏迷者可省。为痰家之圣剂也。"

竹沥，苦寒纯阴之剂，滑润流利之性，纯阴应守，滑利能行，故守而亦能走矣。对于燥痰热结，壅塞气道，尚能润化燥结之痰，易于咯出，为燥热咳喘之要药。而对于痰结滞留脏腑经络，皮里膜外，内外上下者，因其纯阴少阳，通行透达之力不足，故须借姜汁鼓动其势，直达病所，方得应手取效。杜氏《药鉴》曰："痰家之要药也。必用姜汁佐之，方行经络。"《本经逢原》又云："或言竹沥性寒，仅可施之热痰，不知入于附桂剂中，未尝不开发湿痰寒饮也。"故凡寒痰、湿痰，及饮食生痰滞塞不利者，取其滑流之性，适当配伍亦可应用，而不在禁忌之中也。滑利之剂，脾虚便溏者忌用。

天竹黄

古今理性录

寇宗奭《本草衍义》：凉心经，去风热，作小儿药尤宜，和缓故也。

李时珍《本草纲目》：竹黄出于大竹之津气结成，其气味功用与竹沥同，而无寒滑之害。

李中梓《雷公炮制药性解》：竺黄之寒，专泻少阴之火，火去而惊邪诸证靡不疗矣。

倪朱谟《本草汇言》：天竹黄，豁痰利窍，镇惊安神之药也。竹黄性缓，清空解热而更有定惊安神之妙。故前古治小儿惊风天吊，夜啼不眠，客忤痫疟及伤风痰闭，发热气促，入抱龙丸，治婴科惊痰要剂。如大人中风，失音不语，入风痰药中，亦屡见奏效。

缪希雍《本草经疏》：天竺黄，竹之津液气结而成。其气味功用，与竹沥大同小异。茅竹黄气微寒而性亦稍缓，故为小儿家要药。入手少阴经。小儿惊风天吊，诸风热者，亦犹大人热极生风之候也。此药能除热养心，豁痰利窍，心家热清而惊自平，主君安而五脏咸得滋养，故诸证悉除也。明目疗金疮者，总取其甘寒凉血清热之功耳。

卢之颐《本草乘雅半偈》：天竹者，巨竹也。津气钟而黄中作，复若地以五为制，五六相感，太不及，于斯见矣。故主风木太过，致诸风热炽，惊风天吊，邪薄癫狂；风木不及，致肝窍盲瞀，失音不语，客忤痫痓。黄中废矣，竹黄功力，使气适至而阳生，适应而扬声，揆度节制，无过不及矣。

胡心藻《中药类比歌诀》：天竺黄，甘寒和缓，主入心、肝，善清心肝经热痰而开窍醒神，豁痰定惊，用治高热神昏，中风痰壅，且无寒滑之弊。因长于息风定惊，故为小儿惊风，伤风痰闭，夜啼不眠之要药。

现代药理研究

本品含甘露醇、硬脂酸、竹红菌甲素、硅质等，可解痉、祛痰及抑制葡萄球菌、大肠杆菌、伤寒杆菌，有明显的抗炎、镇痛作用。

性能归纳

天竹黄，味苦，性寒，归肺、心、肝经，无毒，为禾本科植物青皮竹或华思劳竹等竿内分泌液干燥后的块状物，色黄气香，为通、散之剂。沉、降、亦升，缓、润、动、泄，守而亦走，纯阴，入气分，走上下，达内外，行表里之性能。清热化痰，清心定惊。

性能应用

天竹黄，苦寒，功用类似竹沥，既能清热化痰，又可清心定惊，常用于肝风挟热痰蒙蔽心窍所致诸证，用于小儿惊风、热病神昏、中风等肝风挟痰之证。治小儿热痰惊风，高热抽搐者，常与清热化痰、息风止痉类药物配伍，如《小儿药证直诀》之抱龙丸，以之与胆南星等药同用。若治中风、癫痫，常与化痰、开窍之品，如石菖蒲、郁金等同用。本品亦可用于热痰咳喘，可与清肺、化痰药同用。

个人体会

用火烧烤新鲜青皮竹竿，竹受爆热，所逼沥出的汁液为竹沥。其汁液蓄存竹节间，凝成块为天竹黄。二者皆取竹之津液气结而成，故其气味功用大同小异，为清热化痰、清心定惊之要药也。只是竹沥为液汁，多滑润流利，能润化热结之燥痰，滑利流通而易于涤除，其清热化痰之功见长。天竹黄为沥出液之精华凝结而成干燥块状物，其滑利流通之性大减，清心化痰定惊之功突显，故主入手少阴心经，清心解热，豁痰利窍而定惊安神，用治高热神昏、中风痰壅、失音不语之热痰挟风之候。因长于息风定惊，其性和缓，用治小儿惊风天吊，夜啼不眠，伤风痰闭，发热气促等。《本草衍义》曰："凉心经，祛风热，作小儿药尤宜，和缓故也。"热清惊自平，痰涤神自清，亦为婴科惊痰之要剂也。

竹　茹

古今理性录

陈嘉谟《本草蒙筌》：削去青色，唯取向里黄皮。主胃热呃逆殊功，疗噎膈呕哕神效。

缪希雍《本草经疏》：竹茹虽与竹叶同本，然竹茹得土气多，故味带甘，气微寒无毒，入足阳明经。《经》曰：诸呕吐酸水，皆属于热。阳明有热则为呕呃，温气寒热，亦邪客阳明所致。甘寒解阳明之热，则邪气退而呕呃止矣。甘寒又能凉血清热，故主吐血崩中，及女劳复也。

贾所学《药品化义》：竹茹，轻可去实，凉能去热，苦能降下，专清热痰，为宁神开郁佳品。主治胃热噎膈，胃虚干呕，热呃咳逆，痰热恶心，酒伤呕吐，痰涎酸水，惊悸怔忡，心烦躁乱，睡卧不宁，此皆胆胃热痰之症，悉能奏效。

张志聪《本草崇原》：人身脉络不和，则吐逆而为热矣。脉络不和，则或寒热矣。充肌热肉、淡渗皮毛之血，不循行于脉络，则上吐血而下崩中矣。凡此诸病，竹茹皆能治之，以竹之脉络而通人之脉络也。

张璐《本经逢原》：竹茹专清胃腑之热，为虚烦烦渴，胃虚呕逆之要药。咳逆唾血，产后虚烦，无不宜之。内虚用甘以安中，闷乱用淡以清胃，各有至理存焉。其性虽寒而滑能利窍，可无郁遏客邪之虑。

周岩《本草思辨录》：竹，青而中空，与胆为清净之腑，无出无入相似。竹茹甘而微寒，又与胆喜温而相宜。故黄芩为少阳经热之药，竹茹为少阳腑热之药。古方疗胆热多用竹茹，而后人无知其为胆药者。哕逆之因不一，胃虚而胆热乘之，亦作哕逆。竹茹除胆火则为清哕之源。妇人乳子之时，中虚胆热，胆热必犯其胃，呕逆而致烦乱，热亦甚矣。竹茹凉胆而清其源，恐中虚难任寒药，故加桂枝之辛甘以导之，药兼阴阳，故加甘草以和之。喘则以柏实辑肝气，又所以辅竹茹之不逮也。

张锡纯《医学衷中参西录》：善开胃郁，降胃中上逆之气使之下行，故能治呕吐，止吐血、衄血。《金匮》治妇人乳中虚、烦乱呕逆，有竹皮大丸，竹皮即竹茹也。为其为竹之皮，且凉而能降，故又能清肺利痰，宣通三焦水道下通膀胱，为通利小便之要药，与叶同功而其力尤胜于叶。又善清肠中之热，除下痢后重腹疼。为其凉而宣通，损伤瘀血肿疼者，服之可消肿愈疼，融化瘀血。醋煮口漱，可止齿龈出血。须用嫩竹外边青皮，里层者力减。

胡爱萍《病证通用中药》：竹茹，甘寒而降，善除阳明一切火热痰气，具有清热降逆止呕之功，为治热性呕吐之良药，并善治妊娠呕吐。胃寒及伤食之呕吐忌服。止呕宜姜汁制用，清热化痰宜生用。

谭同来《常用中药配对与禁忌》：竹茹，甘淡微寒，既清肺热，降肺气以化痰，又可清胃热，降胃气而止呕逆，以止呕开郁见长。清热化痰，和胃降逆，宁神开郁。

刘冠军《临证医方妙用》：竹茹，苦寒性滑，润而降泄，有涤痰涎、除烦热、宁心神的作用，适用于虚烦、不寐之疾。此品能开郁降气而不伐脾，清热邪而不化燥。

胡心藻《中药类比歌诀》：竹茹，味甘性微寒，体轻滑利，偏清肺胃之热，化痰止呕，开郁除烦，而且清胃泄胆不伤中，开郁降气不伐脾，去实邪不伤正，清热邪不化燥，故为胃热呃逆之良品。多用治热痰咳嗽，胃热呕吐及痰火内扰之虚烦不眠等症。又能凉血安胎，用于胎动不安。

黄和《中药重剂证治录》：竹茹，甘淡寒滑，归肺、胃、胆经，清、通之剂也。善清善降，能通能散，两入气血，尤以清气利痰之功著。其用主十：一：清热。能清脏腑之热，解暑热，尤善清肺胃之热。二：化痰息风。竹茹甘寒滑利，善清肺利痰以治肺热痰喘。善于开胃郁而治痰滞热结，又能清逐经络之痰而息风热。三：行气降逆。有凉而宣通之能，开郁利气，又能降行肺胃郁逆之痰气，止咳止呕。四：散瘀。有凉血行血之效，寒而不凝，行而能止。五：通络。凡损伤瘀肿，热壅红肿，肢体肌肤灼热刺痒不适，半身不遂，肢体麻木等，均可于方中伍竹茹以清之、通之、散之，是以竹之脉络而通人之脉络也。六：通利二便。竹茹性凉能降，善清肺、胃、肠而降利痰气，导泻秽浊。又能宣通三焦水道而利小便。七：止血。清热凉血而止血，凡肺、胃、肝、胆郁热及血热之咳血、呕血、衄血，均可用以治之。八：愈疡。以其清热散瘀通络之功而祛腐生新，促进疮疡愈合。因其甘以安中，淡以清胃之功，尤善治疗痰热郁滞之消化道炎证及溃疡。九：宁神。长于清热化痰，开郁除烦，宁心安神。十：宣窍醒脑。善清痰热，通络行滞而散郁，故能开耳窍，通鼻窍，醒脑窍，利下窍。

现代药理研究

本品含有对羟基苯甲醛及二甲氧基－对苯醌，有止咳、祛痰及止呕吐的药理作用。竹茹粉对白色葡萄球菌、枯草杆菌、大肠杆菌、伤寒杆菌均有较强的抑制作用。

性能归纳

竹茹，味苦、甘，性微寒，归肺、胃、心、胆经，无毒，为禾本科植物青竿竹、大头典竹或淡竹茎的中间层，体轻味淡，为清、利之剂。沉、降、亦升，缓、润、动、泄、亦静，守而亦走，入气分，亦入血分，阴也，走上下，达内入里之性能，清热化痰，清胃止呕。

性能应用

竹茹，药性偏寒，善于清热化痰，用于热痰咳嗽，心烦不眠。治热病阻肺，咳嗽痰黄稠者，常须与清热化痰之品，如栝楼、贝母、桔梗等配伍。若治热痰内扰而心烦不眠，宜与安神、化痰药物配伍，如《证治准绳》之十味温胆汤，以之与茯苓、远志、酸枣仁等同用。

竹茹，甘寒，又能清胃热，止呕吐。用治胃热呕吐，常与清胃热、降逆止呕药配伍，如《温热经纬》之黄连竹茹橘皮半夏汤。属胃虚有热之呕吐者，宜与益气补脾之品配伍，如《金匮要略》之橘皮竹茹汤，以本品与人参等药同用。

个人体会

竹茹，竹之皮也。竹亦木，皮乃木之肤，相为表里。况竹青而中空，与胆之清静之腑，无出无入相似，故主入足少阳胆经。胆者，六腑之首，内藏清净之剂，以温为候，主决断，喜宁谧，恶抑郁。《素问》曰"土得木而达"，即肝胆与脾胃之间，有着克中有用，制则生化的特点，相互依赖，相互制约。如肝胆疏泄不利，滞郁生热发火，胆不得以温为候，又失去决断，打破宁谧，则出现惊惕不安，抑郁寡欢，失眠多梦，烦呕哕逆，或惊悸怔忡，心烦意乱，睡卧不宁。以木克土，胆热犯胃，其胃亦热，热烁津液化而为痰，通降失调，气火痰逆，则脘腹胀满，嗳气酸腐，噎膈反胃，呃逆呕哕，或咳逆痰黄，虚烦烦渴。《本草思辨录》曰："中虚胆热，胆热必犯其胃，呕逆而致烦乱，热亦甚矣。"以上皆为胆、胃热痰之证矣。

竹茹，体轻味苦，性微寒，轻可去实，寒能清热，苦则降下也。主入胆经，专清胆腑之热，以复胆温之候。《医方集解》曰："胆为清静之腑，又气血皆少之经。痰火扰之，则胆热而诸病丛生矣。温胆者，非因胆寒而与为温之也，正欲其温而不热，守其清静之故常。"胆腑清静而复宁谧之性、决断之权，而不至于抑郁，诸证除而亦不能克土也。本品味甘以安中，寒凉又清胃腑之热，热清胃安，痰去逆降矣。《药品化义》谓："专清胆、胃痰热，为宁神开郁之佳品。"总之：竹茹苦寒，为清、降之剂，清胆胃火热，祛痰降逆而除烦。胆为六腑之首，胆腑清静六腑皆安，和降胃腑大肠，宣通三焦水道，清肺宁心，和络脉凉血安胎。和缓之剂，清热不化燥，去实不伤正，开郁降气不伐脾胃。实为清、开、和、降之良药也，胆、胃虚寒勿用。

海藻（昆布、海带）

古今理性录

张元素《医学启源》：海藻，治瘿瘤马刀诸疮坚而不溃者。《黄帝内经》云，咸能软坚。营气不从，外为浮肿，随各引经之药治之，无肿不消，亦泄水气。

杜文燮《药鉴》：海带、昆布同功。大都寒能动热，苦能泄实，咸能软坚，兹三药气寒，味咸苦，故凡荣气不从，外为痈肿坚硬不溃者，仗此可消。

李时珍《本草纲目》：海藻，咸能润下，寒能泄热引水，故能消瘿瘤、结核、阴𤵣之坚聚，而除浮肿、脚气、留饮、痰气之湿热，使邪气自小便出也。按东垣李氏，治瘰疬马刀散肿溃坚汤，海藻、甘草两用之，盖以坚积之病，非平和之药所能取捷，必令反夺，以成其功也。

缪希雍《本草经疏》：咸能软坚，其性润下，寒能除热散结，故主十二种水肿，瘿瘤聚结气，瘘疮。东垣云：瘿坚如石者，非此不除。正咸能软坚之功也。

张志聪《本草崇原》：海藻，其味苦咸，其性寒洁，故主治经脉外内之坚结，瘿瘤结气，颈下硬核痛，痈肿，乃经脉不和而病结于外也。癥瘕坚气，腹中上下雷鸣，乃经脉不和而病结于内也。

陈士铎《本草新编》：海藻，专能消坚硬之病，盖咸能软坚也。然而单用此一味，正未能取效，随所生之病，加入引经之品，则无坚不散矣。海藻治瘿之验如此，其他攻坚，不因此而可信乎。

张秉成《本草便读》：海藻，咸寒润下之品，软坚行水，是其本功，故一切瘰疬瘿瘤顽痰胶结之证，皆可用之。然咸能走血，多食咸则血脉凝涩，生气日削，致成废疾不起者多矣。

黄宫绣《本草求真》：至有病非实结，最不宜用，非独海藻为然，即凡海中诸药，无不如是。海带有似海藻而粗，柔韧而长，主治无异。昆布亦同海藻、海带，俱性带滑且雄，凡瘿坚如石者，非此不除。且其下气最速，久服多令人瘦。至云海岛人常食，以其水土不同故耳。

倪朱谟《本草汇言》：海带，去瘿行水，下气化痰，功同海藻、昆布，妇人方中用此催生有验，稍有异耳。

张山雷《本草正义》：海藻，咸苦而寒，故能软坚散结。瘿瘤结核，皆肝胆火炎，灼痰凝络所致，寒能清热，固其专长。而阴寒凝聚之结核，非其治矣。痈肿癥瘕，多由血热瘀滞而生；腹鸣水肿，更多湿热停顿之候，凡此诸症之属于阳实有余者，固可治之。而正气不及，清阳不运诸症，不可概施。《别录》特提结热二字，最当注意，非谓阳虚血瘀之癥瘕痈肿，及寒水泛溢等病，皆可以此统同论治也。十二水肿，盖以十二经而言，诸经积水，固皆有湿热不利之一候，此类寒滑泄水之药，固可用之。又甄权谓治心下满、疝气下坠疼痛、卵肿；李珣《海药本草》以治奔豚气、脚气、水气浮肿，皆当以热壅有余一面而言，正与肾水泛滥之奔豚，及寒水凌心，寒疝结痈诸症，两得其反，此皆读古人书者，不可不辨之门径，非谓凡此诸病，不问虚实寒热，皆可以此物一例通用也。

胡心藻《中药类比歌诀》：海藻、昆布气味咸寒，善走善破，清热化痰，软坚散结，利水消肿。海藻偏于有形实证，药力和缓。昆布药力较雄悍且滑利，消痰结，散瘿瘤，消导力强，下气最速，偏于无形之痰证。尚能用治噎膈、带下、睾丸肿硬等症。脾胃虚寒，寒湿凝滞者不宜服。

刘冠军《临证医方妙用》：海藻，咸寒而苦，善走善破，有通血脉、破坚结、消瘿肿之功，可抑制甲状腺功能亢进的新陈代谢率，从而减轻瘿瘤气结之疾。昆布含有大量的碘质，为治瘿瘤之要药。《传信方》和《本草纲目》均认为本品消瘿有卓效，而消瘿之快有"常须把镜照，觉消即停饮，不而便令人项细也。"此语虽然有些夸大，但说明本品确有消瘿之功。

现代药理研究

本品含藻胶酸、甘露醇、碘、钠等，海蒿子尚含马尾藻多糖、岩藻甾醇等。本品所含碘及碘化物对缺碘所致地方性甲状腺肿有治疗作用，对甲状腺机能亢进，基础代谢率增高有暂时的抑制作用。该品水浸液有降血压作用，所含抗血凝物质有抗凝血作用。海藻中的藻胶酸硫酸脂有抗高血脂的作用。此外，本品对人型结核杆菌有抗菌作用，并对流感病毒及皮肤真菌有抑制作用。

性能归纳

海藻，味咸，性寒，归脾、肝、肾经，无毒，为马尾科植物海蒿子或羊栖菜的藻体，味淡且滑，为通、散之剂。沉、降，不升，润、缓、动、泄，亦静，走而不守，入气分，亦入血分，阴也，下行，走内外，达表里之性能。消痰散结，利水消肿。

性能应用

海藻，味咸性寒，其功用与昆布类似，有良好的消痰散结之功，尤善治痰滞经络，郁结成肿块诸症，用于瘿瘤、瘰疬等。治瘿瘤常以此与昆布相须为用，以增加疗效，如《医宗金鉴》之海藻玉壶汤，以之与昆布、贝母等同用。治痰火郁结之瘰疬，常与清热解毒、散结之品配伍，如《疡医大全》之内消瘰疬丸，以之与夏枯草、玄参等同用。本品亦可用治睾丸肿痛，多以昆布与疏肝行气、解郁散结之品配伍，如《济生方》之橘核丸，以之与橘核、川楝子同用。

海藻，有利水消肿之功，可用于水肿、脚气、浮肿等。因力量较弱，常须与利水渗湿之药，如薏苡仁、泽泻等同用。

个人体会

海藻、昆布、海带，皆海中水生植物。凡海中水生植物皆味咸，性寒，体滑润。本品味咸不入肾而专走血而散结，故入肝经气分和血分，因而能善走善破，治营气不从，经脉不和，气血痰火郁瘀结积之病。寒能清热，咸能软坚，滑能通利，专治坚结有余之病。如营气不从，经脉不和而病结于内之癥瘕、坚结、肿块；或荣气不从，经脉不和而病结于外之瘿瘤、瘰疬、痰核。为治气血痰火郁瘀坚结之要药也。现代药理研究，以上三药皆含藻胶酸、碘、钠等成分，所含碘及磺化物对地方性甲状腺肿大有治疗作用，对甲状腺机能亢进及基础代谢率增高有抑制作用。又能增强体液免疫和促进淋巴细胞转化，有抗肿瘤作用，从而控制和减轻瘿瘤气结，并对甲状腺病有治疗和预防作用。

此药味咸，走血散结，又善走善破，润滑通利，有抗凝血、抗血栓、抗高血脂，降血压、降血糖，并有流通血脉及润滑大便，利水消肿等作用，对老年人心脑血管病、"三高症"有预防和保健作用。况海藻（海蒿子）昆布（裙带菜）海带，皆含多种氨基酸、多糖、维生素类、胡萝卜素、核黄素等营养物质，沿海人家常以菜疏食用，以养人矣——有时病，用时药。海藻、昆布、海带三物气味功用相同，只是海藻药性和缓滑润，偏用于有形之实证，利水清热，使邪自小便出；昆布药力雄悍下气，偏用于无形之痰证，治噎膈、带下、睾丸肿痛有效；海带和缓力弱善行，偏于滑润走血，妇人方中用以催生有验，亦算异耳。食用之品，药力和缓，单用一味，不能取效，随各引经药治之，可无坚不散也。寒滑之药，脾虚便溏者勿服。

前　胡

古今理性录

李时珍《本草纲目》：乃手足太阴、阳明经之药，与柴胡纯阳上升入少阴、厥阴者不同也。其功长于下气，故能治痰热喘嗽、痞膈呕逆诸疾，气下则火降，痰亦降矣。所以有推陈致新之绩，为痰气要药。陶弘景言其与柴胡同功，非矣。治证虽同，而所入所主则异。

杜文燮《药鉴》：痘家解毒用之，取其气寒，以平胸中无形之热毒。取其味苦，以泄胸中有形之痰实。盖热平则毒消，实泄则痰清，此分气味而言之也。总则痰固火生，火动痰行，此又不可不知。

缪希雍《本草经疏》：前胡苦辛微寒之药也，能散有余之邪热实痰，而不可施诸气虚血少之病。故凡阴虚火炽，煎熬真阴，凝结为痰而发咳嗽；真气虚而气不归元，以致胸胁逆满；头痛不因于痰而因于阴血虚；内热心烦，外现寒热而非外感者，法并禁用。明目益精，厥理亦谬。

倪朱谟《本草汇言》：前胡，散风寒，净表邪，温肺气，清痰嗽之要药也。如伤风之证，咳嗽痰喘，声重气盛，此邪在肺经也；伤寒之证，头痛恶寒，发热骨疼，此邪在膀胱经也；胸胁痞满，气结不舒，此邪在中膈之分也。又妊娠发热，饮食不甘；小儿发热，疮疹未形；大人痰热，逆气隔拒，此邪气壅闭在腠理之间也，用前胡俱能治之。罗一经云：前胡去寒痰，半夏去湿痰，南星去风痰，枳实去实痰，蒌仁治燥痰，贝母、麦门冬治虚痰，黄连、天花粉治热痰，各有别也。

李中梓《本草通玄》：前胡，肺肝药也。散风驱热，消痰下气，开胃化食，止呕定喘，除嗽安胎，止小儿夜啼。柴胡、前胡均为风药，但柴胡主升，前胡主降为不同耳。种种功力，皆是搜风下气之效，肝胆经风痰为患者，舍此莫能疗。忌火。

黄宫绣《本草求真》：味苦微寒，功专下气。凡因风入肝胆，火盛痰结，暨气实哮喘，咳嗽呕逆，痞膈霍乱及小儿疳气等，升药难投，须当用此苦泄，俾邪去正复。不似柴胡性主上升，引邪外出，而无实痰实气固结于其中也。按二胡均是风药，一升一降，用各不同，若使兼有外感风邪，与痰火实结，而用柴胡上升，不亦如火益热乎，故用此下降。但症外感绝少，只属阴虚火动，并气不归元，胸胁逆满者切忌。以其苦泄故也。

苏廷琬《药义明辨》：其功先在散结，结散则气下，而痰亦降，所以为痰气要药。

邹澍《本经疏证》：柴胡主肠胃中结气，前胡主心腹结气；柴胡主饮食积聚，前胡主痰满胸胁中痞。足以见柴胡之阻在下，前胡之阻在上，在下则有碍于升，在上则有碍于降，去其阻而气之欲升者得升，欲降者得降。但举目前而名之曰升曰降，于理固不为悖，特其功能并不在升与降，效验乃在升与降耳。夫在下之阻必系阳为阴遏，柴胡之治，能畅阳而仍不离于阴，故阴亦得随阳而畅；在上之阻，定因阴不从阳，前胡之治，能化阴而复不扰夫阳，故阳亦得同阴以化。阳畅则升，阴化则降。迹虽异而理则同，命之曰同，诲后学之真挚也；命之曰异，启后学之警悟也。吾辈从事于此，正宜领其启迪之益。

张山雷《本草正义》：前胡微苦而降，以下气消痰为长，故能散结而泄痞满。又寒能胜热，辛能散邪，故又治伤寒时行之寒热，主风邪头痛，亦感冒表证之药也。陶弘景谓：似柴胡而柔软，治疗殆同。《本经》无此，而近来用之，则古时似与柴胡无别。石顽谓：柴胡、前胡同为风药，但柴则主升，前则主降耳。濒湖谓下气，治痰热喘嗽呕逆，以气降而火降痰亦降也。

郭永来《杏林集叶》：本品苦辛微寒，性较和平，主归肺经。《本草备要》辛以畅肺解风寒，甘以悦脾理胸腹，苦泄厥阴之热，寒散太阳之邪……功专下气，气下则火降而痰消，治痰热咳嗽，咳嗽呕逆，一无外感者忌用。《本草备要讲解》功能祛痰以除肺气壅塞，降气可制肺气上逆，微寒又可清热，并兼宣散肺经风热之功，且有宣不过散、降不过下的特点。故凡肺气不降，痰热咳嗽，以及风热郁肺，咳逆喘满之证，均可应用。对久咳痰多，兼有表证者，尤为适宜。

谭同来《常用中药配对与禁忌》：前胡，宣降肺气，肺气得宣，则肠中气顺，里急得缓，便意可除，泻痢自止。又降肺消痰以泄肺热。

现代药理研究

白花前胡含挥发油、白花前胡内酯，紫花前胡含挥发油、前胡苷、前胡素、伞花内酯、甘露醇等。此外，前胡尚含钙、铜、钛、铁等无机元素。紫花前胡水煎剂有较好的祛痰作用，且作用时间长，其甲醇提出物有抗炎、镇静、抗溃疡、解痉等药理作用。白花前胡丙素能增加冠状动脉血流量。前胡提出物有抗血小板凝聚作用，亦能抑制癌细胞的生长代谢，尚有抑制流感病毒的作用。

性能归纳

前胡，味苦、辛，性微寒，归肺经，无毒，为伞形科草本植物白花前胡或紫花前胡的根，味厚气薄，为行、散之剂。沉、降，亦升，缓、润、动、泄，走而不守，阴中有阳，入气分，下行，走内外，达表里之性能。祛痰止咳，疏散风热。

性能应用

前胡，辛苦微寒，既能祛痰而止咳，用于咳喘痰多之症，又能清热，尤宜于热痰所致之痰咳。治热痰阻肺，肺气上逆，咳喘痰多色黄，宜与清热化痰、止咳平喘药配伍，如《证治准绳》之前胡散，以之与桑白皮、杏仁、贝母等同用。若湿痰、寒痰所致之咳喘痰多，亦可与温肺、燥湿、化痰之品，如半夏、紫菀等药配伍。

前胡辛散，有疏散风热之效，用于外感风热证，以治风热表证而有痰咳者为宜。常与疏散风热、宣肺之品，如桑叶、牛蒡子、桔梗等同用。若外感风寒之咳嗽咯痰者，可与发散风寒药物配伍，如《和剂局方》之人参败毒散，以之与羌活、独活等药同用。

个人体会

胸中素有痰饮，复感伤寒寒热，或伤寒时行之寒热，入肺威逼生痰，痰与热结，而出现伤寒发热、痰热咳喘、呕逆、胸膈满闷等伤寒邪热，痰实有余之证。若欲解表，表药多升，恐升则邪更实。若欲泄实，泄则里虚，又恐邪热直入阳明。唯有前胡，苦辛微寒，辛能宣散表邪，寒能清热化痰，苦能降逆下气。且性较平和，宣而不散，降不过下，阴中有阳，行里达表，主入肺经。散有余之邪热，化有余之痰实，治伤寒时行之寒热、痰结之证，有宣散肃降之功，为治时行表证之药。《本草正义》曰："前胡微苦而降，以下气消痰为长，故能散结而泄痞满。又寒能胜热，辛能散邪，故又治伤寒时行之寒热，主风邪头痛，亦感冒表证之药也。"本品苦寒而降，功专下气，气下则火降，火降则痰清。味辛能散，可解风热，有宣散肺经风热之功。故凡肺气下降，热痰滞壅之咳喘，及风热郁肺，肺失宣降之咳逆喘满之证，均可用之。《药义明辨》曰："其功先在散结，结散则气下，而痰亦降，所以为痰气要药。"对于久咳痰多，兼有表证者尤为适宜。肺与大肠相表里，肺气得宣降，则肠中之气亦顺，里急得缓，后重可除，气秘泻痢自止。宣降之剂，凡阴虚火炽，虚不归元，证无外感之咳喘者忌服。脾虚下痢者不宜。

葶苈子

古今理性录

寇宗奭《本草衍义》：大概治体皆以行水走泄为用，故曰久服令人虚。盖取苦泄之义，其理甚明。《药性论》所说尽矣，但不当言味酸。

李时珍《本草纲目》：甘、苦二种，正如牵牛黑白二色，急缓不同。又如葫芦，甘、苦二味，良、毒亦异。大抵甜者，下泄之性缓，虽泄肺而不伤胃；苦者，下泄之性急，既泄肺而易伤胃，故以大枣辅之。然肺中气水膹满急者，非此不能除。但水去则止，不可过剂尔。既不久服，何重杀人？《淮南子》：大戟去水，葶苈愈胀，用之不节，乃反成病，亦在用之有节。

缪希雍《本草经疏》：葶苈，为手太阴经正药，故仲景泻肺汤用之。亦入手阳明，足太阴经。肺属金，主皮毛，膀胱属水，藏津液，肺气壅塞则膀胱与焉，譬之上窍闭则下窍不通，下窍不通则水湿泛溢，为喘满，为肿胀，为积聚，种种之病生矣。辛能散，苦能泄，大寒沉阴能下行逐水，故能疗《本经》所主诸病。葶苈，泻肺利小便，治肿满之要药。然味大寒，走而不守，不利于脾胃虚弱，及真阴不足之人。凡肿满由于脾虚不能制水，水气泛溢；小便不通由于膀胱虚，无气以化者，法所咸忌。犯之则轻病重，重必危，慎之！总之，疗体皆以行水泄闭为用，多服久服，咸不宜耳。

张介宾《景岳全书》：善逐水气，不减大黄，但大黄能泄血闭，葶苈能泄气闭，气行而水自行也。若肺中水气贲满胀急者，非此不能除。然性急利甚，凡涉气虚者，不可轻用。第此有甜苦二种，虽曰为甜，然亦非真甜，但稍淡耳，稍淡者，其性亦稍缓。

邹澍《本经疏证》：当从上泄之，此本经主治所以及破坚逐邪，通利水道；隶主治所以及皮间邪水上出面目浮肿也。《淮南子》云：大戟去水，葶苈愈胀。于此可见肿而不胀，非上气喘逆者，非葶苈所宜矣。肺痈喘不得卧，肺痈胸满胀，一身面目浮肿，鼻塞清涕出，不闻香臭，酸辛咳逆上气，喘鸣迫塞，支饮不得息者，皆与葶苈大枣泻肺汤。水证胃家虚烦，咽燥欲饮水，小便不利，水谷不化，面目手足浮肿，与葶苈丸下水，则葶苈之用，前说不可云不售矣。唯是牡蛎泽泻散治腰以下水气，鳖甲煎丸治疟母，己椒苈黄丸治肠间水气，其病皆不在上，又何以用之？殊不知葶苈本经原主癥瘕，积聚结气，破坚逐邪，通利水道，故凡水气坚留一处有碍肺降者，宜用之。如腰下水气疟母条中原不具证，唯肠间有水气者，明摘腹满口舌干燥为据，犹不可识肠为肺合为水所留，能使气阻化热，致口舌干燥，则葶苈之功不难即此窥之矣。矧大戟芫花甘逐等，非不治坚癖难下之水，特其水皆汪洋四射，不比葶苈所治之水直上不下，故古人多以泄气闭目之也。尤在泾曰：大陷胸之治在胃，大承气之治在大小肠。大承气专主肠中燥粪，大陷胸并主心下水食。燥粪在肠，必藉推逐之力，故须枳朴。水食在胃，必兼破饮之长，故用甘遂仅著驱饮之效，葶苈更兼荡食之功，故大陷胸汤但用甘遂，大陷胸丸并用葶苈也。

徐大椿《神农本草经百种录》：葶苈滑润而香，专泻肺气，肺如水源，故能泻肺，即能泻水。凡积聚寒热从水气来者，此药主之。大黄之泻从中焦始，葶苈之泻从上焦始，故《伤寒论》中承气汤用大黄，而陷胸汤用葶苈也。

张山雷《本草正义》：葶苈子苦降辛散，而性寒凉，故能破滞开结，定逆止喘，利水消肿，《本经》主治，皆以破泄为义。唯寒泄之品，能通利邪气之有余，不能补益正气之不足，苟非实热郁窒，自当知所顾忌。《别录》久服令人虚，本是至理，然肺家痰火壅塞，及寒饮弥漫，喘急气促，或为肿胀等证，亦必赖此披坚执锐之才，以成捣穴犁庭之绩。自徐氏之才论十剂之泄以去闭，偶以大黄、葶苈二物并举，而东垣遂谓葶苈气味俱厚，不减大黄，景岳从而和之，石顽且谓苦寒不减硝黄，丹溪亦有葶苈性急，病涉虚者，杀人甚捷之说。遂令俗人不辨是非，畏如蛇蝎，即寻常肺气喘满，痰饮窒塞之证，亦几有不敢轻试之意。其亦知实在性质，不过开泄二字，且体质本轻，故能上行入肺，而味又甚淡，何至猛烈乃尔。临证以来，所用甚伙，开肺之效，久已共见，而伤肺之弊，尚是无闻。抑其通调水道，固有其功，而伤脾作泻，未见其罪。乃古书多与大黄并论者，则皆因徐氏偶举其例，而听者不察，和而唱之，竟为应声之虫，无识盲从，可为浩叹。盖亦试以二物分煮而尝之，当可恍然于其气味厚薄之何似矣。又按：吴下医者每谓有甜苦二种，且谓苦者力峻，甜者较和。然肆中未闻有分为二种者，盖亦徒有此甘苦之名耳。

胡爱萍《病证通用中药》：葶苈子泻肺降肺气利水力强，故多用于腹水，肿满属湿热蕴阻者。又可用治臌胀胸、腹积水者。脾虚肿满者忌服。

谭同来《常用中药配对与禁忌》：本品苦降辛散，性寒清热，降泻肺气以宣上窍而通下窍。泻肺中水饮及痰火而平咳喘，同时泻肺气之壅闭而通调水道，利水消肿。故常用于治疗水湿之腹水、水肿、胸胁积水与水肿，使水湿之邪从下焦而解。亦可治头风痛。

胡心藻《中药类比歌诀》：葶苈子苦寒，气味俱厚，泄降力强，善入膀胱经，能上泻肺气之壅闭，以化痰止咳平喘，为治胸中水气胀满喘急之要药；下利膀胱之水而行水利尿消肿，故常用于痰涎壅肺之咳喘，不能平卧和胸腹积水，水肿胀满之重证。

黄煌《方药心悟》：葶苈子，辛苦寒，入肺、膀胱、大肠经，功擅涤痰消饮，行气消肿，消除肺中痰饮，涤荡胃肠、腹腔、皮肤湿邪。历来医家称之泻肺行水之力峻猛，但副作用不明显。具有强心苷作用，有显著的强心利尿作用，但成人少量用则疗效不佳。入煎剂，利气降痰作用不明显。

黄和《中药重剂证治录》：葶苈子，辛苦大寒，归肺、膀胱经，通、利之剂，以通泄降利为特点，有泻肺平喘，行水消肿之功效。气分之药，利气行水消肿满，泻热结，乃治水邪、痰饮、浮肿之要药。临证之用有三：一、泻肺。葶苈子滑润而香，行善沉降，专泻肺气，凡肺气壅塞，水湿泛滥，肺痈喘逆，痰气结聚等证，皆可治之。二、强心。葶苈子具有强心苷样作用，能增强心肌收缩力，增加心搏量，有显著的强心利尿作用。三、利水。葶苈子既能上泻肺气以助之通调水道功能，又能下行膀胱而逐水，且可引领肺气下走大肠而泻大便。

现代药理研究

本品含芥子苷、强心苷、挥发油、脂肪油、蛋白质、糖类等。本品醇提出物具有强心作用，使心肌收缩力增强，心率减慢，增加心搏量，并有利尿作用，对肺心病、心力衰竭之水肿喘满的治疗有重要意义。其所含苄基芥子油有广普抗菌作用。此外，本品尚有抗癌作用。近年来有以本品为主药，根据不同配伍，用于渗出性胸膜炎、急性肺水肿、心源性水肿、肝硬化腹水、小儿急性肾炎，有一定疗效，可参考应用。经炒制后，芥子苷溶出量增高，止咳作用增强，且刺激性芥子油减少，故用其止咳平喘可考虑炒后入药。

性能归纳

葶苈子，味苦、辛，性寒，归肺、膀胱经，无毒，为十字花科草本植物独行菜或播娘蒿的成熟种子，滑润且香，气味俱厚，为通、利之剂。沉、降、不升，峻、动、润、泄、走而不守，阴也，入气分，下行，入内，达里之性能。消痰平喘，利水消肿。

性能应用

葶苈子苦寒，长于消痰浊，泻肺火以平喘咳，用于痰浊阻肺之咳喘实证，故宜于喘咳痰多，胸胁胀满，喘息不得平卧，常与化痰、行气、止咳药物，如桑白皮、杏仁等同用。

葶苈子，有利水消肿之功效，用于胸水、腹水、全身浮肿等实证。治胸胁积水之结胸，二便不利，常与攻下类药物同用，如《伤寒论》之大陷胸丸，以之与大黄、芒硝等配伍。若腹水胀满，小便不利，可与利水渗湿类药物配伍，如《金匮要略》之己椒苈黄丸，以之与防己、椒目等同用。本品单用或与利水退肿之药配伍，亦可治全身浮肿，小便不利。

个人体会

肺为娇脏，伤寒邪热，首先犯肺。肺失宣降，气道不畅，邪气痰火壅塞肺窍，而现咳逆喘满，肺气膹郁壅闭之证。肺失肃降，不能行水下输膀胱，水饮停聚变生痰饮，或去于心肺，或悬于胸胁，或留或溢诸水饮坚留之证。凡水饮坚留之处，有碍肺气肃降，复又出现积聚肿胀，喘满不得卧之水气互结，壅闭肺窍诸证。《本草经疏》曰："肺气壅塞则膀胱与焉，譬之上窍闭则下窍不通，下窍不通则水湿泛溢，为喘满，为肿胀，为积聚，种种之病生矣。"《本草衍义》曰："大概治体皆以取行水走泄为用。"

葶苈子，苦辛而寒，辛散苦泄，寒能下行逐水，主入肺经，泻肺行水。上泻肺气之壅闭，化痰，止咳平喘，为治肺中水气胀满喘急之要药。下利膀胱之水道，而行水利尿消水肿，用于痰涎壅肺之咳喘不能平卧，及胸腹积水之水肿胀满诸证，对肺心病、心力衰竭之水肿喘满有一定疗效，同时对渗出性胸膜炎、急性肺水肿、心源性水肿、肝硬化腹水、小儿急性肾炎均有治疗作用。又为利水消肿，消胸腹积液之要药。《神农本草经百种录》曰："葶苈滑润而香，专泻肺气，肺如水源，故能泻肺，即能泻水。凡积聚寒热从水气来者，此药主之。"亦可引领肺气下走大肠，况本品富含油脂，滑润通利，有通泻大便的作用。总为通、利之剂，以泻、降、通、利为特点，泻肺行水，治水饮坚留之证。能通利邪气之有余，不能补正气之不足，故脾虚肿满者忌服。

礞　石

古今理性录

李时珍《本草纲目》：青礞石气平味咸，其性下行，阴也，沉也，乃厥阴经之药。肝经风木太过，来制脾土，气不运化，积滞生痰，壅塞上中二焦，变生风热诸病，故宜此药重坠。制以硝石，其性疏快，使木平气下，而痰积通利，诸证自除。汤衡《婴孩宝鉴》，言其乃治惊利痰之圣药。吐痰在水上，以石末糁之，痰即随水而下，则其沉坠之性可知。然止可用之救急，气弱脾虚者，不宜久服。杨士瀛谓其功能利痰，而性非胃家所好。如慢惊之类，皆宜佐以木香。而王隐君则谓痰为百病，不论虚实寒热，概用滚痰丸通治百病，岂理也哉！丹溪云：一老人忽病目盲，乃大虚证，一医与礞石药服之，至夜而死。吁！此乃盲医虚虚之过，礞石岂杀人者乎！况目盲之病，与礞石并不相干。

李中梓《雷公炮制药性解》：礞石辛宜于肺，甘宜于胃。大肠者，肺家传送之官也，故都入之。大损元气，不可漫用。

缪希雍《本草经疏》：礞石消积滞，坠痰涎，诚为要药。然而攻击太过，性得沉坠，凡积滞癥结，脾胃壮实者可用，虚弱者忌之。小儿惊痰食积，实热初发者可用，虚寒久病者忌之。如王隐君所制滚痰丸，谓百病皆生于痰，不论虚实寒热概用，殊为未妥。不知痰有二因，因于脾胃不能运化，积滞生痰，或多食酒面湿热之物，以致胶固稠粘，咯唾难出者，用之豁痰利窍，除热泄结，应如桴鼓。由于阴虚火炎，煎熬津液凝结为痰，或发热声哑，痰血杂出者，如误投之，则阴气愈虚，阳火反炽，痰热未退而脾胃先为之败矣。

严洁《得配本草》：礞石燥可除湿，老痰却非所宜。但诸药下过，滑润痰滞，而隐伏之处未必能到。唯此性横而悍，其于肠胃曲折倚伏之处，无不迅扫其根，使秽浊腻滞之痰，不得稍留胃底，故此品有滚痰之名。然痰之滞，有自虚不能润，气虚不能送，因之粘腻胃腑，托宿肠中，关门之内竟作贮痰之器。如用礞石降之，则痰因燥而愈涩，气因降而愈衰，终将凝结于中而莫解，乌可不审。

胡爱萍《病证通用中药》：礞石，重坠性猛，不是痰热内结之实证不宜用。脾胃虚弱，小儿慢惊，孕妇均忌用。

刘冠军《临证医方妙用》：礞石，质重性烈，下行最速，有涤痰镇逆之效。《本草问答》载："礞石必用火硝煅过，性始能发，乃能坠痰，不煅则石质不化，药性不发，不毒不散，故必用煅。"

刘典功《中药指征相类鉴别应用》：礞石，甘咸性平，归肺、肝、胃经，具有下气坠痰之功效，为攻老痰、顽痰之要药，用治癫狂、痫症、惊风、咳喘气逆实证，非痰热实证，不可轻投。

现代药理研究

青礞石主要含镁、铝、铁、硅酸盐等，金礞石主要含云母及石英，亦含钒等。本品有泻下、化痰等药理作用。礞石的组成，存在着静态电位差，能促进阳离子交换，产生吸附作用，是其化痰作用的机制之一。临床用治小儿重症肺炎有效，亦治癫痫及精神分裂症，可减轻症状，控制发作。

性能归纳

礞石，味咸，性平，归肺、肝经，无毒，为绿泥石片岩的石块或碎粒，为青礞石。云母岩的石块或碎粒为金礞石，质重且滑，为通、利之剂，沉、降、不升，峻、动、燥、泄，守而能走，阴也，入气分，下行，入内达里之性能。利气化痰，平肝定惊。

性能应用

礞石咸平，能化痰而畅利肺气，宜于痰稠胶粘，难以咯出，痰阻肺窍之喘咳气逆实证。治咳喘胸闷之实热者，常与清肺热、化痰、行气之品配伍，如《养生主论》之礞石滚痰丸，以之与黄芩、沉香等同用。

礞石，尚能平肝定惊，用于癫狂、痫证、惊风等痉挛抽搐。治热痰壅盛之惊风抽搐，如《婴孩宝鉴》之夺命散，以煅礞石为末，用薄荷汁或白蜜调服。亦可与清热化痰、息风定惊之药物，如牛黄、天竹黄等配伍。若治癫狂躁扰不宁，大便秘结者，可与化痰、泻火通便之品同用。

个人体会

礞石，重坠咸滑之药，专涤热与痰结，痰稠胶粘之实热老痰。老痰，久积不走，变幻多端者也。《养生主论》谓："痰证，变化千般怪症。"若上蒙清窍，则发为癫狂，或为昏迷；扰乱心神，则发为惊悸，甚则怔忡，梦多怪状；痰热壅肺，则咳喘痰稠，甚则噎塞烦闷；痰阻气机，则胸脘痞闷；痰火上犯，则发为眩晕；壅塞清窍，则耳鸣时作；痰热留于经络、关节，则口眼蠕动，绕项结核；痰火内炽，腑气不通，则大便秘结。舌苔黄厚，脉滑数有力，均为实热老痰之证。《本草纲目》谓："乃厥阴经之药。肝经风木太过，来制脾土，气不运化，积滞生痰，壅塞上中二焦，变生风热诸病。"礞石，重坠燥悍，性烈下行，有下气坠痰之功，涤痰镇逆之效，善能攻逐陈积伏匿之老痰。与烟硝同煅，其攻逐下行之性尤强。《本草纲目》曰："此药重坠，制以硝石，其性疏快，使木平气下，而痰积通利，诸证自除。"为治实热老痰之要药也，但其重坠下行性猛，《雷公炮制药性解》谓："大损元气，不可漫用。"故久病体虚，脾胃虚寒，小儿慢惊，及孕妇忌用。非痰热实证，不可妄投也。

胖 大 海

古今理性录

赵学敏《本草纲目拾遗》：治火闭痘，服之立起，并治一切热证劳伤，吐衄下血，消毒去暑，时行赤眼，风火牙痛……干咳无痰，骨蒸内热，诸疮皆效。

张山雷《本草正义》：此药亦曰大发，以其一得沸水，即裂皮发胀，几盈一瓯故也。近人用之，皆以治伤风咳嗽，鼻塞声重等症。性温，故能散寒风，然其味极淡，微含甘意，温散之药，决不如此……善于开宣肺气，并能通泄皮毛，风邪外闭，不问为寒为热，并皆主之。抑能开音治瘖，爽嗽豁痰。赵谓治火闭之痘，盖热毒壅于肌腠，而痘出不快者，此物开发最捷，宜有速效，恕轩之说，当有征也。经用二三枚，如肺闭已甚，咳不出声，或金窒音嘶者，可用至五六枚。此盖植物之果，与苗叶情性不同，故发汗而极有应验，绝无温升扰动之弊，尤其可据。

胡爱萍《病证通用中药》：胖大海，甘寒质轻，入肺与大肠经，能清宣肺气，化痰利咽而开音，故多用于肺热失音，咽喉肿痛，单味泡服即可。咽喉为肺之门户，肺与大肠相表里，肺热壅塞，不仅可见咽喉肿痛，亦可现大便不通。本品宣肺、化痰、利咽开音之时，又能润肠通便，可使肺热之邪，随大便而下以清泻火热，故对肺热失音、咽喉肿痛，兼大便干结者，用之更宜。近年发现泡用服后，出现恶心呕吐、腹痛腹泻，甚至引起血尿，可饭后服用，以免苦寒败胃。

现代药理研究

本品含胖大海素、西黄芪胶粘素、戊聚糖及收敛性物质。其水煎液能促进肠蠕动，而致腹泻，以种仁作用最强。种仁溶液对猫有降压作用，胖大海素对血管平滑肌有收缩作用，尚能改善黏膜炎症，减轻痉挛疼痛。

性能归纳

胖大海，味甘性寒，归肺、大肠经，无毒，为梧桐科植物胖大海的成熟种子，味淡性发，为清、散之剂。升、降、润、缓、静、泄，守而亦走，阴也，入气分，走上下，达内外，行表里之性能。清肺利咽，润肠通便。

性能应用

胖大海，甘寒，有清肺化痰，利咽开音之功，用于咽喉疼痛、声哑、咳嗽等症。用于肺热所致者，单味泡服即可，亦可与清肺化痰、利咽开音之品，如桔梗、蝉蜕等同用。

胖大海，又可润肠通便，用于肠燥便秘，并能清泄肠道之热，单味泡服亦可，或与泄热通便之品配伍，以助其效。

个人体会

胖大海，体轻，味甘淡，性寒，得沸水浸泡，皮裂膨发疏散，又名大发，发散之意也。入肺经，宣散肺经风热，开宣肺气，治伤风咳嗽，鼻塞声重。又透发疮痘热毒，通泄皮毛，《本草纲目拾遗》曰："治火闭痘。"盖热毒壅于肌腠而痘出不畅者，此物开发最速。本品尚能缓解、改善咽喉黏膜炎症，减轻痉挛疼痛，故能清肺化痰，利咽开音。用于肺闭日甚，咳不出声，发音嘶哑者，单味泡水服用即可。肺闭开则大肠秘闭亦通，相为表里耶。况其子仁，水煎液能明显增加肠蠕动，有泻下作用。对于肺热失音、咽喉肿痛，兼大便干结者，用之更宜。苦寒败胃之品，多用有恶心呕吐、腹痛腹泻之虞。脾虚便溏者忌用。

浮　石

古今理性录

朱震亨《本草衍义补遗》：清金降火，消积块，化老痰。海石，治老痰积块，咸能软坚也。

李时珍《本草纲目》：消瘤瘿结核疝气，下气，消疮肿。浮石，气味咸寒，润下之用也。故入肺除上焦痰热，止咳嗽而软坚。清其上源，故又治诸淋。

顾靖远《本草必用》：能化积块老痰，可消瘿瘤结核，咸能软坚故也。水沫结成，体轻虚而性润下，故有清金降火之功。

吴仪洛《本草从新》：多服损人气血。

谭同来《常用中药配对与禁忌》：海浮石，体轻上浮，主入肺经，功擅清肃肺气，通利水道，软坚散结。

胡心藻《中药类比歌诀》：海浮石，寒凉，体疏轻浮，通上达下，主入肺经，功擅清肃肺气，善治热痰黏结难咳，或热伤肺络，咳血、咯血为宜。取其清化润燥痰热之功，兼能软坚散结，清热消肿，治瘰疬、瘿瘤、结核，但力较弱。肺为水之上源，肺气清肃则水道通利，所以又能通淋消石，治湿热蕴结下焦而致的砂淋、血淋、尿道涩痛。

现代药理研究

脊突苔虫的骨骼主含碳酸钙，并含少量镁、铁等。火山喷出的岩浆形成的多孔状石块，主要含二氧化硅，亦含氯、镁等物质。

性能归纳

浮石，味咸，性寒，归肺经，无毒，为胞科动物脊突苔虫及瘤苔虫的骨骼，或火山喷出的岩浆形成的多孔状石块，体轻虚浮，为清、利之剂。升、降、浮、沉、润、缓、静、泄，走而不守，阴也，阳也，入气分，行上下，达内外，走表里之性能。清热化痰，消痰散结。

性能应用

浮石，味咸性寒，能清肺热而化痰，用治痰热咳嗽，以治热痰黏稠难咯者为宜。治疗热痰阻肺所致之咳嗽、痰黄黏稠，不易咯出者，可与清热化痰、止咳之品，如栝楼、贝母、黄芩等配伍使用。治疗肺热咳嗽日久，痰中带血者，可与凉血止血类药物同用。

浮石，既能清热，又可消痰散结，用于瘰疬、瘿瘤等证。治痰热郁结阻滞经络之瘰疬、瘿瘤等证，常与消痰散结类药物，如昆布、浙贝等同用。

个人体会

浮石，水沫结成，体轻虚浮，味咸寒而性润下。清金降火，故入肺经，清化痰热黏稠而止咳嗽。咸能软坚，故能化老痰、积块，消瘰疬、瘿瘤、结核。又清肃肺气，通利水道，故能通淋消石，治湿热蕴结之淋涩。《本草纲目》曰："消瘤瘿结核疝气，下气，消疮肿。浮石，气味咸寒，润下之用也。故入肺除上焦痰热，止咳嗽而软坚。清其上源，故又治诸淋。"总为清、利之剂，以清、散、通、利为特点。润下软坚，清热化痰，消痰散结。但其性缓力弱，辅佐之药，寒湿痰饮勿用。

止咳平喘药

杏 仁

古今理性录

朱震亨《本草衍义补遗》：其性热，因寒者可用。其实不可多食，能伤筋骨。

徐彦纯《本草发挥》：其用有三：润肺气，消宿食，下降气。

李时珍《本草纲目》：杏仁能散能降，故解肌散风，降气润燥，消积治伤损药中用之。治疮杀虫，用其毒也。治风寒肺病药中，亦有连皮尖用者，取其发散也。

缪希雍《本草经疏》：杏仁性温，散肺经风寒滞气殊效，第阴虚咳嗽，肺家有虚热、热痰者忌之。风寒外邪，非壅逆肺分，喘急息促者，不得用。产乳、金疮无风寒击袭者，不得用。惊痫、喉痹，亦非必须之药。用者详之。双仁者能杀人。《本经》言有毒，盖指此耳。

张介宾《景岳全书》：其味苦，降性最疾，观其澄水极速可知，故能定气逆上冲，消胸腹急满胀痛，解喉痹，消痰下气，除惊痫烦热，通大肠气闭干结，亦杀狗毒。尤杀诸虫牙虫，及头面黑斑鼾疱。元气虚陷者勿用，恐其沉降太泄。

张璐《本经逢原》：扁鹊云：杏仁不宜久服，令人面目须发落，耗气之验也。今人以之混治阴虚咳嗽，转耗胸中大气，为患不浅！亡血家尤为切禁，以其味辛性温，大能破血也。双仁者捣烂，以车脂调涂，针断入肉，及箭镞在咽膈诸隐处，敷之即出。巴旦杏仁，则甘平无毒，能止咳下气，消心腹逆闷。杏实味酸，伤人筋骨，生者尤甚。

黄元御《长沙药解》：肺主藏气，降于胸膈而行于经络，气逆则胸膈闭阻而生喘咳，脏病而不能降，因此痞塞，经病而不能行，于是肿痛。杏仁疏利开通，破壅降逆，善于开痹而止喘，消肿而润燥，调理气分之郁，无以易此。其诸主治，治咳逆，调失音，止咯血，断血崩，杀虫䘌，除瘤刺，开耳聋，去目翳，平胬肉，消停食，润大肠，通小便，种种功效，皆其降浊消郁之能事也。

黄宫绣《本草求真》：杏仁，既有发散风寒之能，复有下气除喘之力。缘辛则散邪，苦则下气，润则通秘，温则宣滞行痰。杏仁气味俱备，故凡肺经感受风寒，而见喘嗽咳逆，胸满便秘，烦热头痛，与夫蛊毒，疮疡，狗毒，面毒，锡毒金疮，无不可以调治。但用杏仁以治便秘，须用陈皮以佐，则气始通。至书所言，久服令人须眉发落，亦是耗气之故。今人以此混治阴虚喘嗽，及于亡血家妄投，其亦未明耗气损血之义也乎。

吉益为则《药征》：杏仁主治胸间停水，故治喘咳，而旁治短气结胸、心痛、形体浮肿。

张秉成《本草便读》：凡仁皆降，故杏仁功专降气，气降则痰消嗽止。能润大肠，故大肠气闭者可用之。考杏仁之性似乎只有润降之功，而无解散之力，但风寒外束，肺气壅逆，不得不用此苦降之品，使气顺而表方得解，故麻黄汤用之，亦此意耳。桃仁、杏仁，其性相似，一入肝经血分，一入肺经气分。至于解毒杀虫，彼此均可，在乎用者之神明耳。

焦树德《用药心得十讲》：杏仁有苦杏仁、甜杏仁两种，处方上只写杏仁，药房只给苦杏仁，须用甜杏仁时须写清楚。苦杏仁力较急，适用于壮人，实证。甜杏仁味甘，性平，力较缓，适用于老人，体虚及虚劳咳喘。杏仁有小毒，小儿使用时，须注意用量不可过大，以防中毒而致呼吸麻痹。

胡爱萍《病证通用中药》：杏仁，味苦微温，主入肺经，长于降气，兼能宣散。肺主宣发、肃降、宣与降，在肺的生理上相互协调，病理上亦相互影响。不论是肺气不宣，还是肺气不降，均可出现咳嗽、喘息等症。而杏仁平喘，能降能宣，故为治喘咳之要药。随证配伍可用于多种咳喘病证，即无论寒热新久之咳喘皆宜。本品质润多脂，且味苦下气，具有润肠通便之功，可用于津枯肠燥之便秘。因肺与大肠相表里，肺气不降则大肠传导失职，而大便燥结，反过来也会影响肺气的肃降。本品既能降肺气而止咳平喘，又能滋润肠道而润肠通便，故肺气不降之咳喘兼肠燥便秘者用之更宜。杏仁温降，阴虚喘咳、大便溏泻者忌用。有毒之品，用量不宜过大。

胡心藻《中药类比歌诀》：杏仁，苦辛而温，辛开苦泄，具有疏利开通之性。宣肺降气行滞而止咳喘，消痰以通胸阳而开肺闭。临床常用于风寒闭肺的胸膈逆满，咳嗽痰喘。本品又富含油脂，其性滑利，有润燥滑肠之功，因主入肺经气分，善于肃降肺气以降泄大肠之浊气，并能使水津不能偏渗水道而能运行于肠道，使便秘得通，用治大肠气秘导致的便秘；长于降气消痰。《医速》曰："昼则便难，行阳气也，宜用杏仁。"

谭同来《常用中药配对与禁忌》：杏仁乃肺经之药，味苦性降，降泄肺气而兼宣利肺气，故无论外感、内伤，凡邪壅肺气，肺气不降而咳喘者，用之降气行痰，气降则痰消嗽止。本品亦行滞气，开闭塞，消痰饮，通胸阳，用于痰饮内停，胸阳不宣而致胸痛气短者。此外，杏仁又能开泄肺气而治喉痹，及喉中热结。宣开肺气以利外窍，而治鼻中生疮。

黄和《中药重剂证治录》：杏仁，苦、微温，有小毒，归肺、大肠经，通、散之剂也。药效以横行能散、直行而降为特点，主入肺经气分，有宣肺化痰，止咳平喘，润肠通便之功效。苦杏仁，气薄味厚，苦以降泄，温以散化，质润体滑，功可消积，其用大致有降、散、化、利、润、消而已。降：滞逆者降之，降肺气以定喘嗽，降胃气以消胀止呕，降肠气以除满通便，降肝气以平和血压。散：郁者散之，宣肺气以平喘并通鼻窍，开胃气以助消化，疏肝气以解郁，开痰气以散结消痞。化：湿饮化之，杏仁苦燥温化，凡脏腑、肌表、经络之湿，皆可用以温燥而化。利：肺主气，通调水道，合大肠，气降则水下，故治浮肿，湿温小便不利。且其润降之性，善能滑肠通便。润：燥者润之，润肺以降痰气而治喘咳，润胃以理滞气而治痞痛呕逆，润肠以开结气而通便，润肝以平疏郁气而解痉消胀。消：积者消之，杏仁有化食积之能，大可助胃消化，消痰癖食积，同时润燥化湿，除痰理气，消痞愈疡，治消化道溃疡及慢性炎症效佳。另外，总以其消散通宣之能，而治鼻息肉、皮肤疣瘤、扁平疣、结块、肿瘤等。

现代药理研究

本品含苦杏仁苷、脂肪油、多种游离氨基酸和蛋白质。此外，尚含苦杏仁酶、苦杏仁苷酶及樱苷酶扁桃腈。苦杏仁苷受苦杏仁苷酶及樱苷酶等作用后，生成氢氰酸及苯甲醛等。其氢氰酸能抑制呼吸中枢，而达到镇咳、平喘、促进肺表面活性物质合成作用。苯甲醛能抑制胃蛋白酶的消化功能，降低胃蛋白酶活性。苦杏仁油有抑菌、驱虫、止痒、润滑肠道而通便的作用，并具有抗病毒、抗炎、镇痛、降血压、防治糖尿病等作用。口服苦杏仁后，其苦杏仁苷易在胃肠道分解出氢氰酸，毒性较静脉注射大，故过量易中毒，成人服 60g（约 55 枚）以上可能致死。此外，苦杏仁苷、氢氰酸、苯甲醛等有微弱的抗癌作用。

性能归纳

杏仁，味苦，性微温，归肺、大肠经，有小毒。为蔷薇科植物山杏、西伯利亚杏、东北杏或杏的成熟种子，富含油脂，气薄味厚，为通、散之剂。沉、降、不升、缓、润、动、泄，走而不守，入气分，亦入血分，阳也，走上、下，入内达里之性能。止咳平喘，润肠通便。

性能应用

杏仁，苦温，入肺经气分，有良好的止咳平喘功效，用于多种咳喘证，为治咳喘之要药。无论外感、内伤、寒热、新久等诸多咳、喘证，皆可配伍应用。治外感风寒之咳喘，恶寒发热，常与发散风寒、宣肺平喘之麻黄、紫苏等配伍。风热所致咳嗽痰黄，发热汗出者，宜与疏散风热、清肺止咳之品配伍，如《温病条辨》之桑菊饮。治寒痰咳嗽痰多者，可与温肺散寒、燥湿化痰药物配伍，如《金匮要略》之苓甘五味姜辛半夏杏仁汤。若治肺热咳喘，痰黄稠者，又宜与清泻肺热之品配伍，如《伤寒论》之麻杏石甘汤。若治燥邪伤肺，干咳痰少者，宜与清肺养阴、润肺止咳药物配伍，如《温病条辨》之桑杏汤，以之与贝母、沙参等同用。若咳喘日久不止者，亦可与补肾纳气之品配伍。

杏仁，富含大量油脂，能润滑肠道而通便，用于肠燥便秘。治津枯肠燥便秘，宜与润肠通便类药物配伍，如《世医得效方》之五仁丸，以之与柏子仁、郁李仁等同用。若治血虚便秘者，宜与补血润肠之品配伍，如《沈氏尊生书》之润肠丸，以之与当归、生地等同用。

个人体会

杏仁苦温，入肺经气分，主宣降。宣者：宣散肺气之郁闭，通行肺络之滞气，开宣肺中之阳气而宣肺化痰。降者：降泄肺中之痰壅，清肃肺中之浊气，定降气逆之上冲而止咳平喘。《经》曰："诸气膹郁，皆属于肺。"杏仁能宣散肺气，降泄气逆，行滞气，开气闭，通胸中阳气。宣发肃降，在肺的生理上相互协调，病理上相互影响。随症配伍可用治多种咳喘病证，即无论寒热新久之喘嗽皆宜，为治喘咳之要药，亦为调理肺气之要药也。

杏仁，质润多脂，味苦下气，具有润肠通便之功，可用于津枯肠燥之便秘。因肺与大肠相表里，肺气不降则大肠传导失职，肺气闭则大肠之气亦闭。本品又具有疏利开通之性，宣降肺气以降泄大肠之浊气，并能使水津不能偏渗于水道而能运行于肠道，使便秘得通，亦可用于大肠气秘。本品可通胸中阳气而降气消痰，可治大便粘腻不爽，滞塞不下。《医速》曰："昼者便难，行阳气也，宜用杏仁。"大肠秘结，腑气不通，反过来又可影响肺气的肃降。本品既能降肺气，又能润燥通肠道，故对肺气不降之咳喘兼肠燥便秘者尤为适宜。

苦杏仁苷经胃肠分解成苯甲醛，能抑制胃蛋白酶的消化功能，降低胃蛋白酶的活性，修复胃肠道黏膜组织，对消化道溃疡和慢性炎症有佳效。止痛消痞，除胀止呕，消积行滞，开降胃气之功，行气理气，调气分之郁闭。《长沙药解》曰："疏利开通，破壅降逆，调理气分之郁，无以易此。"

杏仁、桃仁，皆蔷薇科乔木杏或桃的成熟种仁，均含苦杏仁苷、苦杏仁苷酶、脂肪油等成分。苦杏仁苷在苦杏仁酶及胃肠道分解的作用下，能生成氢氰酸、苯甲醛等物质。氢氰酸有毒，能抑制或麻痹呼吸中枢而达到镇咳、平喘的作用，及取其毒性成分而达治疗效果而已。二者均含脂肪油，有滑润肠道，通大便之功，可治肠燥便秘，故杏仁、桃仁皆有止咳平喘，润肠通便的功效。只是桃仁主入血分，活血化瘀，又兼入气分，止咳平喘，通便秘。杏仁偏入气分，宣降肺气，亦兼入血分，温经通阳，止胸痛。《本草新编》曰："虽与桃仁同是利气下血之药，其中亦有分别。东垣分杏仁治气、桃仁治血，似乎明晰，而不知杏仁未尝不治血，桃仁未尝不治气也。如大便闭结，气闭者，桃仁亦能开；血闭者，杏仁亦能下。"可见二者皆通散气血之药，只是桃仁偏于理血，杏仁偏于调气。故通常咳嗽喘逆，大便闭结，偏于血分者，常选桃仁配伍；胸阳不宣，胸痛痞塞，偏于气分者，常选杏仁治疗。故杏仁为通散气血之剂，可鉴矣。

总之：杏仁，苦温，为通、降之剂，气血之药。药效以横行能散，直行能降，以行、散、通、利为特点，主入肺经，通散气血，宣降肺气。亦入胃经，开降胃气，调理气血之药。药性随和，辅佐之剂，适当配伍，虚实寒热之多种咳喘均可配伍用。开胃气，通大肠，为滑润通利之药，脾虚便溏者勿用；有毒之品，用量不宜过剂，以防中毒而致呼吸麻痹，小儿慎用。

紫 菀

古今理性录

李中梓《本草通玄》：紫菀，辛而不燥，润而不寒，补而不滞。然非独用，多用不能速效。苦能入心，而泄上炎之火，辛能入肺，而散结滞之气。行气养血，专治血痰，为血痨要药。

缪希雍《本草经疏》：观其能开喉痹，取恶涎，则辛散之功烈矣。而其性温，肺病咳逆喘嗽，皆阴虚肺热证也，不宜专用及多用。

张介宾《景岳全书》：紫菀，辛能入肺，苦能降气，故治咳嗽上气痰喘。唯肺实气壅，或火邪刑金而致咳唾脓血者，乃可用之。若以劳伤肺肾，水亏金燥而咳喘失血者，则非所宜。观陶氏《别录》，谓其补不足，治五劳体虚，其亦言之过也。

贾所学《药品化义》：紫菀，味甘而带苦，性凉而体润，恰合肺部血分。主治肺焦叶举，久嗽痰中带血，及肺痿、痰喘、消渴，使肺窍有清凉沛泽之功……用于肝经，凡劳热不足，肝之表病也；蓄热结气，肝之里病也；吐血衄血，肝之逆上也；便血溺血，肝之妄下也，无不奏效。因其体润，善能滋肾，盖肾主二便，以此润大便燥结，利小便短赤，开发阴阳，宣通壅滞，大有神功。

陈士铎《本草新编》：或问缪仲醇云：观紫菀能开喉痹，取恶涎，则辛散之功烈矣。然而又云：其性温，肺病咳逆喘嗽，皆阴虚肺热证也，不宜多用等语，似乎紫菀并不可以治嗽也。曰：紫菀舍治嗽之外，原无多奇功。治缠喉风、喉闭者，正取其治肺经咳逆、阴虚肺热也，而仲醇以此相戒，何哉？夫喉闭，未有非下寒上热之症。紫菀性温，而又兼辛散，以其火热之性而解之，乃从治之法，治之最巧者也。仲醇最讲阴虚火动之旨，何独于紫菀而昧之，此铎所不解也。

张璐《本经逢原》：紫菀，肺金血分之药，《本经》止咳逆上气，胸中寒热结气，取性疏利肺经血气也。去蛊毒痿蹶者，以其辛苦微温，能散结降气，蛊毒自不能留，痿蹶由肺热叶焦，紫菀专通肺气，使热从溲便去耳。《别录》疗咳唾脓血，《大明》消痰止渴，皆滋肺经血气之效。《金匮》泽漆汤用以治咳而脉沉者，咳属肺，脉沉则血分之病也。亦治下痢肺痛，与紫参同功。

黄宫绣《本草求真》：辛而不燥，润而不滞，李士材比为金玉君子，非多用独用不能速效。于肺实为有益，然疏泄性多，培养力少，此则专泻血经气分也，故肺虚干咳禁用。干咳类多血虚，不宜再泻。

张山雷《本草正义》：紫菀柔润有余，虽曰苦辛而温，非燥烈可比。专能开泄肺郁，定咳降逆，宣通窒滞，兼疏肺家气血。凡风寒外束，肺气壅塞，咳呛不爽，喘促哮吼，及气火燔灼，郁为肺痛，咳吐脓血，痰臭腥秽诸证，无不治之。而寒饮蟠踞，浊涎胶固，喉中如水鸡声者，尤为相宜。唯其温而不热，润而不燥，所以寒热皆宜，无所避忌。景岳谓水亏金燥，咳嗽失血者，非其所宜；石顽谓阴虚肺热干咳者忌之。盖恐开泄太过，重伤肺金，又恐辛温之性，或至助火。要之虚劳作嗽，亦必有浊痰阻塞肺窍，故频频作咳，以求其通，不为开之，咳亦不止，以此温润之品，泄化垢腻，顺调气机，而不伤于正，不偏于燥，又不犯寒凉遏抑、滋腻恋邪等弊，岂非正治？且柔润之质，必不偏热，较之二冬、二母，名为滋阴，而群阴腻滞、阻塞隧道者，相去犹远。唯实火作咳，及肺痈成脓者，则紫菀虽能泄降，微嫌其近于辛温，不可重任，然借为向导，以捣穴犁庭，亦无不可。总之，肺金窒塞，无论为寒为火，皆有非此不开之势。

焦树德《用药心得十讲》：本品还有下气、利小便的作用，苦能降气达下，辛可益肺，能使气化下达于膀胱而利小便。因肺经有邪，肺气壅滞，气不能下达于膀胱而小便不利、尿少短赤者，可配合茯苓、通草等同用。紫菀用蜜炙后，可增强其润肺止咳的作用。肺痨咳嗽、痰中带血者，或肺燥、咽痒、干咳者，均须用蜜炙紫菀。

朱良春《朱良春用药经验集》：紫菀之所以能通利二便，是因其体润而微辛微苦，观其药材，须根皆可编成辫状，故紫菀又有"女辫"之别名，其性润可知。润则能通，辛则能行，苦可泻火，故用于二便之滞塞有效。紫菀所治之二便不利，必有肺气不宣之见症，非一切二便不利皆可治之也。

谭同来《常用中药配对与禁忌》：紫菀，辛散苦降，疏利肺气，通利三焦，宣通壅滞，祛痰作用明显，偏于化痰止咳。

胡心藻《中药类比歌诀》：紫菀，辛苦柔润，走气入血，偏于血分，温散而不伤阴，柔润而不滋腻。善于开散肺气郁滞，化痰浊作用较好，多用于风热郁肺之咳嗽。

刘典功《中药指征相类鉴别应用》：紫菀味苦辛散，性微温，具有化痰降气止咳，升降肺气而通调水道之功效。长于开肺郁，止咳逆，化痰浊。主治外感内伤之咳嗽有痰，肺痨咳嗽，或肺燥咽痒、干咳，或肺气壅滞，气不能下达膀胱而小便不利。外感暴咳宜生用，肺虚久咳宜炙用。

现代药理研究

本品含紫菀皂苷、紫菀酮、槲皮素、无羁萜、紫菀苷、环氯亭、挥发油等。此外，尚含烃、脂肪酸、芳香酸。紫菀的水煎液及甲醇、苯提出物能使呼吸道分泌增多，有显著的祛痰作用。从本品中提取的紫甲素有镇咳作用。体外实验表明，本品对金黄色葡萄球菌、大肠杆菌、痢疾杆菌、变形杆菌、伤寒杆菌、副伤寒杆菌、绿脓杆菌及霍乱弧菌有一定的抑制作用，对流感病毒有明显的抑制作用。槲皮素有利尿作用，表无羁萜醇对艾氏腹水癌有抗癌作用。此外，因含皂苷，有强烈的溶血作用，故不能作注射剂。

性能归纳

紫菀，味辛、甘、苦，性微温，归肺经，无毒，为菊科草本植物紫菀的根及根茎，须长且柔，为润、通之剂。沉、降，亦升，缓、润、动、泄，走而不守，入气分，亦入血分，阳也，走上、下，达内入里之性能，化痰止咳。

性能应用

紫菀，味微苦，性微温，入肺经，有较好的祛痰和止咳作用，用于多种咳嗽有痰之症。应用广泛，无论外感内伤，寒热虚实之咳嗽有痰者，皆可配伍使用。若治外感风寒，恶寒发热，咳嗽痰多者，宜与发散风寒之品同用，如《医学心悟》之止嗽散。治肺热喘嗽，痰黄稠，可与清肺热、止咳喘药同用。对于肺阴虚久咳，痰中带血者，亦可与养肺阴、止咳、止血之品配伍，如《圣惠方》之紫菀汤，以之与贝母、天冬、生地等同用。

个人体会

紫菀之根，松散柔长，采者常将须根编成辫状，以利收藏，故名"长辫紫菀"，亦称"女辫"。紫菀之水煎液，及甲醇提出物能促使呼吸道分泌增多，有显著的祛痰作用，其性柔润可知。主入肺经气分，亦入肺经血分，气血双入。能宣散痰浊壅实，开泄肺中郁闭，化痰止咳，定喘降逆；又能清肺润燥，止久嗽痰中带血及肺痈咳吐脓血。《本经》谓："止咳逆上气，胸中寒热结气。"《别录》亦谓"疗咳唾脓血"，皆取其疏利肺经气血之功也。滞郁散则肺清，燥焦润则沛泽，故治风寒外束，肺气壅塞，咳呛不爽，喘促哮吼，及气火燔灼，郁为肺痈，咳吐脓血，痰臭腥秽；或阴虚肺叶焦举，久嗽干咳，痰中带血诸证。如痰饮蟠踞，浊痰胶固，喉中如水鸡声音，尤为相宜。又能通利二便，皆润则能通，辛则能行，味苦泄降，肺气清肃，化气达上之功矣。

紫菀之性柔润有余，虽性味苦辛微温，而燥烈不甚，可泄化垢腻，顺调气机。柔润之质，故温而不热，辛而不燥，去邪不伤正，润泽不滞郁，又不犯寒凉之遏郁，滋腻恋邪之弊。不论是寒是热，或虚或劳，新病久疾，皆能治之。《本草正义》曰："必有痰浊阻塞肺窍，频频作咳，以求其通，不为开之，咳亦不止也。"总为润、通之剂，以柔润通降为特点，化痰、降气、止咳、升降肺气，通利二便。凡肺金窒塞，有非此不开之势，为化痰止咳之良药也。唯实火作咳，及肺痈成脓者，紫菀虽能泄降，因其柔润微温，不可重用，为辅佐之品可也。

款 冬 花

古今理性录

苏颂《本草图经》:《本经》主咳逆，古方用为温肺治嗽之最。

贾所学《药品化义》: 冬花，味苦主降，气香主散，一物而两用兼备。故用入肺部，顺肺中之气，又清肺中之血。专治咳逆上气，烦热喘促，痰涎稠黏，涕唾腥臭，为诸证之要剂，如久嗽肺虚，尤不可缺。

卢之颐《本草乘雅半偈》: 款冬花用治咳逆上气，善喘喉痹，因肾苦燥及形寒饮冷，秋伤于湿者始宜。或火热刑金，或肺气焦满，恐益消烁毁伤矣。

张志聪《本草崇原》: 款冬，气味辛温，从阴出阳，主治肺气虚寒之咳喘。若肺火燔灼，肺气焦满者，不可用。《济生方》中，用百合、款冬二味为丸，名百花丸。治痰嗽带血，服之有愈有不愈者，寒嗽相宜，火嗽不宜也。

陈士铎《本草新编》：近人喜用紫菀，而不用款冬者，殊不可解。紫菀虽亦止久嗽，而味苦伤胃，不若款冬之味甘，清中有补也。余所以取款冬，而弃紫菀耳。或问款冬花，清中有补，多用之以益肺、益肝、益心，可乎？曰：款冬花虽清中有补，而多用亦复不宜，盖补少而清多也。是款冬花多用则伤，少用则益，又何必多用哉。

张璐《本经逢原》：款冬味辛入气分，色紫归血分。虽其性温，却不燥血，故能轻扬上达。观《本经》主治，一皆气升火炎之病，古方用为温肺治嗽之要药，润肺消痰，止嗽定喘，喉痹喉瘖，肺痿肺痈，咸宜用之。有人病咳多日，或令燃款冬花三两，放无风处，以管吸其烟咽之，数日果愈。鳌寡失合，阴虚劳咳禁用，以其性温也。

黄宫绣《本草求真》：款冬气味辛温，可以疏泄肺郁。所谓能治肺痿肺痈，咳吐脓血者，亦是肺虚得此以为温润，故能服之即止。若使血因实致，则此断属难投，况此虽云纯阳，于火更不克助。故辛温之内，仍有和暖之意，是以书载可为寒热虚实通用。

邹澍《本经疏证》：紫菀、款冬花，仲景书他处不用，独于肺痿上气咳嗽篇，射干麻黄汤中用之。射干麻黄汤，即小青龙汤去桂枝、芍药、甘草，加射干、紫菀、款冬花、大枣也。紫菀、款冬虽不得为是方主剂，然局法之转移，实以紫菀款冬变，故《千金》《外台》凡治咳逆久嗽，并用紫菀、款冬者，十方而九，则于此方亦不可不为要药矣。然二物者一则开结，使中焦之阴化血，一则吸阴下归，究之功力略同，而其异在《千金》《外台》，亦约略可见。盖凡唾脓血失音者，及风寒水气盛者，多不甚用款冬，但用紫菀。款冬则每同温剂补剂用者为多，是不可得其大旨哉。

张山雷《本草正义》：款冬花，主肺病，能开泄郁结，定逆止喘，专主咳嗽，性质功用，皆与紫菀绝似。所以《本经》主治，亦复多同，于寒束肺金之饮邪喘嗽最宜。然气味虽温，润而不燥，则温热之邪，郁于肺经而不得疏泄者，亦能治之，又如紫菀开肺，寒热皆宜之例。特比之紫菀，究是辛温一筹，则火邪郁结，如肺痈成脓，痰红腥臭之候，自当有所顾忌。甄权竟谓其主肺痿肺痈，而景岳、石顽从而和之，殊是未妥。且石顽亦谓阴虚劳嗽忌之，以其性温也，何独于肺痈而不畏其温？要之，其功用大纲，多似紫菀。

焦树德《用药心得十讲》：款冬花偏于治寒性咳嗽、日久咳嗽，火热性咳嗽不宜用。紫菀偏于宣肺化痰而治咳，款冬花偏于温肺化痰而治咳，二药常合用，能增加治咳的作用。

胡爱萍《病证通用中药》：款冬花，虽属辛温，然润而不燥，主入肺经，以润肺化痰止咳为其特长。治疗咳嗽，无论寒热虚实，均可配伍。冬花辛温，开泄力强，故对肺寒痰多咳嗽最为适宜。款冬花镇咳作用较好，但祛痰作用不显著。外感暴咳宜生用，内伤久咳宜炙用。

胡心藻《中药类比歌诀》：款冬花辛香微温，可散可降。有邪可散，散而不泄，无邪可润，润而不寒，偏入气分，长于温肺下气，止咳功效较好，多用治寒性痰饮的日久咳嗽。

现代药理研究

本品主含黄酮类、生物碱类、款冬二醇、蒲公英黄色素、三萜皂苷、挥发油及鞣质等成分。醚提取物对组织胺引起的支气管痉挛有解痉作用，其煎剂有明显的镇咳作用。乙酸乙酯提出物有祛痰作用，但祛痰作用不显著；能兴奋动物呼吸中枢，且能维持一定时间。款冬花醇提取物及水煎剂均有升压作用。

性能归纳

款冬花，味辛，微苦，性温，归肺经，无毒，为菊科草本植物款冬的花蕾，色紫气香，为通、散之剂。沉、降、亦升，润、缓、动、泄，走而不守，入气分，亦入血分，阳也，走上、下，达内、外，入里之性能。止咳化痰。

性能应用

款冬花，味辛微苦，既能止咳，又可祛痰，类似紫菀，用于多种咳嗽之症。本品长于止咳而紫菀长于化痰，二者常相须为用，则止咳祛痰之力俱佳。治外感风寒之咳喘痰多者，宜与发散风寒、化痰止咳平喘之品配伍，如《金匮要略》之射干麻黄汤。肺热咳嗽痰稠，宜与清肺热、化痰止咳药配伍，如《圣惠方》之款冬花散，以之与桑白皮、知母、贝母等同用。肺阴虚咳嗽咯血者，可与养肺阴、清肺止咳药物配伍，如《赤水玄珠》之款冬补肺汤。肺气虚之久咳者，须与补肺气之人参、黄芪等同用。亦可配伍清热解毒、祛痰排脓之品，如鱼腥草、桔梗、薏苡仁等，用于肺痈咳吐脓痰者。

个人体会

款冬花，色紫气香，生于地下，长于土中，土能生金，故入肺经益肺气。辛香宣散，味苦降逆，宣降兼备，可顺肺中之气，肺气顺则肺清、郁开。专治咳逆上气，烦热喘促，痰涎黏稠，涕唾腥臭之症。药理研究：款冬花含款冬二醇等成分，能兴奋呼吸中枢，扩张支气管，对组织胺引起的支气管痉挛有解痉作用，其水煎液有明显的镇咳作用。乙酸乙酯提出物有化痰成分，但其祛痰作用不显著。《本草正义》曰："款冬花，主肺病，能开泄郁结，定逆止喘，专治咳嗽。"为降逆止咳之要药也。款冬花，温润之剂，温而不燥，润而不寒，偏入气分，长于温肺下气，用于肺气虚寒之咳喘。《本草图经》载："主咳逆，古方用为温肺治嗽之最。"款冬花色紫，又入血分而清肺中之血，清中有补，治久嗽肺虚，痰中带血，及肺痿肺痈，咳吐脓血。肺虚得此以为温润，服之即止，亦为治劳嗽咳血之良剂也。《药品化义》谓："如久嗽肺虚，尤不可缺。"温润之剂，有和缓之意。虽书载可寒热虚实通用，总以辛温，以阴出阳，气由火燔，血因实致者，则此断属难投矣。虽然清中有补，盖清多补少，多用则伤，少用则益，何必多用哉。

款冬花、紫菀，质地属性不同，但其性能功用相近。只是紫菀柔润，偏于宣散开闭，化痰而止咳，利二便。治痰浊壅肺之痰咳，及滞郁成痈，咳吐脓血。款冬花温润，偏于温肺下气，止咳而化痰，益肺气。治风寒郁肺之咳嗽，及日久肺虚，痰中带血而已。二药常相须合用，以增止咳化痰之效。《本经疏证》载：《千金》《外台》凡治咳逆久嗽，并用紫菀、款冬者，十方而九，则于此方亦不可不为要药矣。

马兜铃

古今理性录

李时珍《本草纲目》：马兜铃体轻而虚，熟则悬而四开，有肺之象，故能入肺。气寒味苦微辛，寒能清肺热，苦辛能降肺气。钱乙补肺阿胶散用之，非取其补肺，乃取其清热降气也，邪去则肺安也。其中所用阿胶、粳米，则正补肺之药也。汤剂中用多亦作吐，故崔氏方用以吐蛊。其不能补肺，又可推矣。

缪希雍《本草经疏》：马兜铃，寒能除热，而使气下降。咳嗽者，气升之病也，气降热除，嗽自平矣。痰结喘促，亦肺热病也，宜并主之。血痔瘘疮，无非血热，况痔病属大肠，大肠与肺为表里，清脏热则腑热亦清矣，故亦主之。甄权用以治肺气上急，坐息不得，咳逆连连不止。洁古用以清肺气、补肺，去肺中湿热者，皆除热降气散结之力也。

张璐《本经逢原》：诸药之性轻浮者，皆能入肺散气，灯心、马勃之属皆然。诸家言其性寒，专于劫痰定喘，不知其苦中带辛，寒中带散，是以肺热痰喘，声音不清者宜之。

陈念祖《神农本草经读》：马兜铃，虽云无毒，而偏寒之性，多服必令吐利不止也。《黄帝内经》云：肺喜温而恶寒。若《开宝》所云肺热咳嗽，为绝少之证，且所主咳嗽痰结喘促证，与血痔瘘疮外证，同一施治，其为凉泻攻坚之性无疑。

杨时泰《本草述钩元》：马兜铃所治，专主咳嗽之因于肺热而痰结喘促者，第肺热痰结，须分虚实。《经》曰太阳独至，厥，喘虚气逆，是阴不足，阳有余也。又有虚劳少血，津液内耗，心火自焚，使燥热乘肺，咯唾脓血，上气涩潮，其嗽连续而不已者，用兜铃于补泻中，得不从所主剂以为别乎。且就痰结而论，亦不能以热尽之。况六淫七情，每每因郁化火，治火之法，必先治郁，而火乃散。又不谓清肺热，下逆气，便可一了百当也，知此则可以善用兜铃矣。

张山雷《本草正义》：马兜铃，洁古以为清肺，而又以为补肺，则殆误解钱仲阳补肺阿胶散之真旨。要之，仲阳意中，只为肺受燥火之凌，热壅不宣，故用牛蒡、杏仁、兜铃，皆属开宣清热主治。特以热伤肺阴，乃主阿胶，非诸药皆是补肺正将。濒湖已谓钱氏此方，非以兜铃补肺，乃取其清热降气，使邪去而肺安。案宣肺之药，紫菀微温，兜铃微清，皆能疏通壅滞，止嗽化痰。似此二者，有一温一清之分，宜辨寒嗽热嗽，寒喘热喘主治。究竟紫菀本非大温，兜铃亦非大寒，而能抉壅疏通，皆有捷效，洵乎同为肺金窒塞之良药矣。

焦树德《用药心得十讲》：前人对马兜铃有"汤剂中用之，多作吐"的记载。个人证于临床，如用生马兜铃，确见多数人发生呕吐，甚至有人吐得很利害。如用蜜炙马兜铃，就很少发生呕吐。

胡爱萍《病证通用中药》：马兜铃，既能清肺平喘，又能清肺化痰，还能清肺止咳，故热郁于肺，发为咳嗽痰喘者最宜。

现代药理研究

本品含马兜铃酸、马兜铃碱、马兜铃次酸、木兰碱等成分。其水煎剂有祛痰作用，又能缓解支气管痉挛，有扩张支气管的作用，有缓慢而持久的降压作用，对金黄色葡萄球菌、肺炎球菌、痢疾杆菌及常见皮肤真菌有抑制作用。药理研究，动物皮下注射马兜铃碱浸剂可致肾炎，大剂量可出现血尿、尿闭、呼吸困难，甚至死亡。若人服马兜铃过量，可引起恶心、心烦、呕吐等症状，重者可现出血性下痢、知觉麻痹、嗜睡、瞳孔散大、肾炎血尿、蛋白尿等，故尤当注意在规定剂量范围内使用。若蜜炙，可降低其毒副反应。

性能归纳

马兜铃，味苦，性寒，归肺、大肠经，有小毒，为马兜铃科藤本植物北马兜铃或马兜铃的成熟果实，体轻虚浮，为通散之剂。沉、降、升、浮、缓、润、动、泄，走而不守，入气分，亦阴亦阳，走上、下，达内、外，行表、里之性能。止咳平喘，清肺化痰。

性能应用

马兜铃，苦寒，归肺经，有止咳平喘之功，用于肺热咳喘证。又可清肺化痰，宜于肺热咳喘有痰者。治热痰阻肺，咳喘痰多，宜与清热化痰、止咳平喘之品配伍，如《普济方》之马兜铃汤，以之与桑白皮、葶苈子等同用。若治肺热津伤咳嗽，宜与养阴清肺止咳之品配伍，如《张氏医通》之清咽滋肺汤，以之与麦冬、浙贝母、天花粉等同用。阴虚咳喘，痰中带血，宜与养阴止血药物配伍，如《小儿药证直诀》之补肺阿胶汤。

个人体会

马兜铃，体轻虚浮，故入肺经气分。其果高悬，四裂开放，有华盖之象。华盖者：华丽之伞盖，荣贵之象征也。肺位最高，五脏之首，左右两叶，布荫于下，偶义华盖也。玲珑剔透，清澈畅亮，故能司呼吸，布津液，而朝百脉也。肺又为娇脏，不耐寒热，一经邪侵，必失宣降，郁而生热，气结痰壅，咳喘声嘶，为肺金不清之候，故宜清之。凡子、仁、果、实，其气必降，体轻虚浮，其性必宣。马兜铃正合肺的宣、降之理，加之味苦降泄，性寒清热，故能疏清肺中污垢，宣降肺气之郁闭，清热化痰结，开泄肺中之滞壅，而清肺。《本草正义》曰："兜铃亦非大寒，而能抉壅疏通，为肺金窒塞之良药矣。"肺清则热清，邪清，气清，浊清，滞壅散，郁闭开，以复肺之玲珑剔透，清澈畅亮之体，华盖之象。肺脉清亮，咳嗽、痰结、喘促之症何有。现代研究：其水煎剂能缓解支气管平滑肌痉挛，扩张支气管，有祛痰逐饮，抑菌抗炎的作用，故对外感寒热，热郁于肺，发为咳嗽痰喘者最宜。生用可致呕吐，应注意在规定剂量范围内使用。蜜炙能降低其毒副作用。

枇杷叶

古今理性录

李时珍《本草纲目》：枇杷叶，气薄味厚，阳中之阴。治肺胃之病，大都取其下气之功耳。气下则火降痰顺，而逆者不逆，呕者不呕，咳者不咳也。

缪希雍《本草经疏》：《经》曰：诸逆冲上，皆属于火。火气上炎，则为卒呃不止。呃者，哕也，其声浊恶而长。《经》曰：树枯者叶落，病深者声哕。病者见此，是为危证。枇杷叶性凉，善下气，气下则火不上升，而胃自安，故卒呃止也。其治呕吐不止，妇人产后口干，男子消渴，肺热咳嗽，喘息气急，脚气上冲，皆取其下气之功。又治妇人发热咳嗽，经事先期，佐补阴清热之药服之，可使经期正而受孕。

倪朱谟《本草汇言》：枇杷叶安胃气，润心肺，养肝肾之药也。沈孔庭曰：主呕哕、反胃而吐食不止，安胃气也；或气逆痰滞而咳嗽靡宁，润肺气也；或虚火烦灼而舌干口燥，养肾气也；或瘟疫暑暍而热渴不解，凉心气也。

张璐《本经逢原》：其叶气味俱薄，故入肺胃二经，治夏月伤暑气逆最良。近世治劳嗽，无不用之。盖取其和胃下气，气下则火降痰消，胃和则呕定哕止。然胃寒呕吐，及风寒咳嗽忌之。

黄宫绣《本草求真》：枇杷叶专入肺。味苦气平，诸书皆言泻肺治嗽。缘味多由胃气不和，肺气不顺，以致火气痰塞，因而咳嗽不已。丹溪云，气有余便是火，火起则痰生，服此味苦而平，则肺金清肃，而气不得上逆而顺矣。气顺则痰与火皆顺，痰、气、火同为一类。而逆者不逆，呕者不呕，咳者不咳，渴者不渴。则知此为清肺治火止嗽之要剂也。

王士雄、王孟英《重庆堂随笔》：枇杷叶，凡风温、温热、暑、燥诸邪在肺者，皆可用以保柔金而肃治节。香而不燥，凡湿温、疫疠、秽毒之邪在胃者，皆可用以澄浊气而廓中州。《本草》但云其下气治嗽哕，则伟绩未彰，故发明之。

周岩《本草思辨录》：枇杷叶青翠不雕，煮汁则冷，有抑肝阳之能，且使肺胃咸循其降纳之职。陶隐居云：若不暇煮，但嚼汁咽亦瘥。其效之速如是。然则柿蒂所以治冷呃，枇杷叶所以治热呃。非天然对待之剂耶。用枇杷叶者，于热嗽热呕多有之，热呃少见。但能认定枇杷叶为降气治热之物，则以之治嗽治呃，皆发无不中。

胡心藻《中药类比歌诀》：枇杷叶，苦平偏凉，其性善降，偏于清肃肺气，清泄肺热，降气化痰，止咳止血。尤以宣散风热燥火，治外感风热咳嗽为宜。

刘典功《中药指征相类鉴别应用》：枇杷叶，性凉而润，以清降肺、胃二经之热为主。化痰止咳宜炙用，降逆止呕宜生用。寒咳、胃寒呕逆者慎用。

郭永来《杏林集叶》：枇杷叶，其性微寒，味苦辛，功能止咳嗽，消痰定喘。能断痰丝，化顽痰，散吼哮，止气促。或肺热久咳，身如炙，肌瘦，将成肺痨。

黄和《中药重剂证治录》：枇杷叶，味苦微寒，归肺、胃经，清降之剂，以清泄降行为特点。有清肺止咳，降逆止呕之功效，为治肺胃痰热之要药。气薄味厚，苦寒善降，长于清热泻火，降气除痰，降逆止呕。常用以治疗肺热咳嗽，面部痤疮，肺、胃湿热之呕逆等。

现代药理研究

本品含皂苷、熊果酸、苦杏仁苷、齐墩果酸、鞣质、维生素 C、维生素 B、山梨醇、挥发油等，此外尚含樟脑、少量蜡醇、砷等。所含皂苷有较好的镇咳及平喘作用，油脂质有轻度的祛痰作用，但作用不明显。其煎剂对金黄色葡萄球菌有抑制作用，熊果酸有抗炎作用。本品所含苦杏仁苷水解产生苯甲醛，有抗癌作用。此外，本品的乙酸、乙酯提出物对白色葡萄球菌、金黄色葡萄球菌、肺炎双球菌及福氏痢疾杆菌有明显的抑制作用。

性能归纳

枇杷叶，味苦，性微寒，归肺、胃经，无毒，为蔷薇科小乔木枇杷的叶子，气薄味厚，为清、降之剂。沉、降、亦升，润、缓、动、泄，走而不守，入气分，阴也，亦阳，走上、下，达内、外，行表、里之性能。清热化痰，止咳平喘，清胃止呕。

性能应用

枇杷叶，苦寒，归肺经，用于肺热咳喘。本品既能清热化痰，又有止咳平喘之效，尤宜于肺热咳喘而有痰之症，亦可配伍用于多种咳喘证。治肺热咳嗽气促，面红唇赤痰黄者，宜与清泻肺热药物配伍，如《医宗金鉴》之清金散，以之与黄芩、栀子等同用。痰阻肺窍，咳嗽气急者，宜与化痰行气之品配伍，如《医宗金鉴》之宽气饮，以之与苏子、枳壳等同用。阴虚燥咳，无痰者，宜与养阴清肺止咳之品配伍，如《医门法律》之清燥救肺汤。肺气虚之久咳者，须与补肺气之品，如黄芪、人参等同用。

枇杷叶，苦寒，又归胃经，清胃热而止呕吐，用于胃热呕吐证，与竹茹类似。治胃中积热，食后即吐者，宜与清胃、止呕药物配伍，如《本事方》之竹茹汤，以之与竹茹、半夏等同用。湿热中阻之呕吐者，与清热、化湿类药物配伍。若中寒呃逆者，宜与温胃散寒药物配伍，如《圣济总录》之枇杷汤，以之与生姜、陈皮等同用。

个人体会

枇杷叶，味苦性微寒，归肺、胃二经，清肃肺胃之火，和降肺胃之气，清热降气，为清降之剂也。朱丹溪言："气有余便是火。"火性炎上，其气必逆。《黄帝内经》曰："诸气上冲，皆属于火。"气下为顺，其火亦降。火起则痰生，气滞则聚饮，痰滞则生热，饮动则气逆。气、火、痰三者互动互制之理也。《本草求真》曰："服此味苦而平，则肺金清肃，而气不得上逆而顺矣。气顺则痰与火皆顺，痰、气、火同为一类。而逆者不逆，呕者不呕，咳者不咳，渴者不渴。则知此为清肺治火止咳之要剂也。"亦为和胃、顺气、止呕哕之药也。清肺、和胃。气下则火降，肺清以保柔金而肃治节。胃和则痰清，胃和以澄浊气而廓中州，皆肃清和降之功也。《本草汇言》曰："主呕哕、反胃而吐食不止，安胃气也；或气逆痰滞而咳嗽靡宁，润肺气也；或虚火烦灼而舌干口燥，养肾气也；或瘟疫暑暍而热渴不解，凉心气也。"

诸叶皆为树之肺。枇杷叶常青，性凉润气薄，故主入肺经，清热泄肺，降气化痰，治肺热咳嗽。又能宣散风热燥火，治外感风热咳嗽。肺主皮毛，又长于治面部痤疮、粉刺，皆清热泄肺，化痰浊之功矣。总之：枇杷叶，苦寒清降之药，以清、泄、降、利为特点，清热、降气、化痰涎，有清肺止咳喘、和胃止呕哕之功效，治肺、胃痰热咳逆之要药，亦为治面部痤疮、齇鼻而常用。寒凉之性，故风寒咳嗽，胃寒呕逆者禁用。

百　部

古今理性录

李时珍《本草纲目》：百部，亦天门冬之类，故皆治肺病杀虫，但百部气温而不寒，寒嗽宜之；天门冬性寒而不热，热嗽宜之，此为异耳。

缪希雍《本草经疏》：百部根，苦而下泄，故善降肺气，升则喘嗽，故善治咳嗽上气。能散肺热，故《药性论》主润益肺。其性长于杀虫，传尸骨蒸劳，往往有虫，故亦主之。疳热有虫，及蛔虫、寸白虫、蛲虫，皆能杀之。百部味苦，脾虚胃弱人，宜兼保脾安胃药同用，庶不伤胃气。

刘若金《本草述》：百部，乃先哲多谓其能治久嗽，损庵所云，治久嗽用以保肺者也。以此治暴嗽者，宜于肺气素虚之人，而随分寒热，有以佐之，如寒则生姜，热则和蜜。如治久嗽者加蜜，固为其虚而定有热也，岂漫无区别乎哉！

陈士铎《本草新编》：此物杀虫而不耗气血，尤有益于人。但其力甚微，用之不妨多也，然必于参、茯、芪、术、当、芎同用为佳。大约用百部自一钱为始，可用至三四钱止，既益肺、胃、脾之气，又能杀虫。倘痨病有传尸之虫者，须用地骨、沙参、丹皮、熟地、山药共用为妙矣。

黄宫绣《本草求真》：百部虽云微温，而苦过于甘，于气总属有碍，似于虚人不宜，苦伤气，不可不知。

张山雷《本草正义》：百部善于杀虫，虫为湿热所生，即劳瘵家肺中有虫，亦是虚热，此其专药，似不可谓之性温，故甄权以为甘，《大明》以为苦，苏恭且以为微寒，缪氏《经疏》直谓《别录》为误，盖亦有理。然即曰微温，亦如紫菀温润，专治肺咳之例，究非温热之温，故凡有咳嗽，可通用之。本是草根，而多者可数十茎，性专下降，故治上气。濒湖谓百部亦天门冬之类，故皆治肺病，杀虫。但百部气温而不寒，寒嗽宜之；天门冬性寒而不热，热嗽宜之。寿颐谓濒湖此说，尚嫌太泥，实则门冬甘腻，止可治燥热之嗽，而肺有寒饮痰滞者，皆其大忌。百部虽曰微温，然润而不燥，且能开泄降气，凡嗽无不宜之，而尤为久嗽虚嗽必需良药。程钟龄《医学心悟》止嗽散，颇有捷效，功力实在紫菀、百部二味宣通肺气。《千金方》谓一味取汁浓煎，可愈三十年嗽，有自来矣。石顽谓肺热劳瘵喘嗽，有寸白虫者宜之，蛲虫痢及传尸骨蒸多用之。又谓脾胃虚人弗用，以其味苦伤胃之故。寿颐谓专主上气，正其味苦之功，凡嗽皆肺气上逆，非此不治。若嫌其微伤胃土中和，以参术补中之品相辅而行可也。

谭同来《常用中药配对与禁忌》：百部，甘润苦降，微温不燥，善能降气止咳，无论外感、内伤、暴咳、久咳、寒热、虚实之证，皆可用之，为肺家要药。同时，本品味苦，能燥湿止痒，更长于杀虫，主治蛲虫病、头虱、体虱、阴虱、阴道滴虫、疥癣之证。百部味甘质润，根据四气五味理论，味甘具有补益、润燥作用，偏于润肺止咳，润肺下气，止咳杀痨虫。百部的润肺之功，只能理解为药性平和，味苦降泄而不伤阴，微温而不燥烈，味甘多汁而未有养阴生津之功，亦无恋邪之弊，绝不能与百合、天门冬、麦门冬等润肺止咳同等对待。后者具有养阴生津的作用，偏于补阴，所以临床上要区别应用。

胡爱萍《病证通用中药》：百部，甘润苦降，微温不燥，主入肺经。因有良好的润肺止咳之功，又有较好的杀虫（痨虫）之效，故素有治肺劳咳嗽的要药之称。甘润苦降，故脾虚溏泻者不宜用。久咳虚嗽宜蜜炙后用。

刘冠军《临证医方妙用》：百部，微温而不燥，守而不走，除有润肺降气，止咳化痰之效外，还能杀虫止痒，适用于湿热下注引起的阴部瘙痒。

现代药理研究

本品含多种生物碱，如百部碱、百部定碱、原百部碱、次百部碱、直立百部碱、对叶百部碱、蔓生百部碱等，并含糖、蛋白质、酯类、琥珀酸、甲酸、乙酸、灰粉等。其所含生物碱能降低呼吸中枢兴奋性，抑制咳嗽反射而奏镇咳之效，对支气管痉挛有松弛作用，强度与氨茶碱相似。其水煎液及醇浸液对头虱、衣虱等均有明显的杀灭作用，对鼠蛲虫亦有显著的杀灭作用，对人型结核杆菌、肺炎球菌及流感病毒、皮肤真菌、霍乱弧菌均有抑制作用。现用治肺结核，对痰菌转阴及病灶吸收，均有疗效。

性能归纳

百部，味甘、苦，性微温，归肺经，无毒，为百部科草本植物直立百部、蔓生百部或对叶百部的根块，汁多质润，为润、降之剂。沉、降，不升，缓、润、静、平，守而不走，入气分，阴也，下行，入内，达里之性能，外用亦走表。止咳、杀虫。

性能应用

百部，甘苦微温，归肺经，有较好的止咳作用，可用于多种咳嗽。应用甚广，无论外感内伤，寒热虚实，新久咳嗽，皆可配伍使用。若治外感风寒咳嗽，常与发散风寒药物配伍，如《医学心悟》之止嗽散，以之与荆芥等药同用。治风热犯肺，咳嗽痰黄，可与疏散风热之品，如桑叶、菊花等同用。肺热咳嗽烦热者，宜与清泻肺热之品配伍，如《圣惠方》之百部散，以之与生石膏、贝母等同用。阴虚肺劳咳嗽咯血者，宜与养阴止血药物配伍，如《医学心悟》之月华丸，以之与阿胶、三七、麦门冬等同用。若久咳不止，可单用蜜制熬膏，亦可配伍使用。百部，外用有一定的杀虫作用。用于蛲虫、阴道滴虫、头虱、疥癣等，单用或配伍外用。治蛲虫病、肛门痒者，单味煎浓汁，保留灌肠。若治阴道滴虫，带下量多，阴部瘙痒者，单用或配伍清热燥湿杀虫之品，煎汤坐浴外洗。用于头虱、体虱、阴虱等，可用 50% 水煎液或 20% 乙醇浸液外涂搽洗。治疥癣，常与燥湿杀虫止痒类药物同用，熬膏外贴，如《外科十法》之百部膏，以之与雄黄、黄柏等配伍。

个人体会

百部，系百部科草本植物百部的块根。其所含生物碱能降低呼吸中枢的兴奋性，抑制咳嗽反射，松弛支气管痉挛，强度与氨茶碱相似，故有较强的镇咳作用，并对人型结核杆菌、肺炎球菌有抑制作用，故对肺结核（痨虫）所致之咳嗽及虚劳久咳等慢性肺病咳嗽，有较好的止咳效果，素有治肺劳咳嗽要药之称。

书载百部质润味甘苦，性微温，主入肺经，止咳杀虫。虫乃湿热所生，劳嗽必兼热证，其性似有凉意，故温而不热。甘温理应益脾，但百部独入肺经，下气止咳，故无补益之功，只有和缓之用。温润之剂，只可温润肺燥，而不能益阴养阴；苦温之药，只能下气止咳，而不能降泄肺壅也。其性温而不热，质润不寒，甘温不补，苦温不泄，故其药性平和，温馨和缓，守而不走，药性随和，润肺下气止咳嗽，因而不论外感内伤，暴咳久嗽，寒热虚实，皆可配伍用之，亦为肺家要药也。寒佐生姜，热伍芩、桑。《本草新编》谓："然必于参、茯、芪、术、归、芎同用为佳。倘痨病有传尸之虫者，须用地骨、沙参、丹皮、熟地、山药共用为妙矣。随分寒热虚实，有以佐之，岂漫无区别乎。"

百部，润肺下气，专治咳嗽。虽无寒热虚实之偏，由于对肺结核痨虫有抑制作用，故对虚劳咳嗽，痰中带血更为适宜。外用杀虫止痒，亦治湿热下注之阴部瘙痒。温热之药治湿热之病，似有不通，乃世代验证，专药专用，何必究之。总为甘润苦降之剂，脾虚溏泻者不宜，久咳虚嗽者，宜蜜制为妥。

桑 白 皮

古今理性录

李杲《药类法象》：桑白皮，可升可降，阳中阴也。甘以固元气之不足而补虚，辛以泻肺气之有余而止嗽。又桑白皮泻肺，然性不纯良，不宜多用。

陈嘉谟《本草蒙筌》：入手太阴肺脏。甘助元气，补劳怯虚羸。辛泻火邪。罗谦甫曰：桑白皮泻肺，是泻肺中火邪，非泻肺气也，火去则气得安矣。

李时珍《本草纲目》：桑白皮专于利小水，乃实则泻其子也，故肺中有水气及肺火有余者，宜之。《十剂》云：燥可去湿，桑白皮、赤小豆之属是也。宋钱乙治肺气热盛，咳嗽而后喘，面肿身热，泻白散主之。此乃泻肺诸方之准绳也。元医罗天益其泻肺中伏火而补正气，泻邪所以补正也。若肺虚而小便利者，不宜用之。

杜文燮《药鉴》：与阿胶同用，又能治血嗽。盖阿胶补血，所忌者在敛肺耳，今得此剂以泻之，则血得补而不患其为敛也。桑白皮乃监制阿胶之妙剂也，用之者，其可少乎？

贾所学《药品化义》：桑皮，散热，主治喘满咳嗽，热痰唾血，皆由实邪郁遏，肺窍不得通畅，借此渗之、散之，以利肺气，诸证自愈。故云泻肺之有余，非桑皮不可。以此治皮里膜外水气浮肿及肌肤邪热，浮风燥痒，悉能去之。

张璐《本经逢原》：桑根白皮，泻肺气之有余，止嗽而能利水，肺中有水气，及肺火有余者宜之。肺虚无火，因风寒而嗽者服之，风邪反闭固不散，而成久嗽者有之。甄权治肺中水气，唾血热渴，水肿腹满胪胀，利水道，去寸白虫。可以缝金疮，缝后以热鸡血涂之，桑皮之功用尽矣。

黄宫绣《本草求真》：桑白皮辛甘而寒，能于肺中治火利水，俾火去而水自消，水去而火即灭，而气因尔而治。

周岩《本草思辨录》：桑根白皮甘辛入脾肺，而气寒复入膀胱，能驱脾肺中之水气从小便出，故水肿腹满胪胀胥治之。咳嗽唯肺有水气及伏火者宜之。肺虚无火，因风寒而嗽者，服之则锢闭邪气而成久嗽。此仲圣于王不留行散，所以谓风寒勿取也。

胡爱萍《病证通用中药》：桑白皮，味甘性寒，主入肺经，既能泻肺中伏火而降停饮水气，又能泻肺中之实而通调水道。肺为水之上源，肺气清肃则水道通畅，小便自利，水肿自消，故可用治全身水肿，面目肌肤浮肿，胀满喘急，小便不利者。

胡心藻《中药类比歌诀》：桑白皮甘寒，泄降和缓，主泻肺热，降气消痰，止咳平喘。又入肺走脾，可散可渗，能肃降肺气，利水消肿，为治皮里膜外水气浮肿之要药，所以主治肺中蕴热咳嗽，痰黄稠者，及气滞水停和风水、皮水、水肿轻证。桑白皮生用，泻肺利水消肿，用于浮肿，小便不利。蜜炙可减凉泻之性，不伤肺泄气，且能润肺。

黄和《中药重剂证治录》：桑白皮，甘寒，归肺经。通、利之剂，以通散降利为特点，有泻肺平喘，利水消肿之功效。甘寒微辛，体轻色白，专入肺经气分，泻肺中伏火，疏气散热，除痰利水。本品尚有清肝、降压、止血之功。

现代药理研究

本品含多种黄酮衍生物、伞形花酯、东莨菪素，类似乙酰胆碱的降压成分及香树精、挥发油、谷甾醇、果胶、软脂酸和桑白皮呋喃 A 等。桑白皮有利尿作用，能增加尿量及钠、钾、氯化物的排出；有较持久的降压作用，尚有镇静、安定、抗惊厥、镇痛、降温、抗炎、解热、镇咳、抗菌、抗肿瘤等作用；能扩张血管，增加血流量，增强胃肠蠕动而导泻；此外，对离体兔肠及子宫有兴奋作用。

性能归纳

桑白皮，味甘，性寒，归肺、膀胱经，无毒，为桑科小乔木桑的根白皮，色白，体轻，为清、利之剂。沉、降，能升，缓、润、泄、静，亦动，走而能守，入气分，亦阳、亦阴，走上、下，达内、外，走表、里之性能。清肺平喘，利水消肿。

性能应用

桑白皮，甘寒，归肺经，能清泄肺气而平咳喘，用于肺热咳喘证，常须配伍应用。治肺热咳喘，常与地骨皮配伍，如《小儿药证直诀》之泻白散。肺虚有热之咳喘者，可与补肺气清肺热之品配伍，如《成方切用》之人参泻肺汤，以之与人参、黄芩等同用。若痰浊阻肺，喘息胸满者，宜与化痰、行气、止咳平喘之品，如杏仁、葶苈子、栝楼等同用。若咳喘痰鸣，兼有风寒表证者，宜与解表散寒、宣肺平喘药配伍，如《济生方》之华盖散，以之与麻黄、杏仁、苏子等同用。

桑白皮通利，有利水消肿之功，用于水肿、小便不利，且又可平喘，故宜于全身水肿、面目肌肤浮肿、小便不利兼有胀满喘息者，常与利水退肿药物配伍，如《中藏经》之五皮饮，以之与茯苓皮、大腹皮等同用。

个人体会

桑，全株入药，性味甘寒，手太阴、足厥阴之药，故能清热益阴，只是叶偏于清散，枝偏于通络，根皮偏于清利，桑椹偏于清润而已。桑根白皮，色白轻疏，主入肺经，能升能降，阳中之阴，可清肺中之邪热，泻肺中之有余而宣降肺气，故有泻肺而不伤肺气之功。罗谦甫曰："桑白皮，泻肺，是泻肺中之火，非泻肺中之气，火去则肺气得安矣。"邪热有余之气，郁遏肺窍，肺气不得宣降，则咳逆、喘满。《经》曰："诸气上冲，皆属于火。"火性上炎，其气必逆，气、火互动之理也。肺为水之上源，肺失清肃则水道不通，小便不利，水气停饮，胸腹胀满，喘促心悸，面目虚浮，风水、皮水及水积胸胁，皮里膜外之水气浮肿矣。桑白皮，甘寒，清泻肺中伏火，火清气清，肺复宣降清肃，水道通调，小便自利，水气喘满之证除也。《本草求真》曰："桑白皮辛甘而寒，能于肺中治火利水，俾火去而水自消，水去而火即灭，而气因尔而治。"故泻肺中邪热有余，止咳嗽而能利水，肺中有水气，肺火有余者宜之。宋钱乙治肺气热盛，咳嗽而后喘，面肿身热，泻白散主之，此乃泻肺诸方之准绳也。

桑白皮，亦入肝经，甘寒能清肝热，益肝阴，又能扩张血管，增加血流量，镇静安定，有缓慢的、较持久性的降血压作用，可用于肝阴不足，肝火偏盛的高血压病之目昏目赤，对水气喘满兼高血压者亦宜。总为清、利之剂，以通散降利为特点。虽泻肺而不伤肺气，但性总不纯良，不宜多用。若肺虚无水，或因风寒而咳者，服之则固闭邪气而成久嗽，宜禁之。

收涩药（上）

赤 石 脂

古今理性录

李时珍《本草纲目》：五石脂，涩而重，故能收湿止血而固下。甘而温，故能益气生肌而调中。中者，肠胃肌肉惊悸黄疸是也；下者，肠澼泄痢崩带失精是也。赤白二种，一入气分，一入血分，故时用尚之。张仲景用桃花汤治下痢便脓血，取赤石脂之重涩，入下焦血分而固脱；干姜之辛温，暖下焦气分而补虚；粳米之甘温，佐石脂、干姜而润肠胃也。

李中梓《雷公炮制药性解》：石脂色赤，宜入心经，腹痛诸症，皆火为之殃。崩漏诸症，皆血为之祸。心主血属火，得石脂以疗之，而更何庸虞哉。

缪希雍《本草经疏》：火热暴注者，不宜用。滞下全是湿热，于法当忌。自非的受寒邪，下利白积者，不宜用。崩中法当补阴清热，不可全仗收涩。滞下本属湿热积滞，法当祛暑除积，止涩之药定非所宜。

张介宾《景岳全书》：其味甘而温，故能益气调中，其性涩而重，故能收湿固下。调中则可疗虚烦惊悸，止吐血衄血，壮筋骨，厚肠胃，除水湿黄疸，痈肿疮毒，排脓长肉，止血生肌之类是也。固下则可治梦泄遗精，肠风泻痢，血崩带浊，固大肠，收脱肛、痔漏、阴疮之类是也。又治产难胞衣不出。

汪昂《本草备要》：重涩，固大小肠。其他涩药轻浮，不能达下，唯赤石脂体重而涩，直入下焦阴分，故为久痢泄癖要药。

张璐《本经逢原》：赤石脂功专止血固下。《本经》养心气，明目益精，是指精血脱泄之病而言。用以固敛其脱，则目明精益矣。疗腹痛肠澼等疾，以其开泄无并，日久不止，故取涩以固之也。治产难胞衣不出，乃指日久去血过多，无力进下，故取重以镇之也。设血气壅滞，而胞衣不出，又非石脂所宜也。

黄宫绣《本草求真》：赤石脂专入大肠。此则甘温质重色赤，能入下焦血分固脱，及兼溃疡收口，长肉生肌也。是以石脂之温，则能益气生肌；石脂之酸，则能止血固下。至云能以明目益精，亦是精血既脱，得此固敛，始见目明而精益矣。催生下胎，亦是味兼辛温，化其恶血，恶血去则胞与胎自无阻耳。故曰：固肠有收敛之功，下胎无推荡之峻。

焦树德《用药心得十讲》：白石脂与赤石脂主治略同，但赤石脂偏入血分。赤石脂常煅用，以增加其涩性。大肠有实邪者禁用。本品重坠，故孕妇慎用，连续服用有使食欲减退的弊害。

胡心藻《中药类比歌诀》：赤石脂，甘酸性温。性温偏于补，善走血分，色赤入内，助火生土以止泻，兼暖脾胃而调中，凡气虚不敛，下焦虚脱，无以固藏用之最宜。且外用有收湿敛疮，生肌止血之功，疮痈溃烂久不敛者宜之。亦可治皮肤湿烂，脓水浸淫之症。《本经》曰："赤石脂，主泻痢，肠澼脓血，下血赤白。"赤石脂性温，偏走血分，善于养心气而刑肝，补肾精而涵木，收敛阴气而固脱。白石脂性平，偏走气分，长于重镇安神，补养肺气，滋益骨髓，调养脾气，降泄浊气，止血止遗。

现代药理研究

本品主要含水化硅酸铝，尚含较多的铁、锰、镁、钙的氧化物。赤石脂内服能吸附消化道内的毒物，如磷、汞、细菌毒素及食物异常发酵的产物等；能保护消化道黏膜，减轻有害物的刺激并吸附炎性渗出物，使炎症得以缓解；能止胃肠道出血，能显著缩短家兔血浆钙化时间。其煎剂对伤寒杆菌、金黄色葡萄球菌有抑制作用。煅后，其钙、铝溶出量增多，铁的溶出量减少，吸附性增强，收敛固涩作用相应增强。

性能归纳

赤石脂，味涩、甘，性温，归大肠、胃经，无毒，为硅酸盐类矿物多水高岭石族之多水高岭石，重坠色赤，脂腻粘舌，为敛、涩之剂。沉、降、不升，缓、燥、静、补，守而不走，阴也，亦阳，入血分，亦入气分，下行，入内，走里之性能。止泻、止血、止带，外用收湿敛疮，生肌。

性能应用

赤石脂，甘涩而温，涩肠止泻，用于久泻久痢，属治标之药，只可暂用，不宜久服，过用可导致大便困难、腹胀。单味应用对泻痢而湿热积滞未尽者，敛邪之弊明显，只宜用于虚寒性滑痢久泻。兼便血者，又能止血。除与涩肠止泻之品同用外，中焦虚寒者，宜配伍温中健脾药，如《伤寒论》之桃花汤，以之与干姜、粳米同用。脾肾虚寒者，宜与温补脾肾之品配伍，如《张氏医通》之大桃花汤，以之与干姜、附子、白术等品同用。若泻痢滑脱尚存余邪者，在温补固摄的同时，应适当配伍清热解毒燥湿之品以清理余邪，如《千金要方》之白头翁汤，以之与干姜、附子、黄连、黄柏等品同用。

赤石脂，收敛，内服外用均能止血，用于便血、崩漏及外伤出血。因其具有涩肠作用而不宜用于中焦有热者，临床主要用于虚寒性便血、崩漏。常与温里祛寒之品配伍，如《杨氏家藏方》之紫桂丸，以之与附子、吴茱萸等品同用。《济阴纲目》之赤石脂散，单用本品为细末外敷，治诸跌打损伤，皮破出血。

赤石脂，还能收涩止带下，用于虚寒性带下增多，宜与温补脾肾、收涩止带之品配伍，如《千金要方》之白石脂丸，以之与干姜、附子、乌贼骨、禹余粮等品配伍同用。

赤石脂煅后外用有敛疮之效，对久溃疮疡、烧烫伤及黄水疮有收湿敛疮生肌的功效，可与收湿敛疮之品配伍，如《外科大成》之珍珠散，以之与煅石膏等品同用。有热者，宜与清热解毒之品配伍，如《医方大成》之赤石脂散，以之与大黄等品同用。

个人体会

赤石脂，甘涩性温，归肺、脾二经，甘收涩固，故为收涩之要药。收者，敛也，收合、收吸之意。收合疮疡溃烂，久不愈合而生肌长肉；收合胃肠道溃疡糜烂或痔瘘脓血；收吸溃疡渗出，脓水浸淫，阴疮湿烂；收吸消化道毒物，如汞、磷及细菌毒素。有收吸渗出之功，促病灶愈合之用。涩者，固也，有固止、封藏之意。重坠下行，入血分，固止吐衄，崩漏带下，入气分，固大肠，收脱肛，止泻痢脓血，固滑脱不禁。又固封肾气，藏精固精，止梦遗失禁、滑精遗精。有固摄气血之功，封藏精津之用。《本草纲目》曰："赤石脂，涩而重，故能收湿止血而固下。甘而温，故能益气生肌而调中。中者，胃肠肌肉惊悸黄疸是也；下者，肠澼泄痢崩带失精是也。"赤石脂，敛固之药，以敛助固，以固促敛，故而收敛涩固同论。敛者收，固者藏，收藏之意。《本经》言："养心血，明目益精。"是指收其湿，吸其毒，故能敛疮而生肌长肉，调中益气也。固其气，敛其精，故能止脱而固摄真气，藏精益精，不补而补也。况赤石脂，味甘性温，入脾胃，助火生土，温暖调中。故凡气虚不敛，下焦虚脱，无以固藏者用之最宜。

其多水高岭石，有白色、粉红、红色、紫红或红白相间多种颜色，光滑如脂，故名五色石脂。多挑选赤、白二色入药，其性能功用主治相同。传统论之：色赤性温，偏走血分，善于养心气而刑肝，补肾精而涵木，收敛阴气而固脱。色白则性平，偏走气分，长于重镇安神，补养肺气，滋益骨髓，调养脾气，降泄浊气，止血止遗，可作参考。以赤色入药者多，故名赤石脂。石脂经烧煅后，其钙、铝溶出量增多，可增加其涩固之性。外用收湿敛疮，止血生肌，用治皮肤湿烂，脓水浸淫，溃烂久不敛者。肠澼泻痢，崩带失精，法当补阴清热，统摄气血，不可全仗收涩，以闭固其邪耶，故大肠有实邪者禁用。本品重坠，能下难产胎衣不出，故孕妇慎用，以防坠胎矣。属治标之药，只可暂用，不宜久服，过用可导致大便困难、腹胀、食欲减退等弊害，宜慎之。

山茱萸

古今理性录

孙思邈《千金翼方》：主心下邪气，寒热，温中，逐寒湿痹，去三虫。肠胃风邪，寒热，疝瘕头风，风气去来，鼻塞目黄，耳聋面疮，温中，下气，出汗。强阴益精，安五脏，通九窍，止小便利。久服轻身明目，强力长年。

王好古《汤液本草》：滑则气脱，涩剂所以收之。山茱萸止小便利，秘精气，取其味酸涩以收滑也。仲景八味丸用之为君，其性味可知矣。

李梴《医学入门》：山茱萸，本涩剂也，何以能通发耶？盖诸病皆系下部虚寒，用之补养肝肾，以益其源，则五脏安和，闭者通而利者止，非若他药轻飘疏通之谓也。

缪希雍《本草经疏》：山茱萸治心下邪气寒热，肠胃风邪，寒热头风，风气去来，鼻塞、面疱者，皆肝肾二经所主，二经虚热，故见前证。此药温能通行，辛能走散，酸能入肝，而敛虚热，风邪消散，则心下肠胃寒热自除，头目亦清利，而鼻塞、面疱悉愈也。逐寒湿痹者，借其辛温散结，行而能补也。气温而主补，味酸而主敛，故精气益而阴强也。精益则五脏自安，九窍自利。又肾与膀胱为表里，膀胱虚寒，则小便不禁，耳为肾之外窍，肾虚则耳聋；肝开窍于目，肝虚则邪热客之而目黄；二经受寒邪，则为疝瘕，二脏得补，则诸证无不瘳矣。

李中梓《雷公炮制药性解》：山茱萸大补精血，故入少阴厥阴。六味丸用之，取其补肾而不伤于热耳，若舍是而别求热剂，以为淫欲助，犹弃贤良而搜佞辛也，愚乎哉。

张介宾《景岳全书》：若脾气大弱而畏酸者，姑暂止之，或和以甘草、煨姜亦可。

汪昂《本草备要》：治风寒湿痹，温肝故能逐风。鼻塞目黄，肝虚邪客则目黄。耳鸣耳聋。肾虚则耳鸣耳聋，皆用精通窍之功。

贾所学《药品化义》：山茱萸滋阴益血，主治目昏耳鸣，口苦舌干，面青色脱，汗出振寒，为补肝助胆良品。夫心乃肝之子，心苦散乱而喜收敛，敛则宁静，静则清和，以此收其涣散，治心虚气弱，惊悸怔忡，即虚则补母之义也。肾乃肝之母，喜润恶燥，司藏精气，借此酸能收脱，敛水生津，治遗精，白浊，阳道不兴，小水无节，腰膝软弱，足酸疼，即子令母实之义也。

陈士铎《本草新编》：盖五更泄泻，乃肾气之虚，山茱萸补肾水，而性又兼涩，一物二用而成功也。推之而精滑可止也，小便可缩也，三虫可杀也。或疑山茱萸性温，阴虚火动者，不宜多服。夫阴虚火动，非山茱萸又何以益阴生水，止其龙雷之虚火哉。凡火动起于水虚，补其水则火自降，温其水则火自安，倘不用山茱萸之遗精温肾，而改用黄柏、知母泻水寒肾，吾恐水愈干而火愈燥，肾愈寒而火愈多，势必至下败其脾而上绝其肺，脾肺两坏，人有生气乎。故山茱萸正治阴虚火动之药，不可疑其性温而反助火也。

张璐《本经逢原》：滑则气脱，涩以收之，山茱萸止小便利，秘精气，取其酸涩以收滑也。仲景八味丸用之，盖肾气受益，则封藏有度，肝阴得养，则疏泄无虞，乙癸同源也。命门火旺，赤浊淋痛，及小便不利者禁用。

张锡纯《医学衷中参西录》：山茱萸得木气最厚，酸收之中，大具开通之力，以木性喜条达故也。山茱萸，大能收敛元气，振作精神，固涩滑脱。收涩之中兼具条畅之性，故又通利九窍，流通血脉，治肝虚自汗，肝虚胁痛腰疼，肝虚内风萌动，且敛正气而不敛邪气，与其他酸敛之药不同，是以《本经》谓其逐寒湿痹也。其性不但补肝，而兼能利通气血可知，若但视为收涩之品，则浅乎视山茱萸矣。其核与肉之性相反，用时务须将核去净。近阅医报有言核味涩，性亦主收敛，服之恒使小便不利，椎破尝之，果有有涩味者，其说或可信。盖萸肉之性，不独补肝也，凡人身之阴阳气血将散者，皆能敛之。故救脱之药，当以萸肉为第一。凡人元气之脱，皆脱在肝。故人虚极者，其肝风必先动，肝风动，即元气欲脱之兆也。又肝与胆脏腑相根据，胆为少阳，有病主寒热往来；肝为厥阴，虚极亦为寒热往来，为有寒热，故多出汗。萸肉既能敛汗，又善补肝，是以肝虚极而元气将脱者服之最效。愚初试出此药之能力，以为一己之创见，及详观《神农本草经》山茱萸原主寒热，其所主之寒热，即肝经虚极之寒热往来也。特从前涉猎观之，忽不加察，且益叹《神农本草经》之精当，实非后世本草所能及也。又《神农本草经》谓山茱萸能逐寒湿痹，是以本方可用以治心腹疼痛。曲直汤用以治肢体疼痛，以其味酸能敛。补络补管汤，用之以治咳血吐血，再合以此方重用之，最善救脱敛汗。则山茱萸功用之妙，真令人不可思议矣。

刘尚义《南方医话》：用山茱萸以纳气固脱，这是近贤张锡纯独得之秘。此药善于涵阴敛阳，对于肝肾本虚，阴阳之气行将涣散的虚喘欲脱（以气短而不续，慌张里急，提之不升，吸之不下，常致长引一息为快为辨证要点）具有特效。

胡爱萍《病证通用中药》：山茱萸酸涩而温，质润不燥，主入肝肾二经，既能收敛止汗以秘藏元气，又能补益肝肾以固涩滑脱，为防止元气虚脱之要药。可用治大汗欲脱或久病虚脱者，常与人参、附子、龙骨等同用。本品收敛之中又具补益之性，虽补益之力逊于固涩之功，但既能补阴，又能补阳，为平补肝肾阴阳之药，可广泛用于肝肾不足所致诸证。对肾虚不固之遗精滑精，用之可标本兼治，为固精止遗之佳品。因善入下焦，补肝肾而固冲任，并能收敛固涩而止血，故可用治肝肾亏损，冲任不固之月经过多。终为温补收涩之品，故素有湿热而致的小便淋涩者不宜应用。热郁血结之月经病不宜用。

刘冠军《临证医方妙用》：山茱萸，味酸无毒，入心、肝、肾经，补益肝肾，益精血，通血脉，壮骨髓。凡真阴亏损，憔悴羸弱，腰膝酸软无力者，用之有滋肾阴之效。又能固精明目，对瞳孔散大、视物昏花、青盲之疾，久服有明目，强力之效。

刘典功《中药指征相类鉴别应用》：山茱萸，酸温质润，不寒不燥，补肝肾，益精血，调肝气，通血脉，壮筋骨，为平补肝肾之佳品。又固肾气，敛心神，涩阴精，退虚火，为收元阳，固遗止遗之要药。山茱萸肉强阴精，益气血，扶正气，尤以充营强卫、固表止汗、敛气固脱而见长。

马有度《方药妙用》：山茱萸主要用于补肾，《本草衍义》称："补养肾脏，无一不宜。"《景岳全书》说："固阳填精。"张锡纯擅用救脱止汗。《本草述钩元》说得好："凡心血虚，致虚火外淫而汗出不止，不用黄芪固表，但君此味，以敛其中，使真阴之气不泄，而真阳乃固，则心血可益，虚火可静也。"《医学衷中参西录》也明确指出，可"利通气血"。可见，山茱萸治各种原因所致的心肌供血不足引起的多汗心悸是其特长。山茱萸在治疗虚汗的同时，还能兴阳补肾，治疗性功能减退。《红炉点雪》记载："山萸肉兴阳道、坚阴茎、添精髓，止老人尿多不节……久服明目、强力、轻身延年。"可见，前人对山茱萸的强壮作用是早有体验的。

黄和《中药重剂证治录》：山茱萸，酸涩微温，归肝、肾经，有补益肝肾、涩精缩尿、固精止血、敛汗固脱之功效，以温补酸收涩敛而兼通行为特点。长于补肝肾阴精，亦能补心气、益心血，实为诸补阴之佳品。而于补益之中更具固涩收敛之性，有涩精固气收汗，敛虚火归于下焦之妙，所谓"补而且涩，补精则精盛而水增，涩精则精闭而水静，自然火生而无寒弱之虞，火养而无炎腾之祸。"概而言之，山茱萸之功擅补阴补精，补血补气，补肾补肝，补心补脑，强身壮体；长于涩精、收汗、敛气、敛虚火归元、固脱、止遗、缩尿、止血，长于升阳举陷；通九窍、利血脉、行血瘀、通痹止痛。

现代药理研究

山茱萸果实含山茱萸苷、莫诺苷、獐牙菜苷、马钱子苷或番木鳖苷等苷类，及熊果酸、环烯醚萜类等苷元，还含山茱萸鞣质、没食子酸、苹果酸、酒石酸、维生素 A 样物质及挥发性成分等。山茱萸注射液能增强动物心肌收缩力，提高心脏效率，扩张外周血管，明显增强心脏泵血功能，使血压升高。山茱萸注射液有抗失血性休克的作用。山茱萸注射液静注，有迅速升高血压的作用，对临床抢救有积极意义。山茱萸注射液能抑制血小板聚集，抗血栓形成，对缓解弥散性血管内凝血形成有一定意义，有利于对休克的治疗。山茱萸有胰岛素样作用，乌苏酸是抗糖尿病的活性成分。山茱萸鞣酸能抑制脂质过氧化，阻止脂肪分解，也能抑制肾上腺素和肾上腺皮质激素促进脂肪分解的作用。对于因化学疗法及放射疗法引起的白血球下降，有使其升高的作用；有抗实验性肝损害的作用。山茱萸能对抗组织胺，及氯化钡和乙酰胆碱所引起的肠管痉挛。没食子酸有止血、止泻作用。体外实验有抑菌作用；增强体液免疫，抑制细胞免疫，抑制单核巨噬细胞系统吞噬功能；有抗菌、抗肿瘤、利尿、抗氧化、抗衰老、抗疲劳、耐缺氧、增强记忆功能等作用。

性能归纳

山茱萸，味甘、酸，性微温，归肾、肝经，无毒，为山茱萸科小乔木山茱萸的成熟果肉，色赤质润，气味皆厚，为收、补之剂。沉、降、不升，润、静、缓、补，守而不走，亦阴亦阳，入气分，亦入血分，走上、下，达内、入里之性能。补肝肾，益肾精，固精，敛汗，缩尿，止血。

性能应用

山茱萸，味甘性温，归肾经，既能补肾气，又能益肾精，多用于肾虚证。既常与补肾阳之品配伍，组成补肾阳的方剂应用，如《金匮要略》之肾气丸，以之与附子、肉桂同用，又常与补肾阴之品配伍，组成补肾阴的方剂应用，如《小儿药证直诀》之六味地黄丸，以之与熟地黄、山药同用。可随症配伍广泛用于肾虚所致的多种证候，其中对肾虚精关不固之遗精、滑精，还能固精止遗；对肾虚小便失司所致的遗尿、尿频，还能缩尿；对肾虚冲任不固所致的经水不固，还能止血，有标本兼顾之效。对肾虚所致的其他证候的作用，则主要在于补肾气、益肾精以治本。

山茱萸，味酸涩，入肝经，有收敛固涩、敛汗固脱的作用，可用于虚汗证，如气虚自汗者，宜与补气固表止汗之品配伍，如《魏氏家藏方》之大补黄芪汤，以之与黄芪、白术、五味子等品同用。阴虚盗汗者，宜与滋阴降火、清退虚热之品配伍，如《医宗金鉴》之知柏地黄丸，以之与熟地黄、知母等品同用。本品大剂量使用，对大汗不止、体虚欲脱之症，可收敛汗固脱之效，如《医学衷中参西录》之来复汤，用大剂量山茱萸与党参、白芍、牡蛎等品同用，治大病瘥后不能自复，虚汗淋漓，势危欲脱。

此外，山茱萸甘酸敛阴，还可用于消渴证。因其长于补肾气，益肾精，故尤宜于消渴有肾虚见症者，如《圣济总录》之山茱萸丸，以之与天花粉等品同用。

个人体会

山茱萸，去核取肉入药，亦称山萸肉。其色赤质润，味甘酸，性微温，主入肝经，亦入肾经，肝肾同源。肝属木，主疏泄，性喜畅达，故有开通之力。过之则肝虚气升，走散不收，取其酸以收之敛之，真气走散，风气去来，筋脉失养可愈。《医学衷中参西录》谓："山茱萸得木气最厚，酸收之中，大具开通之力，以木性喜条达故也。山茱萸，大能收敛元气，振作精神，固涩滑脱。收涩之中兼具条畅之性，故又通利九窍，流通血脉，治肝虚自汗，肝虚胁痛腰疼，肝虚内风萌动，且敛正气而不敛邪气，与其他酸敛之药不同。"肾为先天之本，属水，闭藏精气，精气旺盛则促生长发育也。肾气虚则精气失固而流失，故遗精、滑精、早泄也。《药品化义》曰："肾乃肝之母，喜润恶燥，司藏精气，借此酸能收脱，敛水生津，治遗精，白浊，阳道不兴，小水无节，腰膝软弱，足酸疼。"盖肾气受益，则封藏有度，肝阴得养，则疏泄无虞，乙癸同源，子能令母实也。色赤又入心经，属火，主血脉，为神之居。心苦散乱，喜宁静，全赖心气维持，如心气涣散、心虚气弱、脉结代、惊悸怔忡。汗为心之液，如心气不收，真阳不固则汗出不止也。《本草述钩元》谓："凡心血虚，致虚火外淫而汗出不止，但君此味，以敛其中，使真阴之气不泄，而真阳乃固，则心血可益，虚火可静也。"

山萸肉之温润可涵养肝肾之阴，山萸肉之甘酸能敛收肝肾之阳。阳者无形之元阳，肝肾精气也；阴者有形之真阴，精血津液也。阴涵阳，阳固阴，乃阴阳互根之理。肝肾本虚，阴不涵阳，无形之阳气将涣散不收，阳气脱则无以固阴，有形之真阴将失去固摄而走散流失矣。山茱萸纳气固脱，涵阴敛阳，精气得以秘藏，不补而补也，故对肝肾本虚，阴阳之气行将涣散者最宜。《病证通用中药》中有："山茱萸酸涩而温，质润不燥，主入肝肾二经，既能收敛止汗以秘藏元气，又能补益肝肾以固涩滑脱，为防止元气虚脱之要药。"《医学衷中参西录》亦曰："盖萸肉之性，不独补肝也，凡人身之阴阳气血将散者，皆能敛之。故救脱之药，当以萸肉为等一。"现代药理研究表述山茱萸注射液能增强心肌收缩力，增强心脏泵血功能，有抗失血性休克，迅速升高血压的作用，对临床抢救有肯定意义。

总之，山茱萸味酸，敛、补之剂，通过收元阳、秘精气而补肝肾，故能调肝气、固肾气、益精血、敛心神、通血脉、壮筋骨，亦为平补肝肾之佳品。孙思邈早在《千金翼方》中说："强阴益精，安五脏，通九窍，止小便利。久服轻身明目，强力长年。"终为温热收涩之品，故素有湿热而小便淋涩，及热郁血结之月经不调，不宜使用。胃弱吐酸者忌服。

乌 梅

古今理性录

王好古《汤液本草》：乌梅，能收肺气，治燥咳。肺欲收，急食酸以收之。

李时珍《本草纲目》：乌梅、白梅所主诸病，皆取其酸收之义。唯张仲景治蛔厥乌梅丸及虫蟨方中用者，取虫得酸即止之义，稍有不同耳。《医说》载曾鲁公痢血百余日，国医不能疗。陈应之用盐水梅肉一枚研烂，合腊茶，入醋服之，一啜而安。大丞梁庄肃公亦痢血，应之用乌梅、胡黄连、灶下土等分为末，茶调服，亦效。盖血得酸则敛，得寒则止，得苦则涩故也。

缪希雍《本草经疏》：梅实，即今之乌梅也，最酸。《经》曰：热伤气，邪客于胸中，则气上逆而烦满，心为之不安。乌梅味酸，能敛浮热，能吸气归元，故主下气，除热烦满及安心也。下痢者，大肠虚脱也；好唾口干者，虚火上炎，津液不足也；酸能敛虚火，化津液，固肠脱，所以主之也。其主肢体痛，偏枯不仁者，盖因湿气浸于经络，则筋脉弛纵，或疼痛不仁。肝主筋，酸入肝而养筋，则骨正筋柔，机关通利而前证除矣。

张介宾《景岳全书》：味酸涩，性温平。下气，除烦热，止消渴吐逆，反胃霍乱，治虚劳骨蒸，解酒毒，敛肺痈肺痿，咳嗽喘急，消痈疽疮毒，喉痹乳蛾，涩肠止冷热泻痢，便血尿血，崩淋带浊，遗精梦泄，杀虫伏蛔，解虫、鱼、马汗、硫黄毒。和紫苏煎汤，解伤寒时气瘴疟，大能作汗。取肉烧存性，研末，敷金疮恶疮，去腐肉胬肉死肌，一夜立尽，亦奇方也。

陈士铎《本草新编》：乌梅乃止脱之药，备之以敛滑脱可也。按：乌梅止痢断疟，每有速攻，然效速者，取快于一时，往往有变生久病而不能愈，不可不慎也。世有夏日将乌梅做汤以止渴者，腹中无暑邪者，可以敛肺而止渴。倘有暑邪未散，而结闭于肠胃之中，及至秋冬，不变为痢，必为疟矣。

黄宫绣《本草求真》：乌梅，酸涩而温，似有类于木瓜，但此入肺则收，入肠则涩，入筋与骨则软，入虫则伏，入于死肌、恶肉、恶痣则除，刺入肉中则拔，故于久泻久痢，气逆烦满，反胃骨蒸，无不因其收涩之性而使下脱上逆皆治。且于痈毒可敷，中风牙关紧闭可开，蛔虫上攻眩仆可治，口渴可止，宁不为酸涩收敛之一验乎。不似木瓜功专疏泄脾胃筋骨湿热，收敛脾肺耗散之元，而于他症则不及也。但肝喜散恶收，久服酸味亦伐生气，且于诸症初起切忌。

焦树德《用药心得十讲》：生津止渴，涩肠，敛肺时去核生用，止血时炒炭用。诸证尚有实邪者忌用，病情须用发散者忌用。

胡爱萍《病证通用中药》：乌梅味极酸，蛔得酸则静，故其治疗蛔厥病证，不在杀虫，而在安蛔止痛。加之又有和胃止呕之功，故为安蛔之良药。适用于蛔虫所致的腹痛、呕吐、四肢厥逆的蛔厥病证。

胡心藻《中药类比歌诀》：乌梅，酸涩而平，其性善敛，善于和胃安蛔。又入肝经血分，最能补肝而有摄阴血之功。炒炭则能收敛止血，固冲涩漏，所以常用治蛔厥腹痛、便血尿血、崩漏等。乌梅还能润肤止痒，又具抗过敏之妙用，凡血虚风燥所致的皮肤瘙痒、瘾疹、顽癣均可用之。

谭同来《常用中药配对与禁忌》：乌梅，酸涩性平，清凉收敛，敛肺涩肠，生津开胃，不使木邪横干于脾。

刘冠军《临证医方妙用》：乌梅，除生津止渴、收涩之功外，尚可用于四肢疼痛，偏枯不仁，所以《别录》说"去痹利筋脉"，说明服后有止肢体疼痛之效。

刘典功《中药指征相类鉴别应用》：乌梅，味酸而涩，气厚善敛。敛肺气止咳喘，涩大肠而止泻，味酸性平，生津液止烦渴。其味极酸，虫得酸而伏，具有安蛔止痛、和胃止呕之功。炒后收敛止血，固冲涩崩，治身体下部出血。本品收敛，故表邪未解、内有实热均不宜用。多食损齿，伤骨，蚀脾胃，令人发热。

黄和《中药重剂证治录》：乌梅，酸涩性平，归肝、脾、肺、大肠经。本品以其酸涩之性，长于收敛固摄，亦能濡而润之。又以其春生上达之意，复具疏放通和之效。常用自拟和胃汤治疗肝胃不和，寒热夹杂之胃脘痛。

现代药理研究

本品含挥发性成分、脂类、简单酸类化合物、氨基酸、三萜脂肪酸脂、黄酮苷、苦杏仁苷、氢氰酸、谷甾醇、齐墩果酸样物质、葡萄糖苷酶、过氧化合物歧化酶、赤霉素系列物。乌梅煎剂对离体兔肠有抑制作用，体外试验证明，乌梅对宋内氏痢疾杆菌等多种细菌及须疮癣菌等多种致病真菌有抑制作用。其抗菌谱较广，有脱敏作用，能增强机体免疫功能，有抗菌、调节肠道运动、抗腹泻、收缩胆囊、驱蛔虫、保肝、抗疲劳、抗衰老、抗辐射、抗肿瘤、促凝等作用。单用乌梅煎剂对猪蛔虫有兴奋作用；能增加胆汁的分泌，并使胆汁趋于酸性；有刺激蛔虫后退的作用，从而起到缓解胆绞痛的效果。

性能归纳

乌梅，味酸、性平，归大肠、肺、脾、肝经，无毒。为蔷薇科乔木梅的近成熟果实，质润味厚，为酸、收之剂。沉、降、亦升，缓、静、润、平，守而不走，入气分，阴也，走上、下，入内、达里之性能。止泻痢、止咳、安蛔、生津、止血。

性能应用

乌梅味酸，涩肠止泻痢的作用较强，用于久泻久痢。治疗久泻时，常与补气健脾、温中涩肠之品配伍，如《证治准绳》之固肠丸，以之与人参、茯苓、肉豆蔻等品同用。对于久痢便血者，本品兼能止血。久痢久泻而湿热邪毒未尽者，宜与清热燥湿解毒之品配伍，如《伤寒论》之乌梅丸，以之与黄连、黄柏等品同用。

乌梅又能敛肺气，主要用于肺虚久咳，如《杂病源流犀烛》之乌梅膏，单用本品煎膏含化，治久咳经年。亦常与敛肺止咳之品配伍，如《宣明论》之百劳散，以之与罂粟壳同用。如气虚咳嗽痰多者，宜与补气化痰之品配伍，如《仁斋直指方》之人参饮，以之与人参、半夏、桔梗等品同用。

蛔虫得酸则伏。乌梅味极酸，为安蛔之要药，用于蛔虫所致的腹痛呕吐，四肢厥逆为主的蛔厥证。其证多系寒热错杂，令蛔虫躁动不安所致，故常与温里祛寒、清热之品配伍，如《伤寒论》之乌梅丸，以之与蜀椒、干姜、黄连等品同用。

乌梅味酸，能刺激唾液腺分泌以生津止渴，用于暑热口渴及虚热消渴证，单用有效。治暑热作渴，常与生津止渴之品配伍，如《奇方类编》之梅苏丸，以之与葛粉、白糖、炒盐等同用。治虚热消渴，常与养阴益气、清热生津之品配伍，如《万病回春》之玉泉丸，以之与麦门冬、人参、天花粉等品同用。

乌梅炒炭，又能收敛止血，用于便血、尿血、崩漏、咳血。单用有效，如《济生方》治便血，《本草纲目》治尿血，《妇人良方》治血崩，皆单用本品。属血热妄行者，宜与清热凉血止血之品配伍，如《景岳全书》之约营煎，以之与生地黄、黄芩、地榆等品同用。对于咳血，本品既能止血又能止咳，通过止咳，使肺部安宁，亦有助于止血，宜与益气养阴润肺之品配伍，如《朱氏集验方》之参香丸，以之与人参、麦门冬等品同用。

此外，乌梅肉炒存性为末外敷，能消疮毒，平胬肉，敛疮生肌。

个人体会

乌梅，得早春之气最厚，故味极酸，酸收、酸敛，酸亦能固也。《本草纲目》曰："乌梅所主诸病，皆取其酸收之意。"此一句概括了乌梅之性能。乌梅之酸入肝敛肝，《经》曰："热伤于气，邪客于胸中，则气上逆而烦满，心为之不安。"故能敛肝气，收浮热，下气归元，烦满除则心亦安矣；敛肝气，和脾胃，不使木邪横干于脾而和胃止呕吐，治寒热夹杂之胃痛，有疏放通和之义也。肝主筋，酸能养筋柔骨，《别录》有"去利筋脉"之说，故能止肢体疼痛，筋脉弛纵，偏枯不仁也。肝藏血，血得酸即敛，故能收敛止血，固崩涩漏，止便血尿血咳血，有敛肝气，摄阴血之功。酸入肺，敛肺气，润肺燥，治肺气不收之久咳燥嗽。《汤液本草》曰："肺欲收，急食酸以收之。"酸又能化津液，促进唾液腺分泌而生津止渴，古有"望梅止渴"之说，故能治暑热口渴及虚热烦渴证。《本草经疏》亦曰："好唾口干者，虚火上炎，津液不足也；酸能敛虚火，化津液，所以主之。"酸还能固大肠，敛滑脱。《本草新编》曰："乌梅止痢断疟，每有速效。"治肠虚不固之久泻久痢，及冷热邪毒之泻痢脓血者。酸能敛疮，去腐肉胬肉死肌，研末外敷，一夜立尽，其效奇也。更奇者则为酸能伏蛔虫，虫得酸则静，不在杀虫，而在安蛔也，故能治蛔厥。张仲景之乌梅丸，治胆道蛔虫证，能使胆汁趋于酸性，刺激蛔虫后退而起到缓解胆绞痛之效果。总之，以上诸证皆取乌梅之酸而取效。《本草求真》曰："乌梅，入肺则收，入肠则涩，入筋与骨则软，入虫则伏，入于死肌、恶肉、恶痣则除，刺入肉中则拔，故于久泻久痢，气逆烦满，反胃骨蒸，无不因其收涩之性而使下脱上逆皆治。且于痈毒可敷，中风牙关紧闭可开，蛔虫上攻眩仆可治，口渴可止，宁不为酸涩收敛之一验乎。"可见其治疗范围之广矣。酸收之品，故表邪未解，内有实热，均不宜用。多食损齿，伤骨，蚀脾胃，令人发热，不得不知矣。

肉 豆 蔻

古今理性录

寇宗奭《本草衍义》：善下气，多服则泄气，得中则和来其气。

陈嘉谟《本草蒙筌》：疗心腹胀疼，卒成霍乱者可止；理脾胃虚冷，不消宿食者能温。男妇伤暑血痢有功，小儿伤乳吐泻立效。痢疾助之白粥饮，吐泻佐以生姜汤。

李时珍《本草纲目》：土爱暖而喜芳香，故肉蔻之辛温，理脾胃而止吐利。暖脾胃，固大肠。

缪希雍《本草经疏》：肉豆蔻，辛味能散能消，温气能和中通畅。其气芬芳，香气先入脾，脾主消化，温和而辛香，故开胃，胃喜暖故也。故为理脾开胃，消宿食，止泄泻之要药。

杜文燮《药鉴》：唯其气温，故能温中补脾。又言下气者，盖以脾得补而善运化，其气自下，非若香附、陈皮之快泄也。唯其味辛，故能散肺中滞气，除隔上吐逆，消谷食，开腹胀。合气与味，又能止泄。大都温能补脾，辛能散滞。脾得温以补之，则运化之令司，而漏下之患除。肺得辛以散之，则清化之源司，而淡渗之令强，何泄之有？

倪朱谟《本草汇言》：肉豆蔻，为和平中正之品，运宿食而不伤，非若枳实、莱菔子之有损真气也；下滞气而不峻，非若香附、大腹皮之有损真气也；止泄泻而不涩，非若诃子、罂粟壳之有兜塞掩伏而内闭邪气也。

张介宾《景岳全书》：肉豆蔻理脾胃虚冷，谷食不消；治大肠虚冷，滑泄不止。以其气香而辛，故能行滞止痛，和腹胀，治霍乱，调中下气，开胃进食，解酒毒，化痰饮，温胃逐虫，辟诸恶气，疗小儿胃寒伤乳吐泻。以其能固大肠，肠既固则元气不走，脾气自健，故曰理脾胃虚冷，而实非能补虚也。面包煨熟用，或锉如豆大，以干面拌炒熟，去面用之尤妙，盖但欲去其油而用其熟耳。

汪昂《本草备要》：治积冷心腹胀痛，挟痰挟食者并宜之。中恶吐沫，小儿吐逆，乳食不下。又能涩大肠，止虚泻冷痢。初起忌用。

陈士铎《本草新编》：疗心腹胀痛，止霍乱，理脾胃虚寒，能消宿食，专温补心包之火，故又入膻中与胃经也。但能止下寒之泻，而不能止下热之痢。从前《本草》多言治血痢有功，而不言其止泻痢。夫泻不同，五更时痛泻五六次，到日间反不泻，名大瘕泻也。大瘕泻者，肾泻也。肾泻，乃命门无火以生脾土，至五更亥子之时，正肾气正令之会，肾火衰微，何能生土，所以作泻。故大瘕病，必须补命门之火，火旺而土自坚矣。肉豆蔻，非补命门之药也，然命门之火上通，心包之火不旺，而命门愈衰，故欲补命门，必须上补心包也。膻中，即心包，一物而两名之。肉豆蔻补心包火，补心包，正所以补命门也。况理脾胃寒虚，原其长肢，命门旺，而脾胃又去其虚寒。脾胃得肾气，自足以分清浊而去水湿，又何至五更之再泻哉。

张璐《本经逢原》：脾土性喜芳香，故肉果与脾胃最为相宜。以其能下气者，脾胃得补则健运，非若厚朴、枳实之峻削也。热郁暴注禁用，以其辛温性滞也。

严洁《得配本草》：配木香，下气消胀，脾健运，气自下。配补骨脂，使戊癸化火以运谷气。滞下初起，及暴注火泻者，禁用。肉果补土中之火，制土之湿也，亦所以润土之燥。

张山雷《本草正义》：肉豆蔻，除寒燥湿，解结行气，专理脾胃，颇与草果相近，则辛温之功效本同，唯涩味较甚，并能固及大肠之滑脱，四神丸中有之。温脾即以温肾，是为中下两焦之药，与草果之专主中焦者微别。大明谓温中下气、开胃、解酒毒。甄权谓治宿食痰饮，止小儿吐逆不下乳、腹痛。李珣谓主心腹虫痛。皆专就寒湿一边着想者。若湿热郁滞而为此诸症，则必不可一例论治。故李珣又谓主脾胃虚冷虚泄。濒湖谓暖脾胃，固大肠。要言不烦，最为精切。唯珣又谓治赤白痢，则湿热者多，虚寒者少，不当泛泛言之矣。香、砂、蔻仁之类，温煦芳香，足以振动阳气，故醒脾健运，最有近功，则所谓消食下气，已胀泄满者，皆其助消化之力，固不可与克削破气作一例观。

胡心藻《中药类比歌诀》：肉豆蔻，芳香辛温性燥，长于温燥脾湿而止泻，行气暖胃消胀而止痛，以理脾胃为主。常用治脾胃虚寒气滞、脘腹胀痛、食欲不振、呕吐，及肠滑不固、久泻久痢等。肉豆蔻生用，油脂性大，性烈易滑肠，煨熟用以除去滑肠之油脂及有毒成分豆蔻醚，并能增强温脾止泻之功。

刘典功《中药指征相类鉴别应用》：肉豆蔻，辛温而涩，温通而降，暖脾胃，降浊气，固大肠，止泻痢。可用于虚冷泻痢。气温，善温土中之阳。气味辛香，又能醒脾胃之气。具有温中理脾，行气止痛，除寒燥湿，开胃消食之功。湿热泻痢及胃热疼痛者忌用。

现代药理研究

本品含挥发油、脂肪油、淀粉、蛋白质及没食子酸类的鞣酸性成分。挥发油中含肉豆蔻醚、黄樟醚、榄香脂素、甲基丁香酚及多种萜烯类化合物等。服用少量肉豆蔻挥发油能增进胃液分泌及胃肠蠕动，而有开胃促进食欲，消胀止痛的功效，但大量服用则有抑制作用。肉豆蔻生品煎液对正常家兔离体回肠有兴奋作用，而各种炮制品的水煎液对肠管均呈现抑制作用，不用炮制品中的挥发油对小鼠腹泻有很好的止泻作用。肉豆蔻挥发油的萜类成分对细菌和霉菌有抑制作用。肉豆蔻醚、榄香脂素对正常人有致幻作用，对人的大脑有中度兴奋作用。

性能归纳

肉豆蔻，味辛，性温，归脾、胃、大肠经，无毒，为肉豆蔻科高大乔木肉豆蔻的成熟种仁，含油脂，气芳香，为温、固之剂。沉、降、亦升，润、缓、静、补，守而亦走，阴也，入气分，下行，入内，走里之性能。温中，行气，煨用止泻。

性能应用

肉豆蔻，性温，入脾、胃经，温中行气，煨后涩肠止泻，用于脾胃虚寒之久泻、久痢。对于脾胃虚寒，运化不健，消化不良之腹泻，本品既能温暖脾胃，促进脾胃运化以治泻，又具有一定的涩肠止泻作用。兼气滞胀满疼痛者，又能行气以消胀止痛。脾胃虚寒较甚者，宜与温中健脾药配伍，如《医略六书》之肉果理中汤，以之与干姜、白术、人参等品同用。脾胃虚寒久泻者往往肾阳亦虚，故又常与温补脾肾之品配伍，如《内科摘要》之四神丸，以之与补骨脂、吴茱萸、五味子同用。久痢脾胃虚寒而湿热未尽者，宜与清热燥湿止痢之品配伍，如《圣惠方》之肉豆蔻散，以之与黄连等品同用。

肉豆蔻，温中行气以助消化，可用于胃寒气滞之食滞不消、脘腹胀痛。本品生用尚略具滑肠通便作用，亦有助于消食导滞，宜与温中健脾导滞之品配伍，如《圣济总录》之肉豆蔻丸，以之与干姜、白术、槟榔等品同用。

个人体会

脾胃者，戊土也，喜温煦，爱芳香。肉豆蔻辛温芳香，入脾胃二经最为相宜。温煦能补土中之火，振动脾中阳气，以促健运；芳香能化脾中之湿，解脾胃之困盹，醒脾开胃；味辛又能散中焦之滞气，消胃中之宿食，以助消化。故能理脾胃之虚冷，化中焦之湿浊，运谷食之不消。有调中下气、和腹胀、行滞止痛及去霍乱、辟恶气、止泻痢呕吐之力，亦有和脾胃、助消化、开胃进食之功，为理脾开胃、消宿食、止泄泻之要药也。《本草蒙筌》曰："疗心腹胀疼，卒成霍乱者可止；理脾胃虚冷，不消宿食者能温。男妇伤暑血痢有功，小儿伤乳吐泻立效。"尤对脾胃虚寒，运化不健，消化不良之泄痢，更为适宜。

肉豆蔻能理脾胃之虚寒，下气促健运，助消化，止泻痢，虽不为补益之剂但能行使补益之功，不为消导之药但有行散畅达之义，以其质润不涩反有止泻固肠之用，皆借其辛温芳香，以振动脾胃阳气，醒脾健运，调畅气机。《本草汇言》曰："肉豆蔻，为和平中正之品，运宿食而不伤，下滞气而不峻，止泄泻而不涩。"故消食下气，已胀泄满，不可与克制削破之枳实、香附之类以损真气，固大肠、止泄泻，亦不可与兜塞掩伏之诃子、罂粟壳之类以内闭邪气而作一例观之也。

肉豆蔻，虽为中正和平之药，因富含挥发油、脂肪油，服用少量时能促进胃液分泌，增加胃肠蠕动，有开胃促进食欲，消滞导积之功，但多用则润下滑肠，反损真气。《本草衍义》有："善下气，多服则泄气，得中则和来其气。"故临证用量宜慎之，适中即可，不可多用。用面包裹煨熟，能除其滑肠之油脂及有毒成分，反增固肠止脱之功，用于脾胃虚寒、大肠不固，为治虚泻冷痢、滑脱不固之要药也。四神丸治五更肾泻，肾寒脾冷大肠不固也，配补骨脂戊癸化火，脾肾双温以运谷气，固大肠而取效矣。辛温之药，湿热泻痢及胃热疼痛者忌用。

禹余粮

古今理性录

成无己《注解伤寒论》：重可去怯，余粮之重以镇固。

李时珍《本草纲目》：禹余粮，手、足阳明血分重剂也。其性涩，故主下焦前后诸病。李知先诗曰，下焦有病人难会，须用余粮赤石脂。《抱朴子》云，禹余粮丸日再服，三日后令人多气力。

倪朱谟《本草汇言》：禹余粮，养肺金，固大肠之药也。凡属水土不和，清浊混乱诸疾，用之奏效。

黄元御《长沙药解》：禹余粮止小便之痛涩，收大肠之滑泄。《伤寒》禹余粮丸，治汗家重发汗，恍惚心乱，小便已阴痛者，以发汗太多，阳亡神败，湿动木郁，水道不利，便后滞气梗涩，尿孔作痛，禹余粮甘寒收涩，秘精敛神，心火归根，坎阳续复，则乙木发达，滞开而痛止矣。赤石脂禹余粮汤用之治大肠滑脱，利在下焦者，以其收涩而敛肠也。

黄宫绣《本草求真》：禹余粮功与赤石脂相同，而禹余粮之质重于石脂，石脂之温过于余粮，不可不辨。

胡心藻《中药类比歌诀》：禹余粮甘酸性微寒，质重，兼有清热作用，偏走气分，色黄入中，直达下焦，功专收涩，实胃涩肠以止泻，并能敛血止血，为固涩下元，止泻止血止带之品。

刘典功《中药指征相类鉴别应用》：禹余粮，甘涩微寒，归脾、胃、大肠经，功专收敛，主治下焦滑脱之证。功能涩肠止泻，收敛止血止带，实脾胃，固下焦。常用于中焦虚弱，运化失常，或脾肾阳虚，固摄无权之久泄久痢。又入血分，走下焦，主治下部慢性出血。又固涩止带。本品质重性坠，孕妇忌用。研末外敷，可用于皮肤溃疡等症。

现代药理研究

本品主含碱式氧化铁，尚有较多的石英和赤铁矿并存，尚含锰、铝、钙、镁、钾、钠、磷、钛等无机元素。禹余粮富含可溶性铝，可发挥胶溶体的物理吸附效应，而收止泻、止血之效。禹余粮具有酶激活剂作用和抗衰老作用，其所含铁、钙为人体必需的元素。镁离子还能激活与人体氧化磷酸过程，与抗衰老有关。

性能归纳

禹余粮，味涩，甘，性平，归大肠、胃经，无毒，为氢氧化物类矿物褐铁矿，主含碱式氧化铁，色黄质重，为收、涩之剂。沉、降、不升，缓、燥、静、补，守而不走，阴也，入气分，亦入血分，下行，入内，走里之性能，止泻、止血、止带。

性能应用

禹余粮，味涩性平，归大肠经，有类似赤石脂而稍弱于赤石脂的涩肠止泻作用，用于久泻久痢，亦适用于虚寒性滑泻、久痢。兼便血者，亦能止血。常与赤石脂同用，如《伤寒论》之赤石脂禹余粮汤。中焦虚寒者，宜与温中健脾药配伍，如《产孕集》之禹余粮汤，以之与干姜、白术等品同用。泻痢滑脱尚存余邪者，当在温补固摄的同时清理余邪，如《外台秘要》之黄连丸，以之与干姜、黄连等品同用。脾肾虚寒者，宜与温补脾肾之品配伍，如《医方类聚》之禹余粮丸，以之与干姜、附子等品同用。

禹余粮，亦入血分，能收敛止血，适用于便血、崩漏。用于中焦无热之便血、崩漏等出血证时，亦常与温里祛寒之品配伍，如《产乳备要》之禹余粮散，以之与桂心等品同用。

禹余粮，收敛固下，可用于虚寒性带下。对于虚寒性带下，本品有止带作用，但只能治标，宜与温补脾肾之品配伍，如《圣惠方》之禹余粮丸，以之与干姜、白术、附子等品同用。

个人体会

禹余粮，味酸气燥，收敛固涩之药也。又含可溶性铝，可发挥胶溶体的物理吸附效应，而具收湿止泻、止带及止血、止汗出之功效。其色黄质重，入脾、胃、大肠经，有类似赤石脂之功能，其质重固敛之功尤胜于赤石脂。《注解伤寒论》曰："重可去怯，余粮之重以镇固。"故能直入下焦，收敛固涩，主治下焦滑脱之证，又能吸附燥湿而止泻痢、固带下，并能入血分，收敛止血，而固崩漏下血不止，为收敛固脱之要药也。《本草纲目》曰："禹余粮，手、足阳明血分重剂也。其性涩，故主下焦前后诸病。"凡属土水不和，清浊混乱诸疾，用之可以奏效也。禹余粮性平微寒，此别于赤石脂之性温益中。功专收敛固涩，只能治标不能治本，并兼有固闭敛邪之嫌，故常须适当配伍，用于中焦虚弱、运化失健、固摄无权之久泻、久痢及虚寒不固之带下清稀，或体虚不摄之崩漏便血等慢性滑脱不固之证。新病未愈、余邪未尽者不宜。质重坠下，故孕妇忌用。

诃 子

古今理性录

寇宗奭《本草衍义》：诃黎勒，气虚人亦宜，缓缓煨熟，少服。此物虽涩肠，而又泄气，盖其味苦涩。

朱震亨《本草衍义补遗》：诃子下气，以其味苦而性急喜降。《经》曰：肺苦急，急食苦以泻之，谓降而下走也。气实者宜之，若气虚者似难轻服。又云：治肺气因火伤极，遂郁遏胀满，盖其味酸苦，有收敛降火之功也。

陈嘉谟《本草蒙筌》：消宿食，止腹膨，且通津液；破结气，止久痢，兼逐肠风。开胃涩肠，驱痰住嗽，又因其味酸苦，有收敛降火之功。故能治肺金伤极郁遏，胀满喘急咳嗽无休也。

李时珍《本草纲目》：诃子，同乌梅、五倍子用则收敛；同橘皮、厚朴用，则下气；同人参用，则补肺治咳嗽。东垣云嗽药不用者，非也。但咳嗽未久者，不可骤用尔。稽含《本草状》言作饮久服，令髭发白者变黑，亦取其涩也。

缪希雍《本草经疏》：诃黎勒其味苦涩，其气温而无毒。苦所以泄，涩所以收，温所以通，唯敛故能主冷气心腹胀满，唯温故下食。甄权用以止水道，萧炳用以止肠澼久泄，苏颂用以疗肠风泻血，带下，朱震亨用以实大肠，无非苦涩收敛治标之功也。

张介宾《景岳全书》：若久痢肛门急痛，或产妇阴痛者，宜和蜡烧烟熏之，或煎汤熏洗亦可。若痰嗽咽喉不得，宜含数枚，咽津殊效。其有上焦元气虚陷者，当避其苦降之性。

贾所学《药品化义》：诃子能降能收，兼得其善，盖金空则鸣，肺气为火邪郁遏，以致吼喘咳嗽，或至声哑，用此降火敛肺则肺窍无壅塞，声音清亮矣。取其涩可去脱，若久泻久痢，则实邪去而元气脱，用此同健脾之药，固涩大肠，泻痢自止。但苦能泄气，真气太虚者宜少用之。

汪昂《本草备要》：涩肠，敛肺，泻气。然苦多酸少，虽涩肠而泄气，气虚及嗽痢初起者忌服。六棱黑色，肉厚者良。生用清金行气，煨熟温胃固肠。海鱼放涎凝滑，船不能行，投诃子汤，寻化为水，其化痰可知。

张璐《本经逢原》：诃子苦涩降敛，生用清金止嗽，煨熟固脾止泻。古方取苦以化痰涎，涩以固滑泄也。殊不知降敛之性，虽云涩能固脱，终非甘温益脾之比。然此仅可施之于久嗽喘乏，真气未艾者，庶有劫截之能。又久嗽阴火上炎，久痢虚热下迫，愈劫愈滞，岂特风寒暴嗽，湿热下痢为禁剂乎！

黄元御《长沙药解》：《金匮》诃黎勒散治气利，以肝脾郁陷，二气凝塞，木郁风动，疏泄失藏而为下利，利则气阻而痛涩，是为气利。诃黎勒行结滞而收滑脱也。肠滑而为利者，清气滞塞而不收也；肺逆而为咳者，浊气壅塞而不敛也。诃黎勒苦善泄而酸善纳，苦以破其壅滞，使上无所格而下无所碍，酸以益其收敛，使逆者自降而陷者自升，是以咳利俱止也。其治胸满心痛、气喘痰阻者，皆破壅降逆之力；其治崩中、带下、便血、堕胎者，皆疏郁升陷之功也。

严洁《得配本草》：元气虚陷者，当避其苦降之性。嗽痢初起，肺与大肠实热，俱禁用。

焦树德《用药心得十讲》：诃子止久痢，下血，苦多酸少，故又能下气，降肺火。生用行气消胀，保肺清痰，煨熟用则温胃固肠。诃子皮可用于久嗽、喘逆、久泻，涩性更为明显。咳嗽、痢疾初起及肺有实热，湿热泻痢，火冲气喘等症情者，均忌用本品。

胡爱萍《病证通用中药》：诃子，其味酸涩，善能收敛，入大肠能涩肠止泻，为治久泻、久痢之常用药。本品酸涩之性，既能涩肠止泻，又能涩肠固脱、涩肠止血，故经配伍还可用于泻痢日久，中气下陷之脱肛及肠风下血等。

刘典功《中药指征相类鉴别应用》：诃子，苦酸温涩，苦以泄气降火，酸以敛肺止咳，温以开胃调中，涩以固脱止泻。酸涩入阳明，能涩大肠止血。既能敛肺止咳，又可利咽开音。酸收固涩，用于肝肾亏虚之崩漏、带下、小便失禁。

现代药理研究

本品含大量鞣质，主要为诃子酸、原诃子酸等，尚含有番泻苷 A、诃子素、鞣酸酶等。诃子所含鞣质能抑制肠蠕动，有收敛止泻作用。诃子素对平滑肌有罂粟碱样的解痉作用。诃子对痢疾杆菌等多种细菌都有抑制作用，尤以诃子皮为佳。诃子经炮制后，鞣质含量较生品增高，抑制肠蠕动和抑菌作用增强。诃子除鞣质外，还含有致泻成分，故与大黄相似，先致泻后收敛。鞣质有止血作用。

性能归纳

诃子，味涩、苦，性平，归大肠、肺经，无毒，为使君子科乔木诃子的成熟果实，味酸苦，为敛、降之剂。沉、降、亦升，缓、润、静、平，守而亦走，入气分，亦阳亦阴，走上、下，入内达里之性能。熟诃子止泻，生诃子清肺止咳、利咽开音、止血。

性能应用

诃子味涩性平，归大肠经，煨熟用，长于涩肠止泻，用于久泻、久痢。用于久泻久痢滑脱不禁，如《普济方》之诃黎勒散，以之与罂粟同炒黄为末服，治休息痢、肠滑。脾胃虚寒者，宜与温中健脾药配伍，如《圣惠方》之诃黎勒散，以之与干姜、肉豆蔻等品同用。余热未尽者，宜与清热解毒燥湿药配伍，如《圣惠方》之诃黎勒丸，以之与黄连等品同用。

诃子，苦平入肺经，能止咳、利咽开音，用于咳嗽失音。尤适用于咳嗽声音嘶哑，生用煨用均可，但生用更为临床多用。可单用或与祛痰、止咳利咽之品配伍，如《宣明论》之诃子汤，用诃子（半炮半生）配桔梗、甘草，治失音不能言语。

诃子还有一定的收敛止血作用，用于便血、咳血等。除对久痢下血有兼顾之效外，亦可用于便血、咳血等。治肠风泻血，宜与祛风药配伍，如《本草汇言》以之与防风、白芷等品同用。治肺热咳嗽咯血，宜与清肺化痰药配伍，如《医林绳墨大全》之嚼化丸，以之与青黛、海蛤粉等品同用。

个人体会

诃子，味酸苦，性温，入气分，苦下敛收也。下者：下气火郁遏，滞塞不行之郁；收者：收无能以固，涣散不收之气也。脏腑伤者，先伤于气，气伤不能行使疏泄升降之职，则滞郁不行，壅塞静脉；滞郁反阻碍气机不能循经，被迫涣散不收，无能以固。《长沙药解》曰："诃黎勒苦善泄而酸善纳，苦以破其壅滞，使上无所格而下无所碍，酸以益其收敛，使逆者自降而陷者自升。"诃子，收敛降下兼得，生用则清金行气，清肺中浊气壅塞而降火，收肺气上逆止咳而利咽开音。《药品化义》曰："盖金空则鸣，肺气为火邪郁遏，以致吼喘咳嗽，或至声哑，用此降火敛肺则肺窍无壅塞，声音清亮矣。"煨熟则温胃固肠，升清降浊，浊阴不降则滞郁，心腹胀满，饮食不消；清阳不升则气陷，大肠不固，泻痢脱肛。《本草蒙筌》曰："消宿食，止腹胀，且通津液；破结气，止久痢，兼逐肠风。"肝主疏泄而藏血，肝脾不和，疏泄无度则气利痛泻；肝气走散，无以敛藏而下血崩漏矣。《长沙药解》又曰："木郁风动，疏泄失藏而为下利。治崩中、带下、便血、堕胎者，皆疏郁升陷之功也。"能敛肾气而益肾精，固精缩尿。又乌须黑发，发为肾之余也。总之，诃子为敛、降之剂，敛收降下兼得。现代药理研究：诃子所含鞣质有收敛止泻作用，所含番泻苷 A 有致泻成分，有先致泻后收敛的作用，故降下以利敛固，敛固以促降下，所治诸证，皆取苦酸收敛降下之功也。然其酸多苦少，临床所治诸证，多体现敛固以收功也。如：敛肺止咳嗽失音，固肠止久泻久痢，及收敛止崩漏、便血咳血也。诃子虽能固脱，终非温中益脾之药，乃酸收治标，佐使之剂也。苦能泄气，真气大虚者少用。湿热下痢、火冲气喘者不宜。涩肠止泻宜煨用。

芡　实

古今理性录

张介宾《景岳全书》：能健脾养阴止渴，治腰膝疼痛，强志益神，聪明耳目，补肾固精，治小便不禁，遗精白浊带下，延年耐老。或散丸或煮食皆妙。但其性缓，难收奇效。

张志聪《本草崇原》：主治湿痹者，阳明之上，燥气治之也。治腰脊膝痛者，少阴主骨，外合腰膝也。补中者，阳明居中土也。除暴疾者，精气神三虚相搏，则为暴疾。茎刺肉白，又禀秋金收敛之气，故治三虚之暴疾。益精气，强志，令耳目聪明者，言精气充益，则肾志强。肾志强则耳目聪明，盖心肾开窍于耳，精神共注于目也。

陈士铎《本草新编》：主湿痹，止腰膝疼痛，益精，令耳目聪明，强志补中，除暴疾，久食延龄益寿。芡实，佐使者也，其功全在补肾去湿。夫补肾之药，大都润泽者居多，润泽则未免少湿矣。芡实补中去湿，性又不燥，故能去邪水而补神水，与诸补阴之药同用，尤能助之以添精，不虑多投以增湿也。芡实不特益精，且能涩精补肾，与山药并用，各为末，日日米饮调服。

徐大椿《神农本草经百种录》：鸡头实，甘淡，得土之正味，乃脾胃之药也。脾恶湿而肾恶燥，鸡头实淡渗甘香，则不伤于湿，质粘味涩，而又滑泽肥润，则不伤于燥。凡脾肾之药，往往相反，而此则相成，故尤足贵也。

黄元御《本草求真》：芡实如何补脾？以其味甘之故；芡实如何固肾？以其味涩之故。唯其味甘补脾，故能利湿，而使泄泻腹痛可治；唯其味涩固肾，故能闭气，而使遗、带、小便不禁皆愈。功与山药相似，然山药之阴，本有过于芡实，而芡实之涩，更有甚于山药，且山药兼补肺阴，而芡实则止于脾肾而不及于肺。

沈文彬《药论》：芡实益气强志而涩精，补中健脾而耐老，疗腰膝无湿痹之疼痛，祛暴病致耳目之聪明，补心肾之功固多，实脾胃之气最捷。

胡心藻《中药类比歌诀》：芡实，味甘涩，性平，主入脾肾，偏于益肾收敛以固下元，补中去湿，补而不燥，利不伤阴，能去邪水而益真阴，补肾精而不增水湿，且药性平和，为固肾涩精、缩尿止带之佐使药。但渗淡甘香，滑泽粘润，又长于健脾除湿，涩肠止泻。

黄和《中药重剂证治录》：芡实，甘涩平，归脾肾经，有健脾止泻、益肾固精、除湿止带之功效。以补涩兼能通利为特点，功擅补肾益脾、益精涩精，又能去湿利水。主治脾虚泄泻、肾虚遗精、遗尿尿频、白浊带下等，于脾肾两亏而不固之蛋白尿颇宜。《本草便读》曰：生于水而能治水，味甘入脾，水属入肾，扶土利水，是其本功。

现代药理研究

本品含淀粉、蛋白质、脂肪、碳水化合物、钙、磷、铁、硫胺素、核黄素、尼古酸、抗坏血酸等，有收敛、滋润、滋养作用。

性能归纳

芡实，味甘、涩，性平，归脾肾经，无毒，为睡莲科水生草本植物芡的成熟种仁，甘淡气香，滑泽粘润，为敛、补之剂。沉、降、能升，缓、润、静、补，守而不走，阴也，入气分，走上、下，入里达内之性能。补脾、肾气，止泻、止带、固精、化湿。

性能应用

芡实，味甘性平，入脾经，既能补气健脾，又能涩肠止泻，用于脾虚久泻，治疗脾虚运化失健之久泻。如脾虚湿盛者兼能化湿，脾肾两虚又能脾肾双补。本品亦富含营养成分，可作食品服食。亦宜于久病体虚或病后体虚营养不良者，作营养调补药服用。治脾肾两虚久泻，宜与补益脾肾、利水渗湿之品配伍，如《慎斋遗书》之固真散，以之与山药、茯苓、莲肉同用。

芡实，味甘涩性平，入肾经，既能益肾，又能固精，用于肾虚不固之遗精、滑精。常与补肾涩精药配伍，如《医方集解》之金锁固精丸，以之与沙苑子、莲须、龙骨等品同用。

芡实既能益肾健脾除湿，又能固涩止带，适用于脾虚湿浊下注，或脾肾两虚、精液滑脱之带下病。宜与健脾益肾、渗湿止带药配伍，如《惠直堂方》之白带丸，以之与山药、莲子、茯苓等品同用。若脾虚而有湿热者，宜与清热燥湿之品配伍，如《傅青主女科》之易黄汤，以之与山药、白果、黄柏等品同用。

此外，本品能补脾益肾、通利除湿，用于脾肾气虚、不能制水、泛滥横溢所致水肿。但本品作用平和，宜与温补脾肾、利水消肿之品配伍，如《辨证录》之芡实汤治上身先肿，因而下身亦肿，久之一身尽肿，以之与肉桂、白术、茯苓等品同用。

个人体会

芡，生于水中，植根于土，其种壳貌似鸡头，破壳取其籽米仁，故名芡实，又名鸡头米，富含淀粉、蛋白质、脂肪、碳水化合物及多种微量元素和维生素类营养物质。滑泽粘润、甘淡气香，乃食用之味，营养佳品矣。取其甘淡而得土中之正味，取其润泽正益肾中真阴，故归脾、肾经气分。脾恶湿，肾恶燥，芡实甘淡气香入脾，健脾化湿而不伤于湿。《本草新编》曰："补中去湿，性又不燥，故能去邪水而补神水。"滑泽粘润入肾，补肾润燥而不伤于燥，补肾水益真阴而不增水湿。即气香，燥而不燥；滑泽，润而不湿，脾肾兼益，相辅相成。能补脾肾之气，益脾肾之阴又不虑其多投常服以增燥肾，尤为足贵也。《景岳全书》曰："能健脾养阴止渴，治腰膝疼痛，强志益神，聪明耳目，延年耐老。"但其性缓，营养调补之剂，不多投常服，难起奇效也。

芡实又禀秋金收敛之气，故又能补肾收敛固下元，益脾除湿涩大肠。主治脾虚久泻，肾虚遗滑及湿浊带下。《本草求真》曰："唯其味甘补脾，故能利湿，而使泄泻腹痛可治；唯其味涩固肾，故能闭气，而使遗、带、小便不禁皆愈。"总之，芡实甘涩性平，主入脾肾，为补、固之剂。补脾肾，益精气，聪耳明目，强身健体，益寿延年。以敛补通利为特点，又有健脾止泻，益精固肾，除湿止带之功效。《药论》曰："芡实益气强志而涩精，补中健脾而耐老，疗腰膝无湿痹之疼痛，祛暴病致耳目之聪明，补心肾之功固多，实脾胃之气最捷。"治脾虚久泻，遗精带下，白浊尿频等，又能通利水湿，治脾肾之虚肿。《本草便读》曰："芡实生于水而能治水，味甘入脾，水属入肾，扶土利水，是其本功。"佐使之剂，如常与补阴药同用大能助之以添精，与山药并用，且能涩精补肾止带下也。

五味子

古今理性录

李杲《药类法象》：大益五脏之气。孙真人云：五月常服五味子，以补五脏气。遇夏月季夏之间，人困乏无力，乃无气以动也。以黄芪、人参、麦冬，少加黄柏，锉，煎汤服，使人精神，神气两足，筋力涌出。生用。六月常服五味子，以益肺金之气，在上则滋源，在下则补肾。

寇宗奭《本草衍义》：五味子，《本经》言温，今食之多致虚热，小儿益甚。《药性论》以谓除热气，《日华子》又谓暖水脏，又曰除烦热，后学至此多惑。今既用之治肺虚寒，则更不取除烦热之说。补下药亦用之。

成无己《注解伤寒论》：《黄帝内经》曰，肺欲收，急食酸以收之。五味子之酸，以收逆气而安肺。

朱震亨《本草衍义补遗》：五味子，今谓五味，实所未晓，以其大能收肺气，宜其有补肾之功，收肺气非除热乎？补肾非暖水脏乎？食之多致虚热，盖收肾之骤也，何惑之有？火热嗽必用之。黄昏嗽者，是火气浮于肺，不宜用凉药，宜五味子，敛而降之。

陈嘉谟《本草蒙筌》：风寒咳嗽南五味为奇，虚损劳伤北五味最妙，收敛耗散之金，滋助不足之水。生津止渴，益气强阴。驱烦热，补元阳，解酒毒，壮筋骨。霍乱泻痢可止，水肿腹胀能消。冬月咳嗽肺寒，加干姜煎汤治效。夏季神力困乏，参芪麦柏同服良。其热嗽火气盛者，不可骤用寒凉之药，必资此酸味而敛束。然不宜多用，若多用则闭住其邪，恐致虚热以为殃。

杜文燮《药鉴》：其曰能强筋者，以其酸入筋也。又曰能消酒毒者，何哉？盖酒毒伤肺而肺热，得此收敛，则肺气敛而热邪释矣。又曰下气者，何哉？盖肺苦气上，唯肺气既敛，则气自下行矣。然多食反生虚热，为收敛之骤也，即此宜少用之。且酸能吊痰，引其盛也，肺邪盛者，莫如用黄五味子，取其辛甘稍重而能散也。

李时珍《本草纲目》：五味子，入补药熟用，入嗽药生用。五味子酸咸入肝而补肾，辛苦入心而补肺，甘入中宫益脾胃。

缪希雍《本草经疏》：五味子主益气者，肺主诸气，酸能收，正入肺补肺，故益气也。其主咳逆上气者，气虚则上壅而不归元，酸以收之，摄气归元，则咳逆上气自除矣。劳伤羸瘦，补不足，强阴，益男子精。《别录》养五脏，除热，生阴中肌者，五味子专补肾，兼补五脏，肾藏精，精盛则阴强，收摄则真气归元，而丹田暖，腐熟水谷，蒸化糟粕而化精微，则精自生，精生则阴长，故主如上诸疾也。

张介宾《景岳全书》：五味子皮甘肉酸，性平而敛。核仁味辛苦，性温而暖，俱兼咸味，故名五味。入肺、肾二经。南者治风寒咳嗽，北者疗虚损劳伤。整用者用其酸，生津解渴，止泻除烦。疗耗散之肺金，滋不足之肾水，能收敛虚火，亦解除酒毒。敲碎者用其辛温，补元阳，壮筋骨，助命门，止霍乱。但感寒初嗽当忌，恐其敛束不散。肝旺吞酸当忌，恐其助木伤土。

倪朱谟《本草汇言》：五味子，敛气生津之药也，故《唐本草》主收敛肺虚久嗽耗散之气。凡气虚喘急，咳逆劳损，精神不足，脉势空虚，或劳伤阳气，肢体羸瘦，或虚气上乘，自汗频来，或精元耗竭，阴虚火炎，或亡阴亡阳，神散脉脱，以五味子治之，咸用其酸敛生津，保固元气而无遗泄也。然在上入肺，在下入肾，入肺有生津济源之益，入肾有固精养髓之功。

贾所学《药品化义》：五味子，五味咸备，而酸独胜，能收敛肺气，主治虚劳久嗽。盖肺性欲收，若久嗽则肺焦叶举，津液不生，虚劳则肺因气乏，烦渴不止，以此敛之、润之，遂其脏性，使咳嗽宁，精神自旺。但嗽未久不可骤用，恐肺火郁遏，邪气闭束，必至血散火清，用之收功耳。

张璐《本经逢原》：虚热久嗽，不可误用表散，须以此去核之辛温助火，但用皮肉之酸咸以滋化之。不宜多用，恐酸收太过，反致闭遏而成虚热也。黄昏嗽乃水浮于肺，不宜凉药，宜五味子敛而降之。但风邪在表，痘疹初发，一切停饮，肺家有实热者，皆当禁之。

邹澍《本经疏证》：五味子所治之证，《伤寒》仅言咳逆，《金匮要略》则兼言上气。

夫伤寒之关键，无论其为太阳、少阳、少阴，凡咳者均可加入五味子、干姜。杂证自有杂证之体裁，即咳而脉浮，厚朴麻黄汤主之一语，已通概全书大旨，试观《金匮要略》中有脉沉而用五味子者否？盖五味子原只能收阳中之阴气，余则皆非所宜。《伤寒论》中，凡遇咳，总加五味子、干姜，岂不嫌其表里无别耶？干姜温脾肺，是治咳之来路，来路清则咳之源绝矣。五味使肺气下归于肾，是开咳之去路，去路清则气肃降矣。合两物而言，则为一开一合。当开而合，是为关门逐贼；当合而开，则恐津液消亡，故小青龙汤、小柴胡汤、真武汤、四逆散之兼咳者，皆用之，不嫌其表里无别也。

赵其光《本草求原》：五味专精于肝，而交合肺肾，故其效如此。有不同于他味之酸敛者，肺气阳中有阴，故能降。治肺气以阴降为主。然元气之降，先本于升，五味升降咸备，所以阳邪伤阴，固宜清阳以之收阳。阴邪伤阳，亦宜此辛温畅阳而寓收阴。东垣谓寒喘、热喘不能舍五味者，此也。唯外邪杂病不关肺气者忌。

张山雷《本草正义》：阴火上冲，激肺之嗽。阴虚火浮，故当黄昏阴盛之时虚焰发动，乃始作嗽，宜以收摄肺肾为治。然唯肺虚舌红无痰者乃合。若舌腻有痰，亦当知所顾忌。

胡爱萍《病证通用中药》：五味子酸甘而温，可入心肾二经。酸能收敛，甘能补益，其性虽温，但温而性润。入心经，可养心宁心而安神；入肾经，可固肾滋水而济心，既为酸收要药，又为滋益佳品，具有补益心肾，宁心安神之功，适用于阴血亏损，心神失养或心肾不交之失眠多梦。又能收敛固涩，对自汗、盗汗、遗精、滑精等滑脱之证亦宜。五味子酸甘而温，酸可生津，甘能补益。入肺经可补肺气，入肾经滋肾阴，有益气滋阴生津止渴之功，适用于阴虚内热，口渴多饮之消渴证及气阴两虚虚热消渴。

刘冠军《临证医方妙用》：五味子，《本经》列为上品。因皮肉甘酸，补中寓涩，有益气固脱敛汗生津之功。用于心肌梗死，有益气固脱之功效。又补肾明目、敛汗止泪，适用于肾气不足引起的目昏眼花、无时泪下、瞳孔散大、视衣脱离之疾。

谭同来《常用中药配对与禁忌》：五味子，为收涩药，亦是补气药，酸温而质润，上能敛肺而止咳，下能滋肾而摄精，外能收敛止汗，内能益气生津，为固精气、益肺气之要药。近年用治肝炎，其降低转氨酶的作用显著，被广泛应用在肝炎的治疗上。

黄和《中药重剂证治录》：五味子，五味俱全，而酸收独重，专入补肾兼补五脏。长于敛耗散之气、滋不足之水、摄耗亡之液，安肺养心、补肝滋肾、健脾益胃，然其善安正而不能逐邪，故用时须防收敛邪气于内。

现代药理研究

本品含挥发性成分、有机酸类、木质素类、柠檬醛、叶绿素、甾醇、维生素、树脂、鞣质及少量糖类。五味子所含酸性成分有祛痰作用，挥发油有一定的镇咳作用；有明显的呼吸兴奋作用；有与人参相似的适应原样作用，能增强机体对非特异性刺激的防御能力。五味子醇有较强的免疫抑制作用，对应激性溃疡有预防作用，对胃液分泌有调节作用；有促进胆汁分泌的作用，对离体回肠、气管和结肠带具有松弛活性；有舒张血管及强心作用，能增加冠脉血流量，对血压有调节作用；有调节心肌细胞和心脏的能量代谢，改善心肌营养和功能等作用；能促进肝糖元异生及分解，改善机体对糖的利用；能增强大脑皮层兴奋和抑制过程的灵活性，并促进两过程趋于平衡，从而提高大脑的调节功能；有镇静、抗惊厥作用，有镇痛、安定及一定的解热作用。木质素类成分可强壮保肝，降低血清转氨酶，促进肝细胞再生。本品能调节肾脏小动脉能量代谢，保肾，减少尿蛋白，能增强单核巨噬细胞系统吞噬功能，具有抗炎、抗过敏、抗免疫排斥、抗白细胞减少、抗菌、抗病毒、抗衰老、耐缺氧、抗疲劳、抗氧化、提高视力、收缩子宫等作用。

性能归纳

五味子，味酸、甘，性温，归肺、肾、心、脾经，无毒，为木兰科木质藤本植物五味子和华中五味子的成熟果实，五味俱全。为收、补之剂，沉、降、亦升、缓、润、静、补，守而不走，亦阴亦阳，入气分，走上、下，入内达里之性能。止咳祛痰、止泻、敛汗、涩精，补肺肾心脾之气，养心肾之阴，生津安神。

性能应用

五味子，收肺气，止咳祛痰作用较强，可用于咳喘痰多，因其具温补固涩作用，故多用于虚寒证。属寒饮内蓄者，宜与温肺化饮之品配伍，如《金匮要略》之苓甘五味姜辛汤，以之与干姜、细辛等品同用。若寒饮内停而兼风寒外束者，宜与解表散寒、温肺化饮之品配伍，如《伤寒论》之小青龙汤，以之与麻黄、细心、桂枝、干姜等品同用。对肺虚久咳痰多者，本品又能补益肺气，常与补益肺气、祛痰止咳之品配伍，如《普济方》之补肺散，以之与人参、黄芪、紫菀等品同用。对肾虚肾不纳气的虚喘短气，本品既能补肾气，又能益肾阴以纳气定喘。治肺肾气虚的虚喘短气，可与补益肺肾之品配伍，如《杂病源流犀烛》之加味生脉散，以之与人参等品同用。治肾阴亏虚，肾不纳气之气喘，常与滋阴补肾之品配伍，如《医宗己任编》之都气丸，以之与熟地黄、山茱萸等药同用。

五味子酸敛，亦能涩肠止泻，用于久泻不止。对脾肾虚寒之久泻不止，兼能补脾肾之气。常与温补脾肾、涩肠止泻之品配伍，如《内科摘要》之四神丸，以之与补骨脂、肉豆蔻、吴茱萸同用。

五味子酸敛，又可止汗敛汗，用于自汗盗汗证。对肺心气虚自汗者，兼能补益肺心之气；对肾阴不足盗汗者，兼能滋养肾阴；对汗多伤津口渴者，还能生津止渴。治气虚自汗，常与补益肺心之品配伍，如《内外伤辨惑论》之生脉散，以之与人参、麦冬同用。治阴虚盗汗，常与滋养肾阴之品配伍，如《医级》之麦味地黄丸，以之与熟地黄、山茱萸、麦门冬等品同用。

五味子，补肾涩精，可用于遗精、滑精。对于肾气亏虚、精关不固之遗精、滑精，常与补肾涩精之品配伍，如《摄生众妙方》之五子衍宗丸，之与枸杞子、菟丝子、覆盆子等品同用。

五味子甘酸，又能生津止渴，用于津伤口渴及消渴证。对于热伤气阴，汗多口渴之证，兼能补益心肺之气，敛汗止汗，常与益气生津之品配伍，如《内外伤辨惑论》之生脉散。对于消渴病肾虚胃燥者，亦常用以滋肾生津止咳，常与益气生津之品配伍，如《医学衷中参西录》之玉液汤，以之与黄芪、山药、天花粉等品同用。

五味子还能酸收心气、安定心神，用于心神不安之失眠多梦、心悸怔忡等。对于心气不足者又能补益心气，对于心肾阴虚者又能滋养心肾。治心气不足之心悸、失眠，常与补心气、安心神之品配伍，如《三因方》之大补心丹，以之与人参、茯神、酸枣仁等品同用。治心肾阴虚之失眠心悸，常与滋阴养血、补心安神之品配伍，如《摄生秘剖》之天王补心丹，以之与生地黄、当归、人参、柏子仁等品同用。

个人体会

五味子，皮肉甘酸，果核苦辛，全体味咸，酸甜苦辣咸五味俱全，故名五味子。甘补酸敛，辛散苦泄，味咸能润。补泄、敛散，阴阳之药，能升能降，可开可合，亦散亦收，故为调节之剂。药理研究提示，五味子能调节心肌细胞和心脏的能量代谢，能调节大脑皮层兴奋和抑制过程的灵活性，调节血压、胃液、胆汁分泌，有似人参的适应原样作用，能增强机体对非特异性刺激的防御功能，具有抗免疫排斥，调节免疫等作用，故能收阴中之阳，益阳中之阴。如阳邪伤阴，固宜清阳以之收阳；如阴邪伤阳，以之畅阳而寓收阴。本品为调节阴阳之药，故可安肺养心，补肝滋肾，健脾益胃而安五脏也。《药类法象》曰："五味子，大益五脏之气。"皆赖阴阳调节之功也。

五味子，五味俱全，唯酸独胜，为收敛之药，专收耗散之气。《类证治裁》曰："肺为气之主，肾为气之根。"《黄帝内经》亦曰："肺欲收，急食酸以收之。"故主入肺肾二经气分，在上则收肺虚多嗽，可敛耗散之气，有生津济源之功；在下保固元气遗泄，能收耗散之真，有固精强阴之功。《本草汇言》曰："凡气虚喘急，咳逆劳损，精神不足，脉势空虚，或劳伤阳气，肢体羸瘦，或虚气上乘，自汗频来，或精气耗竭，阴虚火炎，或亡阴亡阳，神散脉脱，以五味子治之，咸用其酸敛生津，保固元气而无遗泄也。"故能大收肺气而益气，固敛真阴而强阴，不补而补，不益则益，为益气强阴之要药也。气充阴强又可补心养心，滋水济心，有宁心安神之功。

总之，五味子临床多以酸取胜。酸乃木之本味，木为枢机，上交心肺收耗散之气，清肺宁心，降气止咳嗽；下合于肾摄不固之精，涩精敛汗，止泻固大肠。为敛补之剂，以收为补，以敛而益，故能收五脏之气，敛五脏之阴，益气强阴而安五脏也。酸收之药，然其安正而不能逐邪，故初感病邪未净者不可骤用、多用，以防闭敛邪气于内。《本草衍义补遗》曰："收肺气非除热乎？补肾非暖水脏乎？食之多致虚热，盖收肾之骤也。"故虚秘吞酸者当忌。

收涩药（下）

海螵蛸

古今理性录

陈嘉谟《本草蒙筌》：主女子漏下赤白，经汁血闭，阴蚀肿痛；治妇人寒热癥瘕，惊气入脐，环腹疼痛；去目睛浮翳，收疮口腐脓。

李时珍《本草纲目》：乌鲗骨，厥阴血分药也，其味咸而走血也，故血枯、血瘕、经闭、崩带、下痢、疳疾，厥阴本病也；寒热疟疾、聋、瘿、少腹痛、阴痛，厥阴经病也；目翳、流泪，厥阴窍病也；厥阴属肝，肝主血，故诸血病皆治之。按《素问》云：有病胸胁支满者，妨于食，病至则先闻腥臊臭，出清液，先唾血，四肢清，目眩，时时前后血，病名曰血枯，得之年少时，有所大脱血，或醉入房中，气竭肝伤，故月事衰少不来，治之以四乌鲗骨一藘茹⋯⋯所以利肠中及肝伤也。观此，则其入厥阴血分无疑矣。

缪希雍《本草经疏》：乌贼鱼骨，味咸，气微温无毒，入足厥阴、少阴经。厥阴为藏血之脏，女人以血为主，虚则漏下赤白，或经汁血闭，寒热癥瘕；少阴为藏精之脏，主隐曲之地，虚而有湿，则阴蚀肿痛，虚而寒客之则阴中寒肿；男子肾虚，则精竭无子，女子肝伤，则血枯无孕；咸温入肝肾，通血脉而祛寒湿，则诸证除，精血足，令人有子也。其主惊气入腹，腹痛环脐者，盖肝属木主惊，惊人肝胆，则荣气不和，故腹痛环脐也。入肝胆，舒营气，故亦主之。温而燥湿，故又主疮多脓汁也。

叶橘泉《现代实用中药》：为制酸药，对胃酸过多、胃溃疡有效。

张宗祥《本草简要方》：乌贼鱼骨通血脉，祛风湿，止吐衄、喉痹、耳聋、舌肿、出血、鼻血、环脐腹痛、泻痢、小便淋血、阴囊湿痒。和蒲黄扑阴中肿痛。

胡爱萍《病证通用中药》：海螵蛸，味咸而涩，具有广泛的收敛固涩之功，并有良好的制酸止痛之效，为治疗胃脘痛、胃酸过多之佳品。在制酸止痛的同时，又能收敛生肌，收敛止血，可促进病灶的愈合，故可治疗胃痛泛酸、胃十二指肠溃疡。因温涩收敛，故尤宜于胃寒疼痛吐酸。涩可固脱，微温散寒，故为温涩收敛、固涩止带之品，适用于体虚带脉不固之带下清稀者。但无补益之功，功专固涩，只能治标。阴虚多热者慎用。性温涩，多服宜致便秘，可适当配润下药同用。

谭同来《常用中药配对与禁忌》：乌贼骨，味咸性温，质涩性燥，功专收敛，止血、敛疮、固精、止痛。

胡心藻《中药类比歌诀》：海螵蛸，体轻质脆，咸涩性温，偏入血分，长于敛肝气，涩精窍，止带止血，制酸止痛，治湿疮湿疹及疮疡多脓等。

现代药理研究

本品主要含碳酸钙、壳角质、黏液质，还含有 17 种水解氨基酸，尚含多种微量元素。海螵蛸所含碳酸钙能中和胃酸，可缓解泛酸及胃烧灼感等，同时能促进溃疡面愈合，还可改变胃内容物的 pH 值，降低胃蛋白酶活性。所含胶质与胃中有机质、胃液作用后，可在溃疡面上形成保护膜，使出血趋于凝结；有促进骨折愈合的作用，可缩短骨折愈合时间，促进纤维细胞合成骨细胞增生与骨化。

性能归纳

海螵蛸，味咸、涩，性微温，归肝、肾经，无毒，为乌鲗科动物无针乌贼或金乌贼的内壳，体轻质脆，为敛、固之剂。不升降，无浮沉，缓、静、燥、平，入血分，亦入气分，亦阴亦阳，守而不走，行上、下，达内、外，走表、里之性能，内服止带止血，固精制酸，外用收湿敛疮。

性能应用

海螵蛸，收涩固敛，收湿止带，用于带下证。常用于虚性带下不止，多与收湿止带之品同用。脾肾亏虚者，宜与补脾益肾药配伍，如《杨氏家藏方》之补宫丸，以之与白术、茯苓、鹿角霜等品同用。若脾虚而有湿热者，宜与温中、清热燥湿之品配伍，如《千金要方》之龙骨散，以之与干姜、黄柏等品同用。

海螵蛸，收敛止血，内服、外用均有止血作用，可用于多种出血证。治吐血、衄血、便血、崩漏及外伤出血，单用或与止血药配伍。《圣惠方》治吐血及鼻衄不止，《普济方》之螵蛸散，治跌破出血，皆单用本品。《圣惠方》之乌贼鱼骨丸治便血，以之与阿胶、茜根等品同用。《医学衷中参西录》之固冲汤治血崩，以之与山茱萸、黄芪、棕边炭同用。

海螵蛸，收涩固敛，其固精之力平和，用于遗精、滑精。治肾虚不固之遗精，宜与补肾、固精之品配伍，如《温病条辨》之天根月窟膏，以之与补骨脂、菟丝子等品同用。

海螵蛸，有明显的制酸作用，用于胃痛泛酸，单用有效。验方乌贼散、无及散，以之与贝母、白及等同用，可缓解因胃酸过多所致的胃痛泛酸，胃、十二指肠溃疡病。

海螵蛸，为末外用，有收湿敛疮之效，用于湿疹、湿疮及溃疡不敛。可单用或与清热解毒、燥湿、或生肌敛疮药配伍，如《中医皮肤病学简编》之乌贼骨散，治耳道湿疹，以之配朱砂、冰片为末撒布。《外科方外奇方》之螵蛸散，治黄水脓疮，以之与枯矾、五倍子等品同用。《串雅内编选注》之生肌散，治疮疡溃久不敛，以之与血竭、乳香等品为细末外敷。

个人体会

海螵蛸，为乌贼鱼之内壳甲骨，故又名乌贼骨，体轻质脆，味咸涩，性微温，收敛燥湿之药。为末外用，治湿疹烂疮、溃疡不敛、外伤出血，其收湿敛疮、生肌止血之功可知矣。味咸入肾走血，肝藏血，肾藏精，故归肝、肾二经血分，温通血脉祛寒湿，涩精止血固滑脱，可用于血枯经闭、癥瘕腹痛、崩漏带下、遗精滑精、泻痢便血、阴疮湿烂。《本草经疏》曰："厥阴为藏血之脏，女人以血为主，虚则漏下赤白，或经汁血闭，寒热癥瘕；少阴为藏精之脏，主隐曲之地，虚而有湿，则阴蚀肿痛，虚而寒客之则阴中寒肿；男子肾虚，则精竭无子，女子肝伤，则血枯无孕；咸温入肝肾，通血脉而祛寒湿，则诸证除，精血足，令人有子也。"

现代药理研究表明，海螵蛸具有抗消化道溃疡的作用，所含碳酸钙、磷酸钙能中和胃酸，改变胃内容物的 pH 值，降低胃蛋白酶活性，促进溃疡面愈合。其所含胶质与胃中有机质、胃液作用后，可在溃疡面上形成保护膜，使出血趋于凝结。为治胃痛泛酸，消化道溃疡之要药也。

总之，海螵蛸，味咸涩，性微温，有广泛的收敛固涩、通经祛寒湿之功效；有良好的制酸止痛作用，同时兼有收敛生肌止血，促进病灶愈合之功能。温涩收敛，可用治体虚带下清稀，但功专固涩，而无补益之能。治标之药，多用宜致便秘，适当配润下药同用为宜。

桑螵蛸

古今理性录

孙思邈《千金翼方》：桑螵蛸主伤中，疝瘕，阴痿，益精生子，女子血闭，腰痛，通五淋，利小便水道。又疗男子虚损，五脏气微，梦寐失精。久服益气养神。

陈嘉谟《本草蒙筌》：主女子血闭腰痛，治男子虚损肾衰。益精强阴，补中除疝。止精泄而愈白浊，能淋闭以利小便。又禁小便自遗，故《本经》注云：凡梦遗方中，不可缺也。俗谓禁尿窠，亦指此焉。

张介宾《景岳全书》：桑螵蛸能益气益精，助阳生子，疗男子虚损，阴痿梦遗，疝瘕遗尿；治女人血闭腰痛，通五淋，利水道。炮熟空心食之，可止小便不禁。

汪昂《本草备要》：补肾。治虚损阴痿，梦遗白浊，血崩腰痛，伤中疝瘕，肝肾不足。通五淋，缩小便，能通故能缩。肾与膀胱相表里，肾得所养，气化则能出，故能通；肾气既固，则水道安常，故又能止也。畏旋覆花。

张璐《本经逢原》：功专收涩，故男子虚损，肾衰阳痿，梦中失精，遗溺白浊方多用之。若阴虚多火人误用，反助虚阳，多致溲赤茎痛，强中失精，不可不知。生研烂涂之，出箭镞。

谭同来《常用中药配对与禁忌》：肾虚下元不固而出现滑精、尿频或白带过多等，本品味甘而咸，性平，能补肾助阳，固精缩尿，对肾虚遗溺尿频尤为常用。且临床观察，本品对尿频或小便不通，似有双向调节作用。因能助肾阳而固涩，亦用于阳痿及白带过多等。

刘典功《中药指征相类鉴别应用》：桑螵蛸，甘咸性平，为强壮、收敛之品，具有补肾助阳，固精缩尿之功，用于遗尿、遗精、虚劳、阳痿等证。本品生用有泄泻之弊，故宜炒后使用。阴虚火旺，内有湿热之遗精、小便短数者忌用。

黄和《中药重剂证治录》：桑螵蛸，甘咸平，归肝、肾经，有固精缩尿、补肾助阳之功效。大具补涩之性，长于补肾固精，此为其本也。且其能补，亦能通，补脾肾而能通血脉，能涩而能利，涩精气而利水道，盖固者固其精气，利者利其邪水也。

现代药理研究

本品含蛋白质、脂肪、粗纤维、铁、钙及胡萝卜素类色素，实验证明桑螵蛸具有促进红细胞发育、抗动脉粥样硬化、抗缺氧、抗疲劳、抗利尿、敛汗、增加阳虚小鼠体温、促进消化液分泌而助消化、降血糖、降血脂、抗肿瘤等作用。

性能归纳

桑螵蛸，味甘、咸，性平，归肾、肝经，无毒，为螳螂科昆虫大刀螂、小刀螂或巨斧螳螂的卵鞘，气薄味厚，为敛、补之剂。沉、降、不升，缓、润、静、补，守而亦走，亦阴亦阳，入气分，亦入血分，走上、下，入里、达内之性能。补肾阳，缩尿，固精。

性能应用

桑螵蛸甘咸，补肾阳，缩尿固精，用于肾虚不固之尿频遗尿，遗精滑精。本品补助肾阳，作用和平，特点在于补而能涩，固摄方面以缩尿见长，适用于肾虚不能固摄之遗尿、尿频、遗精滑精。可单用或与益肾缩尿固精之品配伍，如《圣惠方》之桑螵蛸散，以之与补骨脂、菟丝子等品同用。

桑螵蛸，补肾阳，用于肾虚阳痿。本品治肾虚阳痿，有一定的助阳起痿之效。其补肾助阳之力有限，在补肾助阳的复方中多居辅助地位，如《奇方类编》之太乙种子丸，治阳痿不起、精少无子，以之与鹿茸、人参等品同用。

个人体会

桑螵蛸，螳螂的干燥卵鞘，秋采卵虫满窠者蒸熟晒干入药，陈年及卵虫出净者勿用。螳螂为肉食性昆虫，胸部细长，前足似镰刀，力大雄壮，俗称刀螂。秋天交配时，雌性刀螂需吃掉雄性刀螂，以补孕育之须，古有"螳螂食情夫"之说。故其幼卵得天地强悍之气以生，取父母充裕之精以孕。味咸入肾肝，可补肝肾，益精强阴。况本品幼卵虫富含蛋白质、脂肪、粗纤维、铁、钙、胡萝卜素等营养成分，具有促进红细胞发育，抗缺氧，抗衰老等作用。故主虚劳伤中，可补肾强阴精以助阳生子，益肝通血脉去淋浊腰痛。肝肾得补则气固，专治遗溺尿频、梦遗失精、白浊带下。《千金翼方》曰："桑螵蛸主伤中，疝瘕，阴痿，益精生子，女子血闭，腰痛，通五淋，利小便水道。又疗男子虚损，五脏气微，梦寐失精。久服益气养神。"《本经》注云："凡梦遗方中，不可缺也。俗谓禁尿窠，亦指此焉。"故为补肾强阴，固涩通利之药也。临床观察，本品补且能通，固而能利，补肾气而通血脉，固精气而利水邪也。对尿频或小便不通者，似有双向调节作用。《本草备要》谓："肾与膀胱相表里，肾得所养，气化则能出，故能通；肾气既固，则水道安常，故又能止也。"若阴虚火多之人误用，反助虚阳，多服溲赤茎痛，强中失精，不可不知。故阴虚火旺，内有湿热之遗精，小便短数者忌用。

覆盆子

古今理性录

陈嘉谟《本草蒙筌》：益气温中，补虚续绝。安和五脏，悦泽肌肤。疗中风发热成惊，治肾伤精竭流滑。明目黑发，耐老轻身。男子久服强阴，女人多服结孕。

缪希雍《本草经疏》：覆盆子，其主益气者，言益精气也。肾藏精，肾纳气，精气充足，则身自轻，发不白也。苏恭：主补虚续绝，强阴健阳，悦泽肌肤，安和脏腑。甄权：主男子肾精虚竭，阴痿，女子食之有子。大明：主安五脏，益颜色，养精神，长发，强志。皆取其益肾添精，甘酸收敛之义耳。

李中梓《本草通玄》：覆盆子，甘平入肾，起阳治痿，固精摄溺，强肾而无燥热之偏，固精而无凝涩之害，金玉之品也。

刘若金《本草述》：覆盆子，方书用之治劳倦虚劳等证，或补肾元阳，或益肾阴气，或专滋精血，随其所宜之主，皆能相助为理也。

陈士铎《本草新编》：其功不亚于肉桂，且肉桂过热，而覆盆子微热，既无阳旺之虞，且有阴衰之益。虽不可全倚之为君，而实可大用之为臣，不可视之为佐使之具也。覆盆子遇补气之药，不可与人参争雄；遇补血之药，不可与当归争长；遇补精之药，不可与熟地争驱；遇补脾之药，不可与白术争胜。

吴仪洛《本草从新》：覆盆子温补肝肾，涩缩小便。甘酸而温，益肾脏而固精，补肝虚而明目，起阳痿，缩小便，续绝伤，养颜色，乌须发，女子多孕。同蜜为膏，治肺气虚寒。性固涩，小便不利者勿服。

严洁《得配本草》：止肾脏之虚也，疗肺气之虚寒。补肝脏，明耳目，壮阳治痿。得益智仁，治小便频数。佐破故纸，治阳事不起。

张宗祥《本草简要方》：覆盆子补虚，续绝强阴，健阳明目，黑发，治劳损、肾精虚竭、阴痿涩小便。此药补益而无燥弊，然皆辅佐他药以为用。

张山雷《本草正义》：覆盆子为滋养真阴之药，味带微酸，能收摄耗散之阴气而生精液，故寇宗奭谓益肾缩小便，服之当覆其溺器，语虽附会，尚为有理。《本经》主安五脏，脏者阴也。凡子皆坚实，多能补中，况有酸收之力，自能补五脏之阴而益精气。凡子皆重，多能益肾，而此又专入肾阴，能坚肾气，强志倍力有子，皆补益肾阴之效也。《别录》益气轻身，令发不白，仍即《本经》之意。唯此专养阴，非以助阳，《本经》《别录》并未言温，其以为微温微热者，皆后人臆测之辞。一似凡补肾者皆属温药，不知肾阴肾阳，药物各有专主，滋养真阴者，必非温药。

黄和《中药重剂证治录》：覆盆子，甘酸微温，归肝、肾、膀胱经，有益肾、固精、缩尿、明目之功效。功专健阳滋阴，补肾固精。又能温健中宫，安和五脏，补虚续绝，悦泽肌肤，明目黑须，耐老轻骨。然其药性平和而力薄，固可为阳弱者助阳之剂，而难为阳衰者起阳之药也。

现代药理研究

本品含枸橼酸、苹果酸等有机酸，糖类及少量维生素 C。覆盆子似有雌激素样作用，能促进淋巴细胞增殖，升高睾酮水平，促女性发育，具有抗菌、降血糖等作用。

性能归纳

覆盆子，味甘、酸，性微温，归肾、肝经，无毒，为蔷薇科灌木华东覆盆子的未成熟果实，气味俱厚，为敛、补之剂，沉、降不升，缓、润、静、补，守而不走，入气分，阴也，走下，入里，达内之性能。益肾养肝，缩尿，固精，明目。

性能应用

覆盆子，甘酸性微温，入肾经，益肾固精缩小便，用于肾虚所致的尿频、遗精、滑精及腰痛、阳痿不育等。本品虽能益肾气缩尿固精，补而能涩，但作用平和，多在复方中作辅助药应用。常与益肾缩尿固精之品同用，如《摄生众妙方》之五子衍宗丸，以之与菟丝子、五味子等药同用。

覆盆子，益肾养肝而明目，用于肝肾亏虚之目暗不明，常与养肝肾明目之品配伍，如《圣惠方》之覆盆子丸，以之与枸杞子、甘菊花等品同用。

个人体会

覆盆子，补肾缩尿，无须溺盆而覆之，故名。主归肾经，肾为先天之本，主藏精，纳气。精乃真阴，气乃元阳，强阴健阳，精气充足，故能补劳损，续绝伤，安和五脏，健运中宫，悦颜色，泽肌肤，乌须生发，强志延年，男子强阴有子，女子固精结孕耶。覆盆子，味甘酸，性微温，甘温补肾气，酸敛固真阴，主肾虚精竭，气阴走脱，有补肾固精，缩尿明目之功。用于肾气不固之遗精滑精，遗溺尿频，目暗不明等。《本草蒙筌》曰："益气温中，补虚续绝。安和五脏，悦泽肌肤。疗中风发热成惊，治肾伤精竭流滑。明目黑发，耐老轻身。男子久服强阴，女人多服结孕。"皆取其益肾添精，甘收酸敛之义耳。精气足则阳强，但其性平和，虽有助阳之义，而非壮阳之药也。温而不燥，补而不滞，甘平和缓。《本草通玄》曰："覆盆子，甘平入肾，起阳治痿，固精摄溺，强肾而无燥热之偏，固精而无凝涩之害，金玉之品也。"辅助之药，不可为君，只能使臣，以辅佐他药为用。《本草述》谓："随其所宜之主，皆能相助为理也。"阴虚燥热，小便不利者勿服。

金樱子

古今理性录

李时珍《本草纲目》：无故而服之，以取快欲则不可。若精气不固者服之，何咎之有？

缪希雍《本草经疏》：《十剂》云：涩可去脱。脾虚滑泄不禁，非涩剂无以固之。膀胱虚寒则小便不禁，肾与膀胱为表里，肾虚则精滑，时从小便出。此药气温，味酸涩，入三经而收敛虚脱之气，故能主诸证也。精固则精气日生，而阳气充，骨髓满，故耐寒轻身也。泄泻由于火热暴注者，不宜用。小便不禁及精气滑脱，因于阴虚火炽而得者，不宜用。

张介宾《景岳全书》：其性固涩，涩可固阴治脱，甘可补中益气。故善理梦遗精滑，及崩淋带漏，止吐血衄血，生津液，安魂魄，收虚汗，敛虚火，益精髓，壮筋骨，补五脏，养血气，平咳嗽，定喘息，疗怔忡惊悸，止脾泄血痢及小水不禁。

陈士铎《本草新编》：金樱子，世人竞采以涩精，谁知精滑，非止涩之药可止也。遗精梦遗之症，皆尿窍闭而精窍开，不兼用利水之药以开尿窍，而仅用涩精之味以固精门，故愈涩而愈遗也。所以用金樱子，必须兼用芡实、山药、莲子、薏仁之类，不单止遗精而精滑反涩。用涩于利之中，用补于遗之内，此用药之秘，而实知药之深也。金樱子内多毛及子，必去之净，方能补肾涩精。其腹中之子，偏能滑精，煎膏不去其子，全无功效。

黄宫绣《本草求真》：收涩脾、肾与肺精气。取其涩可止脱，甘可补中，酸可收阴。此虽收涩佳剂，然无故熬膏频服而令经络隧道阻滞，非唯无益，反致增害。

胡心藻《中药类比歌诀》：金樱子，酸涩性平，功专收涩。既能入肾与膀胱，善敛虚散之肾气而固精缩尿治带下，又能入大肠收虚脱之气而固涩止泻，治脾虚久泻之证。

刘典功《中药指征相类鉴别应用》：金樱子，甘涩性平微温，归脾、肾、大肠经，以固涩见长。主用于遗精滑精，遗尿泻痢，脱肛阴挺等。只宜暂用，不可无故服之以取快欲。有实火邪热者忌服，尿频尿痛者不宜。

现代药理研究

本品含柠檬酸、苹果酸、鞣质、树脂、维生素C、皂苷，另含丰富的糖类，以及少量的淀粉。金樱子口服能促进胃液分泌，又可使肠黏膜分泌减少，而有止泻作用。金樱子对大肠杆菌、金黄色葡萄球菌、绿脓杆菌、破伤风杆菌及钩端螺旋体均有抑制作用。金樱子煎剂对流感病毒有很强的抑制作用。本品能抗动脉粥样硬化，具有降血脂，抑制平滑肌收缩，止泻，抗菌，抗病毒等作用。

性能归纳

金樱子，味涩，性平，归肾、膀胱、大肠经，无毒，为蔷薇科攀援灌木金樱子的成熟果实，质坚，色黄红，为敛、补之剂。沉、降亦升，缓、润、静、补，守而不走，亦阴亦阳，入气分，走上、下，入里、达内之性能。固精，缩尿，止泻，止带下。

性能应用

金樱子，酸涩性平，归肾、膀胱经，长于固精，兼能缩尿止带下，用于遗精滑精，遗尿尿频及带下之证。单用即有一定疗效，如《明医指掌》之金樱子膏治梦遗、精不固，《寿亲养老新书》之金樱子煎治小便不禁，《闽东本草》治女子白带，均单用本品熬膏或煎服。本品系固涩治标之品，临床更多与补脾益肾之品配伍以标本兼顾，如《医级》之固真丹治遗精尿频，以之与菟丝子、五味子、桑螵蛸等同用;《医统》之金樱子散，治赤白带下，以之与白扁豆、莲子等品同用。

金樱子，味酸涩，又能涩肠止泻，用于久泻久痢，如《饮食辨录》之金樱子粥，以之与粳米煮粥食之，治脾虚久泻。脾虚甚者，宜与补气健脾药配伍，如《泉州本草》治久虚泄泻下痢，以之与党参同用。

个人体会

金樱子，甘酸而涩，性微温。甘温补中，酸敛收阴，涩可固脱，为补益性收涩药。补益之中可收涣散之气，固走脱之阴，治诸虚而不固之证。《景岳全书》谓："其性固涩，涩可固阴治脱，甘可补中益气。故善理梦遗滑精，及崩淋带漏，止吐血衄血，生津液，安魂魄，收虚汗，敛虚火，益精髓，壮筋骨，补五脏，养血气，平咳嗽，定喘急，疗怔忡惊悸，止脾泄血痢及小水不禁。"金樱子虽治诸虚之不固，但主入脾、肾二经，补肾气，敛真阴，固精缩尿，止带下；又可补中益气固大肠，止泻痢脱肛，收阴挺。治诸精气不固之证，皆取收敛虚脱之功也。肠固则阳气以升而脾健，脾健胃亦安，皆取味酸能敛阴生津。现代药理研究表明本品水煎剂，能促进胃液分泌增加，又可使肠黏膜分泌液减少，故能开胃进食，又能涩肠止泻也。精固则肾气日生而阳强，阳强又可敛精，用本品熬膏频服，可治阳痿遗精、早泄。总为固涩之剂，涩多补少，无病之人以取强阴敛精之欲，熬膏频服，久则必滞塞经脉，不可不知也。《本草纲目》有："无故而服之，以取快欲则不可。"又多与芡实、山药、薏仁等为伍，以助固敛脾肾之功。《本草新编》曰："不单止遗精而精滑反涩。用涩于利之中，用补于遗之内，此用药之妙，而实知药之深也。"总为酸温固敛之药，内有实火邪热及阴虚火旺之小便不禁，尿频尿痛者不宜用。

莲子（附：莲子心、莲须、石莲子）

古今理性录

李时珍《本草纲目》：释氏用为引臂，妙理具存；医家取为服食，百病可却。盖莲之味甘气温而性涩，禀清芳之气，得稼穑之味，乃脾之果也。脾者黄宫，所以交媾水、火，会合木、金者也。土为元气之母，母气既和，津液相成，神乃自生，久视耐老，此其权舆也。昔人治心肾不交，劳伤白浊，有清心莲子饮；补心肾，益精血，有瑞莲丸，皆得此理。

李中梓《雷公炮制药性解》：宜去心蒸熟用。莲须，主益肾涩精。荷叶，主雷头风，破血止渴。荷蒂，主安胎，逐瘀血，留好血，止血痢。多服莲子，令人气滞；多服莲须，令人秘结。荷蒂在中，故能中守，又能行血者，性温之功也。

卢之颐《本草乘雅半偈》：养益神气，百疾自除。

陈士铎《本草新编》：世人谓莲子不宜食心，恐成卒暴霍乱。不知莲子去心用之，全无功效，其妙全在于心，不特止产后消渴也。莲子之心，清心火，又清肾火，二火炎，则心肾不交；二火清，则心肾自合。去莲心而只用莲肉，徒能养脾胃，而不益心肾矣。故用莲子断不可去心，一去心，则神不能养，而志不能定，精泄不能止，而腰痛不能除矣。

张璐《本经逢原》：莲子得水之精英，补中养神，益气清心，固精止泻，除崩带赤白浊，能使心肾交而成既剂之妙。石莲子，本莲实老于莲房，堕入淤泥，经久坚黑如石，故以得名。为热毒噤口痢之专药。补助脾阴而涤除热毒，然必兼人参之大力开提胃气，方始克应。若痢久胃气虚寒，口噤不能食，则为戈戟也。莲须，清心通肾，以其味涩，故为秘涩精气之要药。《三因》固真丸、巨胜子丸用之，然唯欲勤精薄者为宜。亢阳不制者勿用，恐其兜涩为患也。

缪希雍《本草经疏》：莲蕊须《本经》不收，而古方固真补益方中，往往用之。详其主治，乃是足少阴经药，亦能通手少阴经，能清心，入肾固精气，乌须发，止吐血，疗滑泄。治梦遗精滑最良。

徐大椿《药性切用》：莲子甘平性涩，清心醒脾，涩精浓肠，为交媾水火之专药。莲心苦寒，专清心热。莲之沉水色黑者，名石莲，性味苦寒，清心除烦，开胃进食，为禁口痢专药。

黄宫绣《本草求真》：莲子，清心，补脾涩气。莲须，甘温而涩，功与莲子略同，但涩性居多。

胡爱萍《病证通用中药》：莲子味甘而涩，性质和平，善能补脾益气，涩肠止泻，对脾虚泄泻者，有标本兼顾之效。又入心肾，能养心血，益肾气，交通心肾，而安神定志，益肾固精，固涩止带。并能补益心脾，治劳伤心脾，气不摄精之遗滑。又可作食疗，缓缓调补。莲之芯功在清心热，涩肾精，交通心肾而安神。凡中满痞胀，内有积滞，及大便燥结者忌服。

胡心藻《中药类比歌诀》：莲子，性味甘涩而平，禀清芳之气，合禾谷之味，主入心脾，为补脾养胃之良药，素有"脾果"之称。且补中有降，善益胃气而镇虚逆。并能滋养心肾，交融水火，用治心肾不交而致心悸失眠，遗精滑泄者。

现代药理研究

本品富含多量淀粉和棉子糖，以及蛋白质、脂肪、碳水化合物、钙、磷、铁等，具有收敛、镇静等作用。

性能归纳

莲子，味甘、涩，性平，归脾、肾、心经，无毒，为睡莲科水生植物莲的成熟种子，气味清香，为敛、补之剂。降中有升，沉而不浮，缓、润、补、守而不走，阴也，亦阳，入气分，亦入血分，守中下行，入里达内之功能。补脾、肾、心气，止泻、止带、缩尿、固精、安神。

性能应用

莲子，甘涩性平，既能补气健脾，又能醒脾开胃，增进饮食，还能涩肠止泻，适用于脾虚食少，久泻及口噤痢疾。本品富含营养成分，可作食品服食，尤宜于久病体虚及病后体虚营养不良者，可作营养调补药。本品作用平和，脾虚甚者，宜与补气健脾之品配伍，如《合剂局方》之参苓白术散，以之与人参、茯苓、白术等品同用。中焦虚寒者，还应配伍温中散寒之品，如《绛囊撮要》之晨泻散，以之与干姜、白术等品同用。噤口痢邪盛正虚者，宜与清热燥湿、补虚之品配伍，如《济阳纲目》之开噤散，则用石莲子与黄连、人参等品同用。

莲子，既能健脾益肾，又能固涩止带，用于脾肾亏虚之带下病，宜与补脾益肾、除湿止带之品配伍，如《惠直堂方》之白带丸，以之与山药、白茯苓、芡实等品同用。

莲子，既能补益肾气，又能缩尿固精，可用于肾虚不固之尿频、遗精。病轻者，单用有效；病重者，宜与补肾缩尿固精之品配伍，如《医学发明》之水芝丸，治下焦真气虚弱，小便频多：用本品以好酒浸一宿，入猪尿泡内煮熟，取出焙干，做丸服；《普济方》之鹿茸丸治小便滑数，以之与鹿茸、菟丝子、补骨脂等品同用；《医方集解》之金锁固精丸治遗精滑泄，以之与沙苑子、芡实、龙骨等品同用。

莲子，既能补益心气，又能安神，可用于心气亏虚之心神不安，夜卧不寐。其性平和，尤宜作病后调补药，用治心虚不寐，宜与养心安神药配伍，如《救偏琐言》之安神散，以之与人参、枣仁、茯神等品同用。

个人体会

莲，荷也，多有"生于污泥而不染""有节、有理""高雅""纯洁"等诸多赞许绝句。又得水之精英，禀芬芳之气，以稼穑之味，全株入药，为医者常用，故《本草纲目》有"释氏用为引譬，妙理具存；医家取为服食，百病可却"之赞誉也。以藕节、荷梗、荷叶、子房、莲蕊须、莲子、石莲子、莲子心等部命名入药。均味甘涩，性平偏凉，故能补气益阴，敛固精血。其中藕节、子房偏于收敛止血，梗、叶偏于收湿清暑，均另有论述。而莲子、莲子心、石莲子、莲须，同入脾、肾、心经气分，补气益阴，固精缩尿，止泄泻带下，故一并论述。其中，莲须偏入肾经，固肾涩精；莲子心偏入心经，清心安神；石莲子偏入脾胃，止噤口痢疾；莲子肉偏入脾肾，健脾益肾止泄泻。现莲子多芯肉同用，故能入脾肾心三经也，通治脾心肾三经气阴不固之证。

莲子，味甘性平，甘能补益，补气健脾。《本草纲目》曰："脾者黄宫，所以交媾水、火，会合木、金者也。土为元气之母，母气既和，津液相成，神乃自生，久视耐老，此其权舆也。"脾胃既健，精微输布有常，体魄哪有不健之理。胃气既充，万物始和，升降有序，饮食始增。况本品富含蛋白质、脂肪、碳水化合物，及钙、磷、铁等多种营养物质。又作用平和，可作食疗，为营养调补之佳品，故有"脾果"之称，为补气之良药。然莲为水生之物，得水之精英，兼有清芳之气，虽味甘性平，但总有一点凉义。入心经可益心气，清心火，有清心安神之效，可治心神不安，夜不能寐；入肾经能补肾气，益肾阴，有交通心肾之用，使心肾交融而成既剂之妙；入脾胃补中州，益胃阴，有醒脾开胃之功，为补脾养胃之良药，可见莲子又有清凉益阴之用。莲子补脾益气，脾为元气之母，补脾气、充肾气、益心气，实为补气之药。益阴、补气，为气阴两补之药，可治气阴两伤之证。

总之，莲子甘涩而凉，归脾、肾、心经气分，补脾益阴，收敛固涩，为敛、补之剂。补脾肾心之气以固精、缩尿、止泄泻带下。又益脾肾心经之阴，宁心安神，交通心肾，益脾和胃，为气阴兼顾之药。药性平和力缓，多用久服方见佳效。单用益脾胃者，宜去其芯。收涩之药，凡中满痞胀，内有积滞，及大便燥结者忌用。

罂粟壳

古今理性录

李杲《药类法象》：罂粟壳收敛固气，能入肾，故治骨病尤宜。

朱震亨《丹溪心法》：治嗽多用粟壳，不必疑，但要先去病根，此乃收后药也。治痢亦同。

李时珍《本草纲目》：罂子粟壳，酸主收涩，故初病不可用之，泄泻下痢既久，则气散不固而肠滑肛脱；咳嗽诸病既久，则气散不收而肺胀痛剧，故俱宜此涩之、固之、收之、敛之。按杨氏《直指方》云，粟壳治痢，人皆薄之，固矣，然下痢日久，腹中无积痛，当止涩者，岂容不涩，不有此剂，何以对治乎？但要有辅佐耳。又王硕《易简方》云，粟壳治痢如神，但性紧涩，多令呕逆，故人畏而不敢服，若用醋制，加以乌梅，则用得法矣。

缪希雍《本草经疏》：罂粟壳，古方治嗽及泻痢、脱肛、遗精多用之，今人亦效尤辄用，殊为未妥。不知咳嗽唯肺虚无火或邪尽嗽不止者，用此敛其虚耗之气；若肺家火盛与夫风寒外邪未散者，误用则咳愈增而难治。泻痢脱肛由于下久滑脱，肠虚不禁；遗精由于虚寒滑泄者，借其酸涩收敛之气以固虚脱；如肠胃积滞尚多、湿热方炽、命门火盛、湿热下流为遗精者，误用之则邪气无从而泄，或腹痛不可当，或攻入手足，骨节肿痛不能动，或遍身发肿，或呕吐不下食，或头面俱肿，或精窍闭塞，水道不通，变证百出而淹延不起矣，可不慎哉！

胡爱萍《病证通用中药》：罂粟壳，味酸而涩，药性平和，长于收敛，主入肺经，具有较强的敛肺气、止咳嗽之功，故主用于肺虚久咳之证，单用即可获效。本品有毒，易成瘾，咳嗽初起邪实者忌用。不可过量或持续服用，止咳宜蜜炙用。

刘典功《中药指征相类鉴别应用》：米壳，性平和，味酸涩，固肠道，涩滑脱，为涩肠止泻之圣药。酸收入肺，能敛肺经虚耗之气而止咳逆。婴幼儿甲状腺机能不足，孕妇及哺乳期妇女忌用。

现代药理研究

本品含20多种生物碱，主要有吗啡、可待因、蒂巴因、那可汀、罂粟壳碱、罂粟碱等，其他尚含多糖等成分。吗啡可提高胃肠道及其括约肌张力，并使消化液分泌减少或便意迟钝，以致肠道内容物向前推进的运动大大延缓而导致便秘。可待因抑制肠蠕动的作用远弱于吗啡，不易引起便秘。罂粟碱能抑制肠平滑肌，但作用很弱。吗啡能抑制咳嗽中枢，止咳作用很强，止咳所需剂量比止痛小；可待因止咳作用不及吗啡。那可汀具有与可待因相同的镇咳作用。呼吸中枢麻痹为吗啡中毒的直接死亡原因，可待因抑制呼吸的作用远较吗啡为轻。吗啡有镇痛作用，对持续性疼痛效力胜过其对间断性的锐痛；吗啡还有催眠作用，可使胆道压力显著增加，病人感觉上腹不适，甚则发生胆绞痛，胆道痉挛时不宜使用。

性能归纳

罂粟壳，味涩，性平，归大肠、肺、肾经，有毒，为罂粟科草本植物罂粟成熟的外壳，体轻质脆，为敛、固、止痛之剂，无升、降，少沉、浮，峻、燥、静、平，守而亦走，入气分，阴也，走上、下，达内、外，行表、里之性能。止泻痢，敛肺止咳，止痛。

性能应用

罂粟壳，入大肠经，涩肠止泻力较强，用于久泻久痢。因无祛邪之功，故以用于久泻久痢滑脱不禁而无邪滞者为宜。兼能止痛，对泻痢伴腹痛者有兼顾之效。单用或与涩肠止泻、补中益气之品配伍，如《本草纲目》单用本品为丸服，《经验方》以之与乌梅、大枣同用。

罂粟壳，又入肺经，有较强的敛肺止咳作用，用于久咳。尤适用于肺虚无火或邪尽而咳不止者。可单用或与止咳化痰之品配伍，如《景岳全书》之罂粟丸，单用本品为丸服；《宣明论》之罂粟神圣散，以之与乌梅、诃子、葶苈子等品同用。

罂粟壳，还有很强的止痛作用，用于腹痛及筋骨疼痛。《本草纲目》用治心腹筋骨诸痛。若属中寒腹痛，宜与温中散寒之品配伍；兼气滞胀痛者，宜与理气消胀之品配伍，如《卫生宝鉴》之南产北胶香散，以之与干姜等药同用；《普济方》之应梦如神饮子，以之与木香、陈皮等药同用。筋骨疼痛属瘀血阻滞，宜与活血化瘀之品配伍，如《济阳纲目》之止痛当归散，以之与乳香、没药等品同用。

个人体会

罂粟壳，大烟葫芦也。其籽清香，其壳味淡味苦，因能收敛固脱，故其气酸涩。《本草经疏》有："借其酸涩收敛之气，以固虚脱也。"现代药理研究表明本品含吗啡、可待因、那可汀、罂粟碱等多种生物碱。其中，吗啡可提高胃肠道及其括约肌张力，并使消化液分泌减少，以致肠道对内容物的推进运动大大延缓，而导致便意迟钝而引起便秘；又能抑制呼吸咳嗽中枢，有很强的镇咳作用；对持续性疼痛有非常好的镇痛和安眠作用。入大肠、肺、肾经，治气虚走散，不能以固之泻痢、脱肛、咳嗽、疼痛诸证。《本草纲目》曰："泄泻下痢既久，则气散不固而肠滑肛脱；咳嗽诸病既久，则气散不收而肺胀痛剧，故俱宜此涩之、固之、收之、敛之。"

罂粟壳，性平和，有收敛固脱止骨痛之用，而无祛邪解病之功，《丹溪心法》曰："止嗽多用粟壳，不必疑，但要先去病根，此乃收后药也。治痢亦同。"麻醉有毒之品，易成瘾，泻痢、咳嗽初起邪实者忌用。不可过量或持续服用，孕妇及哺乳期忌用。

五倍子

古今理性录

朱震亨《本草衍义补遗》：属金与水。噙口中善收顽痰有功，且解诸热毒、口疮，以末掺之，便可饮食。即文蛤也，其内多虫，又名百虫仓。

李时珍《本草纲目》：其味酸咸，能敛肺止血，化痰止渴收汗；其气寒，能散热毒疮肿；其性收，能除泻痢湿烂。

李中梓《雷公炮制药性解》：噙口中治口疮，善收顽痰，解诸热毒。百药煎即五倍造成，主肺胀喘咳，噙化能敛而降之。五倍酸苦之性，专涩大肠，其收敛甚捷，泻痢初起者，未宜入剂。

缪希雍《本草经疏》：五倍子得木气而兼金水之性。其味苦酸涩，气平无毒，气薄味厚，敛也，阴也，入手太阴、足阳明经。《本经》主齿宣疳，风湿癣疮，及小儿面鼻疳疮者，皆从外治，取其苦能杀虫，酸平能敛浮热，性燥能主风湿疮痒脓水。五痔下血者，大肠积热也。大肠与肺为表里，肺得敛肃，则大肠亦自清宁也。简误：五倍子，性燥急而专收敛，咳嗽由于风寒外触者忌之。泻痢非肠虚脱者忌之。咳嗽由于肺火实者忌之。若误服之，反致壅塞喘满，以其酸敛太骤，火气无从泄越故耳。

张介宾《景岳全书》：五倍子，味酸涩，性微凉，能敛能降。故能降肺火，化痰涎，生津液，解酒毒。治心腹疼痛，梦泄遗精，疗肿毒喉毒。止咳嗽消渴，呕血失血，肠风脏毒，滑泄久痢，痔瘘下血不止。解蛊毒虫毒，妇人崩淋带浊，子肠不收，小儿夜啼，脱肛，俱可为散服之。若煎汤用，可洗赤眼湿烂，皮肤风湿癣癫，肠痔脱肛。为末，可敷金疮折伤，生肌敛毒。

卢之颐《本草乘雅半偈》：假木气以赋形，中有白膜如蠓蛾，缘湿以合感而应生，木昔自成，非关外物耳。故主肺脏风毒，流溢皮肤面鼻。正皮肤者肺之合，面鼻者肺之候也。若五痔下血，为肺脏之邪，出授大肠腑器；若齿宣疳，为燥金上病，假合清肃以濡之。至于清暑止渴，疗咳嗽，通喉痹，化痰癖，逐淡阴，主泄痢，收肛脱，此属肺金腑脏之变昔。若小儿尿血，又属游溢精气，通调水道，下输膀胱，用泄金气之郁矣。

张璐《本经逢原》：川文蛤善收顽痰，解热毒。黄昏咳嗽，乃火气浮于肺中，不宜用凉药，宜五倍、五味敛而降之。若风寒外触暴嗽，及肺火实盛者禁用，以其专收而不能散也。故痰饮内盛者误用，则聚敛于中，往往令人胀闭而死。为末，收脱肛及子肠坠下。

黄宫绣《本草求真》：五倍子，按书既载味酸而涩，气寒能敛肺经浮热，为化痰渗湿、降火收涩之剂；又言主于风湿，凡风癣痒瘙，目赤眼痛，用之亦能有效，得非又收又散，又升又降之味乎？讵知火浮肺中，无处不形，在上则有痰结、咳嗽、汗出、口干、吐衄等症；在下则有泄痢、五痔、下血、脱肛、脓水湿烂、子肠坠下等症；溢于皮肤，感冒寒邪，则必见有风癣痒瘙，疮口不敛；攻于眼目，则必见有赤肿翳障。用此内以治脏，则能敛肺止嗽，固脱住汗。外以治肤熏洗，则能祛风除湿杀虫。药虽一味，而分治内外，用各不同。非谓既能入肺收敛，又能浮溢于表，而为驱逐外邪之药耳。书载外感勿用，义实基此。

刘典功《中药指征相类鉴别应用》：五倍子，味酸涩性寒，入肺、肾、大肠经。酸涩收敛，性寒清热，既能敛肺止咳，又能清热降火。归大肠经，又涩肠止泻，收敛止血。又归经于肾，收敛固精止遗。湿热泻痔者忌用。

现代药理研究

本品含大量结构较为复杂的五倍子鞣质，少量游离没食子酸，以及树脂、淀粉、糖、纤维等。五倍子所含鞣酸有沉淀蛋白质的作用，可促使皮肤、黏膜、溃疡等部位的组织蛋白凝固而呈现收敛作用；使腺体细胞的蛋白质凝固而抑制分泌，可使黏膜干燥。其收敛作用可减轻肠道炎症而有止泻功效；有止血作用；使神经末梢的蛋白质沉淀，可呈现微弱的局部麻醉作用。五倍子煎剂对痢疾杆菌等革兰氏阴性菌和肺炎双球菌等革兰氏阳性菌均有不同程度的抑制作用；对流感甲型病毒有抑制作用，有一定的保肝和抗氧化作用。五倍鞣酸可与多种金属、生物碱或苷类形成不溶解化合物，因而可起到解毒作用。

性能归纳

五倍子，味酸、涩，性寒，归大肠、肺、肾经，无毒，为漆树科灌木或小乔木盐肤木，青麸杨或红麸杨叶子上的虫瘿。气薄味厚，清、敛之剂。升、降、浮、沉，峻、燥、静、平，守而亦走，阴也，入血分，亦入气分，走上、下，达内、外，行表、里之性能。止泻、止血、敛汗、涩精、化痰止咳。

性能应用

五倍子，味酸涩，入大肠经，涩肠止泻，用于久泻、久痢。对兼便血者，本品还能止血，如《本草纲目》单用本品半生半烧，为末制丸，治泻痢不止。亦可与涩肠止泻之品配伍，如《景岳全书》之玉关丸，以之与诃子、枯矾等品同用。

五倍子，收敛止血力较强，用于出血证，内服外用均有效。可用于多种出血证，而以便血、崩漏及外伤出血尤为多用，如《永类钤方》之五倍丸治便血，《朱氏集验方》之五倍散治血崩，《圣济总录》之五倍散治金疮血不止，皆用本品内服或外用。亦可与收敛止血之品配伍，如《景岳全书》之玉关丸治肠风血脱及崩漏，以之与枯矾等品同用。

五倍子，内服外用均有敛汗作用，适用于虚汗证。用于自汗、盗汗，如《本草纲目》用本品与荞麦面等份做饼，煨熟，夜卧待饥时干食，治寐中盗汗；单用本品研末，水调填脐中缚定，治自汗、盗汗。

五倍子，还能涩精止遗，用于遗精、白浊。治肾虚不固之遗精白浊，常与涩精止遗之品配伍，如《和剂局方》之秘传玉锁丹，以之与龙骨等品同用。

五倍子，酸敛肺气，化痰止咳，用于久咳痰多。其性寒凉，可用于肺热痰嗽。但对于外感咳嗽或肺热咳嗽热移大肠者，因其兼能敛汗、涩肠，有敛邪之弊，非其所宜。临床主要用于久咳痰多而有热者，常与化痰止咳清肺之品配伍，如《古今医统》之僵蚕丸，以之与栝楼、贝母等品同用。

五倍子苦寒，外用能解毒敛疮，可用于痈肿疮毒及口舌生疮。对于痈肿疮毒，初起者有解毒消痈之效，溃后又能促进敛合，单用或与清热解毒之品配伍。本品煎汤熏洗或研末外掺，可治脱肛、子宫脱垂及湿疹。

个人体会

五倍子，角倍蚜虫的蜡性分泌液凝结之瘿仓，又名文蛤、百虫仓。五倍子得木气而兼金水之性，味酸涩而苦，气薄味厚，主入肺经，酸收涩固苦清降，故能敛肺气，降浮火，化痰收湿，敛虚汗，止吐衄，治久嗽痰多。肺与大肠相表里，又为水之上源，故又可涩固大肠疗泄泻久痢，脏毒脱肛；固敛涩精，止崩漏，收子肠脱垂。肺合皮毛，又能收敛湿毒疮疡，止瘙痒，治金疮出血。《本草求真》曰："讵知火浮肺中，无处不形，在上则有痰结咳嗽，汗出口干，吐衄等症；在下则有泄痢、五痔、下血、脱肛、脓水湿烂、子肠坠下等症；溢于皮肤，感冒寒邪，则必见有风癣痒瘙，疮口不敛；攻于眼目，则必见有赤肿翳障。"《开宝本草》亦曰："肺脏风毒，流溢皮肤，作风湿烂疮，瘙痒脓水，五痔下血不止，小儿面鼻疳疮。"况五倍子所含鞣酸有沉淀蛋白质的作用，促使皮肤、黏膜、溃疡等部位的组织蛋白凝固而呈现收敛作用，抑制分泌，使黏膜干燥；抗菌，抗炎，解毒，有收湿敛疮，固脱生肌之功矣。

总之，五倍子酸涩而苦，气薄味厚，能收能散，可升可降，通里达外，无处不形，主入肺经，收敛肺气，清降浮火。肺得清肃则大肠自清，上源充溢则肾气可固，肺得收降而无风毒流溢皮肤，则皮毛合也，故能治以上诸症。因能收湿固脱，敛疮生肌。药性平和，多以此外治湿疹疮毒，瘙痒溃烂，口舌生疮，赤眼湿烂，外伤出血，痔瘘脱肛，子宫脱垂及局部汗出等症。水煎洗浴，为末掺敷，对症施治，无不效捷。五倍子性燥急，功专收敛，外感风寒，肺有实热之咳嗽忌服，泻痢初起湿热积滞者亦忌之。《本草经疏》曰："若误服之，反致壅塞喘满，以其酸敛太骤，火气无从泄越故耳。"

白　果

古今理性录

陈嘉谟《本草蒙筌》：白果，名银杏，俗称鸭脚。多食则动风作痰。食满一千，令人少死。阴毒之果，不可不防。古方取其所能，仅治白浊获效。小儿勿食，极易发惊。

李时珍《本草纲目》：银杏，宋初始著名，而修本草者不收。近时方药亦时用之。其气薄味厚，性涩而收，色白属金，故能入肺经，益肺气，定喘嗽，缩小便。生捣能浣油腻，则其祛痰浊之功，可类推矣。其花夜开，人不得见，盖阴毒之物，故又能杀虫消毒。然食多则收令太过，令人气壅胪胀昏顿。

陈士铎《本草新编》：白果不可多用，然小儿最宜食之。盖小儿过餐水果，必伤任督之脉，五日内，与十枚熟食，永不饱伤之苦，并不生口疮之病。白果，方中所用极少，唯治哮喘方有用白果者，取其能涤胃中饮食之积也。

黄宫绣《本草求真》：白果专入肺。虽属一物，而生熟攸分，不可不辨。如生食则能降痰解酒，消毒杀蛊，以浆涂鼻面手足，则去齇疱黚黯油腻，及同汞浣衣，则死虫虱。其花夜开，人不得见，性阴，有小毒，故能消毒杀虫。何其力锐气胜，而能使痰与垢之悉除也。至其熟用，则竟不相同，如稍食则可，再食则令人气壅，多食则即令人胪胀昏闷，昔已有服此过多而欲死者，食千枚者死。然究其实，则生苦未经火甘，而性得肆其才而不窒；熟则经火煅制，而气因尔不伸，要皆各有至理，并非空为妄谈已也。

张秉成《本草便读》：上敛肺金除咳逆，下行湿浊化痰涎。

胡爱萍《病证通用中药》：白果，性涩而收，主入肺经，为敛肺定喘的代表药，且兼有化痰之功，故为治咳喘痰多所常用。白果敛肺而不敛邪，其药性平和，对多种咳喘证均可配用，尤其对肺气不敛者最宜。本品为有毒之品，不可多用。毒性成分为银杏毒，有溶血作用，但能溶于水，加热可破坏，故熟用毒性少。

现代药理研究

本品含蛋白质、脂肪、淀粉、氰苷、维生素 B_2 及多种氨基酸。此外，尚含钙、磷、铁等元素及胡萝卜素等。白果的乙酸提出物有祛痰作用，并有微弱的松弛气管平滑肌的作用。本品对多种革兰氏阴性菌均有抑制作用。其种子外皮含有的白果酸对人型结核杆菌和牛型结核杆菌有抑制作用。其含有的白果二酚对兔有短暂的降压作用，外皮的水溶成分有抗衰老作用，提出物对多种实验真菌有抑制作用。本品含银杏毒，能溶于水，加热可破坏，故炒、煮后毒性降低。

性能归纳

白果，味甘、苦、涩，性平，归肺、肾经，有毒，为银杏科乔木银杏的成熟种子，气薄味厚，为敛、收之剂，沉、降、亦升，缓、润、静、平，守而亦走，入气分，阴也，走上、下，入里，达内之性能。化痰、止咳、平喘、止带、缩尿。

性能应用

白果，苦涩性平，归肺经，既能化痰，又可止咳平喘，用于哮喘咳嗽等证，并略有收敛之性，故无论虚实之哮喘痰咳，皆可配伍使用。若外感风寒引发哮喘，恶寒发热，喘咳气急痰鸣者，可与发散风寒、宣肺平喘之品配伍，如《摄生众妙方》之鸭掌散，以之与麻黄、杏仁同用。热痰阻肺，喘咳痰黄，宜与清泻肺热、化痰平喘药物配伍，如《摄生众妙方》之定喘汤，以之与桑白皮、黄芩等同用。若肺肾两虚，呼多吸少之虚喘，可与补肾纳气之五味子、胡桃肉等品同用。燥咳无痰者，宜与养阴润肺止咳之品配伍，如知母、麦门冬、贝母等同用。

白果又入肾经，有除湿止带、固肾缩小便之效，用于带下、肾虚遗尿等证。治湿热下注，带下黄稠量多者，宜与清热燥湿类药物配伍，如《傅青主女科》之易黄汤，以之与黄柏、车前子等同用。脾肾气虚，带下清稀量多，可与补脾肾止带之品，如莲子、山药、菟丝子等品同用。治肾虚小便频数，遗尿者，宜与补肾固精之品，如山茱萸、益智仁、覆盆子等配伍。

个人体会

白果色白，又名银杏，长寿挺拔，古庙祠堂多有栽培。其花夜开，属阴，有毒。阴毒之物，多食令人胀闷欲死也。宋初始著名，而修本草者不收，故古方所用极少。观其生捣能浣油腻污垢，必有去痰浊之功。小儿少服数枚，永不饱伤之苦，亦无口疳之病，亦必能涤胃中痰浊积垢，消毒杀虫。故取其所长，近时方药亦时用之以治痰浊获效者。其色白属肺，甘涩能收，气薄味厚，故能入肺经，收肺气，涤痰浊而定喘嗽，治带下也。《本草便读》曰："上收肺金除喘逆，下行湿浊化痰涎。"上有定喘汤，下用易黄汤，皆配白果，取去痰浊之功也。因其甘涩收敛，上能收肺气，治肺气不收之咳喘痰逆；下能敛肾气，疗肾虚不固之带下、尿频，亦为收涩之药也。总为阴毒之品，不可多用。所含银杏毒有溶血之虞，不可不知耶。

白　矾

古今理性录

李时珍《本草纲目》：矾石之用有四：吐利风热之痰涎，取其酸苦涌泄也；治诸血痛，脱肛、阴挺、疮疡，取其酸涩而收也；治痰饮、泄痢、崩带、风眼，取其收而燥湿也；治喉痹痈疽、蛇虫伤螫，取其解毒也。

缪希雍《本草经疏》：矾石味酸，气寒而无毒，其性燥急，收涩解毒，除热坠浊。盖寒热泄痢，皆湿热所为，妇人白沃，多由虚脱，涩以止脱故也。阴蚀恶疮，亦缘湿火，目痛多由风热，除固热在骨髓，坚齿者，髓为热所劫则空，故骨痿而齿浮，矾性入骨除热，故亦主之。去鼻中息肉者，消毒除热燥湿之功也。白矾，《本经》主寒热泄痢，此盖指泄痢久不止，虚脱滑泄，因发寒热。矾性过涩，涩以止脱，故能主之。假令湿热方炽，积滞正多，误用收涩，为害不一，慎之！妇人白沃，多由虚脱，故用收涩以固其标，终非探本之治。目痛不由胬肉及有外障，亦非所宜。除固热在骨髓，仅可资其引导，若谓其独用，反有损也。矾性燥急，而能劫水，故不利齿骨，齿者骨之余故也。

黄元御《长沙药解》：矾石，入足太阴脾、足太阳膀胱经，善收湿淫，最化痰浊，黑疸可消，白带能除。《金匮》矾石丸治妇人带下经水闭不利，藏坚癖不止，中有干血，下白物。矾石化败血而消痞硬，收湿淫而敛精液，杏仁破其郁陷之滞气也。硝矾散治女劳黑疸，以其燥湿而利水也。《千金》矾石丸治脚气冲心，以其燥湿也。矾石酸涩燥烈，最收湿气而化瘀腐，善吐下老痰宿饮。缘痰涎凝结，黏滞于上下窍隧之间，牢不可动，矾石搜罗而扫荡之，离根失据，脏腑不容，高者自吐，低者自下，实非吐下之物也。其善治痈疽者，以中气未败，痈疽外发，肉腐脓泄而新肌生长，自无余事。阳衰土湿，中气颓败，痈疽不能外发，内陷而伤腑脏，是以死也。矾石收脏腑之水湿，土燥而气达，是以愈也。

胡爱萍《病证通用中药》：白矾，又名明矾、矾石，煅后名枯矾，性味酸涩而寒，善于解毒杀虫，燥湿止痒。外用可治疗湿疹、瘙痒、疥癣等多种皮肤病。尤宜于疮面湿烂或瘙痒者。

现代药理研究

本品主要含硫酸铝钾。明矾有强烈的凝固蛋白的作用，低浓度有收敛、消炎、防腐作用，高浓度可引起组织腐烂；有广普抗菌作用；能促进小血管收缩及缩短凝血时间，有止血作用；内服能制止肠黏膜分泌而有止泻作用；有明显的利胆作用；有抗阴道滴虫的作用。明矾内服能刺激胃黏膜，引起反射性呕吐。

性能归纳

白矾，味酸，性寒，归肺、脾、大肠、肝经，无毒，为天然矿物硫酸盐类明矾石加工提炼而成的结晶。气味皆厚，为敛、固之剂。沉、降，亦升，峻、燥、静、平，守而不走，入气分，亦入血分，阴也，走上下，达表里，行内外之性能。外用：收湿、止痒、攻毒、杀虫。内服：止泻、止血、清热化痰、退黄。

性能应用

白矾，味酸，收湿止痒，用于湿疹、湿疮及疥癣。本品低浓度外用，以收湿、止痒见长，多用于湿疹、湿疮等创面湿烂、瘙痒的皮肤疾患。又能攻毒杀虫，可治疗疥癣瘙痒。可单用或与攻毒收湿、杀虫止痒之品配伍，如《普济方》之矾石散，单用本品为末，入冷水洗患处，治阴囊湿疹、黄水流注;《朱仁康临床经验集》之湿疹粉，用枯矾末与煅石膏、冰片、白芷同用，治湿疹、脚湿气;《仙拈集》之疥灵丹，用枯矾配硫黄、花椒为末，香油调搽，治疥;《中医皮肤病学简编》之白矾酊，用白矾粉溶于酒精外搽，治癣;《医宗金鉴》之二味拔毒散，以之与雄黄同用，对上述诸证及疮疡溃后多脓湿者都有效。

白矾，酸涩，内服用于久泻、久痢。本品既能涩肠止泻，又可攻毒治痢。对于久痢便脓血者，还能止血，常与涩肠止泻之品配伍，如《景岳全书》之玉关丸，以之与五倍子、诃子等品同用，治泻痢滑泄不能止者。

白矾内服、外用均有止血作用，可用于衄血、便血、崩漏及外伤出血等多种出血证。可单用或随证配伍，如《圣济总录》之白矾散，单用本品为末吹鼻，治鼻久衄;《圣济总录》之矾石丸，以之配伍炮姜等品为丸服，治肠风下血不止;《圣惠方》之白矾丸，用枯矾配附子等品为丸服，治赤白带下，崩漏不止;《急救仙方》以之与黄丹等份为末外敷，治刀斧金疮出血。

白矾内服，又能清热化痰，用于痰饮咳嗽、癫痫及中风痰厥，不少治痰浊阻肺之咳喘及痰迷心窍之癫痫痰厥的古方中，都有用本品，如《普济方》之化痰丸，以之与半夏、南星、生姜同用，治咳嗽涎喘;《医方考》之白金丸，以之与郁金同用，治癫痫痰多;《圣济总录》之救急稀涎散，以之与牙皂同用，治中风闭证，痰涎壅盛。

白矾又能清热利胆，有较好的退黄作用，可用于黄疸。本品兼能清热，适用于湿热阳黄，单用有效。湿盛而小便不利者，宜与清热利湿之品配伍，如《三因方》之矾石滑石散，以之与滑石同用。

此外，本品酸涩收敛而固脱，还可用治脱肛、子宫脱垂及带下阴痒等。

个人体会

白矾，又名明矾、矾石，煅后又名枯矾。味酸涩性寒，敛固之药，主含硫酸铝钾等化学成分，有强烈的凝固蛋白作用，故可收敛、抗炎、防腐，有收湿止痒、攻毒杀虫之功。多用于湿疹、湿疮、创面溃烂、瘙痒及阴道滴虫等。明矾特涩，涩以固脱，故又能收敛固脱止血，可用于久泻脱肛、崩漏带下、吐衄便血、子宫脱垂及外伤出血。另外，本品内服可刺激胃黏膜，起到涌吐痰涎的作用，可用于风痰中人之惊厥或痰迷心窍之癫痫，及湿痰下注之带下白浊。《长沙药解》曰:"善吐下老痰宿饮。缘痰涎凝结，黏滞于上下窍隧之间，牢不可动，矾石搜罗而扫荡之，离根失据，脏腑不容，高者自吐，低者自下。"故有涤痰荡痰之功，而无化痰之用也。

总之，白矾酸寒，收敛固脱，抑菌抗炎，有收湿止痒、敛疮生肌、固脱止血及涌吐痰涎之功。《本草纲目》总结:"明矾之用有四:吐利风热之痰涎，取其酸苦涌泄也;治诸血痛、脱肛、阴挺、疮疡，取其酸涩而收也;治痰饮、泄痢、崩带、风眼，取其收而燥湿也;治喉痹痈疽、蛇虫伤螫，取其解毒也。"白矾煅后，收敛吸湿之功倍增，为末专供外用，局部吹、掺，可止血、敛疮矣。酸涩寒凉之剂，有留邪之弊，蚀骨之害。终非治本之药，只可收涩以固其标也。阳衰土湿，大气下陷者宜慎之。

麻黄根

古今理性录

李时珍《本草纲目》：麻黄发汗之气驶不能御，而根节止汗效如影响，物理之妙，不可测度如此。风湿、伤风、风温、气虚、血虚、阴虚、脾虚、胃热、痰饮、中暑、亡阳、柔痉之诸证自汗，皆可随证加而用之。当归六黄汤加麻黄根治盗汗尤捷。盖其性能行周身肌表，故能引诸药外至卫分而固腠理也。本草但知外扑之法，而不知服饵之功尤良。

张介宾《景岳全书》：用甘敛药煎服，可以止汗。同牡蛎粉、米粉，或用旧蕉扇杵末，等份，以生绢袋盛贮，用扑盗汗或夏月多汗，用之俱佳。

焦树德《用药心得十讲》：本品能引补气药到达卫分，固腠理而止汗。配生黄芪、煅牡蛎，常用于阳虚卫气不固而致的自汗证；配地黄、山茱萸、五味子等，也可用于阴虚内热、虚烦不寐之潮热盗汗证；与黄芪、当归等养血固表药同用，可治产后虚汗。

胡爱萍《病证通用中药》：麻黄根，甘平性收涩，能入肺经以行肌表，实卫气而固腠理，敛轻浮而闭毛窍，为敛肺固表止汗之要药，可治各种虚汗证，但无扶正之效。

刘典功《中药指征相类鉴别应用》：麻黄根，甘平性涩，能行周身之表而固卫气，敛肌腠、闭毛窍，为敛肺固表止汗之良药。内服外用皆可，用治阳虚自汗、阴虚盗汗或气阴两虚之汗证。邪气犯表或热逼汗出者忌用。

现代药理研究

麻黄根含新麻黄碱、阿魏酸、组织胺、麻黄宁、麻根素，此外还含铜、锌等微量元素。麻黄根的生物碱部分能够抑制微热或烟碱所致的发汗，所含麻黄新碱、阿魏酸、组织胺、麻黄宁具有降压作用。麻根素有类似麻黄碱的升压作用，麻黄根提取物尚能兴奋呼吸，抑制离体蛙心，扩张蛙后肢血管。

性能归纳

麻黄根，味涩，性平，归肺经，无毒，为麻黄科草本植物草麻黄或中麻黄的根及根茎。味厚气薄，为敛、固之剂；沉、降、升、浮、峻、燥、静、平，走而亦守，入气分，亦阳、亦阴，走上、下，行外、达表之性能，止汗。

性能应用

麻黄根，涩平，归肺经，收敛止汗作用较强，可用于自汗、盗汗。内服、外用均有止汗效果，气虚自汗、阴虚盗汗均可配伍应用。治气虚自汗，常与益气固表止汗之品配伍，如《仁斋直指方》之牡蛎散，以之与黄芪、白术等品同用。治阴虚盗汗，宜与养阴清热止汗之品配伍，如《圣惠方》之麻黄根散，以之与熟地黄、麦门冬、牡蛎等品同用。外用如《圣惠方》之牡蛎散，以之与牡蛎为细末，扑身上。

个人体会

麻黄之根，生于地下，故味涩属阴，收敛固表而止汗；麻黄之茎，生于地上，故味辛为阳，宣散解表而发汗，同株两性，亦为奇谈。《本草纲目》有："麻黄发汗之气驶不能御，而根节止汗效如影响，物理之妙，不可测度如此。"汗者，胃气不实、腠理不固、阴津外泄则阴伤；又汗为心之液，心液走泄则气亦耗。气阴两虚，气虚则自汗，阴虚则盗汗。麻黄根，味涩性平，专入肺经，走肌表，达皮毛，敛闭毛窍而止汗，又能引诸药外至卫分达腠理，收敛阴津而固表，为敛肺固表止汗之要药也。《用药心得十讲》曰："本品能引补气药到达卫分，固腠理而止汗。配生黄芪、煅牡蛎、浮小麦、党参、白术等，常用于阳虚卫气不固而致的自汗证；配地黄、山茱萸、五味子、柏子仁、麦冬、生牡蛎等，也可用于阴虚内热、虚烦不寐之潮热盗汗证；与黄芪、当归等养血固表药同用，可治产后虚汗。"总之，麻黄根为收敛之药，能固表止汗，虽无扶正补益之功，但能引补气之药外至卫分，实卫气，固腠理而止汗，用治阳虚自汗，阴虚盗汗或气阴两虚之虚汗证，为敛肺固表止汗之良药。敛固之药，故邪气犯表或热逼汗出者忌用。

浮小麦

古今理性录

刘翰《开宝本草》：主除热，止燥渴，咽干，利小便，养肝气，止漏血、唾血。

陈嘉谟《本草蒙筌》：先枯未实，敛虚汗获效如神。

李时珍《本草纲目》：麸乃麦皮也，与浮麦同性，而止汗之功次于浮麦，盖浮麦无肉也。凡人身体疼痛及疮疡肿烂沾渍，或小儿暑月出病痘疮溃烂不能着席睡卧者，并用夹褥盛麸缝合藉卧，性凉而软，诚妙法也。

汪昂《本草备要》：浮小麦，咸凉，止虚汗盗汗，劳热骨蒸。汗为心液，麦为心谷，浮者无肉，故能凉心。

张璐《本经逢原》：轻虚象肺，能敛盗汗，取其散皮腠之热也。

焦树德《用药心得十讲》：治阳虚自汗……治阴虚盗汗……麻黄根固腠理而止汗，浮小麦去心经虚热而止汗。小麦养心除烦，无止汗作用。

谭同来《常用中药配对与禁忌》：甘凉入心经，能养心益气，除热止汗，且性浮体轻。又善走表止汗，为养心敛汗之佳品。

刘典功《中药指征相类鉴别应用》：浮小麦，甘凉轻浮，气味俱薄。入心经能益心气，敛心液，善走表，实腠理，固皮毛，养心敛汗，固表实卫，为敛阴固表止汗之佳品。本品甘凉并济，善益气阴，收敛浮火，除去虚热，治阴虚发热。表邪汗出者不宜用。

现代药理研究

本品含淀粉、蛋白质、脂肪、钙、磷、铁和维生素 B 等。浮小麦有止汗、镇静及抗利尿等作用。

性能归纳

浮小麦，味涩、甘，性凉，归心经，无毒，为禾本科草本植物下麦的干瘪果实，体轻性浮，气味俱薄，为清、敛之剂。升、浮、亦降，缓、润、静、补，走而不守，入气分，亦阴、亦阳，走上、下，达内、外，行表、里之性能。止汗、益心气、养心阴、清虚热。

性能应用

浮小麦甘涩，入心经，以止汗见长，用于自汗、盗汗。对于自汗而心气不足或盗汗而心阴不足者，还兼有一定的益心气、养心阴作用；对于阴虚内热盗汗，还略能清虚热，有标本兼顾之效。单用有效，如《卫生宝鉴》之独圣散。多入复方使用。治气虚自汗常与益气固表之品配伍，如《仁术便览》之黄芪白术汤，以之与黄芪、白术等品同用。治阴虚内热盗汗，宜与养阴清热敛汗之品配伍，如《医统》之生地黄煎，以之与生地黄、黄柏、麻黄根等品同用。

个人体会

小麦，食用之物，富含淀粉、蛋白质、脂肪及多种微量元素。麦为心之谷，味甘，性微寒，故能归心经，益心气、养心阴、除烦热。浮小麦乃干瘪无肉之麦粒，轻虚性浮，淘洗时浮于水面而得名。气味俱薄，甘凉并济，亦能益心气，养心液，收敛止汗，汗为"心之液"也。虚浮象肺，故善走皮毛，固表实腠，养心敛汗，为敛阴固表止汗之要药。轻浮无肉，又可收敛浮火，除去虚热，治阴虚发热，又为清虚热之佳品也。《本草备要》曰："浮小麦咸凉，止虚汗盗汗，劳热骨蒸。汗为心液，麦为心谷，浮者无肉，故能凉心。"《本经逢原》又曰："能敛盗汗，取其散皮腠之热也。"

总之，浮小麦为干瘪之麦粒，虽轻浮无肉，但味甘性寒，同样有益心气、养心阴、清热除烦之功用。然其体轻性浮，最善散皮腠之热而固表实腠而止汗，故为益阴清热、养心敛汗之佳品也。收敛之药，表邪未尽之汗出者不宜。

外用药

砒　石

古今理性录

李时珍《本草纲目》：砒乃大热大毒之药，而砒霜之毒尤烈。此物不入汤饮，唯入丹丸。凡痰疟及齁喘用此，真有劫病立地之效。但须冷水吞之，不可饮食杯勺之物，静卧一日或一夜，亦不作吐；少物引发，即作吐也。其燥烈纯热之性，与烧酒、焰消同气，寒疾湿痰被其劫而怫郁顿开故也。此药亦只宜于山野藜藿之人。若嗜酒膏粱者，非其所宜，疾亦再作，不慎口欲故尔。凡头疮及诸疮见血者，不可用，此其毒入经必杀人。

缪希雍《本草经疏》：砒霜，禀火之毒气，复经煅炼，《开宝本草》虽云味苦酸，而其气则大热，性有大毒也。酸苦涌泄，故能吐诸疟风痰在胸膈间。大热大毒之物，故不可久服，能伤人也。砒黄既已有毒，见火则毒愈甚，而世人多用砒霜以治疟，不知《黄帝内经》云夏伤于暑，秋必疡疟，法当清者，益气，健脾，是为正治，岂宜用此大热大毒之药。如果元气壮实，有痰者服之，必大吐，虽暂获安，而所损真气实多矣。

张璐《本经逢原》：砒霜疟家常用，入口吐利兼作，吐后大渴，则与绿豆汤饮之。砒性大毒，误食必死，然狂痴之病，又所必需，胜金丹用之无不应者。枯痔散与白矾同用，七日痔枯自落，取热毒之性以枯歹肉也。

倪朱谟《本草汇言》：砒石，祛时疟，除齁喘，化瘀肉之药也。凡时行疟疾，因暑热外受，生冷内伤，寒热不均，相因病疟，内蓄痰涎，伏于营分，故发则寒热往来，头眩胸闷，少服一厘，冷水吞下，伏涎顿消，故疟疾可止。如齁喘之病，因肺有伏积冷涎，或触冒寒暑风湿之邪即发，或遇怒色劳伤即发，或值饥饱失度即发，少用一二厘，温汤调服，伏涎顿开，故齁喘可除。如化瘀肉一证，凡痈疽发背，诸溃疡证，脓血内闭不出，瘀肉坚硬不腐，以致脓溃日深，生肉日败，以砒石末数厘，和入黄蜡条内，纳入痈毒疮中，则瘀腐自化，脓血自行，但见效即去，不可多用久用也。然大毒之性，又不可轻行妄试，如疟疾邪未汗出，表邪未消，或久疟阴虚阳乏，砒石不可用也；如齁喘肺热里虚，或兼阴虚劳损，砒石不可用也；如瘀血不化，由于阳气不充，胃虚不食，痈疡见七恶而神气萎弱者，砒石不可用也。

黄宫绣《本草求真》：砒石是吐寒痰在于膈者也……炼过者曰砒霜，色红最劣，性味辛苦而咸，大热大毒，人服至一钱者立毙。治不死之病，唯膈痰牢固，为哮为疟，果因寒结，不得已借此酸苦涌泄吐之。及杀虫。枯痔外敷。畏醋、绿豆、冷水、羊血。

陈其瑞《本草撮要》：味辛苦酸，大热大毒，砒霜尤烈。入手足太阴、阳明经，功专燥痰，作吐药疗痰在胸膈，除哮截疟；外用蚀败肉，杀虫枯痔。

胡爱萍《病证通用中药》：砒石，味辛大热有大毒。外用可以毒攻毒，蚀疮祛腐，使恶肉、死肌呈干性坏死而逐渐脱落。用治皮肤癌、蚀瘰疬，有较好疗效。本品有剧毒，内服宜慎，不可作酒，外用适量，对皮肤黏膜有强烈的腐蚀作用。外用应注意防止局部吸收中毒。孕妇忌服，忌用火煅。

现代药理研究

砒石主要含三氧化二砷。砒为原生质毒，可杀灭微生物、螺旋体和原虫；有抑制活体细胞所含巯基酶的活性，杀灭活体细胞及使其崩坏的作用，对恶性肿瘤、梅素性橡皮肿的新生物也有同样作用。枯痔散给兔耳每日涂敷，可致干性坏死，以致脱落，去掉白砒则无此作用。砒石还可抑制白细胞过多增殖，局部应用还对末梢神经有抑制其呼吸和传导的作用。砒可引起缺氧，但缺氧到一定程度，则引起显著的组织崩坏、变性、脂肪化而产生酸中毒，合成力消失，并可明显引起所有脏器机能麻痹。

性能归纳

砒石，味辛、酸，性大热，归肺、肝、大肠经，有大毒，为氧化物类矿物砷华的矿石，因天然砒石很少大量产出。目前，所用砒石多系以毒砂、雄黄、雌黄为原料的加工制成品，红白两色，红者名红矾，白者名白信，为毒、杀之剂。沉、降、燥、烈、劫、泄，守而亦走，入气分，亦入血分，阴也，走上下，入内外，达表里之性能。外用：蚀疮去腐，攻毒杀虫；内服：劫痰平喘。

性能应用

砒石毒性剧烈，外用可以毒攻毒，能杀灭、抑制皮肤寄生虫及多种病原微生物，用于疥癣、鸡眼、千日疮、皮肤癌等多种皮肤病。以其毒性剧烈，腐蚀性强，多入复方，很少单用。如《古今医鉴》之铁扫帚，以之与硫黄、花椒等品同用，治疥疮；《外科正宗》之麦钱散，以之与硫黄、枯矾等品同用，治头癣。砒石具强烈的腐蚀性，外用可使恶肉死肌呈干性坏死而逐渐脱落，可用治鸡眼、赘肉及皮肤癌。如《朱仁康临床经验集》之千金散，以之与轻粉、五倍子、乳香等品同用，治鸡眼、千日疮。《辽宁中医》报道，用红砒与大枣等品制成红砒药膏外敷，或用白砒与白面制成白砒药条，治疗鳞状细胞癌与基底细胞癌，多数患者获临床治愈。

砒石又多用以治疮疡，主要用以蚀疮去腐，以利排脓生新。如《许订外科正宗》之白降丹，以之与白矾、食盐、火硝、水银等品以炼降丹法炼制备用。肿疡脓成不溃者，用津唾调少许点毒顶，以膏盖之即穿。如溃疡根坚硬如石，可用以消化。如再用生半夏与丹药对掺，再加冰片少许，能令肉麻不痛，名夏冰对配丹。《吴氏医方汇稿》之脱管散，以之与白矾，同煅后加乳香、没药等品制成细条，插入瘘管内尽头处，治痈疽成瘘。

砒石，取其强烈的腐蚀作用，可使痔核、瘘管呈渐进性干性坏死而脱落，用于内痔、肛瘘。《外科十三方考》之枯痔散，以之与白矾同煅后加入朱砂少许，治痔疮。《中医杂志》记载，用本品与明矾、雄黄、乳香组成的四品散为主，治疗低位肛瘘有较好疗效。

砒石，攻毒去腐，用于走马牙疳中期，溃烂处有大量腐肉坏死脱落，如《外科方外奇方》之砒枣散治走马牙疳，以之与红枣同煅后加入冰片、芦荟等药，为末外搽。

砒石内服能劫痰平喘，用于冷哮。其性大热，为治远年冷哮的要药。《普济本事方》之紫金丹为临床治冷哮的常用名方，以之配淡豆豉为丸服。此外，古方还用本品内服治疟疾、休息痢及虫痛，现代临床已少用。

个人体会

砒石，味辛性大热，燥烈有毒之药，入肺经，去伏积冷涩。《本草纲目》曰："其燥烈纯热之性，与烧酒、焰消同气，寒疾湿痰被其劫而怫郁顿开故也。凡痰疟及齁喘用此，真有劫病立地之效。"故冷哮齁喘，古有紫金丹，少用一二厘，温酒调下，伏涩顿开，哮喘可除，为治冷哮之名方，至今临床多延用治远年冷哮，为劫痰平喘之要药也。大毒之药，入口吐利兼作，能涌吐诸疟风痰，使伏涩顿消，对狂痫、久痢、虫痛亦可止也。剧毒之药，须严格掌握用量，内服须慎，故现代临床较少用。

砒石，主含三氧化二砷，为原生物毒，可杀灭微生物、螺旋体和原虫；可抑制活体细胞所含巯基酶的活性，杀灭活体细胞及使其崩坏；抑制白细胞过多增殖；可引起组织缺氧、崩坏、变性、脂肪化而产生酸中毒。味辛大热，剧毒之药，外用多以毒攻毒，能蚀疮去腐，攻毒杀虫，临床用治疥癣、疮疡、走马牙疳及疣瘤、赘肉、瘰疬、皮肤癌诸证，可使恶肉、死肌呈干性坏死、崩坏而逐渐脱落，为外科多用、常用之药。本品有剧毒，外用亦须适量，对皮肤黏膜有强烈的腐蚀作用，应注意防止局部吸收而中毒。《本草纲目》亦曰："凡头疮及诸疮见血者，不可用，此其毒入经必杀人。"故须慎之。不宜火煅，不作酒剂，孕妇禁忌。

硫　黄

古今理性录

寇宗奭《本草衍义》：今人用治下元虚冷，元气将绝，久患寒泄，脾胃虚弱，垂命欲尽，服之无不效。中病当便已，不可尽剂，世人尽知用而为福，不知用久为祸，此物损益兼行故也。如病势危急，可加丸数服，少则不效，仍加附子、干姜、桂。

王好古《汤液本草》：硫黄，如太白丹佐以硝石，来复丹用硝石之类，至阳佐以至阴，与仲景白通汤佐以人溺、猪胆汁，大意相同，所以去格拒之寒。兼有伏阳，不得不尔；如无伏阳，只是阴证，更不必以阴药佐之也。

陈嘉谟《本草蒙筌》：塞痔血，杀疥虫，坚筋骨，除头秃。去心腹疹癖，却脚膝冷疼。仍除格拒之寒，亦有将军之号。盖因功能破邪归正，返滞还清，挺出阳精，化阴魄而生魂也。

李时珍《本草纲目》：硫黄秉纯阳之精，赋大热之性，能补命门真火不足，且其性虽热而疏利大肠，又与燥涩者不同，盖亦救危妙药也。但炼制久服，则有偏胜之害。况服食者，又皆假此纵欲，自速其咎，于药何责焉？按孙升《谈圃》云：硫黄，神仙药也。每岁三伏日饵百粒，去脏腑积滞有验。但硫黄伏生于石下，阳气溶液凝结而就，其性大热，火炼服之，多发背疽。

汪昂《本草备要》：热药多秘，唯硫黄暖而能通；寒药多泄，唯黄连肥肠而止泻。若阳气暴绝，阴毒伤寒，久患寒泻，脾胃虚寒，命欲垂尽者用之，亦救危妙药也。

徐大椿《神农本草经百种录》：主妇人阴蚀，阴湿所生之疾，唯阳燥之物能已之。疽痔恶血，亦下焦阴分之湿所生病也。坚筋骨，壮筋骨之阳气。除头秃，杀发根湿气所生之虫。

张宗祥《本草简要方》：硫黄，用纯黄者，杂他色不可用。助消化、祛积聚、止血、杀疥虫、痢疾、壮阳，向为服食者所珍。然易中毒，不可信。中硫黄毒，白羊生热血一碗服之，神效。

胡爱萍《病证通用中药》：硫黄酸温有毒，有较强的解毒杀虫，燥湿止痒之功。外用可治疗疥癣、湿疹等多种皮肤病，尤为治疗疥疮的要药。有毒之品，孕妇慎用。

胡心藻《中药类比歌诀》：硫黄秉纯阳之精，赋大热之性，能攻能燥，能走能守，外用杀虫止痒力强，多用于恶疮阴疽，湿疹和皮肤瘙痒等。内服入肾经，善补命门真火，以化散寒凝。润肠道，专导冷秘肠结而不燥涩。故凡肾火衰微，下元虚冷诸证，如虚性腹痛，腰膝冷痛，气逆喘促，阳痿尿频，冷泄寒秘用之皆宜。《药性本草》曰："硫黄，下气治脚弱，腰肾久冷，除冷风顽痹寒热。生用治疥癣，炼服主虚损泄精。"

现代药理研究

本品之纯品主含硫，并夹杂有少量的砷、碲、铁等杂质。硫黄与皮肤或组织的分泌物接触后，生成硫化氢与五硫黄酸，具有杀虫，杀菌，软化表皮，溶解角质等作用。硫黄对实验小鼠咳嗽有明显的镇咳作用。适量硫黄对实验动物的炎症有治疗作用，并能使各级支气管慢性炎症细胞浸润减轻，使各级支气管黏膜杯状细胞数有不同程度的减少，还能促进支气管分泌物增加。硫黄在胃不起变化，在肠中所形成的硫化物及硫化氢，能刺激肠管，促进蠕动，软化粪便发生泻下，一部分经吸收从肺及皮肤排出，而有祛痰发汗之效。硫黄对氯丙嗪及硫喷妥的中枢抑制作用有明显的加强，说明对脑干有影响。

性能归纳

硫黄，味酸，性温，归肾、大肠经，有毒，为天然硫黄矿的提炼加工品。体轻质脆，为温、杀之剂。沉降不升，润、缓、静、补，走而亦守，阴也，阳也，入气分，走上下，达内外，行表里之性能。外用：杀虫，攻毒，收湿止痒。内服：补火助阳。

性能应用

硫黄，外用攻毒杀虫，收湿止痒，用于疥癣、白秃疮、湿疹。本品长于杀疥虫，古今皆视为治疥疮之要药，以外用为主，内服亦有效。如《肘后方》治卒得疥疮，用麻油摩硫黄涂之；《洞天奥旨》之硫糕丸，用本品为细末，以米糕为丸服，治疥疮多年不愈。亦可与其他杀虫药同用，如《外科方外奇方》之疥灵丹，以之与水银等品同用。干湿癣、白秃疮等皮肤疾患，亦可外用硫黄杀虫攻毒止痒。可单用，或与杀虫攻毒止痒之品配伍。如《圣济总录》之如圣散，以之与轻粉、铅丹、风化石灰同用，治一切干湿癣；《实用中医外科学》用5%的硫黄膏配合拔发，治疗白秃疮。本品用于湿疹，有收湿止痒之效，常与收湿止痒之品配伍，如《中医皮肤病学简编》之硫矾散，以之与枯矾、青黛、冰片等品同用，治急性湿疹、溃烂流水、浸淫成片、瘙痒异常。

硫黄，性温，归肾经补火助阳，用于命门火衰所致的虚喘冷哮、阳痿，及阴寒内盛之大便滑泻或冷秘。本品内服能补火助阳，可治疗肾阳不足，命门火衰所致的多种证候。可单用内服，如《和剂局方》之金液丹。临床更多与补肾助阳之品配伍，如《和剂局方》之黑锡丹，以之与附子、补骨脂、沉香等品同用，治真阳不足、肾不纳气、上气喘促及阳痿精冷等证。命门火衰所致的滑泻或便秘，都可用本品补火助阳以治本。如《圣济总录》之黄蜡丸，以之与黄蜡同用，治伤冷虚极，水泻不止；《和剂局方》之半硫丸，以之与半夏、生姜汁同用，治肾阳衰微，阴寒内结，阳气不运所致虚人、老人的虚冷便秘。

个人体会

硫黄为含硫矿物冶炼而成，其味酸性温入肾经。此含硫矿物，常见于温泉、涌泉、火山口及沉积岩中。天然磺系含硫温泉处升华凝结于岩石上之斜方结晶。《本草纲目》曰："硫黄伏生于石下，阳气溶液凝结而就，其性大热。"其化学成分主含硫，并夹杂有少量砷等物质，故为热而有毒之品，与皮肤或组织分泌物接触，生成硫酸氢与五硫黄酸，具有杀虫、杀菌、杀真菌、软化表皮、溶解角质等作用。外用可攻毒杀虫，收湿止痒，用治疥癣、白秃疮、湿疹等多种皮肤病，尤为治疥疮之要药，为皮肤科常用。《神农本草经百种录》谓温燥之物，"主妇人阴蚀，阴湿所生之疾，疽痔恶血，亦下焦阴分之湿所生病也。除头秃，杀发根湿气所生之虫。"

硫黄本是火中精，其性大热，燥而能通，温且能润，能攻能守，主入肾经，善补命门真火，以化寒凝。治下元虚冷，元气将绝，久患寒泄，脾胃虚弱，垂命欲尽等由肾阳不足，命门火衰所致诸证，如虚寒腹痛，腰膝冷疼，气逆虚喘，阳痿尿频，冷泄寒秘，用之皆宜，为补命门、助肾阳之要药也。《本草纲目》曰："硫黄秉纯阳之精，赋大热之性，补命门真火不足，且其性虽热而疏利大肠，又与燥涩者不同，盖亦救危妙药也。"

大热有毒之药，况炼制，久服必有偏害，中病便已，不可尽剂。假以此纵欲自速，必获其咎。《本草衍义》曰："世人尽知用而为福，不知用久为祸，此物损益兼行故也。"用时不可不知。

雄 黄

古今理性录

李时珍《本草纲目》：雄黄，乃治疮杀毒要药也。而入肝经气分，故肝风，肝气，惊痫，痰涎，头痛眩晕，暑疟泄痢，积聚诸病，用之有殊功；又能化血为水。而方士乃炼治服饵，神异其说，被其毒者多矣。

缪希雍《本草经疏》：主杀精物恶鬼邪气，及中恶腹痛鬼疰者。盖以阳明虚则邪恶易侵，阴气胜则精鬼易凭。得阳气之正者，能破幽暗，所以杀一切鬼邪，胜五兵也。雄黄，味苦平，气寒有毒，《别录》味甘，大温。甄权言辛，大毒。察其功用，应是辛苦温之药，而甘寒则非也。其主寒热鼠瘘恶疮，疽痔死肌，疥虫匿疮诸证，皆湿热留滞肌肉所致，久则浸淫而生虫，此药苦辛，能燥湿杀虫，故为疮家要药。其主鼻中息肉者，肺气结也；癖气者，大肠积滞也；筋骨断绝者，气血不续也。辛能散结滞，温能通行气血，辛温相合而杀虫，故能搜剔百节中大风积聚也。虺蛇阴物，藜芦阴草，雄黄禀纯阳之气，所以善杀百虫蛇虺毒，及解藜芦毒也。《别录》复有目痛及悦泽人面之语，悉非正治。雄黄性热有毒，外用亦见其所长，内服难免其无害，凡在服饵，中病乃已，毋尽剂也。

张宗祥《本草简要方》：雄黄伏暑泄痢，化腹中瘀血，治一切虫兽毒，制蛇虺尤特效，为治疮杀毒要药。

胡爱萍《病证通用中药》：雄黄辛温，有毒，且性质温燥，外用或内服均可以毒攻毒而解毒，杀虫燥湿而止痒，为攻毒杀虫之要药，治疗湿疹疥癣之佳品。有毒之品，内服宜慎，不可过量或久服。外用亦不宜大面积涂擦及长期持续使用，以免皮肤吸收积蓄中毒。孕妇忌服。切忌火煅，因煅烧后易生成毒性更大的三氧化二砷。

胡心藻《中药类比歌诀》：雄黄，解毒疗疮，主治痈疽疔疮及毒蛇咬伤。内服外用皆可，内服善祛风燥湿以调卫，搜肌腠壅遏而和营。长于燥湿祛痰，祛风定惊，对于虫积腹痛，哮喘，疟疾及惊痫，破伤风，颇有效；外用杀劳虫、疳虫，并有防腐、防疫之效。

现代药理研究

本品含硫化砷，并含少量其他重金属盐。雄黄对多种致病细菌及皮肤真菌有较强的抑制作用。0.125% 的雄黄即对金黄色葡萄球菌有 100% 的杀灭作用，浓度为 2% 时对大肠杆菌有 100% 的杀灭作用。且灭菌作用较同浓度的黄连素水溶液强；对人型、牛型结核杆菌有抑制作用。雄黄水浸剂，在试管内对堇色毛癣菌、同心性毛癣菌、许兰氏黄癣菌、奥杜盎氏小芽胞癣菌、铁锈色小芽胞癣菌、红色表皮癣菌、紧密着色芽生菌、星形奴卡氏菌等皮肤真菌均有不同程度的抑制作用。

性能归纳

雄黄，味辛，性温，归心、肝、胃经，有毒，为硫化物类矿物雄黄的矿石，主含硫化砷，质量色红，为攻、杀之剂。沉、降不升，燥、烈、静、泄，守而亦走，入气分，亦入血分，阴也，走上下，达内外，行表里之性能。攻毒，杀虫。

性能应用

雄黄，辛温有毒，攻毒杀虫，用于疮疡，湿疹，疥癣，蛇虫咬伤。内服、外用，均长于攻疮毒及蛇虫毒，被《本草纲目》誉为"治疮杀毒要药"。外用还能杀虫疗疥癣，单用有效，但更常与攻毒杀虫、收湿止痒之品同用。如《世医得效方》治蛇缠疮、蛇咬伤及蜂、蝎、蜈蚣、毒虫蜇伤，用雄黄为末，醋调涂，并用酒送服。《千金要方》治疔肿，《千金翼方》治癣，皆单用雄黄为末外涂。《医宗金鉴》之二味拔毒散，以之与白矾等份为末，茶清调涂，治风湿热毒所致的疮疡、湿疹，红肿痒痛及疥癣，毒虫咬伤。疮痈肿痛者，宜与活血消痈止痛之品同用，如《外科全生集》之醒消丸，以之配伍乳香、没药、麝香为丸内服，治痈肿疼痛。

雄黄，除杀虫攻毒外，还能杀灭蛔虫、蛲虫，用于蛔虫、蛲虫症。但临床较少专门用此驱虫，多与驱虫药同用，如《医方考》之雄榔丸，以之与槟榔、白矾等份为丸内服，治虫痛时作。治蛲虫病肛门瘙痒，可用本品与凡士林制成纱条，纳入肛内。此外，古方中有用本品化痰截疟，治疗哮喘、疟疾及小儿惊风等证。

个人体会

雄黄，味辛苦，性大温，有毒之品，以毒攻毒为用。禀纯阳之正气，故能破幽暗，祛阴邪，辟温疫，杀瘴疟，攻杀百虫蛇虺之毒，有攻毒杀虫之用，去病防疫之功，为辟邪除恶之要药也。《本草经疏》谓："主杀精物恶鬼邪气，及中恶腹痛鬼疰者。盖以阳明虚则邪恶易侵，阴气胜则精鬼易凭。得阳气之正者，能破幽暗，所以杀一切鬼邪，胜五兵也。"

雄黄辛温，辛散温燥。内服又善祛风燥湿以调卫，搜肌腠壅遏而和营，长于燥湿祛痰，除风定惊。对于虫积腹痛、哮喘、疟疾，及惊痫、破伤风颇有良效。《本草纲目》曰："入肝经气分，故肝风、肝气、惊痫、痰涎、头痛眩晕、暑疟泄痢、积聚诸病，用之有殊功。"

雄黄，辛温有毒。药理研究：主含硫化砷，并含少量其他重金属盐，可对多种致病细菌及皮肤真菌有较强的抑制杀灭作用。外用或内服，均可以毒攻毒而解毒杀虫，燥湿止痒。治疗鼠瘘痈疮，湿疹疥癣，为疮家皮肤病的要药。总为有毒之品，内服宜慎，中病则已，不可尽剂也。外用亦不宜大面积长期持续使用，以免皮肤吸收积蓄中毒。因火煅易生成毒性更大的三氧化二砷，故切忌火煅。孕妇忌服。

轻 粉

古今理性录

寇宗奭《本草衍义》：水银粉，下涎药并小儿涎潮、瘈疭多用。然不可常服及过多，多则其损兼行。若兼惊，尤须审谨。盖惊为心气不足，不可下，下之里虚，惊气入心不可治，若其人本虚，便须禁此一物。

刘完素《宣明论方》：银粉能伤牙齿。盖上下齿龈属手足阳明之经，毒气感于肠胃，而精神气血水谷既不胜其毒，则毒即循经上行，而至齿龈嫩薄之分为害也。

李梴《医学入门》：轻粉，《经》云利大肠，东垣又云抑肺而敛肛门，何也？盖轻粉经火本燥，原自水银性冷，用之于润药则利，用之于涩药则止，所以又能消水肿，止血痢，吐风涎。要之虚病禁用，实者亦量用之。

李时珍《本草纲目》：水银乃至阴毒物，因火煅丹砂而出，加盐、矾炼而为轻粉，加以硫黄升而为银朱，轻飞灵变，化纯阴为燥烈。其性走而不守，善劫痰涎，消积滞，故水肿风痰湿热毒疮被劫，涎从齿龈而出，邪郁为之暂开，而疾因之亦愈。若服之过剂，或不得法，则毒气被蒸，窜入经络筋骨，莫之能出。痰涎既去，血液耗亡，筋失所养，营卫不从。变为筋挛骨痛，发为痈肿疳漏，或手足皲裂，虫癣顽痹，经年累月，逐成废痼，其害无穷。陈文中言轻粉下痰而损心气，小儿不可轻用，伤脾败阳，必变他证，初生尤宜慎之。

缪希雍《本草经疏》：水银粉，疗体与水银相似，第其性稍轻浮尔。大肠热燥则不通。小儿疳痹，因多食甘肥，肠胃结滞所致，辛凉总除肠胃积滞热结，故主之也。其主瘰疬疮疥癣虫，及鼻上酒齄，风疮瘙痒者，皆从外治，无非取其除热杀虫之功耳。

张介宾《景岳全书》：治痰涎积聚，消水肿鼓胀，直达病所。尤治瘰疬诸毒疮，去腐肉，生新肉，杀疮癣疥虫，及鼻上酒齄，风疮瘙痒。然轻粉乃水银加盐矾升炼而成，其以金火之性，燥烈流走，直达骨髓，故善损齿牙。

徐大椿《药性切用》：轻粉辛冷燥毒，杀虫治疮，却痰行经。即水银加盐矾炼成，不可轻用。

胡爱萍《病证通用中药》：轻粉，辛寒有毒，性质燥烈。外用能以毒攻毒而杀虫，善走皮肤而止痒，并能生肌敛疮。

胡心藻《中药类比歌诀》：轻粉，为含汞有毒药物，体轻性寒，味辛峻烈，外用杀虫攻毒，治疮癣疥癫，杨梅恶疮；内服走而不守，能开宣导滞，消积劫痰，洁净腑，去膀胱垢腻。有利水通便之功，用治水肿鼓胀，二便不通，阳实水肿和虫积之症。但不可过量持续内服，孕妇忌用，严防中毒。

现代药理研究

本品主含氯化亚汞，并含少量的氯化汞。轻粉对堇色毛癣菌等多种皮肤真菌和金黄色葡萄球菌等多种细菌均有不同程度的抑制作用，与蛋白质有沉淀反应，可用作消毒剂。轻粉对梅毒螺旋体仅有微弱的抑制作用，但可增加病人的抗病力，使梅毒病损的皮疹消退，肿大的淋巴结缩少。本品内服能阻碍肠中电解质与水分的吸收而导致泻下，影响肾小管的再吸收功能而有利尿作用。用以利尿消肿，对心性水肿较适用；对肝硬化水肿则效果不确切，而对肾性水肿因其能损害肾脏，故禁用。轻粉在古代为治梅毒之要药，现代研究亦证明其对梅毒确有一定的药理作用，但因其对人体毒性较大，故逐渐被他药所代替，今天已很少用轻粉内服治梅毒。

性能归纳

轻粉，味辛，性寒，归大肠、小肠经，有大毒，为水银、白矾、食盐等经升华法制成的氯化亚汞结晶性粉末，色白，体轻浮，为攻、杀之剂。升、降、沉、浮、燥、烈、动、泄，走而不守，阴也，入气分，走上下，达内外，行表里之性能。攻毒，杀虫，止痒，收湿，敛疮。

性能应用

轻粉，有大毒，外用攻毒杀虫力强，又善止痒，对于皮损浸淫湿烂者，还能收湿敛疮，故尤宜于瘙痒性、湿烂性皮肤病。用于疥癣、梅毒、黄水疮、湿疹及荨麻疹、皮肤瘙痒诸证，如《丹溪心法附余》之轻粉散，以之与硫黄、枯矾等品同用，治疥疮；《圣济总录》之如圣散，以之与硫黄、铅丹、风化石灰同用，治一切干湿癣；《外科正宗》之珍珠散，以之与珍珠、青黛同用，治下疳皮损腐烂；《全国中药成药处方集》之轻黄膏，以之与黄连同用，治黄水疮、瘙痒浸淫、皮肤湿疹；《疮疡外用本草》之三白散，以之配白芷、煅石膏外擦，治荨麻疹、皮肤瘙痒。

轻粉，又长于攻疮毒，用于疮疡。古方有用本品内服攻毒消疮者，现已很少内服，多作外用。外用不仅能攻疮毒，而且能止痒，收湿敛疮，尤宜于疮疡溃烂，脓水淋漓作痒者。如《洞天奥旨》之轻粉散，以之与萝卜子、桃仁为末，外擦，治疮痛痒，流水流血；《梅氏验方新编》之轻粉散，以之与黄丹、黄柏、儿茶等品同用，治湿毒流注，脓水浸溃；《外科正宗》之生肌玉红膏，以之与血竭、当归、紫草等品同用，治痈疽发背溃烂等。

此外，本品内服，能利水通便，以逐水退肿。古方有用于水肿、臌胀、二便不利的实证者，如《景岳全书》之舟车丸。

个人体会

水银为液体金属，性冷流动，阴毒之物，经加盐、矾，火煅升华为银白色结晶粉末，质地轻浮，故名轻粉。取金火之性，轻粉灵变，化纯阴为燥烈，亦借流动之性，走而不守，故能开宣导滞，劫痰下涎，治痰涎积聚之证，而直达病所。可消积滞，通肠胃，下热结痞病。又劫痰涎，洁净腑，去膀胱垢腻，所以能消水肿，除膨胀，下热结积滞，有利水通便之功，治阳性水肿，二便不通及虫积之证。《本草纲目》谓："善劫痰涎，消积滞，故水肿风痰湿热毒疮被劫，痰从齿龈而出，邪郁为之暂开，而疾因之亦愈。"

药理研究：轻粉主含氯化亚汞，并含少量氯化汞等，有剧毒，对堇毛癣菌等多种皮肤真菌、金黄色葡萄球菌、梅毒螺旋体等多种致病微生物，有不同程度的抑制作用，并与蛋白质有沉淀反应。外用攻毒杀虫。其性燥烈，走而不守，又善收湿止痒，故能攻疮毒，除腐肉，敛疮生肌。治痈疽发背，疮疡溃烂，脓水淋漓，腐肉不去，疮口不敛而作痒者。又对皮损浸淫，生虫瘙痒之皮肤病，如癫癣疥疮，梅毒下疳，黄水湿疮，湿疹瘙痒等皮损湿烂，浸淫瘙痒诸证有殊效。《景岳全书》曰："其以金火之性，燥烈流走，直达病所。尤治瘰疬诸毒疮，去腐肉，生新肉，杀疮癣疥虫，及鼻上酒齄，风疮瘙痒。"

剧毒之药，不可尽剂，中病则已，多则其损兼行。《本草纲目》有："若服之过剂，或不得法，则毒气被蒸，窜入经络筋骨，莫之能出。痰涎既去，血液耗亡，筋失所养，营卫不从。变为筋挛骨痛，发为痈肿疳漏，或手足皲裂，虫癣顽痹，经年累月，逐成废痼，其害无穷。"陈文中言，轻粉下痰而损心气，小儿不可轻用，伤脾败阳，必变他证，初生尤宜慎之。严防中毒，孕妇忌用。

炉甘石

古今理性录

缪希雍《本草经疏》：炉甘石，受金气而结。味应甘辛，气温无毒，其性滞涩。经曰：荣气不从，逆于肉里，乃生痈肿。甘温能通畅血脉，则肿痛散，血自止，肌肉生也。又目得血而能视，风热上壅则目为赤烂浮翳。甘入脾而益血，辛温能散风热，性涩则能粘物，故同除翳药点目翳，及治目中一切病也。

张璐《本经逢原》：炉甘石得金银之气而成，专入阳明经而燥湿热，目病为要药。时珍常用炉甘石煅飞，海螵蛸、硼砂等份为细末，点诸目疾皆妙。又煅过水，丸如弹圆，多攒簪孔烧赤，煎黄连汁淬数次，点眼皮湿烂，及阴囊肿湿，其功最捷。

黄元御《玉楸药解》：炉甘石生金银矿，秉寒肃燥敛之气，最能收湿合疮，退翳除烂。但病重根深，不能点洗收效，必须服药饵，用拔本塞源之法。

黄宫绣《本草求真》：炉甘石甘辛而涩，气温无毒。其性专入阳明胃者，盖五味唯甘为补，唯温为畅，是能通和血脉，故肿毒得此则消，而血自能克止，肌亦自克能生也。辛温能散风热，性涩能粘翳膜，故凡目翳得此，即能拨云也。有用此治下疳阴湿，并齿疏陷物者，亦此义耳。

张秉成《本草便读》：炉甘石得金银矿气以结成，能入阳明专燥湿；用三黄煎水而煅炼，善疗目疾可平肝；止血生肌，甘温无毒，长于外治。

胡爱萍《病证通用中药》：炉甘石甘平无毒，既有良好的解毒明目退翳之功，又有收泪止痒之效，故为眼科外用常用药，可用治目赤翳障等眼疾。宜炮制后专供外用，不作内服，因本品口服后在胃内可生成氯化锌，会刺激腐蚀胃肠道。外用适量。

胡心藻《中药类比歌诀》：炉甘石秉素阳性，肃燥寒敛之气，甘平归肝、胃经，解毒力缓，专供外用，能解毒明目退翳止泪，为眼科外用之良药。但本品药力和缓，如目疾、疮疡、热毒重者，当与清热解毒药配合使用。本品还能收湿敛浊，生肌疗疮，治皮肤湿疹，溃疡不敛。

现代药理研究

本品主要成分为碳酸锌，含少量氧化钙、氧化镁、氧化锰。煅炉甘石的主要成分为氧化锌。炉甘石有一定的抑菌作用。含炉甘石的葱叶生肌散对炎症组织有抑制作用，对健康组织和新生上皮组织有保护作用，用药后能很快使炎症局限，并能促使突出创面的肉芽及坏死组织液化，使创面清洁平整，易于修复，收到腐尽肌生的效果；方中炉甘石有收敛抑制分泌或部分吸收创面分泌液，减少化脓，保护创面的作用。

性能归纳

炉甘石，味甘，性平，归肝、胃经，无毒，为碳酸盐类矿物菱锌矿石，体轻质松，为敛、收之剂。沉、降，亦升，缓、燥、静、泄，守而不走，入气分，亦入血分，阴也，走上下，行外达表之性能。外用，收湿止痒，生肌敛疮，解毒防腐，明目退翳。

性能应用

煅炉甘石外用长于收湿止痒，为治皮肤湿痒要药，用于湿疹、黄水疮、皮肤瘙痒等皮肤病，无论有无皮损皆宜。对于皮损糜烂者，还长于生肌敛疮，兼能解毒防腐，保护创面。唯其解毒力不强，常与清热解毒之品配伍。如《中医皮肤病学简编》之马齿苋粉，以之与马齿苋、苦参、大黄等品同用，治急性湿疹；《朱仁康临床经验集》之湿毒膏，以之与五倍子、黄柏、青黛等品同用，治慢性湿疹、皲裂性湿疹；《赵炳南临床经验集》之黄连甘乳膏，以之与黄连、乳香等品同用，治黄水疮；《赵炳南临床经验集》之止痒药粉，以之与轻粉、铅粉、老松香等品同用，治皮肤瘙痒症、神经性皮炎等。

炉甘石外用，收湿防腐，生肌敛疮，用于疮疡溃后脓水淋漓，久不收口。本品解毒之力不强，故疮疡初起及成脓阶段，热毒盛时较少用。多用于疮疡溃后，脓水淋漓或脓腐已尽而疮口不敛者。常与收湿敛疮生肌之品配伍，如《张赞臣临床经验选编》之甘石丹，以之与铅丹、煅石膏、乌贼骨、冰片同用，治诸疮疡腐肉已净，脂水淋漓，久不收口；《中医外科学讲义》之生肌白玉膏，以之与煅石膏等品同用，治溃疡腐肉已尽，疮口不敛者。

炉甘石粉收涩、明目退翳，长于治目疾。用于目赤肿痛刺痒，睑缘湿烂，多泪怕光，目赤翳障，为眼科外用药中退翳除障的通用药。睑缘湿烂者，可用炉甘石收湿防腐生肌。如《证治准绳》之黄连炉甘石散，以之与黄连、冰片同用，治眼眶破烂，畏日羞明；《北京市中药成方选集》之马应龙眼药，以之珍珠、麝香、琥珀同用，治暴发火眼、红肿刺痒、眼边赤烂、迎风流泪、云翳及胬肉攀睛。

个人体会

炉甘石，菱锌矿石也，得金银之气而成，味甘辛，性温无毒，主入阳明胃经。胃乃"水谷气血之海"，甘益温通，故能通和气血，气血通调，营卫、腠理皆和也。《经》曰："营气不从，逆于肉里，乃生痈肿。"甘温能通畅血脉，则肿痛散，血自止，肌肉生也。又目得血而能视，风热上壅则目为赤烂浮翳。甘入脾而益血，辛温能散风热，性涩则能粘物，故治目中一切病也。又秉寒肃燥敛之性，收湿敛疮。对炎性组织有抑制作用，对健康组织和新生上皮组织有保护作用，用后能很快使炎症局限，并能促使突出创面的肉芽组织及坏死组织液化，使创面清洁平整，易于收复。有通畅血脉，收湿防腐，敛疮生肌之效，又能止痒。用以治疗疮疡溃后，脓水淋漓，或脓腐已尽而疮口不敛，及湿疹、黄水疮、皮肤瘙痒、下疳阴湿、皮损糜烂；或目赤翳障，脸缘湿烂刺痒者。

总之：炉甘石秉素阳性，寒肃燥敛之气，通畅血脉，收湿防腐，敛疮生肌，为外科疮疡、皮肤病及眼科外用要药。但药力和缓，解毒力弱，如病重根深者，还须与清热解毒药配伍，或配合口服药饵，拔根塞源，以全其效也。火煅水飞，专供外用，不可内服。口服后在胃内可生成氧化锌，能刺激腐蚀胃肠故耳。

铅 丹

古今理性录

朱震亨《本草衍义补遗》：丹出于铅而曰无毒，又曰凉，予观窃有疑焉，曾见中年一妇人，因多子，于月内服铅丹二两，四肢冰冷强直，食不入口。时正仲冬，急服理中汤加附子，数贴而安，谓之凉而无毒可乎？

甄权《药性论》：治惊悸狂走，呕逆，消渴。煎膏用，止痛生肌。及汤火疮，染须。

李时珍《本草纲目》：铅丹，体重而性沉，味兼盐、矾，走血分，能坠痰去怯，故治惊痫癫狂，吐逆反胃。能消积杀虫，故治疳疾下痢疟疾有实绩。能解热拔毒，长肉去瘀，故治恶疮肿毒，及入膏药，为外科必用之物。

现代药理研究

本品主含四氧化三铅、一氧化铅及过氧化铅，尚含铅的其他氧化物。铅丹能直接杀灭细菌、寄生虫，并有抑制黏液分泌的作用。

性能归纳

铅丹，味辛，微寒，归心、肝经，有毒，为纯铅经加工炼制成的氧化物。色红，质重，为攻、杀之剂。沉、降不升，峻、燥、静、泄，守而不走，入血分，亦入气分，阴也，走上下，行内外，达表里之性能。攻毒，生肌，杀虫，收湿，止痒，去腐肉死肌。

性能应用

铅丹，外用可攻毒，杀虫，并能收湿，减少黏膜分泌，适量使用可生肌敛疮。此外，还有一定的止痒作用；用于湿疹、黄水疮、疥癣、鸡眼、疣痣等皮肤病。湿疮，黄水疮皮肤糜烂，滋水淋漓，瘙痒难忍者，可用铅丹攻毒敛疮，收湿止痒，宜与清热解毒燥湿之品配伍。如《童婴百问》之三黄珍珠散，以之与黄连、松香等品同用，治湿淫疮；《仙拈集》之三妙散，以之与枯矾、松香等同用，治黄水疮。疥癣可用铅丹攻毒杀虫止痒，如《疡科选粹》之扫疥散，以之与硫黄等品同用，治疥疮；《万病回春》之扫雪膏，以之与轻粉、枯矾等品同用，治小儿秃疮。高浓度的铅丹具有一定的腐蚀作用，可蚀死肌，去恶肉，可用治鸡眼、疣痣。如《经验方》之鸡眼散，以之与普鲁卡因、水杨酸、白糖混合，用酒精调成糊状外贴，治鸡眼；《证治准绳》之硇砂膏，以之与硇砂、石矿灰、白丁香等品同用，治疣痣。

铅丹，收湿去腐、敛疮生肌，用于疮疡溃后，腐肉难脱，或脓水淋漓，口不收敛。疮疡溃后腐肉难脱者，可用本品攻毒去腐，宜与攻毒去腐之品配伍，如《中医外科外治法》之九红一丹，以之与红升丹同用，外撒或作药捻插入疮口。疮疡溃后脓水淋漓，口不收敛者，可用本品攻毒收湿，生肌敛疮。宜与攻毒收湿敛疮之品配伍，如《中国医学大辞典》引马氏方桃花散，以之与煅石膏、轻粉等品同用。

另外，铅丹与植物油熬制成的膏剂，具有胶粘之性，可紧密附着于皮肤，故本品又常与植物油加热熬成膏药用，这种膏药本身既是治疗剂，又是赋形剂。临床常用此作为基础剂，随证配入其他药物制成用途不同的各种膏药供外用，外科治疮肿的药多采用这种剂形。另外，伤科治伤肿，内科治痹痛的药亦常采用这种剂形。

此外，古方还用本品内服治癫痫、疟疾，现代临床很少用。

个人体会

铅丹，为纯铅加工炼制的氧化物，有毒之品，外用能直接杀灭细菌、寄生虫，并能抑制黏液分泌，故能攻毒杀虫，去腐肉死肌，收湿止痒，有拔毒去腐，敛疮生肌之功。治一切痈疮肿毒，疮疡溃后之腐肉难脱，及脓水淋漓，疮品不敛，或湿疹、黄水疮、疥癣、皮肤湿烂、脂水淋漓、瘙痒难忍者。《本草纲目》曰："能解热拔毒，长肉去瘀，故治恶疮肿毒，为外科必用之物。"铅丹，性寒有毒，色赤质重，入心、胃经。内服：取重坠沉降之性，降痰涎，镇惊去怯，治痰火上壅之吐逆胃反，热痰蒙窍之癫痫惊狂；取消积杀虫之功，去疟疾，治积滞下痢。《本草纲目》曰："铅丹，体重而性沉，能坠痰去怯，故治惊痫癫狂，吐逆反胃。能消积杀虫，故治疳疾，下痢疟疾有实绩。"有毒之药，重坠之剂，专供外用，多不作内服，故临床已少用，以防蓄积中毒。

铅丹，可通过与植物油、药料熬制化合，制成临床最为常用的黑膏药，亦称铅膏药。在此铅丹既是治疗剂，又是赋形剂，通常要经过炸料、炼油、下丹、去火毒、兑细料、摊膏药等步骤制成可供外用的固体膏药。用时加热稍熔，胶粘，可紧密附着于皮肤，通过皮肤吸收给药而达治疗目的，常用于痈疮疖肿、风湿痹痛等多种病证，《药性论》早有"煎膏用，止痛生肌"之说。本品疗效可靠，安全实用，故临床多用之。

硼　砂

古今理性录

李时珍《本草纲目》：硼砂，味甘微咸而气凉，色白而质轻，故能去胸膈上焦之热。《素问》云：热淫于内，治以咸寒，以甘缓之，是也。其性能柔五金而去垢腻，故治噎膈积聚，骨哽结核。恶肉阴瘑用之者，取其柔物也；治痰热、眼目障翳用之者，取其去垢也。

缪希雍《本草经疏》：硼砂，色白而体轻，能解上焦胸膈肺分之痰热。辛能散，苦能泄，咸能软，故主消痰止嗽、喉痹及破癥结也。其性能柔五金，去垢腻，克削为用，消散为能。宜攻有余，难施不足。此暂用之药，非久服之剂。

倪朱谟《本草汇言》：硼砂，化结痰，通喉闭，去目中翳障之药也。此剂淡渗清化，如诸病属气闭而呼吸不利，痰结火结者，用此立清。

胡爱萍《病证通用中药》：硼砂甘咸凉，归肺胃经，功能清热解毒，消肿防腐，为喉科的常用外用药，可用治热毒上攻，咽喉疼痛、溃烂，单味局部外用即可。亦可配伍他药外用。

刘冠军《临证医方妙用》：硼砂，甘咸性凉，有清热化痰之功，适用于痰热壅肺，痰黄黏稠，咳吐不利者。

胡心藻《中药类比歌诀》：硼砂，咸凉，归肺、胃经，解毒功胜。外用善清热解毒，消肿防腐，治咽喉肿痛，口舌生疮，疮疡肿毒。内服能清热化痰，畅通气道，可用治膈上热痰及痰热壅肺之咳嗽，尤以痰黄黏稠，又兼咽痛喉哑者用之为佳。故本品为解疮毒，消翳障，通喉痹，化痰结之良药。

现代药理研究

本品含四硼酸钠。硼砂为弱碱性，对多种细菌和真菌有抑制作用，略有防腐作用，对皮肤、黏膜有收敛和保护作用。因其为碱性，可使黏膜去垢，可用以冲洗溃疡、脓肿，特别是发炎的黏膜；口服可用于尿道杀菌，特别是尿为酸性时，可使之成碱性。

性能归纳

硼砂，味甘、咸，性凉，归肺、胃经，有毒，为天然矿物硼砂的矿石经提炼精制而成的结晶体，色白，体轻，为清、解之剂，升、浮亦降，缓、润、静、泄，走而亦守，入气分，阴也，走上下，达内外，行表里之性能。本品外用清热解毒，内服清热化痰。

性能应用

硼砂，性微寒，外用主要能清热解毒防腐，用于咽喉肿痛、口舌生疮、鹅口疮、目赤翳障及阴痒、痔疮等。本品对黏膜无刺激是其优点，故多用于咽喉、口舌、眼目及二阴黏膜部位的急性炎症或溃疡。其作用平和，多入复方使用，如《外科正宗》之冰硼散，以之与冰片、朱砂、玄明粉同用，治咽喉、口齿新久肿痛及久嗽痰火咽哑作痛；《普济方》之硼砂散，以之与石膏、冰片、青黛同用，治口疮；《疡医大全》之四宝丹，以之与雄黄、冰片、甘草同用，治鹅口疮；《证治准绳》之白龙丹，以之与炉甘石、冰片、玄明粉同用，治一切火眼及翳膜胬肉；《新医药学》报道，用97%硼砂与3%冰片混合后，再加入占总量50%～60%的冷霜调匀备用，用时均匀抹于阴道壁四周及外阴，治霉菌性阴道炎带下阴痒，有较好疗效。《活人心统》之消痔千金散，以之与黄连、熊胆、冰片、孩儿茶等品同用，治痔疮肿痛。硼砂，甘咸而凉，归肺经，能清热化痰，用于热痰咳嗽。治疗热痰壅肺所致的咳嗽，如《寿世保元》之上清丸，以之与桔梗、薄荷、甘草等品同用，治上焦痰火咳嗽。

个人体会

硼砂，色白体轻，味甘咸而凉，入肺经。寒能清之，甘能缓之，咸能软之，故能清热化痰结，畅通气道，解上焦胸膈肺分之热痰，用于热痰壅肺，痰黄稠黏，咳吐不利，咽喉肿痛者。《素问》云："热淫于内，治以咸寒，以甘缓之，是也。"《本草汇言》亦云："此剂淡渗清化，如诸病属气闭而呼吸不利，痰结火结者，用之立清。"

硼砂，主含四硼酸钠，呈弱碱性，可对多种细菌和皮肤真菌有抑制作用。因为碱性，能去涤黏膜、创面之垢腻，收敛防腐，起保护作用，并对黏膜无刺激，具有作用平和等特点，故凡对于咽喉、口舌、眼目、二阴等黏膜部位的急性炎症或溃疡，有清热防腐，解毒敛疮之功效。常用于咽喉肿痛，口舌生疮，目赤翳障，阴道炎，痔疮等，或冲洗，或涂抹，单用或配复方，皆有治疗作用。《本草纲目》曰："其性能柔五金而去垢腻，故治噎膈积聚，骨哽结核。恶肉阴癀用之者，取其柔物也；治痰热、眼目障翳用之者，取其去垢也。"

总之：硼砂，甘咸性寒，清热解毒，洗垢化痰，为解疮毒，消翳障，通喉痹，化痰结之良药也。《本草经疏》曰："其性能柔五金，去垢腻，克削为用，消散为能。宜攻有余，难施不足。此暂用之药，非久服之剂。"总为有毒之药，攻克之剂，不可久用、多服也。

升　药

古今理性录

胡爱萍《病证通用中药》：升药，性味辛热，虽为大毒之品，但可"以毒攻毒"，具有拔毒祛腐，排脓生新之功。为外科治疗痈疽溃后之脓出不畅、腐肉不去、新肉难生的常用药。

胡心藻《中药类比歌诀》：升药，腐蚀力较强，有良好的拔毒排脓，去腐生肌作用，但只可外用，不能内服。外用亦多不用纯品，多配煅石膏同用，治痈疽溃后，脓出不畅，腐肉不去，新肉难生者。因为含汞有毒之品，外用亦不可持续大量使用。《吴氏医方汇编》曰："治一切阳证，腐烂太甚者。"

现代药理研究

本品主要含氧化汞，另含少量硝酸汞。氧化汞与组织接触后，逐渐为组织蛋白质及盐类所溶解，经常游离出微量汞离子，汞离子有杀菌作用。升药溶液对绿脓杆菌、乙型溶血性链球菌、金黄色葡萄球菌及大肠杆菌均有不同程度的抑制作用。硝酸汞溶于水，生成的酸性溶液具有腐蚀性，或使病变组织与药物接触面的蛋白凝固坏死，逐渐与健康组织分离而后脱落，起到去腐作用。氧化汞对组织的刺激性较低，通过对组织温和的刺激，能使局部的血管扩张，促进毛细血管内血循环，增加局部免疫体的渗出，又能加强局部营养，帮助炎性产物吸收，可促进机体组织的再生和伤口愈合。

性能归纳

升药，味辛，性热，归肺、脾经，有大毒，为水银、火硝、白矾各等份混合升华而成。色红者称红升，色黄者称黄升，为外用之药，攻、活之剂。沉、降亦升，峻、燥、静、泄，走而亦守，入气分，亦入血分，阴也，走上下，行外达表之性能。攻毒、化腐。

性能应用

升药，辛热有大毒，外用之药，长于攻疮毒，并可使与药物接触的病变组织凝固坏死，逐渐与健康组织分离、脱落而收去腐之效，为中医外科提脓去腐的主药，用于疮疡、烫伤、创伤、脱疽、臁疮、褥疮等外科疾病的溃疡初期，及脓栓未落，腐肉未脱，或脓水不净，新肉不生者。《疡科纲要》云：一切溃疡皆可通用，拔毒提脓最为应验。本品在中医外科临床上使用频率极高，涉及的处方不胜枚举。因升药纯品刺激性、腐蚀性较强，故临床较少使用纯品，通常根据溃疡面脓腐的多少，加入适量收湿敛疮的煅石膏粉作为赋型剂，制成不同浓度的升药制剂应用。煅石膏粉与升药的用量比为9：1者，即《医宗金鉴》之九一丹；为8：2者，即《外伤科学》之八二丹；为7：3者，即《中医外科学讲义》之七三丹；为1：1者，即《外伤科学》之五五丹；为1：9者，均称九转丹，这几种升药制剂的拔毒去腐之力依次递增。另外，低浓度的升药只具温和的防腐和刺激作用，通过对溃疡的刺激，可促进局部血液循环，使疮面红活，从而促进肉芽生长而收生肌之效。临床可根据病情的需要选用相应的制剂，用时可将药粉撒于患处，或将药粉粘附在棉纸上，制成药捻插入脓腔中。此外，临床还广泛用于湿疹、黄水疮、癣、梅毒、阴蚀、发际疮、粉刺等皮肤疾患。一般不用纯品，亦可随证配伍。

个人体会

升药，主含氧化汞，辛热有大毒，有攻毒拔毒，祛腐生新之功。热毒疮疡，创伤感染溃后，热毒脓水尽出，阳气阴血亦随之外脱。所遗之腐肉、筋膜、死骨因无温阳之气以助腐化，少益阴之血以助重生，而久留不去。腐肉不去则脓出不畅，脂水淋漓，久而肉暗皮黑，疮口坚硬，新肉难生矣。用升药，取温热之性以助阳气，去腐拔毒。取辛温之气刺激局部，促血循环，助肉芽生长而生肌敛疮。况升药对多种细菌有不同程度的杀灭和抑制作用，又能使病变组织与药物接触面的蛋白凝固坏死，逐渐与健康组织分离而脱落，起到去腐作用。氧化汞对组织的刺激性较低，通过对组织的温和刺激，能使局部血管扩张，促进血液循环，增加局部免疫渗出，加强局部营养，以助炎性产物吸收，促进机体的再生和伤口愈合。本品为祛腐生新要药，中医外科必备之品。《医宗金鉴》有："一切溃疡皆可通用，拔毒提脓最为应验。"因升药纯品刺激性、腐蚀性较强，临床多与煅石膏粉根据溃疡面脓腐的多少，按比例配成九一丹、八二丹、五五丹等备用。有毒之品，只作外用，不可内服。外用亦不宜大剂量持续使用，以防吸收中毒。

升药、红升丹、轻粉、银珠皆汞的升华之物，为有毒之品，攻毒之剂。因配伍不同，性能有别，现简介而鉴之。升药：乃汞与火硝、明矾混合升华而成，主含氧化汞，取火硝之温热，而偏于祛腐生新；红升丹：为汞与雄黄、火硝、明矾等混合升华而得，亦主含氧化汞，取雄黄含砷有毒，其攻毒、腐蚀之性均在升药之上；轻粉：乃汞与食盐、明矾混合升华而成，主含氯化汞，取盐之寒凉，而偏于收湿热杀虫；银珠：为汞与硫黄混合升华而得，主含硫化汞，取硫黄温燥之性，而偏于杀虫止痒。可见，组方有严格的原则性和极大的灵活性，不可轻视也。

蟾　酥

古今理性录

倪朱谟《本草汇言》：蟾酥，通行十二经络、脏腑膜原、溪谷、关节诸处。疗痔积、消臌胀，解疗毒之药也。能化解一切瘀郁壅滞诸疾，如积毒、积块、积胀、内疔痈肿之证，有攻毒拔毒之功也。

缪希雍《本草经疏》：蟾酥，观诸家所主，但言其有消积杀虫，温暖通行之功。然其味辛甘，气温，能发散一切风火抑郁、大热痈肿之候，为拔疔散毒之神药。第性有毒，不宜多用。入发汗散毒药中服者，尤不可多。诸家咸云治小儿疳瘦，恐非正治，不宜漫尝也，即用亦须煅过者。若欲内服，勿过三厘。慎毋单使，必与牛黄、明矾、乳香、没药之类同用乃可。如疮已溃，欲其生肌长肉之际，得之作痛异常，不可不知也。

黄宫绣《本草求真》：蟾酥，味辛气温有毒，能拔一切风火热毒之邪，使之外出。盖邪气着人肌肉，郁而不解，则或见为疔肿发背、阴疮、阴蚀、疽疬恶疮，故必用此辛温以治之，盖辛主散，温主行，使邪尽从汗出，不留内入，而热自可除矣。但性有毒，止可外治取效；即或用丸剂，亦止二、三、四厘而已，多则能使毒人。其用作丸投服，亦宜杂他药内，毋单服也。

张秉成《本草便读》：蟾酥，善开窍辟恶搜邪，唯诸闭证救急诸药方中用之，以开其闭。然服食总宜谨慎，试以少许置肌肤，顿时起疱蚀烂，其性可知。研末时鼻闻之，即嚏不止，故取嚏药中用之。此药只可外用，散痈疽，疗疔毒，杀虫疮，却有功效耳。

王超《临证用药心悟》：蟾酥，味辛，性凉，有毒。善能以毒攻毒，且功毒药力显著，如《医林纂要》即以其能散、能行、能渗、能软，而锐于攻毒。

胡爱萍《病证通用中药》：蟾酥辛散温通，性善走窜，适宜于寒闭神昏。因其既能化解瘀郁壅滞诸疾，又能辟除暑湿秽浊之气，具有较强的辟秽化浊，开窍醒神之功，嗅之即可催嚏。辛温有毒，有良好的解毒消肿、麻醉止痛之功。其解毒乃以毒攻毒之意。取其以毒攻毒，可用治多种恶性肿瘤，又能减轻肿瘤所治之痛，及多种牙痛。

刘典功《中药指征相类鉴别应用》：蟾酥，性温热有毒，归心经，开窍醒神，辟秽止痛。其解毒消肿、抗癌止痛功效较强，故可用治吐泻神昏、痧胀腹痛、牙痛、痈疽肿毒，及各种癌症，内服、外敷均效。孕妇慎用，不可入目，多以外用为主。

现代药理研究

本品含有大量蟾蜍毒素类物质，属于甾族类化合物，又叫蟾蜍二烯内酯，为该品的主要有效成分。尚含有酯蟾毒、胆固醇、吲哚系碱类成分、肾上腺素、吗啡等。蟾酥具有洋地黄样强心作用，能改善微循环，增加心肌供氧量，增强心肌收缩力，并能升高血压，兴奋大脑皮层及呼吸中枢，有抗休克，抗心肌缺血，抗凝血，强心等作用。其含有的蟾毒灵有较强的局部麻醉作用。蟾酥内酯类物质对多种癌细胞均有抑制作用，尚可不同程度地防治因化疗和放疗引起的白细胞下降，能提高机体的非特异性免疫功能，对横纹肌、子宫及输卵管有兴奋作用。此外，其注射液对甲型溶血性链球菌、金黄色葡萄球菌、形杆菌等多种致病菌有抑制作用，并具有抗炎、镇痛、镇咳、祛痰等作用。

性能归纳

蟾酥，味辛，性温，归心经，有毒，为蟾蜍科动物中华大蟾蜍或黑眶蟾蜍的耳后腺及皮肤腺分泌的白色浆液，经加工干燥而成，味厚气薄，为行、散之剂。升、浮亦降，燥、烈、动、泄，走而不守，入气分，阳也，亦阴，走上下，达内外，行表里之性能。开窍醒神，解毒，止痛。

性能应用

蟾酥，既能开窍醒神，又有解毒之功，用于中暑，及食物中毒之吐泻而窍闭神昏者。对于食物不洁或暑湿秽浊所致之腹痛、吐泻不止，甚则神昏者，常与开窍醒神、芳香化湿之品同用。如《集验简易良方》之蟾酥丸，以之与麝香、苍术等配伍。

蟾酥，有良好的解毒散结，消痈止痛之效，宜于热毒内蕴所致之痈疽疮毒，咽喉肿痛等。治痈疽疔疮、恶疮等，常与清热解毒、活血消肿之品同用，如《外科正宗》之蟾酥丸，以之与雄黄、麝香、朱砂等配伍。若咽喉肿痛、溃烂者，宜与清热解毒药配伍，如六神丸，以之与朱砂、牛黄、珍珠等同用。

蟾酥，还有一定的麻醉止痛功效，用于牙痛等多种痛证。治各种原因所致的牙痛，单用研细，局部填塞，可起到迅速止痛效果。

个人体会

蟾酥，味辛性温，辛则能散，温则能行，其性走窜。因其气味腥臭麻辣，研末撮鼻嗅之，将作嚏不止，故能开窍闭，醒心神，用于诸闭证神昏之急救中，可取嚏开窍醒心神。常用于多种原因所致的闭证神昏，在取嚏开闭方中多用。又能辟秽浊，搜邪毒，治暑湿瘴秽及食入不洁所致之吐泻神昏，痧胀腹痛，有辟秽化浊，解毒搜邪之功，使之外出，不留内入也。《病证通用中药》曰："蟾酥，辛散温通，性走窜，适宜于寒闭神昏。因其既能化解瘀郁壅滞诸疾，又能辟除暑湿秽浊之气，具有较强的辟秽化浊，开窍醒神之功，嗅之即可催嚏。"

蟾酥，辛散温通，有毒之品，其性走窜善行，可走上下，达内外，无处不至，消瘀郁，散壅滞，以毒攻毒。本品能散、能行、能渗、能软，尤善于攻毒，故能发散一切风火瘀郁，大热痈肿之候，有攻毒拔毒，解毒散结，逐风火热毒外出，消肿止痛之功。治痈疽疔疮，咽喉肿痛，为拔疔散毒之神药也。又能消积滞，杀疳虫，温暖通行，疗疳疾腹痛，羸瘦臌胀之证，亦为消疳积之药。近年临床用本品治疗各种癌症，有解毒消肿，抗癌止痛之功，用于肝癌、肠癌、白血病、乳腺癌、皮肤癌、肺癌等，均取得一定疗效。《本草汇言》曰："蟾酥，通行十二经络、脏腑、膜原、溪谷、关节诸处。疗疳积、消臌胀，解疔毒之药也。能化解一切瘀郁壅滞诸疾，如积毒、积块、积胀、内疔痈肿之证，有攻毒拔毒之功。"本品有毒，只供外用取效，不得轻易内服。若欲内投，亦须杂他药为丸，勿过三厘。试以本品少许置肌肤，顿时起疱蚀烂，其性可知，故不可单用，不可入目，以防毒人也。孕妇慎用。

血　竭

古今理性录

李时珍《本草纲目》：麒麟竭，木之脂液，如人之膏血，其味甘咸而走血，盖手、足厥阴药也。肝与心包皆主血故尔。河间刘氏云："血竭除血痛，为和血之圣药。"乳香、没药虽主血病，而兼入气分，此则专于血分者也。

李中梓《雷公炮制药性解》：血竭，主五脏邪气、心腹卒痛，除带下，破积血，疗疥癣恶疮及金疮，生肌止痛，得密陀僧良。敲断有光彩，磨指甲红透者佳。若与别药同捣，化作飞尘。

张介宾《景岳全书》：善破积血，止痛生肌。疗金疮折伤打损，血瘀疼痛，内伤血逆，妇人血气凝滞，亦能生血补虚，俱可为末酒服，并治一切恶疮癣疥久不合口。然性能引脓，不宜多用。

缪希雍《本草经疏》：血竭禀土气而兼水化，故味甘咸，气平无毒。《丹房鉴源》云：禀于荧惑之气，生于汤石之阴，其色赤象火而味咸，则得阴气也。气薄味厚，阴也，降也。入足厥阴、手少阴经。甘主补，咸主消，散瘀血，生新血之要药。故主破积血，金疮止痛生肉。主五脏邪气者，即邪热气也。带下者，湿热伤血分所致也。甘咸能凉血除热，故悉主之。苏恭：主心腹卒痛，李珣以之治伤折打损，一切疼痛，血气搅刺，内伤血聚者，诚为此耳。

张璐《本经逢原》：血竭，助阳药中同乳香、没药用之者，取以调和血气，而无留滞壅毒之患。

严洁《得配本草》：止痛生肌，为和血之圣药。配乳香，治慢惊瘈疭；配没药，消腹中血块。

黄宫绣《本草求真》：血竭专入肝，系南番树木之液，犹人之膏脂者是。味甘而咸，性平色赤。按五味唯甘主补，咸主消。血竭味甘，虽能和血收口，止痛生肌，然味咸则消，却能引脓。性专入肝经血分破瘀，故凡跌仆损伤，气血搅刺，内伤血聚，并宜同酒调服通气。但性最急迫，引脓甚利，不可多服。凡血病无积瘀者，不必用之。

焦树德《用药心得十讲》：血竭味甘、咸，性平。内服有活血散瘀、止痛的功能，外用有去腐生肌、收疮口的功能。

胡爱萍《病证通用中药》：血竭甘咸性平，入肝经血分，既能活血定痛，又能化瘀止血，敛疮生肌。通过活血祛瘀，既能消除瘀血，排除脓血而促进肌肉生长，又能祛除腐肉，敛疮生肌而促使疮疡愈合。活血定痛，外伤瘀血得散，则疼痛自消。为治伤科瘀滞痛证的要药。治跌打损伤，筋骨疼痛。本品破积血之力强，故无瘀血者不宜用。孕妇及月经期患者忌用，内服多入丸散或研末服。

现代药理研究

本品主要含树脂酯及血竭树脂鞣醇的混合物，能缩短家兔血浆的再钙化时间，显著抑制血小板聚集，防止血栓形成；有抗菌作用，对多种致病真菌有不同程度的抑制作用。

性能归纳

血竭，味辛、甘，性平，归心、肝经，无毒，为棕榈科常绿藤本植物麒麟竭的树脂，气薄味厚，为通、散之剂。沉、降，不升，峻、润、静、平，亦动，走而亦守，入血分，阴也，走上下，达内外，行表里之性能。活血止痛，化瘀止血，生肌敛疮。

性能应用

血竭，入血分而散瘀止痛，用治跌打损伤及其他瘀血疼痛证，为外科常用之药，既可内服，又可外敷。治跌打损伤多与乳香、没药、红花等活血止痛疗伤之品配伍，如《良方集腋》之七厘散，《圣惠方》之麒麟血散等。治产后瘀滞腹痛、痛经，以及瘀血心腹刺痛，则与活血调经、止痛之品同用。本品又能化瘀止血，生肌敛疮，用于外伤出血或疮疡不敛。治外伤出血，多研末外用，对于疮疡不敛者，可与其他生肌敛疮之品配伍，或单用本品研末外敷。近代临床还单用本品治胃、十二指肠溃疡等上消化道出血，有较好疗效。

个人体会

血竭，系南番植物麒麟竭之树脂加工而成，味甘且咸，性平无毒，归心、肝经，色赤味咸，主入血分，活血定痛，止血敛疮。《本草纲目》曰："麒麟竭，木之脂液，如人之膏血，其味甘咸而走血，除血痛，为和血之圣药。"《本草经疏》亦云："血竭，禀土气而兼水化，故味甘咸，气平无毒。甘主补，咸主消，散瘀血，生新血之要药。"故能疗金疮折伤打损，瘀血疼痛，气血搅刺，内伤血聚，外伤出血，及妇人气血凝滞，而能生血补虚。通过活血祛瘀，既能消除瘀血、排除脓血而促进肌肉生长，又能除腐肉、敛疮生肌而促进伤口愈合，为治伤科瘀滞疼痛之要药。内服外用皆可，为外、伤科常用。治跌打损伤，筋断骨折，瘀血肿痛，外伤出血，内伤血聚，血逆，及外伤感染，痈疽恶疮，腐肉不去，新肉不长诸证。血竭，辛咸入血分，凉血散热，解血分邪热之证。《丹房鉴源》云："禀于荧惑之气，生于汤石之阴，其色赤象火而味咸，则得阴气也。气薄味厚，阴也，降也。主五脏邪气者，即邪热气也。"《雷公炮制药性解》曰："血竭，主五脏邪气、心腹卒痛，除带下，破积血，疗疥癣恶疮及金疮，生肌止痛。"此皆邪热伤血分所致，故悉主之。药理研究：本品有抗菌作用，并对多种致病真菌有抑制作用，及对霉菌性阴道炎、疥癣等皮肤病有一定的治疗作用。

血竭，色赤味咸，专入血分。临床多配伍乳香、没药兼入气分，取调和气血而无留滞壅毒之虞为妥。破血力强，引脓甚利，故不可多服，无瘀血者不宜。孕妇及月经期忌服。

露蜂房

古今理性录

孙星衍《神农本草经》：主惊痫瘛疭，寒热邪气，癫疾，肠痔。

大明《日华子本草》：治牙齿疼，痢疾，乳痈，蜂叮，恶疮，即洗煎。

刘若金《本草述》：治积痰久嗽，风惊颤掉，神昏错乱。

李时珍《本草纲目》：露蜂房，阳明药也。外科、齿科及他病用之者，亦皆取其以毒攻毒，兼杀虫之功耳。

谭同来《常用中药配对与禁忌》：露蜂房，味甘性平，质轻上行，性走窜，功专搜风攻毒，散肿止痛，益肾助阳。

黄煌《方药心悟》：露蜂房，味甘性平，入肝、肾、胃经。具有解毒疗疮，祛风除痹，兴阳益肾，祛积痰久嗽，攻顽癣散结等多种功能。

刘冠军《临证医方妙用》：蜂房，味甘气缓，性平有毒，能走表达里，外拔内攻，可拔疗毒，攻坚积，消壅滞；用于肝气郁结，胃热壅滞所致之乳痈红肿硬痛者有效。

现代药理研究

本品含蜂蜡、树脂和一种有毒的"露蜂房油"，还含钙、铁、氨等。蜂房对葡萄球菌、痢疾杆菌、伤寒杆菌有一定的抑制作用，及抗炎、镇痛作用。蜂房挥发油可驱蛲虫，但毒性很强，能致急性肾炎，故不宜作驱虫药。蜂房的乙醇、乙醚及丙酮浸出物均能促进血液凝固，尤以丙酮浸出物作用为强。上述各种浸出物还能增强心脏运动，使血压短时下降，并有利尿作用。蜂房丙酮提出物还能扩张离体兔血管。其镇痛功能则主要对慢性疼痛有效。

性能归纳

露蜂房，味甘，性平，归胃经，有小毒，为胡蜂科昆虫果马蜂、日本长脚胡蜂或异腹胡蜂的巢，体轻浮，气厚味薄，为通散之剂。升、浮亦降，缓、润、动、泄，走而不守，入气分，阴也，亦阳，走上下，达内外，行表里之性能。攻毒、杀虫、祛风、止痒、止痛。

性能应用

露蜂房，有小毒，以毒攻毒，攻毒疗疮，用于疮疡。用治疮疡初期，可促其消散，有消肿止痛之功效；溃后创面溃烂脓者，可清洁创面以促进愈合，内服外用均可。因其还有一定的通乳作用（《圣济总录》之露蜂房散单用本品炒研，酒调服，治产后缺乳），故尤长于治乳痈，可单用，或与解毒疗疮之品同用。如《圣济总录》之蜂房散，单用本品为末服，治产后乳痈；《圣济总录》之露蜂房膏，以之配伍玄参、黄芪、铅丹等品制成药膏外贴，治瘰疬，有消肿化脓之效；《圣惠方》之露蜂房散，以之配伍黄芩、大黄、赤小豆等品做散剂服用，治发背溃后，毒气未散，脓水不绝；《普济方》之蜂巢膏，用本品为末，猪脂调敷，治蜂瘘及常出恶脓水者。

露蜂房用于癣疮，瘾疹瘙痒。本品可杀虫止痒治癣痒，祛风止痒治瘾疹瘙痒。如《良方集腋》之蜂矾散，以之与明矾同用，治癣疮；《姚僧坦集验方》用炙蜂房与蝉蜕等份为末服，治风气客于皮肤，瘙痒不止；《梅师方》用露蜂房煎汁，入芒硝外敷，治瘾疹瘙痒。

露蜂房有止痛作用，用于牙痛，攻毒止痛。治牙痛的古方中有不少用本品，如《普济方》之露蜂房散，单用本品烧存性为末酒调，含漱，治热毒所致之齿龈肿痛；《仁斋直指方》之蜂房散，以之配樟脑、僵蚕为末，皂角肉取浓浆，煮少顷，和作小丸，塞痛孔，治虫蛀牙痛。

露蜂房又祛风止痛，对风湿痹痛有较好的疗效。如《虫类药的应用》之去痛酒，以之配生川乌、生草乌用酒精浸泡，擦关节肿痛处，或浸纱布湿敷，治寒痹关节肿痛而有冷感者；《虫类药的应用》之益肾蠲痹汤，以之与淫羊藿、鹿衔草、乌梢蛇等品应用，煎汤内服，治风寒湿痹而肾虚者。

此外，本品以毒攻毒，还可与他药配伍用于乳腺癌、胃癌等恶性肿瘤。

个人体会

露蜂房，马蜂窝也，甘平有毒，体轻上浮。借马蜂强悍，善于攻击之性，走而不守，善走窜，走上下，达表里，外拔内攻，搜剔全身上下内外之风邪，以毒攻毒，杀虫止痒。入肝肾胃经，味厚气薄，祛风除痹，解毒拔疔，祛风痰，攻顽癣，散结止痛。治风痹，头风，惊痫，乳痈，疔疮，瘰疬，头癣，瘾疹瘙痒，风火牙痛，蜂蜇肿痛等。有攻毒索源之功，为搜风攻毒之药。《神农本草经》云："主惊痫瘈疭，寒热邪气，癫疾，肠痔。"《日华子本草》亦云："治牙齿疼，痢疾，乳痈，蜂叮，恶疮，即洗煎。"皆取以毒攻毒，祛风杀虫之功耳。有毒之品，多为外用，亦可内服，但不可过量，肾功能不全者忌服。

《中药理性撰要》主要作者梁传亭纪事

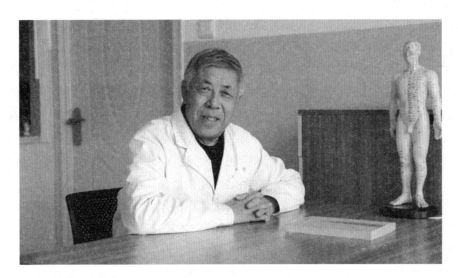

  作者梁传亭 1944 年出生于胶东半岛昆嵛山地区的一个小山村，1957 年高小毕业在家务农。

  1958 年开始担任村生产队会计、大队会计，兼职防疫员、卫生保健员。

  1963 年跟自家爷爷梁洲老先生学医，并在村里开办了中医诊所，结识了退休在家的胶东名医闫吉顺和声满齐鲁的名医张天恩大夫，通过言传身教和自己的刻苦学习打下了中医的良好基础。1964 年跟随莱阳白求恩学校医疗教改小分队学习中药知识和掌握昆嵛山地区的所有草药概况，在以后的"三土四自"大搞中草药运动期间，作者便成了所有到昆嵛山采药的军队、学校、医院的得力向导。1965 年应济南军区驻昆嵛山 6024 部队卫生科的邀请，作者历经 3 个月为其采集了昆嵛山药用植物标本 264 种，并参展烟台军分区大搞中草药运动现场会。

  1966 年至文化大革命后期，作者梁传亭在学习毛泽东思想、大搞中草药办好农村合作医疗、全心全意为人民服务的活动中成绩突出，曾被评选为烟台地区和县、市卫生系统学习毛主席著作积极分子，并出席了烟台市第六届学习毛主席著作代表大会。1966 年又协助张天恩大夫借界石中学开办了全国首次以个人名义举办的庄户医生班，并参与编写中医药教材，培养了上百名学生，使他们成为以后开展农村医疗活动的有生力量。

  1970 年经人推荐就职于牡丹江地区三道通大屯卫生所。那里地处偏远，离县城 280 多里路，离公社所在地也有 60 多里远，不通汽车，如要送个病号都是用马车、老牛车，冬天用耙犁。由于缺医少药，当地老百姓都种点大烟，烟草便成了治疗百病的万能药，但每年都有因服用大烟而中毒死亡的病例。为了改变这种局面，作者梁传亭发挥曾经学过中草药知识这一特长，去学校带学生上山认药采药，定量定品种地收购药材，配制了多种丸、散、膏、丹、片等制剂，基本解决了药源不足的问题。1974年，牡丹江地区大搞中草药现场会就在当地大屯村召开，作者所在的卫生所参展的丸、散、膏、丹、片及针剂品种多达90多种，经作者研制的柴胡注射液、徐长卿注射液特受推崇，炼制的三仙丹、紫草油、清水膏、清黛油膏、枯痔散及金黄膏都是一些临床常用的特效药，自用至今。同时，他还与村领导协商每人每年出3元钱，开办了全县第一家药费全免的合作医疗机构。

1977年，为了解除痔瘘患者的痛苦，作者立志攻克痔瘘顽疾，经过长达10年的探索研究，并自费到牡丹江中医院、牡丹江肛肠医院、沈阳市沈河医院、北京广安门医院、浙江中医院、浙大附属医院、哈医大附属医院等多家医院进修和考察，结识了张伟、王克伦、牛序政、史兆岐、李应辉等一大批痔瘘专家泰斗，汲取其精华，总结经验，在临床实践中不断革新。1988年，作者提出了对内痔发病原因的异议，否定了内痔是内痔静脉曲张引起的传统论述，将传统的外剥内扎术彻底地改良为内剥内扎术，并大胆地开展了三期内痔脱出嵌顿的早期治疗、肛周脓肿一次根治、复杂性高位肛瘘打孔开口不留死腔的根治手术，及肛裂、内痔、肛乳头肥大于一身的一次性根治术，并实施改良护理程序结合中药保障机制，大大减轻了患者的术后痛苦和缩短治疗过程。1979年，在全国招收社会散在中医师的考试中，全牡丹江地区梁传亭以第九名的好成绩被分配到林口县青山医院，但终因40元的工资无法养活有四个子女的六口之家而放弃工作，只好留在农村继续奋斗在基层，为广大劳苦大众解除病痛。

1985年回到家乡文登，开办了痔瘘专科诊所，培养四个子女读书、进修、学习、考试，使他们均取得了医师资格和执业资格。他们四个共同参与痔瘘专科的学术研究，并取得了相应的职称。2012年，梁大夫肛肠病专科医院成立。

2004年后，梁老年逾花甲快入古稀之年，这么多年一路走来不想碌碌无为而虚度年华，先后编写了《中药分类歌》《中药类比歌诀》《中药方药速查手册》《我的家春秋》《痔瘘之路》等作品。2007年后为了教育子女，启发后人对中医、中药的理性认识，开始搜集、整理并编写一百多万字的《中药理性撰要》，旨在把一生所研究的成果和学习心得留给后人，亦为社会尽一点微薄之力。

随书附上作者的联系方式，望与广大中医爱好者学习交流。

通信地址：山东省烟台市芝罘区黄务卧龙小区隆南路101号

微信：gh_7f7326dd82e6